実践 妊娠と薬 第2版
10,000例の相談事例とその情報

編集 林　昌洋　国家公務員共済組合連合会虎の門病院 薬剤部 部長
　　　佐藤孝道　明理会中央総合病院 婦人科 顧問，武久レディスクリニック 顧問
　　　　　　　　前 聖路加国際病院 女性総合診療部 部長
　　　北川浩明　国家公務員共済組合連合会虎の門病院 産婦人科 部長

じほう

執筆者一覧

【編集・執筆】

林　　昌洋	国家公務員共済組合連合会虎の門病院 薬剤部 部長	
佐藤　孝道	明理会中央総合病院 婦人科 顧問，武久レディスクリニック 顧問 前 聖路加国際病院 女性総合診療部 部長	
北川　浩明	国家公務員共済組合連合会虎の門病院 産婦人科 部長	

【執筆】

横尾　郁子	国家公務員共済組合連合会虎の門病院 健康管理センター 医長
板谷　祐子	元 国家公務員共済組合連合会虎の門病院 薬剤部
小河佳代子	元 国家公務員共済組合連合会虎の門病院 薬剤部
刈込　　博	聖路加国際病院 薬剤部
岸　　玲子	国家公務員共済組合連合会虎の門病院 薬剤部
岩切　総子	国家公務員共済組合連合会虎の門病院 薬剤部
田中　真砂	国家公務員共済組合連合会虎の門病院 薬剤部
大西　利佳	元 国家公務員共済組合連合会虎の門病院 薬剤部
菱沼加代子	国家公務員共済組合連合会虎の門病院 薬剤部
宮本　直子	元 国家公務員共済組合連合会虎の門病院 薬剤部
山根　律子	国家公務員共済組合連合会虎の門病院 薬剤部

第2版　序

　本書の初版を発刊してから18年の月日が流れた。

　この間，虎の門病院の「妊娠と薬相談外来」は妊婦服薬カウンセリングを継続しており，現在22年目を迎えて，初版を執筆した際に1,173例であった相談実績も2010年3月末では10,257を数えるに至っている。

　医薬品の適正使用情報を構築するための治験・臨床試験において倫理的配慮から妊婦は除外対象とされており，現時点でもヒトの生殖・発生毒性に関する情報が極めて少ない。

　しかし，痙攣性疾患，気管支喘息，甲状腺疾患，糖尿病など，母体の疾患管理が妊娠継続と胎児の健康にとって必要条件となる疾患は多く，妊婦であっても薬物療法が欠かせない状況が少なからずある。また，計画妊娠は必ずしも多いわけではなく，妊娠と気づかずに薬物を使用して，後に胎児への影響を心配する女性も依然として多い。

　北米大陸ではOTIS，欧州ではENTISといったネットワークがあり，専門家が妊娠中の投薬と薬物の催奇形性に関する情報提供とカウンセリングを担っている。わが国では，虎の門病院，聖路加国際病院をはじめとして「妊娠と薬相談外来」が定着してきたが，最近では国策として妊娠と薬情報センターの全国ネットワークが展開されている。それでもなお，妊娠可能年齢の女性を治療する主治医や薬剤師にとって，胎児の催奇形リスクを含む妊婦薬物療法に関する評価情報は十分には行き渡っていない現状が実感される。

　そこで改訂第2版では，各論の本文を国内外の薬剤疫学研究を中心に可能な限り最新かつ網羅的な情報へと更新するとともに，新たに145薬剤を追加して初版の掲載数の倍にあたる総数273薬剤の情報を網羅し，さらに約10,000例の相談事例の妊娠転帰に関する情報を盛り込んで編纂した。

　第2版における新たな取り組みとして，国内外の臨床研究や相談事例の増加に対応して，判断根拠となる情報の量がどの程度得られているかを，ヒトのデータがほとんどない「±」から，複数の疫学調査・大規模な疫学調査が報告されている「+++」までの4段階で表示し，臨床判断の根拠の充実度を明確化した。

　総説に関しては，全面的な見直しを行うとともに，妊婦から相談を受けることの多い薬効群については産婦人科医師の視点で疾患管理と薬剤選択に関する解説を追加した。初版で使用した薬剤危険度と服用時期危険度を積算して胎児の催奇形危険度をある程度標準化する方式は今回も共通としたが，総合評価と説明に関しては臨床現場の実態にあわせて若干の改訂を加えた。各論と併せてご活用いただきたい。

　改訂第2版が，臨床の医師，薬剤師へ胎児リスクに関する根拠情報と服用後・服用前の典型的リスクコミュニケーションを提示し，妊婦の薬物療法の安全と安心の一助となることを願っている。

平成22年10月　林　　昌洋
佐藤孝道
北川浩明

序

「私，妊娠していますが，このクスリは服用しても大丈夫ですか」

医師も薬剤師もこの質問に自信をもって答えることは難しい。医薬品添付文書の多くは『妊娠中の投与に関する安全性は確立されていないので，妊婦または妊娠している可能性のある婦人には投与しないこと』といった記載でしかない。その結果，「妊娠しているのならやめときましょう」あるいは「妊娠しているのなら飲まないほうがいいでしょう」という消極的な自信のない返事をしてしまうことになる。

ましてや，このような薬剤を服用してしまったあと「妊娠していることに気付いたが大丈夫でしょうか」という質問に対応することはさらに難しい。この質問に答えるために必要な情報はあまりにも少ない。現状ではどの程度の確率で，奇形やその他の異常が発生する可能性があるか，に確かなことを答えることはできない。

一方では，こうした事情から，相談してもだれからも確かな回答を得ることができずに，不安な日々を過している妊娠中の婦人が多勢いる。その人たちの不安に応えるために，虎の門病院では「妊娠と薬相談外来」を開設した。この妊娠と薬相談外来は，産婦人科の医師と薬剤部医薬情報科の薬剤師の共同で行っているものである。まず薬剤師が，服用された薬剤の催奇形性を中心に調査を行い，危険度の総合点を算出する。そして医師が，その総合点から胎児に対する影響の程度について，受診者に説明するものである。

現状では，妊娠中に使用した薬剤によって胎児にどのような影響が，どの程度の確率で起こり得るかを明確に予測することはできない。当院の相談外来の実績といっても，1991年12月現在，全例で1,173例程度である。この程度の実績では，胎児の異常発生の確率を推測するにはとても十分とはいえない。しかし，1,305種（延べ5,525品目）の薬剤の催奇形作用に関する疫学調査報告や症例報告，動物の生殖試験の結果などの情報を集め，調査し，相談に応じてきた経験から，それなりの手ごたえは感じている。

本書は，この経験と実績をもとに，妊娠中の婦人に対する服薬指導の実務書として，催奇形作用を中心に胎児への影響の予測の方法をまとめたものである。

総論では，「妊娠・授乳の生理と薬物投与」について，胎児の発育状況と薬物の影響の仕方，薬物による胎児の異常など，妊婦，胎児の生理と薬剤について基礎的な知識から最新の情報と「薬剤の危険度評価」について記した。とくに薬剤の危険度評価については，虎の門病院の妊娠と薬相談外来で実際に行っている点数制による総合点数評価の方法を具体的に示してある。したがって，各論の薬剤ごとに示された薬剤危険度点数とその薬剤を服用した時期がわかれば，総合点数評価ができるようになっている。

各論では，妊娠している婦人や妊娠適齢期の婦人が服用する可能性の高い薬剤について，①その薬剤の催奇形性についての情報と，②妊娠していることを知らずに薬剤を服用した服用後の相談，③妊娠しているがこの薬剤を使用してもよいかどうか服用前の相談，そして④処方医への問い合わせと質問に対する対応と，さらにその後の処置として，"投薬が中止になったとき""処方が変更になったとき""処方に変更がなくそのまま服用を継続するとき"のそれぞれのケースごとに，患者への説明と指導すべき内容を具体的に解説してある。

病院薬局，開局薬局を問わず薬剤師による妊婦への服薬指導の実務書として，あるいは医師が妊娠している可能性のある婦人に薬物療法を行うにあたって利用しやすいように編集してある。

本書によって，不安感からくる不必要な人工中絶を少しでも避けることができればと願っている。

平成4年11月　　著　者

利用の手引き

1. 各論は，妊婦が比較的服用する機会の多い薬剤を中心に掲載した。各論は薬効分類順に配列し，各薬効群のなかでは，一般名の五十音順に配列した。

2. 各論は次の各項目で構成した。
   1) **一般名・商品名**
      ① 一般名：投与経路・剤形により複数の塩基があるものについては，その塩を省略して記載した。
      ② 商品名：原則として代表的な製品名と剤形を記載した。小児にのみ使用する剤形（一部のシロップ剤など）や，ヒトでの疫学調査や相談事例がない剤形については省略しているものがある。
   2) **薬剤危険度**
      当該薬剤の危険度を，疫学調査，症例報告，相談事例，生殖試験・基礎試験を総合的に評価して催奇形の観点から0～5点の6段階で示した（**表A**）。
      危険度点数は，あくまで薬剤の概要を把握する目安として設定したので，処方，調剤，妊婦服薬カウンセリングに際しては，各論に記載した薬剤情報，服薬カウンセリングの進め方を参照していただきたい。
      なお，妊娠中の薬物療法は，治療上の有益性と危険性を総合評価して決定されるが，本書では得られる情報に基づく薬剤危険度を催奇形の問題を中心に明確化した。治療上の必要性は個々の妊婦において異なるため，本書を利用される病院，診療所，薬局などの医療現場において，有益性と危険性を考慮してご判断いただきたい。
   3) **情報量**
      薬剤危険度点数が同じであっても評価の根拠となる情報の「質」と「量」には違いがある。そこで，危険度点数を割り付ける根拠となる疫学調査・症例報告などの情報の「質」と「量」を（±）～（＋＋＋）の4段階で示した（**表B**）。
      妊婦への薬物療法にあたっては，妊婦使用実績はもとより，複数の疫学調査などで一致した安全性データが得られているものが高い信頼性を有していると評価できる。処方，調剤，妊婦服薬カウンセリングに際して，薬剤の概要を把握する目的でご利用いただきたい。
   4) **薬剤データ**
      ① 添付文書：代表製品添付文書の「妊婦，産婦，授乳婦等への投与」欄に書かれた情報を記載した。授乳婦に関する記載は割愛した。
      ② 動物（生殖発生毒性試験・変異原性試験など）：代表製品のインタビューフォーム，文献報告などの非臨床試験に関する情報を記載した。
      ③ ヒト（疫学調査・症例報告など）：国内外のヒトに関する情報を，疫学調査，症例報告などに分け記載した。
      ④ 相談事例：虎の門病院「妊娠と薬」相談外来における実際の相談例とその出産結果を，奇形発生の危険度が最も高い絶対過敏期（妊娠28日目～50日目）と相対過敏期（妊娠51日目～84日目）について記載した。
   5) **服用後の対応**
      患者に提供する情報の要約，患者への説明と指導の内容について記載した。

6)服用前の対応
　①医師への疑義照会：患者が妊婦とわかった時点で医師に確認する際に必要な事項，問い合わせに際し，医師から意見を求められた場合に必要な事項，より安全と考えられる他の治療薬などについて記載した。
　②患者への説明・指導：投薬中止，処方変更，処方変更のない場合について，患者への説明や指導する事項について記載した。

表A　薬剤危険度情報評価基準

評価条件	薬剤危険度点数
・疫学調査で催奇形性との関連は認められていない，およびヒトでの催奇形を示唆する症例報告はない。および動物生殖試験は行われていないか，または催奇形性は認められていない。 ・または食品としても使用されているもの，準ずるもの。	0
・疫学調査は行われていない，およびヒトでの催奇形を示唆する症例報告はない。および動物生殖試験で催奇形性は認められていないか行われていない。 ・疫学調査で催奇形性との関連は認められていない。およびヒトでの催奇形を示唆する症例報告はない。しかし，動物生殖試験で催奇形性の報告がある。 ・または局所に使用するものおよび漢方薬。	1
・疫学調査は行われていない，およびヒトでの催奇形性を示唆する症例報告はない。しかし動物生殖試験で催奇形の報告がある。 ・十分な疫学調査はないがヒト症例シリーズ研究，あるいは複数の症例報告で催奇形との関連はみられていない。しかし，動物生殖試験で催奇形の報告がある。	2
・疫学調査で催奇形性との関連を示唆する報告と否定する報告がある。またはヒト生殖に伴う奇形全般のベースラインリスク(2〜3%)については増加しないが，個別の奇形に関してリスクの増加が示唆されている(肯定も否定もある，または確定ではない)。 ・疫学調査は行われていないが，ヒトで奇形児出産の症例報告がある，または奇形児出産の症例報告と健常児出産の症例報告があり評価が一定していない。	3
・疫学調査でヒト生殖に伴う奇形全般のベースラインリスク(2〜3%)が軽度増加するが大幅な増加ではない。 ・疫学調査でヒト生殖に伴う奇形全般のベースラインリスクは増加しない，かつ特定の奇形に関してリスクの増加が認められている。 ・催奇形症例報告，あるいは生殖試験・基礎研究の結果，ヒトにも催奇形性があると強く疑われている。	4
・疫学調査で催奇形性があると確定的に考えられている。 ・または催奇形症例報告，あるいは生殖試験・基礎研究の結果，ヒトにも催奇形性があると確定的に考えられている。	5

表B　催奇形の危険度に関する情報の質と量

+++	・当該薬剤に関する規模の大きいコホート研究が複数ある。 ・複数のケースコントロール研究があり評価が一致している。 ・器官形成期に使用した妊婦に関する大規模な症例シリーズ研究が複数あり評価が一致している。
++	・当該薬剤に関する中・小規模のコホート研究がある。 ・ケースコントロール研究が報告されている。 ・類薬を含む研究で，当該薬剤に関する中規模な事例が検討されている。 ・器官形成期に使用した妊婦に関する中規模な症例シリーズ研究がある。 ・相談事例が中規模集積されており，先天異常発生の増加はみられていない。
+	・疫学研究は報告されていない。 ・ヒト症例報告が複数ある。 ・相談事例が小規模得られており，先天異常発生の増加はみられていない。
±	・疫学調査，妊婦使用例ともに報告されていない。

薬剤危険度のご活用にあたって

● 時期危険度

　胎児危険度の総合判定にあたっては，薬剤危険度だけでなく時期危険度が重要な因子となるため，時期危険度点数(表C)を加味して評価する必要がある。

● 総合点と標準的な説明

　薬剤危険度と時期危険度の積算式(下記)に基づく総合点により，患者への催奇形性に関する標準的な説明を(表D)にまとめた。

薬剤危険度点数×服用時期危険度点数＝危険度総合点数

　この標準的説明と個々の薬剤の各論に記載した妊婦服薬カウンセリングの実際を参考に，個々の妊婦の不安要因に配慮して説明を組み立てる必要がある。

　なお，一人の妊婦が複数の薬剤を服用していることは少なくない。こうした場合の総合点は，複数の薬剤中で最も高い点数となる薬剤で代表される。個々の薬剤の総合点を加算して評価することのないよう留意していただきたい。

表C　服用時期の危険度評価

最終月経開始日からの日数	時期	危険度点数
0日～27日目	無影響期	0点
28日～50日目	絶対過敏期	5点
51日～84日目	相対過敏期	3点
85日～112日目	比較過敏期	2点
113日～出産日まで	潜在過敏期	1点

表D　総合点と標準的患者説明

総合点	患者への催奇形性に関する標準的説明
0～4	動物実験や疫学研究から，薬剤の胎児への催奇形性はまったく考えられない。胎児に奇形が起こる可能性は薬剤を服用しなかった場合とまったく同じである。
5～10	動物実験や疫学研究から薬剤の胎児への催奇形性の可能性はほとんどない。ヒトでの使用経験が少ないので断定的なことは言えないが，胎児に奇形が起こる可能性は薬剤を服用しなかった場合と同じと考えてよい。
11～15	ヒトでの症例報告があったり，疫学調査で催奇形性を疑う研究結果があるなど，胎児リスクが増加する可能性が指摘されている。しかし，増加しないと考える根拠もあり，胎児に奇形が起こる可能性は薬剤を服用しなかった場合とほぼ同じと考えてよい。
16～20	疫学調査で催奇形性を疑う研究結果があるなど，胎児リスクが増加する可能性がある。胎児に奇形が起こる可能性は薬剤を服用しなかった場合と比べて少し増加する。
21～25	胎児に奇形が起こる可能性は，薬剤を服用しなかった場合と比較して明らかに増加する。

目 次

総 論

I 妊娠中・授乳中の薬剤についての基礎知識 …………… 佐藤　孝道
- 妊娠に関する基礎知識 …………………………………………………… 3
- 妊娠の時期と薬剤の胎児への影響 ……………………………………… 6
- 胎児・新生児への薬剤の影響とその区分 ……………………………… 7
- 授乳と薬剤の新生児への影響 …………………………………………… 11
- 妊娠中に服用した薬剤やこれから処方する薬剤についてのいくつかの留意点 … 12

II 妊娠中に問題となる疾患──その影響と薬剤選択 … 横尾　郁子，北川　浩明
- 循環器疾患 ………………………………………………………………… 19
- 呼吸器系疾患 ……………………………………………………………… 20
- 消化器系疾患 ……………………………………………………………… 21
- 精神神経疾患 ……………………………………………………………… 22
- アレルギー性疾患 ………………………………………………………… 24
- てんかん …………………………………………………………………… 25
- 甲状腺疾患 ………………………………………………………………… 26
- 自己免疫疾患・膠原病 …………………………………………………… 27
- 解熱鎮痛薬 ………………………………………………………………… 28
- 抗菌薬 ……………………………………………………………………… 28

III 妊娠と危険な薬剤 ………………………………………………… 林　昌洋
- はじめに …………………………………………………………………… 31
- 薬剤の催奇形性，胎児毒性の評価 ……………………………………… 31
- 危険度の変動因子 ………………………………………………………… 38
- 危険度総合点数による判定 ……………………………………………… 39
- 患者への説明の実際 ……………………………………………………… 40

IV 妊娠と薬相談外来の概況 ………………………………………… 林　昌洋
- 相談内容の概況 …………………………………………………………… 43
- 総合判定後の成績 ………………………………………………………… 45

v

各論

I 中枢神経系用薬

I-1 全身麻酔薬
- プロポフォール ……… 49

I-2 局所麻酔薬
- リドカイン（局所麻酔用）……… 52

I-3 睡眠薬
- エスタゾラム ……… 54
- クアゼパム ……… 58
- ゾピクロン ……… 62
- ゾルピデム酒石酸塩 ……… 65
- トリアゾラム ……… 69
- ニトラゼパム ……… 73
- フルニトラゼパム ……… 78
- ブロチゾラム ……… 83

I-4 抗不安薬
- アルプラゾラム ……… 87
- エチゾラム ……… 93
- オキサゾラム, フルジアゼパム, フルタゾラム ……… 97
- クロキサゾラム ……… 101
- クロチアゼパム ……… 105
- クロルジアゼポキシド ……… 109
- ジアゼパム ……… 115
- ブロマゼパム ……… 122
- ロフラゼプ酸エチル ……… 126
- ロラゼパム ……… 131

I-5 抗うつ薬（SSRI, SNRI）
- 塩酸セルトラリン ……… 136
- パロキセチン塩酸塩水和物 ……… 141
- フルボキサミンマレイン酸塩 ……… 147
- ミルナシプラン塩酸塩 ……… 151

I-6 抗うつ薬（三環系・その他）
- アミトリプチリン塩酸塩 ……… 154
- アモキサピン ……… 158
- イミプラミン塩酸塩 ……… 161
- クロミプラミン塩酸塩 ……… 165
- トラゾドン塩酸塩 ……… 169
- ノルトリプチリン塩酸塩 ……… 172
- マプロチリン塩酸塩 ……… 175

I-7 抗精神病薬（定型）
- クロルプロマジン ……… 178
- ハロペリドール ……… 182
- フルフェナジン ……… 186
- ブロムペリドール ……… 189
- ペルフェナジン ……… 192
- レボメプロマジン ……… 195

I-8 抗精神病薬（非定型）
- アリピプラゾール ……… 198
- オランザピン ……… 201
- クエチアピンフマル酸塩 ……… 205
- ペロスピロン塩酸塩水和物 ……… 209
- リスペリドン ……… 212

I-9 抗精神病薬（その他）
- スルピリド ……… 215
- 炭酸リチウム ……… 218

I-10　抗パーキンソン薬

- アマンタジン塩酸塩 …………… 222
- トリヘキシフェニジル塩酸塩 …… 225
- ビペリデン ……………………… 227

I-11　抗てんかん薬

- カルバマゼピン ………………… 229
- クロナゼパム …………………… 237
- クロバザム ……………………… 243
- ゾニサミド ……………………… 249
- トリメタジオン ………………… 254
- バルプロ酸ナトリウム ………… 258
- フェニトイン …………………… 267
- フェノバルビタール …………… 274
- プリミドン ……………………… 280

I-12　解熱鎮痛薬

- アスピリン ……………………… 285
- アセトアミノフェン …………… 290
- アンピロキシカム ……………… 294
- イソプロピルアンチピリン …… 297
- イブプロフェン ………………… 300
- インドメタシン ………………… 304
- エトドラク ……………………… 308
- オキサプロジン ………………… 311
- ケトプロフェン ………………… 314
- ザルトプロフェン ……………… 318
- ジクロフェナクナトリウム …… 321
- スリンダク ……………………… 325
- スルピリン水和物 ……………… 328
- チアプロフェン酸 ……………… 331
- ナプロキセン …………………… 334
- ピロキシカム …………………… 338
- プラノプロフェン ……………… 341
- フルルビプロフェン …………… 344
- メフェナム酸 …………………… 347
- メロキシカム …………………… 350
- モフェゾラク …………………… 354
- ロキソプロフェンナトリウム水和物 … 357
- ロルノキシカム ………………… 360

I-13　鎮痛薬（その他）

- イソプロピルアンチピリン・アセトアミノフェン・アリルイソプロピルアセチル尿素・無水カフェイン … 363
- シメトリド・無水カフェイン ……… 367
- チアラミド塩酸塩 ……………… 370
- ワクシニアウイルス接種家兎炎症皮膚抽出液 … 373

I-14　総合感冒薬

- サリチルアミド・アセトアミノフェン・無水カフェイン・クロルフェニラミンマレイン酸塩 ……… 375
- サリチルアミド・アセトアミノフェン・無水カフェイン・プロメタジンメチレンジサリチル酸塩 ……… 380

I-15　片頭痛治療薬

- エルゴタミン酒石酸塩・無水カフェイン・イソプロピルアンチピリン …… 385
- エレトリプタン臭化水素酸塩 …… 390
- ジヒドロエルゴタミンメシル酸塩 …… 393
- スマトリプタン ………………… 396
- ゾルミトリプタン ……………… 400
- リザトリプタン安息香酸塩 …… 403

I-16　その他

- カフェイン水和物 ……………… 406
- ガンマオリザノール …………… 410
- トフィソパム …………………… 412
- マジンドール …………………… 415
- メチルフェニデート塩酸塩 …… 418

II　末梢神経系用薬

II-1　筋緊張改善薬
アフロクアロン ……………………… 421
エペリゾン塩酸塩 …………………… 423
チザニジン塩酸塩 …………………… 425

III　眼科・耳鼻科系用薬

III-1　緑内障治療薬
ラタノプロスト ……………………… 427

III-2　鎮暈薬
ジフェニドール塩酸塩 ……………… 430
ベタヒスチンメシル酸塩 …………… 433

IV　循環器系用薬

IV-1　血圧降下薬
アムロジピンベシル酸塩 …………… 437
ニフェジピン ………………………… 441
ヒドララジン塩酸塩 ………………… 446
メチルドパ水和物 …………………… 450

IV-2　低血圧治療薬
アメジニウムメチル硫酸塩 ………… 454

V　呼吸器系用薬

V-1　気管支拡張薬
クレンブテロール塩酸塩 …………… 457
サルブタモール硫酸塩 ……………… 460
サルメテロールキシナホ酸塩 ……… 464
ツロブテロール ……………………… 468
テオフィリン ………………………… 471
プロカテロール塩酸塩水和物 ……… 475
ホルモテロールフマル酸塩水和物 … 478

V-2　吸入ステロイド薬
ブデソニド …………………………… 482
フルチカゾンプロピオン酸エステル … 487
ベクロメタゾンプロピオン酸エステル … 492

V-3　鎮咳薬
コデインリン酸塩水和物 …………… 498
ジメモルファンリン酸塩 …………… 502
チペピジンヒベンズ酸塩 …………… 504
デキストロメトルファン臭化水素酸塩水和物 …… 506
ペントキシベリンクエン酸塩 ……… 509
ベンプロペリンリン酸塩 …………… 511

V-4　去痰薬
アンブロキソール塩酸塩 …………… 513
L-カルボシステイン ………………… 516
ブロムヘキシン塩酸塩 ……………… 518

V-5　消炎酵素薬
セラペプターゼ ……………………… 520
プロナーゼ …………………………… 522
リゾチーム塩酸塩 …………………… 524

VI 消化器系用薬

VI-1 消化性潰瘍用薬（プロトンポンプ阻害薬）
オメプラゾール ……………… 527
ランソプラゾール …………… 531

VI-2 消化性潰瘍用薬（H_2 受容体拮抗薬）
シメチジン …………………… 534
ニザチジン …………………… 538
ファモチジン ………………… 541
ラニチジン塩酸塩 …………… 544
ロキサチジン酢酸エステル塩酸塩 …… 547

VI-3 消化性潰瘍用薬（その他）
アズレンスルホン酸ナトリウム・L-グルタミン … 550
アルジオキサ ………………… 553
エカベトナトリウム水和物 … 555
ゲファルナート ……………… 558
スクラルファート水和物 …… 560
セトラキサート塩酸塩 ……… 563
ソファルコン ………………… 566
テプレノン …………………… 569
トロキシピド ………………… 572
ピレンゼピン塩酸塩水和物 … 575
プラウノトール ……………… 577
レバミピド …………………… 579

VI-4 制吐薬
ドンペリドン ………………… 582
メトクロプラミド …………… 586

VI-5 消化器症状改善薬（抗コリン薬）
スコポラミン臭化水素酸塩水和物 … 590
チキジウム臭化物 …………… 593
チメピジウム臭化物水和物 … 596
ブチルスコポラミン臭化物 … 598
ブトロピウム臭化物 ………… 601
メペンゾラート臭化物 ……… 603
ロートエキス ………………… 605

VI-6 消化器症状改善薬（その他）
イトプリド塩酸塩 …………… 608
オキセサゼイン ……………… 611
トリメブチンマレイン酸塩 … 613
ポリカルボフィルカルシウム …… 616
モサプリドクエン酸塩水和物 …… 618

VI-7 止しゃ薬，整腸薬
塩酸ロペラミド ……………… 621

VI-8 緩下薬
センナ・センナ実 …………… 624
センノシド …………………… 627
ピコスルファートナトリウム水和物 …… 630
ビサコジル …………………… 633

VI-9 利胆薬
ウルソデオキシコール酸 …… 635

VI-10 炎症性腸疾患治療薬
サラゾスルファピリジン（スルファサラジン）… 639
メサラジン …………………… 643

Ⅵ-11　痔疾用薬
　　大腸菌死菌・ヒドロコルチゾン …… 646
　　ヒドロコルチゾン・フラジオマイシン・
　　　ジブカイン塩酸塩・エスクロシド配合剤 … 650

Ⅶ　内分泌疾患用薬

Ⅶ-1　抗甲状腺薬
　　チアマゾール ……………………… 655　　プロピルチオウラシル ……………………… 661

Ⅶ-2　甲状腺ホルモン
　　レボチロキシンナトリウム水和物 … 665

Ⅶ-3　副腎皮質ホルモン
　　プレドニゾロン …………………… 668　　ベタメタゾン・d-クロルフェニラミンマレイン酸塩 ……… 675
　　ベタメタゾン ……………………… 671

Ⅶ-4　高プロラクチン血症治療薬
　　ブロモクリプチンメシル酸塩 ……… 680

Ⅶ-5　卵胞・黄体ホルモン
　　卵胞・黄体ホルモン配合剤 ………… 683　　ジドロゲステロン ……………………… 686

Ⅶ-6　排卵誘発薬
　　クロミフェンクエン酸塩 …………… 689

Ⅷ　泌尿生殖器系用薬

Ⅷ-1　抗真菌薬
　　クロトリマゾール ………………… 693

Ⅷ-2　頻尿治療薬
　　オキシブチニン塩酸塩 …………… 696　　フラボキサート塩酸塩 ……………………… 699

Ⅸ　外皮用薬

Ⅸ-1　外皮用薬
　　アシクロビル ……………………… 703　　プレドニゾロン吉草酸エステル酢酸エステル ………… 715
　　ゲンタマイシン硫酸塩 …………… 706　　ベタメタゾン吉草酸エステル …………………… 718
　　ジフェンヒドラミン ……………… 709　　ベタメタゾン酪酸エステルプロピオン酸エステル ……… 721
　　ヒドロコルチゾン酢酸エステル・
　　　フラジオマイシン硫酸塩・
　　　ジフェンヒドラミン塩酸塩 ……… 712

Ⅹ　ビタミン剤

Ⅹ-1　ビタミンA
　　ビタミンA ………………………… 725

X-2 ビタミンD
ビタミンD（アルファカルシドール，カルシトリオール，エルゴカルシフェロール）……… 734

X-3 ビタミンE
トコフェロール酢酸エステル ……… 739

XI 血液用薬

XI-1 止血薬
カルバゾクロムスルホン酸ナトリウム水和物 ……… 743
トラネキサム酸 ……… 746

XII アレルギー用薬

XII-1 抗ヒスタミン薬
アリメマジン酒石酸塩 ……… 749
クレマスチンフマル酸塩 ……… 752
クロルフェニラミンマレイン酸塩 ……… 755
ジフェンヒドラミン塩酸塩 ……… 758
ヒドロキシジン ……… 762
プロメタジン ……… 766
ホモクロルシクリジン塩酸塩 ……… 769
メキタジン ……… 771

XII-2 アレルギー疾患治療薬
アゼラスチン塩酸塩 ……… 774
エバスチン ……… 777
エピナスチン塩酸塩 ……… 780
エメダスチンフマル酸塩 ……… 783
オキサトミド ……… 786
オロパタジン塩酸塩 ……… 789
クロモグリク酸ナトリウム ……… 792
ケトチフェンフマル酸塩 ……… 795
セチリジン塩酸塩 ……… 799
トラニラスト ……… 803
フェキソフェナジン塩酸塩 ……… 806
プランルカスト水和物 ……… 809
ベポタスチンベシル酸塩 ……… 812
ペミロラストカリウム ……… 815
モンテルカストナトリウム ……… 818
ロラタジン ……… 822

XIII 抗菌薬

XIII-1 ペニシリン系抗生物質
アモキシシリン水和物 ……… 827
アモキシシリン水和物・クラブラン酸カリウム ……… 830
アンピシリン ……… 833
スルタミシリントシル酸塩水和物 ……… 836
バカンピシリン塩酸塩 ……… 839

XIII-2 セフェム系抗生物質
セファクロル ……… 842
セファトリジンプロピレングリコール ……… 845
セファドロキシル ……… 848
セファレキシン ……… 851
セフィキシム ……… 854
セフォチアム塩酸塩 ……… 857
セフォチアム ヘキセチル塩酸塩 ……… 860
セフカペン ピボキシル塩酸塩水和物 ……… 863
セフジトレン ピボキシル ……… 866
セフジニル ……… 869
セフテラム ピボキシル ……… 872
セフポドキシム プロキセチル ……… 875
セフロキシム アキセチル ……… 878

XIII-3　ペネム系抗生物質
ファロペネムナトリウム水和物 …… 881

XIII-4　カルバペネム系抗生物質
イミペネム・シラスタチンナトリウム … 884　　メロペネム水和物 ……………… 887

XIII-5　ホスホマイシン系抗生物質
ホスホマイシン ………………… 890

XIII-6　テトラサイクリン系抗生物質
ミノサイクリン塩酸塩 …………… 893

XIII-7　マクロライド系抗生物質
アジスロマイシン水和物 ………… 896　　クラリスロマイシン ……………… 904
エリスロマイシン ………………… 900　　ジョサマイシン …………………… 908

XIII-8　アミノグリコシド系抗生物質
ストレプトマイシン硫酸塩 ……… 911

XIII-9　リンコマイシン系抗生物質
クリンダマイシン ………………… 914　　リンコマイシン塩酸塩水和物 …… 918

XIII-10　キノロン系合成抗菌薬
ナリジクス酸 …………………… 921

XIII-11　ニューキノロン系合成抗菌薬
オフロキサシン ………………… 925　　ノルフロキサシン ………………… 939
シプロフロキサシン …………… 929　　レボフロキサシン水和物 ………… 943
スパルフロキサシン …………… 933　　塩酸ロメフロキサシン …………… 946
トスフロキサシントシル酸塩水和物 … 936

XIII-12　抗結核薬
イソニアジド …………………… 949　　リファンピシン …………………… 955
エタンブトール塩酸塩 ………… 952

XIV　抗真菌薬

XIV-1　抗真菌薬
イトラコナゾール ……………… 959　　テルビナフィン塩酸塩 …………… 962

XV　抗ウイルス薬

XV-1　抗ウイルス薬
アシクロビル …………………… 967　　バラシクロビル塩酸塩 …………… 976
オセルタミビルリン酸塩 ……… 972

XVI ワクチン

XVI-1 ワクチン

インフルエンザHAワクチン ……… 981
乾燥弱毒生おたふくかぜワクチン …… 984
乾燥弱毒生水痘ワクチン ………………… 987
乾燥弱毒生風しんワクチン ……………… 990

和名索引 ……………………………………………………………………………… 995
欧名索引 ……………………………………………………………………………… 1005

総論

総論 I

妊娠中・授乳中の薬剤についての基礎知識

妊娠に関する基礎知識

1. 妊娠週数の数え方

　月経や妊娠の経過を計算する場合は，28日周期（月経の開始日を第1日とし，次の月経開始前日までの日数）の婦人を基準にしている．28日周期の婦人が排卵するのは，通常月経14日目である．

　妊娠を週日で数える場合は最終月経の開始日を0週0日とし0週6日までを数え，その次は1週0日というように数え，分娩予定日は40週0日になる（図1）．月数で数える場合は最終月経開始から4週間が妊娠1カ月となり，これは週数でいえば0週0日から3週6日までに相当する．妊娠2カ月は，4週0日から7週6日までになる．

　このほか，三半期（trimester）という呼び方もある．妊娠全体を三分割したもので，第1三半期（first trimester），第2三半期（second trimester）と第3三半期（third trimester）がある．実際にどこを境にするかに一定の基準はない．一般的に第1三半期は器官形成期，第2三半期は器官形成期が過ぎておおむね体外生活が可能になるまで，第3三半期は体外生活が可能になってからというように分類されている．わが国ではあまり用いられないが，欧米ではしばしば用いられる．

　このように妊娠週数は最終月経の開始日を基

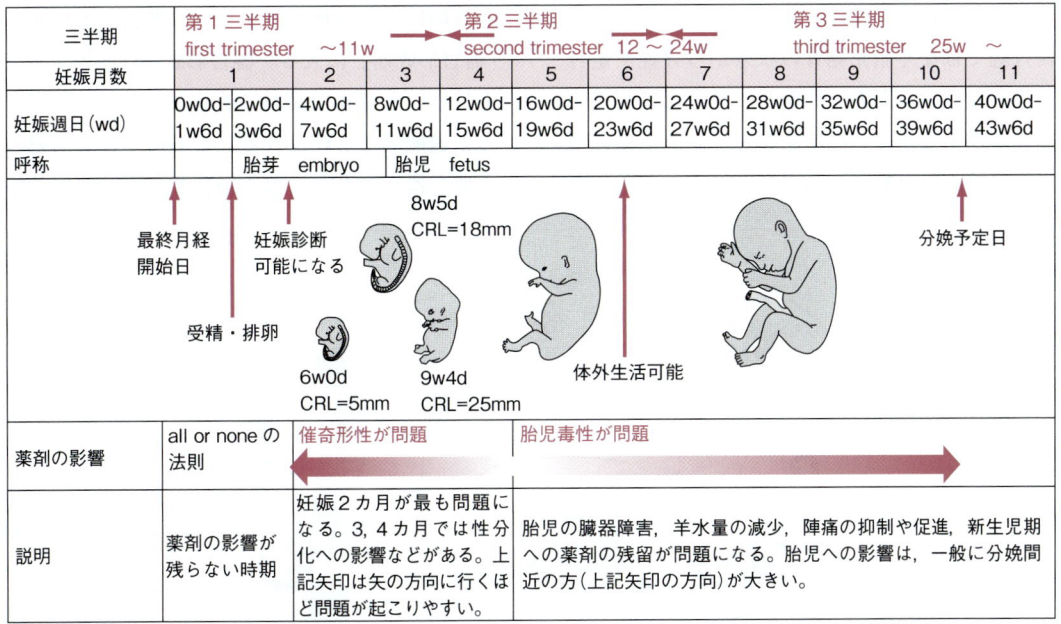

三半期	第1三半期 first trimester　～11w			第2三半期 second trimester　12～24w				第3三半期 third trimester　25w～			
妊娠月数	1	2	3	4	5	6	7	8	9	10	11
妊娠週日（wd）	0w0d- 1w6d	2w0d- 3w6d	4w0d- 7w6d	8w0d- 11w6d	12w0d- 15w6d	16w0d- 19w6d	20w0d- 23w6d	24w0d- 27w6d	28w0d- 31w6d	32w0d- 35w6d	36w0d- 39w6d	40w0d- 43w6d
呼称			胎芽　embryo		胎児　fetus							
薬剤の影響	all or noneの法則	催奇形性が問題			胎児毒性が問題							
説明	薬剤の影響が残らない時期	妊娠2カ月が最も問題になる．3，4カ月では性分化への影響などがある．上記矢印は矢の方向に行くほど問題が起こりやすい．			胎児の臓器障害，羊水量の減少，陣痛の抑制や促進，新生児期への薬剤の残留が問題になる．胎児への影響は，一般に分娩間近の方（上記矢印の方向）が大きい．							

注1：三半期の定義は一定したものがない．示したのは1例．　　注2：CRL＝Crown-Rump Length　頭殿長

図1　妊娠の経過と薬剤の影響

準として計算するのが一般的である。一方，近年，補助生殖医療（assisted reproductive technology；ART）が普及し，現在わが国で出生する児のおよそ50人に1人はARTによって生まれている。人工的な操作による妊娠では，操作の日や方法から予定日を計算する。ARTで新鮮胚移植の場合は受精した日を2週0日として計算する。凍結して融解した胚を移植（凍結胚移植と呼ばれる）した場合は，凍結期間を差し引いて計算する。人工授精（intrauterine insemination；IUIもしくはartificial insemination of husband；AIHと呼ばれる）の場合は，実施した日を2週0日として計算する。

このほか，受精日を起点として数える「胎齢」もあるが，研究目的の場合を除いてあまり用いられない。これは，受精日を基準に日数で数える。なお，妊娠8～9週頃までの胎児を胎芽（embryo），それ以降を胎児（fetus）と呼び分けることもある。

月経が不順な場合は正確な予定日が算出できないことがある。また，たとえ28日型の月経周期の場合であっても，いつ受精したか正確な日はわからない。産婦人科に受診した場合，超音波断層法で検査を受けることがほとんどで，最終月経ではなく胎児発育の状態から分娩予定日を決める施設もある。しかし，発育には胎児の個人差があるから，周期的な月経がある場合は最終月経から計算し，胎児発育にずれがありそ

うな場合は，繰り返し計測することによって修正する方が適切である。胎児発育のパラメータには，胎囊径，胎児の頭殿長（CRL），胎児心拍数が用いられる。妊娠16週頃からは，頭部の大横径（BPD），躯幹の前後径（APTD），躯幹の横径（TTD），大腿骨長（FL）などもパラメータになる。妊娠初期から経時的に正確に観察された場合，超音波断層法による予定日推定の誤差は，±1週間程度である。

2. 妊娠の成立と経過

排卵した卵は卵管膨大部で受精し，膨大部の子宮側にしばらく留まった後，卵管峡部・間質部を通って受精から5日前後には子宮内腔に達し，6日前後に着床し始める。着床は受精から10日前後には完了しているとされる。着床するとき，受精卵は胚盤胞と呼ばれる状態にある。胚盤胞に達した胚は透明帯を脱出（孵化という）して着床に備える（図2）。現在，ここまでの体外培養は可能になった。

胚盤胞はその後，子宮内膜に完全に埋没し分化する。胎児およびその付属物を構成する絨毛，卵膜などが分化形成される。受精から14日を過ぎる頃に胎児は体のさまざまな器官を形成する「器官形成期」に入る。器官形成期は胎児が催奇形性という意味で薬剤に敏感な時期で，臨界期とか過敏期とも呼ばれる。この時期は，胎児の主要な器官のもとになる細胞群（原基）が生じて

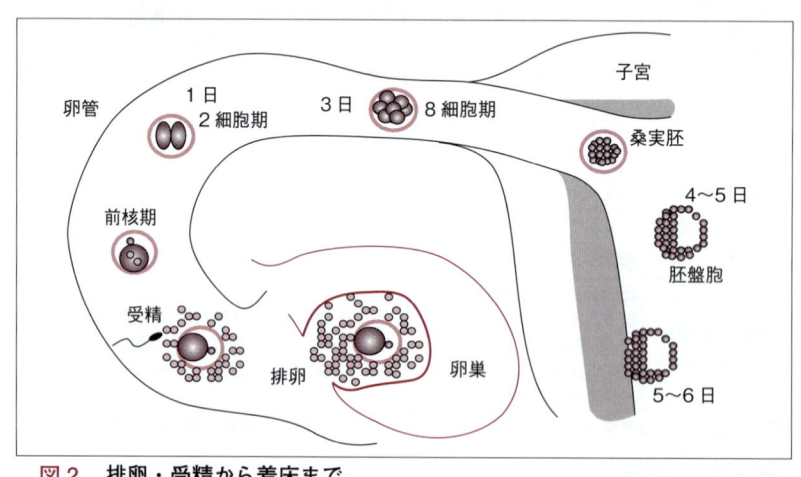

図2 排卵・受精から着床まで

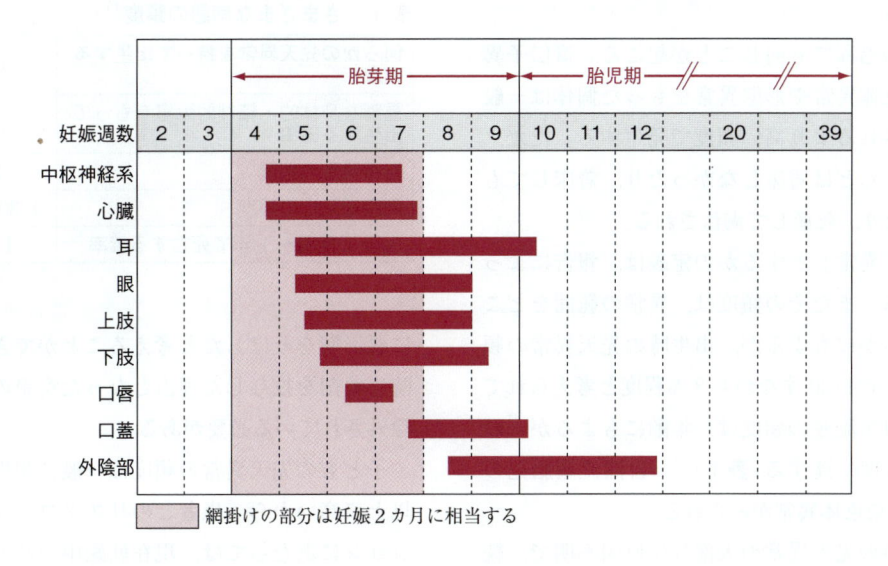

図3 胎児の器官形成期と薬剤が主に影響する時期

構造の基本が整う。

受精15〜16日目になると外胚葉の表面に原始線条（primitive streak）が明瞭に認められるようになり，ここから神経管が発生する。受精18日目になると頭側と尾側の区別ができるようになる。受精20日目には体節が出現する。胎児の中央には神経溝があるがこれは中央から閉鎖し始め，頭側が閉鎖するのは受精25日目，尾側が閉鎖するのは27日目になる。神経管が閉鎖する頃までには，耳や目の原基も認められるようになる。一方，血液や血管，心臓の分化が始まるのは受精19日目頃からである。受精5週目（1週から計算，したがって受精29〜35日目，妊娠6週に相当，病理学的な頭殿長は5〜8mm）のはじめには，上肢，下肢の基になる体肢芽が出現する。受精6週目（妊娠7週，病理学的頭殿長10〜14mm）になると上肢芽末端部には4本の指放線が認められるようになり指の分化が始まっていることがわかる。受精7週目（妊娠8週，病理学的頭殿長17〜22mm）になると外形的には明らかに胎児としての様相を呈するようになる。

器官の基本的な形態が分化を始めるのは，前述のように受精から2週間を過ぎた頃（妊娠4週に入った頃）からである（**図3**）。そして，完成に要する期間は約4週間とされるので，妊娠7週の終わり，すなわち妊娠2カ月の終わりには器官の基本的な形成が完了する。この期間は，胎芽が薬剤に対してもっとも敏感な時期である。しかし口蓋，外性器の完成はさらに2カ月ぐらいを要するとされる。

形態学的な基本構造の完成と相前後して機能的な成熟が始まり，順次完成する。機能的成熟は臓器によって異なる。例えば胎児腎は，妊娠5カ月には活発に尿を作るようになる。この頃から羊水はほとんど100%胎児尿に由来するようになる。このため，胎児腎機能に影響し尿量低下をもたらすACE阻害薬では，妊娠初期から服用していても，妊娠5カ月を過ぎる頃になって，はじめて羊水過少が目立つようになる。

3. 生殖と先天異常

生物のからだは，遺伝子という設計図にそって形作られる。この設計図は細胞から細胞へと運ばれるが，その受け渡しでミスが起こることも，自然界に存在する放射線や薬物，環境要因，ウイルスなどが影響することもある。影響を受けた細胞が発育すれば腫瘍が発生するが，一方，変異が生じた体細胞を排除するシステムも作ら

れている。

生殖の過程でも同じことが起こる。遺伝子異常，染色体異常や形態異常をもった個体は一般に想像されるより高い頻度で発生する。ただ，そのほとんどは着床しなかったり，着床しても流産したり，死産して淘汰される。

何を「異常」とするかの定義は，報告によって異なる。またその頻度は，異常の範囲をどこまで取るかにもよるが，出生時の先天異常の頻度はおよそ1/30すなわち3％程度と考えられている。自然流産の頻度は，年齢にもよるが一般に1/8程度に達する(**表1**)[1]。自然流産胎児の2/3には染色体異常がみられる。

出生時の先天異常の大部分は原因不明で，続いて遺伝子異常，染色体異常によるものが多く，環境要因によるといえるものは少数である。

生殖の過程で子どもの先天異常は決してまれなものではない。したがって，子どもに異常があったからと，すぐに薬剤の影響と断じることはできない。薬剤を服用していなかった場合の先天異常の発生率と比較して，薬剤を服用していた方が先天異常の率が高ければ，薬剤が胎児に悪影響を及ぼしたと考えることができる。同時に薬剤を投与した理由となった疾患の影響も除外されている必要がある。

子どもの先天異常の頻度は一般に想像される以上に高いから，患者とのリスクコミュニケーションにあたっては，現在妊娠中の胎児に異常があるかないかという話をしているのではないことを，繰り返し説明する必要がある。また，できるだけ具体的に数値で説明する必要がある。

妊娠初期にサリドマイドを服用した場合，児に20％以上の頻度で奇形が起こった。しかしこれはむしろ例外的で，現在，催奇形作用があるとされる薬剤の多くでは奇形の発生頻度を1～3％上昇させるに過ぎない。

表1　さまざまな病態の頻度[1]

何らかの先天異常を持って出生する確率	1/30
重篤な身体的・精神的障害をもって出生する確率	1/50
自然流産の頻度	1/8
周産期死亡の頻度	1/30-1/100
生後1週間～1年で死亡する確率	1/150

妊娠の時期と薬剤の胎児への影響

妊娠は，薬剤の影響から大きく3つの時期に分けられる。それはall or noneの法則が働く時期，催奇形性が問題になる時期と，胎児毒性が問題になる時期である(**図1**)。

また，薬剤によって生じる胎児の発達障害は奇形の発生と胎児毒性の2つに大別される。このうち胎児形態異常(奇形)の発生は器官形成期に発生するmalformationと呼ばれるもの以外に，例えば羊水過少によって正常な器官に異常な作用が働くことによるdeformationや，いったんできあがった器官が破壊されて奇形が発生すること(disruption)もある(**表2**)。malformation

表2　胎児形態異常(奇形)の発生機序

	機序	結果	例
原因	器官発生の異常	→ malformation	サリドマイド，ダナゾールによる奇形
	正常器官に異常な作用が働く	→ deformation	羊水過少によるPotter症候群
	正常器官の破綻	→ disruption	妊娠後半でのワーファリンの作用，constriction band syndrome，ミソプロストールによる奇形

表3　胎児毒性の機序と例

1. 胎児発育の障害／胎児環境の悪化／胎児死亡
　　例：NSAIDs や ACE 阻害薬による羊水量の減少
2. 胎児の臓器障害
　　例：抗甲状腺薬による甲状腺機能低下、甲状腺腫
　　　　アミノグリコシド系抗生物質による第Ⅷ脳神経障害
3. 子宮収縮の異常／流・早産／予定日超過／分娩遷延
　　例：NSAIDs による予定日超過、分娩遷延
　　　　バゾプレシンによる子宮収縮
4. 新生児期への残留による障害
　　例：クロラムフェニコール系抗生物質による Gray 症候群
5. 行動奇形
　　例：アルコールによる胎児アルコール症候群

は後述の催奇形性が問題になる時期にしか発生しないが，deformation や disruption は妊娠の後半期にも問題になる。

　胎児毒性には，表3のようなものがある。多くは主として妊娠16週以降に起こる。

　このほか，薬剤が胎児に作用する経路という視点から考えると，すでに述べたように，胎児に直接作用して，胎児の器官に影響したり，先天異常を引き起こしたり，ときには胎児死亡を引き起こすような胎児への直接作用のほか，母体への作用を介した胎児への影響も考えられる。この中には，①母体の臓器に影響し，間接的に胎児に影響する，②子宮収縮作用によって血液の供給を抑え，胎児発育に影響したり早産の原因になる，③血管を収縮させることによって，血液の供給を抑え，胎児発育に影響する機序などが含まれる。

胎児・新生児への薬剤の影響とその区分

1. all or none の法則が働く時期
1）妊娠前の男女に投与された薬剤の影響

　薬剤の影響を受けた精子や卵子（配偶子と呼ばれる）は受精能力を失うか，受精したとしても着床しなかったり，妊娠早期に流産として淘汰されると考えられる。これを all or none の法則に従うという。出生に至る可能性があるとすれば，配偶子に染色体異常か遺伝子レベルの異常が引き起こされた場合に限られる。しかし，妊娠中に投与されれば明らかな催奇形性があるメトトレキサートのような薬剤であっても，妊娠前の投与で子どもに異常が起こったとする疫学報告はない。

　精子形成期間はおよそ74日（±4～5日）とされるので，女性パートナーが妊娠する前約3カ月以内に男性に投与された薬剤が問題になる。射精の直前にはすでに精子となって蓄えられているので，受精の1～2日前に服用した薬剤の影響はむしろ考えられない。男性側の投与で胎児に異常が生じる可能性が指摘されたことがあるのは，エトレチナート（チガソン®：乾癬，魚鱗癬などの角化症治療薬，ビタミンA類縁体），コルヒチン（コルヒチン®：痛風発作に対する治療薬）ぐらいである。この2つの薬剤とも，催奇形性には否定的な見解が現在一般的である。

　女性の卵子は原始卵胞と呼ばれる状態で卵巣に蓄えられている。原始卵胞は胎児期に作られ，卵子は第一減数分裂の前期まで進んでその状態で原始卵胞の中に保存されている。この原始卵胞のうち一定の数の卵胞が，一次卵胞に成長し始めるのは排卵の2～3カ月前である。一次卵胞はさらに二次卵胞，胞状卵胞と成長し排卵の直前には直径25mmを超えて，排卵の準備を整える。排卵の直前に黄体化ホルモン（LH）が急峻に分泌を開始する（LH surge と呼ばれる）が，これが排卵と卵胞の顆粒膜細胞の黄体化を促し，卵子の第一減数分裂を再開させる。再開した減数分裂は第一極体を放出した後，排卵（排卵する

のはLH surgeからおよそ36時間後である）のおよそ3時間前には第二減数分裂中期に達し，そこで再び分裂を休止する。次に減数分裂が再開するのは受精したときである。一般に分裂が盛んな細胞ほど環境要因の影響を受けやすい。その意味で卵子が薬剤の影響を受けやすいのは，排卵2日前頃から受精の後ということになる。この時期の卵子についても基本期にはall or noneの法則が働くと考えられている。しかし，それに疑問を投げかけるデータが得られたのはARTからである。

ARTからの出生児には，母体年齢などをマッチングさせた場合，約1.4倍の頻度で先天異常が増えることが報告されている[2]。しかし，さらに不妊期間までマッチングさせるとARTの影響は少なくなり，不妊であることそのものが児の先天異常に関係しているのではないかと考えられるようになった[3]。一方，薬剤の影響かどうかは不明であるが，ARTとインプリンティング（imprinting）の異常が関連しているのではないかとする報告[4]が出されている。原因となる要因が特定されているわけではないが，ARTという特殊な体外環境がインプリンティングに影響している可能性はある。

2）受精から妊娠3週6日頃まで

この時期も，all or noneの法則が働くと考えられている。影響を受けた卵子は着床しなかったり，妊娠早期に流産として消失する。

all or noneの法則が働く時期を過ぎると，胎児は催奇形性の臨界期に入るが，この境は最終月経から34日目と考えられている。つまり，all or noneの法則が働く時期は最終月経から34日目で終わる。これは1957年から1962年に妊娠悪阻の薬として市場に出されたサリドマイドの事件で明らかとなった[5]。これは妊娠週数でいえば4週半ば過ぎ頃に相当する。あるいは，月経が6日程度遅れた時点までと言い換えることもできる。表題ではわかりやすいように妊娠3週6日頃までとしたが，実際はあと数日ゆとりがある。

この時期，胎芽は薬剤についてall or noneの法則が働くだけではなく，感受性も低いのではないかと考えられている。ほとんどの薬剤は24時間もすれば代謝・分解・排泄されて母体血中から検出されなくなる。したがって，この時期の薬剤の投与にあたっては，胎児への影響を考慮する必要は基本的にない。ただ，残留性のある薬剤については注意が必要である。このような薬剤としては，風疹生ワクチン，金チオリンゴ酸ナトリウム（シオゾール®：慢性関節リウマチに対する刺激療法剤）などが挙げられる。風疹生ワクチン投与後は，一時的にウイルス血症になり，中絶胎児からウイルスが検出されたとする報告もあるから添付文書の通り妊婦には投与すべきではないし，接種後2カ月は避妊するべきである。しかし，妊娠中の投与で先天性風疹症候群の児が生まれたとする報告はないので，挙児を希望していれば妊娠の継続を勧める。

2. 催奇形性が問題になる時期 —妊娠4週から15週まで

この期間は，特に胎児の重要な器官が発生する。催奇形性という意味で薬剤に敏感な妊娠4週から7週末までと，口蓋や外性器の発生に影響する可能性がある妊娠8週以降15週までの時期に分けられる。

1）妊娠4週から7週末までに投与された薬剤の影響

妊娠4週から7週末までの時期は胎児の中枢神経，心臓，消化器，四肢などの重要臓器が発生・分化し，催奇形という意味では胎児がもっとも敏感な絶対過敏期（sensitive period）になる。この時期は種々の催奇形因子に対して感受性をもつ時期で臨界期（critical period）とも呼ばれる。この時期は，ほぼ妊娠2カ月に相当するが，妊娠4カ月末までを臨界期と呼ぶ場合もある。

催奇形性の臨界期はサリドマイドの事件によって明らかになった。サリドマイドの服用時期

とそれによって生じた奇形の間には明確な因果関係があり，Lenz W 医師は1992年の講演の中で，「サリドマイドは，最終月経から34日目までだけ，もしくは50日目以降にだけ服用された場合は，奇形を生じない。35～49日が感受期でこの時期に服用すると，35～37日では耳の欠損と聾，39～41日では上肢の欠損，43～44日では3指のある Phocomelia，46～48日では3関節がある母指のような奇形が生じた」としている[5]。この臨界期は別の報告[6]では34～50日とされており研究者により微妙な差がある。しかし，胎芽・胎児の発育にも相当の個体差がある。また，多くの場合，正確な受精の時期は明確ではない。したがって，服用時期と催奇形性の関係を日付レベルで検討するのに，曖昧さが残るのはやむをえない。

催奇形性の臨界期に入る時期は，二分脊椎や無脳症などの奇形が自然に発生する時期でもある。葉酸の摂取による胎児奇形の発生防止はこの時期にしか有効に働かない。この時期に入ったことは，基礎体温を記録しながらよほど慎重にみていなければ気づかれない。したがって，葉酸を効果的に投与するには妊娠前からの服用を指導する必要がある

2）妊娠8週から15週末までに投与された薬剤の影響

胎児の重要な器官の形成は終わっているが，性器の分化や口蓋の閉鎖などはなお続いている。催奇形性という意味で薬剤に対する胎児の感受性は次第に低下するが，催奇形性のある薬剤の投与はなお慎重であったほうがよい。胎児の外陰部はアンドロゲンによって男性化する。妊娠8週を過ぎると睾丸からのアンドロゲンの分泌が認められ，これによって肛門生殖器間の距離の延長や陰唇隆起の癒合が妊娠9週には始まる。妊娠11週にはおよそ外観で男女の区別が可能になり妊娠12～14週頃には男性化が完成する。しかし，睾丸が陰囊内に下降するのはさらに遅く，妊娠7～8カ月になってからである。すなわち，外性器からみると薬剤に対する臨界期は相当に長いことになる。

ダナゾールは女児の外陰部を男性化することが知られている。妊娠初期に誤ってダナゾールを投与した症例のうち女児のおよそ40％に外陰部の男性化がみられ，すべて8週を超えて投与した症例であったという報告[7]がある。

妊娠の進行にともない，催奇形という意味で薬剤に対する胎児の感受性が次第に低下するのであって，感受性がなくなるわけではない。

3）胎児毒性が問題になる時期――妊娠16週から分娩まで

この時期の薬剤の投与によって問題になるのは，胎児の機能的発育に及ぼす影響や発育の抑制，子宮内胎児死亡のほか，分娩直前にあっては新生児の適応障害や薬剤の離脱障害との関係である。これらは胎児毒性（fetotoxicity）と呼ばれる（表3）。

この時期，母体に投与された薬剤は母体血中に入り胎盤を通過して胎児へ到達する。胎盤は胎児に必要な物質を選択的に輸送するが，薬物については何ら合目的的な対応はしない。また，胎盤を経由しない胎児への経路はないと考えられている。

物質が胎盤を通過する機構としては拡散，能動輸送，飲細胞運動，細胞の裂け目からの漏れが考えられるが，大部分の薬剤は単純拡散によって通過する（表4）。拡散に当たっては下記の式による Fick の法則に従う。

$$\frac{Q}{t} = K \frac{A(C_m - C_f)}{D}$$

Q/t は時間あたりの胎盤通過量，K は分子量やイオン化の程度，脂溶性の程度など（表5）によって規定される拡散係数，A は拡散に関与する表面積，Cm は母体血中の濃度，Cf は胎児血中の濃度，D は通過する膜の厚さである。この式で実際に影響が大きいのは K と，母体・胎児間の濃度差であると考えられる。また，妊娠初

期の母体循環と胎児血管の距離は妊娠初期には25μmあるが分娩時には2μmしかない。したがって同じ薬物であっても，妊娠の時期によって通過性が異なる可能性がある。また，この式からわかるように薬剤による通過性の差は，通過性があるかないかではなく，いかに速く通過するかである。また，どんな薬物であっても母体血中の濃度が上昇すれば，胎盤を通過する。

また一般に薬剤は分子量が1,000以下で小さく（表5），胎盤をよく通過する。胎盤の通過性は薬剤を選択するうえで重要な条件である（表6）。例えば，抗凝固薬を必要とする妊婦では胎盤通過性の高いワルファリンではなく，通過性の少ないヘパリンが選択される。糖尿病で経口糖尿病薬ではなくインスリンが使われるのも同じような理由による。またやや意味は異なるが，プレドニゾロンは胎盤で代謝されやすい。

したがって，SLEなどで母体が治療目的の場合はプレドニゾロンを，また胎児の肺成熟など胎児が治療目的の場合は胎盤で代謝されにくいデキサメサゾンやベタメタゾンが用いられる。

胎盤を通過した薬剤の約50％は直接胎児循環に，残りの50％は胎児肝を通過してから胎児循環に入る。胎児肝も薬物を代謝する能力をもっている可能性があるがよくわかっていない。胎児脳の脳・血管関門（blood-brain barrier）は未発達である。

行動奇形学と呼ばれる分野も注目を集めている。胎児期に投与された薬剤を含む胎内環境が出生後の精神神経発達に何らかの影響を及ぼす可能性が問題になっている。ヒトでは1日に60mL以上のエタノールを母親が摂取すると新生児に異常な精神神経発達がみられることが報告されているが，これも一つの例である。

表4 胎盤通過の機構

1. 拡散　diffusion
    a. 単純拡散　simple diffusion
        濃度の高い方から低い方へ物質が移動する［多くの薬剤］
    b. 促進拡散　facilitated diffusion
        carrier 分子がありそれと結合して移動する［ブドウ糖など］
2. 能動輸送　active transport
    エネルギーを消費した濃度勾配に抗する選択的移動
    ［アミノ酸，ビタミンなど］
3. 飲細胞運動　pinocytosis　［免疫抗体など］
4. 絨毛細胞の裂け目　breaks　［血球など］

表5 胎盤の通過性を規定する薬剤の物理的・化学的性質

1. 分子量の大小
    分子量が300〜600以下のものは通過し，1,000以上になると通過しない
2. イオン化の程度
    イオン化が強いほど通過しない
3. 脂溶性か否か
    脂溶性のものは通過しやすい
4. 蛋白との結合状態
    蛋白との結合率が高いほど通過しにくい

表6 胎盤通過性の例

よく通過するもの	ほとんどの薬剤，脂溶性ビタミン（A，Dなど），ステロイドホルモン，バルビツレート，ジアゼパム，ペニシリン，セフェム，ワルファリン，インドメタシン，脂溶性サルファ剤など
やや通過するもの	水溶性サルファ剤，ストレプトマイシン，カナマイシン，テトラサイクリン，チロキシン，クラーレなど
通過しにくいもの	ネオスチグミン，ヘパリン，ポリペプチド，性腺刺激ホルモン，デキストラン，アプロチニン，ウロキナーゼなど

この時期の薬剤の投与で問題になるのは表3のようなものであるが，ここでは非ステロイド系抗炎症薬が胎児および新生児に及ぼす影響を例に挙げる。非ステロイド系抗炎症薬はNSAIDs (nonsteroidal anti-inflammatory drugs) とも呼ばれステロイドを除く大部分の解熱，消炎，鎮痛薬がこの一群のなかに含まれる。NSAIDsの最も重要な作用機序はプロスタグランジンの生成阻害作用である。動脈管は胎児循環の最も大切な経路であるが，出生後肺呼吸の開始とともに速やかに収縮し，ヒトでは10〜15時間で機能的に閉鎖するとされる。プロスタグランジンEやIは，動脈管が開存したままでいるのに関与しているものと考えられている。妊娠中にNSAIDsが投与されると胎児に移行し，プロスタグランジンの生成阻害を介し動脈管を収縮させる。胎児は肺で呼吸しないために肺動脈への血流はほとんどない。心臓から拍出される血液を100とすると35は左室から大動脈へ，残りは右室から拍出されうち57は右室から動脈管を通って大動脈へ，また8が右室から肺動脈に流れていると考えられている[8]。動脈管が収縮すると右室から拍出される血液の大部分は行き先を失い，肺動脈に流れ込むしかない。このため胎児では肺高血圧と右心不全が生じる。この状態が新生児期にも持続し持続肺高血圧症 (persistent pulmonary hypertension) と持続胎児循環症 (persistent fetal circulation：PCF) が起こる。新生児に強いチアノーゼが生じ，20〜40％の児が死亡するという。さまざまのNSAIDsの動脈管収縮作用について，一般的にいえば強力な解熱鎮痛作用をもつ薬ほど動脈管収縮作用が強い。妊娠中に解熱鎮痛薬が必要な場合，できるだけNSAIDsを避け，アセトアミノフェンを使うことが勧められる。

授乳と薬剤の新生児への影響

授乳時に母体に服用された薬剤は，母体血液から母乳中へ移行する。移行する程度は，母体血中の濃度，分子量，蛋白との結合，脂溶性か否かなどによって異なるが，多くの薬剤は母乳中に分泌されると考えるべきである。しかし，妊娠中と決定的に異なるのは，薬剤は，児が哺乳して児に影響が及ぶ点である。

このため薬剤が乳児に及ぼす影響を見る一つの指標として相対乳児摂取量 (relative infant dose＝dinf (mg/kg/day) /maternal dose (mg/kg/day) で計算され，％で示されることが多い。Dinfは児の摂取量，maternal doseは母体の摂取量である) が用いられる。この値は多くの薬剤で1％以下である[9]。

わが国の添付文書では，「乳汁中に分泌されるもの」はすべて，授乳中止になっている。新生児に影響が出るかどうかとはまったく無関係である。ほとんどの薬剤は母体血中から乳汁中に分泌されるから，「乳汁中に分泌されるもの」をすべて授乳中止にすると，ほとんどの薬剤は授乳中止になってしまう。実際にそうなっている。しかも，添付文書上「授乳を避けさせる」「授乳を中止させる」「授乳をさせない」などさまざまな表現がされておりその違いも明確でない。

AAP (American Academy of Pediatrics) が授乳中の薬剤についてevidenceに基づく詳細なガイドラインを出している[10]。そこでは，授乳中の薬剤に関する指針が5段階で示されている (表7)。相対乳児摂取量が10％を超える場合は，少なくとも Effects unknown but may be of concern (懸念) の状態と考えられ，抗てんかん薬のフェノバール®，抗真菌薬のジフルカン®，抗原虫薬のフラジール®，βブロッカーのテノーミン®，抗うつ薬のリーマス®などは10％を超える。授乳中に限っては，添付文書より，AAPのガイドラインに準拠したほうがよい。ただ，わが国の添付文書とは異なる使い方をすることになるから，あらかじめ，AAPのガイドライン

表7　AAP－授乳中の薬剤に関する5段階の分類

Contraindicated（禁忌）
Require temporary cessation of breast-feeding（一時的授乳中止が必要）
Use with caution（注意）
Effects unknown but may be of concern（懸念）
Usually compatible（可）

に準拠していることを授乳婦に説明しておいたほうがよい。

AAPは，授乳中の薬剤については，a．くすりは本当に必要か？もし必要なら，小児科医と母親の主治医の相談が最も大切である，b．最も安全な薬剤を使うこと，例えば，鎮痛にはアスピリンより，アセトアミノフェンがよい，c．もし子どもに害がある可能性があるのであれば，子どもの薬剤血中濃度の測定を考慮する，d．母乳を投与した直後に薬剤を服用したり，子どもが長時間の睡眠に入る直前に服用すれば，薬剤への曝露を最小限にすることができる，の4点を検討するよう推奨している[10]。

妊娠中に服用した薬剤やこれから処方する薬剤についてのいくつかの留意点

1. 薬剤の投与に当たってその必要性を十分に説明する

糖尿病や高血圧，喘息など妊娠中に薬剤の投与を必要とする病態は多い。薬剤を投与しなければ病気そのものが胎児に悪影響を及ぼし，胎児死亡になったり後遺症を残すこともある。妊婦に薬剤を処方する際には，服用の必要性を十分に納得できるようわかりやすく説明する必要がある。また，想定される妊婦および胎児への影響についてもあらかじめ説明しておく必要がある。妊娠中妊婦やその家族の最大の関心事は，「薬剤が胎児に悪影響を及ぼすのではないか」ということである。

したがって薬剤を服用する目的，そのメリット，服用しない場合に考えられる問題点にも焦点を当てて妊婦やその家族とよく話し合う必要がある。

2. 薬剤は添付文書に従って処方する

前述のように授乳中の薬剤について，わが国の添付文書は母乳中に分泌されるものはすべて授乳中止になっている。このため，添付文書に従っているとほとんどすべての薬剤で投与か授乳のいずれかを中止せざるをえなくなる。このため，授乳中についてはわが国の添付文書に従う合理性はなく，AAPのガイドラインに従うべきである。「医師が医薬品を使用するに当たって添付文書に記載された使用上の注意事項に従わず，それによって医療事故が発生した場合には，これに従わなかったことにつき特段の合理的理由がない限り，当該医師の過失が推定される」とする最高裁判決があるから，わが国の添付文書の指示を採用しないで，AAPのガイドラインに沿う根拠を，文書などにして患者さんにあらかじめ配っておくか，口頭で説明する必要がある。

妊娠中は特段の必要性と根拠がない限り添付文書に従って処方する。

添付文書の「妊婦，産婦，授乳婦等への投与」に関する注意書きの記載法は，厚生省薬務局長通知で，「用法および用量，効能又は効果，剤形等から妊婦・産婦，授乳婦等の患者に用いられる可能性があって，他の患者と比べて，特に注意する必要がある場合や，適正使用に関する情報がある場合には，必要な注意を記載すること。（中略）記載にあたっては（中略）B，C，Dを適宜組み合わせたものを基本とし，更に追加する情報がある場合にはその情報を記載すること」

と定められている．Bとは「理由」，Cは「注意対象期間」，Dは「措置」を指す．なお，B「理由」はA「データ」に基づいて記載される（**表8**）．例えば，「妊娠中に使用した経験がないかまたは不十分である場合」（A：データ）は，「妊娠中の投与に関する安全性は確立していないので」（B：理由），「妊娠または妊娠している可能性のある婦人には」（C：注意対象期間），「投与しないことが望ましい」（D：措置）のように記載する（**表9**）．

「措置」の項には**表8**のいずれかが記載される．このうち「投与しないこと」もしくは「投与しないことが望ましい」と書かれたものでも，妊婦および胎児に安全であることがほぼ確認されているものが多数あるが，原則として処方しないことが大切である．

なお，「治療上の有益性が危険性を上まわると判断される場合にのみ投与すること」とされる薬剤は，抗てんかん薬を除いて催奇形性や胎児毒性はない．どんな薬剤でも必要性があって投

表8 妊産婦・授乳婦への投与に関する表現法

A（データ）		B（理由）	C（注意対象期間）	D（措置）
1. 本剤によると思われるヒトの奇形の症例報告がある場合	→	1. 催奇形成を疑う症例報告があるので，	1. 妊娠または妊娠している可能性のある婦人には	1. 投与しないこと
2. 奇形児を調査したところ，母親が妊娠中に本剤を投与された症例が対照群と比較して有意に多いとの報告がある場合	→	2. 奇形児を出産した母親の中に本剤を妊娠中に投与された例が対照群と比較して有意に多いとの疫学的調査報告があるので，	2. 妊婦（〜カ月以内）または妊娠している可能性のある婦人には	2. 投与しないことが望ましい
3. 妊娠中に本剤を投与された母親を調査したところ，奇形児出産例が対照群に比較して有意に多いとの報告がある場合	→	3. 本剤を妊娠中に投与された患者の中に奇形児を出産した例が対照群と比較して有意に多いとの疫学的調査報告があるので，	3. 妊娠後半期には	3. 治療上の有益性が危険を上回ると判断される場合にのみ投与すること
4. 妊娠中に本剤を投与された母親から生まれた新生児に奇形以外の異常が認められたとする報告がある場合	→	4. 新生児に〜を起こすことがあるので，	4. 妊娠末期には	4. 減量または休薬すること
5. 母体には障害はないが胎児に影響を及ぼすとの報告がある場合	→	5. 胎児に〜を起こすことがあるので，	5. 授乳中の婦人には	5. 大量投与を避けること
6. 妊婦への投与は非妊婦への投与と異なった危険性がある場合	→	6. 〜を起こすことがあるので，		6. 長期投与を避けること
7. 妊娠中に使用した経験がないかまたは不十分である場合	→	7. 妊娠中の投与に関する安全性は確立していないので，		7. 本剤投与中は授乳を避けさせること
8. 薬物がヒトの乳汁に移行し，乳児に対し有害作用を起こすとのデータがある場合	→	8. ヒト母乳中へ移行する（移行し〜を起こす）ことがあるので，		8. 授乳を中止させること
9. 動物実験で乳汁中に移行するとのデータがある場合	→	9. 動物実験で乳汁中に移行することが報告されてるので，		
10. 動物実験で催奇形成作用が認められている場合	→	10. 動物実験で催奇形成作用が報告されているので，		
11. 動物実験で催奇形成以外の胎仔（新生仔）に対する有害作用が認められている場合	→	11. 動物実験で胎仔毒性（胎仔吸収…）が報告されているので，		

（平成9年4月25日薬発第607号『医療用医薬品の使用上の注意記載要領について』より）

表9　添付文書の記載例

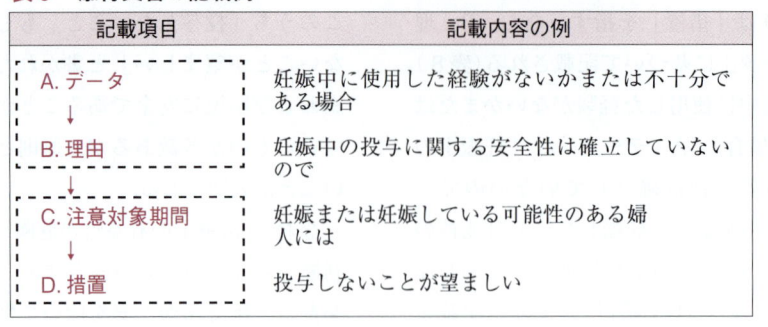

記載項目	記載内容の例
A. データ ↓ B. 理由 ↓ C. 注意対象期間 ↓ D. 措置	妊娠中に使用した経験がないかまたは不十分である場合 妊娠中の投与に関する安全性は確立していないので 妊娠または妊娠している可能性のある婦人には 投与しないことが望ましい

与される．臨床医が個々の症例について有益性と危険性を天秤にかけることは実際問題として不可能である．したがって，実際に重要なのは必要性をきちんと検討することである．「治療上の有益性が危険性を上まわると判断される場合にのみ投与すること」というのは，正当な必要性があれば母児への影響を考慮することなく投与できる薬剤と理解してかまわない．

3. 妊娠中の薬剤動態はさまざまな要因の影響を受ける

胎盤通過性は，胎児への影響を考える上で重要な要因であるが，それ以外にもさまざまな要因が薬剤動態に関与する．妊娠によって母体にはさまざまな変化が起こる．

妊娠中に増加する黄体ホルモンによって腸の蠕動が低下し薬剤の吸収は遅延する．心拍出量も循環血漿量も妊娠8カ月頃までに50%近く増加する．体重，脂肪も増加する．循環血漿量の減少に伴い血漿アルブミンは低下する．また妊娠末期になると薬剤のアルブミン結合と競合するフリーの脂肪酸やステロイドホルモンが増加し，フリーの薬剤が増加して薬効を高める可能性がある．肝臓における血流は非妊時と大きな変化がないとされるが，腎血流量は妊娠初期に増加しその後は非妊時の状態に戻るとされる．

妊婦や授乳婦の生理学的変化は，投与された薬剤の動態に影響し，特に抗菌薬の場合はその効果に影響する．非妊娠時と同じ投与法では期待される効果があげられない可能性があるが，薬剤動態について限られたデータしかない．

蛋白と結合した薬剤は胎盤を通過しない．妊娠中に母体のアルブミンは減少するが，胎児のアルブミンは増加する．胎児における薬剤のアルブミンとの結合は，胎児における作用に関係するが，母体との薬剤の移行にも影響する．

こうした変化によってどのような実際的な影響が胎児に出るかは，個々の薬剤によって（例えば，水溶性か脂溶性か）異なっている．実際に投与された報告を評価しながら投与方法を考える．

4. 同じ薬剤であれば母体血中濃度が上昇しない投与経路ほど胎児には安全である

薬剤は母体血中に取り込まれてから，胎盤を介して胎児に影響する．したがって，同じ薬剤であれば母体血中濃度が上昇しない投与経路ほど胎児に対して安全である．その意味で胎児への影響は，一般に「静脈内投与＞経直腸投与＞経口投与＞局所投与」の順になる．例えば，現在一般に使われている腟剤タイプの抗菌薬で胎児に悪影響を及ぼすものはない．

同じく，経鼻，点眼，経皮などの薬剤は一般に母体血中濃度が上昇しないものが多い．しかし，最近は血中濃度をあげるように工夫された薬剤が出てきているから，妊娠中や授乳中に経皮投与などの薬剤を使う場合は，添付文書に書かれた血中濃度の推移を検討しておく必要がある．添付文書にこれらのデータがないものは使わない方がよい．

インドメタシン 50mg 含有坐剤を用いた場合，最高血中濃度(C_{max}）は 1,318ng/mL に達する。しかし，インドメタシン 384mg を含有するカトレップ® は添付文書によると貼付 12 時間後に血中濃度が 14.9ng/mL（坐剤の C_{max} の 1/100 程度）に過ぎない。NSAIDs の作用からインドメタシンの坐剤は妊娠中禁忌であるが，カトレップ® を貼付してもインドメタシンの血中濃度はほとんど上昇しないので，妊婦にも禁忌になっていない。なおカトレップ® の大きさは 10 × 14cm もある。

一方，同じく NSAIDs であるケトプロフェン 20mg を含有したモーラステープ® を 1 枚貼付すると C_{max} は 136ng/mL になる。これは，ケトプロフェン 50mg 含有坐剤の C_{max} 3.6μg/mL の 1/25 程度の濃度になる。添付文書上は 1 日 1 枚貼付することになっているから，この量で貼付すれば問題を起こすことはないだろう。しかし，モーラステープ® の大きさは 7 × 10cm でカトレップ® の半分のサイズであり，きちんと注意しないと患者が自己判断して多数の枚数を貼付する可能性がある。貼付薬だから安全というわけにはいかないゆえんである。また，ケトプロフェン製剤には軟膏，クリーム，ゲル，ローションなどの剤形があり，使用量は「適宜」としか書かれていないものもある。外用だから安心とはいえないものもある。

そのほか，前述したように最初から母体血中への取り込みを目的とした外用剤もあるから，そうした薬剤では血管内投与や内服（直腸投与）と同じように考える必要がある。

また，胎盤の通過性も考慮に入れる必要がある。

5. 薬剤投与に際して妊娠中・授乳中の特別な注意

非妊時と同じであるが，妊娠中の薬剤処方については特に下記のような点に注意する。

まず，可能であれば非薬物療法を試みる。例えば，妊娠糖尿病に関する食事療法などである。

また，新しく市場に出た薬剤はできるだけ避ける。妊婦に対する比較対照試験のデータがあって市場に出る薬剤はない。しかし，実際に妊婦に禁忌となっている薬剤であっても市場に出て数年も経てば，間違えて処方された（服用した）症例が出てくる。こうした症例が積み重なれば，症例報告からでも薬剤の胎児や新生児に及ぼす影響が次第に明らかになっていく。

また，より確立されたエビデンスがあるものから選択する。例えば妊娠高血圧症候群には，塩酸ヒドララジンやメチルドパが第一選択になり，Ca 拮抗薬は第二選択になる。ただし，Ca 拮抗薬も多数のデータが蓄積し安全性は塩酸ヒドララジンやメチルドパと比較して同程度と考えられるようになっている。

抗ヒスタミン薬には第一世代と第二世代がある。第一世代の多くは妊娠中の安全性がほぼ確立されている。しかし，第一世代の眠気の副作用のために，比較的新しい第二世代抗ヒスタミン薬であるクラリチン®（ロラタジン）やアレグラ®（フェキソフェナジン）の安全性もほぼ確立され，最近では妊婦に選択されることも多くなった[11]。

また，薬剤の処方に当たっては，投与量が増えると胎児への影響が大きくなることが知られている（Dose response）ので有効最少量を処方し，効果が得られたらなるべく早く処方を中止するのが望ましい。

6. 服用してしまった薬剤に関する相談のポイント

（1）添付文書で「投与しないこと」「投与しないことが望ましい」となっている薬剤について，添付文書は参考にしない。

「投与しないこと」となっている薬剤の中には，サイトテック® やワーファリン® のように，胎児や妊婦に有害な作用があることがヒトで証明されている薬剤から，胎児や妊婦に有害な作用があることが動物実験から示唆されているが，ヒトではその可能性

がほぼ否定されているもの，またキノロン系抗菌薬のように，より安全であることが確認されている他の選択肢がある薬剤や，ピルのように妊娠中は投与する必要がない薬剤，さらには，メーカーが妊婦に投与してもらう必要がないと判断している薬剤までが含まれる。つまり，添付文書で「投与しないこと」「投与しないことが望ましい」となっている薬剤を投与すると，母児に何らかの悪影響が及ぶと考えがちであるが，実際にはそんなことはないことが多い。

「投与しないこと」「投与しないことが望ましい」と書かれた薬剤については，虎の門病院や聖路加国際病院，著者の勤める病院などの妊娠と薬相談外来に紹介するか，国立成育医療センター・妊娠と薬相談センターに問い合わせたり，あるいは日本病院薬剤師会で妊娠中や授乳中の薬剤についての認定薬剤師や専門薬剤師の養成を図っているから，そうした薬剤師がいる施設に紹介することが望ましい。

また，自分で文献などで調べてみるのも一つの方法である。メーカーに問い合わせるのもよいが，添付文書以上の意味がある情報が得られないことが多い。

（2）一方，「治療上の有益性が危険性を上まわると判断される場合にのみ投与すること」と書かれた薬剤については，抗てんかん薬を除いて「服用しなかった場合と比較して，子どもの異常の頻度は同じである」と情報提供してかまわない。

（3）添付文書にはしばしば，動物実験のデータもヒトのデータも同列に記載されている。しかし，重要なのはヒトのデータである。動物実験はヒトでの催奇形性を警告するか，あるいは裏付ける意味しかない。サリドマイドはマウスやラットでは奇形を起こさず，ウサギ，ネコ，サルではヒトと類似の奇形を起こすことが知られている。サリドマイドの発売前に行われた動物実験では奇形が示されなかったために，動物実験に対する不信感が一挙に広がったが，ヒトで催奇形があるほとんどの薬剤が動物でも催奇形があるのも事実である。しかし，動物実験では投与量も多いために，逆に動物実験で催奇形性があってもヒトではないものが多い。動物実験についてはこうした事情を勘案して評価する必要がある[12]。

（4）ヒトのデータには，症例報告と疫学調査がある。症例報告で最も催奇形性を疑うに足るものは，例えば妊娠中に稀にしか使わないような薬剤が少数例に投与され同じような奇形が発生した場合である。また，疫学調査は後方視的な研究（retrospective study）と前方視的な研究（prospective study）がある。後方視的な研究は，妊娠中に服用した薬剤と児の予後の関係を出生後に調べるものであるが，児の予後に問題があった方が報告されやすいという欠点がある。前方視的な研究は，薬剤を服用した時点もしくは，その直後に追跡調査を開始することになる。催奇形性を検出する正確さという点では優れているが，膨大な労力を必要とする[12,13]。無作為化比較対照試験を妊婦に実施することは倫理的な制約からほとんど行われていない。したがって妊娠中の薬剤に関するレベルⅠのエビデンスに基づくデータはない。

7. 先天異常の子どもが生まれて，どんな場合に薬剤との関係を疑うか

薬剤を服用していた妊婦から先天異常の子どもが生まれても，ただちに薬剤の影響とはいえない。薬剤を服用していなくても病気を持った子どもは生まれるからである。以下のような条件を満たした場合は，薬剤と先天異常の関係が疑われる。

（1）奇形が生じた器官の発生時期に一致して薬剤を服用している必要がある。残留性のある薬剤の場合はその残留期間も考慮にいれる。この点が最も重要で，以下の点が欠如

していたとしても，少なくとも副作用報告は行っておくべきである．多くの薬剤はこのような症例の積み重ねによって，あるいは症例の積み重ねがないことによって，催奇形性が疑われ，あるいは疑いが少ないと考えられるようになってきた．

（2）動物実験で同種類の催奇形性が報告されている必要がある．ただし動物種によって催奇形性が出たりでなかったりするし，奇形の種類が異なる可能性がある．したがってこれは絶対的な条件ではない．むしろ，動物実験で同じような催奇形性が証明されている場合は，薬剤と奇形の因果関係が一層強く疑われると考える．

（3）奇形が特殊な奇形（口唇裂，口蓋裂など，比較的しばしばみられるものでない）の場合は，やはり薬剤との因果関係がある可能性が高くなる．

（4）薬剤を服用するに至った原疾患の影響でないことが証明されている必要がある．例えば，糖尿病やてんかんの場合は原疾患についても，慎重に検討しておく．

8. 男性に投与された薬剤の影響

男性が服用した薬剤については，前述したように all or none の法則が働くと考えられる．抗ウイルス薬であるリバビリン（レベトール®）やガンシクロビル（デノシン®），角化症治療薬エトレチナート（チガソン®）の添付文書には，精子形成能の障害や変異原性から男性の避妊が勧められている．添付文書に沿った指導が行われるべきである．しかし，著者の知る限りヒトで男性に投与して催奇形性があったとする報告はない．

なお，リバビリンは精液中に移行するので，男性が妊娠中の女性と性交渉を持つ場合は，コンドームを使うことが勧められている．妊娠中このような状態にあった症例報告は限られているが，やはり催奇形性は報告されていないようである．

9. サプリメントとしての葉酸と奇形の発生予防

平成12年12月28日厚生省児童家庭局母子保険課長名で「神経管閉鎖障害の発症リスク低減のための妊娠可能な年齢の女性等に対する葉酸の摂取に係る適切な情報提供の推進について」という通知が出され，「食品からの葉酸摂取に加えて，いわゆる栄養補助食品から1日0.4mgの葉酸を摂取すれば，神経管閉鎖障害の発症リスクが・・低減することが期待できる旨情報提供を行うこと・・」と勧告があった[14]．欧米では1990年頃からサプリメントとしての葉酸摂取が勧められており，約10年遅れての勧告となった．抗てんかん薬は葉酸に拮抗することが知られており，抗てんかん薬の催奇形性のメカニズムに葉酸が関係すると考えられている．このため抗てんかん薬服用中の場合は1日5mgの葉酸を服用することが勧められている．抗てんかん薬服用中の葉酸の効果はまだデータが十分ではないが，一般集団では葉酸の0.4mg/日の服用によって，神経管開存の70％程度が防止できることが報告[15]されている．妊娠中に薬と名の付くものはすべて避けるべきというわけではない．薬剤の投与によって子どもの先天異常が減少することもあるという事実を，これから妊娠しようとする人達に是非広く知ってもらいたいものである．

［佐藤孝道］

文献

1) Parper PS：Practical Genetic counseliling（5th ed.），p11，1998
2) McDonald SD, et al：Perinatal outcomes of singleton pregnancies achieved by in vitro fertilization；A systematic review and meta-analysis. JOGC，27：449-459，2005
3) Zhu JL, et al：Infertility, infertility treatment, and congenital malformations：Danish national birth cohort. BMJ，333：697-701，2006
4) DeBaun MR, et al：Association of in vitro

fertilization with Beckwith-Wiedemann syndrome and epigenetic alterations of LIT1 and H19. Am J Hum Genet, 72 : 156-160, 2003
5) http://www.tierversuchsgegner.org/wiki/index.php?title=Contergan-history
6) Miller MT, Stromland K : Teratogen update ; thalidomide ; A review, with focfus on ocular findings and new potential use. Teratology, 60 : 306-321, 1999
7) Brunskill PJ : The effects of fetal exposure to danazol. Br J Obstet Gynaecol, 99 : 212-215, 1992
8) Heymann MA : in Maternal/fetal medicine (Creasy and Resnik, ed) ; 3rd ed, p279, WB Saunders Co, 1994.
9) Hale TW, Ilett KF : Drug therapy and Breastfeeding-From theory to clinical practice, 16p, The Parthenon Publishing Group, NY, USA, 2002
10) AAP Policy Statement-The transfer of drugs and other chemicals into human milk, Pediatrics, 108 : 776-789, 2001
11) So M, et al : Safety of antihistamines during pregnancy and lactation. Can Fam Physician, 56 : 427-429, 2010
12) Koren G, et al : Drugs in pregnancy. NEJM, 338 : 1128-1137, 1998
13) Koren G, ed : Maternal-fetal Toxicology, Marcel Dekker, INC, New York, 16p, 1990
14) http://www1.mhlw.go.jp/houdou/1212/h1228-1_18.html
15) CDC. Recomenndations for the use of folic acid to reduce the number of cases of spina bifida and other neural tube defects. MMWR Morb Mortal Wkly Rep, 40 : 513-516, 1991

総論 II
妊娠中に問題となる疾患——その影響と薬剤選択

■ 循環器疾患

1. 疾患の概略と治療の方針

妊娠に合併する可能性のある循環器疾患としては，先天性心疾患，弁膜症，心筋症，冠動脈疾患などの器質性疾患，不整脈，高血圧などがある。

心疾患の最大の特徴は，母体に急変をもたらす可能性があるということであり，他の合併症に比べて母体死亡の割合が高い。また，高血圧や冠動脈疾患などは，母体の高年齢化に伴い合併例が増加している。

弁膜症では，人工弁置換術が行われているものは多くがワルファリンを使用しているため，妊娠前からの対応が重要である。心筋症は根本的な治療法がなく，妊娠の可否そのものが問題となる。冠動脈疾患は分娩時の怒責や分娩後の子宮収縮剤としての麦角アルカロイドの使用が問題となることがある。いずれの疾患も，妊娠中は循環血漿量が増加することや分娩後の急激な循環動態の変化により急激な心不全を来すことがあるので，産科医，循環器専門医の密接な連携のうえでの管理が必要である。

1）妊娠が疾患に与える影響

妊娠28週頃からは循環血漿量の急激な増加が起こるため，心不全のリスクが高くなる。また，分娩後も産科出血や，細胞外に移行していた体液が急激に血管内に戻るため循環動態の急激な変化が起こりやすく，心不全の発生を助長する要因となる。感冒などから心内膜炎を続発する可能性もあり，特に先天性心疾患や弁膜症などでは厳重な注意が必要となる。

本態性高血圧症例では，妊娠高血圧症候群（pregnancy induced hypertension；PIH）の合併頻度が高く，特に妊娠後期では血圧コントロールが不良になりやすい。不整脈は妊娠中は妊娠前に比し改善することが多い。

2）疾患が妊娠に与える影響

本態性高血圧をのぞき，疾患そのものの妊娠や胎児発育への直接的な影響はほとんどない。懸念されるのは，母体状態の悪化に伴う発育不全や，母体適応による人工早産に伴う胎児の未熟性などである。

一方，高血圧の存在は胎盤循環不全から胎児発育不全や胎児低酸素血症を来すことがある。また，母体腎機能の悪化やPIHを合併する頻度も高いため，早産による未熟性や胎児発育不全などが問題になる。

2. 薬剤の選択
1）選択の基本

循環器疾患に対する薬物療法はその進歩が著しく，次々と新しい薬剤が開発されているが，新薬は妊娠中の投与に関する情報が少なく（発売後数年以内の薬剤では妊婦の情報はほとんどない），妊婦に使用する場合は多少薬効は落ちても古典的な薬剤のほうが無難ではある。しかし，必要な薬効が得られない場合は，産科と相談のうえ，変更を考慮する。

2）薬剤選択のポイント

①抗凝固薬

ワルファリンは妊娠中は投与禁忌である。妊娠初期の投与で，胎児ワルファリン症候群とよばれる鼻を含めた上気道の低形成，四肢の欠損，頭蓋神経底の異常（主に眼球や心臓の異常）などの多発奇形が生じる。発生頻度は15％前後と考えられる。また，胎盤を容易に通過し，胎児の出血傾向，特に分娩時の頭蓋内出血を起こすことがある。妊娠に気づいた時点で可及的速やかにヘパリンに変更する。挙児希望例では妊娠前から変更しておく，というのが理想的ではあるが，ヘパリンは点滴もしくは皮下注射しかできないため現実的には難しく，「可及的速やか」な変更のためには，月経が遅れたらまず妊娠を疑うよう患者に指導しておくしかない。

低用量のアスピリンは産科領域でも使用されることも多く，妊娠中の使用は特に問題ない。しかし，分娩時出血の増加を来すことがあるため，分娩前には中止時期を検討する。

②降圧薬

サイアザイド系利尿薬，アンジオテンシンⅡ変換酵素阻害薬（ACE阻害薬）およびアンジオテンシン受容体拮抗薬（ARB）は投与禁忌である。サイアザイドは胎盤血流量の低下や，胎児に移行して胎児電解質の異常などを引き起こす可能性があるため，ACE阻害薬やARBは胎児の腎機能障害から羊水過少となり，胎児死亡や羊膜索症候群を引き起こす可能性があるためである。

ヒドララジンは胎盤血流量の低下が少ないため分娩前の血圧上昇などには産科では第一選択であるが，内服では有効な降圧効果が得られないことも少なくない。十分な効果が得られない場合は，第二選択としてメチルドパやCa拮抗薬，交感神経遮断薬の使用を考慮する。Ca拮抗薬は添付文書上は妊娠中の投与禁忌であるが，実際には産科領域ではしばしば使用される。本態性高血圧などで妊娠中継続して使用する場合は，サイアザイド系，ACE阻害薬，ARBの薬剤を除き継続可能である。

③その他の薬剤

各論参考のこと。

呼吸器系疾患

1．疾患の概略と治療の方針

妊娠中に問題となる呼吸器疾患としては，気管支喘息，肺結核，感冒やインフルエンザによる上気道炎，肺炎などがある。特に気管支喘息では発作を起こさないことが妊娠経過や胎児の健全な発育に重要であり，妊娠中こそ確実な治療が望まれる。結核は分娩時にも排菌がある場合などは新生児への感染も問題となるため，妊娠中に確実に治療しておく必要がある。

1）妊娠が疾患に与える影響

妊娠が気管支喘息に与える影響は一定していない。一方，妊婦がインフルエンザにかかると症状が重症化しやすく，上気道炎，肺炎なども非妊時よりも悪化に対する注意が必要である。肺結核は妊娠中は一時的に症状が寛解することは多いが，分娩後急激に顕在化するので妊娠中からの十分な加療が必要である。

2）疾患が妊娠に与える影響

喘息発作による母体の呼吸困難や低酸素状態はダイレクトに児の低酸素状態を引き起こす。特に重積発作では，低酸素による胎児心拍異常や場合によっては母体死亡の可能性もある。また，慢性の発作は胎児の慢性の低酸素血症を引き起こし，胎児発育不全の原因となりうる。

肺炎も結核も母体に低酸素状態が起こるほどの呼吸状態の悪化があれば胎児心拍や発育の異常が起こりうるが，通常は疾患自体が妊娠経過に直接の影響を及ぼすことはない。

インフルエンザ，感冒，結核のいずれも，ウイルスや細菌そのものが胎児に催奇形性などの影響を与えることはないが，高熱が続くような場合は妊娠経過や児のみならず，母体の状態にも少なからず影響するため，遅滞なく加療を行う．

2．薬剤の選択

薬剤選択のポイント

①喘息治療薬

第一選択は吸入剤である．喘息の吸入剤は主に気管支でのみ作用を現し血中にはほとんど吸収されないため，胎児への影響を考慮する必要はない．妊婦自身も気分的に安心して使えるというメリットもあるため，まず吸入剤でのコントロールを試みる．

内服薬で第一選択となるのはテオフィリンである．これは妊娠中はなるべく使用経験の多い薬剤を選択するという原則からの選択であるが，テオフィリンのみではコントロールしにくい症例も多く，ロイコトリエン受容体拮抗薬，副腎皮質ステロイドなども使用される．ステロイドも含め現在使用される喘息治療薬で催奇形性や胎児毒性を疑われているものの報告はないため，重積発作などの際には，静脈内投与を含め迅速に治療を行う．

②鎮咳，去痰薬

現在使用されている鎮咳，去痰薬で，特に催奇形性や胎児毒性が問題となるものはない．鎮咳薬は，コデインリン酸塩を含有するものが効果が高い．コデインは麻薬に分類されるため敬遠されがちであるが，ヒトで問題となるデータはなく，市販の鎮咳シロップにも多く含まれており使用しやすい．

③抗結核薬

リファンピシンは妊娠中の投与は原則禁忌になっているが（動物実験の大量投与で催奇形性がみられたため），ヒトでの問題が指摘されているわけではなく，治癒傾向のみられない場合は使用できる．日本結核学会もイソニアジド，エタンブトールとの3剤併用を推奨しており，CDCでも3剤併用が基本である．

消化器系疾患

1．疾患の概略と治療の方針

妊娠中の消化器疾患の多くは，マイナートラブルとして扱われる．重症度は低いが発生頻度は高い．主な疾患としては，便秘，下痢，胃炎，胃・十二指腸潰瘍，逆流性食道炎，感染性腸炎などがある．ほとんどの疾患や使用される薬剤に問題はないが，NSAIDsによる消化性潰瘍に投与されるミソプロストールは子宮収縮作用および催奇形の可能性が指摘されているので注意を要する．

1）妊娠が疾患に与える影響

便秘は，妊娠中は必発といっていいほど発生頻度が高い．原因としては，妊娠中に増加する黄体ホルモンによる腸管の弛緩，腫大した子宮による腸管圧迫，妊婦自身が腹圧をかけることに不安がある，などがあげられる．

逆流性食道炎は，黄体ホルモンの影響による胃の噴門括約筋の弛緩，腫大した子宮による胃の圧迫などのため胃液が逆流することなどが原因で，妊娠28週頃から起こってくる．症状は胃部不快感，嘔気・嘔吐などである．

2）疾患が妊娠に与える影響

便秘や下痢は，症状が強ければ腹緊や腹痛の原因になるが，それが流早産の原因になることはほぼない．その他の疾患も，妊娠の経過自体に直接影響を与えることはない．

2．薬剤の選択

薬剤選択のポイント

①緩下剤

大きく分けて，便に水分を含ませ用量を増して排便を促す塩類下剤と，腸管を刺激し排便させる刺激性下剤の2つがある。妊娠中は塩類下剤のほうが腸管への刺激や習慣性がなく使用しやすいが，基本的に妊婦の使い慣れているものを使用してかまわない。刺激性下剤は添付文書上流産を引き起こす可能性があるとして原則禁忌となっているものもあるが，実際に下剤が原因で流産したという報告はなく，適量を使用することに問題はない。

②胃炎，胃・十二指腸潰瘍治療薬

ミソプロストールの成分であるプロスタグランジン E_1 は強い子宮収縮作用をもち，中期の人工妊娠中絶に使用される。ミソプロストールそのものも，分娩後の強力な子宮収縮剤として使用されるほか，常用量でも流早産を引き起こす可能性がある。海外では非合法の人工妊娠中絶に使用し流産に至らなかった例での胎児奇形の報告が複数あり，妊娠中は投与禁忌である。

これ以外では特に児に対する有害作用が報告されているものはなく，症状に応じて使用可能である。ファモチジンは以前は添付文書上原則禁忌であったが，これは使用経験が少なかったための措置と考えられる。胎児に対する有害報告はなく，現在は禁忌とはなっていない。鎮痙薬も問題なく使用できる。

③制吐薬

妊娠初期に，悪阻（つわり）と気づかずに内科を受診し制吐薬が処方されることがしばしばある。特に問題となる薬品はないが，ドンペリドンは動物への大量投与で異常が指摘されているため添付文書上投与禁忌になっており，しばしば心配される。しかし，ヒトでの催奇形報告はなく，すでに投与されたものに関して心配する必要はない。

妊娠中期以降の嘔気・嘔吐は逆流性食道炎であることが多く，プロトンポンプ阻害薬が有効な場合が多い。

精神神経疾患

1．疾患の概略と治療の方針

妊娠中に問題となる精神科疾患には，うつ病，うつ状態，双極性障害，統合失調症，パニック障害などがある。当院の妊娠と薬相談外来の受診者でも精神神経系薬剤使用者は近年著しく増加しており，長期にわたり多剤が併用されている例も多い。

抗精神薬は，薬剤の催奇形性の問題の発端になったサリドマイドが睡眠導入薬であったこともあり，一般にも，また医療関係者にも「危険な薬」として認識されていることが多い。妊娠したらすべからく薬剤は中止すべきものと考えられがちであるが，現在胎児への危険性が明らかにされている抗精神薬は実際にはそれほど多くない。

＜精神科疾患に用いられる薬剤の特殊性＞

精神科疾患はその多くが直接生死に関わるようなものではないため，比較的安易に断薬をすすめられることがある。なかには10数種類もの薬剤がいきなり断薬される場合もあるが，そもそも必要で内服している薬剤なのだから中止すれば病状が悪化するのは当然で，家族に付き添われてほとんど意思疎通が不可能な状態で来院する患者もいる。自殺企図や妊娠中の母児の愛着形成が問題となることもあり，不要な薬剤を使用しないのは当然だが，必要なものを不用意に中断することのないよう根拠のある判断が望まれる。

また，妊娠前に何カ月か断薬することを指示されている場合も少なからずある。これも医学的根拠は乏しく，実際には胎児への影響は妊娠

中に投与された薬剤のみを考えればよい。

　一方，現在の病状が明らかに妊娠に望ましくないと考えられる例もあり，そのための方便として「薬の危険性が高いから妊娠してはいけない」「薬を中止してから妊娠を」などの説明を受けている場合がある。当外来としては薬剤のリスクを正確に話すわけであるが，実際にリスクの高い薬剤はそれほどなく，主治医の説明と整合性がとれないことがある。この場合患者は「虎の門病院では妊娠してよいといわれた」という誤解を抱きがちであるので，「薬剤のリスクと妊娠してよいかどうかは別」「妊娠の可否は主治医とよく相談を」と話しているが，この点に関しても主治医との正確な意思疎通が望まれる。

　薬剤を妊娠期間中継続している例では，新生児への影響が懸念される例もある。一つは胎児への薬剤の移行による floppy infant や啼泣，呼吸不良である。分娩後，児は薬剤の代謝を自らの臓器で行わなければならず，薬剤の排泄までに数日かかることもある。事前に内服状況を知っておき対処することが望まれるが，不用意な断薬は母体の精神状態が不安定になることもあるので，症例ごとに慎重に行う。また，分娩によって母体からの薬剤供給が断たれることにより胎児の薬剤血中濃度が急激に低下するため，胎児に易刺激性などの禁断症状が現れることがあるが，時間とともに改善する。

　分娩後は母乳哺育が問題となる。産褥はホルモンや生活環境の激変により通常でも産褥期うつなどの精神疾患が起こりやすい。精神疾患合併例では母乳哺育へのこだわりから自己判断で断薬する例も多く，疾患が悪化することが少なからずある。母乳への移行に関する具体的なデータはここでは触れないが，米国小児科学会薬剤委員会の報告でも，精神疾患系の薬剤は「授乳中の乳児への影響は不明であるが懸念のある薬剤」であるが影響があったとの報告はないとされているので，必ずしも内服しながらの授乳ができないわけではない。産後の精神疾患の増悪は本人および児への重大な影響（自殺や虐待など）となって現れる場合もあるので，慎重な対応が望まれる。

2．薬剤の選択

1）選択の基本

　多くの薬剤は，長期間投与による胎児への影響の懸念はあるものの，明らかに催奇形性や胎児毒性が疑われているものは少ない。生育後の精神発達についても，報告は少ないが問題があったとされるものはほとんどない。本人の病状に合わせた処方が望まれるが，同様の薬効や同系統の薬剤が多数処方されている場合もあるので（例えばベンゾジアゼピン系薬剤が何種類も処方されているなど），妊娠を希望する例では薬剤の見直しも必要となる。また，フェノバルビタール含有の薬剤やバルプロ酸が使用されることがある。この場合，投与量としては少なく，基礎疾患がてんかんではないため催奇形のリスクはそれほど高くないとは思われるが，もともと催奇形性が認められている薬剤であり，妊娠可能年齢の女性に処方する場合には注意が必要である。必須の場合以外は避けるほうが望ましい。

　その他，個々の詳細なデータは各論で触れられているので，ここでは主な薬剤の危険度の概略を示す。

2）薬剤選択のポイント

①ベンゾジアゼピン系薬剤

　現在，ベンゾジアゼピン系薬剤でヒトでの催奇形性は否定的である。最近の報告でも懸念があるとするものがないわけではないが，妊娠中も比較的安心して使用できる。添付文書には口蓋裂などの新生児異常との関連があるという報告について記載があるが，方法論などの問題が指摘されており，現在この薬剤群と児の催奇形性の関連が問題になっているわけではない。

②三環系，四環系抗うつ薬

　三環系抗うつ薬は過去に特に四肢の異常との関連が問題となるという報告がされたことがあるが，現在はほぼ否定されている。動物実験の

大量投与で催奇形性がみられたものや，ヒトで心奇形との関連を報告したものもあるが，いずれも使用を制限するようなリスクとは考えられていない。四環系抗うつ薬はヒト，動物ともに問題となる報告はなく，必要に応じて使用しうる。

③炭酸リチウム

以前より Ebstein 奇形との関連が指摘されており，また，動物でも大量投与で催奇形性がみられているため，妊娠中の使用は禁忌になっている。しかし，現在では催奇形性については否定的な報告も複数みられ，以前ほど危険性が高いとは考えられなくなっている。必須でなければ使用しないほうがよいが，他に代替薬がない場合はリスクの説明をしたうえで妊娠中の使用も容認されるものと思われる。

④非定型抗精神病薬，フェノチアジン系薬剤

統合失調症などで用いられることが多い。動物実験でも，ヒト常用投与量で催奇形性を疑われるようなものはなく，また，ヒトでのデータも危険性を指摘したものはない。妊娠中も継続使用が可能である。

アレルギー性疾患

1．疾患の概略と治療の方針

花粉症などによる鼻炎，結膜炎，アレルギー性気管支炎などは，妊娠の経過や妊婦の生命予後にさして影響を与えるものではないが，当人には苦痛で煩わしいものである。妊娠中は我慢するしかないと思われがちであるが，実は問題なく使用できる薬剤も少なくない。皮膚科や耳鼻科との連携のもとに，的確なアドバイスや治療がなされることが望まれる。

1）妊娠が疾患に与える影響

妊娠中のアレルギー性疾患の増悪，寛解に関する一定の傾向は特にない。

2）疾患が妊娠に与える影響

アナフィラキシーショックのような即時型アレルギーや，喘息のような全身状態に影響を与える可能性のあるアレルギーでない限り，慢性的なものが妊娠の経過に影響を与える可能性はまずない。偶発合併症として妊娠の経過と分けて対応してよい。

2．薬剤の選択

選択の基本

妊娠中の第一選択は，点鼻剤，点眼剤，吸入剤，軟膏などの局所投与剤である。アレルギーは粘膜に限った反応としてみられることが多く，しばしば局所投与で十分効果を発揮する。母体血中への薬剤の移行もごくわずかであり，通常の使用法である限り，胎児への影響を考慮する必要はなく，長期にも使用できる。

抗ヒスタミン剤は中枢神経抑制作用をもつものが多く，また，容易に胎盤，そして胎児の脳血液関門を通過する。一部の抗ヒスタミン剤では，妊娠中の長期連用により新生児に多動や興奮などの禁断症状がみられたとする報告もあり，安易に漫然と投与すべきではない。しかし，ヒトにおける催奇形作用を明確に証明した報告もなく，必要に応じ，妊娠中も投与可能なものも多い。第一選択はクロルフェニラミンである。本剤は妊婦に対する使用実績が長く，動物実験で大量投与においても催奇形性は認められておらず，妊娠中は最も使いやすい。しかし，クロルフェニラミンでは薬効が不十分であったり眠気などの副作用が問題になる場合は，添付文書上禁忌になっていない他の薬剤からの選択も可能である。禁忌とされているものも，使用してしまった薬剤においてそのリスクを問題にすべきものはない。

てんかん

1. 疾患の概略と治療の方針

意識障害，痙攣などの発作が反復性にみられる慢性の脳疾患で，全妊娠の0.4〜0.8%に合併するとされている。小児期から治療を継続されているものが多く，未治療で妊娠中にいきなり発症するものは少ない反面，長期間にわたって病状が評価されないまま投薬が続けられているものも多い。抗てんかん薬は胎児の催奇形性が考えられているものが多く，抗てんかん薬使用中のてんかん合併妊婦から出生した児に異常がみられる確率はコントロール群の2〜3倍とされている。しかし，ほとんどの症例では妊娠中も継続の必要があり，服薬に関してはリスクに関する詳細なカウンセリングと，適切な投与量の調節による発作のコントロールが重要となる。特に，リスクに対するカウンセリングがきちんとなされていないと，妊婦はしばしば自己判断で断薬し病状を悪化させることがあるので注意が必要である。

1）妊娠が疾患に与える影響

発作の頻度は，70%で不変，20%で増加，10%で減少するといわれる。また，妊娠中はアルブミン濃度や結合蛋白の減少により遊離型の薬剤濃度（抗てんかん作用を示す）は増加するが，循環血漿量の増加やクリアランスの増加もあるため，全体として血中抗てんかん薬濃度は減少する。

2）疾患が妊娠に与える影響

てんかんそのものが胎児奇形の要因となるかは未解決である。しかし，抗てんかん薬使用中のてんかん合併妊婦では，胎児異常がみられる頻度は上昇する。奇形の種類では，口唇・口蓋裂，心奇形の頻度が高く，バルプロ酸（VPA），カルバマゼピン（CBZ）では二分脊椎の頻度も上昇するとされている。また，この2剤の併用は催奇形のリスクそのものも上昇するため，なるべく併用は避ける。抗てんかん薬により血中葉酸濃度は減少するが，抗てんかん薬による胎児奇形頻度の増加，特に神経管開存は葉酸欠乏がその一因であると考えられている。

コントロール不良のてんかん症例，特に全般性硬直間代痙攣においては，妊娠中の痙攣発作が児の低酸素や流早産を誘発するため，妊娠中であっても薬剤の継続は不可欠となる。しかし，痙攣発作そのものが児の奇形を誘発するという証拠はない。

コントロールされたてんかんでは，流早産，胎児発育遅延，死産などの産科異常の増加は否定的である。

2. 薬剤の選択

選択の基本

①抗てんかん薬の使用について

妊娠可能年齢の女性に抗てんかん薬を処方する場合は，妊娠を考慮に入れた処方を行う。挙児希望がある例ではもちろんであるが，未婚であったり希望がなくても，必ず妊娠の可能性を考えておく。妊娠の多くは偶発的だからである。トリメタジオンは現在でもごくまれに処方されているが，催奇形リスクが高いため使用しない。また，VPAとCBZ，フェニトイン（PHT）またはCBZとフェノバルビタール（PB）の併用はリスクの上昇が知られているため，可能な限り避ける。

②抗てんかん薬の投与量について

妊娠中は，発作を抑制する必要最小限の量での投与が望まれる。そのため，血中の薬剤濃度測定が重要であるが，妊娠中には血中濃度そのものは減少する例が多いが，アルブミン濃度の減少により遊離型薬物は増加する。また，服薬コンプライアンスの問題もあり，薬剤の増量は服用状況や発作の状態をよく観察しながら行う。

妊娠中の処方はできるだけ単剤とする。VPAでは血中濃度に依存して奇形発現率が増加するため、なるべく徐放錠を用いる。

また、抗てんかん薬による新生児の出血傾向出現の防止のため、分娩前、および新生児へのビタミンKの予防的投与を行う。

③葉酸

抗てんかん薬の催奇形性、特に神経管開存は葉酸代謝阻害がその一因と考えられている。葉酸補充が催奇形の頻度を減少させるかは必ずしも明らかになっていないが、抗てんかん薬内服中の場合は妊娠前からの服用がすすめられる。

甲状腺疾患

1．疾患の概略と治療の方針

甲状腺疾患合併妊娠の頻度は高く、甲状腺機能亢進症は全妊娠の0.2～0.3％、機能低下症は0.15％程度にみられる。亢進症で多いのはバセドウ病、低下症で多いのは橋本病である。妊娠初期から甲状腺機能異常がみられる例では、高率に流早産の原因となるため、早期の発見、管理が重要である。

このほか、妊娠初期には絨毛からのhCG産生増加に伴って、一過性に甲状腺機能亢進状態が起こることがある。妊娠中期以降には軽快するため、特に加療の必要はない。

1）妊娠が疾患に与える影響

機能亢進症、低下症ともに、妊娠中、特に妊娠後期ではやや寛解がみられるが、分娩後に増悪する例が多い。また、甲状腺クリーゼでは、胎児死亡や場合によっては妊婦の生命自身にも危険が及ぶため、妊娠中は甲状腺機能の厳重な管理が望まれる。

2）疾患が妊娠に与える影響

機能亢進症、低下症のどちらも、妊娠初期では流産、それ以降では早産や胎児発育不全、妊娠高血圧の頻度が上昇する。また、バセドウ病では母体血中の抗TSH受容体抗体が胎児に移行し、胎児の甲状腺機能亢進（あるいは低下）を招くことがある。

甲状腺機能亢進（または低下）と胎児奇形に関しては否定的であるが、機能低下症では胎児の神経発達障害が起こるという報告がある。

2．薬剤の選択

選択の基本

治療の中心となる薬剤は、メチマゾール（チアマゾール）（MMI）とプロピルチオウラシル（PTU）である。どちらも明らかな催奇形性は考えられていないが、MMIでは以前から妊娠初期の使用による頭皮欠損や食道閉鎖、気管支瘻などが報告されている。これらの奇形との直接の因果関係は証明されておらず、MMIの使用と胎児異常は関連がないとする報告も多いが、『バセドウ病薬物治療のガイドライン』では、妊娠を計画している例や妊娠初期では、PTUを使用することが望ましいとされている。しかし、副作用や薬効の観点からMMIが望ましい場合はあえて変更する必要はない。胎盤通過性も以前はPTUのほうが少ないといわれていたが、現在では差がないと考えられている。

機能低下症における甲状腺ホルモン剤は胎盤通過性がないため、妊婦でも問題なく使用できる。

妊娠中の甲状腺機能異常はどちらもダイレクトに妊娠経過や胎児の状態に影響を及ぼすが、妊婦自身が薬剤に対する正しい理解がないと、きちんとした治療が行われにくい。薬剤の必要性を十分説明し、服薬コンプライアンスも含めた十分な管理が望まれる。

自己免疫疾患・膠原病

1. 疾患の概略と治療の方針

自己免疫疾患は，自己抗体，複合免疫などが自身の細胞，組織を攻撃し，局所あるいは全身性に障害を起こす疾患群である。自己免疫性疾患の多くは妊娠可能年齢の女性に発生しやすいため，妊娠との合併はまれならずある。主な疾患は，全身性エリテマトーデス(SLE)，抗リン脂質抗体症候群(APS)，慢性関節リウマチ(RA)，血小板減少性紫斑病(ITP)，潰瘍性大腸炎(UC)などである。気管支喘息や甲状腺機能異常(特に橋本病)などもこの範疇に入るものが多い。多くの自己免疫性疾患では，原因となっている自己抗体が胎盤を通過し胎児に同様の症状が出現することがあるため，母児ともに管理が必要である。

1) 妊娠が疾患に与える影響

自己免疫性疾患はストレスによりその病状が悪化する。妊娠中は種々のストレスがかかるため悪化しやすくなる可能性がある一方，妊娠中は免疫抑制がかかるため，また，胎盤からのステロイドホルモン産生があるため，特に妊娠後期において一時的に寛解する例も多い。産褥期は一般に症状が再燃しやすい。

2) 疾患が妊娠に与える影響

全身性の疾患(SLE，APSなど)では，流早死産，胎児発育不全，妊娠高血圧症候群の合併などが多い。

2. 薬剤の選択

薬剤選択のポイント

①副腎皮質ステロイド

自己免疫性疾患において高頻度に使用される。動物では催奇形性が報告されているが，ヒトではほぼ問題ないことが多数の報告から明らかにされている。ステロイドホルモンのなかではプレドニゾロンが胎盤通過性が低いため，妊娠中は使用しやすい。また，長期使用例でも新生児の副腎機能不全の報告はごく少なく，妊娠期間を通じて問題なく使用しうる。

②慢性関節リウマチに使用する薬剤

注意が必要なのはメトトレキサートである。葉酸代謝を阻害し流産や胎児異常を引き起こす可能性があるため，妊娠中の使用は原則禁忌である。RAに使用する量では異常を引き起こさないとする報告もあるが，使用すべきではない。

金製剤は使用禁忌であり，残留性があるため妊娠希望のある女性に使用する場合は注意が必要である。しかし，催奇形性を指摘した報告はないため，使用後に妊娠が判明した場合でもリスクの上昇は最小である。

また，RAでは痛み止めとしてNSAIDsがしばしば用いられているが，妊娠後期は使用禁忌のものが多いため，後期の痛み止めをどうするかは初期からプランを立てておくほうがよい。

最近用いられることのある分子標的薬は，特に問題という報告もないが，妊婦に対する情報自体が少ないため，使用の必要性を十分検討する。

③その他の薬剤

UCに用いられるサラゾスルファピリジン，メサラジンなどは，妊娠中いずれも問題なく使用できる。免疫抑制薬は，移植後妊娠での使用においてその催奇形性は否定的なものがほとんどであるので，必要であれば使用しうる。しかし，多くが添付文書上使用禁忌であり，また催奇形性を危惧する疫学調査もあるため，使用は必須の場合にとどめたほうがよい。

解熱鎮痛薬

1．疾患の概略と治療の方針

解熱鎮痛薬を使用する場面は妊娠中でも数多く存在するが，NSAIDs は程度の差こそあれ胎児の動脈管閉鎖を起こすリスクがあるため，妊娠後期はその多くが使用禁忌である。NSAIDs に対する血管の感受性は妊娠 25 週前後くらいから現れるため，それ以降は薬剤の選択には注意が必要である。しかし，妊娠初期は血管の薬剤に対する感受性がほとんどないため問題なく，後期でもその作用の少ないものは使用可能である。いたずらに痛みを我慢させることなく，適切な使用が望まれる。

1）妊娠が疾患に与える影響

妊娠中に解熱鎮痛薬を使用する場合としては，頭痛，歯痛，腰痛，感冒などの場合が考えられる。片頭痛は妊娠中に増悪するということはなく，筋緊張性頭痛なども特に妊娠との関連はみられない。妊娠中は腰に荷重がかかるため腰痛は増加する。椎間板ヘルニアなども妊娠中は増悪することが多い。

妊娠中は免疫能が低下するため感冒にかかりやすいとされるが，きちんとしたデータがあるわけではない。しかし，インフルエンザなどは妊婦がかかると重症化しやすく，厳重な管理が必要となる。

2）疾患が妊娠に与える影響

頭痛，歯痛，腰痛などは，それ自体が妊娠経過や胎児に直接影響を与えるわけではない。しかし，慢性の痛みは妊婦の活動性を低下させ，栄養状態や健康状態全般に悪影響を及ぼすため，可能な限り除痛を考える。また，高熱の持続は妊婦の消耗をもたらし，また胎児の低酸素状態を助長するため解熱を図る。

2．薬剤の選択
選択の基本

NSAIDs は胎児の動脈管の収縮をもたらすが，薬剤によってその程度が異なる。特にメフェナム酸，インドメタシンなどはその効果が強い。ほとんどの薬剤は妊娠後期は使用禁忌になっているので，他に代替できる薬剤を初期から考えておく。また，湿布薬などの貼付剤は，皮膚からの薬剤の吸収はわずかであり，通常の使用であれば問題となることはまずない。アセトアミノフェン，アスピリンは収縮効果が比較的弱く，妊娠中でも使用可能である。アスピリンを鎮痛薬として長期間使用する場合は出血傾向に注意する。

トリプタン系の片頭痛治療薬は妊娠中も問題なく使用できるが，麦角アルカロイドは子宮収縮作用があるため妊娠中は禁忌である。

麻薬系鎮痛薬は短期間であればほとんどのものが安全に使用可能である。ペンタゾシンなどの麻薬拮抗性鎮痛薬も，添付文書上禁忌になっていないものは使用できる。

解熱薬はアスピリンが使いやすい。小児用のアセトアミノフェンの坐剤などを用いることもある。

抗菌薬

1．疾患の概略と治療の方針

妊娠中に抗菌薬が必要な状況はまれならず起こる。外傷などによる創傷の感染のほか，尿路感染，呼吸器感染，生殖器感染などが問題となることが多い。膀胱炎，腎盂腎炎などの尿路感染症は妊婦に起こりやすく，慢性化，重症化しやすい。感冒でも，副鼻腔炎や気管支炎などに細菌感染が合併していると思われる場合は投薬

が必要になる。帯状疱疹や口唇・外陰ヘルペスも妊娠中であっても抗ウイルス薬の治療適応となる。カンジダ腟炎やトリコモナス腟炎、クラミジア頸管炎は妊婦自身の不快感の軽減のほか、新生児への感染を予防するため妊娠中に加療しておく必要がある。妊娠中の抗生物質の投与は耐性菌による新生児敗血症の原因になるという報告もあり、不用意な投与は避けるが、必要な加療はなされるべきである。

1）妊娠が疾患に与える影響

妊娠中は免疫反応が低下するため、全般的に感染症は起こりやすく重症化しやすい。妊娠中は子宮が増大し尿管を圧迫するため水腎症が起こりやすく、膀胱炎、腎盂腎炎などの頻度も高い。創傷感染や感冒、インフルエンザなども妊婦自身が薬剤の使用をおそれてぎりぎりまで服薬を我慢する傾向があり、重症化しがちである。腟炎も、妊娠中は腟分泌物が増加しグリコゲンが増加するためカンジダ腟炎を起こしやすい。

2）疾患が妊娠に与える影響

疾患が重症化し妊婦の全身状態に影響を与えるような場合を除き、偶発的な感染が妊娠経過に直接影響することは少ない。しかし、外陰ヘルペスでは分娩時に発症している場合は児に産道感染を起こす可能性があるため、分娩様式は帝王切開となる。

2．薬剤の選択

1）選択の基本

一般に、局所投与は血中への移行がごく少ないため、胎児に問題になることはまずない。軟膏、点眼剤、腟錠などは児への影響を考慮しなくてよい。一方、感染を確実に治療する必要がある場合は静脈内投与も考慮する。投与経路はその必要性に応じ、的確に選択されることが望ましい。

2）薬剤選択のポイント

①抗生物質

ペニシリン系、セフェム系抗生物質は妊婦には最も汎用され、使用歴も長く、安全に使用できる。抗菌薬の第一選択と考えられる。マクロライド系抗生物質でも、アジスロマイシンやクラリスロマイシンは安全に投与できる。クラミジア感染症やマイコプラズマ感染症などの際には第一選択となる。カルバペネム系は、特に問題となる情報はないが、使用歴が短く情報そのものが少ないため、他の抗生物質が有効でない場合の選択にとどめるほうがよい。アミノグリコシド系は頻度は低いが胎児の第Ⅷ脳神経（聴神経）障害を起こすという報告があり、どうしても不可欠な場合を除き使用しない。テトラサイクリン系は胎児の骨や歯牙に沈着し骨の脆弱化やエナメル質の形成障害を起こすため妊娠中の全期間を通して禁忌である。しかし、ヒトでの催奇形性が疑われているわけではないため、妊娠初期に気づかずに使用した場合の胎児異常のリスクが上昇するわけではない。

②抗菌薬

一般に汎用されるのはニューキノロン（NQ）系の抗菌薬である。NQ系の抗菌薬は添付文書上はすべて投与禁忌となっているため、妊娠がわかっていれば投与しないが、ヒトで催奇形や胎児異常のデータはなく、投与された場合でも児のリスクが上昇するわけではない。サルファ剤は妊娠末期の投与で新生児高ビリルビン血症を起こす可能性が指摘されている。抗菌薬は実際に投与された場合のリスクの高いものはほとんどないが、ほとんどのものが添付文書上禁忌であるため、より安全性の情報の多いものとして妊娠中はペニシリン系、セフェム系、マクロライド系抗生物質を選択する。

③抗ウイルス薬

ヘルペス感染症に使用するアシクロビル、バラシクロビルなどは妊娠初期であっても投与可能である。抗インフルエンザ薬のオセルタミビル、ザナミビルも妊婦への投与は制限されてい

ない。アマンタジンは禁忌であるが，ヒトでの催奇形リスクは確立されたものでなく，投与してしまった場合のリスクの上昇を明らかにしたものはない。

［横尾郁子，北川浩明］

※参考文献については各論に詳しく示してあるためそちらを参照されたい。

総論Ⅲ

妊娠と危険な薬剤

はじめに

　医薬品の有効性と安全性を検証する治験では，倫理的配慮から妊婦は一般に除外対象とされている．同様に，市販後においても妊婦を対象とした無作為化比較試験や大規模臨床試験は行われていない．このため，市販された医薬品のヒト胎児への危険性は明らかではないことが多い．そこで，妊娠中の使用が胎児に危険を及ぼす薬剤にどのようなものがあるかを提示する前提として，何をもって危険と位置づけるかを示し，次に具体例を示すこととする．

薬剤の催奇形性，胎児毒性の評価

1．薬剤危険度の一般的評価方法

　妊婦や胎児を対象とした薬物の危険度評価では，疫学調査が最も信頼しうる情報になる．薬剤の胎児危険度の評価に関して，本領域の第一人者であるThomas H. Shepardは次のような見解を示している．

① 胎児発育・器官形成の過敏期における薬剤曝露による影響評価
② 複数の疫学調査による一貫した知見（十分なサンプルサイズ，交絡因子の制御，バイアス要因の排除，プロスペクティブ研究優位，相対リスクの十分な増加）
③ 注意深く記述された先天異常事例が複数あり，共通の特異的な異常あるいは症候が認められること
④ 薬剤と先天異常の関連性は，生物学的に意味を有していること

　根拠に基づいて胎児の先天異常リスクを評価するこの考え方は米国，ヨーロッパ，日本に共通した原則となっている．したがって，薬剤危険度の評価にあたっては疫学調査を中心にヒト胎児への実在するリスクを曝露時期，曝露量，研究デザイン，データの品質，サンプルサイズ，交絡因子，バイアス要因を考慮して評価を行うことになる．

2．公的な胎児リスクカテゴリーの把握と評価

　一般的な臨床家ならびに妊婦が入手しやすい胎児リスク情報は，添付文書である．添付文書の「妊婦，産婦，授乳婦等への投与」の項の記載は，使用上の注意の小項目に位置することや，製造物責任を担う製薬企業が作成するものであることより，注意喚起が主体となる傾向がある．まれな先天異常のリスクに関与しないことを検証しうる量的・質的に十分なデータは実在しにくいこともこの傾向に拍車をかけている．それでも，添付文書の「妊婦，産婦，授乳婦等への投与」の項の記載の情報構造を把握して読み解くことは，薬剤の胎児への影響に不安を感じる妊婦への臨床対応に必要なことである．

　わが国では，公的機関による分類としては，昭和51年の厚生省薬務局長通知「医療用医薬品の使用上の注意記載要領について」のなかで，「（妊婦，産婦，授乳婦等への投与に関する）記載にあたっては，別表のB，C，Dを適宜組み合

わせたものを基本」にして記載することになっている。それによれば，妊婦に対する注意事項としては，前述のように「理由」から6段階（授乳婦に対する事項を含めると8段階）の「措置」に区別して記載するような指導が行われている（表8）。しかし，同じ理由であっても，製薬会社の判断によって「措置」のあり方は「妊婦には投与しないこと」であったり「危険性よりも治療上の有益性が上回ると判断される場合にのみ使用すること」などの差がある。この「措置」のあり方の差について，該当する各製薬会社に質問状をもって問い合わせ調査を実施したが，この差は各社の判断に任されているためのバラツキであった。この「措置」のあり方の差が，実際に処方する側の，医師の判断を迷わせる結果となっている。

米国の添付文書における妊婦への注意の記載要領である，FDAのPregnancy Category（表10）は，妊婦へ投薬する際の胎児に対する薬剤危険度を，カテゴリーA，B，C，D，Xの5文字で表記する方式をとっていた。このカテゴリーでは，胎児へのリスクがまず問題とならないとのランクづけとして'A'と'B'が存在するため単純明快でわかりやすく，実地臨床医の薬剤選択の際に汎用されてきた。

ただし，A，B，C，D，Xの5文字表記が5段階のランクづけとの誤解が多いこと，'C'は「データ不足」あるいは「胎児危険度未知」の分類であるにもかかわらず「中等度リスク」との誤解が多いこと，こうした誤解から妊婦に無用な不安を与えるおそれがあることから，新たな記載要領が示された。

それでも，2010年8月現在で新たな記載要領による米国添付文書は作成されておらず，経過期間も含めると当面は臨床で評価の指標としてこの記載要領が用いられる現状がある。

Briggs GGは，このFDAのPregnancy Categoryにしたがって，個々の医薬品を実際に分類している。虎の門病院での評価と多少異なっているものもあるが，参考資料として危険度情報が存在する'D'と'X'に該当する薬剤を表11に掲げる。

なお，'D'と'X'は胎児リスク情報の量と質，あるいは胎児リスクの重篤度のみによって分類されるものではなく，わが国の添付文書と同様に治療上の有益性と安全性を比較考量した結果である点に留意して参照する必要がある。

表10　FDA Pregnancy Category

カテゴリー	定義
A	ヒトの妊娠初期3カ月間の対照試験で，胎児への危険性は証明されず，またその後の妊娠期間でも危険であるという証拠もないもの。
B	動物生殖試験では胎仔への危険性は否定されているが，ヒト妊婦での対照試験は実施されていないもの。あるいは，動物生殖試験で有害な作用（または出生数の低下）が証明されているが，ヒトでの妊娠初期3カ月の対照試験では実証されていない，またその後の妊娠期間でも危険であるという証拠はないもの。
C	動物生殖試験では，胎仔に催奇形性，胎仔毒性，その他の有害作用があることが証明されており，ヒトでの対照試験が実施されていないもの。あるいは，ヒト，動物ともに試験は実施されていないもの。ここに分類される薬剤は，潜在的な利益が胎児への潜在的危険性よりも大きい場合にのみ使用すること。
D	ヒトの胎児に明らかに危険であるという証拠があるが，危険であっても，妊婦への使用による利益が容認されるもの（たとえば，生命が危険に曝されているとき，または重篤な疾病で安全な薬剤が使用できないとき，あるいは効果がないとき，その薬剤をどうしても使用する必要がある場合）。
X	動物またはヒトでの試験で胎児異常が証明されている場合，あるいはヒトでの使用経験上胎児への危険性の証拠がある場合，またはその両方の場合で，この薬剤を妊婦に使用することは，他のどんな利益よりも明らかに危険性のほうが大きいもの。ここに分類される薬剤は，妊婦または妊娠する可能性のある婦人には禁忌である。

（Food and Drug Administration：Federal Register，44：37434-37467，1980）

3. 虎の門病院の危険度評価方法

催奇形性に関する薬剤の危険度の評価に際して考慮すべき重要な点は，疫学調査や症例報告などの論文や市販後データを評価する人の個人差によるバラツキを少なくして，なるべく標準化して評価できる体制とすることであろう。

虎の門病院の「妊娠と薬相談外来」（以下，当相談外来）では，薬剤の催奇形性を中心とした胎児リスクの評価をできるだけ標準化するために，「薬剤危険度情報評価基準」（表12）によって0～5点の6段階の点数評価で危険度に特化したランクづけを行っている。

添付文書の記載あるいはFDAのPregnancy Categoryが治療上の有益性と安全性を比較考量した記載であるのに対して，当薬剤危険度情報評価基準は胎児リスクの評価に特化した分類である点が特徴である。治療上の有益性は，個々の症例で異なることが想定されるので，主治医，あるいはかかりつけ薬剤師の判断に委ねて，催奇形性を中心とした薬物の胎児リスクに関する標準化を目指した危険情報評価基準とした。

危険度の評価に際しては，①コホート研究，ケースコントロール研究などの疫学調査，②過敏期における曝露事例の妊娠転帰に関する症例報告，③虎の門病院の妊娠と薬相談外来受診妊婦の妊娠転帰解析の3種の情報を中心に，④薬物の体内動態データ，⑤動物の生殖試験データ，⑥催奇形性の発現メカニズム研究などの情報を可能な限り広い範囲にわたって調査し，その結果を薬剤危険度情報評価基準によって分類している。

4. 危険度評価の実際

当相談外来では，どのようにして薬剤危険度の評価を行っているのか，実際に薬剤危険度情報の量的・質的な評価について説明する。

疫学調査のなかでもプロスペクティブコホート研究は，妊娠経過に関する観察が可能なことに加えて，バイアス要因や交絡因子をある程度排除できる研究デザインが構築できるため信頼性は最も高いと位置づけられる。ただし，疫学調査が医療の現場で実施されることを考えると，コホートあたり1,000例規模の研究はまれで，通例150～500例程度のコホート間での薬剤曝露の有無に関する比較研究が行われることが多い。このため一般集団における偶発的な先天異常の確率2～3％を，2倍に増加させる危険因子かどうかを評価することはできるが，まれな個々の先天異常の発現リスクへの影響を厳密に評価するには検出力が不足しがちになる。例えば700例に1例の確率で起こる口唇・口蓋裂のリスクが増大するか否かを評価しうる大規模な人数を評価したコホート研究はごくまれにしか行われていない。なお，コホート研究では，児の先天異常という1点の評価だけでなく，流産率，早産傾向の有無，出生児の発育などの生殖発生毒性に関する複数の問題点を同時に調査できるというメリットがある。

比較的まれな先天異常のリスクを評価する薬剤疫学的手法として，ケースコントロール研究がある。ケースコントロール研究では，調査対象となる先天異常を有する児の母親が評価対象となる薬剤を服用していた頻度と，対照群（健常児あるいは調査対象以外の先天異常を有する児）の母親が評価対象となる薬剤を服用していた頻度を比較することになる。出生児サーベイランスをもとに，先天異常データの登録制度が存在する国や地域では，そのデータベースをもとに比較的速やかに解析が可能であり，発現頻度がまれな個々の先天異常についても評価しうる手法となっている。ただし，ケースコントロール研究は出生後にレトロスペクティブに行う研究となるため，複数の医療機関や薬局における医薬品の処方や購入に関して母親への聞き取り調査（あるいは質問票）が基本となる。このためケース群とコントロール群の間に服薬に関する「思い出しバイアス（recall bias）」が存在していることが少なくない。また，先天異常に関して全例登録が行われている地域ばかりでなく，自発的（ボランタリー）な登録制度が実施されてい

表 11　FDA 分類基準による Briggs GG の分類※

成分名
催眠鎮静薬，抗不安薬
アルプラゾラム(DM)，エスタゾラム(XM)，クアゼパム(XM)，クロラゼプ酸二カリウム(D)，クロルジアゼポキシド(D)，ジアゼパム(D)，トリアゾラム(XM)，フルニトラゼパム(D)，フルラゼパム塩酸塩(XM)，ミダゾラム(DM)，ロラゼパム(DM)，アモバルビタール(D/BM)，セコバルビタールナトリウム(DM)，フェノバルビタール(D)，ペントバルビタール(DM)
抗てんかん薬
エトトイン(D)，フェニトイン(D)，トリメタジオン(D)，プリミドン(D)，カルバマゼピン(DM)，クロナゼパム(DM)，バルプロ酸ナトリウム(DM)，フェノバルビタール(D)
解熱鎮痛消炎薬
メフェナム酸(CM/D)，アスピリン(C/D)，インドメタシン(B/D)，ジクロフェナクナトリウム(BM/D)，ペンタゾシン(C/D)，酒石酸ブトルファノール(CM/D)，イブプロフェン(BM/D)，エトドラク(CM/D)，オキサプロジン(CM/D)，ケトプロフェン(BM/D)，スリンダク(B/D)，セレコキシブ(CM/D)，ナブメトン(CM/D)，ナプロキセン(BM/D)，ピロキシカム(CM/D)，フルルビプロフェン(BM/D)，メロキシカム(CM/D)
精神神経用薬
パロキセチン塩酸塩水和物(DM)，フルボキサミンマレイン酸塩(CM/D)，塩酸セルトラリン(CM/D)，デュロキセチン塩酸塩(CM/D)，炭酸リチウム(D)
不整脈用薬
アセブトロール塩酸塩(BM/D)，アテノロール(DM)，オクスプレノロール塩酸塩(C/D)，カルテオロール塩酸塩(CM/D)，ビソプロロールフマル酸塩(CM/D)，ソタロール塩酸塩(BM/D)，アミオダロン塩酸塩(DM)
利尿薬
トリクロルメチアジド(C/D)，ヒドロクロロチアジド(BM/D)，スピロノラクトン(CM/D)，トリアムテレン(CM/D)，ブメタニド(CM/D)，フロセミド(CM/D)
血圧降下薬
エナラプリルマレイン酸塩(CM/DM)，カプトプリル(CM/DM)，キナプリル塩酸塩(CM/DM)，トランドラプリル(CM/DM)，ベナゼプリル塩酸塩(CM/DM)，ペリンドプリルエルブミン(CM/DM)，リシノプリル水和物(CM/DM)，カルベジロール(CM/D)，セリプロロール塩酸塩(B/D)，ナドロール(CM/D)，ピンドロール(BM/D)，プロプラノロール塩酸塩(CM/D)，チモロールマレイン酸塩(CM/D)，ベタキソロール塩酸塩(CM/D)，ペンブトロール硫酸塩(CM/D)，メトプロロール酒石酸塩(CM/D)，ラベタロール塩酸塩(CM/D)，イルベサルタン(CM/DM)，オルメサルタンメドキソミル(CM/DM)，カンデサルタン シレキセチル(CM/DM)，テルミサルタン(CM/DM)，バルサルタン(CM/DM)，ロサルタンカリウム(CM/DM)，アテノロール(DM)，カルテオロール塩酸塩(CM/D)，インダパミド(BM/D)
血管収縮薬
エルゴタミン製剤(XM)，ジヒドロエルゴタミンメシル酸塩(XM)
高脂血症用薬
アトルバスタチンカルシウム水和物(XM)，シンバスタチン(XM)，プラバスタチンナトリウム(XM)，フルバスタチンナトリウム(XM)，ロスバスタチンカルシウム(XM)
その他の循環器官用薬
ボセンタン水和物(XM)
呼吸促進薬
レバロルファン酒石酸塩(D)
鎮咳去痰薬
コデインリン酸塩水和物(C/D)
消化器官用薬
サラゾスルファピリジン(B/D)，ミソプロストール(XM)
甲状腺用薬
プロピルチオウラシル(D)
副腎ホルモン剤
ノルアドレナリン(D)，コルチゾン酢酸エステル(C/D)，ヒドロコルチゾンリン酸エステルナトリウム(C/D)，デキサメタゾンリン酸エステルナトリウム(C/D)，トリアムシノロン(CM/D)，ベタメタゾンリン酸エステルナトリウム(C/D)，プレドニゾロン(C/D)，プレドニゾロンリン酸エステルナトリウム(C/D)
男性ホルモン剤
テストステロン製剤(XM)，メチルテストステロン(XM)
卵胞ホルモン剤・黄体ホルモン剤
メストラノール製剤(XM)，エストラジオール(XM)，エチニルエストラジオール(XM)，ヒドロキシプロゲステロンカプロン酸エステル(C/D)，メドロキシプロゲステロン酢酸エステル(DM)，結合型エストロゲン(XM)
混合ホルモン剤
ノルゲストレル・エチニルエストラジオール(XM)

成分名
その他のホルモン用薬 　ダナゾール(XM), クロミフェンクエン酸塩(XM)
避妊薬 　経口避妊薬(XM)
外皮用殺菌消毒薬 　ポビドンヨード(D), ヨウ素(D)
歯科用抗生物質 　オキシテトラサイクリン塩酸塩(D)
ビタミン剤 　ビタミンA(A/X), カルシトリオール(CM/D), エトレチナート(XM), ビタミンD(A/D)
血液凝固阻止薬 　ワルファリンカリウム(D/XM)
解毒薬 　ペニシラミン(D)
痛風治療薬 　コルヒチン(DM)
骨粗鬆症用薬 　ゾレドロン酸水和物(DM), パミドロン酸二ナトリウム水和物(DM),
免疫抑制薬, 抗リウマチ薬 　アザチオプリン(DM), ミコフェノール酸モフェチル(DM), メトトレキサート(D), レフルノミド(XM)
腫瘍用薬 　イホスファミド(DM), シクロホスファミド水和物(DM), チオテパ(DM), ブスルファン(DM), メルファラン(DM), テモゾロミド(DM), メルカプトプリン水和物(DM), メトトレキサート(XM), フルオロウラシル(D/XM), シタラビン(DM), ネララビン(DM), ヒドロキシカルバミド(D), ブレオマイシン硫酸塩(DM), イダルビシン塩酸塩(DM), エピルビシン塩酸塩(DM), ダウノルビシン塩酸塩(DM), ドキソルビシン塩酸塩(DM), ゲムツズマブオゾガマイシン(遺伝子組換え)(DM), パクリタキセル(DM), ビノレルビン酒石酸塩(DM), ビンクリスチン硫酸塩(DM), ビンブラスチン硫酸塩(DM), イリノテカン塩酸塩水和物(DM), エトポシド(DM), レナリドミド水和物(DM), ミトキサントロン塩酸塩(DM), エルロチニブ塩酸塩(DM), ゲフィチニブ(DM), タモキシフェンクエン酸塩(DM), プロカルバジン塩酸塩(DM), イブリツモマブ チウキセタン(遺伝子組換え)(DM), ソラフェニブトシル酸塩(DM), カルボプラチン(DM), シスプラチン(DM), ボルテゾミブ(DM), イマチニブメシル酸塩(DM), スニチニブリンゴ酸塩(DM), ダサチニブ水和物(DM), トレチノイン(DM), サリドマイド(XM)
放射性医薬品 　ヨウ化ナトリウム(131 I)(X), ヨウ化ナトリウム(D)
抗生物質 　アミカシン硫酸塩(C/DM), カナマイシン硫酸塩(D), トブラマイシン(C/DM), テトラサイクリン塩酸塩(D), デメチルクロルテトラサイクリン塩酸塩(D), ドキシサイクリン塩酸塩水和物(DM), ミノサイクリン塩酸塩(D), ストレプトマイシン硫酸塩(DM)
抗真菌薬 　ボリコナゾール(DM)
化学療法剤 　リバビリン(XM)
ワクチン類 　黄熱ワクチン(D), 乾燥弱毒生おたふくかぜワクチン(X/CM), 乾燥弱毒生風しんワクチン(X/CM), 乾燥弱毒生麻しんワクチン(X/CM)
抗原虫薬 　キニーネ塩酸塩水和物(D/XM)
麻薬 　アヘン(B/D), モルヒネ硫酸塩水和物(CM/D), コデインリン酸塩水和物(C/D), オキシコドン塩酸塩水和物(BM/D), コカイン塩酸塩(CM/X), フェンタニル(CM/D), レミフェンタニル塩酸塩(CM/D)
その他 　ヨウ化カリウム(D), ヨード化ケシ油脂肪酸エチルエステル(D/CM), ニコチン置換療法(DM), 喫煙(X), エタノール(D/X)

※カテゴリーDまたはXに分類されたもののうち, わが国で発売となっている成分のみを抜粋(2010年9月現在)
(Briggs GG, et al：Drugs in Pregnancy and Lactation；A Reference Guide to Fetal and Neonatal Risk, Lippincott Williams & Wilkins, 2008 より改変)

表 12　薬剤危険度情報評価基準

評　価　条　件	薬剤危険度点数
・疫学調査で催奇形性との関連は認められていない，およびヒトでの催奇形を示唆する症例報告はない。および動物生殖試験は行われていないか，または催奇形性は認められていない。 ・または食品としても使用されているもの，準ずるもの。	0
・疫学調査は行われていない，およびヒトでの催奇形を示唆する症例報告はない。および動物生殖試験で催奇形性は認められていないか行われていない。 ・疫学調査で催奇形性との関連は認められていない。およびヒトでの催奇形を示唆する症例報告はない。しかし，動物生殖試験で催奇形性の報告がある。 ・または局所に使用するものおよび漢方薬。	1
・疫学調査は行われていない，およびヒトでの催奇形性を示唆する症例報告はない。しかし動物生殖試験で催奇形の報告がある。 ・十分な疫学調査はないがヒト症例シリーズ研究，あるいは複数の症例報告で催奇形との関連はみられていない。しかし，動物生殖試験で催奇形の報告がある。	2
・疫学調査で催奇形性との関連を示唆する報告と否定する報告がある。またはヒト生殖に伴う奇形全般のベースラインリスク（2〜3％）については増加しないが，個別の奇形に関してリスクの増加が示唆されている（肯定も否定もある，または確定ではない）。 ・疫学調査は行われていないが，ヒトで奇形児出産の症例報告がある，または奇形児出産の症例報告と健常児出産の症例報告があり評価が一定していない。	3
・疫学調査でヒト生殖に伴う奇形全般のベースラインリスク（2〜3％）が軽度増加するが大幅な増加ではない。 ・疫学調査でヒト生殖に伴う奇形全般のベースラインリスクは増加しない，かつ特定の奇形に関してリスクの増加が認められている。 ・催奇形症例報告，あるいは生殖試験・基礎研究の結果，ヒトにも催奇形性があると強く疑われている。	4
・疫学調査で催奇形性があると確定的に考えられている。 ・または催奇形症例報告，あるいは生殖試験・基礎研究の結果，ヒトにも催奇形性があると確定的に考えられている。	5

る国や地域もある。こうした登録制度では，先天異常を有する児の登録は社会的使命として実施されやすいが，健常児を出産した両親あるいは医療関係者の場合は高いモチベーションで登録するかというと一般には難しい。こうした登録者の意欲に関するバイアス（motivation bias）を排除する観点からも，ケースコントロール研究では調査対象となる先天異常と比較するコントロール群は，調査対象以外の先天異常を有する群とすることが一般に行われている。

5. 危険度の高い薬剤

わが国の日常診療で使用される薬物のうち，疫学調査，症例報告，催奇形メカニズムの検討などにより，ヒトで催奇形性または胎児毒性を示す証拠が報告されている薬物を**表13**にまとめた。これらの薬物は，代替薬がなく治療上の必要性の高い場合を除いて，妊婦への投薬は避けなければならない。ただし，抗てんかん薬は催奇形の危険度を増加させることが複数の疫学調査で報告されているが，てんかん治療上の必要性が高く母体治療上の有益性が胎児への危険性を上回ると考えられる症例への使用が容認されている。

消化性潰瘍の治療薬であるミソプロストールはプロスタグランジン E_1 誘導体で，治療量において妊娠初期から強い子宮収縮作用を示し，血管破壊，出血や細胞死を引き起こし，流産および催奇形に至ることが報告されている。また，海外では非合法の人工妊娠中絶に使用されている国もあり，失敗した症例において催奇形が疑われる複数の症例報告があるので厳重な注意が必要である。

1950年代後半に睡眠薬として開発されたサリドマイドは，ドイツ，英国，日本などの諸国で四肢アザラシ症をはじめとした催奇形症例が報

表13 ヒトで催奇形性・胎児毒性を示す証拠が報告されている薬物[※1]

一般名または薬物群名	代表的な商品名	報告された催奇形性・胎児毒性
アミノグリコシド系抗結核薬	カナマイシン注，ストレプトマイシン注	非可逆的第Ⅷ脳神経障害，先天性聴力障害
アンジオテンシン変換酵素阻害薬（ACE-I）アンジオテンシン受容体拮抗薬（ARB）	カプトプリル，レニベース，他ニューロタン，バルサルタン，他	《中・後期》胎児腎障害・無尿・羊水過少，肺低形成，四肢拘縮，頭蓋変形
エトレチナート	チガソン	催奇形性，皮下脂肪に蓄積されるため継続治療後は年単位で血中に残存
カルバマゼピン[※2]	テグレトール，他	催奇形性
サリドマイド	サレド	催奇形性：サリドマイド胎芽病（上肢・下肢形成不全，内臓奇形，他）
シクロホスファミド[※3]	エンドキサン錠	催奇形性：中枢神経系，他
ダナゾール	ボンゾール，他	催奇形性：女児外性器の男性化
テトラサイクリン系抗生物質	アクロマイシン，レダマイシン，ミノマイシン，他	《中・後期》歯牙の着色，エナメル質の形成不全
トリメタジオン	ミノアレ	催奇形性：胎児トリメタジオン症候群
バルプロ酸ナトリウム[※2]	デパケン，セレニカR，他	催奇形性：二分脊椎，胎児バルプロ酸症候群
非ステロイド性抗炎症薬（インドメタシン，ジクロフェナクナトリウム，他）	インダシン，ボルタレン，他	《妊娠後期》動脈管収縮，胎児循環持続症，羊水過少，新生児壊死性腸炎
ビタミンA（大量）	チョコラA，他	催奇形性
フェニトイン[※2]	アレビアチン，ヒダントール，他	催奇形性：胎児ヒダントイン症候群
フェノバルビタール[※2]	フェノバール，他	催奇形性：口唇裂・口蓋裂，他
ミソプロストール	サイトテック	催奇形性，メビウス症候群，子宮収縮・流早産
メソトレキセート	リウマトレックス，他	催奇形性：メソトレキセート胎芽病
レナリドミド水和物	レブラミド	催奇形性
ワルファリン	ワーファリン，他	催奇形性：ワルファリン胎芽病，点状軟骨異栄養症，中枢神経系の先天異常

※1 抗がん薬としてのみ用いる薬物は本表の対象外とした。
※2 てんかん治療中の妊婦では治療上の必要性が高い場合は投与可。妊婦へ催奇形性に関する情報を提供したうえで，健常児を得る確率が高い（抗てんかん薬全般として90％程度）ことを説明し励ますことが必要と米国小児科学会薬物委員会より勧告されている。
※3 膠原病（難治性の全身性エリテマトーデス，強皮症に合併する肺繊維症，血管炎症候群）

告され販売中止となった。しかし，その後の研究でサリドマイドにTNF-α産生抑制作用や血管新生抑制作用などが認められ，米国では1998年にハンセン病に伴う結節性紅斑を適応症としてFDAから承認されている。わが国では，多発性骨髄腫に対する有効性が注目され，2003年の個人輸入量は53万錠に上るとの統計があった。その後，製造販売承認申請があり，2008年12月に「再発又は難治性の多発性骨髄腫」の適応で市販された。「TERMS」とよばれる患者・医師・薬剤師の登録制による厳格な避妊指導と現品管理システムが稼動しているが，サリドマイドが歴史上の薬ではないことを認識し，妊婦の誤った服用がないように取り組んでいく必要がある。また，2010年7月には，サリドマイド誘導体であるレナリドミドが「再発又は難治性の多発性骨髄腫」の適応で市販され，同年8月には「5番染色体長腕部欠失を伴う骨髄異形性症候群」に適応拡大された。サリドマイド同様のリスクが懸念されることから「RevMate」とよ

ばれる安全確認システムで妊婦の誤った服用がないように流通・処方・調剤・患者支援が管理制御されている。

この他，わが国の臨床では使用されていないが，胎児の先天異常を引き起こすとの証拠が指摘されているものに次のものがある。

アミノプテリン，コカイン，ジエチルスチルベストロール，有機水銀，男性ホルモン，アルコール（依存症例），トルエン（乱用症例），放射性ヨウ素製剤などである。

なお，ブスルファン，シタラビン，ナイトロジェンマスタードをはじめとした抗がん薬も，胎児毒性，催奇形性が知られているが，ここではすべてを列挙することは控えることとする。

危険度の変動因子

1. 目安としての点数と臨床応用の限界

評価基準を作成し，できるだけ標準化された評価方法を心がけていても，評価を完全に標準化することは困難である。点数のみで臨床判断を行うことは危険なことであり，臨床的な処方リスクの評価，妊婦服薬カウンセリングに際しては，本文の解説を通読いただくことが正確な情報把握につながると考えている。もちろん必要に応じて原著論文に遡って評価していただく必要もある。

2. 服用量による補正

薬物の催奇形性に関して，胎児の曝露量に閾値があり，同一薬剤でも，服用量が多いほど危険度は増大し，服用量が少なければ危険度が減少するとの考え方はいくつかの薬剤で確認されている。

バルプロ酸ナトリウムによる先天性の奇形の発現頻度は，1日服用量が1,500mg以上ではオッズ比が10.9であったのに対して1日服用量が1,500mg以下では3.7であったとの疫学調査が報告されている。別の研究者は，バルプロ酸ナトリウムの1日服用量が600mg以下では胎児の先天異常のリスクは増加しなかったことを報告している。正確な服用量が把握できる事例では，胎児リスクの補正が可能となる。

もう一つ，服用量により胎児リスクが異なる代表的な薬剤としてビタミンAがある。ビタミンAの高用量（1日25,000IU以上）では，催奇形の可能性のある薬剤として分類される。しかし，健康な妊婦の1日必要量として推奨されている8,000IUでは，まったく危険のない安全な薬剤である。そればかりか，ビタミンAの欠乏では先天的眼乾燥症や口唇裂などの新生児異常や奇形が報告されている。ビタミンAは，本来，ヒトの成長や骨形成に必要で，妊婦にとっては不可欠の栄養素であるにもかかわらず，摂取量が過剰になると却って危険な薬剤となる。また，不足しても奇形や新生児異常を起こす原因となり，個々の妊婦に対する危険度の判定には服用量の詳細な調査が必要になる。

3. 市販後の経過年数による配慮

その薬剤が一般に使用されだしてから現在まで，妊婦を含めてどの程度の年月安全に使用されてきたかも補正の因子となる。市販後まもない薬剤は，症例報告もなく，動物実験の結果でも催奇形作用は認められていないとしても安心はできない。一方，抗ヒスタミン薬やペニシリン製剤のように，発売後数十年も経過し広く一般に使用されている薬剤は，催奇形を疑う少数の症例報告があったとしても，それらの薬剤を服用した妊婦の実数は膨大なものであろうし，その膨大な服用経験妊婦数を母集団と考えれば，個々の症例報告はヒト生殖発生に伴うベースラインリスクに含まれる危険度と比較して差異がない程度と評価しうることになる。

薬剤が胎児に影響を及ぼす危険度の評価には，以上のようなさまざまな因子による補正が必要である。

危険度総合点数による判定

1. 服用時期の危険度

妊娠期間中の薬剤の服用が胎児に影響を及ぼすかどうかは，薬剤の危険度とともに服用時期が重大なカギとなる。

最も危険な時期は，胎児の中枢神経や，心臓，消化器，四肢などの臓器や器官が発生，分化する時期である妊娠4～7週目末までの期間である。この期間を，催奇形作用に関して，薬剤に対する最も敏感な「絶対過敏期」として服用時期の危険度を5点とし，以下「服用時期の危険度評価」（**表14**）にしたがって，相対過敏期3点，比較過敏期2点，潜在過敏期1点，無影響期0点と5段階に分類している。

この時期による危険度の点数化にもいくつかの難点がある。たとえば，催奇形作用という点では，薬剤の影響はないものと考えている期間（最終月経開始日，0～27日目まで）と最も危険と判定している絶対過敏期は，27日目と28日目の1日違いで0点からいきなり5点となってしまう。しかし，胎児の発育には個体差があり，必ずしもすべての場合に適合しうるとは考えられない。また，危険度の程度，つまり重みが5～0点まで1～2点刻みの配点でよいのかどうかも議論のあるところである。

以上のような点から，薬剤の危険度点数も，また服用時期の危険度点数も，あくまで目安としての点数化であることを承知願いたい。

さらに薬剤によっては，必ずしも絶対過敏期の服用のみが危険というわけではなく，アンドロゲンなどは生殖器の完成や機能分化に関与するものであり，影響を及ぼす期間は長期にわたると考えられる。したがって，薬剤によっては服用時期の危険度に補正が必要となる場合がある。

2. 危険度総合点数の算定法

服用した薬剤が胎児に及ぼす影響の危険度は，薬剤そのもののもつ危険度と服用時期の危険度によって左右される。たとえば，最も危険な5点にランクされている薬剤でも，無影響期である最終月経開始日の0～27日目の間に服用したのであれば，影響があったとすれば妊娠が成立しないし，一方，妊娠が成立していれば胎児に影響はないと考えられる。逆に，最も危険な絶対過敏期であっても，服用した薬剤が食物やお茶などに含まれている程度の量のビタミンやカフェインなどであれば，考慮する必要はないものとして判定している。

当相談外来では，下記に示す式によって薬剤の危険度点数と服用時期の危険度点数を乗じた点数を算出し，それを総合点として判定の目安にしている。

危険度総合点数算出式

薬剤危険度点数×服用時期危険度点数
＝危険度総合点数

表14　服用時期の危険度評価

最終月経開始日からの日数	時期	危険度点数
0日～27日目	無影響期	0点
28日～50日目	絶対過敏期	5点
51日～84日目	相対過敏期	3点
85日～112日目	比較過敏期	2点
113日～出産日まで	潜在過敏期	1点

患者への説明の実際

前項の総合判定法にしたがって，おおまかに判定した後，患者にその結果をどのように説明するかに関しては，いくつかのリスクコミュニケーションスキルが必要になる。

1. 先天異常のベースラインリスクと比較したリスクコミュニケーション

国内・海外の先天異常モニタリングの結果によれば，健康なカップルから誕生した新生児に先天奇形が存在する確率は少なくとも2～3％といわれている。より詳細に評価した場合に5％程度に先天奇形が存在することも報告されている。

したがって，薬物に胎児リスクが存在しない場合であっても，服薬カウンセリングした妊婦の児に先天異常が認められる可能性は，少なくとも2～3％存在している。

このため自然奇形発生率を指標として薬剤がリスクを増大させるのか否かをわかりやすく解説することが重要である。

すなわち，「この薬は，胎児のリスクを増大させることはないことがわかっている薬です。この薬を服薬した先輩妊婦さんの出産結果の解析では，薬を飲まない同年代の妊婦さんと比較して，同じように健康なお子さんを出産されていることが確認されています」と説明することになる。「薬は大丈夫」とのコミュニケーションは可能だが，個々の服薬妊婦の「胎児は大丈夫」は，誤ったコミュニケーションといえる。

当相談外来では「総合点と標準的患者説明」（表15）の患者への説明欄に示したような説明の仕方をしている。なお，この説明は標準的な例であって，相談者個人の治療上の必要性，不安度などの諸事情や背景によって説明のニュアンスは違う場合がある。

2. 健常児を得る確率に置き換えてのリスクコミュニケーション

抗てんかん薬のように，胎児リスクが実在する場合のリスクコミュニケーションには，他の薬剤と異なる重要なコミュニケーションスキルが必要となる。

一般に，抗てんかん薬を服用中のてんかん妊婦群では，一般的な健常妊婦集団と比較して，2～3倍の先天奇形のリスクが報告されている。この事実を情報提供することにとどまると，妊婦の印象として20％あるいは30％程度のリスクが実在する印象をもつこともある。健常妊婦

表15　総合点と標準的患者説明

総合点	患者への催奇形性に関する標準的説明
0～4	動物実験や疫学研究から，薬剤の胎児への催奇形性はまったく考えられない。胎児に奇形が起こる可能性は薬剤を服用しなかった場合とまったく同じである。
5～10	動物実験や疫学研究から薬剤の胎児への催奇形性の可能性はほとんどない。ヒトでの使用経験が少ないので断定的なことは言えないが，胎児に奇形が起こる可能性は薬剤を服用しなかった場合と同じと考えてよい。
11～15	ヒトでの症例報告があったり，疫学調査で催奇形性を疑う研究結果があるなど，胎児リスクが増加する可能性が指摘されている。しかし，増加しないと考える根拠もあり，胎児に奇形が起こる可能性は薬剤を服用しなかった場合とほぼ同じと考えてよい。
16～20	疫学調査で催奇形性を疑う研究結果があるなど，胎児リスクが増加する可能性がある。胎児に奇形が起こる可能性は薬剤を服用しなかった場合と比べて少し増加する。
21～25	胎児に奇形が起こる可能性は，薬剤を服用しなかった場合と比較して明らかに増加する。

に存在する偶発的な先天奇形の発生率が2～3％だとすると，抗てんかん薬を服薬した妊婦の児における異常の発生頻度は4～9％ということになる。

事実，日本てんかん学会のガイドラインに引用された国際共同研究では，プリミドンで14.3％，バルプロ酸ナトリウム11.1％，フェニトイン9.1％，カルバマゼピン5.7％，フェノバルビタール5.1％と報告されている。

このことは，抗てんかん薬を服用中のてんかん妊婦群の妊婦が出産した児が健康である確率に置き換えると，90～95％程度は健常児を得る確率があることになる。

リスクの増大幅を過剰な印象として受け止めて不安を強める妊婦も少なくないので，必ず健常児を出産する確率を伝えて励ますことを忘れてはいけない。

「母体の痙攣性疾患の治療に抗てんかん薬を服薬している場合，お子さんに奇形など生まれつきの異常がみつかる可能性はある程度増加することがわかっています。増加の程度は約2～3倍と考えられています。リスクを正しく把握していただくために健常児を得る確率で確認しましょう。病気もなく薬も飲んでいない妊婦さんの出産したお子さんが先天異常のない健常児である確率は97％です。あなたの場合，90～95％と推定されます。薬を飲んでいない場合と同じではありませんが，90％と大多数の方が健常児を出産されることがわかっています。このため必要な薬物療法を続けながら出産される方が多くいらっしゃいます」と説明を加えることになる。

3. 母児双方に必要な治療であることを前提としたリスクコミュニケーション

薬物療法が必要な妊婦のなかには，「私さえ我慢すればわが子は薬のリスクから解放される」との誤った認識をもつ場合が少なくない。

糖尿病合併妊娠では，インスリンを用いて血糖管理が適切に行われないと巨大児になるばかりか奇形の発現率が増加する。喘息合併妊婦では，発作が頻回に起こる状態では胎児の発育に悪影響がみられることが知られている。痙攣性疾患を合併した妊婦でも，痙攣発作が頻回に起こる妊婦では，流早産のリスクが上がるばかりか胎児の発育にも悪影響がみられることが知られている。

母体の健康が児の発育によい効果をもたらすことは明らかであり，母体の健康を維持するための薬物は胎児にとってもよい発育環境を提供するものである点を見落としている妊婦は少なくない。

妊婦服薬カウンセリングにおいて，薬物療法による母児のメリットを共有することは，リスクコミュニケーションの重要なポイントとなる。

4. インフォームド・ディシジョン

薬剤の催奇形性が認められないことを伝えるあまり，服薬しての分娩が当然とのコミュニケーションになることは避けなければならない。母体の疾患が妊娠可能な水準にコントロールされているかどうか，薬物の胎児リスクをどのように理解しご本人自身（カップル）が判断するかは，多様な状況が存在しうる。

十分な説明に基づき理解し，納得したうえで，自らが出産に向けた結論を導き出せるよう支援していくことが重要であることを念頭に，妊婦服薬カウンセリングにあたる必要がある。

［林　昌洋］

総論IV

妊娠と薬相談外来の概況

相談内容の概況

1. 受診者の概況

虎の門病院の"妊娠と薬相談外来"は1988年4月にオープンし，それ以降，2010年3月末までに，延べ10,257例の受診者の相談に応じている。この間，催奇形作用など胎児に対する影響について調査した薬剤，化学物質は，製品数として4,047品目，延べ46,655品目に及ぶ。その相談内容の概況を紹介する。

まず，受診者の年齢分布は表16に示すように，出産適齢期でもある25～34歳が圧倒的に多く，全体の70％を占めている。一方，年齢幅は広く未成年者が70例，45歳以上も16例あった。

未婚，既婚の別および妊娠中か妊娠していないかの別は，表17に示した。既婚が83.8％，未婚が16.2％，ならびに妊娠中が87.4％，妊娠前が12.6％であった。非妊娠とは，現在病気治療中で薬剤を使用しているが，服薬を続けながら妊娠しても大丈夫かどうかという相談者である。

一方，経年的変化をみると，2000年以降に抗不安薬，SSRIなどを服用中の女性が妊娠前に相談外来を利用することが増えている。

2. 服用された薬剤の数と入手先

次に，1人の妊婦が服用していた医薬品の成分数は，表18に示したように4成分までが最も多く56.9％と半数以上を占めるが，43.1％の相談者が5種以上の成分を使用しており，多剤を併用する傾向がうかがえる。1人で20種類以上もの成分を使用していた妊婦が48例（0.6％）にみられた。

これらの薬剤がどのようにして入手されたも

表17　受診者の背景（2007年3月現在）

未婚・既婚の割合		
未婚	1,455 例	16.2 %
既婚	7,527 例	83.8 %
妊娠中・非妊娠中の割合		
妊娠中	7,846 例	87.4 %
非妊娠	1,121 例	12.6 %

表16　受診者の年齢分布（2007年3月現在）

年齢	症例数	割合(%)
～19	70	0.8
20～24	910	10.2
25～29	3,139	35.2
30～34	3,211	36.0
35～39	1,321	14.8
40～44	245	2.8
45～	16	0.2
合計	8,912	(100)

表18　服用された薬剤数

成分の数(種類)	症例数	割合(%)
～4	5,104	56.9
5～9	2,924	32.6
10～14	723	8.1
15～19	179	2.0
20～24	32	0.4
25～29	11	0.1
30～	5	0.1
合計	8,978	(100)

表19　対象薬剤の入手先（2007年3月現在）

入手先	件数	割合（%）
産婦人科医	996	2.2
その他の医師	36,125	79.6
薬局	6,857	15.1
友人など	518	1.14
自己判断	476	1.05
その他	414	0.91
計	45,386	100

表20　薬効別使用頻度上位22（2007年3月現在）

順位	薬効名	使用件数
1	解熱鎮痛薬	4,743
2	消化性潰瘍用薬	2,986
3	総合感冒薬	2,857
4	精神神経用薬	2,742
5	催眠鎮静薬，抗不安薬	2,680
6	抗生物質	2,534
7	抗アレルギー薬	1,634
8	漢方製剤	1,434
9	制吐薬	1,343
10	鎮咳薬	1,230
11	抗ヒスタミン薬	1,203
12	ビタミン剤	1,128
13	消炎酵素製剤	1,112
14	気管支拡張薬	1,073
15	止しゃ整腸薬	1,039
16	合成抗菌薬	1,010
17	健胃消化薬	999
18	去痰薬	929
19	鎮咳去痰薬	824
20	副腎ホルモン剤	798
21	便秘治療薬	622
22	制酸薬	441

のかをみると，表19のように，内科，メンタルクリニック，耳鼻咽喉科など産婦人科医師以外の医師からの処方によるものが最も多く，36,125件で全体の79.6％を占め，次いで薬局で一般用医薬品を購入したものが6,857件（15.1％）であるが，産婦人科医師からの処方を相談する事例は996件（2.2％）と少ないことが目立っている。その他は，個人輸入した医薬品，散布された農薬や，家庭内で使用していた殺虫剤を吸入してしまったなどについての相談件数である。

3. 薬効別にみた使用頻度

服用した薬剤を薬効別に使用例の多いもの順に集計し頻度の高いものを表20に示した。使用頻度が最も高いのは解熱鎮痛薬で，次いで消化性潰瘍用薬，総合感冒薬となる。別途集計しているが6位の抗生物質と16位の合成抗菌薬（主にニューキノロン系抗菌薬）をあわせると，実態としては2位に位置することになる。本集計で4位は抗精神病薬，抗うつ薬，SSRIなどを含む精神神経用薬で，5位は催眠鎮静薬，抗不安薬となっている。現代社会がストレスの多い構造になっていること，非定型抗精神病薬の臨床導入により妊娠可能な水準に疾患コントロールが可能となったこと，妊娠中は身体的・生理的変化が生じること，ホルモン環境の変化することなどにより，精神的不安や情緒障害に至り，医師から精神・神経系の医薬品が処方されることが多いことを反映していると考えられる。7位の抗アレルギー薬，11位の抗ヒスタミン薬など，アレルギー疾患治療薬が上位に位置していることは，花粉症などの罹患率が高いことに加えて，妊娠に関連した皮膚症状，鼻炎症状の存在も考えられる。また，2位の消化性潰瘍用薬と，9位の制吐薬の位置づけから，妊娠に合併した消化器症状を妊娠と気づかずに受診し服薬するケースが少なくないことを反映している。

4. 服用された時期

薬剤自体の危険度とともに重要なことは薬剤の服用時期であるが，その内訳は，表21に示すとおりである。問題は，最も危険な絶対過敏期（最終月経初日より28日目〜50日目まで）に服用された薬剤が64.0％と最も多い点である。

この事実は，この時期ではまだ妊娠していることに気づいていない女性が多いことを示しており，妊娠可能年齢の女性への投薬にあたり，あらかじめ慎重な配慮が必要なことを示している。

50日目以降になると，服薬された薬剤は激減している。妊娠前の相談や妊娠初期の相談で一定の解決が得られていることがうかがえるが，加えて妊娠中は不必要な薬物療法を控えるとの認識が浸透していると考えられる。

表21　薬剤服用時期

時期（点数）	人数	割合（％）
無影響期（0点）	11,536	29.7
絶対過敏期（5点）	24,892	64.0
相対過敏期（3点）	2,015	5.2
比較過敏期（2点）	286	0.7
潜在過敏期（1点）	167	0.4
計	38,896	100

総合判定後の成績

1. 総合判定結果と妊娠転帰

受診者のうち出産の転帰については，2007年3月末までに6,646例から回答を得ている。その内訳を総合判定で区分して，**表22**に示した。

危険度の低い「影響なし」と判定された例が約80％と最も多く，受診者の胎児リスクに関して大半は問題ないと判定されている。以下「まずなし」，「可能性あり」，「危険」，「その他」と，危険度のランクが高くなるにつれて例数は少なる。総じてみると，受診者が心配しているほど実在するリスクが存在するわけではない。

また，各ランク別に妊娠転帰の判明数を母数として，奇形発生率を算出して比較しても特に有意な差や目立った傾向はまだみられていない。人工妊娠中絶が84例（1.3％）程度にみられるが，これは母体の健康上の理由や，羊水検査で染色体異常が発見されたなどの理由により，ご夫婦の意思で中絶した例である。当相談外来では，十分な説明と科学的な評価の共有のうえで，ご本人の意思を尊重し出産に臨める体制を支援する方針で，こちらから中絶をすすめたことは1件もない。

2. 総合判定と奇形例

妊娠の転帰が判明している6,646例のなかには，各論でも述べるように何らかの奇形が発生しているものもある。医学，生命科学が進歩した現在でも，ヒトの先天異常の原因の約60％は明らかでない。原因の上位は染色体異常，母体の感染症，母体のコンディションなどであり，薬剤や化学物質に起因するものは1％程度と考えられている。一般に先天異常がみられた個々の症例から薬剤との関連を評価することは困難

表22　総合判定と危険度ランク（2007年3月現在）

転帰＼危険度ランク	影響なし	まずなし	可能性あり	危険	その他	合計
満期出産（生存）	4,963	1,028	78	4	4	6,077
早産生存	165	51	2	0	0	218
早産死亡	7	3	0	0	0	10
死産	15	3	0	0	2	20
分娩後死亡	4	1	0	0	0	5
自然流産	168	41	5	0	0	214
人工妊娠中絶	44	28	11	1	0	84
その他	14	4	0	0	0	18
合計	5,380	1,159	96	5	6	6,646

と考えられており，当院の事例についても認められた奇形と薬剤の関連を論ずることは難しい。各論で示した事例のなかには，常態的な飲酒歴のあるもの，遺伝的素因のあるものは除外しており，こうした因子の関与も考えにくい。いずれにしても現状で積極的に薬剤の服薬と認められた先天異常の関連を指摘することは困難であり，むしろ薬剤疫学的な手法で解明していくべき問題と考えている。

［林　昌洋］

各 論

總 論

Ⅰ-1. 全身麻酔薬

プロポフォール (*Propofol*)

ディプリバン 注 キット

薬剤危険度 1点

情報量 ±〜+

薬剤データ

1　添付文書

ヒト胎児へ移行することが報告されているので，妊産婦には投与しない。

2　動物（生殖発生毒性試験・変異原性試験など）

ラットに5〜15mg/kg/日を静脈内投与した妊娠前および妊娠初期，器官形成期，周産期および授乳期投与試験，ならびにウサギに5〜15mg/kg/日を静脈内投与した器官形成期投与試験では，ラット，ウサギともに本薬投与による影響は認められなかった[1]。

3　ヒト（疫学調査・症例報告など）

- 40歳の婦人が妊娠第2三半期に行ったアデノーマ摘出手術に際して本剤を使用し，その後健常児を出産したことが報告されている。体重増加と糖尿病の既往があり，当初は食事療法に加えて経口糖尿病薬による治療を行っていた。妊娠中期の診察でクッシング病と診断され，妊娠第2三半期に経蝶形骨選択的アデノーマ摘出を行った。手術に際して前投薬として，筋注グリコピロニウム0.6mgと経口ラニチジン300mgが投与された。麻酔は，プロポフォールとアルフェンタニルにより管理され，筋弛緩薬としてアトラクリウムが間欠的に投与された。麻酔管理下の155分間に投与された各薬剤は，プロポフォール総量が1,950mg，アルフェンタニル総量が22mgであった。両剤の平均投与量はそれぞれ6.3mg/kg/時，71μg/時であった。妊娠34週の時点で，子癇に対する懸念のため全身麻酔による救急帝王切開術が行われ，2,300gの男児を出産した。Apgar scoreは1，5，10分値がそれぞれ7，8，10点であった[2]。

- 妊娠17週に卵巣嚢腫ドレナージのためにプロポフォールを含む全身麻酔を行った妊婦が健常児を出産したことが報告されている。麻酔維持のため筋弛緩薬としてアトラクリウム，鎮静薬としてプロポフォール，鎮痛薬としてアルフェンタニルが使用された。この女性は満期産で経腟分娩にて正常な男児を出産した[3]。

- 妊娠29週に右副腎腫瘍切除術のためにプロポフォールを含む全身麻酔を行った妊婦が健常児を出産したことが報告されている。28歳の妊婦は，クッシング症候群に左室壁肥厚を合併しており，前投薬としてミダゾラム3mg，アトロピン0.5mg，子宮収縮予防のためにリトドリンの持続投与が行われた。麻酔導入はプロポフォール100mg，ベクロニウム10mgが使用された。胎児心拍数は麻酔

導入後より麻酔薬による胎児中枢神経抑制のため細変動が消失したが，心拍数は150〜160bpmで安定しており，急性胎児仮死を示すような徐脈は観察されなかった。術後はリトドリンの持続注入により妊娠の継続をはかり胎児の成育を待ったが，妊娠33週で破水し，硬膜外麻酔と脊髄麻酔併用下に緊急帝王切開術で体重1,799g，Apgar score 9点の女児を分娩した。児には体表奇形，副腎機能異常，その他の先天異常などは認められなかった[4]。

- 喘息の既往を有する28歳の妊婦は，妊娠37週に緊急帝王切開術が必要となり，全身麻酔薬としてプロポフォール150mgで麻酔導入が行われた。プロポフォール麻酔導入後4分30秒後に児を娩出。Apgar scoreは1，5分後がそれぞれ8，10点であった。手術中に喘息発作は認められず，麻酔終了後は速やかに覚醒し，病室に帰室した。報告の著者らは，帝王切開術に際してプロポフォールを用いた全身麻酔は，児に影響が少なく，喘息の既往をもつ妊婦に有用であったと報告している[5]。

- 帝王切開時の全身麻酔にプロポフォールを使用した妊婦の出生児に関する報告が複数あり，大部分の研究者は，プロポフォール単独またはチオペンタールとエンフルレンやイソフルランを用いた一般的な全身麻酔と比較しても児のApgar scoreに差異はなかったと報告している[6]。

- 一方，帝王切開手術の麻酔にプロポフォールを使用した妊婦の児に，Apgar scoreの低下や筋緊張低下などの新生児抑制がみられたとの報告がある[7]。

- 帝王切開時の全身麻酔に，プロポフォール6 mg/kg/時と50％笑気，またはプロポフォール9mg/kg/時と100％酸素の投与を受けた19例の妊婦に関する血中濃度が検討され報告されている。母親の静脈血プロポフォール濃度は，1.91〜3.82 μg/mLの範囲であった。一方，臍帯静脈血中濃度は，1〜2 μg/mL，臍帯動脈血中濃度は，0.53〜1.66 μg/mLであった。母親の回復および新生児評価の指標はプロポフォール濃度と相関していた[8]。

- 帝王切開の際，プロポフォールの導入用量2.5mg/kg/時を投与後，維持用量として5mg/kg/時のプロポフォールの投与を受けた妊婦から生まれた11例の児において，プロポフォール臍帯静脈血中濃度は，0.78〜1.37 μg/mLであった。臍帯静脈血中濃度と母親の静脈血中濃度の比は，0.7 ± 0.05であった[9]。

4　相談事例

奇形発生の危険度が最も高い絶対過敏期に本剤を用いた麻酔により手術を行った6例はいずれも奇形などのない健常児を出産した。妊娠62日目に骨折の手術で本剤を用いた麻酔により手術を行った1例の児に，卵円孔開存・心室中隔欠損が認められたが，出生後2カ月でいずれも自然治癒した。

使用後の対応

- 国内の添付文書では，胎児へ移行することを理由に妊産婦への使用は「禁忌」と位置づけられている。一方，妊娠中に本剤を使用した麻酔にて手術を行った妊婦の児に関する報告が複数あるが，催奇形性を疑わせる症例も疫学調査も報告されていない。また，ラット，ウサギの生殖試験では催奇形作用は認められなかった。
  以上のことから判断して，妊娠中に本剤を使用した麻酔を行ったことにより奇形発生の頻度や危険度が上昇したとは考えられないことを説明する。
- 本剤の使用を理由に妊娠を中断するような，はやまった判断はしないように指導する。
- 今後は，妊娠していることを主治医に告げて相談するように指示する。

文献

1) アストラゼネカ株式会社：ディプリバン，インタビューフォーム(第13版)
2) Mellor A, et al：Cushing's disease treated by trans-sphenoidal selective adenomectomy in mid-pregnancy. Br J Anaesth, 80(6)：850-852, 1998
3) Hersch PE, et al：Anaesthetic considerations for a possible malignant hyperthermia susceptible fetus. Anaesthesia, 51(1)：99, 1996
4) 中野淳子，他：著明な左室壁肥厚を合併したクッシング症候群妊婦の副腎腫瘍摘出術の麻酔経験．臨床麻酔, 24(5)：843-846, 2000
5) 垣花学，他：喘息の既往を持つ妊婦に対するプロポフォールを用いた全身麻酔下の緊急帝王切開術の経験．麻酔, 48(8)：900-902, 1999
6) Briggs GG, et al：Drugs in Pregnancy and Lactation；A Reference Guide to Fetal and Neonatal Risk, Lippincott Williams & Wilkins, pp1542-1544, 2008
7) Celleno D, et al：Neurobehavioural effects of propofol on the neonate following elective caesarean section. Br J Anaesth, 62(6)：649-654, 1989
8) Gin T, et al：Disposition of propofol infusions for caesarean section. Can J Anaesth, 38(1)：31-36, 1991
9) Dailland P, et al：Intravenous propofol during cesarean section；Placental transfer, concentrations in breast milk, and neonatal effects. A preliminary study. Anesthesiology, 71(6)：827-834, 1989

I-2. 局所麻酔薬

リドカイン（局所麻酔用） (*Lidocaine*)

キシロカイン ビスカス 注 キット 外用液 噴 外用ゼリー，
ペンレス 貼

薬剤危険度　1点
情報量　++

薬剤データ

1　添付文書

- 妊婦または妊娠している可能性のある婦人には，治療上の有益性が危険性を上回ると判断される場合にのみ投与する［妊娠中の投与に関する安全性は確立していない］。
- 注 キット ①硬膜外：妊娠後期の患者には，投与量の減量を考慮するとともに，患者の全身状態の観察を十分に行うなど，慎重に投与する［妊娠末期は，仰臥位性低血圧を起こしやすく，麻酔範囲が広がりやすい。麻酔中はさらに増悪することがある］。②伝達：傍頸管ブロックにより胎児の徐脈を起こすおそれがある。

2　動物（生殖発生毒性試験・変異原性試験など）

ラットにリドカイン塩酸塩 10mg/kg および 30mg/kg を 8 カ月間皮下投与した結果，リドカイン塩酸塩の投与により，その仔に奇形を惹起することはなかった[1]。

3　ヒト（疫学調査・症例報告など）

- 妊婦への使用に関して，リドカインを用いた局所麻酔と催奇形性あるいは胎児毒性との関連を示唆した症例も疫学調査も報告されていない。妊婦の本剤を用いた局所麻酔と，催奇形の危険度の上昇に関連は認められなかったという以下の報告がある。
- 50,282 組の母児に関する調査では，妊娠第 1 三半期に 293 例が本剤を局所麻酔として使用していた。また，妊娠中のいずれかの時期に本剤を局所麻酔として使用した妊婦は 947 例であった。いずれの群でも催奇形との関連は認められなかった[2]。

4　相談事例

- 奇形発生の危険度が最も高い絶対過敏期に本剤を歯科麻酔などのために使用した 36 例中 35 例は奇形などのない健常児を出産している。本剤のほかに 9 種の薬剤を使用した 1 例にみられた先天異常はファロー四徴症であった。また，相対過敏期に使用した 5 例はいずれも奇形などのない健常児を出産している。限られた情報量ではあるが，国内における自然奇形発生率を大きく上回る変化はみられていない。
- 奇形発生の危険度が最も高い絶対過敏期に本剤を外用剤として使用した 43 例はいずれも奇形など

のない健常児を出産している。また，相対過敏期に本剤を外用剤として使用した11例はいずれも奇形などのない健常児を出産している。

使用後の対応

- 妊婦への使用について，歯科領域，皮膚科領域の小手術などの局所麻酔としてのリドカインの使用に関して，催奇形性あるいは胎児毒性との関連を示唆した症例報告も疫学調査も報告されていない。妊娠第1三半期に293例が本剤を局所麻酔として使用していた。また，妊娠中のいずれかの時期に本剤を局所麻酔として使用した妊婦は947例であった。いずれの群でも催奇形との関連は認められなかった。相談事例では，奇形発生の危険度が高い妊娠初期に本剤を歯科麻酔などの局所麻酔として使用した41例中40例は奇形などのない健常児を出産している。限られた情報量ではあるが，本剤を局所麻酔として使用した場合でも，国内における自然奇形発生率を大きく上回る変化はみられていない。また，相談事例では，奇形発生の危険度が高い妊娠初期に本剤を外用剤として使用した54例は，いずれも奇形などのない健常児を出産している。

　以上のことから判断して，妊娠初期に本剤を使用したことにより，奇形発生の頻度や危険度が上昇したとは考えられないので，心配することはないことを説明する。
- 本剤の使用を理由に妊娠を中断するような，はやまった判断はしないように指導する。
- 今後は，妊娠していることを主治医に告げて相談するように指示する。

文献
1) アストラゼネカ株式会社：キシロカイン注射液，インタビューフォーム（第6版）
2) Heinonen OP, et al：Birth Defects and Drugs in Pregnancy, Publishing Sciences Group, p357-365, 440, 1977

I-3. 睡眠薬

エスタゾラム （Estazolam）

ユーロジン 散 錠

薬剤危険度　3点
情報量　±〜＋

薬剤データ

1　添付文書

　妊娠中の投与に関し，次のような報告があるなど安全性は確立していないので，妊婦または妊娠している可能性のある婦人には，治療上の有益性が危険性を上回ると判断される場合にのみ投与する。
- 妊娠中に他のベンゾジアゼピン系化合物の投与を受けた患者の中に奇形を有する児などの障害児を出産した例が対照群に比較して有意に多いとの疫学的調査報告がある。
- ベンゾジアゼピン系薬剤で新生児に哺乳困難，嘔吐，活動低下，筋緊張低下，過緊張，嗜眠，傾眠，呼吸抑制・無呼吸，チアノーゼ，易刺激性，神経過敏，振戦，低体温，頻脈などを起こすことが報告されている。なお，これらの症状は，離脱症状あるいは新生児仮死として報告される場合もある。また，ベンゾジアゼピン系薬剤で新生児に黄疸の増強を起こすことが報告されている。
- 分娩前に連用した場合，出産後新生児に離脱症状が現れることが，ベンゾジアゼピン系薬剤で報告されている。

2　動物（生殖発生毒性試験・変異原性試験など）

- エスタゾラムをラットに3，30，100mg/kg/日を経口投与した試験では，30mg/kg/日以下では繁殖機能に対して障害は認められていない[1]。
- エスタゾラムをマウス，ラットの器官形成期に5，50，100，200mg/kg/日を経口投与した試験では，催奇形性は認められていない[1]。

3　ヒト（疫学調査・症例報告など）

　妊婦への使用に関して，胎児への催奇形性，胎児毒性との関連は認められなかったことを示す疫学調査は報告されていない。一方，ヒトにおける催奇形性，胎児毒性を示す症例報告も疫学調査もない。
- 中央薬事審議会の副作用調査会の検討では，複数の疫学調査報告に基づいて，妊娠中のマイナートランキライザーの使用と奇形児出産との因果関係は必ずしも明確ではないが，催奇形の危険性を否定することはできないので，妊娠初期における適用は，有用性と安全性を十分考慮のうえ使用されるべきであると勧告している。本剤は1975年に薬価収載された薬剤だが，1976年に発出された厚生省医薬品情報の根拠データは本剤に関する情報を含んでいない[2]。
- 妊娠中のベンゾジアゼピン系薬剤使用と催奇形性に関する疫学調査のメタアナリシスが報告されて

いる。9つのケースコントロール研究のメタアナリシスでは、ジアゼパム曝露と大奇形[OR：3.01，95%CI：1.32-6.84]ならびに口唇・口蓋裂[OR：1.79，95%CI：1.13-2.82]の関連がみられた。一方、9つのコホート研究のメタアナリシスでは、妊娠第1三半期のジアゼパム曝露と大奇形[OR：0.90，95%CI：0.61-1.35]あるいは口唇・口蓋裂[OR：1.19，95%CI：0.34-4.15]の関連は認められなかった。一般に、ケースコントロール研究では、リコールバイアスや交絡因子が結果を修飾する可能性が指摘されている[3]。

- 妊娠期の精神科薬物療法に関して、7例の症例を紹介して考察した論文がある。7例中4例が本剤を使用していた。4例の妊婦が本剤を使用した状況を以下にまとめた。

  (1) 24歳女性、破瓜型統合失調症、妊娠30週から本剤1日2mgと、ブロムペリドール1日8mgを服用した。妊娠高血圧症候群のため妊娠39週5日で帝王切開にて3,522gの児を出産した。新生児に異常所見は認められなかった。

  (2) 32歳女性、妄想型統合失調症、妊娠38週から本剤1日2mgと、ブロムペリドール1日2mgを服用した。妊娠40週1日に3,300gの児を経腟分娩した。Apgar scoreは、1分後8点、5分後8点であった。新生児には、高ビリルビン血症がみられ数日間の光療法で軽快した。その他、新生児の異常は認められなかった。

  (3) 27歳女性、急性一過性精神病性障害、妊娠25週から短期本剤1日1mgと、チオリダジン1日10mgを服用し、症状悪化のためハロペリドール1日9～12mgでコントロールされた。妊娠39週4日に経腟分娩にて3,176gの児を出産した。新生児に異常所見は認められず、生後6カ月までの児の発達に異常は認められていない。

  (4) 31歳女性、分裂感情障害、妊娠20週頃より本剤1日2mgと、ハロペリドール1日3.75mgを服用した。途中、薬剤の減量・中止を試みるも、そのつど病状が悪化し休薬困難なため、本剤1日2mgと、ハロペリドール1日0.75mgが継続投与された。妊娠40週に経腟分娩にて3,424gの新生児を出産した[4]。

4　相談事例

奇形発生の危険度が最も高い絶対過敏期に本剤を服用した23例はいずれも奇形などのない健常児を出産した。相対過敏期に本剤を服用した1例も奇形などのない健常児を出産した。

服用後の対応

- 妊娠中のベンゾジアゼピン系薬剤服用と口唇・口蓋裂、あるいは鼠径ヘルニア、心血管系などの奇形発生に関連がみられたとのケースコントロール研究が別個に複数報告されている。しかし、これらの報告にはリコールバイアスや交絡因子（母親のアルコール摂取、喫煙、基礎疾患、併用薬の使用など）が結果を修飾する可能性が指摘されている。妊娠中のベンゾジアゼピン系薬剤使用と催奇形性に関する疫学調査のメタアナリシスが報告されており、ケースコントロール研究のメタアナリシスでは、薬物曝露と大奇形ならびに口唇・口蓋裂の関連がみられたが、コホート研究のメタアナリシスでは、妊娠第1三半期の薬物曝露と大奇形あるいは口唇・口蓋裂の関連は認められなかった。なお、ラット、マウスを用いた生殖試験で本剤の催奇形作用は認められなかった。相談事例では、奇形発生の危険度が高い妊娠初期に本剤を服用した24例はいずれも奇形などのない健常児を出産した。なお、本剤を妊娠後期の精神科疾患の治療に用いた母親が健常児を出産したとの症例報告がある。

睡眠薬

　以上のことから判断して，妊娠初期に本剤の常用量を服用したことにより，通常の妊婦と比較して奇形発生の頻度や危険度が上昇したとは考えられないので，心配することはないことを説明する。また，治療上の必要性があり本剤を継続服用した場合でも，奇形発生の頻度や危険度が上昇することはまずないと考えられるので，本剤服用が人工妊娠中絶の理由にはならないことを説明する。

- 　今後は，妊娠していることを主治医に告げて相談するように指示する。また，妊娠末期に継続服用する必要がある場合は，新生児に移行したベンゾジアゼピン系薬剤によって，一部の新生児に一過性の傾眠や呼吸機能への影響，その後の離脱症状がみられることが報告されている。一方，本剤に関しては，妊娠末期に服用した母親の児に異常は認められなかったとの症例報告がある。本剤の妊娠末期の継続服用に関しては，主治医とともに産婦人科の医師へも服薬状況を報告し相談するよう指導する。

服用前の対応

1　医師への疑義照会

以下のことを説明し，患者が妊婦であっても処方通りに調剤してよいかを確認する。

- 　妊娠中のベンゾジアゼピン系薬剤服用と口唇・口蓋裂，あるいは鼠径ヘルニア，心血管系などの奇形発生に関連がみられたとのケースコントロール研究が別個に複数報告されている。しかし，これらの報告にはリコールバイアスや交絡因子（母親のアルコール摂取，喫煙，基礎疾患，併用薬の使用など）が結果を修飾する可能性が指摘されている。妊娠中のベンゾジアゼピン系薬剤服用と催奇形性に関する疫学調査のメタアナリシスが報告されており，ケースコントロール研究のメタアナリシスでは，薬物曝露と大奇形ならびに口唇・口蓋裂の関連がみられたが，コホート研究のメタアナリシスでは，妊娠第1三半期の薬物曝露と大奇形あるいは口唇・口蓋裂の関連は認められなかった。なお，ラット，マウスを用いた生殖試験で本剤の催奇形作用は認められなかった。相談事例では，絶対過敏期に服用した23例，相対過敏期に服用した1例はいずれも奇形などのない健常児を出産した。なお，本剤を妊娠後期の精神科疾患の治療に用いた母親が健常児を出産したとの症例報告がある。

- 　妊娠末期に継続服用する必要がある場合は，新生児に移行したベンゾジアゼピン系薬剤によって，一部の新生児に一過性の傾眠や呼吸機能への影響，その後の離脱症状がみられることが報告されている。一方，本剤に関しては，妊娠末期に使用した母親の児に異常は認められなかったとの症例報告がある。本剤の妊娠末期の継続服用に関しては，主治医とともに産婦人科の医師へも服薬状況を報告し相談するよう指導する。

意見を求められたら

- 　症状が軽度で，本剤の投与が不可欠というほどでもないなら，投与しないほうがよい。
- 　妊娠中の不安や不眠に対しては，原因を取り除く心理療法や環境指導が基本とされている。したがって抗不安薬，睡眠薬は補助的に最少量を必要時にのみ使用することが胎児への影響を最小限にとどめる方法と考えられている。
- 　どうしても本剤の投与が必要で，本剤による治療を継続する場合：1975年の発売以降35年が経過しており長い臨床使用の中で妊婦服薬例も存在したことが論文などの症例報告から推察されるが，催奇形の危険度の上昇を示す症例報告の集積も疫学調査もないこと，相談事例では，奇形発生の危険度が高い妊娠初期に本剤を服用した24例はいずれも奇形などのない健常児を出産したことなどを総合的に評価すると，通常の妊婦に認められる児の先天異常の確率が数値で表すほど上昇することはまずないと考えられる。

- 本剤の治療継続は人工妊娠中絶をすすめたり，妊娠を許可しない理由にはならないと考えられることを説明する。

他の治療薬
- ベンゾジアゼピン系と異なる構造を有する薬剤で，ベンゾジアゼピン受容体作動性睡眠薬に位置づけられ，500例を超える妊娠初期使用例を含む解析で催奇形性との関連がみられていない睡眠薬にゾピクロンがある。どうしてもベンゾジアゼピン受容体作動性睡眠薬による治療が必要な妊婦において，現時点で得られる情報からは選択しうる薬剤と考えられる。
- 神経症，不眠症に適応を有する漢方エキス剤で，妊婦への慎用薬，禁用薬を含まない処方に抑肝散がある。

2 患者への説明・指導

以下のことを説明，指導する。

投薬中止の場合
- 処方医と相談の結果，投薬が必須というほどの病状ではないこと，妊娠中の服薬は必要最小限にとどめることが原則であることより，投薬を中止してしばらく様子をみることになった。
- 不安感が強い，どうしても眠れないなど，病状や自覚症状について改善がみられずつらい場合には，服薬を再開することも可能なので，無理をして我慢せずに主治医に受診する。
- 妊娠中は，薬局で薬を買うとき，病院にかかるときには，必ず妊娠していることを告げるよう指導する。

処方変更の場合
- 処方医と相談の結果，投薬が必須というほどの病状ではないこと，妊娠中の服薬は必要最小限にとどめることが原則であることより，症状と胎児への影響に関する既存の情報を考慮して処方が変更になった。
- ◆ 本剤は医師が妊娠を確認したうえで処方した薬で，母体の健康のために有用で，胎児への悪影響が少ないと考えられる薬である。
- ◆ 服薬の調節はあらかじめ医師に相談した範囲で行い，医師の指示と異なった服用をした場合はその状況を医師に報告する。
- ◆ 自分の判断で通院を中断すると，症状が悪化した場合，母体ばかりでなく胎児にも悪影響を及ぼすことになりかねない。
- ◆ 薬について何か心配なことがあったら，いつでも医師・薬剤師に相談する。

処方変更のない場合
- 前述のことから判断して，本剤の服用により奇形発生の頻度や危険度が明らかに上昇するとは考えられない。
- 「処方変更の場合」の◆印について説明する。

文献
1) 武田薬品工業株式会社：ユーロジン，インタビューフォーム（第2版）
2) 厚生省医薬品情報，No. 5, Dec. 1976
3) Dolovich LR, et al：Benzodiazepine use in pregnancy and major malformations or oral cleft；meta-analysis of cohort and case-control studies. BMJ, 317 (7162)：839-843, 1998
4) 辻富基美，他：妊娠期における精神科薬物療法の経験について. 和歌山医学, 53 (3)：223-228, 2002

睡眠薬

クアゼパム （Quazepam）

ドラール錠

薬剤危険度　3点
情報量　±～+

I 薬剤データ

1 添付文書

- 妊婦（3カ月以内）または妊娠している可能性のある婦人には，治療上の有益性が危険性を上回ると判断される場合にのみ投与する［妊娠中に他のベンゾジアゼピン系化合物の投与を受けた患者の中に奇形を有する児などの障害児を出産した例が対照群と比較して有意に多いとの疫学的調査報告がある］。
- 妊娠後期の婦人には治療上の有益性が危険性を上回ると判断される場合にのみ投与する［ベンゾジアゼピン系薬剤で新生児に哺乳困難，嘔吐，活動低下，筋緊張低下，過緊張，嗜眠，傾眠，呼吸抑制・無呼吸，チアノーゼ，易刺激性，神経過敏，振戦，低体温，頻脈などを起こすことが報告されている。なお，これらの症状は，離脱症状あるいは新生児仮死として報告される場合もある。また，ベンゾジアゼピン系薬剤で新生児に黄疸の増強を起こすことが報告されている。］。
- 分娩前に連用した場合，出産後新生児に離脱症状が現れることが，ベンゾジアゼピン系薬剤で報告されている。

2 動物（生殖発生毒性試験・変異原性試験など）

- ラットを用いて器官形成期にあたる妊娠6～15日目（10日間）に，本薬25，50，100mg/kgを1日1回経口投与した器官形成期投与試験では，母動物に対して何ら影響を及ぼさなかった。胎仔に対して，外脳症が対照群の1例に，臍ヘルニアが25mg/kg群の2例および100mg/kg群の1例に，臍ヘルニアおよび外脳症，無顎症，無眼球症の合併した例が100mg/kgの1例にみられたが，自然発生頻度内の変化と考えられた。無毒性量は，母動物および胎仔ともに100mg/kg以上と判断された[1]。
- ウサギを用いて器官形成期にあたる妊娠6～18日目（13日間）に，本薬10，20，40mg/kgを1日1回経口投与した器官形成期投与試験では，母動物に対して，最高用量の40mg/kg投与によっても何ら影響を及ぼさなかった。胎仔に対して，40mg/kgで体重が低値を示した。また，20mg/kg投与で1例に無尾がみられ，40mg/kgで1例に臍ヘルニアがみられた。これらの所見はウサギの生殖試験でよくみられる変化で，自然発生頻度内の変化と考えられた。無毒性量は，母動物に対しては40mg/kg，胎仔については20mg/kgと判断された[1]。

3 ヒト（疫学調査・症例報告など）

妊婦への使用に関して，胎児への催奇形性，胎児毒性との関連は認められなかったことを示す疫学調査は報告されていない。一方，ヒトにおける催奇形性，胎児毒性を示す症例報告も疫学調査もない。

- 中央薬事審議会の副作用調査会の検討では，複数の疫学調査報告に基づいて，妊娠中のマイナートランキライザーの使用と奇形児出産との因果関係は必ずしも明確ではないが，催奇形の危険性を否定することはできないので，妊娠初期における適用は，有用性と安全性を十分考慮のうえ使用されるべ

きであると勧告している。本剤は1999年に薬価収載された薬剤で，1976年に発出された厚生省医薬品情報の根拠データは本剤に関する情報を含んでいない[2]。
- 妊娠中のベンゾジアゼピン系薬剤使用と催奇形性に関する疫学調査のメタアナリシスが報告されている。9つのケースコントロール研究のメタアナリシスでは，ジアゼパム曝露と大奇形[OR：3.01, 95%CI：1.32-6.84]ならびに口唇・口蓋裂[OR：1.79, 95%CI：1.13-2.82]の関連がみられた。一方，9つのコホート研究のメタアナリシスでは，妊娠第1三半期のジアゼパム曝露と大奇形[OR：0.90, 95%CI：0.61-1.35]あるいは口唇・口蓋裂[OR：1.19, 95%CI：0.34-4.15]の関連は認められなかった。一般に，ケースコントロール研究では，リコールバイアスや交絡因子が結果を修飾する可能性が指摘されている[3]。

4　相談事例

奇形発生の危険度が最も高い絶対過敏期に本剤を服用した10例はいずれも奇形などのない健常児を出産した。

服用後の対応

- 妊娠中のベンゾジアゼピン系薬剤服用と口唇・口蓋裂，あるいは鼠径ヘルニア，心血管系などの奇形発生に関連がみられたとのケースコントロール研究が別個に複数報告されている。しかし，これらの報告にはリコールバイアスや交絡因子(母親のアルコール摂取，喫煙，基礎疾患，併用薬の使用など)が結果を修飾する可能性が指摘されている。妊娠中のベンゾジアゼピン系薬剤使用と催奇形性に関する疫学調査のメタアナリシスが報告されており，ケースコントロール研究のメタアナリシスでは，薬物曝露と大奇形ならびに口唇・口蓋裂の関連がみられたが，コホート研究のメタアナリシスでは，妊娠第1三半期の薬物曝露と大奇形あるいは口唇・口蓋裂の関連は認められなかった。なお，ラット，ウサギを用いた生殖試験で本剤の催奇形作用は認められなかった。相談事例では，奇形発生の危険度が高い妊娠初期に本剤を服用した10例はいずれも奇形などのない健常児を出産した。

　本剤の情報は限られているが，以上のことから判断して，妊娠初期に本剤の常用量を服用したことにより，通常の妊婦と比較して奇形発生の頻度や危険度が上昇したとは考えられないので，心配することはないことを説明する。また，治療上の必要性があり本剤を継続服用した場合でも，奇形発生の頻度や危険度が上昇することはまずないと考えられるので，本剤服用が人工妊娠中絶の理由にはならないことを説明する。
- 今後は，妊娠していることを主治医に告げて相談するように指示する。また，妊娠末期に継続服用する必要がある場合は，新生児に移行したベンゾジアゼピン系薬剤によって，一部の新生児に一過性の傾眠や呼吸機能への影響，その後の離脱症状がみられることが報告されている。本剤の妊娠末期の継続服用に関しては，主治医とともに産婦人科の医師へも服薬状況を報告し相談するよう指導する。

服用前の対応

1　医師への疑義照会

以下のことを説明し，患者が妊婦であっても処方通りに調剤してよいかを確認する。
- 妊娠中のベンゾジアゼピン系薬剤服用と口唇・口蓋裂，あるいは鼠径ヘルニア，心血管系などの奇

形発生に関連がみられたとのケースコントロール研究が別個に複数報告されている。しかし，これらの報告にはリコールバイアスや交絡因子（母親のアルコール摂取，喫煙，基礎疾患，併用薬の使用など）が結果を修飾する可能性が指摘されている。妊娠中のベンゾジアゼピン系薬剤使用と催奇形性に関する疫学調査のメタアナリシスが報告されており，ケースコントロール研究のメタアナリシスでは，薬物曝露と大奇形ならびに口唇・口蓋裂の関連がみられたが，コホート研究のメタアナリシスでは，妊娠第1三半期の薬物曝露と大奇形あるいは口唇・口蓋裂の関連は認められなかった。なお，ラット，マウスを用いた生殖試験で本剤の催奇形作用は認められなかった。相談事例では，絶対過敏期に本剤を服用した10例はいずれも奇形などのない健常児を出産した。

- 妊娠末期に継続服用する必要がある場合は，新生児に移行したベンゾジアゼピン系薬剤によって，一部の新生児に一過性の傾眠や呼吸機能への影響，その後の離脱症状がみられることが報告されている。一方，本剤に関しては，妊娠末期に服用した母親の児に異常は認められなかったとの症例報告がある。本剤の妊娠末期の継続服用に関しては，主治医とともに産婦人科の医師へも服薬状況を報告し相談するよう指導する。

意見を求められたら

- 症状が軽度で，本剤の投与が不可欠というほどでもないなら，投与しないほうがよい。
- 妊娠中の不安や不眠に対しては，原因を取り除く心理療法や環境指導が基本とされている。したがって抗不安薬，睡眠薬は補助的に最少量を必要時にのみ使用することが胎児への影響を最小限にとどめる方法と考えられている。
- どうしても本剤の投与が必要で，本剤による治療を継続する場合：1999年の発売以降10年が経過しており，長い臨床使用の中で妊婦服用例も存在したことが論文などの症例報告から推察されるが，催奇形の危険度の上昇を示す症例報告の集積も疫学調査もないこと，相談事例では，絶対過敏期に本剤を服用した10例はいずれも奇形などのない健常児を出産した。類薬と比較して情報量は少ないものの，得られる情報を総合的に評価すると，通常の妊婦に認められる児の先天異常の確率が数値で表すほど上昇することはまずないと考えられる。
- 本剤の治療継続は人工妊娠中絶をすすめたり，妊娠を許可しない理由にはならないと考えられることを説明する。

他の治療薬

- ベンゾジアゼピン系と異なる構造を有する薬剤で，ベンゾジアゼピン受容体作動性睡眠薬に位置づけられ，500例を超える妊娠初期使用例を含む解析で催奇形性との関連がみられていない睡眠薬にゾピクロンがある。どうしてもベンゾジアゼピン受容体作動性睡眠薬による治療が必要な妊婦において，現時点で得られる情報からは選択しうる薬剤と考えられる。
- 神経症，不眠症に適応を有する漢方エキス剤で，妊婦への慎用薬，禁用薬を含まない処方に抑肝散がある。

2　患者への説明・指導

以下のことを説明，指導する。

投薬中止の場合

- 処方医と相談の結果，投薬が必須というほどの病状ではないこと，妊娠中の服薬は必要最小限にとどめることが原則であることより，投薬を中止してしばらく様子をみることになった。
- 不安感が強い，どうしても眠れないなど，病状や自覚症状について改善がみられずつらい場合には，

服薬を再開することも可能なので，無理をして我慢せずに主治医に受診する。
- 妊娠中は，薬局で薬を買うとき，病院にかかるときには，必ず妊娠していることを告げるよう指導する。

処方変更の場合
- 処方医と相談の結果，投薬が必須というほどの病状ではないこと，妊娠中の服薬は必要最小限にとどめることが原則であることより，症状と胎児への影響に関する既存の情報を考慮して処方が変更になった。
- 本剤は医師が妊娠を確認したうえで処方した薬で，母体の健康のために有用で，胎児への悪影響が少ないと考えられる薬である。
- 服薬の調節はあらかじめ医師に相談した範囲で行い，医師の指示と異なった服用をした場合はその状況を医師に報告する。
- 自分の判断で通院を中断すると，症状が悪化した場合，母体ばかりでなく胎児にも悪影響を及ぼすことになりかねない。
- 薬について何か心配なことがあったら，いつでも医師・薬剤師に相談する。

処方変更のない場合
- 前述のことから判断して，本剤の服用により奇形発生の頻度や危険度が明らかに上昇するとは考えられない。
- 「処方変更の場合」の◆印について説明する。

文献
1) 久光製薬株式会社：ドラール，インタビューフォーム(第11版)
2) 厚生省医薬品情報，No. 5, Dec. 1976
3) Dolovich LR, et al：Benzodiazepine use in pregnancy and major malformations or oral cleft：meta-analysis of cohort and case-control studies. BMJ, 317(7162)：839-843, 1998

睡眠薬

ゾピクロン (*Zopiclone*)

アモバン錠

薬剤危険度 1点

情報量 ++

薬剤データ

1 添付文書

妊婦または妊娠している可能性のある婦人および授乳中の婦人には，治療上の有益性が危険性を上回ると判断される場合にのみ投与する［妊娠中および授乳中の投与に関する安全性は確立していない］。

2 動物（生殖発生毒性試験・変異原性試験など）

- 妊娠前，妊娠初期投与試験：ラットに10，50，250mg/kgを経口投与した結果，50mg/kg以上の群においては妊娠の成立で障害がみられた。胎仔の生存発育に及ぼす影響はみられなかった[1]。
- 器官形成期投与試験：ラットに10，50，250mg/kgを経口投与した結果，250mg/kgで胎仔の発育について化骨遅延が認められた以外，影響は認められなかった[1]。
- 周産期・授乳期投与試験：ラットに10，50，250mg/kgを経口投与した結果，250mg/kgで産仔数減少が，また50mg/kg以上で仔を喰殺する母動物が認められたが，次世代の発育，聴覚機能，行動および生殖能力に及ぼす影響は認められなかった[1]。

3 ヒト（疫学調査・症例報告など）

- 妊婦への使用に関して，催奇形性，胎児毒性を示す症例報告も疫学調査もない。
- 2007年に報告されたスウェーデンのMedical Birth Registryに基づく疫学研究では，妊娠初期のゾピクロン使用例524例，妊娠末期のゾピクロン使用例65例を含むベンゾジアゼピン系薬剤あるいはベンゾジアゼピン受容体作動性睡眠薬を使用した妊婦が出産した1,979例の児において，口唇・口蓋裂，心奇形，奇形全般との関連は認められなかった[2]。
- 本薬を妊娠中に使用した40例に関する観察型コホート研究が報告されている。このうち35例は妊娠第1三半期に本薬を服用しており，4例は全妊娠期間にわたって本薬を服用していた。母親の年齢，喫煙，アルコール摂取についてマッチさせた対照群との児の比較が行われた。本薬を服用した母親群の児に先天性の大奇形は認められず，対照群とも差異がないことが報告されている[3]。
- 英国において，新薬使用妊婦の出生児に関する非介入型の観察研究が行われ報告されている。2,511例の妊娠が調査され，831例が妊娠第1三半期に新薬を使用していた。出産結果は831例の94％に相当する780例で確認された。ゾピクロンを妊娠第1三半期に使用していた妊婦が15例確認されている。3例が人工妊娠中絶を選び，3例が自然流産し，1例は転帰が不明であった。出産に至り出産結果が明らかな8例は，いずれも健常児を出産した[4]。

4 相談事例

奇形発生の危険度が最も高い絶対過敏期に本剤を服用した20例はいずれも奇形のない健常児を出産した。

服用後の対応

- 妊婦への使用に関して，催奇形性，胎児毒性を示す症例報告も疫学調査もない。一方，国内・海外で汎用されている薬剤であり，妊婦曝露例が相当数存在すると考えられるが，本剤と催奇形性，胎児毒性の因果関係を示唆する疫学調査は報告されていない。妊娠初期に本剤を服用した妊婦524例を含むベンゾジアゼピン受容体作動性睡眠薬あるいはベンゾジアゼピン系薬剤の使用妊婦に関するコホート研究では，先天異常と薬剤の関連は認められなかった。加えて，妊娠初期の本剤服用妊婦40例に関するプロスペクティブコホート研究では，本剤を服用した妊婦に関して先天異常の増加はみられなかった。英国における非介入型のコホート観察研究では妊娠第1三半期にゾピクロンを使用した妊婦のうち出産に至った8例の母親の8例の新生児に異常は認められなかったことが報告されている。ラット，ウサギを用いた生殖試験では，催奇形性は認められていない。相談事例では，奇形発生の危険度が高い妊娠初期に本剤を服用した20例はいずれも奇形などのない健常児を出産した。

　以上のことから判断して，妊娠初期に本剤の常用量を服用したことにより奇形発生の頻度や危険度が上昇したとは考えられないので，心配することはないことを説明する。また，治療上の必要性があり本剤を継続服用した場合でも，奇形発生の頻度や危険度が上昇することはまずないと考えられるので，本剤服用が人工妊娠中絶の理由にはならないことを説明する。
- 今後は，妊娠していることを主治医に告げて相談するように指示する。

服用前の対応

1　医師への疑義照会

以下のことを説明し，患者が妊婦であっても処方通りに調剤してよいかを確認する。

- 国内・海外で汎用されている薬剤であり，妊婦曝露例が相当数存在すると考えられるが，本剤と催奇形性，胎児毒性の因果関係を示唆する疫学調査は報告されていない。妊娠初期に本剤を服用した妊婦524例を含むベンゾジアゼピン受容体作動性睡眠薬あるいはベンゾジアゼピン系薬剤の使用妊婦に関するコホート研究では，先天異常と薬剤の関連は認められなかった。加えて，妊娠初期の本剤服用妊婦40例に関するプロスペクティブコホート研究では，本剤を服用した妊婦に関して先天異常の増加はみられなかった。英国における非介入型のコホート観察研究では妊娠第1三半期にゾピクロンを使用した妊婦のうち出産に至った8例の母親の8例の新生児に異常は認められなかったことが報告されている。ラット，ウサギを用いた生殖試験では，催奇形性は認められていない。相談事例では，絶対過敏期に本剤を服用した20例はいずれも奇形のない健常児を出産した。

意見を求められたら
- 症状が軽度で，本剤の投与が不可欠というほどでもないなら，投与しないほうがよい。
- 妊娠中の不眠に対しては，原因を取り除く心理療法や環境指導が基本とされている。したがって睡眠薬は補助的に最少量を必要時にのみ使用することが胎児への影響を最小限にとどめる方法と考えられている。
- どうしても睡眠薬の投与が必要ならば，本剤による治療を継続しても奇形児出産の危険性が高くなるとは考えられないことを説明する。

他の治療薬
- 本剤は，ベンゾジアゼピン系と異なる構造を有する薬剤で，ベンゾジアゼピン受容体作動性睡眠薬

に位置づけられており，欧州で汎用され500例を超える妊娠初期の使用例を含む解析で催奇形性との関連がみられていない．常用量での使用であれば妊婦に使用しても比較的安全と考えられている睡眠薬である．
- 神経症，不眠症に適応を有する漢方エキス剤で，妊婦への慎用薬，禁用薬を含まない処方に抑肝散がある．

2 患者への説明・指導

以下のことを説明，指導する．

投薬中止の場合
- 処方医と相談の結果，投薬が必須というほどの病状ではないこと，妊娠中の服薬は必要最小限にとどめることが原則であることより，投薬を中止してしばらく様子をみることになった．
- どうしても眠れないなど，病状や自覚症状について改善がみられない場合には，主治医に受診する．
- 妊娠中は，薬局で薬を買うとき，病院にかかるときには，必ず妊娠していることを告げるよう指導する．

処方変更の場合
- 処方医と相談の結果，投薬が必須というほどの病状ではないこと，妊娠中の服薬は必要最小限にとどめることが原則であることより，症状と胎児への影響に関する既存の情報を考慮して処方が変更になった．
- ◆ 本剤は医師が妊娠を確認したうえで処方した薬で，母体の健康のために有用で，胎児への悪影響が少ないと考えられる薬である．
- ◆ 服薬の調節はあらかじめ医師に相談した範囲で行い，医師の指示と異なった服用をした場合は，その状況を医師に報告する．
- ◆ 自分の判断で通院を中断すると，症状が悪化した場合，母体ばかりでなく胎児にも悪影響を及ぼすことになりかねない．
- ◆ 薬について何か心配なことがあったら，いつでも医師・薬剤師に相談する．

処方変更のない場合
- 前述のことから判断して，本剤の服用により奇形発生の頻度や危険度が上昇するとは考えられない．
- 「処方変更の場合」の◆印について説明する．

文献
1) サノフィ・アベンティス株式会社：アモバン，インタビューフォーム（第3版）
2) Wikner BN, et al：Use of benzodiazepines and benzodiazepine receptor agonists during pregnancy；neonatal outcome and congenital malformations. Pharmacoepidemiol Drug Saf, 16(11)：1203-1210, 2007
3) Zax M, et al：Birth outcomes in the offspring of mentally disordered women. Am J Orthopsychiatry, 47(2)：218-230, 1977
4) Wilton LV, et al：The outcomes of pregnancy in women exposed to newly marketed drugs in general practice in England. Br J Obstet Gynaecol, 105(8)：882-889, 1998

ゾルピデム酒石酸塩 （*Zolpidem tartrate*）

マイスリー錠

薬剤危険度 **1点**

情報量 **±〜＋**

薬剤データ

1 添付文書

妊婦または妊娠している可能性のある婦人には，治療上の有益性が危険性を上回ると判断される場合にのみ投与する［妊娠中の投与に関する安全性は確立していない］。

2 動物（生殖発生毒性試験・変異原性試験など）

- 雌雄ラットに交配前から妊娠末期あるいは分娩後25日までに投与して（5，25，125mg/kg）繁殖試験を行った。125mg/kgで雌動物の性周期の乱れおよび交尾までの期間のわずかな延長と，出生仔（F_1）の4日生存率の軽度低下，発育（体重増加），活動度，学習能のわずかな抑制がみられた。上記以外には，親動物からF_2仔の離乳時に至るまでの生殖／繁殖機能にゾルピデム投与の影響は認められなかった。以上より，ラットの生殖・繁殖機能に対する無毒性量は，雄親動物では125mg/kg以上，雌親動物およびF_1仔では25mg/kgと推定された[1]。

- ラットを用いて，器官形成期投与試験（0.2，1，5，25，125mg/kg）を行ったところ，親動物の妊娠維持，出産，哺育に影響はみられなかった。胎仔では，5mg/kg以上で体重の低下，125mg/kgで波状肋骨の発現増加が認められた。しかしながら出生仔では，体重に影響はみられず，また，波状肋骨は修復性で，成長後の検査では異常を認められなかった。以上より無毒性量は，ラットの母動物では125mg/kg以上，胎仔では1mg/kg，出生仔では125mg/kgと推定された[1]。

- ウサギを用いて，器官形成期投与試験（1.25，5，20mg/kg）を行ったところ，20mg/kg群の母動物に体重増加抑制や流早産などが認められた。胎仔については本剤投与の影響はなかった。以上より無毒性量は，ウサギの母動物では5mg/kg，胎仔では20mg/kgと推定された[1]。

- ラットを用いて周産期および授乳期投与試験（5，25，125mg/kg）を行ったところ，25mg/kg以上で母動物の出生仔への加害行為と不活性な乳腺組織がみられた。125mg/kgでは出産仔数，出生時体重の減少などがみられたほか，親の加害行為による生存率低下がみられた。以上よりラットにおける無毒性量は，母動物では5mg/kg，出生仔では25mg/kgと推定した[1]。

3 ヒト（疫学調査・症例報告など）

妊婦への使用に関して，胎児への催奇形性，胎児毒性との関連は認められなかったことを示す疫学調査は報告されていない。一方，ヒトにおける催奇形性，胎児毒性を示す症例報告も疫学調査もない。

- 英国において，新規市販薬に関する妊婦使用の転帰に関する非介入型のコホート観察研究が行われた。2,511例の妊婦に関する記述があり，831例において妊娠第1三半期に新規の市販薬が使用されていた。妊娠第1三半期にゾルピデムを使用した妊婦は18例で，2例は自然流産，6例は人工妊娠中絶を選択し10例が出産に至っている。一組の双子を含む11例の新生児に異常は認められなかった[2]。

- ゾルピデム乱用の経歴がある30歳の白人女性が妊娠38週目に経腟自発分娩で出産した。胎児にお

睡眠薬

ける総ゾルピデム曝露量は不明だが、少なくとも曝露期間は1カ月以上にわたり曝露量は試算した総計で1,000mgを超えると考えられた。ゾルピデム5mgあるいは10mgを単回投与後の標準的な血清中薬物濃度は、29〜113ng/mL（平均59ng/mL）と58〜272ng/mL（平均121ng/mL）である。本事例における臍帯血中のゾルピデム濃度は41ng/mLであった。臍帯血中にゾルピデムが確認されたにもかかわらず、通常分娩後の新生児は活発で機敏であった。離脱症状は記録されておらず、母親と新生児は分娩48時間後に退院した。報告の著者らは、本事例はゾルピデムが人胎盤を通過することを示しており、妊娠中は必要性が明らかな場合にのみ使用すべきと結論している。

4　相談事例

奇形発生の危険度が最も高い絶対過敏期に本剤を服用した30例は、いずれも奇形などのない健常児を出産した。相対過敏期に本剤を服用した1例も奇形などのない健常児を出産した。

服用後の対応

- 妊婦への使用について胎児への催奇形性、胎児毒性との関連が認められなかったと結論した疫学調査は報告されていない。一方、国内・海外で汎用されている薬剤であり、妊婦曝露例が相当数存在すると考えられるが、本剤と催奇形性、胎児毒性の因果関係を示唆する疫学調査は報告されていない。英国における非介入型のコホート観察研究では妊娠第1三半期にゾルピデムを使用した妊婦のうち出産に至った10例の母親の11例の新生児に異常は認められなかったことが報告されている。ラット、ウサギを用いた生殖試験では、催奇形性は認められていない。相談事例では、奇形発生の危険度が高い妊娠初期に本剤を服用した31例は、いずれも奇形などのない健常児を出産した。

  以上のことから判断して、妊娠初期に本剤の常用量を頓服したことにより、奇形発生の頻度や危険度が上昇したとは考えられないので、心配することはないことを説明する。継続服用した場合でも、奇形発生の頻度や危険度が上昇することはまずないと考えられるので、本剤服用が人工妊娠中絶の理由にはならないことを説明する。
- 今後は、妊娠していることを主治医に告げて相談するように指示する。

服用前の対応

1　医師への疑義照会

以下のことを説明し、患者が妊婦であっても処方通りに調剤してよいかを確認する。

- 妊婦への使用について胎児への催奇形性、胎児毒性との関連が認められなかったと結論した疫学調査は報告されていない。一方、国内・海外で汎用されている薬剤であり、妊婦曝露例が相当数存在すると考えられるが、本剤と催奇形性、胎児毒性の因果関係を示唆する疫学調査は報告されていない。英国における非介入型のコホート観察研究では妊娠第1三半期にゾルピデムを使用した妊婦のうち出産に至った10例の母親の11例の新生児に異常は認められなかったことが報告されている。ラット、ウサギを用いた生殖試験では、催奇形性は認められていない。相談事例では、絶対過敏期に服用した30例、相対過敏期に服用した1例は、いずれも奇形などのない健常児を出産した。

意見を求められたら

- 症状が軽度で、本剤の投与が不可欠というほどでもないなら、投与しないほうがよい。

- 妊娠中の不眠に対しては，原因を取り除く心理療法や環境指導が基本とされている。したがって睡眠薬は補助的に最少量を必要時にのみ使用することが胎児への影響を最小限にとどめる方法と考えられている。
- 絶対過敏期に服用した30例，相対過敏期に服用した1例は，いずれも奇形などのない健常児を出産した。限られた情報ではあるが，本剤曝露群の児の出産結果は国内における自然奇形発生率を上回る変化とは考えがたいので，本剤の治療継続は人工妊娠中絶をすすめる理由にはならないと考えられる。

他の治療薬
- ベンゾジアゼピン系と異なる構造を有する薬剤で，ベンゾジアゼピン受容体作動性睡眠薬に位置づけられ，500例を超える妊娠初期使用例を含む解析で催奇形性との関連がみられていない睡眠薬にゾピクロンがある。どうしてもベンゾジアゼピン受容体作動性睡眠薬による治療が必要な妊婦において，現時点で得られる情報からは選択しうる薬剤と考えられる。
- 神経症，不眠症に適応を有する漢方エキス剤で，妊婦への慎用薬，禁用薬を含まない処方に抑肝散がある。

2　患者への説明・指導

以下のことを説明，指導する。

投薬中止の場合
- 処方医と相談の結果，投薬が必須というほどの病状ではないこと，妊娠中の服薬は必要最小限にとどめることが原則であることより，投薬を中止してしばらく様子をみることになった。
- どうしても眠れないなど，病状や自覚症状について改善がみられない場合は主治医に受診する。
- 妊娠中は，薬局で薬を買うとき，病院にかかるときには，必ず妊娠していることを告げるよう指導する。

処方変更の場合
- 処方医と相談の結果，投薬が必須というほどの病状ではないこと，妊娠中の服薬は必要最小限にとどめることが原則であることより，症状と胎児への影響に関する既存の情報を考慮して処方が変更になった。
- ◆ 本剤は医師が妊娠を確認したうえで処方した薬で，母体の健康のために有用で，胎児への悪影響が少ないと考えられる薬である。
- ◆ 服薬の調節はあらかじめ医師に相談した範囲で行い，医師の指示と異なった服用をした場合はその状況を医師に報告する。
- ◆ 自分の判断で通院を中断すると，症状が悪化した場合，母体ばかりでなく胎児にも悪影響を及ぼすことになりかねない。
- ◆ 薬について何か心配なことがあったら，いつでも医師・薬剤師に相談する。

処方変更のない場合
- 前述のことから判断して，本剤の服用により奇形発生の頻度や危険度が明らかに上昇するとは考えられない。
- 「処方変更の場合」の◆印について説明する。

文献

1) アステラス製薬株式会社：マイスリー，インタビューフォーム(第17版)
2) Wilton LV, et al：The outcomes of pregnancy in women exposed to newly marketed drugs in general practice in England. Br J Obstet Gynaecol, 105(8)：822-889, 1998

トリアゾラム　(Triazolam)

| ハルシオン錠 | 薬剤危険度 3点 | 情報量 ＋ |

I 薬剤データ

1 添付文書

- 妊婦（3カ月以内）または妊娠している可能性のある婦人には、治療上の有益性が危険性を上回ると判断される場合にのみ投与する［妊娠中に他のベンゾジアゼピン系化合物の投与を受けた患者の中に奇形児などの障害児を出産した例が対照群と比較して有意に多いとの疫学的調査報告がある］。
- 妊娠後期の婦人には治療上の有益性が危険性を上回ると判断される場合にのみ投与する［ベンゾジアゼピン系薬剤で新生児に哺乳困難、嘔吐、活動低下、筋緊張低下、過緊張、嗜眠、傾眠、呼吸抑制・無呼吸、チアノーゼ、易刺激性、神経過敏、振戦、低体温、頻脈などを起こすことが報告されている。なお、これらの症状は、離脱症状あるいは新生児仮死として報告される場合もある。また、ベンゾジアゼピン系薬剤で新生児に黄疸の増強を起こすことが報告されている。］。
- 分娩前に連用した場合、出産後新生児に離脱症状が現れることが、ベンゾジアゼピン系薬剤で報告されている。

2 動物（生殖発生毒性試験・変異原性試験など）

- SD-JCL系ラットの妊娠前では300mg/kg/日経口投与で雌雄の生殖機能に影響は認められず、妊娠初期投与では胎仔毒性・催奇形性ともに認められなかった[1]。
- Himalayasウサギの器官形成期投与では3mg/kg/日経口投与で母体重の減少と平均生存仔数の減少が認められたが、催奇形性は認められなかった[1]。
- SD-JCL系ラットの周産期投与では30、300mg/kg/日経口投与で母体重の増加抑制がみられ、授乳期投与では300mg/kg/日投与で母動物の育仔能が低下したが、新生仔の発育には影響はなく、また母動物の次産仔、あるいは次々世代仔への影響も認められなかった[1]。

3 ヒト（疫学調査・症例報告など）

妊婦への使用に関して、胎児への催奇形性、胎児毒性との関連は認められなかったことを示す疫学調査は報告されていない。一方、ヒトにおける催奇形性、胎児毒性を示す症例報告も疫学調査もない。

- 他のベンゾジアゼピン系薬剤の投与を受けた妊婦では、口蓋裂などの奇形発生が増加したとのレトロスペクティブなケースコントロール研究が報告されている。しかし、これらの疫学調査には、調査方法の偏りに関する考慮が十分でないという指摘がある。一方、より精度が高いと考えられるコホート調査を主体とした疫学調査では、ベンゾジアゼピン系薬剤の妊婦使用と奇形発生や胎児死亡などについて有意な関連は認められなかったと報告されている。
- 中央薬事審議会の副作用調査会の検討では複数の疫学調査報告に基づいて、奇形児出産との関連は必ずしも明確ではないが、催奇形の危険性を否定することはできないので、マイナートランキライザーの妊娠初期における適用は、有用性と安全性を十分考慮のうえ使用されるべきであると勧告してい

- 自殺目的で本剤を少なくとも 20 錠服用した母親から帝王切開で出生した児に関する報告がある。妊娠 33 週で生まれた児の出生時体重は 1,872g で，1 分後と 5 分後の Apgar score は 1 と 3 であった。自発呼吸が認められないため蘇生が行われた。呼吸窮迫がみられサーファクタントによる治療が行われ肺機能の回復がみられたが自発呼吸は不十分な状態であった。傾眠傾向と低緊張に関する管理が必要であった。臍帯血中の薬物濃度を HPLC で測定したところ 2.30ng/mL を示した。このときは，2 カ月の治療後に NICU を退出し生後 4 カ月の時点で通常の発育がみられた[2]。

4　相談事例

奇形発生の危険度が最も高い絶対過敏期に本剤を服用した 72 例は，いずれも奇形などのない健常児を出産した。絶対過敏期の使用例のうち 8 例は，その後の全妊娠期間にわたって本剤を服用したが健常児を出産している。相対過敏期に本剤を服用した 6 例も，いずれも奇形などのない健常児を出産した。

服用後の対応

- 妊婦への使用について胎児への催奇形性，胎児毒性を示唆する症例も疫学調査も報告されていない。また，本剤と催奇形性，胎児毒性の因果関係を否定する疫学調査も報告されていない。他のベンゾジアゼピン系薬剤の投与を受けた妊婦では，口蓋裂などの奇形発生が増加したとのレトロスペクティブなケースコントロール研究が報告されている。しかし，これらの疫学調査には，調査方法の偏りに関する考慮が十分でないという指摘がある。また，より精度が高いと考えられるコホート調査を主体とした疫学調査で，ベンゾジアゼピン系薬剤使用と奇形発生や胎児死亡などについて関連は認められなかったと報告されている。ラットに 300mg/kg，ウサギに 3mg/kg まで経口投与した生殖試験で催奇形作用は認められなかった。奇形発生の危険度が高い妊娠初期に本剤を服用した 78 例はいずれも奇形のない健常児を出産した。限られた情報ではあるが，本剤曝露群の児の出産結果は国内における自然奇形発生率を上回る変化とは考えられない。

　以上のことから判断して，妊娠初期に本剤の常用量を服用したことにより，奇形発生の頻度や危険度が上昇したとは考えられないので，心配することはないことを説明する。継続服用した場合でも，奇形発生の頻度や危険度が上昇することはまずないと考えられるので，本剤服用が人工妊娠中絶の理由にはならないことを説明する。
- 今後は，妊娠していることを主治医に告げて相談するように指示する。

服用前の対応

1　医師への疑義照会

以下のことを説明し，患者が妊婦であっても処方通りに調剤してよいかを確認する。
- 妊婦への使用について胎児への催奇形性，胎児毒性を示唆する症例も疫学調査も報告されていない。また，本剤と催奇形性，胎児毒性の因果関係を否定する疫学調査も報告されていない。他のベンゾジアゼピン系薬剤の投与を受けた妊婦では，口蓋裂などの奇形発生が増加したとのレトロスペクティブなケースコントロール研究が報告されている。しかし，これらの疫学調査には，調査方法の偏りに関する考慮が十分でないという指摘がある。また，より精度が高いと考えられるコホート調査を主体と

した疫学調査で，ベンゾジアゼピン系薬剤使用と奇形発生や胎児死亡などについて関連は認められなかったと報告されている。ラットに 300mg/kg，ウサギに 3mg/kg まで経口投与した生殖試験で催奇形作用は認められなかった。絶対過敏期に服用した 72 例，相対過敏期に服用した 6 例はいずれも奇形などのない健常児を出産した。限られた情報ではあるが，本剤曝露群の児の出産結果は国内における自然奇形発生率を上回る変化とは考えられない。

意見を求められたら
- 症状が軽度で，本剤の投与が不可欠というほどでもないなら，投与しないほうがよい。
- 妊娠中の不眠に対しては，原因を取り除く心理療法や環境指導が基本とされている。したがって睡眠薬は補助的に最少量を必要時にのみ使用することが胎児への影響を最小限にとどめる方法と考えられている。
- どうしても本剤の投与が必要で，本剤による治療を継続する場合：他のベンゾジアゼピン系薬剤で催奇形を示唆した報告のすべてを否定することはできない。しかし，妊娠中のベンゾジアゼピン系薬剤の使用と催奇形性の因果関係は認められないとの報告があり，奇形発生の頻度や危険度が必ずしも上昇するとは考えられない。
- 絶対過敏期に服用した 72 例，相対過敏期に服用した 6 例は，いずれも奇形などのない健常児を出産した。限られた情報ではあるが，本剤曝露群の児の出産結果は国内における自然奇形発生率を上回る変化とは考えられないので，本剤の治療継続は人工妊娠中絶をすすめる理由にはならないと考えられる。

他の治療薬
- ベンゾジアゼピン系と異なる構造を有する薬剤で，ベンゾジアゼピン受容体作動性睡眠薬に位置づけられ，500 例を超える妊娠初期使用例を含む解析で催奇形性との関連がみられていない睡眠薬にゾピクロンがある。どうしてもベンゾジアゼピン受容体作動性睡眠薬による治療が必要な妊婦において，現時点で得られる情報からは選択しうる薬剤と考えられる。
- 神経症，不眠症に適応を有する漢方エキス剤で，妊婦への慎用薬，禁用薬を含まない処方に抑肝散がある。

2 患者への説明・指導

以下のことを説明，指導する。

投薬中止の場合
- 処方医と相談の結果，投薬が必須というほどの病状ではないこと，妊娠中の服薬は必要最小限にとどめることが原則であることより，投薬を中止してしばらく様子をみることになった。
- どうしても眠れないなど，病状や自覚症状について改善がみられない場合は主治医に受診する。
- 妊娠中は，薬局で薬を買うとき，病院にかかるときには，必ず妊娠していることを告げるよう指導する。

処方変更の場合
- 処方医と相談の結果，投薬が必須というほどの病状ではないこと，妊娠中の服薬は必要最小限にとどめることが原則であることより，症状と胎児への影響に関する既存の情報を考慮して処方が変更になった。
- 本剤は医師が妊娠を確認したうえで処方した薬で，母体の健康のために有用で，胎児への悪影響が少ないと考えられる薬である。

- ◆ 服薬の調節はあらかじめ医師に相談した範囲で行い，医師の指示と異なった服用をした場合はその状況を医師に報告する。
- ◆ 自分の判断で通院を中断すると，症状が悪化した場合，母体ばかりでなく胎児にも悪影響を及ぼすことになりかねない。
- ◆ 薬について何か心配なことがあったら，いつでも医師・薬剤師に相談する。

処方変更のない場合

- 前述のことから判断して，本剤の服用により奇形発生の頻度や危険度が明らかに上昇するとは考えられない。
- 「処方変更の場合」の◆印について説明する。

文献

1) ファイザー株式会社：ハルシオン，インタビューフォーム(第6版)
2) Sakai T, et al：Triazolam (Halcion) intoxication in a neonate-a first report. Eur J Pediatr, 155(12)：1065-1066, 1996

ニトラゼパム （*Nitrazepam*）

ネルボン 散 錠 ,
ベンザリン 細 錠

薬剤危険度　**3点**

情報量　**＋〜＋＋**

Ⅰ 薬剤データ

1　添付文書

- 妊婦（3カ月以内）または妊娠している可能性のある婦人には，治療上の有益性が危険性を上回ると判断される場合にのみ投与する［妊娠中に他のベンゾジアゼピン系化合物の投与を受け，出生した新生児に口唇裂（口蓋裂を伴うものを含む）などが対照群と比較して有意に多いとの疫学的調査報告がある］．
- 妊娠後期の婦人には治療上の有益性が危険性を上回ると判断される場合にのみ投与する［ベンゾジアゼピン系薬剤で新生児に哺乳困難，嘔吐，活動低下，筋緊張低下，過緊張，嗜眠，傾眠，呼吸抑制・無呼吸，チアノーゼ，易刺激性，神経過敏，振戦，低体温，頻脈などを起こすことが報告されている．なお，これらの症状は，離脱症状あるいは新生児仮死として報告される場合もある．また，ベンゾジアゼピン系薬剤で新生児に黄疸の増強を起こすことが報告されている．］．
- 分娩前に連用した場合，出産後新生児に離脱症状が現れることが，ベンゾジアゼピン系薬剤で報告されている．
- ラットでの試験（50，100，200mg/kg，妊娠第8〜14日目，7日間，経口）において50mg/kg投与群に内臓の異常所見（仮性水腎症など）が比較の多く観察され，100mg/kg投与群に外形（水頭症，小耳症など）および骨格（頸椎々弓異常など）異常所見が，有意に高く観察されている．また，100，200mg/kg投与群で胎仔死亡の著明な増加が認められている．

2　動物（生殖発生毒性試験・変異原性試験など）

- ラットを用いて，本薬50，100，200mg/kgを妊娠8〜14日の7日間強制経口投与した試験では，100mg/kgで68例中生存胎仔33例（48.5%）に水頭症，小眼症，小耳症，尾異常が観察された．骨格の異常はラット100mg/kg群の25%に現れ，対照群の発現率（1.8%）と有意な差が認められた．また，50mg/kg群に仮性水腎症，臍帯動脈膀胱部径側走行などの内臓異常が比較的多く観察された[1]．
- マウスを用いて，本薬100，200mg/kgを妊娠7〜12日の6日間強制経口投与した試験では，外形異常は200mg/kgで低率に発現した．また200mg/kg群に仮性水腎症，臍帯動脈膀胱部径側走行などの内臓異常が比較的多く観察された[1]．
- ラットの100，200mg/kg投与群で，母動物の体重増加抑制がみられ，200mg/kg投与群の母動物1例が死亡した．胎仔死亡率はマウスで増加の傾向はなく，ラットでは100mg/kgで76.4%，200mg/kg群で100%と著明に増加した[1]．

3　ヒト（疫学調査・症例報告など）

- 2007年に報告されたスウェーデンのMedical Birth Registryに基づく疫学研究では，妊娠初期のニトラゼパム使用例76例，妊娠末期のニトラゼパム使用例22例を含むベンゾジアゼピン系薬剤ある

睡眠薬

いはベンゾジアゼピン受容体作動性睡眠薬を使用した妊婦が出産した1,979例の児において，口唇・口蓋裂，心奇形，奇形全般との関連は認められなかった[2]。

- ハンガリーの先天奇形サーベイランスに登録された症例を用いて，ニトラゼパムを含む5種のベンゾジアゼピン系薬剤と先天奇形の関連を調査したケースコントロール研究が報告されている。先天奇形を有する児を出産した22,865例の母親のうちベンゾジアゼピン系薬剤5種のいずれかを使用していたものは57例（0.25%）であった。一方，健常児を出産した38,151例の母親のうちベンゾジアゼピン系薬剤5種のいずれかを使用していたものは75例（0.20%）であった。報告の著者らは，本研究では5種のベンゾジアゼピン系薬剤と先天奇形の関連は見いだせなかったと結論している。ニトラゼパムに関しては，先天奇形を有する児を出産した母親のうち使用していたものが18例（0.08%）で，健常児を出産した母親のうち使用していたものが19例（0.05%）でORは1.6であったが，95%CIは0.8-3.0で統計学的に有意なものではなかった[3]。

- 中央薬事審議会の副作用調査会の検討では，1970年代に報告されたジアゼパム，クロルジアゼポキシド，メプロバメートなどを対象としたケースコントロール研究を評価して，妊娠中のマイナートランキライザーの使用と奇形児出産との因果関係は必ずしも明確ではないが，催奇形の危険性を否定することはできないので，妊娠初期における適用は，有用性と安全性を十分考慮のうえ使用されるべきであると勧告している[4]。

- 妊娠中のベンゾジアゼピン系薬剤使用と催奇形性に関する疫学調査のメタアナリシスが報告されている。9つのケースコントロール研究のメタアナリシスでは，ジアゼパム曝露と大奇形［OR：3.01, 95%CI：1.32-6.84］ならびに口唇・口蓋裂［OR：1.79, 95%CI：1.13-2.82］の関連がみられた。一方，9つのコホート研究のメタアナリシスでは，妊娠第1三半期のジアゼパム曝露と大奇形［OR：0.90, 95%CI：0.61-1.35］あるいは口唇・口蓋裂［OR：1.19, 95%CI：0.34-4.15］の関連は認められなかった。一般に，ケースコントロール研究では，リコールバイアスや交絡因子が結果を修飾する可能性が指摘されている[5]。

- ブダペストのKoranyi病院の中毒センターでは，1960～1993年の間に自殺を試みた妊婦が1,044例記録されており，うち107例がニトラゼパムを単独または他剤とともに自己服薬した事例で，うち43例が出産に至った。43例のニトラゼパム服用量は平均204±100mgで，うち18例は100mgを服用していた（ハンガリーでは10mg錠が10錠入りのパッケージで発売されている）。

  43例中24例は受精後3～12週の妊娠初期の服薬自殺例であった。また，21例はニトラゼパム単独服薬例で，うち12例が受精後12週までの服薬例で3例に先天異常が認められた。43例中13例に先天性の奇形が認められ，同じ母親が出産した兄弟・姉妹29例中3例（10.3%）に先天性の奇形が認められた。ORは3.8［95%CI：1.0-14.6］であった。妊娠初期の服薬例に先天性の奇形がみられた頻度は29.4%で，妊娠第2三半期と第3三半期に服薬自殺した母親の児に先天性の奇形がみられた頻度31.6%と比較して高くなかった[6]。

- 筋緊張低下児：妊娠全期用を通して1日15mgのジアゼパムを服用し，加えて分娩までの妊娠後期9週間にはニトラゼパム10mgによる治療も受けた28歳の婦人は，新生児集中治療室での保育が必要な，無反応で，筋緊張の低下した児を出産した。

  また，妊娠後期に分娩までの残り8週間，毎晩10mgのニトラゼパムを服用した29歳の婦人が，眠りがちで哺乳したがらない児を出産した。生後3日目では，過度の睡眠傾向にあり，無反応で母乳を吸うことはできなかった。7日目に退院できるまでに回復した。この2例を「floppy-infant syndrome：幼児筋弛緩症候群」と称している[7]。

4　相談事例

奇形発生の危険度が最も高い絶対過敏期に本剤を服用した31例は，いずれも奇形などのない健常児を出産した。31例中7例は全妊娠期間にわたって本剤を服用していた。相対過敏期に本剤を使用した1例も奇形などのない健常児を出産した。

参考　ニトラゼパムはヒト胎盤を通過することが確認されている。妊娠初期では母体の循環血漿中薬物濃度と比較して胎児側濃度は低いレベルにあるが，妊娠末期にかけて胎盤移行は増加した[8]。

服用後の対応

- ニトラゼパムを使用した妊婦を含むベンゾジアゼピン系薬剤に関するコホート研究，ケースコントロール研究が報告されており，妊娠中の本剤服用と児の先天異常の増加の関連は指摘されていない。主な論文として，妊娠初期に本剤を服用した妊婦76例を含むベンゾジアゼピン系薬剤あるいはベンゾジアゼピン受容体作動性睡眠薬を使用した妊婦に関するコホート研究では，先天異常と薬物の関連は認められなかった。また，ニトラゼパムを含む5種のベンゾジアゼピン系薬剤と先天奇形の関連を調査したケースコントロール研究では，本剤と先天奇形の関連は見いだせなかったと結論している。

  妊娠中のベンゾジアゼピン系薬剤(主にジアゼパム)使用と催奇形性に関する疫学調査のメタアナリシスが報告されており，ケースコントロール研究のメタアナリシスでは，大奇形ならびに口唇・口蓋裂の関連がみられたが，コホート研究のメタアナリシスでは，妊娠第1三半期の曝露と大奇形あるいは口唇・口蓋裂の関連は認められなかった。その後の大規模な疫学調査では，ベンゾジアゼピン系薬剤あるいはベンゾジアゼピン受容体作動性睡眠薬の妊婦使用と先天奇形との関連は認められていない。

  ラットを用いた生殖試験では大量投与時に外形異常，骨格異常，胎仔死亡の増加が認められた。相談事例では，奇形発生の危険度が高い妊娠初期に本剤を服用した32例はいずれも奇形などのない健常児を出産した。

  以上のことから判断して，妊娠初期に本剤を睡眠薬として常用量使用したことにより，奇形発生の頻度や危険度が上昇したとは考えられないので，心配することはないことを説明する。継続服用した場合でも，奇形発生の頻度や危険度が上昇することはまずないと考えられるので，本剤服用が人工妊娠中絶の理由にはならないことを説明する。

- 今後は，妊娠していることを主治医に告げて相談するように指示する。

服用前の対応

1　医師への疑義照会

以下のことを説明し，患者が妊婦であっても処方通りに調剤してよいかを確認する。

- ニトラゼパムを使用した妊婦を含むベンゾジアゼピン系薬剤に関するコホート研究，ケースコントロール研究が報告されており，妊娠中の本剤服用と児の先天異常の増加の関連は指摘されていない。主な論文として，妊娠初期に本剤を服用した妊婦76例を含むベンゾジアゼピン系薬剤あるいはベンゾジアゼピン受容体作動性睡眠薬を使用した妊婦に関するコホート研究では，先天異常と薬物の関連は認められなかった。また，ニトラゼパムを含む5種のベンゾジアゼピン系薬剤と先天奇形の関連を調査したケースコントロール研究では，本剤と先天奇形の関連は見いだせなかったと結論している。

妊娠中のベンゾジアゼピン系薬剤(主にジアゼパム)使用と催奇形性に関する疫学調査のメタアナリシスが報告されており，ケースコントロール研究のメタアナリシスでは，大奇形ならびに口唇・口蓋裂の関連がみられたが，コホート研究のメタアナリシスでは，妊娠第1三半期の曝露と大奇形あるいは口唇・口蓋裂の関連は認められなかった。その後の大規模な疫学調査では，ベンゾジアゼピン系薬剤あるいはベンゾジアゼピン受容体作動性睡眠薬の妊婦使用と先天奇形との関連は認められていない。

ラットを用いた生殖試験では大量投与時に外形異常，骨格異常，胎仔死亡の増加が認められた。相談事例では，絶対過敏期に服用した31例，相対過敏期に服用した1例はいずれも奇形などのない健常児を出産した。

- 妊娠後期に連続9週間本剤を服用したために，新生児に筋緊張低下，無反応，哺乳困難が生じたとの症例報告がある。

意見を求められたら

- 症状が軽度で，本剤の投与が不可欠というほどでもないなら，投与しないほうがよい。
- 妊娠中の不安や不眠に対しては原因を取り除く心理療法や環境指導が基本とされている。したがって睡眠薬は補助的に最少量を必要時にのみ使用することが，胎児への影響を最小限にとどめる方法と考えられている。
- どうしても本剤の投与が必要で，本剤による治療を継続する場合，他のベンゾジアゼピン系薬剤で催奇形性を示唆した報告のすべてを否定することはできない。しかし，妊娠中のベンゾジアゼピン系薬剤の服用と催奇形性の因果関係は認められないとの報告があり，奇形発生の頻度や危険度が必ずしも上昇するとは考えられない。
- 相談事例では，妊娠初期の絶対過敏期を通して71日目まで本剤を服用したが催奇形を認めなかった1例もあり，本剤の治療継続は人工妊娠中絶をすすめたり，妊娠を許可しない理由にはならないと考えられる。

他の治療薬

- ベンゾジアゼピン系と異なる構造を有する薬剤で，ベンゾジアゼピン受容体作動性睡眠薬に位置づけられ，500例を超える妊娠初期使用例を含む解析で催奇形性との関連がみられていない睡眠薬にゾピクロンがある。どうしてもベンゾジアゼピン受容体作動性睡眠薬による治療が必要な妊婦において，現時点で得られる情報からは選択しうる薬剤と考えられる。
- 神経症，不眠症に適応を有する漢方エキス剤で，妊婦への慎用薬，禁用薬を含まない処方に抑肝散がある。

2 患者への説明・指導

以下のことを説明，指導する。

投薬中止の場合

- 処方医と相談の結果，投薬が必須というほどの病状ではないこと，妊娠中の服薬は必要最小限にとどめることが原則であることより，投薬を中止してしばらく様子をみることになった。
- 不安感が強い，どうしても眠れないなど，病状や自覚症状について改善がみられずつらい場合には服薬を再開することも可能なので，無理をして我慢せずに主治医に受診する。
- 妊娠中は，薬局で薬を買うとき，病院にかかるときには，必ず妊娠していることを告げるよう指導する。

処方変更の場合
- 処方医と相談の結果，投薬が必須というほどの病状ではないこと，妊娠中の服薬は必要最小限にとどめることが原則であることより，症状と胎児への影響に関する既存の情報を考慮して処方が変更になった。
- 本剤は医師が妊娠を確認したうえで処方した薬で，母体の健康のために有用で，胎児への悪影響が少ないと考えられる薬である。
- 服薬の調節はあらかじめ医師に相談した範囲で行い，医師の指示と異なった服用をした場合はその状況を医師に報告する。
- 自分の判断で通院を中断すると，症状が悪化した場合，母体ばかりではなく胎児にも悪影響を及ぼすことになりかねない。
- 薬について何か心配なことがあったら，いつでも医師・薬剤師に相談する。

処方変更のない場合
- 前述のことから判断して，本剤の服用により奇形発生の頻度や危険度が明らかに上昇するとは考えられない。
- 「処方変更の場合」の◆印について説明する。

文献
1) 清藤英一・編著：催奇形性等発生毒性に関する薬品情報 第2版，東洋書店，p31，1986
2) Wikner BN, et al：Use of benzodiazepines and benzodiazepine receptor agonists during pregnancy；neonatal outcome and congenital malformations. Pharmacoepidemiol Drug Saf, 16(11)：1203-1210, 2007
3) Eros E, et al：A population-based case-control teratologic study of nitrazepam, medazepam, tofisopam, alprazolum and clonazepam treatment during pregnancy. Eur J Obstet Gynecol Reprod Biol, 101(2)：147-154, 2002
4) 厚生省医薬品情報，No. 5, Dec. 1976
5) Dolovich LR, et al：Benzodiazepine use in pregnancy and major malformations or oral cleft；meta-analysis of cohort and case-control studies. BMJ, 317(7162)：839-843, 1998
6) Gidai J, et al：Congenital abnormalities in children of 43 pregnant women who attempted suicide with large doses of nitrazepam. Pharmacoepidemiol Drug Saf, 19(2)：175-182, 2010
7) Speight AN：Floppy-infant syndrome and maternal diazepam and/or nitrazepam. Lancet, 2(8043)：878, 1977
8) Kangas L, et al：Transfer of nitrazepam across the human placenta. Eur J Clin Pharmacol, 12(5)：355-357, 1977

フルニトラゼパム （*Flunitrazepam*）

サイレース錠注, ロヒプノール錠注

薬剤危険度 **3点**

情報量 **＋〜＋＋**

薬剤データ

1　添付文書

　動物実験で催奇形作用が報告されているので，妊婦または妊娠している可能性のある婦人には，投与しないことが望ましい。

- 妊娠動物（ラット）に投与した実験で，50mg/kg の用量で催奇形作用が認められる。
- 妊娠中に他のベンゾジアゼピン系化合物（ジアゼパム，クロルジアゼポキシドなど）を服用していた患者が出産した新生児において，口唇裂，口蓋裂などが対照群と比較して有意に多いとの疫学的調査報告がある。
- ベンゾジアゼピン系薬剤で新生児に哺乳困難，嘔吐，活動低下，筋緊張低下，過緊張，嗜眠，傾眠，呼吸抑制・無呼吸，チアノーゼ，易刺激性，神経過敏，振戦，低体温，頻脈などを起こすことが報告されている。なお，これらの症状は，離脱症状あるいは新生児仮死として報告される場合もある。また，ベンゾジアゼピン系薬剤で新生児に黄疸の増強を起こすことが報告されている。
- 分娩前に連用した場合，出産後新生児に離脱症状が現れることが，ベンゾジアゼピン系薬剤で報告されている。

2　動物（生殖発生毒性試験・変異原性試験など）

- 妊娠前・妊娠初期投与試験：ラット（SD 系）を用い，雄は交配前 13 週間，雌は交配前 21 日間および妊娠後 7 日間に，1，5，25，50mg/kg/日を経口投与したところ，50mg/kg で妊娠率の低下，胎仔の軽度の発育遅延が認められた[1]。
- 器官形成期投与試験：妊娠後 7〜17 日の器官形成期のラット（SD 系）に 1，5，25，50mg/kg/日を連続経口投与したところ，50mg/kg で胎仔に対し催奇形作用が，25mg/kg 以上で新生仔に対し生存率の低下，体重の低下および行動，学習能への影響が示唆された[1]。

　妊娠後 6〜18 日の器官形成期のウサギに 0.1，1，5，20mg/kg/日を連続経口投与したところ，20mg/kg 群で骨格変異の増加がみられたが，外表奇形，骨格奇形，内臓奇形の増加はみられなかった[2]。
- 周産期・授乳期投与試験：ラット（SD 系）に妊娠後期（妊娠期間の 1/3）から分娩後 20 日まで，1，5，25，100mg/kg/日を連続経口投与したところ，25mg/kg 以上で母動物の体重減少，分娩困難，哺育率の低下，新生仔の発育遅延が認められたが，生殖能への影響は認められなかった[1]。

3　ヒト（疫学調査・症例報告など）

- 2007 年に報告されたスウェーデンの Medical Birth Registry に基づく疫学研究では，妊娠初期のフルニトラゼパム使用例 175 例，妊娠末期のフルニトラゼパム使用例 33 例を含むベンゾジアゼピン系薬剤あるいはベンゾジアゼピン受容体作動性睡眠薬を使用した妊婦が出産した 1,979 例の児において，口唇・口蓋裂，心奇形，奇形全般との関連は認められなかった[3]。

- フルニトラゼパムを服用した母親の血漿中薬物濃度と臍帯血ならびに羊水中薬物濃度に関する研究が報告されている。

　妊娠初期に合法的な人工妊娠中絶を行う予定の婦人2例が，その12時間前にフルニトラゼパム1mgを服用した。母体の血漿中薬物濃度は4.1ng/mL，9.9ng/mLであったのに対して，臍帯血中薬物濃度はそれぞれ1.7ng/mL，5.0ng/mLと母体血漿中薬物濃度より低い値で，羊水中の薬物濃度はいずれも0.2ng/mLとさらに低値であった。

　また，妊娠末期に帝王切開の12時間前にフルニトラゼパム1mgを服用した12例の母親の母体の血漿中薬物濃度は5.53±2.56ng/mLであったのに対して，臍帯静脈ならびに臍帯動脈血漿中薬物濃度はそれぞれ1.22±0.38ng/mL，1.28±0.53ng/mLで，母体血漿中薬物濃度の1/4〜1/5程度と低値を示し，羊水中薬物濃度は0.43±0.34ng/mLとさらに低値であったことが報告されている。また，術前妊婦は夜間良好な睡眠が得られ，顕著な副作用がみられなかったと報告している。この報告の著者らは，ジアゼパムやオキサゼパム，ロラゼパムで妊婦と胎児の血漿中薬物濃度が速やかに同レベルになるのと比較して，本剤では臍帯血中薬物濃度が母体と比較して1/4〜1/5と低いことより，妊娠中の術前単回投与や間欠的な投与に際して類薬より好ましい可能性があると述べている。

- 中央薬事審議会の副作用調査会の検討では，1970年代に報告されたジアゼパム，クロルジアゼポキシド，メプロバメートなどを対象としたケースコントロール研究を評価して，妊娠中のマイナートランキライザーの使用と奇形児出産との因果関係は必ずしも明確ではないが，催奇形の危険性を否定することはできないので，妊娠初期における適用は，有用性と安全性を十分考慮のうえ使用されるべきであると勧告している[4]。

- 妊娠中のベンゾジアゼピン系薬剤使用と催奇形性に関する疫学調査のメタアナリシスが報告されている。9つのケースコントロール研究のメタアナリシスでは，ジアゼパム曝露と大奇形[OR：3.01，95%CI：1.32-6.84]ならびに口唇・口蓋裂[OR：1.79，95%CI：1.13-2.82]の関連がみられた。一方，9つのコホート研究のメタアナリシスでは，妊娠第1三半期のジアゼパム曝露と大奇形[OR：0.90，95%CI：0.61-1.35]あるいは口唇・口蓋裂[OR：1.19，95%CI：0.34-4.15]の関連は認められなかった。一般に，ケースコントロール研究では，リコールバイアスや交絡因子が結果を修飾する可能性が指摘されている[5]。

4　相談事例

　奇形発生の危険度が最も高い絶対過敏期に本剤を使用した98例中97例は奇形などのない健常児を出産した。1例に認められた異常は，心室中隔欠損であった。98例中28例は全妊娠期間にわたって本剤を服用していた。また，98例中3例は注射剤を使用した症例であった。相対過敏期に本剤を使用した4例は，いずれも奇形などのない健常児を出産した。

服用後の対応

- 妊娠初期に本剤を使用した妊婦175例を含むベンゾジアゼピン系薬剤使用妊婦に関するコホート研究では，先天異常と薬物の関連は認められなかった。また，妊娠初期および末期に本剤を単回投与した妊婦に関する母児の血漿中薬物濃度に関する研究では，臍帯血中薬物濃度は母体の1/4〜1/5と低いことより，妊娠中の術前単回投与や間欠的な投与に際して他のベンゾジアゼピン系薬剤より好ましい可能性があるとの報告がある。ラットを用いた生殖試験では50mg/kgで胎仔に対し催奇形作用

が，25mg/kg 以上で新生仔に対し生存率の低下が認められた。妊娠中のベンゾジアゼピン系薬剤（主にジアゼパム）使用と催奇形性に関する疫学調査のメタアナリシスが報告されており，ケースコントロール研究のメタアナリシスでは，大奇形ならびに口唇・口蓋裂の関連がみられたが，コホート研究のメタアナリシスでは，妊娠第1三半期の曝露と大奇形あるいは口唇・口蓋裂の関連は認められなかった。その後の大規模な疫学調査では，ベンゾジアゼピン系薬剤あるいはベンゾジアゼピン受容体作動性睡眠薬の妊婦使用と先天奇形との関連は認められていない。ウサギを用いた生殖試験では催奇形作用は認められなかった。相談事例では，奇形発生の危険度が高い妊娠初期に本剤を服用した102例中101例が，奇形などのない健常児を出産した。

　以上のことから判断して，妊娠初期に本剤の常用量を使用したことにより，通常の妊婦と比較して奇形発生の頻度や危険度が上昇したとは考えられないので，心配することはないことを説明する。また，治療上の必要性があり本剤を継続服用した場合でも，奇形発生の頻度や危険度が上昇することはまずないと考えられるので，本剤服用が人工妊娠中絶の理由にはならないことを説明する。

- 妊娠末期に継続使用する必要がある場合は，新生児に移行した薬剤によって，一部の新生児に一過性の傾眠や呼吸機能への影響，その後の離脱症状がみられる可能性がある。一方，帝王切開の術前12時間に1mgを服用した12例の妊婦の母児血漿中薬物濃度に関する研究では，副作用なく良好な睡眠が得られたことが報告されており，臍帯血漿中の薬物濃度は母体の1/4〜1/5と低いことが報告されている。主治医とともに産婦人科の医師へも服薬状況を報告し相談するよう指導する。
- 今後は，妊娠していることを主治医に告げて相談するように指示する。

服用前の対応

1　医師への疑義照会

以下のことを説明し，患者が妊婦であっても処方通りに調剤してよいかを確認する。

- 妊娠初期に本剤を使用した妊婦175例を含むベンゾジアゼピン系薬剤使用妊婦に関するコホート研究では，先天異常と薬物の関連は認められなかった。また，妊娠初期および末期に本剤を単回投与した妊婦に関する母児の血漿中薬物濃度に関する研究では，臍帯血漿中薬物濃度は母体の1/4〜1/5と低いことより，妊娠中の術前単回投与や間欠的な投与に際して他のベンゾジアゼピン系薬剤より好ましい可能性があるとの報告がある。妊娠中のベンゾジアゼピン系薬剤（主にジアゼパム）使用と催奇形性に関する疫学調査のメタアナリシスが報告されており，ケースコントロール研究のメタアナリシスでは，大奇形ならびに口唇・口蓋裂の関連がみられたが，コホート研究のメタアナリシスでは，妊娠第1三半期の曝露と大奇形あるいは口唇・口蓋裂の関連は認められなかった。ラットを用いた生殖試験では50mg/kgで胎仔に対し催奇形作用が，25mg/kg以上で新生児に対し生存率の低下が認められた。ウサギを用いた生殖試験では催奇形作用は認められなかった。相談事例では，絶対過敏期に服用した98例中97例，相対過敏期に服用した4例は奇形などのない健常児を出産した。
- 帝王切開の術前12時間に1mgを服用した12例の妊婦の母児血漿中薬物濃度に関する研究では，副作用なく良好な睡眠が得られたことが報告されており，臍帯血漿中の薬物濃度は母体の1/4〜1/5と低いことが報告されている。

意見を求められたら

- 症状が軽度で，本剤の投与が不可欠というほどでもないなら，投与しないほうがよい。
- 妊娠中の不安や不眠に対しては，原因を取り除く心理療法や環境指導が基本とされている。したが

って抗不安薬，睡眠薬は補助的に最少量を必要時にのみ使用することが，胎児への影響を最小限にとどめる方法と考えられている。
- どうしても本剤の投与が必要で，本剤による治療を継続する場合，妊娠初期に本剤を服用した妊婦175例を含むベンゾジアゼピン系薬物使用妊婦に関するコホート研究では，先天異常と薬物の関連は認められなかった。
 これらを総合的に評価すると，通常の妊婦に認められる児の先天異常の確率が数値で表すほど上昇することはまずないと考えられる。
- 本剤の治療継続は人工妊娠中絶をすすめたり，妊娠を許可しない理由にはならないと考えられることを説明する。

他の治療薬
- ベンゾジアゼピン系と異なる構造を有する薬剤で，ベンゾジアゼピン受容体作動性睡眠薬に位置づけられ，500例を超える妊娠初期使用例を含む解析で催奇形性との関連がみられていない睡眠薬にゾピクロンがある。どうしてもベンゾジアゼピン受容体作動性睡眠薬による治療が必要な妊婦において，現時点で得られる情報からは選択しうる薬剤と考えられる。
- 神経症，不眠症に適応を有する漢方エキス剤で，妊婦への慎用薬，禁用薬を含まない処方に抑肝散がある。

2 患者への説明・指導

以下のことを説明，指導する。

投薬中止の場合
- 処方医と相談の結果，投薬が必須というほどの病状ではないこと，妊娠中の服薬は必要最小限にとどめることが原則であることより，投薬を中止してしばらく様子をみることになった。
- 不安感が強い，どうしても眠れないなど，病状や自覚症状について改善がみられずつらい場合には，服薬を再開することも可能なので，無理をして我慢せずに主治医に受診する。
- 妊娠中は，薬局で薬を買うとき，病院にかかるときには，必ず妊娠していることを告げるよう指導する。

処方変更の場合
- 処方医と相談の結果，投薬が必須というほどの病状ではないこと，妊娠中の服薬は必要最小限にとどめることが原則であることより，症状と胎児への影響に関する既存の情報を考慮して処方が変更になった。
- 本剤は医師が妊娠を確認したうえで処方した薬で，母体の健康のために有用で，胎児への悪影響が少ないと考えられる薬である。
- 服薬の調節はあらかじめ医師に相談した範囲で行い，医師の指示と異なった服用をした場合はその状況を医師に報告する。
- 自分の判断で通院を中断すると，症状が悪化した場合，母体ばかりでなく胎児にも悪影響を及ぼすことになりかねない。
- 薬について何か心配なことがあったら，いつでも医師・薬剤師に相談する。

処方変更のない場合
- 前述のことから判断して，本剤の服用により奇形発生の頻度や危険度が明らかに上昇するとは考えられない。

- 「処方変更の場合」の◆印について説明する。

文献

1) エーザイ株式会社：サイレース，インタビューフォーム（第5版）
2) Suzuki Y, et al : Teratological and Reproduction Studies with a New Hypnotics, 5-(2-Fluorophenyl)-1, 3-dihydro-1-methyl-7-nitro-2H-1, 4-benzodiazepin-2-one（Flunitrazepam）. 基礎と臨床，17（8）： 2585-2593, 1883
3) Wikner BN, et al : Use of benzodiazepines and benzodiazepine receptor agonists during pregnancy: neonatal outcome and congenital malformations. Pharmacoepidemiol Drug Saf, 16（11）： 1203-1210, 2007
4) 厚生省医薬品情報，No. 5, Dec. 1976
5) Dolovich LR, et al : Benzodiazepine use in pregnancy and major malformations or oral cleft ; meta-analysis of cohort and case-control studies. BMJ, 317（7162）： 839-843, 1998

ブロチゾラム （*Brotizolam*）

レンドルミン錠，レンドルミンD口腔内崩壊錠

薬剤危険度　3点　　情報量　+

薬剤データ

1　添付文書

妊婦または妊娠している可能性のある婦人には，投与しないことが望ましい［妊娠中の投与に関し，次のような報告があるなど安全性は確立していない］。

- 妊娠中にベンゾジアゼピン系化合物の投与を受けた患者の中に奇形を有する児などの障害児を出産した例が対照群と比較して有意に多いとの疫学的調査が報告されている。
- ベンゾジアゼピン系薬剤で新生児に哺乳困難，嘔吐，活動低下，筋緊張低下，過緊張，嗜眠，傾眠，呼吸抑制・無呼吸，チアノーゼ，易刺激性，神経過敏，振戦，低体温，頻脈などを起こすことが報告されている。なお，これらの症状は，離脱症状あるいは新生児仮死として報告される場合もある。また，ベンゾジアゼピン系薬剤で新生児に黄疸の増強を起こすことが報告されている。
- 分娩前に連用した場合，出産後新生児に離脱症状が現れることが，ベンゾジアゼピン系薬剤で報告されている。

2　動物（生殖発生毒性試験・変異原性試験など）

- SD-JCL系ラットを用いた妊娠前および妊娠初期投与試験では，雄雌の動物に0，0.05mg/kg，2.5mg/kg，250mg/kgが投与された。雌雄親動物の生殖能，胎仔体重に対照群との差異は認められなかった。親動物に対する最大無作用量は2.5mg/kgであった[1]。
- SD-JCL系ラットを用いた器官形成期投与試験では，母動物に0，0.05mg/kg，2.5mg/kg，250mg/kgが投与された。高用量群においては，胎仔の発育遅延と14肋骨の出現頻度の増加，新生仔の発育遅延と死亡仔の増加が認められたが，催奇形性は認められなかった[1]。
- ヒマラヤウサギを用いた器官形成期投与試験では，母動物に0，0.05mg/kg，0.5mg/kg，3.0mg/kgが投与された。催奇形性は認められなかった[1]。

3　ヒト（疫学調査・症例報告など）

- 妊婦への使用に関して，胎児への催奇形性，胎児毒性との関連は認められなかったことを示す疫学調査は報告されていない。一方，ヒトにおける催奇形性，胎児毒性を示す症例報告も疫学調査もない。
- 他のベンゾジアゼピン系薬剤の投与を受けた妊婦では，口蓋裂などの奇形発生が増加したとのレトロスペクティブなケースコントロール研究が報告されている。しかし，これらの疫学調査には，調査方法の偏りに関する考慮が十分でないという指摘がある。一方，より精度が高いと考えられるコホート調査を主体とした疫学調査では，ベンゾジアゼピン系薬剤の妊婦使用と奇形発生や胎児死亡などについて有意な関連は認められなかったと報告されている。
- 中央薬事審議会の副作用調査会の検討では複数の疫学調査報告に基づいて，奇形児出産との関連は必ずしも明確ではないが，催奇形の危険性を否定することはできないので，マイナートランキライザ

ーの妊娠初期における適用は，有用性と安全性を十分考慮のうえ使用されるべきであると勧告している。

4　相談事例

　奇形発生の危険度が最も高い絶対過敏期に本剤を服用した77例中76例は，奇形などのない健常児を出産した。1例に認められた異常は心室中隔欠損であった。絶対過敏期の使用例のうち20例は，その後の全妊娠期間にわたって本剤を服用したが健常児を出産している。

　相対過敏期に本剤を服用した2例も，いずれも奇形などのない健常児を出産した。

服用後の対応

- 妊婦への使用について胎児への催奇形性，胎児毒性を示唆する症例も疫学調査も報告されていない。また，本剤と催奇形性，胎児毒性の因果関係を否定する疫学調査も報告されていない。他のベンゾジアゼピン系薬剤の投与を受けた妊婦では，口蓋裂などの奇形発生が増加したとのレトロスペクティブなケースコントロール研究が報告されている。しかし，これらの疫学調査には，調査方法の偏りに関する考慮が十分でないという指摘がある。また，より精度が高いと考えられるコホート調査を主体とした疫学調査で，ベンゾジアゼピン系薬剤使用と奇形発生や胎児死亡などについて関連は認められなかったと報告されている。ラットに250mg/kg，ウサギに3mg/kgまで経口投与した生殖試験で催奇形作用は認められなかった。奇形発生の危険度が高い妊娠初期に本剤を服用した79例中78例は，奇形などのない健常児を出産した。限られた情報ではあるが，本剤曝露群の児の出産結果は国内における自然奇形発生率を上回る変化とは考えられない。

　以上のことから判断して，妊娠初期に本剤の常用量を服用したことにより，奇形発生の頻度や危険度が上昇したとは考えられないので，心配することはないことを説明する。継続服用した場合でも，奇形発生の頻度や危険度が上昇することはまずないと考えられるので，本剤服用が人工妊娠中絶の理由にはならないことを説明する。

- 今後は，妊娠していることを主治医に告げて相談するように指示する。

服用前の対応

1　医師への疑義照会

以下のことを説明し，患者が妊婦であっても処方通りに調剤してよいかを確認する。

- 妊婦への使用について胎児への催奇形性，胎児毒性を示唆する症例も疫学調査も報告されていない。また，本剤と催奇形性，胎児毒性の因果関係を否定する疫学調査も報告されていない。他のベンゾジアゼピン系薬剤の投与を受けた妊婦では，口蓋裂などの奇形発生が増加したとのレトロスペクティブなケースコントロール研究が報告されている。しかし，これらの疫学調査には，調査方法の偏りに関する考慮が十分でないという指摘がある。また，より精度が高いと考えられるコホート調査を主体とした疫学調査で，ベンゾジアゼピン系薬剤使用と奇形発生や胎児死亡などについて関連は認められなかったと報告されている。ラットに250mg/kg，ウサギに3mg/kgまで経口投与した生殖試験で催奇形作用は認められなかった。絶対過敏期に服用した77例中76例および相対過敏期に服用した2例は奇形などのない健常児を出産した。限られた情報ではあるが，本剤曝露群の児の出産結果は国内にお

ける自然奇形発生率を上回る変化とは考えられない。

意見を求められたら
- 症状が軽度で，本剤の投与が不可欠というほどでもないなら，投与しないほうがよい。
- 妊娠中の不眠に対しては，原因を取り除く心理療法や環境指導が基本とされている。したがって睡眠薬は補助的に最少量を必要時にのみ使用することが胎児への影響を最小限にとどめる方法と考えられている。
- どうしても本剤の投与が必要で，本剤による治療を継続する場合：他のベンゾジアゼピン系薬剤で催奇形を示唆した報告のすべてを否定することはできない。しかし，妊娠中のベンゾジアゼピン系薬剤の使用と催奇形性の因果関係は認められないとの報告があり，奇形発生の頻度や危険度が必ずしも上昇するとは考えられない。
- 絶対過敏期に服用した77例中76例，相対過敏期に服用した2例は奇形などのない健常児を出産した。限られた情報ではあるが，本剤曝露群の児の出産結果は国内における自然奇形発生率を上回る変化とは考えられないので，本剤の治療継続は人工妊娠中絶をすすめる理由にはならないと考えられる。

他の治療薬
- ベンゾジアゼピン系と異なる構造を有する薬剤で，ベンゾジアゼピン受容体作動性睡眠薬に位置づけられ，500例を超える妊娠初期使用例を含む解析で催奇形性との関連がみられていない睡眠薬にゾピクロンがある。どうしてもベンゾジアゼピン受容体作動性睡眠薬による治療が必要な妊婦において，現時点で得られる情報からは選択しうる薬剤と考えられる。
- 神経症，不眠症に適応を有する漢方エキス剤で，妊婦への慎用薬，禁用薬を含まない処方に抑肝散がある。

2 患者への説明・指導

以下のことを説明，指導する。

投薬中止の場合
- 処方医と相談の結果，投薬が必須というほどの病状ではないこと，妊娠中の服薬は必要最小限にとどめることが原則であることより，投薬を中止してしばらく様子をみることになった。
- どうしても眠れないなど，病状や自覚症状について改善がみられない場合は主治医に受診する。
- 妊娠中は，薬局で薬を買うとき，病院にかかるときには，必ず妊娠していることを告げるよう指導する。

処方変更の場合
- 処方医と相談の結果，投薬が必須というほどの病状ではないこと，妊娠中の服薬は必要最小限にとどめることが原則であることより，症状と胎児への影響に関する既存の情報を考慮して処方が変更になった。
- 本剤は医師が妊娠を確認したうえで処方した薬で，母体の健康のために有用で，胎児への悪影響が少ないと考えられる薬である。
- 服薬の調節はあらかじめ医師に相談した範囲で行い，医師の指示と異なった服用をした場合はその状況を医師に報告する。
- 自分の判断で通院を中断すると，症状が悪化した場合，母体ばかりでなく胎児にも悪影響を及ぼすことになりかねない。
- 薬について何か心配なことがあったら，いつでも医師・薬剤師に相談する。

処方変更のない場合
- 前述のことから判断して、本剤の服用により奇形発生の頻度や危険度が明らかに上昇するとは考えられない。
- 「処方変更の場合」の◆印について説明する。

文献
1) 松尾朝紀, 他：Brotizolam の経口投与による生殖毒性試験. 医薬品研究, 16 (4)： 818-838, 1985

I-4. 抗不安薬

アルプラゾラム （*Alprazolam*）

コンスタン錠，
ソラナックス錠

薬剤危険度　**3点**

情報量　**++**

薬剤データ

1　添付文書

- 妊婦（3カ月以内）または妊娠している可能性のある婦人には，治療上の有益性が危険性を上回ると判断される場合にのみ投与する［妊娠中に他のベンゾジアゼピン系化合物（ジアゼパム）の投与を受けた患者の中に奇形児などの障害児を出産した例が対照群と比較して有意に多いとの疫学的調査報告があり，また本剤を動物に大量投与したとき，骨格異常，胎仔の死亡，出産仔の発育遅延の増加が報告されている］。
- 妊娠後期の婦人には治療上の有益性が危険性を上回ると判断される場合にのみ投与する［ベンゾジアゼピン系薬剤で新生児に哺乳困難，嘔吐，活動低下，筋緊張低下，過緊張，嗜眠，傾眠，呼吸抑制・無呼吸，チアノーゼ，易刺激性，神経過敏，振戦，低体温，頻脈などを起こすことが報告されている。なお，これらの症状は，離脱症状あるいは新生児仮死として報告される場合もある。また，ベンゾジアゼピン系薬剤で新生児に黄疸の増強を起こすことが報告されている］。
- 分娩前に連用した場合，出産後新生児に離脱症状が現れることが，ベンゾジアゼピン系化合物で報告されている。

2　動物（生殖発生毒性試験・変異原性試験など）

- ラットに2または5mg/kg/日を経口投与した妊娠前・妊娠・哺育期投与試験では，雌の5mg/kg/日投与群において新生仔平均体重の軽度な低下が認められた以外，特記すべき所見は認められなかった[1]。
- ラットに0.5，5または50mg/kg/日，ウサギに0.5，3または15mg/kg/日を経口投与した器官形成期投与試験では，ラット50mg/kg/日投与群およびウサギ3mg/kg/日以上の投与群において，胎仔の死亡率増加・発育遅延・骨格異常がみられたが，ラット5mg/kg/日以下の投与群およびウサギ0.5mg/kg/日投与群では特記すべき所見は認められなかった[1]。
- ラットに0.5，3または18mg/kg/日を経口投与した周産期および授乳期投与試験で，3mg/kg/日以上の投与群において，他のベンゾジアゼピン系薬物についても報告のある一部母動物の授乳行動欠如および食殺行動による新生仔生存率の低下がみられたが，仔の発育・文化・機能・行動には何ら異常はみられなかった[1]。

抗不安薬

3　ヒト（疫学調査・症例報告など）

- ベンゾジアゼピン系薬剤を服薬し，イスラエルの催奇形情報サービスを利用した妊婦の追跡調査データ（1988〜1996年）をもとにしたコホート研究が報告されている。

  ベンゾジアゼピン系薬剤を使用して分娩に至った妊婦355例中11例（3.1 %）に先天奇形が確認された。一方，催奇形性の認められない薬物を使用した対照群の妊婦のうち分娩に至った382例中10例（2.6 %）に先天奇形がみられた。OR は1.2で95% CI は0.5-2.8であり，先天異常の頻度に統計学的差異は認められなかった。

  母親の服薬時期は，全妊娠期間が30%，妊娠第1三半期が68%，妊娠第2三半期と第3三半期がそれぞれ1 %であった。妊婦が使用していた薬物は，アルプラゾラムが149例，ロラゼパムが112例，ジアゼパムが89例，オキサゼパムが89例，クロナゼパムが69例，ブロチゾラムが19例，ニトラゼパムが12例，その他15例であった。

  報告の著者らは，妊娠中のベンゾジアゼピン系薬剤の使用と先天奇形の関連はみられなかったと結論している。一方，ベンゾジアゼピン系薬剤を使用した群では，人工妊娠中絶の頻度が14.1%と，対照群の4.7%と比較して高かったと指摘している[2]。

- 2007年に報告されたスウェーデンの Medical Birth Registry に基づく疫学研究では，妊娠初期のアルプラゾラム使用例249例，妊娠末期のアルプラゾラム使用例65例を含むベンゾジアゼピン系薬剤あるいはベンゾジアゼピン受容体作動性睡眠薬を使用した妊婦が出産した1,979例の児において，口唇・口蓋裂，心奇形，奇形全般との関連は認められなかった[3]。

- 製薬企業が国際的ファーマコビジランスの一環として実施した，妊娠第1三半期のアルプラゾラム使用と胎児リスクに関するプロスペクティブレジストリ研究が報告されている。妊娠初期のアルプラゾラム使用について医師，薬剤師，患者が登録し，薬物使用状況，リスク因子，妊娠転帰について，登録後4.5カ月と9カ月目に確認する方式がとられた。542例が登録され411例に関する妊娠転帰が得られた。自然流産が47例に，人工妊娠中絶が88例に認められた。出産に至った276例中13例に先天性の奇形が認められた。通常の妊娠と比較して，奇形の発現頻度の増加や特定の奇形パターン，あるいは流産の増加はみられなかったと報告されている[4]。

- ハンガリーの先天奇形サーベイランスに登録された症例を用いて，アルプラゾラムを含む5種のベンゾジアゼピン系薬剤と先天奇形の関連を調査したケースコントロール研究が報告されている。先天奇形を有する児を出産した22,865例の母親のうちベンゾジアゼピン系薬剤5種のいずれかを使用していたものは57例（0.25%）であった。一方，健常児を出産した38,151例の母親のうちベンゾジアゼピン系薬剤5種のいずれかを使用していたものは75例（0.20%）であった。報告の著者らは，本研究では5種のベンゾジアゼピン系薬剤と先天奇形の関連は見いだせなかったと結論している。アルプラゾラムに関しては，先天奇形を有する児を出産した母親のうち使用していたものが10例（0.04%）で，健常児を出産した母親のうち使用していたものが3例（0.01%）で OR は5.6であったが，95% CI は0.7-18.7で統計学的に有意なものではなかった[5]。

- 中央薬事審議会の副作用調査会の検討では，1970年代に報告されたジアゼパム，クロルジアゼポキシド，メプロバメートなどを対象としたケースコントロール研究を評価して，妊娠中のマイナートランキライザーの使用と奇形児出産との因果関係は必ずしも明確ではないが，催奇形の危険性を否定することはできないので，妊娠初期における適用は，有用性と安全性を十分考慮のうえ使用されるべきであると勧告している[6]。

- 妊娠中のベンゾジアゼピン系薬剤使用と催奇形性に関する疫学調査のメタアナリシスが報告されている。9つのケースコントロール研究のメタアナリシスでは，ジアゼパム曝露と大奇形［OR：3.01，95％ CI：1.32-6.84］ならびに口唇・口蓋裂［OR：1.79, 95％ CI：1.13-2.82］の関連がみられた。一方，9つのコホート研究のメタアナリシスでは，妊娠第1三半期のジアゼパム曝露と大奇形［OR：0.90, 95％ CI：0.61-1.35］あるいは口唇・口蓋裂［OR：1.19, 95％ CI：0.34-4.15］の関連は認められなかった。一般に，ケースコントロール研究では，リコールバイアスや交絡因子が結果を修飾する可能性が指摘されている[7]。

- ブダペストの Koranyi 病院の中毒センターでは，1984～1993年の間に服薬により自殺を試みた妊婦が559例記録されており，うち30例がアルプラゾラムの自己服薬事例で，うち10例が出産に至った。10例のアルプラゾラムの服用量は7.5～100mgの範囲で平均30mgであった。10例中2例に先天奇形が認められたが，1例は38週の服薬であり服薬時期と児の奇形の誘発時期は一致しないと考察されている。この研究では，同じ母親が出産した12例の兄弟・姉妹の調査を行い1例に先天奇形がみられたことを確認しており，先天奇形の発現状況は服薬によって大きく変わるものではない［OR：2.0, 95％ CI：0.2-22.0］と考察している。なお，受精後14週においてアルプラゾラム30mgを服薬した妊婦の児に多発奇形がみられたことに関して，報告の著者らは薬物の関連を完全に排除することはできないと述べている。ただし，当該妊婦は飲酒や薬物中毒もあったことが記載されている。受精後7週に100mgを服薬した重篤例や，受精後8週に本剤50mgをはじめアモバルビタール，グルテチミド，プロメタジンを服用した重篤例を含む8例は先天異常のない健常な児を出産しており，認知能力や行動指標は胎児毒性を示唆していないと報告している[8]。

4　相談事例

　奇形発生の危険度が最も高い絶対過敏期に本剤を服用した138例中135例は奇形などのない健常児を出産した。3例に認められた先天性の形態異常は，心室中隔欠損1例，卵円孔開存1例，先天性副腎過形成1例であった。138例中54例は全妊娠期間にわたって本剤を服用していた。相対過敏期に本剤を服用した3例は，いずれも奇形などのない健常児を出産した。

服用後の対応

- アルプラゾラムを使用した妊婦に関するコホート研究，ケースコントロール研究が複数報告されており，妊娠中の本剤服用と児の先天異常の増加に関連はみられていない。主な論文として，妊娠初期に本剤を服用した妊婦149例を含むベンゾジアゼピン系薬剤使用妊婦に関するコホート研究では，先天異常と薬剤の関連は認められなかった。また，妊娠初期に本剤を服用した妊婦249例を含むベンゾジアゼピン系薬剤あるいはベンゾジアゼピン受容体作動性睡眠薬の使用妊婦に関するコホート研究では，先天異常と薬剤の関連は認められなかった。加えて，妊娠初期のアルプラゾラム服用妊婦に関するプロスペクティブレジストリ研究では，本剤を服用した276例の妊婦に関して先天異常の増加はみられなかった。この他，アルプラゾラムを含む5種のベンゾジアゼピン系薬剤と先天奇形の関連を調査したケースコントロール研究では，薬剤と先天奇形の関連は見いだせなかったと結論づけている。

　妊娠中のベンゾジアゼピン系薬剤（主にジアゼパム）使用と催奇形性に関する疫学調査のメタアナリシスが報告されており，ケースコントロール研究のメタアナリシスでは，大奇形ならびに口唇・口蓋裂の関連がみられたが，コホート研究のメタアナリシスでは，妊娠第1三半期の曝露と大奇形あるい

は口唇・口蓋裂の関連は認められなかった。その後の大規模な疫学調査では，ベンゾジアゼピン系薬剤あるいはベンゾジアゼピン受容体作動性睡眠薬の妊婦使用と先天奇形との関連は認められていない。ラットとウサギを用いた生殖試験では大量投与時に発育遅延，骨格異常が認められた。相談事例では，奇形発生の危険度が高い妊娠初期に本剤を服用した141例中138例が，奇形などのない健常児を出産した。

　以上のことから判断して，妊娠初期に本剤の常用量を服用したことにより，通常の妊婦と比較して奇形発生の頻度や危険度が上昇したとは考えられないので，心配することはないことを説明する。また，治療上の必要性があり本剤を継続服用した場合でも，奇形発生の頻度や危険度が上昇することはまずないと考えられるので，本剤服用が人工妊娠中絶の理由にはならないことを説明する。

- 妊娠末期に継続使用する必要がある場合は，新生児に移行した薬剤によって，一部の新生児に一過性の傾眠や呼吸機能への影響，その後の離脱症状がみられることがあるので，主治医とともに産婦人科の医師へも服薬状況を報告し相談するよう指導する。
- 今後は，妊娠していることを主治医に告げて相談するように指示する。

服用前の対応

1　医師への疑義照会

以下のことを説明し，患者が妊婦であっても処方通りに調剤してよいかを確認する。

- アルプラゾラムを使用した妊婦に関するコホート研究，ケースコントロール研究が複数報告されており，妊娠中の本剤服用と児の先天異常の増加に関連はみられていない。主な論文として，妊娠初期に本剤を服用した妊婦149例を含むベンゾジアゼピン系薬剤使用妊婦に関するコホート研究では，先天異常と薬剤の関連は認められなかった。また，妊娠初期に本剤を服用した妊婦249例を含むベンゾジアゼピン系薬剤あるいはベンゾジアゼピン受容体作動性睡眠薬の使用妊婦に関するコホート研究では，先天異常と薬剤の関連は認められなかった。加えて，妊娠初期のアルプラゾラム服用妊婦に関するプロスペクティブレジストリ研究では，本剤を服用した276例の妊婦に関して先天異常の増加はみられなかった。この他，アルプラゾラムを含む5種のベンゾジアゼピン系薬剤と先天奇形の関連を調査したケースコントロール研究では，薬剤と先天奇形の関連は見いだせなかったと結論づけている。

　妊娠中のベンゾジアゼピン系薬剤(主にジアゼパム)使用と催奇形性に関する疫学調査のメタアナリシスが報告されており，ケースコントロール研究のメタアナリシスでは，大奇形ならびに口唇・口蓋裂の関連がみられたが，コホート研究のメタアナリシスでは，妊娠第1三半期の曝露と大奇形あるいは口唇・口蓋裂の関連は認められなかった。その後の大規模な疫学調査では，ベンゾジアゼピン系薬剤あるいはベンゾジアゼピン受容体作動性睡眠薬の妊婦使用と先天奇形との関連は認められていない。ラットとウサギを用いた生殖試験では大量投与時に発育遅延，骨格異常が認められた。相談事例では，絶対過敏期に服用した138例中135例，相対過敏期に服用した3例は，奇形などのない健常児を出産した。
- 本剤は胎盤を通過し，妊娠末期の使用によりApgar scoreが低く，呼吸障害，低体温，哺乳困難などが早産児にみられた。

意見を求められたら

- 症状が軽度で，本剤の投与が不可欠というほどでもないなら，投与しないほうがよい。
- 妊娠中の不安や不眠に対しては，原因を取り除く心理療法や環境指導が基本とされている。したが

って抗不安薬，睡眠導入薬は補助的に最少量を必要時にのみ使用することが，胎児への影響を最小限にとどめる方法と考えられている。

- どうしても本剤の投与が必要で，本剤による治療を継続する場合，アルプラゾラムを使用した妊婦に関するコホート研究，ケースコントロール研究が複数報告されており，妊娠中の本剤服用と児の先天異常の増加に関連はみられていない。主な論文として，妊娠初期に本剤を服用した妊婦149例を含むベンゾジアゼピン系薬剤使用妊婦に関するコホート研究では，先天異常と薬剤の関連は認められなかった。また，妊娠初期に本剤を服用した妊婦249例を含むベンゾジアゼピン系薬剤あるいはベンゾジアゼピン受容体作動性睡眠薬の使用妊婦に関するコホート研究では，先天異常と薬剤の関連は認められなかった。加えて，妊娠初期のアルプラゾラム服用妊婦に関するプロスペクティブレジストリ研究では，本剤を服用した276例の妊婦に関して先天異常の増加はみられなかった。この他，アルプラゾラムを含む5種のベンゾジアゼピン系薬剤と先天奇形の関連を調査したケースコントロール研究では，薬剤と先天奇形の関連は見いだせなかったと結論づけている。

  妊娠中のベンゾジアゼピン系薬剤(主にジアゼパム)使用と催奇形性に関する疫学調査のメタアナリシスが報告されており，ケースコントロール研究のメタアナリシスでは，大奇形ならびに口唇・口蓋裂の関連がみられたが，コホート研究のメタアナリシスでは，妊娠第1三半期の曝露と大奇形あるいは口唇・口蓋裂の関連は認められなかった。その後の大規模な疫学調査では，ベンゾジアゼピン系薬剤あるいはベンゾジアゼピン受容体作動性睡眠薬の妊婦使用と先天奇形との関連は認められていない。

  相談事例では，絶対過敏期に服用した138例中135例，相対過敏期に服用した3例は，奇形などのない健常児を出産した。

  これらを総合的に評価すると，通常の妊婦に認められる児の先天異常の確率が数値で表すほど増加することはまずないと考えられる。
- 本剤の治療継続は人工妊娠中絶をすすめたり，妊娠を許可しない理由にはならないと考えられることを説明する。

他の治療薬

- 本剤は，抗不安薬として処方されるベンゾジアゼピン系薬剤のうち，米・英・仏・オーストラリアをはじめ世界110カ国で販売されており臨床使用期間も約30年間と長い薬剤で，妊婦使用に関する複数コホート研究で催奇形性との関連が認められなかった薬剤である。治療上の必要性からベンゾジアゼピン系薬剤による治療が不可欠な妊婦において，現時点で得られる情報からは選択しうる薬剤と考えられる。
- 神経症，不眠症に適応を有する漢方エキス剤で，妊婦への慎用薬，禁用薬を含まない処方に抑肝散がある。

2　患者への説明・指導

以下のことを説明，指導する。

投薬中止の場合

- 処方医と相談の結果，投薬が必須というほどの病状ではないこと，妊娠中の服薬は必要最小限にとどめることが原則であることより，投薬を中止してしばらく様子をみることになった。
- 不安感が強い，どうしても眠れないなど，病状や自覚症状について改善がみられずつらい場合には，服薬を再開することも可能なので，無理に我慢せず主治医に受診する。
- 妊娠中は，薬局で薬を買うとき，病院にかかるときには，必ず妊娠していることを告げるよう指導

する.

処方変更の場合

- 処方医と相談の結果,投薬が必須というほどの病状ではないこと,妊娠中の服薬は必要最小限にとどめることが原則であることより,症状と胎児への影響に関する既存の情報を考慮して処方が変更になった.
- ◆ 本剤は医師が妊娠を確認したうえで処方した薬で,母体の健康のために有用で,胎児への悪影響が少ないと考えられる薬である.
- ◆ 服薬の調節はあらかじめ医師に相談した範囲で行い,医師の指示と異なった服用をした場合はその状況を医師に報告する.
- ◆ 自分の判断で通院を中断すると,症状が悪化した場合,母体ばかりでなく胎児にも悪影響を及ぼすことになりかねない.
- ◆ 薬について何か心配なことがあったら,いつでも医師・薬剤師に相談する.

処方変更のない場合

- 前述のことから判断して,本剤の服用により奇形発生の頻度や危険度が上昇するとは考えられない.
- 「処方変更の場合」の◆印について説明する.

文献

1) ファイザー株式会社:ソラナックス,インタビューフォーム(第5版)
2) Ornoy A, et al:Is benzodiazepine use during pregnancy really teratogenic? Reprod Toxicol, 12(5):511-515, 1998
3) Wikner BN, et al:Use of benzodiazepines and benzodiazepine receptor agonists during pregnancy;neonatal outcome and congenital malformations. Pharmacoepidemiol Drug Saf, 16(11):1203-1210, 2007
4) St Clair SM, et al:First-trimester exposure to alprazolam. Obstet Gynecol, 80(5):843-846, 1992
5) Eros E, et al:A population-based case-control teratologic study of nitrazepam, medazepam, tofisopam, alprazolum and clonazepam treatment during pregnancy. Eur J Obstet Gynecol Reprod Biol, 101(2):147-154, 2002
6) 厚生省医薬品情報, No.5, Dec. 1976
7) Dolovich LR, et al:Benzodiazepine use in pregnancy and major malformations or oral cleft:meta-analysis of cohort and case-control studies. BMJ, 317(7162):839-843, 1998
8) Gidai J, et al:An evaluation of data for 10 children born to mothers who attempted suicide by taking large doses of alprazolam during pregnancy. Toxicol Ind Health, 24(1-2):53-60, 2008

エチゾラム　(Etizolam)

デパス_細_錠

薬剤危険度　**3点**

情報量　**＋〜＋＋**

薬剤データ

1　添付文書

- 妊婦（3カ月以内）または妊娠している可能性のある婦人には治療上の有益性が危険性を上回ると判断される場合にのみ投与する［動物試験により催奇形作用が報告されており，また，妊娠中に他のベンゾジアゼピン系薬剤（ジアゼパム）の投与を受けた患者の中に奇形を有する児などの障害児を出産した例が対照群と比較して有意に多いとの疫学的調査報告がある］。
- 妊娠後期の婦人には治療上の有益性が危険性を上回ると判断される場合にのみ投与する［ベンゾジアゼピン系薬剤で新生児に哺乳困難，嘔吐，活動低下，筋緊張低下，過緊張，嗜眠，傾眠，呼吸抑制・無呼吸，チアノーゼ，易刺激性，神経過敏，振戦，低体温，頻脈などを起こすことが報告されている。なお，これらの症状は，離脱症状あるいは新生児仮死として報告される場合もある。また，ベンゾジアゼピン系薬剤で新生児に黄疸の増強を起こすことが報告されている。なお，妊娠後期に本剤を連用していた患者から出生した新生児に血清 CK（CPK）上昇が現れることがある］。
- 分娩前に連用した場合，出産後新生児に離脱症状が現れることが，ベンゾジアゼピン系薬剤で報告されている。

2　動物（生殖発生毒性試験・変異原性試験など）

- マウスを用いて，器官形成期に5，50，250，500mg/kg/日を経口投与した生殖試験において，250mg/kg以上の群で骨格異常，500mg/kgの群で胎仔の発育抑制と外脳症が認められた。また，250mg/kg以上の群で骨格変異が増加した[1]。
- ラットを用いて，器官形成期に5，25，50，100，250，500mg/kg/日を経口投与した生殖試験では，50mg/kg以上の群で骨格変異と胎仔死亡が増加した[1]。
- ウサギを用いて，器官形成期に0.25，1，5，25mg/kg/日を経口投与した生殖試験では，1mg/kgの群に腰肋骨が増加した[1]。
- ラットを用いて，妊娠前および妊娠初期に1，5，25mg/kg/日を経口投与した生殖試験では，特記すべき異常所見は認められず，生殖および胎仔の発生と発育に影響を及ぼさないものと考えられる[1]。
- ラットを用いて，周産期および授乳期に0.25，1，5，25，100mg/kg/日を経口投与した生殖試験では，5mg/kg以上の群で，抗不安薬投与に共通する出産直後の仔の死亡数の増加などがみられたが，これは鎮静作用などに伴う母動物の哺育行為の怠慢によるものと考えられる。仔の成長，発達（行動を含む）および生殖機能には影響を及ぼさないものと考えられる[1]。

3　ヒト（疫学調査・症例報告など）

- 妊婦への使用に関して，胎児への催奇形性，胎児毒性との関連は認められなかったことを示す疫学

抗不安薬

調査は報告されていない。一方，ヒトにおける催奇形性，胎児毒性を示す症例報告も疫学調査もない。
- 他のベンゾジアゼピン系薬剤の投与を受けた妊婦では，口蓋裂などの奇形発生が増加したとのレトロスペクティブなケースコントロール研究が報告されている。しかし，これらの疫学調査には，調査方法の偏りに関する考慮が十分でないという指摘がある。一方，より精度が高いと考えられるコホート調査を主体とした疫学調査では，ベンゾジアゼピン系薬剤の妊婦使用と奇形発生や胎児死亡などについて有意な関連は認められなかったと報告されている。
- 中央薬事審議会の副作用調査会の検討では複数の疫学調査報告に基づいて，奇形児出産との関連は必ずしも明確ではないが，催奇形の危険性を否定することはできないので，マイナートランキライザーの妊娠初期における適用は，有用性と安全性を十分考慮のうえ使用されるべきであると勧告している。

4　相談事例

奇形発生の危険度が最も高い絶対過敏期に本剤を服用した194例中188例は，奇形などのない健常児を出産した。6例に認められた異常は口唇・口蓋裂1例，鼠径ヘルニア1例，水腎症1例，仙骨部の小凹点2例，腟・尿道形成不全1例であった。絶対過敏期の服用例のうち50例は，その後の全妊娠期間にわたって本剤を服用したが健常児を出産している。認められた異常に一貫性はなく，本剤曝露群の児の出産結果は国内における自然奇形発生率を上回る変化とは考えられない。相対過敏期に本剤を服用した5例は，いずれも奇形などのない健常児を出産した。

服用後の対応

- 妊婦への使用について胎児への催奇形性，胎児毒性を示唆する症例も疫学調査も報告されていない。また，本剤と催奇形性，胎児毒性の因果関係を否定する疫学調査も報告されていない。他のベンゾジアゼピン系薬剤の投与を受けた妊婦では，口蓋裂などの奇形発生が増加したとのレトロスペクティブなケースコントロール研究が報告されている。しかし，これらの疫学調査には，調査方法の偏りに関する考慮が十分でないという指摘がある。また，より精度が高いと考えられるコホート調査を主体とした疫学調査で，ベンゾジアゼピン系薬剤使用と奇形発生や胎児死亡などについて関連は認められなかったと報告されている。マウスに250mg/kg以上の投与で催奇形性がみられているが，ヒト臨床用量をはるかに超える大量であり臨床用量における毒性を直接示すものとは考えられない。相談事例では，奇形発生の危険度が高い妊娠初期に本剤を服用した199例中193例は，奇形などのない健常児を出産した。限られた情報ではあるが，本剤曝露群の児の出産結果は国内における自然奇形発生率を上回る変化とは考えられない。

  以上のことから判断して，妊娠初期に本剤の常用量を頓用したことにより，奇形発生の頻度や危険度が上昇したとは考えられないので，心配することはないことを説明する。継続服用した場合でも，奇形発生の頻度や危険度が上昇することはまずないと考えられるので，本剤服用が人工妊娠中絶の理由にはならないことを説明する。
- 今後は，妊娠していることを主治医に告げて相談するように指示する。

服用前の対応

1 医師への疑義照会

以下のことを説明し，患者が妊婦であっても処方通りに調剤してよいかを確認する。

- 妊婦への使用について胎児への催奇形性，胎児毒性を示唆する症例も疫学調査も報告されていない。また，本剤と催奇形性，胎児毒性の因果関係を否定する疫学調査も報告されていない。他のベンゾジアゼピン系薬剤の投与を受けた妊婦では，口蓋裂などの奇形発生が増加したとのレトロスペクティブなケースコントロール研究が報告されている。しかし，これらの疫学調査には，調査方法の偏りに関する考慮が十分でないという指摘がある。また，より精度が高いと考えられるコホート調査を主体とした疫学調査で，ベンゾジアゼピン系薬剤使用と奇形発生や胎児死亡などについて関連は認められなかったと報告されている。マウスに250mg/kg以上の投与で催奇形性がみられているが，ヒト臨床用量をはるかに超える大量であり臨床用量における毒性を直接示すものとは考えられない。相談事例では，絶対過敏期に服用した194例中188例，相対過敏期に服用した5例は，奇形などのない健常児を出産した。限られた情報ではあるが，本剤曝露群の児の出産結果は国内における自然奇形発生率を上回る変化とは考えられない。

意見を求められたら

- 症状が軽度で，本剤の投与が不可欠というほどでもないなら，投与しないほうがよい。
- 妊娠中の不安や不眠に対しては，原因を取り除く心理療法や環境指導が基本とされている。したがって抗不安薬，睡眠薬は補助的に最少量を必要時にのみ使用することが胎児への影響を最小限にとどめる方法と考えられている。
- どうしても本剤の投与が必要で，本剤による治療を継続する場合：他のベンゾジアゼピン系薬剤で催奇形性を示唆した報告のすべてを否定することはできない。しかし，妊娠中のベンゾジアゼピン系薬剤の使用と催奇形性の因果関係は認められないとの報告があり，奇形発生の頻度や危険度が必ずしも上昇するとは考えられない。
- 相談事例では，絶対過敏期に服用した194例中188例，相対過敏期に服用した5例は，奇形などのない健常児を出産した。限られた情報ではあるが，本剤曝露群の児の出産結果は国内における自然奇形発生率を上回る変化とは考えられないので，本剤の治療継続は人工妊娠中絶をすすめる理由にはならないことを説明する。

他の治療薬

- 抗不安薬として処方されるベンゾジアゼピン系薬剤のうち，米・英・仏・オーストラリアをはじめ世界110カ国で販売されており臨床使用期間も約30年間と長い薬剤で，妊婦使用薬剤に関する複数のコホート研究で催奇形性との関連が認められなかった薬剤にアルプラゾラムがある。
- 神経症，不眠症に適応を有する漢方エキス剤で，妊婦への慎用薬，禁用薬を含まない処方に抑肝散がある。

2 患者への説明・指導

以下のことを説明，指導する。

投薬中止の場合

- 処方医と相談の結果，投薬が必須というほどの病状ではないこと，妊娠中の服薬は必要最小限にとどめることが原則であることより，投薬を中止してしばらく様子をみることになった。

抗不安薬

- 不安感が強い，どうしても眠れないなど，病状や自覚症状について改善がみられない場合は主治医に受診する。
- 妊娠中は，薬局で薬を買うとき，病院にかかるときには，必ず妊娠していることを告げるよう指導する。

処方変更の場合

- 処方医と相談の結果，投薬が必須というほどの病状ではないこと，妊娠中の服薬は必要最小限にとどめることが原則であることより，症状と胎児への影響に関する既存の情報を考慮して処方が変更になった。
- ◆ 本剤は医師が妊娠を確認したうえで処方した薬で，母体の健康のために有用で，胎児への悪影響が少ないと考えられる薬である。
- ◆ 服薬の調節はあらかじめ医師に相談した範囲で行い，医師の指示と異なった服用をした場合はその状況を医師に報告する。
- ◆ 自分の判断で通院を中断すると，症状が悪化した場合，母体ばかりでなく胎児にも悪影響を及ぼすことになりかねない。
- ◆ 薬について何か心配なことがあったら，いつでも医師・薬剤師に相談する。

処方変更のない場合

- 前述のことから判断して，本剤の服用により奇形発生の頻度や危険度が明らかに上昇するとは考えられない。
- 「処方変更の場合」の◆印について説明する。

文献
1) 田辺三菱製薬株式会社：デパス，インタビューフォーム(第10版)

オキサゾラム[1]，フルジアゼパム[2]，フルタゾラム[3]
(*Oxazolam, Fludiazepam, Flutazolam*)

[1] セレナール 散 錠，[2] エリスパン 細 錠，
[3] コレミナール 細 錠

薬剤危険度　**3点**

情報量　**±**

薬剤データ

1　添付文書

オキサゾラム

- 妊婦（3カ月以内）または妊娠している可能性のある婦人には，治療上の有益性が危険性を上回ると判断される場合にのみ投与する［妊娠中に他のベンゾジアゼピン系薬剤の投与を受け，出生した新生児に口唇裂（口蓋裂を伴うものを含む）などが対照群と比較して有意に多いとの疫学的調査報告がある］。
- 妊娠後期の婦人には治療上の有益性が危険性を上回ると判断される場合にのみ投与する［ベンゾジアゼピン系薬剤で新生児に哺乳困難，嘔吐，活動低下，筋緊張低下，過緊張，嗜眠，傾眠，呼吸抑制・無呼吸，チアノーゼ，易刺激性，神経過敏，振戦，低体温，頻脈などを起こすことが報告されている。なお，これらの症状は，離脱症状あるいは新生児仮死として報告される場合もある。また，ベンゾジアゼピン系薬剤で新生児に黄疸の増強を起こすことが報告されている］。
- 分娩前に連用した場合，出産後新生児に離脱症状が現れることが，ベンゾジアゼピン系薬剤で報告されている。
- オキサゾラム：マウスでの試験（20，100，500，1,000mg/kg 器官形成期に6日間経口）およびラットでの試験（20，100，300，600mg/kg 器官形成期に6日間経口）において，100mg/kg 以上の投与群で胎仔に対する発育抑制作用が認められている。

2　動物（生殖発生毒性試験・変異原性試験など）

オキサゾラム

ラットに600mg/kg/日まで，マウスに1,000mg/kg/日まで経口投与した器官形成期投与試験では，胎仔に対する致死作用，催奇形作用は認められなかった。100mg/kg 以上の群で胎仔に対する発育抑制作用が認められた。しかし，生後発育に及ぼす有害な影響は認められていない[1]。

フルジアゼパム

ラットを用いた妊娠前・妊娠初期投与試験では，50mg/kg/日群で雌の性周期に変化が認められたが，妊娠率，生殖能には異常がなく，また胎仔に対する影響は認められなかった。器官形成期投与試験では，50mg/kg/日群で胎仔の体重増加抑制および化骨化の遅延が認められたが，新生仔に対する影響は認められなかった。周産期・授乳期投与試験では10mg/kg/日群で新生仔の生存率低下が認められたが，行動，学習，生殖能などの機能に対する影響は認められなかった。なお，5mg/kg/日用量では，いずれの試験においても異常は認められていない[2]。

フルタゾラム

ラットの妊娠前，妊娠初期投与試験，器官形成期投与試験，ウサギの器官形成期投与試験において催奇形性は認められていない。ラットの周産期，授乳期投与試験において出生仔の生後発育，行動，学習

および生殖能力に対する影響は認められていない[3]。

3 ヒト（疫学調査・症例報告など）

- 妊婦への使用に関して、胎児への催奇形性、胎児毒性との関連は認められなかったことを示す疫学調査は報告されていない。一方、ヒトにおける催奇形性、胎児毒性を示す症例報告も疫学調査もない。
- 中央薬事審議会の副作用調査会の検討では、複数の疫学調査報告に基づいて、妊娠中のマイナートランキライザーの使用と奇形児出産との因果関係は必ずしも明確ではないが、催奇形の危険性を否定することはできないので、妊娠初期における適用は、有用性と安全性を十分考慮のうえ使用されるべきであると勧告している。1976年に発出された厚生省医薬品情報の根拠データは本剤に関する情報を含んでいない[4]。
- 妊娠中のベンゾジアゼピン系薬剤使用と催奇形性に関する疫学調査のメタアナリシスが報告されている。9つのケースコントロール研究のメタアナリシスでは、ジアゼパム曝露と大奇形［OR：3.01, 95%CI：1.32-6.84］ならびに口唇・口蓋裂［OR：1.79, 95% CI：1.13-2.82］の関連がみられた。一方、9つのコホート研究のメタアナリシスでは、妊娠第1三半期のジアゼパム曝露と大奇形［OR：0.90, 95%CI：0.61-1.35］あるいは口唇・口蓋裂［OR：1.19, 95% CI：0.34-4.15］の関連は認められなかった。一般に、ケースコントロール研究では、リコールバイアスや交絡因子が結果を修飾する可能性が指摘されている[5]。

4 相談事例

オキサゾラム

奇形発生の危険度が最も高い絶対過敏期に本剤を服用した8例中7例は奇形などのない健常児を出産した。先天異常が認められた児の母親は本剤以外に9種の薬物を絶対過敏期に服用していた。新生児に認められた異常は内反足であった。相対過敏期に本剤を服用した2例は、いずれも奇形などのない健常児を出産した。

フルジアゼパム

奇形発生の危険度が最も高い絶対過敏期に本剤を服用した7例は、いずれも奇形などのない健常児を出産した。

フルタゾラム

奇形発生の危険度が最も高い絶対過敏期に本剤を服用した7例は、いずれも奇形などのない健常児を出産した。

服用後の対応

- 妊婦への使用について、催奇形性を示唆する症例も疫学調査も報告されていない。また、標記3剤と催奇形性の因果関係を否定する疫学調査も報告されていない。本剤類似のベンゾジアゼピン系薬剤の投与を受けた妊婦では、口蓋裂などの奇形発生が増加したとのレトロスペクティブな疫学調査が報告されている。しかし、これらの疫学調査には、調査方法の偏りに関する考慮が十分でないという指摘がある。また、規模のより大きな疫学調査で、ベンゾジアゼピン系薬剤使用と奇形発生や胎児死亡などについて因果関係は認められなかったと報告されている。ラットとマウスを用いた器官形成期投与試験では、異常は認められていない。相談事例では、奇形発生の危険度が高い妊娠初期にフルジア

ゼパム，フルタゾラムを服用した妊婦はいずれも奇形などのない健常児を出産した。オキサゾラムを服用した10例中9例は奇形などのない健常児を出産した。1例に認められた異常は他のベンゾジアゼピン系薬剤の疫学調査で指摘されている先天奇形と共通性はなく，むしろ薬剤と関連しない先天異常の可能性が考えられた。

　当該薬剤に関する情報は極めて限られているが，国内で発売後20年以上経過し，催奇形との関連は指摘されていない。

　以上のことから判断して，妊娠初期に標記3剤のいずれかを常用量にて服用したことにより，奇形発生の頻度や危険度が上昇したとは考えられないので心配することはないことを説明する。継続服用した場合でも，奇形発生の頻度や危険度が上昇することはまずないと考えられるので，本剤服用が人工妊娠中絶の理由にはならないことを説明する。

- 今後は，妊娠していることを主治医に告げて相談するように指示する。

服用前の対応

1　医師への疑義照会

以下のことを説明し，患者が妊婦であっても処方通りに調剤してよいかを確認する。

- 妊婦への使用について，情報は限られているが催奇形性を示唆する症例も疫学調査も報告されていない。また，標記3剤と催奇形性の因果関係を否定する疫学調査も報告されていない。本剤類似のベンゾジアゼピン系薬剤の投与を受けた妊婦では，口蓋裂などの奇形発生が増加したとのレトロスペクティブな疫学調査が報告されている。しかし，これらの疫学調査には，調査方法の偏りに関する考慮が十分でないという指摘がある。また，規模のより大きな疫学調査で，ベンゾジアゼピン系薬剤使用と奇形発生や胎児死亡などについて因果関係は認められなかったと報告されている。ラットとマウスを用いた器官形成期投与試験では，異常は認められていない。相談事例では，絶対過敏期にフルジアゼパム，フルタゾラムを服用した妊婦はいずれも奇形などのない健常児を出産した。絶対過敏期にオキサゾラムを服用した8例中7例，および相対過敏期に服用した2例は奇形などのない健常児を出産した。1例に認められた異常は他のベンゾジアゼピン系薬剤の疫学調査で指摘されている先天奇形と共通性はなく，むしろ薬剤と関連しない先天異常の可能性が考えられた。

意見を求められたら

- 症状が軽度で，標記3剤のいずれかの投与が不可欠というほどでもないなら，投与しないほうがよい。
- 妊娠中の不安や不眠に対しては，原因を取り除く心理療法や環境指導が基本とされている。したがって抗不安薬，睡眠薬は補助的に最少量を必要時にのみ使用することが胎児への影響を最小限にとどめる方法と考えられている。
- どうしても標記3剤のいずれかの投与が必要で，治療を継続する場合，他のベンゾジアゼピン系薬剤で催奇形性を示唆した報告のすべてを否定することはできない。しかし，妊娠中のベンゾジアゼピン系薬剤の使用と催奇形性の因果関係は認められないとの報告があり，奇形発生の頻度や危険度が必ずしも上昇するとは考えられない。
- 相談事例では，奇形発生の危険度が高い妊娠初期にフルジアゼパム，フルタゾラムを服用した妊婦はいずれも奇形などのない健常児を出産した。オキサゾラムを服用した10例中9例は奇形などのない健常児を出産した。1例に認められた異常は他のベンゾジアゼピン系薬剤の疫学調査で指摘されて

他の治療薬

- 抗不安薬として処方されるベンゾジアゼピン系薬剤のうち，米・英・仏・オーストラリアをはじめ世界110カ国で販売されており臨床使用期間も約30年間と長い薬剤で，妊婦使用薬剤に関する複数のコホート研究で催奇形性との関連が認められなかった薬剤にアルプラゾラムがある。
- 神経症，不眠症に適応を有する漢方エキス剤で，妊婦への慎用薬，禁用薬を含まない処方に抑肝散がある。

2 患者へ説明・指導

以下のことを説明，指導する。

投薬中止の場合

- 処方医と相談の結果，投薬が必須というほどの病状ではないこと，妊娠中の服薬は必要最小限にとどめることが原則であることより，投薬を中止してしばらく様子をみることになった。
- 不安感が強い，どうしても眠れないなど，病状や自覚症状について改善がみられない場合には主治医に受診する。
- 妊娠中は，薬局で薬を買うとき，病院にかかるときには，必ず妊娠していることを告げるよう指導する。

処方変更の場合

- 処方医と相談の結果，投薬が必須というほどの病状ではないこと，妊娠中の服薬は必要最小限にとどめることが原則であることより，症状と胎児への影響に関する既存の情報を考慮して処方が変更になった。
- ◆ 本剤は医師が妊娠を確認したうえで処方した薬で，母体の健康のために有用で，胎児への悪影響が少ないと考えられる薬である。
- ◆ 服薬の調節はあらかじめ医師に相談した範囲で行い，医師の指示と異なった服用をした場合はその状況を医師に報告する。
- ◆ 自分の判断で通院を中断すると，症状が悪化した場合母体ばかりでなく，胎児にも悪影響を及ぼすことになりかねない。
- ◆ 薬について何か心配なことがあったら，いつでも医師・薬剤師に相談する。

処方変更のない場合

- 前述のことから判断して，標記3剤の服用により奇形発生の頻度や危険度が明らかに上昇するとは考えられない。
- 「処方変更の場合」の◆印について説明する。

文献

1) 第一三共株式会社：セレナール，インタビューフォーム（第4版）
2) 大日本住友製薬株式会社：エリスパン，インタビューフォーム（第6版）
3) 沢井製薬株式会社：コレミナール，インタビューフォーム（第2版）
4) 厚生省医薬品情報，No.5, Dec. 1976
5) Dolovich LR, et al：Benzodiazepine use in pregnancy and major malformations or oral cleft；meta-analysis of cohort and case-control studies. BMJ, 317（7162）：839-843, 1998

クロキサゾラム （*Cloxazolam*）

セパゾン 散 錠

薬剤危険度 **3点**

情報量 **±〜+**

I 薬剤データ

1 添付文書

- 妊婦（3カ月以内）または妊娠している可能性のある婦人には，治療上の有益性が危険性を上回ると判断される場合にのみ投与する［妊娠中に他のベンゾジアゼピン系薬剤の投与を受け，出生した新生児に口唇裂（口蓋裂を伴うものを含む）などが対照群と比較して有意に多いとの疫学的調査報告がある］．
- 妊娠後期の婦人には治療上の有益性が危険性を上回ると判断される場合にのみ投与する［ベンゾジアゼピン系薬剤で新生児に哺乳困難，嘔吐，活動低下，筋緊張低下，過緊張，嗜眠，傾眠，呼吸抑制・無呼吸，チアノーゼ，易刺激性，神経過敏，振戦，低体温，頻脈などを起こすことが報告されている．なお，これらの症状は，離脱症状あるいは新生児仮死として報告される場合もある．また，ベンゾジアゼピン系薬剤で新生児に黄疸の増強を起こすことが報告されている］．
- 分娩前に連用した場合，出産後新生児に離脱症状が現れることが，ベンゾジアゼピン系薬剤で報告されている．

2 動物（生殖発生毒性試験・変異原性試験など）

ラットおよびマウスを用いて 3, 30, 300, 600mg/kg/日を 6 日間，経口投与した器官形成期投与試験では，ラット，マウスとも胎仔に対する致死，催奇形作用あるいは発育抑制作用は認められず，また生後発育に及ぼす有害と思われる影響はほとんど認められなかった[1]．

3 ヒト（疫学調査・症例報告など）

- 妊婦への使用に関して，胎児への催奇形性，胎児毒性との関連は認められなかったことを示す疫学調査は報告されていない．一方，ヒトにおける催奇形性，胎児毒性を示す症例報告も疫学調査もない．
- 中央薬事審議会の副作用調査会の検討では，下記◎印の疫学調査報告に基づいて，妊娠中のマイナートランキライザーの使用と奇形児出産との因果関係は必ずしも明確ではないが，催奇形の危険性を否定することはできないので，妊娠初期における適用は，有用性と安全性を十分考慮のうえ使用されるべきであると勧告している[2]．
◎ 妊娠中のベンゾジアゼピン系薬剤使用と催奇形性に関する疫学調査のメタアナリシスが報告されている．9つのケースコントロール研究のメタアナリシスでは，ジアゼパム曝露と大奇形［OR：3.01, 95% CI：1.32-6.84］ならびに口唇・口蓋裂［OR：1.79, 95% CI：1.13-2.82］の関連がみられた．一方，9つのコホート研究のメタアナリシスでは，妊娠第1三半期のジアゼパム曝露と大奇形［OR：0.90, 95% CI：0.61-1.35］あるいは口唇・口蓋裂［OR：1.19, 95% CI：0.34-4.15］の関連は認められなかった．一般に，ケースコントロール研究では，リコールバイアスや交絡因子が結果を修飾する可能性が指摘されている[3]．

抗不安薬

4 相談事例

　奇形発生の危険度が最も高い絶対過敏期に本剤を服用した46例中44例は奇形などのない健常児を出産した。新生児に認められた異常は心室中隔欠損1例，臍ヘルニア1例であった。前者の母親は本剤以外に10種，後者の母親は本剤以外に2種の薬物を絶対過敏期に服薬していた。相対過敏期に本剤を服用した2例は，いずれも奇形などのない健常児を出産した。2例に認められた異常に共通性はなく先天異常の発現率の明らかな増加はみられなかった。

服用後の対応

- 　妊婦への使用について，催奇形性を示唆する症例も疫学調査も報告されていない。また，本剤と催奇形性の因果関係を否定する疫学調査も報告されていない。本剤類似のベンゾジアゼピン系薬剤の投与を受けた妊婦では，口蓋裂などの奇形発生が増加したとのレトロスペクティブな疫学調査が報告されている。しかし，これらの疫学調査には，調査方法の偏りに関する考慮が十分でないという指摘がある。また，規模のより大きな疫学調査で，ベンゾジアゼピン系薬剤使用と奇形発生や胎児死亡などについて因果関係は認められなかったと報告されている。ラットとマウスを用いた器官形成期投与試験では，異常は認められていない。相談事例では，奇形発生の危険度が高い妊娠初期に本剤を服用した48例中46例は，奇形などのない健常児を出産した。2例に認められた異常に共通性はなく先天異常の発現率の明らかな増加はみられなかった。

　以上のことから判断して，妊娠初期に本剤の常用量を頓用したことにより，奇形発生の頻度や危険度が上昇したとは考えられないので，心配することはないことを説明する。継続服用した場合でも，奇形発生の頻度や危険度が上昇することはまずないと考えられることから，本剤服用が人工妊娠中絶の理由にはならないことを説明する。

- 　今後は，妊娠していることを主治医に告げて相談するように指示する。

服用前の対応

1 医師への疑義照会

以下のことを説明し，患者が妊婦であっても処方通りに調剤してよいかを確認する。
- 　妊婦への使用について，催奇形性を示唆する症例も疫学調査も報告されていない。また，本剤と催奇形性の関連は認められなかったと結論する疫学調査も報告されていない。本剤類似のベンゾジアゼピン系薬剤の投与を受けた妊婦では，口蓋裂などの奇形発生が増加したとのレトロスペクティブな疫学調査が報告されている。しかし，これらの疫学調査には，調査方法の偏りに関する考慮が十分でないという指摘がある。また，規模のより大きな疫学調査で，ベンゾジアゼピン系薬剤使用と奇形発生や胎児死亡などについて因果関係は認められなかったと報告されている。ラットとマウスを用いた器官形成期投与試験では，異常は認められていない。相談事例では，絶対過敏期に本剤を服用した46例中44例，相対過敏期に服用した2例は奇形などのない健常児を出産した。2例に認められた異常に共通性はなく先天異常の発現率の明らかな増加はみられなかった。

意見を求められたら
- 　症状が軽度で，本剤の投与が不可欠というほどでもないなら，投与しないほうがよい。

- 妊娠中の不安や不眠に対しては，原因を取り除く心理療法や環境指導が基本とされている。したがって抗不安薬，睡眠薬は補助的に最少量を必要時にのみ使用することが胎児への影響を最小限にとどめる方法と考えられている。
- どうしても本剤の投与が必要で，本剤による治療を継続する場合，他のベンゾジアゼピン系薬剤で報告されている催奇形性を示唆した疫学調査は，そのすべてを否定することはできない。しかし，妊娠中のベンゾジアゼピン系薬剤の使用と催奇形性の因果関係は認められないとの報告があり，奇形発生の頻度や危険度が必ずしも上昇するとは考えられない。
- 相談事例では，絶対過敏期に服用した46例中44例，相対過敏期に服用した2例は，奇形などのない健常児を出産した。2例に認められた異常に共通性はなく先天異常の発現率の明らかな増加はみられなかった。

他の治療薬
- 抗不安薬として処方されるベンゾジアゼピン系薬剤のうち，米・英・仏・オーストラリアをはじめ世界110カ国で販売されており臨床使用期間も約30年間と長い薬剤で，妊婦使用薬剤に関する複数のコホート研究で催奇形性との関連が認められなかった薬剤にアルプラゾラムがある。
- 神経症，不眠症に適応を有する漢方エキス剤で，妊婦への慎用薬，禁用薬を含まない処方に抑肝散がある。

2 患者への説明・指導

以下のことを説明，指導する。

投薬中止の場合
- 処方医と相談の結果，投薬が必須というほどの病状ではないこと，妊娠中の服薬は必要最小限にとどめることが原則であることより，投薬を中止してしばらく様子をみることになった。
- 不安感が強い，どうしても眠れないなど，病状や自覚症状について改善がみられない場合には，主治医に受診する。
- 妊娠中は，薬局で薬を買うとき，病院にかかるときには，必ず妊娠していることを告げるよう指導する。

処方変更の場合
- 処方医と相談の結果，投薬が必須というほどの病状ではないこと，妊娠中の服薬は必要最小限にとどめることが原則であることより，症状と胎児への影響に関する既存の情報を考慮して処方が変更になった。
- 本剤は医師が妊娠を確認したうえで処方した薬で，母体の健康のために有用で，胎児への悪影響が少ないと考えられる薬である。
- 服薬の調節はあらかじめ医師に相談した範囲で行い，医師の指示と異なった服用をした場合はその状況を医師に報告する。
- 自分の判断で通院を中断すると，症状が悪化した場合，母体ばかりでなく胎児にも悪影響を及ぼすことになりかねない。
- 薬について何か心配なことがあったら，いつでも医師・薬剤師に相談する。

処方変更のない場合
- 前述のことから判断して，本剤の服用により奇形発生の頻度や危険度が明らかに上昇するとは考えられない。

- 「処方変更の場合」の◆印について説明する。

文献

1) 第一三共株式会社：セパゾン，インタビューフォーム(第4版)
2) 厚生省医薬品情報，No. 5, Dec. 1976
3) Dolovich LR, et al：Benzodiazepine use in pregnancy and major malformations or oral cleft；meta-analysis of cohort and case-control studies. BMJ, 317（7162）：839-843, 1998

クロチアゼパム　（Clotiazepam）

リーゼ 顆 錠

薬剤危険度　3点
情報量　±〜+

I 薬剤データ

1 添付文書

- 妊婦（3カ月以内）または妊娠している可能性のある婦人には，治療上の有益性が危険性を上回ると判断される場合にのみ投与する［妊娠中に他のベンゾジアゼピン系薬剤（ジアゼパム）の投与を受けた患者の中に奇形を有する児などの障害児を出産した例が対照群と比較して有意に多いとの疫学的調査報告がある］。
- 妊娠後期の婦人には治療上の有益性が危険性を上回ると判断される場合にのみ投与する［ベンゾジアゼピン系薬剤で新生児に哺乳困難，嘔吐，活動低下，筋緊張低下，過緊張，嗜眠，傾眠，呼吸抑制・無呼吸，チアノーゼ，易刺激性，神経過敏，振戦，低体温，頻脈などを起こすことが報告されている。なお，これらの症状は，離脱症状あるいは新生児仮死として報告される場合もある。また，ベンゾジアゼピン系薬剤で新生児に黄疸の増強を起こすことが報告されている］。
- 分娩前に連用した場合，出産後新生児に離脱症状が現れることが，ベンゾジアゼピン系薬剤で報告されている。

2 動物（生殖発生毒性試験・変異原性試験など）

クロチアゼパムをラットおよびマウスに1日5，25，100mg/kg経口投与した生殖試験では，100mg/kg投与群のマウス胎仔の発育と骨格に軽度の影響がみられた以外，特に異常は認められなかった[1]。

3 ヒト（疫学調査・症例報告など）

- 妊婦への使用に関して，胎児への催奇形性，胎児毒性との関連は認められなかったことを示す疫学調査は報告されていない。一方，ヒトにおける催奇形性，胎児毒性を示す症例報告も疫学調査もない。
- 中央薬事審議会の副作用調査会の検討では，下記◎印の疫学調査報告に基づいて，妊娠中のマイナートランキライザーの使用と奇形児出産との因果関係は必ずしも明確ではないが，催奇形の危険性を否定することはできないので，妊娠初期における適用は，有用性と安全性を十分考慮のうえ使用されるべきであると勧告している。本剤は1978年に薬価収載された薬剤で，1976年に発出された厚生省医薬品情報の根拠データは本剤に関する情報を含んでいない[2]。
- ◎ 妊娠中のベンゾジアゼピン系薬剤使用と催奇形性に関する疫学調査のメタアナリシスが報告されている。9つのケースコントロール研究のメタアナリシスでは，ジアゼパム曝露と大奇形［OR：3.01，95%CI：1.32-6.84］ならびに口唇・口蓋裂［OR：1.79，95%CI：1.13-2.82］の関連がみられた。一方，9つのコホート研究のメタアナリシスでは，妊娠第1三半期のジアゼパム曝露と大奇形［OR：0.90，95%CI：0.61-1.35］あるいは口唇・口蓋裂［OR：1.19，95%CI：0.34-4.15］の関連は認められなかった。一般に，ケースコントロール研究ではリコールバイアスや交絡因子が結果を修飾する可能性が指摘さ

れている[3]。

4 相談事例

奇形発生の危険度が最も高い絶対過敏期に本剤を服用した38例中37例は奇形などのない健常児を出産した。1例に認められた異常は右手多指症であった。相対過敏期に本剤を服用した4例は，すべて奇形などのない健常児を出産した。

服用後の対応

- 妊娠中のベンゾジアゼピン系薬剤服用と口唇・口蓋裂，あるいは鼠径ヘルニア，心血管系などの奇形発生に関連がみられたとのケースコントロール研究が別個に複数報告されている。しかし，これらの報告にはリコールバイアスや交絡因子(母親のアルコール摂取，喫煙，基礎疾患，併用薬の使用など)が結果を修飾する可能性が指摘されている。妊娠中のベンゾジアゼピン系薬剤服用と催奇形性に関する疫学調査のメタアナリシスが報告されており，ケースコントロール研究のメタアナリシスでは，薬物曝露と大奇形ならびに口唇・口蓋裂の関連がみられたが，コホート研究のメタアナリシスでは，妊娠第1三半期の薬物曝露と大奇形あるいは口唇・口蓋裂の関連は認められなかった。なお，ラット，マウスを用いた生殖試験で本剤の催奇形作用は認められなかった。相談事例では，奇形発生の危険度が高い妊娠初期に本剤を服用した42例中41例は奇形などのない健常児を出産した。

  以上のことから判断して，妊娠初期に本剤の常用量を服用したことにより，通常の妊婦と比較して奇形発生の頻度や危険度が上昇したとは考えられないので，心配することはないことを説明する。また，治療上の必要性があり本剤を継続服用した場合でも，奇形発生の頻度や危険度が上昇することはまずないと考えられるので，本剤服用が人工妊娠中絶の理由にはならないことを説明する。

- 今後は，妊娠していることを主治医に告げて相談するように指示する。また，妊娠末期に継続服用する必要がある場合は，新生児に移行したベンゾジアゼピン系薬剤によって，一部の新生児に一過性の傾眠や呼吸機能への影響，その後の離脱症状がみられることが報告されている。一方，本剤に関しては，出生時の母児の血中濃度測定を含む研究が報告されており，新生児への移行は認められるものの，新生児に一過性の傾眠や呼吸機能などの影響はみられなかったことが報告されている。本剤の妊娠末期の継続服用に関しては，主治医とともに産婦人科の医師へも服薬状況を報告し相談するよう指導する。

服用前の対応

1 医師への疑義照会

以下のことを説明し，患者が妊婦であっても処方通りに調剤してよいかを確認する。

- 妊娠中のベンゾジアゼピン系薬剤服用と口唇・口蓋裂，あるいは鼠径ヘルニア，心血管系などの奇形発生に関連がみられたとのケースコントロール研究が別個に複数報告されている。しかし，これらの報告にはリコールバイアスや交絡因子(母親のアルコール摂取，喫煙，基礎疾患，併用薬の使用など)が結果を修飾する可能性が指摘されている。妊娠中のベンゾジアゼピン系薬剤服用と催奇形性に関する疫学調査のメタアナリシスが報告されており，ケースコントロール研究のメタアナリシスでは，薬物曝露と大奇形ならびに口唇・口蓋裂の関連がみられたが，コホート研究のメタアナリシスでは，

妊娠第1三半期の薬物曝露と大奇形あるいは口唇・口蓋裂の関連は認められなかった。なお，ラット，マウスを用いた生殖試験で本剤の催奇形作用は認められなかった。相談事例では，絶対過敏期に本剤を服用した38例中37例，相対過敏期に服用した4例は，奇形などのない健常児を出産した。

　以上のことから判断して，妊娠初期に本剤の常用量を服用したことにより，通常の妊婦と比較して奇形発生の頻度や危険度が上昇したとは考えられないので，心配することはないことを説明する。また，治療上の必要性があり本剤を継続服用した場合でも，奇形発生の頻度や危険度が上昇することはまずないと考えられるので，本剤服用が人工妊娠中絶の理由にはならないことを説明する。

- 妊娠末期に継続服用する必要がある場合は，新生児に移行したベンゾジアゼピン系薬剤によって，一部の新生児に一過性の傾眠や呼吸機能への影響，その後の離脱症状がみられることが報告されている。一方，本剤に関しては，出生時の母児の血中濃度測定を含む研究が報告されており，新生児への移行は認められるものの，新生児に一過性の傾眠や呼吸機能などの影響はみられなかったことが報告されている。本剤の妊娠末期の継続服用に関しては，主治医とともに産婦人科の医師へも服薬状況を報告し相談するよう指導する。

意見を求められたら

- 症状が軽度で，本剤の投与が不可欠というほどでもないなら，投与しないほうがよい。
- 妊娠中の不安や不眠に対しては，原因を取り除く心理療法や環境指導が基本とされている。したがって抗不安薬，睡眠導入薬は補助的に最少量を必要時にのみ使用することが胎児への影響を最小限にとどめる方法と考えられている。
- どうしても本剤の投与が必要で，本剤による治療を継続する場合：1979年の発売以降30年が経過しており長い臨床使用の中で妊婦服薬例も存在したと考えられるが，催奇形の危険度の増大を示す，症例報告の集積も疫学調査もないこと，相談事例では，絶対過敏期に本剤を服用した38例中37例，相対過敏期に服用した4例は奇形などのない健常児を出産したことなどを総合的に評価すると，通常の妊婦に認められる児の先天異常の確率が数値で表すほど増加することはまずないと考えられる。
- 本剤の治療継続は人工妊娠中絶をすすめたり，妊娠を許可しない理由にはならないと考えられることを説明する。

他の治療薬

- 抗不安薬として処方されるベンゾジアゼピン系薬剤のうち，米・英・仏・オーストラリアをはじめ世界110カ国で販売されており臨床使用期間も約30年間と長い薬剤で，妊婦使用薬剤に関する複数のコホート研究で催奇形性との関連が認められなかった薬剤にアルプラゾラムがある。
- 神経症，不眠症に適応を有する漢方エキス剤で，妊婦への慎用薬，禁用薬を含まない処方に抑肝散がある。

2　患者への説明・指導

　以下のことを説明，指導する。

投薬中止の場合

- 処方医と相談の結果，投薬が必須というほどの病状ではないこと，妊娠中の服薬は必要最小限にとどめることが原則であることより，投薬を中止してしばらく様子をみることになった。
- 不安感が強い，どうしても眠れないなど，病状や自覚症状について改善がみられずつらい場合には，服薬を再開することも可能なので，無理をして我慢せずに主治医に受診する。
- 妊娠中は，薬局で薬を買うとき，病院にかかるときには，必ず妊娠していることを告げるよう指導

する。

処方変更の場合

- 処方医と相談の結果，投薬が必須というほどの病状ではないこと，妊娠中の服薬は必要最小限にとどめることが原則であることより，症状と胎児への影響に関する既存の情報を考慮して処方が変更になった。
- 本剤は医師が妊娠を確認したうえで処方した薬で，母体の健康のために有用で，胎児への悪影響が少ないと考えられる薬である。
- 服薬の調節はあらかじめ医師に相談した範囲で行い，医師の指示と異なった服用をした場合はその状況を医師に報告する。
- 自分の判断で通院を中断すると，症状が悪化した場合，母体ばかりでなく胎児にも悪影響を及ぼすことになりかねない。
- 薬について何か心配なことがあったら，いつでも医師・薬剤師に相談する。

処方変更のない場合

- 前述のことから判断して，本剤の服用により奇形発生の頻度や危険度が明らかに上昇するとは考えられない。
- 「処方変更の場合」の◆印について説明する。

文献

1) 田辺三菱製薬株式会社：リーゼ，インタビューフォーム（第7版）
2) 厚生省医薬品情報，No.5, Dec. 1976
3) Dolovich LR, et al：Benzodiazepine use in pregnancy and major malformations or oral cleft；meta-analysis of cohort and case-control studies. BMJ, 317 (7162): 839-843, 1998

クロルジアゼポキシド （Chlordiazepoxide）

コントール散錠，
バランス散錠

薬剤危険度 **3点**

情報量 **++**

薬剤データ

1 添付文書

- 妊婦（3カ月以内）または妊娠している可能性のある婦人には治療上の有益性が危険性を上回ると判断される場合にのみ投与する［妊娠中に本剤の投与を受けた患者の中に奇形を有する児などの障害児を出産した例が対照群と比較して有意に多いとの疫学的調査報告がある］。
- 妊娠後期の婦人には治療上の有益性が危険性を上回ると判断される場合にのみ投与する［ベンゾジアゼピン系薬剤で新生児に哺乳困難，嘔吐，活動低下，筋緊張低下，過緊張，嗜眠，傾眠，呼吸抑制・無呼吸，チアノーゼ，易刺激性，神経過敏，振戦，低体温，頻脈などを起こすことが報告されている。なお，これらの症状は，離脱症状あるいは新生児仮死として報告される場合もある。また，ベンゾジアゼピン系薬剤で新生児に黄疸の増強を起こすことが報告されている。］。
- 分娩前に連用した場合，出産後新生児に離脱症状が現れることが，ベンゾジアゼピン系薬剤で報告されている。

2 動物（生殖発生毒性試験・変異原性試験など）

ラットに10，20および80mg/kgのCDPを餌に混ぜ，連日経口投与し，1世代もしくは2世代交配させて繁殖させた生殖試験では，新生仔に先天的な異常は認められず，母動物への副作用および新生仔の成長への影響も認められなかったとの報告がある。一方，1日100mg/kgをラットに連続経口投与した別の試験では，受精率の有意な減少が認められ，薬剤の鎮静作用に起因した子孫の生存率および体重にも著しい減少が認められたと報告している。これは，交配，母性看護および新生仔の世話への関心の欠如に起因するものと考えられる。また，このラットの1世代および2世代の新生仔各1例に骨格欠損症が認められている[1]。

3 ヒト（疫学調査・症例報告など）

概要

- 中央薬事審議会の副作用調査会の検討では，次頁◎印の疫学調査報告に基づいて，妊娠中のマイナートランキライザーの使用と奇形児出産との因果関係は必ずしも明確ではないが，催奇形の危険性を否定することはできないので，妊娠初期における適用は，有用性と安全性を十分考慮のうえ使用されるべきであると勧告している。
- 妊娠中のベンゾジアゼピン系薬剤使用と催奇形に関する疫学調査のメタアナリシスが報告されている。9つのケースコントロール研究のメタアナリシスでは，ジアゼパム曝露と大奇形［OR：3.01，95% CI：1.32-6.84］ならびに口唇・口蓋裂［OR：1.79，95% CI：1.13-2.82］の関連がみられた。一方，9つのコホート研究のメタアナリシスでは，妊娠第1三半期のジアゼパム曝露と大奇形［OR：0.90，95% CI：0.61-1.35］あるいは口唇・口蓋裂［OR：1.19，95% CI：0.34-4.15］の関連は認められなか

った。一般に，ケースコントロール研究では，リコールバイアスや交絡因子が結果を修飾する可能性が指摘されている[2]。

- 2007年に報告されたスウェーデンのMedical Birth Registryに基づく疫学研究では，ベンゾジアゼピン系薬剤あるいはベンゾジアゼピン受容体作動性睡眠薬を使用した妊婦が出産した1,979例の児において，口唇・口蓋裂，心奇形，奇形全般との関連は認められなかった[3]。
- 妊娠後期の本剤使用によって起こった筋緊張低下児および新生児離脱症状に関する報告がある。

疫学調査

◎ 口唇裂，口蓋裂を有する児599例を出産した母親の薬剤使用歴について，対照群の母親の薬剤使用歴と比較したレトロスペクティブな調査が報告されている。妊娠初期にジアゼパム，クロルジアゼポキシド，オキサゼパムなどのベンゾジアゼピン系薬剤あるいはメプロバメートなどのマイナートランキライザーを服用していた頻度は，口唇裂，口蓋裂を有する児の母親群では6.2%で，対照群の2.9%と比べて有意に高かった。このことより，マイナートランキライザーの妊娠初期の服用と，口唇，口蓋裂の発生について有意な相関が認められたと報告している[4]。しかし，妊娠中のいずれかの時期に他の薬剤も使用しており，また，母親の原疾患や母親の記憶に関する群間の偏りが十分には考慮されていないとの指摘がある。

◎ 妊娠中に軽い神経症のためにメプロバメート，クロルジアゼポキシド，他の薬剤のいずれかを投与された母親，およびまったく薬剤を投与されなかった母親から生まれた児について，重篤な先天異常の発生率が調査された。4群は19,044例の出産についてのプロスペクティブ調査から選ばれた。妊娠初期の薬剤服用群の異常発生率はメプロバメートが12.1%，クロルジアゼポキシドが11.4%，他の薬剤が4.6%で，薬剤の投与を受けなかった対照群の2.6%に比べて高かった[5]。しかし，この調査では，奇形発生に関する他の危険因子やOTC薬の使用状況は検討されていない。また，クロルジアゼポキシド服用例にみられた異常は，精神薄弱，痙攣性麻痺と聴力障害，小頭症と発育遅延，十二指腸の閉鎖とメッケル腸管憩室で，4例はそれぞれ障害の内容が異なっていたことなどより薬剤との関連を決めるには問題が残ることが指摘されている[6]。

- 先天性心疾患を有する390例の新生児と正常児1,254例の調査では，先天性心疾患のある新生児が，クロルジアゼポキシドを含むいくつかの薬剤に高率に曝露されていたことが報告されている[7]。
- 50,282例の妊娠のうち，クロルジアゼポキシドまたはメプロバメートを服用した1,870例と，これらの薬剤を服用しなかった48,412例について先天異常の発生率を調べた。クロルジアゼポキシドを妊娠初期に服用した場合の発生率は4.3%で，妊娠後期に服用した場合には6.2%であった。メプロバメートではそれぞれ5.6%，4.2%で，薬剤を服用しなかった群の発生率4.5%と統計的に有意差を認めなかった[8]。
- ハンガリーのケースコントロール研究では，22,865例の先天異常を有する児において母親が妊娠2～3カ月の時期にクロルジアゼポキシドを使用していた頻度は，OR：1.5［95% CI：1.0-2.3］と一般集団より高かった。また，4,467例の先天性心奇形を有する児において，母親が妊娠2～3カ月の時期にクロルジアゼポキシドを使用していた頻度はOR：2.5［95% CI：1.0-6.0］と一般集団より高かった[9]。
- 50,282組の母児に関する調査では，第1三半期に257例が本剤に曝露されていた。また，妊娠中のいずれかの時期に本剤に曝露された母児は740組であった。いずれの群でも催奇形との関連を示す証拠は認められなかった[10]。
- 妊娠中に本剤を服用した母親の児の精神発達に関する調査が報告されている。生後8カ月の時点の

精神，運動状態スコア，ならびに生後4歳の時点で評価したIQスコアは，薬物を使用しなかった母親の児と比較して差異はなかった[8]。

症例報告
- 5年間にわたり1日30mgの本剤を服用してきた33歳の女性が，妊娠12週から1日20mgに減量し，双子の女児を出産した。双子は生後3週間はいたって正常であった。しかし，生後25日目に2児ともに刺激過敏症と振戦を発症し，8mg/kg/日のフェノバルビタールによる治療を受けた。しかし，26日目には振戦を伴う刺激過敏症はさらに重篤となり，ジアゼパム0.5mgの筋肉注射による治療が必要であった。48時間以内に臨床症状は改善し，ジアゼパムの投与量は5日間かけて漸減され，9日目に中止された。妊娠中に母親がベンゾジアゼピン系薬剤を服用していた場合，新生児に起こる遅延型の離脱症状に注意するようにと警告している[1]。
- 母親が妊娠末期にクロルジアゼポキシドを使用したことにより，新生児に振戦や易過敏性などの離脱症状が認められたことが報告されている[12]。

4 相談事例

奇形発生の危険度が最も高い絶対過敏期に本剤を服用した17例は，いずれも奇形などのない健常児を出産した。また，相対過敏期に本剤を服用した2例も奇形などのない健常児を出産した。

服用後の対応

- 妊娠中の本剤服用と口唇・口蓋裂，あるいは心奇形の発生に関連がみられたとのケースコントロール研究が別個に複数報告されている。しかし，これらの報告にはリコールバイアスや交絡因子（母親のアルコール摂取，喫煙，基礎疾患，併用薬の使用など）が結果を修飾する可能性が指摘されている。妊娠中のベンゾジアゼピン系薬剤使用と催奇形に関する疫学調査のメタアナリシスが報告されており，ケースコントロール研究のメタアナリシスでは，薬剤曝露と大奇形ならびに口唇・口蓋裂の関連がみられたが，コホート研究のメタアナリシスでは妊娠第1三半期の薬剤曝露と大奇形あるいは口唇・口蓋裂の関連は認められなかった。その後の大規模な疫学調査では，ジアゼパムを含むベンゾジアゼピン系薬剤あるいはベンゾジアゼピン受容体作動性睡眠薬の妊婦使用と先天奇形との関連は認められていない。なお，ラットを用いた生殖試験では，催奇形作用は認められなかった。相談事例では，催奇形性の危険度が高い妊娠初期に本剤を服用した19例はいずれも奇形などのない健常児を出産した。

  以上のことから判断して，妊娠初期に本剤の常用量を頓用したことにより，通常の妊婦と比較して奇形発生の頻度や危険度が上昇したとは考えられないので，心配することはないことを説明する。また，治療上の必要性があり本剤を継続服用した場合でも，奇形発生の頻度や危険度が上昇することはまずないと考えられるので，本剤服用が人工妊娠中絶の理由にはならないことを説明する。

- 今後は，妊娠していることを主治医に告げて相談するように指示する。また，妊娠末期に継続使用する必要がある場合は，新生児に移行した薬剤によって，一部の新生児に一過性の傾眠や呼吸機能への影響，その後の離脱症状がみられることがあるので，主治医とともに産婦人科の医師へも服薬状況を報告し相談するよう指導する。

抗不安薬

服用前の対応

1 医師への疑義照会

以下のことを説明し，患者が妊婦であっても処方通りに調剤してよいかを確認する。

- 妊娠中の本剤服用と口唇・口蓋裂，あるいは心奇形の発生に関連がみられたとのケースコントロール研究が別個に複数報告されている。しかし，これらの報告にはリコールバイアスや交絡因子（母親のアルコール摂取，喫煙，基礎疾患，併用薬の使用など）が結果を修飾する可能性が指摘されている。妊娠中のベンゾジアゼピン系薬剤使用と催奇形に関する疫学調査のメタアナリシスが報告されており，ケースコントロール研究のメタアナリシスでは，薬剤曝露と大奇形ならびに口唇・口蓋裂の関連がみられたが，コホート研究のメタアナリシスでは妊娠第1三半期の薬剤曝露と大奇形あるいは口唇・口蓋裂の関連は認められなかった。その後の大規模な疫学調査では，ベンゾジアゼピン系薬剤あるいはベンゾジアゼピン受容体作動性睡眠薬の妊婦使用と先天奇形との関連は認められていない。なお，ラットを用いた生殖試験では催奇形作用は認められなかった。相談事例では，絶対過敏期に本剤を服用した17例，相対過敏期に服用した2例はいずれも奇形などのない健常児を出産した。
- 本剤は容易に胎盤を通過し，母体より胎児に高濃度で存在することが報告されている。妊娠末期の継続使用により，一部の新生児に一過性の筋緊張低下，呼吸機能への影響，嗜眠，黄疸の増強，あるいは離脱症状が現れることがある。

意見を求められたら

- 症状が軽度で，本剤の投与が不可欠というほどでもないなら，投与しないほうがよい。
- 妊娠中の不安や不眠に対しては，原因を取り除く心理療法や環境指導が基本とされている。したがって抗不安薬，睡眠薬は補助的に最少量を必要時にのみ使用することが胎児への影響を最小限にとどめる方法と考えられている。
- どうしても本剤の投与が必要で，本剤による治療を継続する場合，ベンゾジアゼピン系薬剤の妊婦服用と児の先天異常に関して検討したケースコントロール研究のメタアナリシスでは妊娠中の本剤曝露と奇形の関連がみられたが，コホート研究のメタアナリシスでは奇形との関連は認められておらず，その後の大規模な疫学調査ではベンゾジアゼピン系薬剤あるいはベンゾジアゼピン受容体作動性睡眠薬の妊婦使用と先天奇形との関連は認められていない。これらを総合的に評価すると，通常の妊婦に認められる児の先天異常の確率が数値で表すほど増加することはまずないと考えられる。
- 本剤の治療継続は人工妊娠中絶をすすめたり，妊娠を許可しない理由にはならないと考えられることを説明する。

他の治療薬

- 抗不安薬として処方されるベンゾジアゼピン系薬剤のうち，米・英・仏・オーストラリアをはじめ世界110カ国で販売されており，臨床使用期間も約30年間と長い薬物で，妊婦使用薬剤に関する複数のコホート研究で催奇形性との関連が認められなかった薬剤にアルプラゾラムがある。治療上の必要性からベンゾジアゼピン系薬剤による治療が不可欠な妊婦において，現時点で得られる情報からは選択しうる薬剤と考えられる。
- 神経症，不眠症に適応を有する漢方エキス剤で，妊婦への慎用薬，禁用薬を含まない処方に抑肝散がある。

2　患者への説明・指導

以下のことを説明，指導する。

投薬中止の場合

- 処方医と相談の結果，投薬が必須というほどの病状ではないこと，妊娠中の服薬は必要最小限にとどめることが原則であることより，投薬を中止してしばらく様子をみることになった。
- 不安感が強い，どうしても眠れないなど，病状や自覚症状について改善がみられずつらい場合には，服薬を再開することも可能なので，無理に我慢せず主治医に受診する。
- 妊娠中は，薬局で薬を買うとき，病院にかかるときには，必ず妊娠していることを告げるよう指導する。

処方変更の場合

- 処方医と相談の結果，投薬が必須というほどの病状ではないこと，妊娠中の服薬は必要最小限にとどめることが原則であることより，症状と胎児への影響に関する既存の情報を考慮して処方が変更になった。
- ◆ 本剤は医師が妊娠を確認したうえで処方した薬で，母体の健康のために有用で，胎児への悪影響が少ないと考えられる薬である。
- ◆ 服薬の調節はあらかじめ医師に相談した範囲で行い，医師の指示と異なった服用をした場合はその状況を医師に報告する。
- ◆ 自分の判断で服薬を中止すると，母体の健康を損ね，胎児にも悪影響を及ぼすことになりかねない。
- ◆ 薬について何か心配なことがあったら，いつでも医師・薬剤師に相談する。

処方変更のない場合

- 前述のことから判断して，本剤の服用により奇形発生の頻度や危険度が明らかに上昇するとは考えられない。
- 「処方変更の場合」の◆について説明する。

文献

1) アステラス製薬株式会社：バランス，インタビューフォーム(第8版)
2) Dolovich LR, et al：Benzodiazepine use in pregnancy and major malformations or oral cleft: meta-analysis of cohort and case-control studies. BMJ, 317：839-844, 1998
3) Wikner BN, et al：Use of benzodiazepines and benzodiazepine receptor agonists during pregnancy：neonatal outcome and congenital malformations. Pharmacoepidemiol Drug saf, 16(11)：1203-1210, 2007
4) Saxén I：Associations between oral clefts and drugs taken during pregnancy. Int J Epidemiol, 4(1)：37, 1975
5) Milkovich L, et al：Effects of prenatal meprobamate and chlordiazepoxide hydrochloride on human embryonic and fetal development. N Engl J Med, 291(24)：1268, 1974
6) 厚生省医薬品情報, No.5, Dec.1976
7) Rothman KJ, et al：Exogenous hormones and other drug exposures of children with congenital heart disease. Am J Epidemiol, 109(4)：433, 1979
8) Hartz SC, et al：Antenatal exposure to meprobamate and chlordiazepoxide in relation to malformations, mental development, and childhood mortality. N Engl J Med, 292(14)：726, 1975
9) Czeizel AE, et al：A population-based case-control study of oral chlordiazepoxide use during pregnancy and risk of congenital abnormalities. Neurotoxicol Teratol, 26(4)：593-598, 2004

10) Heinonen OP, et al : Birth Defects and Drugs in Pregnancy, Publishing Sciences Group, pp336-337, 491, 1977
11) Athinarayanan P, et al : Chlordiazepoxide withdrawal in the neonate. Am J Obstet Gynecol, 124 (2) : 212, 1976
12) Bracken MB, et al : Exposure to prescribed drugs in pregnancy and association with congenital malformations. Obstet Gynecol, 58 (3) : 336-344, 1981

ジアゼパム (Diazepam)

セルシン散 錠 シ 注, ホリゾン散 錠 注

薬剤危険度 **3点**

情報量 **++～+++**

薬剤データ

1 添付文書

- 妊婦（3カ月以内）または妊娠している可能性のある婦人には，治療上の有益性が危険性を上回ると判断される場合にのみ投与する［妊娠中に本剤の投与を受けた患者の中に奇形を有する児などの障害児を出産した例が対照群と比較して有意に多いとの疫学的調査報告がある］。
- 妊娠後期の婦人には治療上の有益性が危険性を上回ると判断される場合にのみ投与する［ベンゾジアゼピン系薬剤で新生児に哺乳困難，嘔吐，活動低下，筋緊張低下，過緊張，嗜眠，傾眠，呼吸抑制・無呼吸，チアノーゼ，易刺激性，神経過敏，振戦，低体温，頻脈などを起こすことが報告されている。なお，これらの症状は，離脱症状あるいは新生児仮死として報告される場合もある。ベンゾジアゼピン系薬剤で新生児に黄疸の増強を起こすことが報告されている。また，分娩時に静脈内注射した例にSleeping babyが報告されている］。
- 分娩前に連用した場合，出産後新生児に離脱症状が現れることが，ベンゾジアゼピン系薬剤で報告されている。

2 動物（生殖発生毒性試験・変異原性試験など）

- ラットの器官形成期に本薬5mg/kgあるいは10mg/kgを腹腔内投与した試験では，胎仔の発生ならびに出産仔の発育，分化に対する影響は認められていない[1]。
- ラットを用いて50mg/kgまで経口投与した妊娠前，妊娠初期投与試験では，性周期および生殖能に異常は認められなかった[2]。
- ラットを用いて50mg/kgまで経口投与した器官形成期投与試験では，母動物の体重は抑制されたが，胎仔および新生仔に異常は認められなかった[2]。
- ラットを用いて50mg/kgまで経口投与した周産期，授乳期投与試験では，新生仔の生後発育（形態分化，学習能，生殖能など）などに影響は認められなかった[2]。
- 妊娠第7～12日のラットに本薬10，100，500mg/kg/日を1日1回強制経口投与した。500mg/kg/日投与群では胎仔死亡率が高かったが，100mg/kg/日以下では対照群と差異はなかった。また，全試験を通じ催奇形作用は認められなかった[2]。

3 ヒト（疫学調査・症例報告など）

概要

- 中央薬事審議会の副作用調査会の検討では，次頁◎印の疫学調査報告に基づいて，妊娠中のマイナートランキライザーの使用と奇形児出産との因果関係は必ずしも明確ではないが，催奇形の危険性を否定することはできないので，妊娠初期における適用は，有用性と安全性を十分考慮のうえ使用されるべきであると勧告している。

- 妊娠中のベンゾジアゼピン系薬剤使用と催奇形性に関する疫学調査のメタアナリシスが報告されている。9つのケースコントロール研究のメタアナリシスでは，ジアゼパム曝露と大奇形[OR：3.01，95%CI：1.32-6.84]ならびに口唇・口蓋裂[OR：1.79，95%CI：1.13-2.82]の関連がみられた。一方，9つのコホート研究のメタアナリシスでは，妊娠第1三半期のジアゼパム曝露と大奇形[OR：0.90，95%CI：0.61-1.35]あるいは口唇・口蓋裂[OR：1.19，95%CI：0.34-4.15]の関連は認められなかった。一般に，ケースコントロール研究では，リコールバイアスや交絡因子が結果を修飾する可能性が指摘されている[3]。
- 2007年に報告されたスウェーデンのMedical Birth Registryに基づく疫学研究では，妊娠初期のジアゼパム使用例546例を含むベンゾジアゼピン系薬剤使用妊婦が出産した1,979例の児において，口唇・口蓋裂，心奇形，奇形全般との関連は認められなかった[4]。
- 妊娠後期の本剤使用によって起こった筋緊張低下児および新生児離脱症状に関する報告がある。

疫学調査

◎ 口唇裂，口蓋裂を有する児599例を出産した母親の薬剤使用歴について，対照群の母親の薬剤使用歴と比較したレトロスペクティブ調査が報告されている。妊娠初期にジアゼパム，クロルジアゼポキシド，オキサゼパムなどのベンゾジアゼピン系薬剤あるいはメプロバメートなどのマイナートランキライザーを服用していた頻度は，口唇裂，口蓋裂を有する児の母親群では6.2％で，対照群の2.9％と比べて有意に高かった。このことより，マイナートランキライザーの妊娠初期の服用と口唇裂，口蓋裂の発生について，有意な相関が認められたと報告している[5]。しかし，妊娠中のいずれかの時期に他の薬剤も使用しており，また，母親の原疾患や母親の記憶に関する群間の偏りが十分には考慮されていないとの指摘がある。

◎ 口蓋裂を伴う例を含む口唇裂と，出生前のジアゼパム曝露は部分的に相関するとの報告がある。先天異常児を生んだ母親278例について，妊娠第1三半期の薬剤使用歴を調査した。その結果，口唇裂が認められた児の母親群では，他の奇形が認められた児の母親群と比較して，妊娠初期にジアゼパムを服用していた率が4倍高かった[6]。しかし，この報告では抗痙攣薬など他の催奇形性が知られている薬剤を服用していた妊婦が含まれており，こうした危険因子の影響が適切に考慮されていないとの指摘がある。

◎ 妊娠中に軽い神経症のためにメプロバメート，クロルジアゼポキシド，他の薬剤のいずれかを投与された母親およびまったく薬剤を投与されなかった母親から生まれた児について，重篤な先天異常の発生率が調査された。4群は19,044例の出産についてのプロスペクティブ調査から選ばれた。妊娠初期の薬剤服用群の異常発生率はメプロバメートが12.1％で，クロルジアゼポキシドが11.4％，他の薬剤が4.6％で，薬剤の投与を受けなかった対照群の2.6％に比べて高かった[7]。しかし，この調査では，奇形発生に関する他の危険因子や大衆薬の使用状況が検討されていない。またクロルジアゼポキシド服用例にみられた異常は，精神薄弱，痙攣性麻痺と聴力障害，小頭症と発育遅延，十二指腸の閉鎖とメッケル腸管憩室で，4例はそれぞれ障害の内容が異なっていたことなどより薬剤との関連を決めるには問題が残ることが指摘されている[8]。

- スウェーデンのMedical Birth Registryをもとに行われた疫学研究では，ベンゾジアゼピン系薬剤あるいはベンゾジアゼピン受容体作動性睡眠薬を使用した妊婦1,944例が出産した1,979例の児と，スウェーデンにおける一般妊婦の出生児におけるリスクを比較検討している。この疫学研究には，妊娠初期のジアゼパム曝露例546例，妊娠後期のジアゼパム曝露例105例が含まれている。

　妊娠初期のベンゾジアゼピン系薬剤あるいはベンゾジアゼピン受容体作動性睡眠薬の使用と先天奇

形全般との関連は，OR：1.12［95%CI：0.92-1.36］と相関は認められなかった。同様に口唇・口蓋裂のRRは0.38［95%CI：0.05-1.38］，心奇形のRRは0.73［95%CI：0.46-1.19］で，妊娠初期の曝露との関連はみられなかった[4]。

　ベンゾジアゼピン系薬剤あるいはベンゾジアゼピン受容体作動性睡眠薬を使用した妊婦では，早産（37週未満）および低出生体重（2,500g未満）との関連がみられた。

　また，妊娠後期の使用では，Apgar score低値（5分時7以下）のORは2.02［95%CI：1.13-3.65］，呼吸器系の問題点に関するORは2.21［95%CI：1.62-3.02］であった。

- 口唇裂あるいは口唇・口蓋裂を有する445例および口蓋裂のみを認めた166例について，他の奇形を有する2,498例を対照として妊娠中の薬剤の使用に関する調査が行われた。妊娠第1三半期のジアゼパム使用は，口唇・口蓋裂発生の危険度を上昇させなかったと報告されている[9]。

- 1,427例の奇形を有する新生児と3,001例の対照の比較では，妊娠第1三半期でのジアゼパムをはじめとしたトランキライザーの使用は鼠径ヘルニア，心臓奇形，幽門部狭窄と関連があった。また，妊娠第2三半期の使用では血管腫と心循環器系奇形との相関があった。喫煙とトランキライザーの併用は，喫煙のみ群と比較して奇形児出産の危険度が3.7倍に増大した[10]。

- 自殺目的で大量（25～800mg）のジアゼパムを服薬した妊婦が出産した112例の児に関する調査が報告されている。妊婦の大量のジアゼパム服薬は，児の先天異常の増加と関連しなかったと結論づけている。対照群112例では8例（7.1%）に先天異常が認められたのに対して，ジアゼパム大量服薬群では15例（13.4%）に先天異常が認められた。ジアゼパム群にみられた異常について個別の評価を行うと，服薬時期が当該異常の過敏期でないか，アルコール使用との関連が考えられるものが含まれており，ジアゼパム自体は先天異常の増加と関連しないと考察している[11]。

- 390例の先天性心疾患の児と対応させた1,254例の正常児の調査では，奇形を有する児の群には高い率でジアゼパムを含むいくつかの薬剤への曝露が見いだされた[12]。

症例報告

- **離脱症候群**：出産前3～5カ月間にジアゼパムを1日10～20mg服用した母親3例から生まれた新生児3例に離脱症状が認められた。麻薬の離脱症状に類似しており，振戦，刺激過敏症，多動，過緊張，頻呼吸，活発哺乳が認められ，1例では体重減少と下痢，嘔吐もみられた。振戦は分娩後2～6時間で始まったが，フェノバルビタール5～10mg/kg/日の筋肉内注射により治まった。新生児では薬物の抱合や排泄機構が十分でないため，離脱症状が10日またはそれ以降まで観察されない例もありうるとしている[13]。

- **筋緊張低下児**：妊娠全期間を通して1日15mgのジアゼパムを服用し，加えて分娩までの妊娠後期9週間にはニトラゼパム10mgによる治療も受けた28歳の女性は，新生児集中治療室での保育が必要な，無反応で，筋緊張の低下した児を出産した。

　また，妊娠後期に分娩までの残り8週の間，毎晩10mgのニトラゼパムを服用した29歳の女性が眠りがちで哺乳したがらない児を出産した。生後3日目では，過度の睡眠傾向にあり，無反応で母乳を吸うことはできなかった。7日目に退院できるまでに回復した。この2例を「floppy-infant syndrome：幼児筋弛緩症候群」と称している[14]。

- **分娩時の使用例**：分娩前15時間に，30mg以上のジアゼパムを静脈内または筋肉内注射で投与された母親が出産した新生児に，呼吸抑制，低Apgar score，哺乳困難などの問題が生じた。一方，分娩10分前にジアゼパム10mgを静脈内投与された例では，1分後および5分後のApgar scoreは対照群と変わらなかった[2]。

その他

胎児移行：ジアゼパムおよび代謝物のN-デメチルジアゼパムは速やかに胎盤を通過し胎児循環中に蓄積する。胎児血清薬物濃度は母体血清値の1～3倍に達する。薬物は静脈内投与後5～10分で母体と胎児間の平衡状態に達する[15]。

4 相談事例

奇形発生の危険度が最も高い絶対過敏期に本剤を使用した76例中74例が奇形などのない健常児を出産した。内服剤の使用が65例、注射剤の使用が11例であった。新生児に認められた異常は口唇・口蓋裂1例、仙骨部陥凹1例で、前者の服薬時期は妊娠28～34日目、後者が注射した時期は妊娠44日目であった。相対過敏期に本剤を使用した10例は、いずれも奇形などのない健常児を出産した。内服剤の使用が6例、注射剤の使用が4例であった。

使用後の対応

- 妊娠中の本剤使用と口唇・口蓋裂、あるいは鼠径ヘルニア、心血管系などの奇形発生に関連がみられたとのケースコントロール研究が複数報告されている。しかし、これらの報告にはリコールバイアスや交絡因子（母親のアルコール摂取、喫煙、基礎疾患、併用薬の使用など）が結果を修飾する可能性が指摘されている。妊娠中のベンゾジアゼピン系薬剤使用と催奇形性に関する疫学調査のメタアナリシスが報告されており、ケースコントロール研究のメタアナリシスでは、ジアゼパム曝露と大奇形ならびに口唇・口蓋裂の関連がみられたが、コホート研究のメタアナリシスでは、妊娠第1三半期のジアゼパム曝露と大奇形あるいは口唇・口蓋裂の関連は認められなかった。その後の大規模な疫学調査では、ジアゼパムを含むベンゾジアゼピン系薬剤あるいはベンゾジアゼピン受容体作動性睡眠薬の妊婦使用と先天奇形との関連は認められていない。なお、ラットを用い、器官形成期に10mg/kgを腹腔内投与、あるいは50mg/kgを経口投与した生殖試験で催奇形作用は認められなかった。相談事例では、奇形発生の危険度が高い妊娠初期に本剤を使用した86例中84例が、奇形などのない健常児を出産した。

  以上のことから判断して、妊娠初期に本剤の常用量を使用したことにより、通常の妊婦と比較して奇形発生の頻度や危険度が上昇したとは考えられないので、心配することはないことを説明する。また、治療上の必要性があり本剤を継続使用した場合でも、奇形発生の頻度や危険度が上昇することはまずないと考えられるので、本剤使用が人工妊娠中絶の理由にはならないことを説明する。

- 今後は、妊娠していることを主治医に告げて相談するように指示する。また、妊娠末期に継続使用する必要がある場合は、新生児に移行した薬剤によって、一部の新生児に一過性の傾眠や呼吸機能への影響、その後の離脱症状がみられることがあるので、主治医とともに産婦人科の医師へも使用状況を報告し相談するよう指導する。

使用前の対応

1 医師への疑義照会

以下のことを説明し、患者が妊婦であっても処方通りに調剤してよいかを確認する。

- 妊娠中の本剤使用と口唇・口蓋裂、あるいは鼠径ヘルニア、心血管系などの奇形発生に関連がみら

れたとのケースコントロール研究が複数報告されている。しかし，これらの報告にはリコールバイアスや交絡因子(母親のアルコール摂取，喫煙，基礎疾患，併用薬の使用など)が結果を修飾する可能性が指摘されている。妊娠中のベンゾジアゼピン系薬剤使用と催奇形性に関する疫学調査のメタアナリシスが報告されており，ケースコントロール研究のメタアナリシスでは，ジアゼパム曝露と大奇形ならびに口唇・口蓋裂の関連がみられたが，コホート研究のメタアナリシスでは，妊娠第1三半期のジアゼパム曝露と大奇形あるいは口唇・口蓋裂の関連は認められなかった。その後の大規模な疫学調査では，ジアゼパムを含むベンゾジアゼピン系薬剤あるいはベンゾジアゼピン受容体作動性睡眠薬の妊婦使用と先天奇形との関連は認められていない。なお，ラットを用い，器官形成期に10mg/kgを腹腔内投与，あるいは50mg/kgを経口投与した生殖試験で催奇形作用は認められなかった。相談事例では，絶対過敏期に本剤を使用した76例中74例および相対過敏期に使用した10例は，奇形などのない健常児を出産した。

- 本剤は容易に胎盤を通過し，母体より胎児に高濃度で存在することが報告されている。妊娠末期の継続使用により，一部の新生児に一過性の筋緊張低下，呼吸機能への影響，嗜眠，黄疸の増強，あるいは離脱症状が現れることがある。

意見を求められたら

- 症状が軽度で，本剤の投与が不可欠というほどでもないなら，投与しないほうがよい。
- 妊娠中の不安や不眠に対しては，原因を取り除く心理療法や環境指導が基本とされている。したがって，抗不安薬，睡眠導入薬は補助的に最少量を必要時にのみ使用することが胎児への影響を最小限にとどめる方法と考えられている。
- どうしても本剤の投与が必要で，本剤による治療を継続する場合，ケースコントロール研究のメタアナリシスでは，妊娠中の本剤曝露と奇形の関連がみられたが，コホート研究のメタアナリシスでは奇形との関連は認められておらず，その後の大規模な疫学調査では，ジアゼパムを含むベンゾジアゼピン系薬剤あるいはベンゾジアゼピン受容体作動性睡眠薬の妊婦使用と先天奇形との関連は認められていない。これらを総合的に評価すると，通常の妊婦に認められる児の先天異常の確率が数値で表すほど増加することはまずないと考えられる。
- 本剤の治療継続は人工妊娠中絶をすすめたり，妊娠を許可しない理由にはならないと考えられることを説明する。

他の治療薬

- 抗不安薬として処方されるベンゾジアゼピン系薬剤のうち，米・英・仏・オーストラリアをはじめ世界110カ国で販売されており臨床使用期間も約30年間と長い薬剤で，妊婦使用薬剤に関する複数のコホート研究で催奇形性との関連が認められなかった薬剤にアルプラゾラムがある。
- 神経症，不眠症に適応を有する漢方エキス剤で，妊婦への慎用薬，禁用薬を含まない処方に抑肝散がある。

2 患者への説明・指導

以下のことを説明，指導する。

投薬中止の場合

- 処方医と相談の結果，投薬が必須というほどの病状ではないこと，妊娠中の服薬は必要最小限にとどめることが原則であることより，投薬を中止してしばらく様子をみることになった。
- 不安感が強い，どうしても眠れないなど，病状や自覚症状について改善がみられずつらい場合には，

服薬を再開することも可能なので，無理をして我慢せずに主治医に受診する。
- 妊娠中は，薬局で薬を買うとき，病院にかかるときには，必ず妊娠していることを告げるよう指導する。

処方変更の場合
- 処方医と相談の結果，投薬が必須というほどの病状ではないこと，妊娠中の服薬は必要最小限にとどめることが原則であることより，症状と胎児への影響に関する既存の情報を考慮して処方が変更になった。
- 本剤は医師が妊娠を確認したうえで処方した薬で，母体の健康のために有用で，胎児への悪影響が少ないと考えられる薬である。
- 服薬の調節はあらかじめ医師に相談した範囲で行い，医師の指示と異なった服用をした場合はその状況を医師に報告する。
- 自分の判断で通院を中断すると，症状が悪化した場合，母体ばかりでなく胎児にも悪影響を及ぼすことになりかねない。
- 薬について何か心配なことがあったら，いつでも医師・薬剤師に相談する。

処方変更のない場合
- 前述のことから判断して，本剤の服用により奇形発生の頻度や危険度が明らかに上昇するとは考えられない。
- 「処方変更の場合」の◆印について説明する。

文献
1) 武田薬品工業株式会社：セルシン注射液，インタビューフォーム(第2版)
2) 武田薬品工業株式会社：セルシン錠・散・シロップ，インタビューフォーム(第1版)
3) Dolovich LR, et al：Benzodiazepine use in pregnancy and major congenital malformations or oral cleft ; meta-analysis of cohort and case-control studies. Brit Med J, 317：839-844, 1998
4) Wikner BN, et al：Use of benzodiazepines and benzodiazepine receptor agonists during pregnancy : neonatal outcome and congenital malformations. Pharmacoepidemiol Drug Saf, 16(11)：1203-1210, 2007
5) Saxen I：Associations between oral clefts and drugs taken during pregnancy. Int J Epidemiol, 4(1)：37, 1975
6) Safra MJ, et al：Association between cleft lip with or without cleft palate and prenatal exposure to diazepam. Lancet, 2(7933)：478, 1975
7) Milkovich L, et al：Effects of prenatal meprobamate and Chlordiazepoxide hydrochloride on human embryonic and fetal development. N Engl J Med, 291(24)：1268, 1974
8) 厚生省医薬品情報 No.5, Dec. 1976
9) Rosenberg L, et al：Lack of relation of oral clefts to diazepam use during pregnancy. N Engl J Med, 309(21)：1282, 1983
10) Bracken MB, et al：Exposure to prescribed drugs in pregnancy and association with congenital malformations. Obstet Gynecol, 58(3)：336, 1981
11) Gidai J, et al：No association found between use of very large doses of diazepam by 112 pregnant women for a suicide attempt and congenital abnormalities in their offspring. Toxicol Ind Health, 24(1-2)：29-39, 2008
12) Rothman KJ, et al：Exogenous hormones and other drug exposures of children with congenital heart disease. Am J Epidemiol, 109(4)：433, 1979
13) Rementeria JL, et al：Withdrawal symptoms in neonates from intrauterine exposure to diazepam. J

Pediatr, 90(1) : 123, 1977
14) Speight, AP : Floppy-infant syndrome and maternal diazepam and/or nitrazapam. Lancet, 2(8043) : 878, 1977
15) Briggs GG, et al : Drugs in Pregnancy and Lactation ; A Reference Guide to Fetal and Neonatal Risk, Lippincott Williams & Wilkins, pp512-516, 2008

抗不安薬

ブロマゼパム （Bromazepam）

レキソタン 細 錠

薬剤危険度　3点
情報量　＋

薬剤データ

1　添付文書

- 妊婦（3カ月以内）または妊娠している可能性のある婦人には，治療上の有益性が危険性を上回ると判断される場合にのみ投与する［妊娠中に他のベンゾジアゼピン系化合物（ジアゼパム，クロルジアゼポキシドなど）を服用していた患者が出産した新生児において，口唇裂，口蓋裂などが対照群と比較して有意に多いとの疫学的調査報告がある］。
- 妊娠後期の婦人には治療上の有益性が危険性を上回ると判断される場合にのみ投与する［ベンゾジアゼピン系薬剤で新生児に哺乳困難，嘔吐，活動低下，筋緊張低下，過緊張，嗜眠，傾眠，呼吸抑制・無呼吸，チアノーゼ，易刺激性，神経過敏，振戦，低体温，頻脈などを起こすことが報告されている。なお，これらの症状は，離脱症状あるいは新生児仮死として報告される場合もある。また，ベンゾジアゼピン系薬剤で新生児に黄疸の増強を起こすことが報告されている］。
- 分娩前に連用した場合，出産後新生児に離脱症状が現れることが，ベンゾジアゼピン系薬剤で報告されている。

2　動物（生殖発生毒性試験・変異原性試験など）

ラット，マウスを用いて，胎仔の器官形成期に5，125mg/kg/日を経口投与した試験において，胎仔に異常は認められなかった。またウサギを用いて器官形成期に5，80mg/kg/日を投与した試験でも外形，骨格，諸臓器に著しい変化は認められなかった[1]。

3　ヒト（疫学調査・症例報告など）

- 妊婦への使用に関して，胎児への催奇形性，胎児毒性との関連は認められなかったことを示す疫学調査は報告されていない。一方，ヒトにおける催奇形性，胎児毒性を示す症例報告も疫学調査もない。
- フランスの中央─東地域の先天異常登録制度に登録された187例の妊娠第1三半期にベンゾジアゼピン系薬剤を使用した妊婦の解析が報告されている。妊娠第1三半期のベンゾジアゼピン系薬剤曝露は，他の奇形を有する児と比較して特定の奇形と平均以上の相関は認められなかった。個別の薬剤との検討において，ブロマゼパムと尿路系の奇形との関連がみられたと報告されている。ただし，この報告におけるブロマゼパム使用例はわずか5例であること，本報告は抄録のみの報告であり調査方法や検討結果の詳細が明らかでない。なお，この報告の著者らは，「注目すべきは幾つかの論文で繰り返しベンゾジアゼピン系薬剤の胎児期曝露と口蓋裂の関連が指摘されてきたが，有意な関連は認められなかったことだ」と結んでいる[2]。
- 他のベンゾジアゼピン系薬剤の投与を受けた妊婦では，口蓋裂などの奇形発生が増加したとのレトロスペクティブなケースコントロール研究が報告されている。しかし，これらの疫学調査には，調査方法の偏りに関する考慮が十分でないという指摘がある。一方，より精度が高いと考えられるコホー

ト調査を主体とした疫学調査では，ベンゾジアゼピン系薬剤の妊婦使用と奇形発生や胎児死亡などについて有意な関連は認められなかったと報告されている。
- 中央薬事審議会の副作用調査会の検討では複数の疫学調査報告に基づいて，奇形児出産との関連は必ずしも明確ではないが，催奇形の危険性を否定することはできないので，マイナートランキライザーの妊娠初期における適用は，有用性と安全性を十分考慮のうえ使用されるべきであると勧告している。

4 相談事例

奇形発生の危険度が最も高い絶対過敏期に本剤を服用した78例中77例は，奇形などのない健常児を出産した。1例に認められた異常は先天性副腎皮質過形成であった。絶対過敏期の使用例のうち29例は，その後の全妊娠期間にわたって本剤を服用したが健常児を出産している。なお，絶対過敏期に本剤を含む7剤を服用して妊娠21週で人工妊娠中絶を選択した1例の児に巨大臍帯ヘルニアが認められた。

相対過敏期に本剤を服用した4例も，いずれも奇形のない健常児を出産した。

服用後の対応

- 妊婦への使用について胎児への催奇形性，胎児毒性を示唆する症例も疫学調査も報告されていない。また，本剤と催奇形性，胎児毒性の因果関係を否定する疫学調査も報告されていない。他のベンゾジアゼピン系薬剤の投与を受けた妊婦では，口蓋裂などの奇形発生が増加したとのレトロスペクティブなケースコントロール研究が報告されている。しかし，これらの疫学調査には，調査方法の偏りに関する考慮が十分でないという指摘がある。また，より精度が高いと考えられるコホート調査を主体とした疫学調査では，ベンゾジアゼピン系薬剤使用と奇形発生や胎児死亡などについて関連は認められなかったと報告されている。ラットとマウスに125mg/kg，ウサギに80mg/kgまで経口投与した生殖試験で催奇形作用は認められなかった。相談事例では，奇形発生の危険度が高い妊娠初期に本剤を服用した82例中81例は，奇形などのない健常児を出産した。限られた情報ではあるが，本剤曝露群の児の出産結果は国内における自然奇形発生率を上回る変化とは考えられない。

　以上のことから判断して，妊娠初期に本剤の常用量を頓用したことにより，奇形発生の頻度や危険度が上昇したとは考えられないので，心配することはないことを説明する。継続服用した場合でも，奇形発生の頻度や危険度が上昇することはまずないと考えられるので，本剤服用が人工妊娠中絶の理由にはならないことを説明する。
- 今後は，妊娠していることを主治医に告げて相談するように指示する。

服用前の対応

1 医師への疑義照会

以下のことを説明し，患者が妊婦であっても処方通りに調剤してよいかを確認する。
- 妊婦への使用について胎児への催奇形性，胎児毒性を示唆する症例も疫学調査も報告されていない。また，本剤と催奇形性，胎児毒性の因果関係を否定する疫学調査も報告されていない。他のベンゾジアゼピン系薬剤の投与を受けた妊婦では，口蓋裂などの奇形発生が増加したとのレトロスペクティブなケースコントロール研究が報告されている。しかし，これらの疫学調査には，調査方法の偏りに関

抗不安薬

ロフラゼプ酸エチル （Ethyl loflazepate）

メイラックス 細 錠

薬剤危険度 **3点**

情報量 **+**

薬剤データ

1　添付文書

- 妊婦（3カ月以内）または妊娠している可能性のある婦人には，治療上の有益性が危険性を上回ると判断される場合にのみ投与する［妊娠中に他のベンゾジアゼピン系薬剤（ジアゼパム）の投与を受けた患者の中に，奇形を有する児などの障害児を出産した例が対照群と比較して有意に多いとの疫学的調査報告がある］。
- 妊娠後期の婦人には治療上の有益性が危険性を上回ると判断される場合にのみ投与する［ベンゾジアゼピン系薬剤で新生児に哺乳困難，嘔吐，活動低下，筋緊張低下，過緊張，嗜眠，傾眠，呼吸抑制・無呼吸，チアノーゼ，易刺激性，神経過敏，振戦，低体温，頻脈などを起こすことが報告されている。なお，これらの症状は，離脱症状あるいは新生児仮死として報告される場合もある。また，ベンゾジアゼピン系薬剤で新生児に黄疸の増強を起こすことが報告されている］。
- 分娩前に連用した場合，出産後新生児に離脱症状が現れることが，ベンゾジアゼピン系薬剤で報告されている。

2　動物（生殖発生毒性試験・変異原性試験など）

- ラットに0.4〜400 mg/kgを経口投与した妊娠前および妊娠初期投与試験では，親動物の発情周期，交尾行動および授受胎能に影響は認められず，胚・胎仔に対する致死作用および催奇形作用もなかった[1]。
- ラットに4.0〜1,600 mg/kgを経口投与した胎仔器官形成期投与試験では，親動物の妊娠期間に対する影響は認められず，流産もみられなかった。また，胚・胎仔に対する致死作用および催奇形作用はみられず，外形および内臓にも影響は認められなかった。出生仔の成長・発育にも影響は認められなかった[1]。
- ウサギに2.5〜100 mg/kgを経口投与した胎仔器官形成期投与試験では，50および100 mg/kg投与群で親動物の死亡が，また，25 mg/kgおよび100 mg/kg投与群において流産が認められた。胎仔に関する観察では，100 mg/kg投与群で吸収胚・死亡胎仔数の増加が認められたが，外形，内臓，骨格に対しては影響はみられず，催奇形作用は認められなかった[1]。
- ラットに2.0〜800 mg/kgを経口投与した周産期および授乳期投与試験では，親動物の妊娠期間の延長，分娩異常は認められなかった。親動物の哺育行動に異常はみられず，出生仔の発育分化，初期行動，運動活性，学習能および生殖能にも影響は認められなかった[1]。

3　ヒト（疫学調査・症例報告など）

- 中央薬事審議会の副作用調査会の検討では，次頁 ◎ 印の疫学調査報告に基づいて，妊娠中のマイナートランキライザーの使用と奇形児出産との因果関係は必ずしも明確ではないが，催奇形の危険性

を否定することはできないので，妊娠初期における適用は，有用性と安全性を十分考慮のうえ使用されるべきであると勧告している。本剤は1988年に薬価収載された薬剤で，1976年に発出された厚生省医薬品情報の根拠データは本剤に関する情報を含んでいない[2]。

◎ 妊娠中のベンゾジアゼピン系薬剤使用と催奇形性に関する疫学調査のメタアナリシスが報告されている。9つのケースコントロール研究のメタアナリシスでは，ジアゼパム曝露と大奇形[OR：3.01, 95%CI：1.32-6.84]ならびに口唇・口蓋裂[OR：1.79, 95%CI：1.13-2.82]の関連がみられた。一方，9つのコホート研究のメタアナリシスでは，妊娠第1三半期のジアゼパム曝露と大奇形[OR：0.90, 95%CI：0.61-1.35]あるいは口唇・口蓋裂[OR：1.19, 95%CI：0.34-4.15]の関連は認められなかった。一般に，ケースコントロール研究では，リコールバイアスや交絡因子が結果を修飾する可能性が指摘されている[3]。

症例報告

● パニック発作の治療のために本剤1日2mgとパロキセチン1日30mgを併用していた28歳の女性が挙児を希望する一方で出産への不安が強く，疾患コントロール不良のため薬物療法と認知療法を継続していた。その後，パニック発作はコントロールされたが広場恐怖症が残ったため行動療法が続けられた。疾患コントロールが良好になり出産に対する不安も軽快し，妊娠に前向きになった。主治医は胎児への影響を考慮してパロキセチンの服用量を漸減休薬とし，本剤1日2mg単剤でコントロール可能となった。自然な経過で妊娠を試みたが妊娠に至らず人工授精を試みて2年後に33歳で妊娠した。この時点で本剤の服用量は1日1mgであったが，完全な服薬中止には本人が不安を訴えていた。つわりが強く出産への不安が大きくなった時期があったが，主治医は支持的精神療法を実施するとともに本剤を隔日で1mgに減量してコントロールした。予定日に特段の問題なく3,300gの男児を出産した。男児に先天奇形や呼吸機能の低下，筋緊張低下，低体温，黄疸などの異常所見は認められなかった。母親は母乳保育を強く希望したため，産後も本剤服用量が隔日で1mgと低用量であったことより，主治医は服用後2時間以内の授乳を避けることを条件に母乳保育可能と判断した。人工栄養を補助的に使用しその比率は8：2であった。乳児に傾眠傾向や哺乳力の低下は認められなかった[4]。

● 不安症状に対して出産前日まで本剤を服用していた妊婦および新生児の，出産時と産後の本剤血中濃度が測定され報告されている。出産時の母体血漿中濃度は186.1 ng/mLであり，臍帯静脈血中濃度は215.3 ng/mLと母体血漿中濃度の1.16倍であったことが報告されている。出生時の男児の体重は2,240gと低体重であったが，出産1分後のApgar scoreは9点で，先天奇形や黄疸，筋緊張低下，低体温などの異常所見は認められなかった。出産後は服薬を中止していること，母親が母乳保育を希望したことより，出産3日目の夜から母乳による授乳を開始した。産後3日目，7日目，32日目の母児の血漿中濃度は，143.3 ng/mL，112.4 ng/mL，20.4 ng/mLと，138.3 ng/mL，139.7 ng/mL，3.7 ng/mLで推移した。報告の著者らは，生後7日目の児の本剤血漿中濃度が高値であったことについて，本剤が乳汁を介して乳児に移行したためと考察している。当初は1回の哺乳量は40mL程度とやや少なく，哺乳も遅かったが経過は良好で，振戦，イライラ感，筋緊張亢進などの離脱症状は認められなかったと報告されている。産後13日目に退院する時点で哺乳量は1回60mL，1日8回となっていた。退院後3日目より母親の判断で人工ミルクに授乳変更された。生後1カ月と3カ月の検診では発育は良好で特に問題はみられなかったと報告されている。

報告の著者らは，本事例において新生児にfloppy-infant syndromeや離脱症候群がみられなかったことに関して，本剤の特性としてジアゼパムなどの類薬と比較して，筋弛緩作用や鎮静・睡眠作用が

弱く，半減期が122時間と長いことが関与している可能性があると考察している。一方，出生当初の哺乳量が若干少なく哺乳も遅かったことに関して，妊娠37週の出産による低体重の問題とともに，児への薬物の影響も考慮する必要があると指摘している[5]。

4　相談事例

奇形発生の危険度が最も高い絶対過敏期に本剤を服用した55例はいずれも奇形などのない健常児を出産した。このうち14例は妊娠初期のみならず全妊娠期間にわたって本剤を服用していた。相対過敏期に本剤を服用した2例も，いずれも奇形などのない健常児を出産した。

服用後の対応

- 妊娠中のベンゾジアゼピン系薬剤使用と口唇・口蓋裂，あるいは鼠径ヘルニア，心血管系などの奇形発生に関連がみられたとのケースコントロール研究が別個に複数報告されている。しかし，これらの報告にはリコールバイアスや交絡因子（母親のアルコール摂取，喫煙，基礎疾患，併用薬の使用など）が結果を修飾する可能性が指摘されている。妊娠中のベンゾジアゼピン系薬剤使用と催奇形性に関する疫学調査のメタアナリシスが報告されており，ケースコントロール研究のメタアナリシスでは，薬物曝露と大奇形ならびに口唇・口蓋裂の関連がみられたが，コホート研究のメタアナリシスでは，妊娠第1三半期の薬物曝露と大奇形あるいは口唇・口蓋裂の関連は認められなかった。なお，ラット，ウサギを用いた生殖試験で本剤の催奇形作用は認められなかった。パニック障害，不安症の治療に本剤を用いていた妊婦は健常児を出産したことが報告されている。相談事例では，奇形発生の危険度が高い妊娠初期に本剤を服用した57例はいずれも奇形などのない健常児を出産した。

    以上のことから判断して，妊娠初期に本剤の常用量を服用したことにより，通常の妊婦と比較して奇形発生の頻度や危険度が上昇したとは考えられないので，心配することはないことを説明する。また，治療上の必要性があり本剤を継続服用した場合でも，奇形発生の頻度や危険度が上昇することはまずないと考えられるので，本剤服用が人工妊娠中絶の理由にはならないことを説明する。

- 今後は，妊娠していることを主治医に告げて相談するように指示する。また，妊娠末期に継続使用する必要がある場合は，新生児に移行したベンゾジアゼピン系薬剤によって，一部の新生児に一過性の傾眠や呼吸機能への影響，その後の離脱症状がみられることが報告されている。一方，本剤に関しては，出生時の母児の血中濃度測定を含む研究が報告されており，新生児への移行は認められるものの新生児に一過性の傾眠や呼吸機能などの影響はみられなかったことが報告されている。本剤の妊娠末期の継続服用に関しては，主治医とともに産婦人科の医師へも服薬状況を報告し相談するよう指導する。

服用前の対応

1　医師への疑義照会

以下のことを説明し，患者が妊婦であっても処方通りに調剤してよいかを確認する。

- 妊娠中のベンゾジアゼピン系薬剤使用と口唇・口蓋裂，あるいは鼠径ヘルニア，心血管系などの奇形発生に関連がみられたとのケースコントロール研究が別個に複数報告されている。しかし，これらの報告にはリコールバイアスや交絡因子（母親のアルコール摂取，喫煙，基礎疾患，併用薬の使用な

ど)が結果を修飾する可能性が指摘されている．妊娠中のベンゾジアゼピン系薬剤使用と催奇形性に関する疫学調査のメタアナリシスが報告されており，ケースコントロール研究のメタアナリシスでは，薬物曝露と大奇形ならびに口唇・口蓋裂の関連がみられたが，コホート研究のメタアナリシスでは，妊娠第1三半期の薬物曝露と大奇形あるいは口唇・口蓋裂の関連は認められなかった．なお，ラット，ウサギを用いた生殖試験で本剤の催奇形作用は認められなかった．パニック障害，不安症の治療に本剤を用いていた妊婦は健常児を出産したことが報告されている．相談事例では，絶対過敏期に服用した55例，相対過敏期に服用した2例はいずれも奇形などのない健常児を出産した．

　以上のことから判断して，妊娠初期に本剤の常用量を服用したことにより，通常の妊婦と比較して奇形発生の頻度や危険度が上昇したとは考えられないので，心配することはないことを説明する．また，治療上の必要性があり本剤を継続服用した場合でも，奇形発生の頻度や危険度が上昇することはまずないと考えられるので，本剤服用が人工妊娠中絶の理由にはならないことを説明する．

- 妊娠末期に継続服用する必要がある場合は，新生児に移行したベンゾジアゼピン系薬剤によって，一部の新生児に一過性の傾眠や呼吸機能への影響，その後の離脱症状がみられることが報告されている．一方，本剤に関しては，出生時の母児の血中濃度測定を含む研究が報告されており，新生児への移行は認められるものの，新生児に一過性の傾眠や呼吸機能などの影響はみられなかったことが報告されている．本剤の妊娠末期の継続服用に関しては，主治医とともに産婦人科の医師へも服薬状況を報告し相談するよう指導する．

意見を求められたら

- 症状が軽度で，本剤の投与が不可欠というほどでもないなら，投与しないほうがよい．
- 妊娠中の不安や不眠に対しては，原因を取り除く心理療法や環境指導が基本とされている．したがって抗不安薬，睡眠薬は補助的に最少量を必要時にのみ使用することが胎児への影響を最小限にとどめる方法と考えられている．
- どうしても本剤の投与が必要で，本剤による治療を継続する場合：パニック障害，不安症の治療に本剤を用いていた妊婦は健常児を出産したことが報告されていること，相談事例では，絶対過敏期に服用した55例，相対過敏期に服用した2例は奇形などのない健常児を出産したことなどを総合的に評価すると，通常の妊婦に認められる児の先天異常の確率が数値で表すほど増加することはまずないと考えられる．
- 本剤の治療継続は人工妊娠中絶をすすめたり，妊娠を許可しない理由にはならないと考えられることを説明する．

他の治療薬

- 抗不安薬として処方されるベンゾジアゼピン系薬剤のうち，米・英・仏・オーストラリアをはじめ世界110カ国で販売されており臨床使用期間も約30年間と長い薬剤で，妊婦使用薬剤に関する複数のコホート研究で催奇形性との関連が認められなかった薬剤にアルプラゾラムがある．
- 神経症，不眠症に適応を有する漢方エキス剤で，妊婦への慎用薬，禁用薬を含まない処方に抑肝散がある．

2　患者への説明・指導

以下のことを説明，指導する．

投薬中止の場合

- 処方医と相談の結果，投薬が必須というほどの病状ではないこと，妊娠中の服薬は必要最小限にと

- どめることが原則であることより，投薬を中止してしばらく様子をみることになった。
- 不安感が強い，どうしても眠れないなど，病状や自覚症状について改善がみられずつらい場合には，服薬を再開することも可能なので，無理をして我慢せずに主治医に受診する。
- 妊娠中は，薬局で薬を買うとき，病院にかかるときには，必ず妊娠していることを告げるよう指導する。

処方変更の場合

- 処方医と相談の結果，投薬が必須というほどの病状ではないこと，妊娠中の服薬は必要最小限にとどめることが原則であることより，症状と胎児への影響に関する既存の情報を考慮して処方が変更になった。
- ◆ 本剤は医師が妊娠を確認したうえで処方した薬で，母体の健康のために有用で，胎児への悪影響が少ないと考えられる薬である。
- ◆ 服薬の調節はあらかじめ医師に相談した範囲で行い，医師の指示と異なった服用をした場合はその状況を医師に報告する。
- ◆ 自分の判断で通院を中断すると，症状が悪化した場合，母体ばかりでなく胎児にも悪影響を及ぼすことになりかねない。
- ◆ 薬について何か心配なことがあったら，いつでも医師・薬剤師に相談する。

処方変更のない場合

- 前述のことから判断して，本剤の服用により奇形発生の頻度や危険度が明らかに上昇するとは考えられない。
- 「処方変更の場合」の◆印について説明する。

文献

1) 明治製菓株式会社：メイラックス，インタビューフォーム（第6版）
2) 厚生省医薬品情報，No.5, Dec. 1976
3) Dolovich LR, et al：Benzodiazepine use in pregnancy and major malformations or oral cleft：meta-analysis of cohort and case-control studies. BMJ, 317(7162)：839-843, 1998
4) 池谷俊哉，他：症例 パニック障害における薬物療法；妊娠・授乳との関連. 精神科，8(3)：237-241, 2006
5) 増村年章，他：母体及び新生児におけるロフラゼプ酸エチルの血漿中濃度変化について. 精神医学，42(11)：1161-1165, 2000

ロラゼパム （*Lorazepam*）

ワイパックス錠

薬剤危険度 **3点**

情報量 **＋～＋＋**

薬剤データ

1 添付文書

妊娠中の投与に関し，次のような報告があるなど，安全性は確立していないので，妊婦または妊娠している可能性のある婦人には，治療上の有益性が危険性を上回ると判断される場合にのみ投与する。

- 妊娠中に他のベンゾジアゼピン系化合物の投与を受け，出生した新生児に口唇裂（口蓋裂を伴うものを含む）などが対照群と比較して有意に多いとの疫学的調査報告がある。
- ベンゾジアゼピン系薬剤で新生児に哺乳困難，嘔吐，活動低下，筋緊張低下，過緊張，嗜眠，傾眠，呼吸抑制・無呼吸，チアノーゼ，易刺激性，神経過敏，振戦，低体温，頻脈などを起こすことが報告されている。なお，これらの症状は，離脱症状あるいは新生児仮死として報告される場合もある。また，ベンゾジアゼピン系薬剤で新生児に黄疸の増強を起こすことが報告されている。
- 分娩前に連用した場合，出産後新生児に離脱症状が現れることが，ベンゾジアゼピン系薬剤で報告されている。
- 妊娠動物（マウス）に大量投与した試験で，胎仔に口蓋裂および眼瞼裂を認めたとの報告がある。

2 動物（生殖発生毒性試験・変異原性試験など）

- ラット，マウスの胎仔器官形成期に0.4，4，20mg/kgを経口投与した試験において，胎仔の器官に異常は認められなかった[1]。
- ウサギを用いた生殖試験では，用量に依存しない散発的な奇形が薬物投与群でみられた。これらの奇形は対照群では認められなかったが，過去の報告では偶発的な発生が報告されている。また，40mg/kg以上を投与したウサギでは，胎仔吸収，胎仔死亡がみられたが，低用量群では認められなかった[2]。

3 ヒト（疫学調査・症例報告など）

- フランスの中・東部先天異常レジストリ制度に登録された先天異常を有する児に関するデータ（1976～1998年）を用いて，ベンゾジアゼピン系薬剤と先天異常について検討したケースコントロール研究が報告されている。本レジストリ制度では，母親の疾患，妊娠初期の服薬状況については，分娩後早期に医師，看護師，周産期専門家がインタビュー形式で調査している。

  登録された34,470例中13,703例について服薬の有無が確認されており，実際の服薬は3,603例に認められ，そのうちベンゾジアゼピン系薬剤服薬例は262例であった。

  この研究では，ベンゾジアゼピン系薬剤全般について解析するとともに，ベンゾジアゼピン系薬剤を9つのカテゴリーに分類し，先天性の形態異常を11のカテゴリーに分類して，個別の奇形を有する群をケースとし，他の奇形を有する群をコントロールとして解析しており，健常児との比較は行われていない。

抗不安薬

　　ベンゾジアゼピン系薬剤全体としての解析では先天異常との関連はみられなかった。一方，ロラゼパムと肛門閉鎖のOR：6.19［95% CI：2.44-15.74］であったと報告されている。また，ブロマゼパムと消化器系異常のOR：6.15［95% CI：1.88-20.12］であったと報告されている。
　　この報告では全登録例に対して，服薬状況が確認できているものが40%にとどまっており，先天異常を有する症例のうち解析対象が特定の症例群に偏っている可能性が考えられる。また，本報告では母親の原疾患の情報，母親の年齢，併用薬の情報，アルコール摂取の状況について明示されておらず，こうした他の交絡因子の影響を考慮することができない。また，研究の方法において記載された，ベンゾジアゼピン系薬剤の9つのカテゴリー，ならびに先天性の奇形の11のカテゴリーの具体的な説明が論文中になく，結果においても一部の薬物と一部の先天異常のみに関する提示があるのみで明らかでない。本論文では，こうした疫学調査としての問題点が存在することに加えて，ロラゼパムと肛門閉鎖は6例，ブロマゼパムと消化器系異常は3例の報告に基づいており，この報告のみで個別の薬物と個別の先天異常の関連を結論づけることは難しいと考えられる[3]。

- ベンゾジアゼピン系薬剤を服薬し，イスラエルの催奇形情報サービスを利用した妊婦（1988～1996年）の追跡調査データをもとにしたコホート研究が報告されている。

　　ベンゾジアゼピン系薬剤を使用して分娩に至った妊婦355例中11例（3.1%）に先天奇形が確認された。一方，催奇形性の認められない薬物を使用した対照群の妊婦のうち分娩に至った382例中10例（2.6%）に先天奇形がみられた。ORは1.2で95%CIは0.5-2.8であり，先天異常の頻度に統計学的差異は認められなかった。
　　母親の服薬時期は，全妊娠期間が30%，妊娠第1三半期が68%，妊娠第2三半期と第3三半期がそれぞれ1%であった。妊婦が使用していた薬物は，アルプラゾラムが149例，ロラゼパムが112例，ジアゼパムが89例，オキサゼパムが89例，クロナゼパムが69例，ブロチゾラムが19例，ニトラゼパムが12例，その他15例であった。
　　報告の著者らは，妊娠中のベンゾジアゼピン系薬剤の使用と先天奇形の関連はみられなかったと結論している。一方，ベンゾジアゼピン系薬剤を使用した群では，人工妊娠中絶の頻度が14.1%と対照群の4.7%と比較して高かったと指摘している[4]。

- 中央薬事審議会の副作用調査会の検討では，1970年代に報告されたジアゼパム，クロルジアゼポキシド，メプロバメートなどを対象としたケースコントロール研究を評価して，妊娠中のマイナートランキライザーの使用と奇形児出産との因果関係は必ずしも明確ではないが，催奇形の危険性を否定することはできないので，妊娠初期における適用は有用性と安全性を十分考慮のうえ使用されるべきであると勧告している[5]。

- 妊娠中のベンゾジアゼピン系薬剤使用と催奇形性に関する疫学調査のメタアナリシスが報告されている。9つのケースコントロール研究のメタアナリシスでは，ジアゼパム曝露と大奇形［OR：3.01, 95%CI：1.32-6.84］ならびに口唇・口蓋裂［OR：1.79，95%CI：1.13-2.82］の関連がみられた。一方，9つのコホート研究のメタアナリシスでは，妊娠第1三半期のジアゼパム曝露と大奇形［OR：0.90, 95%CI：0.61-1.35］あるいは口唇・口蓋裂［OR：1.19，95%CI：0.34-4.15］の関連は認められなかった。一般に，ケースコントロール研究では，リコールバイアスや交絡因子が結果を修飾する可能性が指摘されている[6]。

- 2007年に報告されたスウェーデンのMedical Birth Registryに基づく疫学研究では，妊娠初期のロラゼパム使用例26例を含むベンゾジアゼピン系薬剤使用妊婦が出産した1,979例の児において，口唇・口蓋裂，心奇形，奇形全般との関連は認められなかった[7]。

- ロラゼパムによる治療を受けた51例の母親から生まれた53例の新生児を調査した報告がある。母体血漿濃度は対応する臍帯血濃度より高かった。臍帯血濃度は45μg/Lを超え，出生時3/4の児が呼吸管理を必要とした。母親が本剤の経口または静脈内投与を受けた早産児では，Apgar scoreが低く，呼吸管理が必要で，低体温で哺乳困難な頻度が高かった。本剤の経口投与を受けた母親から生まれた満期産児には，哺乳確保の遅延を除いて併発症はみられなかった[8]。
- 妊娠全期間を通じて1日2～3mgのロラゼパムを服用した2例の新生児に，長期にわたり過敏反応，哺乳困難，筋緊張低下状態がみられたとの報告がある。症状は生後1週間目に現れ，生後2カ月まで続いた。生後3カ月の時点で低体重と発達遅延が認められた[9]。

4 相談事例

奇形発生の危険度が最も高い絶対過敏期に本剤を服用した76例中75例は奇形などのない健常児を出産した。先天性の異常が認められた児の母親は本剤以外に12種の薬物を絶対過敏期に服薬していた。新生児に認められた異常は完全大血管転換症であった。相対過敏期に本剤を服用した3例は，いずれも奇形などのない健常児を出産した。

服用後の対応

- 妊娠中の本剤服用と肛門閉鎖に関連がみられたとのケースコントロール研究が報告されている。しかし，この報告には交絡因子（母親のアルコール摂取，喫煙，基礎疾患，併用薬の使用など）が結果を修飾している可能性が考えられる。一方，本剤を使用した112例を含むベンゾジアゼピン系薬剤使用妊婦に関するコホート研究では，先天異常の増加との関連は認められなかった。

  妊娠中のベンゾジアゼピン系薬剤（主にジアゼパム）使用と催奇形性に関する疫学調査のメタアナリシスが報告されており，ケースコントロール研究のメタアナリシスでは，大奇形ならびに口唇・口蓋裂の関連がみられたが，コホート研究のメタアナリシスでは，妊娠第1三半期の曝露と大奇形あるいは口唇・口蓋裂の関連は認められなかった。その後の大規模な疫学調査では，ベンゾジアゼピン系薬剤あるいはベンゾジアゼピン受容体作動性睡眠薬の妊婦使用と先天奇形との関連は認められていない。ラットとマウスに100mg/kgまで経口投与した生殖試験で催奇形作用は認められなかった。相談事例では，奇形発生の危険度が高い妊娠初期に本剤を服用した79例中78例が，奇形などのない健常児を出産した。

  以上のことから判断して，妊娠初期に本剤の常用量を服用したことにより，通常の妊婦と比較して奇形発生の頻度や危険度が上昇したとは考えられないので，心配することはないことを説明する。また，治療上の必要性があり本剤を継続服用した場合でも，奇形発生の頻度や危険度が上昇することはまずないと考えられるので，本剤服用が人工妊娠中絶の理由にはならないことを説明する。
- 妊娠末期に継続服用する必要がある場合は，新生児に移行した薬剤によって，一部の新生児に一過性の傾眠や呼吸機能への影響，その後の離脱症状がみられることがあるので，主治医とともに産婦人科の医師へも服薬状況を報告し相談するよう指導する。
- 今後は，妊娠していることを主治医に告げて相談するように指示する。

服用前の対応

1 医師への疑義照会

以下のことを説明し，患者が妊婦であっても処方通りに調剤してよいかを確認する。

- 妊娠中の本剤服用と肛門閉鎖に関連がみられたとのケースコントロール研究が報告されている。しかし，この報告には交絡因子(母親のアルコール摂取，喫煙，基礎疾患，併用薬の使用など)が結果を修飾している可能性が考えられる。一方，本剤を使用した112例を含むベンゾジアゼピン系薬剤使用妊婦に関するコホート研究では，先天異常との関連は認められなかった。

  妊娠中のベンゾジアゼピン系薬剤(主にジアゼパム)使用と催奇形性に関する疫学調査のメタアナリシスが報告されており，ケースコントロール研究のメタアナリシスでは，大奇形ならびに口唇・口蓋裂の関連がみられたが，コホート研究のメタアナリシスでは，妊娠第1三半期の曝露と大奇形あるいは口唇・口蓋裂の関連は認められなかった。その後の大規模な疫学調査では，ベンゾジアゼピン系薬剤あるいはベンゾジアゼピン受容体作動性睡眠薬の妊婦使用と先天奇形との関連は認められていない。ラットとマウスに100mg/kgまで経口投与した生殖試験で催奇形作用は認められなかった。相談事例では，絶対過敏期に本剤を服用した76例中75例，相対過敏期に服用した3例は奇形などのない健常児を出産した。

- 本剤は胎盤を通過し，妊娠後期の使用により Apgar score が低く，呼吸障害，低体温，哺乳困難などが早産児にみられた。

意見を求められたら

- 症状が軽度で，本剤の投与が不可欠というほどでもないなら，投与しないほうがよい。
- 妊娠中の不安や不眠に対しては，原因を取り除く心理療法や環境指導が基本とされている。したがって抗不安薬，睡眠薬は補助的に最少量を必要時にのみ使用することが，胎児への影響を最小限にとどめる方法と考えられている。
- どうしても本剤の投与が必要で，本剤による治療を継続する場合，本剤を使用した妊婦112例を含むベンゾジアゼピン系薬剤のコホート調査では，先天異常の増加との関連は認められていない。相談事例においても絶対過敏期に服用した76例中75例，相対過敏期に服用した3例は奇形などのない健常児を出産している。他のベンゾジアゼピン系薬剤について報告されているケースコントロール研究のメタアナリシスでは，妊娠中の本剤曝露と奇形の関連がみられたが，コホート研究のメタアナリシスでは奇形との関連は認められておらず，その後の大規模な疫学調査では，ベンゾジアゼピン系薬剤あるいはベンゾジアゼピン受容体作動性睡眠薬の妊婦使用と先天奇形との関連は認められていない。これらを総合的に評価すると，通常の妊婦に認められる児の先天異常の確率が数値で表すほど増加することはまずないと考えられる。
- 本剤の治療継続は人工妊娠中絶をすすめたり，妊娠を許可しない理由にはならないと考えられることを説明する。

他の治療薬

- 抗不安薬として処方されるベンゾジアゼピン系薬剤のうち，米・英・仏・オーストラリアをはじめ世界110カ国で販売されており臨床使用期間も約30年間と長い薬剤で，妊婦使用薬剤に関する複数のコホート研究で催奇形性との関連が認められなかった薬剤にアルプラゾラムがある。
- 神経症，不眠症に適応を有する漢方エキス剤で，妊婦への慎用薬，禁用薬を含まない処方に抑肝散がある。

2　患者への説明・指導

以下のことを説明，指導する。

投薬中止の場合

- 処方医と相談の結果，投薬が必須というほどの病状ではないこと，妊娠中の服薬は必要最小限にとどめることが原則であることより，投薬を中止してしばらく様子をみることになった。
- 不安感が強い，どうしても眠れないなど，病状や自覚症状について改善がみられずつらい場合には，服薬を再開することも可能なので，無理をして我慢せずに主治医に受診する。
- 妊娠中は，薬局で薬を買うとき，病院にかかるときには，必ず妊娠していることを告げるよう指導する。

処方変更の場合

- 処方医と相談の結果，投薬が必須というほどの病状ではないこと，妊娠中の服薬は必要最小限にとどめることが原則であることより，症状と胎児への影響に関する既存の情報を考慮して処方が変更になった。
- ◆ 本剤は医師が妊娠を確認したうえで処方した薬で，母体の健康のために有用で，胎児への悪影響が少ないと考えられる薬である。
- ◆ 服薬の調節はあらかじめ医師に相談した範囲で行い，医師の指示と異なった服用をした場合はその状況を医師に報告する。
- ◆ 自分の判断で通院を中断すると，症状が悪化した場合，母体ばかりでなく胎児にも悪影響を及ぼすことになりかねない。
- ◆ 薬について何か心配なことがあったら，いつでも医師・薬剤師に相談する。

処方変更のない場合

- 前述のことから判断して，本剤の服用により奇形発生の頻度や危険度が明らかに上昇するとは考えられない。
- 「処方変更の場合」の◆印について説明する。

文献

1) ファイザー株式会社：ワイパックス，インタビューフォーム（第9版）
2) Ativan®，米国添付文書，2007
3) Bonnot O, et al：Maternal exposure to lorazepam and anal atresia in newborns；results from a hypothesis-generating study of benzodiazepines and malformations. J Clin Psychopharmacol, 21（4）：456-458, 2001
4) Ornoy A, et al：Is benzodiazepine use during pregnancy really teratogenic？ Reprod Toxicol, 12（5）：511-515, 1998
5) 厚生省医薬品情報，No.5, Dec. 1976
6) Dolovich LR, et al：Benzodiazepine use in pregnancy and major malformations or oral cleft：meta-analysis of cohort and case-control studies. BMJ, 317（7162）：839-843, 1998
7) Wikner BN, et al：Use of benzodiazepines and benzodiazepine receptor agonists during pregnancy：neonatal outcome and congenital malformations. Pharmacoepidemiol Drug Saf, 16（11）：1203-1210, 2007
8) Whitelaw AG, et al：Effect of maternal lorazepam on the neonate. Br Med J (Clin Res Ed), 282（6270）：1106-1108, 1981
9) Sanchis A, et al：Adverse effects of maternal lorazepam on neonates. DICP, 25（10）：1137-1138, 1991

I-5. 抗うつ薬(SSRI,SNRI)

塩酸セルトラリン （*Sertraline hydrochloride*）

ジェイゾロフト錠

薬剤危険度 **2点**

情報量 **++〜+++**

薬剤データ

1 添付文書

　妊婦または妊娠している可能性のある婦人には，治療上の有益性が危険性を上回ると判断される場合にのみ投与する［妊娠中の投与に関する安全性は確立していない。1）妊娠末期に本剤あるいは他のSSRI，SNRIが投与された婦人が出産した新生児において，入院期間の延長，呼吸補助，経管栄養を必要とする，離脱症状と同様の症状が出産直後に現れたとの報告がある。臨床所見としては，呼吸窮迫，チアノーゼ，無呼吸，発作，体温調節障害，哺乳障害，嘔吐，低血糖症，筋緊張低下，筋緊張亢進，反射亢進，振戦，ぴくつき，易刺激性，持続性の泣きが報告されている。2）海外の疫学調査において，妊娠中に本剤を含むSSRIを投与された婦人が出産した新生児において，新生児遷延性肺高血圧症のリスクが増加したとの報告がある。このうち1つの調査では，妊娠34週以降に生まれた新生児における新生児遷延性肺高血圧症発生のリスク比は，妊娠早期の投与では2.4［95％CI：1.2-4.3］，妊娠早期および後期の投与では3.6［95％CI：1.2-8.3］であった］。

2 動物（生殖発生毒性試験・変異原性試験など）

- 雌雄SD系ラットを用いて0（対照），10，40，80mg/kg/日を経口投与した受胎能および一般生殖能試験では，親動物では80mg/kg/日の群で雄動物の体重増加の軽度抑制および受胎率の低下が認められた。F_1出生仔では40mg/kg/日以上の群で生後4日生存率の低下がみられた。14日齢胎仔，F_2出生仔では薬物に関連した変化は認められなかった[1]。

- 雌雄SD系ラットに0（対照），10，20，80mg/kg/日を経口投与した受胎能および胎仔毒性試験では，親動物では10mg/kg/日以上の群で雌動物の体重増加抑制が認められたが生殖能には影響がなかった。投与群雄と無処置群雌との交配でも生殖能に著変はなかった。F_1胎仔では10mg/kg/日以上の群で体重の軽度減少が認められた。F_1出生仔では20mg/kg/日以上の群で生後1日の体重低下，生後4日生存率の低下が認められ，10mg/kg/日以上の群で自発運動の亢進，発達の早期獲得が認められた。F_2出生仔では薬物に関連した変化は認められなかった[1]。

- SD系妊娠ラットに0（対照），10，20，80mg/kg/日を経口投与した，胎仔器官形成期投与試験では，母動物の20mg/kg/日以上の群で体重増加抑制が認められた。胎仔では10mg/kg/日以上の群で体重減少とそれに伴う軽度な骨化遅延が認められた。催奇形作用は認められなかった[1]。

- ニュージーランドホワイト種妊娠ウサギに0（対照），5，20，40mg/kg/日を経口投与した胎仔器

官形成期投与試験では，40mg/kg/日の群で母動物の死亡，流産，摂餌量減少，体重増加抑制がみられ，胎仔では軽度の骨化遅延が認められた。催奇形作用は認められなかった[1]。

- SD系妊娠ラットに0（対照），10，20，80mg/kg/日を経口投与した周産期および授乳期投与試験では，母動物の20mg/kg/日以上の群で体重増加抑制，摂餌量の減少，出生仔では体重の低下，発育遅延（正向反射，切歯萌出），10mg/kg/日以上の群で出生仔生存率の低下が認められた[1]。

3　ヒト（疫学調査・症例報告など）

- フィンランドにおける1996～2001年の調査で，妊娠中にSSRIを使用した婦人1,782例と薬剤を使用しなかった1,782例が比較された。大奇形の発生率は両群で差がなかった。セルトラリンの使用は，妊娠第1三半期118例，妊娠第2三半期31例，妊娠第3三半期41例，妊娠全期の使用は5例だった。ICUでの治療を必要とした新生児は，妊娠第1三半期のSSRIの曝露に比べ，妊娠第3三半期での曝露で多かった[2]。

- 1998年に報告されたプロスペクティブ多施設コホート試験では，妊娠第1三半期にSSRIを使用した267例（147例がセルトラリンを使用）の妊婦と対照群267例において大奇形のRRは，1.06［95%CI：0.43-2.62］と対照群と統計学的な有意差は認められなかった[3]。

- 妊娠中にSSRIを服用した31例（セルトラリン15例，パロキセチン8例，フルオキセチン7例，フルボキサミン1例）と薬剤を服用しなかったうつ病の妊婦13例の比較において両群で在胎期間，早産，出生体重・身長，その後の発育に違いはみられなかった。曝露群の7例（23%）がNICUに入院（呼吸困難6件，胎便吸引4件，心雑音1件），平均Apgar scoreは曝露群のほうが低かった。奇形は各群1例ずつだった[4]。

- 北米の調査機関が収集したデータ（1998～2003年）をもとに，PPHN（新生児遷延性肺高血圧症）を発症した337例のケース群と836例のコントロール群を比較した研究が報告されている。妊娠20週以降に他のSSRIに曝露された新生児が3.7%（14/377例）存在した。薬剤は，フルオキセチンが3例，パロキセチンが4例，セルトラリンが7例であった。一方，コントロール群での曝露は0.7%（6/836例）であり，ORは6.1［95%CI：2.2-16.8］と報告されている[5]。

- 2007年のスウェーデンの報告（Medical Birth Registryに基づく解析）では1995～2004年におけるデータが分析された。妊娠初期にSSRIを使用した6,481例の婦人のうちセルトラリンの曝露は1,854例（単独は1,807例）だった。先天奇形全体の発現率の上昇はいずれのSSRIの服用でも認められなかった（SSRI全体のOR：0.89［95%CI：0.79-1.07］。セルトラリンに妊娠初期に曝露された1,906例中67例に先天奇形がみられた（OR：0.78［95%CI：0.61-1.00］）。心奇形全般のリスクは，OR：0.76［95%CI：0.47-1.23］，心室中隔欠損または心房中隔欠損のリスクは1.06［95%CI：0.63-1.77］であった[6]。

- カリフォルニアの催奇形情報サービスのプロスペクティブ研究では，セルトラリンに曝露した112例の妊婦と，催奇形物質に曝露しなかった191例の妊婦を比較している。大奇形の発生率に違いはみられなかった（曝露群3.8%，非曝露群1.9%）妊娠第3三半期のセルトラリンの服用では早産の頻度が高かった（16.3%）[7]。

- Motherisk Programの報告。妊娠中に抗うつ薬に曝露された妊婦1,243例のプロスペクティブ調査が報告されている。抗うつ薬に曝露されていないコントロール群の妊婦1,243例と出産結果が比較されている。妊娠第1三半期曝露の抗うつ薬曝露群928例の婦人の児のうち，30例（3.2%）に大奇形が認められ，セルトラリンは61例が使用しており，1例に奇形が認められた。コントロール群では

928例の婦人の児のうち31例（3.3%）に大奇形が認められた［OR：0.9，95％CI：0.5-1.61］。妊娠第1三半期の抗うつ薬使用は，大奇形リスクの増加とは関連しないと報告している。さらに，個々の抗うつ薬に関する解析においても，特定の奇形リスク増加とは関連していない[8]。

- デンマークで1996～2003年の間に生まれた493,113例の小児を対象として，コホート研究が行われた。SSRIに関する処方と先天性大奇形との関連は認められなかったが，心中隔欠損との関連が報告された［OR：1.99，95％CI：1.13-8.75］。個々のSSRIに関して，心中隔欠損のORは，セルトラリンのOR：3.25［95％CI：1.21-8.75］，パロキセチンのOR：0.76［95％CI：0.11-5.43］であった。複数のSSRIの処方が心中隔欠損と関係していた［OR：4.70，95％CI：1.74-12.7］。先天奇形の罹患率は曝露されていない小児で0.5％（2,315/493,113例），何らかのSSRIを処方された母親の児で0.9％（12/1,370例），そしてあるタイプの複数のSSRIを処方された母親の児で2.1％（4/193例）であった。妊娠初期にSSRI，特にセルトラリンとシタロプラムを処方された母親の児の間で，心中隔欠損の罹患率の増加がみられた。あるタイプの複数のSSRIを処方された妊婦の児ではより大きな関連がみられた[9]。

- WHO Collaborating Centre for International Drug Monitoringでは，2003年11月までにSSRIによるものと疑われた新生児禁断症候群が93例報告されている（パロキセチン64例，フルオキセチン14例，セルトラリン9例，シタロプラム7例）[10]。

4　相談事例

奇形発生の危険度が最も高い絶対過敏期に本剤を服用した5例はいずれも奇形などのない健常児を出産した。相対過敏期に本剤を服用した1例は奇形などのない健常児を出産した。

参考　SSRIに関するコホート調査が複数あり，SSRIと催奇形の関連は認められていない。一方，パロキセチンに関して，スウェーデンのMedical Birth Registryに基づく研究で心血管奇形の頻度の増加と関連する可能性が指摘されているが，この点について否定的な調査結果も報告されている。

服用後の対応

- 本剤において現在まで催奇形性を示唆する疫学調査はない。相談事例では奇形発生の危険度が高い妊娠初期に本剤を服用した6例はいずれも奇形などのない健常児を出産した。なお，類薬であるパロキセチンに関して，心血管奇形の頻度の増加を指摘する報告があるが，否定的と考える報告もある。
  以上のことから判断して，妊娠初期に本剤を服用したことにより，奇形発生の頻度や危険度が上昇したとは考えられないので，心配することはないことを説明する。
- 本剤の服用を理由に妊娠を中断するような，はやまった判断はしないように指導する。
- 今後は，妊娠していることを主治医に告げて相談するように指示する。

服用前の対応

1　医師への疑義照会

以下のことを説明し，患者が妊婦であっても処方通りに調剤してよいかを確認する。

- 妊娠中の本剤の使用に関して現在のところ催奇形性を示す報告はない。妊娠中安全に使用できることを示すのに十分なデータはない。相談事例では絶対過敏期に本剤を服用した5例，および相対過敏

期に服用した1例はいずれも奇形などのない健常児を出産した。

意見を求められたら
- 症状が軽度で，本剤の投与が不可欠というほどでもないなら，投与しないほうがよい。
- 妊娠末期の服用で，新生児に呼吸困難，痙攣などの症状が現れた例があるので注意する。
- 服薬の中断が症状を悪化させることがあるので，患者の状態に注意して必要に応じて投薬するようにする。
- 本剤は複数の疫学調査があり催奇形性との関連はみられていないので，どうしても本剤の投与が必要なら，現在のところ妊娠中に比較的安全に投与できると考えられているので他の薬に変更しないで本剤を継続する。

2 患者への説明・指導

以下のことを説明，指導する。

投薬中止の場合
- 処方医と相談の結果，妊娠中の母体と胎児の安全のため，投薬を中止してしばらく様子をみることになった。
- 病状や自覚症状について何か変化があった場合には，すぐに主治医に受診する。
- 妊娠中は，薬局で薬を買うとき，病院にかかるときには，必ず妊娠していることを告げるよう指導する。

処方変更の場合
- 処方医と相談の結果，妊娠中の母体と胎児の安全のため処方が変更になった。
- ◆ 本剤は医師が妊娠を確認したうえで処方した薬で，母体の健康のために有用で，胎児への悪影響が少ないと考えられる薬である。
- ◆ 指示された用法，用量通りに服用し，勝手に服用量の変更をしない。
- ◆ 自分の判断で服薬を中止すると，母体の健康を損ね，胎児にも悪影響を及ぼすことになりかねない。
- ◆ 薬について何か心配なことがあったら，いつでも医師・薬剤師に相談する。

処方変更のない場合
- 前述のことから判断して，本剤の服用により奇形発生の頻度や危険度が上昇するとは考えられない。
- 「処方変更の場合」の◆印について説明する。

文献
1) ファイザー株式会社：ジェイゾロフト，インタビューフォーム(第7版)
2) Malm H, et al：Risks associated with selective serotonin reuptake inhibitors in pregnancy. Obstet Gynecol, 106(6): 1289-1296, 2005
3) Kulin NA, et al：Pregnancy outcome following maternal use of the new selective serotonin reuptake inhibitors; a prospective controlled multicenter study. JAMA, 279(8): 609-610, 1998
4) Casper RC, et al：Follow-up of children of depressed mothers exposed or not exposed to antidepressant drugs during pregnancy. J Pediatr, 142(4): 402-408, 2003
5) Chambers CD, et al：Selective serotonin-reuptake inhibitors and risk of persistent pulmonary hypertension of the newborn. N Engl J Med, 354(6): 579-587, 2006
6) Källén B, et al：Maternal use of selective serotonin re-uptake inhibitors in early pregnancy and infant congenital malformations. Birth Defects Res A Clin Mol Teratol, 79(4): 301-308, 2007
7) Chambers, et al：Pregnancy outcome in woman who use sertraline (abstract). Teratology, 59: 376,

1999
8) Einarson A, et al：Incidence of major malformations in infacts following antidepressant exposure in pregnancy：Results of a large prospective cohort study. Can J Psychiatry, 54（4）：242-246, 2009
9) Perdersen LH, et al：Selective serotonin reuptake inhibitors in pregnancy and congenital malformations：population based cohort study. BMJ, 3569：339, 2009
10) Sanz EJ, et al：Selective serotonin reuptake inhibitors in pregnant women and neonatal withdrawal syndrome；a database analysis. Lancet, 365（9458）：482-487, 2005

パロキセチン塩酸塩水和物 (Paroxetine hydrochloride hydrate)

パキシル®錠

薬剤危険度 **3点**

情報量 **++～+++**

薬剤データ

1 添付文書

妊婦または妊娠している可能性のある婦人には，治療上の有益性が危険性を上回ると判断される場合にのみ投与を開始する。また，投与中に妊娠が判明した場合には，投与継続が治療上妥当と判断される場合以外は，中止するか，代替治療を実施する［1）海外の疫学調査において，妊娠第1三半期に本剤を投与された婦人が出産した新生児では先天異常，特に心血管系異常（心室または心房中隔欠損など）のリスクが増加した。このうち1つの調査では一般集団における新生児の心血管系異常の発生率は約1％であるのに対し，パロキセチン曝露時の発生率は約2％と報告されている。2）妊娠末期に本剤を投与された婦人が出産した新生児において，呼吸抑制，無呼吸，チアノーゼ，多呼吸，てんかん様発作，振戦，筋緊張低下または亢進，反射亢進，ぴくつき，易刺激性，持続的な泣き，嗜眠，傾眠，発熱，低体温，哺乳障害，嘔吐，低血糖などの症状が現れたとの報告があり，これらの多くは出産直後または出産後24時間までに発現していた。なお，これらの症状は，新生児仮死あるいは薬物離脱症状として報告された場合もある。3）海外の疫学調査において，妊娠中に本剤を含む選択的セロトニン再取り込み阻害剤を投与された婦人が出産した新生児において新生児遷延性肺高血圧症のリスクが増加したとの報告がある。このうち1つの調査では，妊娠34週以降に生まれた新生児における新生児遷延性肺高血圧症発生のリスク比は，妊娠早期の投与では2.4［95％CI：1.2-4.3］，妊娠早期および後期の投与では3.6［95％CI：1.2-8.3］であった］。

2 動物（生殖発生毒性試験・変異原性試験など）

- ラットにおける交配前，妊娠および授乳期経口投与試験（1～50mg/kg/日）において，雄では12.8mg/kg/日，雌では4.3mg/kg/日以上の投与群に体重増加量の低値が認められた。12.8mg/kg/日以上の投与群では交尾率に影響はみられなかったが，受胎率の低値が認められた。また，受胎率低下の原因が雌雄のいずれに起因するか検討したところ，雄性ラット（50mg/kg/日投与群）において受胎率の低下ならびに精巣萎縮，精巣上体精液瘤・上皮空胞化，精子数および精子運動性の低下が認められたが，雌性ラット（50mg/kg/日投与群）では，受胎率に影響は認められなかった。したがって，受胎率の低下は雄生殖器に起因すると考えられた。次世代への影響については，4.3mg/kg/日以上の投与群で胎仔体重の低値，骨化遅延および出生仔生存率の低下がみられ，無毒性量は1mg/kg/日と判断された[1)]。
- ラットにおける胎仔の器官形成期経口投与試験（4.3～42.5mg/kg/日）では，12.8mg/kg/日以上で胎仔体重の低下がみられたが，催奇形性は認められなかった[1)]。
- ウサギにおける胎仔の器官形成期経口投与試験（0.9～5.1mg/kg/日）では，影響は認められなかった[1)]。
- ラットにおける器官形成期，周産期および授乳期経口投与試験（0.1，1，13mg/kg/日*）では，

抗うつ薬(SSRI,SNRI)

13mg/kg/日投与群において出生仔の体重増加量の抑制が認められたが，生存率，形態，分化，行動・機能発達，学習能，生殖能への影響は認められなかった[1]。

＊13mg/kg/日群は妊娠19日から分娩6日まで1mg/kg/日に減量投与した。

3　ヒト(疫学調査・症例報告など)

- 1998年に報告されたプロスペクティブ多施設コホート試験では，妊娠第1三半期にSSRIを使用した267例(うち97例がパロキセチンを使用)の妊婦と対照群267例が調査され，SSRI使用妊婦の児の大奇形の相対危険度は1.06［95%CI：0.43-2.62］と対照群と統計学的な有意差は認められなかった[2]。

- フィンランドにおける1996～2001年の調査で，妊娠中にSSRIを使用した婦人1,782例と薬剤を使用しなかった1,782例が比較され大奇形の発生率は両群で差がなかった。パロキセチンの使用は，妊娠第1三半期152例，第2三半期54例，第3三半期64例，妊娠全期の使用は28例だった。ICUでの治療を必要とした新生児は，妊娠第1三半期のSSRIの曝露に比べ，妊娠第3三半期での曝露で多かった[3]。

- Motherisk Programの報告。妊娠中に抗うつ薬に曝露された妊婦1,243例のプロスペクティブ調査が報告されている。抗うつ薬に曝露されていないコントロール群の妊婦1,243例と出産結果が比較されている。妊娠第1三半期曝露の抗うつ薬曝露群928例の婦人の児のうち，30例(3.2%)に大奇形が認められ，パロキセチンは148例が使用しており，5例に奇形が認められた。コントロール群では928例の婦人の児のうち31例(3.3%)に大奇形が認められた［OR：0.9，95％CI：0.5-1.61］。妊娠第1三半期の抗うつ薬使用は，大奇形リスクの増加とは関連しないと報告している。さらに，個々の抗うつ薬に関する解析においても，特定の奇形リスク増加とは関連していない[4]。

- スウェーデンのMedical Birth Registry（1995～2003年)を用いた調査において，パロキセチン既報の同データを用いた調査では指摘されなかった心血管系の異常のリスクの上昇が認められたことが『Reproductive toxicology』誌に'Letter to the Editor'として掲載された。この報告では妊娠初期に抗うつ薬を使用した6,896例の女性の児に心奇形がみられるか調査した結果が報告されている。815例がパロキセチンを使用していた。抗うつ薬全般，三環系抗うつ薬，クロミプラミン，SSRI全般，セルトラリン，パロキセチン，フルオキセチン，シタロプラム(国内未発売)，などについて解析しているが，先天奇形全般の発現率の上昇はいずれの群においても認められなかった。抗うつ薬全体のOR：0.93［95%CI：0.83-1.05］，パロキセチンのOR：0.97［95%CI：0.70-1.36］。

  一方，パロキセチンに曝露した新生児において心血管系の異常リスクが上昇し［OR：2.22，95%CI：1.39-3.55］，特に心室中隔欠損および心房中隔欠損(VSD/ASD)のリスク上昇［OR：2.29，95%CI：1.28-4.09］が認められたと報告している[5]。翌年，調査期間を2004年まで拡大して解析した結果が，『Birth Defects Research』誌に公表された。妊娠初期にSSRIを使用した6,481例の婦人のうちパロキセチンの使用は943例(単独は908例)だった。先天奇形全体の発現率の上昇はいずれのSSRIの服用でも認められなかった。SSRI全体のOR：0.89［95%CI：0.79-1.07］，パロキセチンのOR：1.03［95%CI：0.76-1.38］。一方，パロキセチンに曝露された児においてのみ心奇形［OR：1.63，95%CI：1.05-2.53］，特にVSD/ASD［OR：1.81，95%CI：0.96-3.09］のリスク上昇との関連が示唆された[6]。

- デンマークで1996～2003年の間に生まれた493,113例の小児を対象として，コホート研究が行われた。SSRIに関する処方と先天性大奇形との関連は認められなかったが，心中隔欠損との関連が報告された［OR：1.99，95％CI：1.13-8.75］。個々のSSRIに関して，心中隔欠損のORは，セルトラ

リンの OR：3.25［95 % CI：1.21-8.75］，パロキセチンの OR：0.76［95 % CI：0.11-5.43］であった。複数の SSRI の処方が心中隔欠損と関係していた［OR：4.70, 95 % CI：1.74-12.7］。先天奇形の罹患率は曝露されていない小児で 0.5 %（2,315/493,113 例），何らかの SSRI を処方された母親の児で 0.9 %（12/1,370 例），そしてあるタイプの複数の SSRI を処方された母親の児で 2.1 %（4/193 例）であった。妊娠初期に SSRI，特にセルトラリンとシタロプラムを処方された母親の児の間で，心中隔欠損の罹患率の増加がみられた。あるタイプの複数の SSRI を処方された妊婦の児ではより大きな関連がみられた[7]。

- 米国の United Healthcare データを用いたレトロスペクティブ研究では，妊娠第 1 三半期に抗うつ薬を使用した妊婦が出産した 5,956 例（パロキセチンの単剤曝露は 815 例）の新生児について検討が行われた。他の抗うつ薬と比較してパロキセチンでの先天異常全体のリスクの増加［OR：1.83, 95%CI：1.19-2.81］が示唆された。また，他の抗うつ薬と比較して心血管系の異常のリスクの増加傾向がみられた［OR：1.55, 95%CI：0.81-2.97］と報告しているが，統計学的に有意なものではない[8]。

- カナダの Motherisk Program をはじめ，北米，EU，オーストラリアなどの催奇形情報サービスにおいて実施したパロキセチン使用妊婦の児の心奇形に関するプロスペクティブコホート研究が報告されている。妊娠第 1 三半期にパロキセチンを使用した婦人が出生した 1,174 例の新生児と，非曝露群が比較されている。パロキセチン曝露群の心奇形発生率は 0.7 %（9/1,174 例）で，非曝露群の心奇形発生率も 0.7 % であり，両群に有意差は認められなかった［OR：1.1, 95%CI：0.36-2.78］[9]。

- 妊娠第 1 三半期に抗うつ薬を使用し Medication and Pregnancy Registry に登録された 1,403 例の女性の出産結果に関するプロスペクティブ研究が報告されている。SSRI 以外の抗うつ薬使用者（n=418）と比較して，パロキセチン使用者（n=542），他の SSRI 使用者（n=443）とも有意な心奇形のリスク増加は認められなかった（パロキセチンの OR：1.38［95%CI：0.49-3.92］，他の SSRI の OR：0.89［95%CI：0.28-2.84］）。

　この報告では，パロキセチンの使用量別に児の先天異常リスクの層別解析を実施している。パロキセチン 20mg/日以下の服用群では，大奇形の OR：0.71［95%CI：0.29-1.71］，心臓に関する大奇形の OR：1.76［95%CI：0.45-6.82］と統計学的に有意なリスクの増加はみられていない。パロキセチン 20 ～ 25mg/日服用群では，大奇形の OR：1.30［95%CI：0.76-2.25］，心臓に関する大奇形の OR：0.61［95%CI：0.13-2.88］と統計学的に有意なリスクの増加はみられていない。パロキセチン 25mg/日以上服用群では，大奇形の OR：2.23［95%CI：1.19-4.17］，心臓に関する大奇形の OR：3.07［95%CI：1.00-9.42］と報告されている。本報告の著者らは妊娠第 1 三半期にパロキセチン 25mg/日以上に曝露された群のみに，大奇形，あるいは心大奇形との関連が認められたと報告している[10]。

ヒト（PPHN，離脱症候群）

- 北米の調査機関が収集したデータ（1998 ～ 2003 年）をもとに，PPHN（新生児遷延性肺高血圧症）を発症した 337 例のケース群と 836 例のコントロール群を比較した研究が報告されている。妊娠 20 週以降に他の SSRI に曝露された新生児が 3.7 %（14/377 例）存在した。薬剤は，フルオキセチンが 3 例，パロキセチンが 4 例，セルトラリンが 7 例であった。一方，コントロール群での曝露は 0.7 %（6/836 例）であり，OR：6.1［95%CI：2.2-16.8］と報告されている[11]。

- WHO の Collaborating Centre for International Drug Monitoring に，2003 年 11 月の時点で SSRI によるものと疑われた新生児禁断症候群が 93 例報告された。このうち 64 例は母親のパロキセチン使用が関連しており，神経過敏，筋緊張亢進，痙攣，嘔吐などであった。服用量は 13 例においてのみ

抗うつ薬（SSRI, SNRI）

報告されており，10〜50mg/日の範囲であった．使用期間は8例で報告されており，分娩前60日〜4カ月の間使用し分娩時に中止していた[12]．

4　相談事例

奇形発生の危険度が最も高い絶対過敏期に本剤を服用した92例中90例は奇形などのない健常児を出産した．うち，31例は妊娠全期間を通して服用していた．2例に認められた異常は完全大血管転換症，心内膜床欠損（妊娠全期間を通して服用）であった．限られた情報ではあるが，本剤曝露群の児の出産結果は国内における奇形発生率を上回る変化とは考えられない．相対過敏期に本剤を服用した3例はいずれも奇形などのない健常児を出産した．

服用後の対応

- 妊娠中の本剤使用と心血管系の奇形の関連を指摘した文献が発表されている．スウェーデンの調査では，心奇形のリスクは1.6倍と報告されている．一方，海外の催奇形情報サービス共同研究では，プロスペクティブコホート調査が実施され心奇形との関連は認められなかったことが報告されている．妊娠後期の使用により新生児に離脱症状やPPHNが認められたことが報告されている．相談事例では，奇形発生の危険度が高い妊娠初期に本剤を服用した95例中93例は奇形などのない健常児を出産した．うち，31例は妊娠全期間を通して服用していた．限られた情報ではあるが，本剤曝露群の児の出産結果は国内における奇形発生率を上回る変化とは考えられない．

　以上のことから判断して，妊娠初期に本剤を服用したことにより，奇形全体の発生率が有意に上昇したとは考えられない．また，心奇形との関連について，リスクの増加を示唆する報告と，リスクは通常の妊婦と変わらないと結論する報告がある．

- 本剤の服用を理由に妊娠を中断するような，はやまった判断はしないように指導する．
- 今後は，妊娠していることを主治医に告げて相談するように指示する．

服用前の対応

1　医師への疑義照会

以下のことを説明し，患者が妊婦であっても処方通りに調剤してよいかを確認する．

- 添付文書では，妊婦または妊娠している可能性のある婦人には，「治療上の有益性が危険性を上回ると判断される場合にのみ投与を開始する．また，投与中に妊娠が判明した場合には，投与継続が治療上妥当と判断される場合以外は，中止するか，代替治療を実施する」と記載されている．

　妊娠中の本剤使用と心血管系の奇形の関連を指摘した文献が発表されている．スウェーデンの調査では，心奇形のリスクは1.6倍と報告されている．一方，海外の催奇形情報サービス共同研究では，プロスペクティブコホート調査が実施され心奇形との関連は認められなかったことが報告されている．妊娠後期の使用により新生児に離脱症状やPPHNが認められたことが報告されている．相談事例では絶対過敏期に本剤を服用した92例中90例は奇形などのない健常児を出産した．うち，31例は妊娠全期間を通して服用していた．相対過敏期に服用した3例はいずれも奇形などのない健常児を出産した．限られた情報ではあるが，本剤曝露群の児の出産結果は国内における奇形発生率を上回る変化とは考えられない．

意見を求められたら
- 症状が軽度で，本剤の投与が不可欠というほどでもないなら，投与しないほうがよい．
- 妊娠末期の服用で，新生児にPPHN，離脱症状が現れたとの報告があるので産科医との連携などに注意する．
- 服薬の中断が症状を悪化させることがあるので，患者の状態に注意して母体の健康の維持に留意し必要に応じて投薬するようにする．
- 本剤による治療が母体の疾患コントロールに不可欠な場合は，疫学調査の結果を総合すると奇形全体の発生率が有意に上昇するとは考えられないこと，心奇形との関連について評価が一定していないものの，リスクは通常の妊婦と変わらないと結論する信頼できる報告があることより，本剤による治療を選択することは可能である．
- 児の異常と服用量に関連があり25mg/日以下では大奇形，心大奇形ともに通常妊婦と差異はないとする報告もあり，可能であれば25mg/日以下でコントロールするほうが望ましい．

他の治療薬
国内で使用可能な他のSSRIに，フルボキサミンとセルトラリンがある．SSRIに関するコホート調査が複数あり，SSRIと催奇形の関連は認められていない．海外での使用例が多いセルトラリンに関する報告が多く，より大規模な調査もなされている．

2 患者への説明・指導
以下のことを説明，指導する．

投薬中止の場合
- 処方医と相談の結果，妊娠中の母体と胎児の安全のため，投薬を中止してしばらく様子をみることになった．
- 病状や自覚症状について何か変化があった場合には，すぐに主治医に受診する．
- 妊娠中は，薬局で薬を買うとき，病院にかかるときには，必ず妊娠していることを告げるよう指導する．

処方変更の場合
- 処方医と相談の結果，妊娠中の母体と胎児の安全のため処方が変更になった．
- ◆ 本剤は医師が妊娠を確認したうえで処方した薬で，母体の健康のために有用で，胎児への悪影響が少ないと考えられる薬である．
- ◆ 指示された用法，用量通りに服用し，勝手に服用量の変更をしない．
- ◆ 自分の判断で服薬を中止すると，母体の健康を損ね，胎児にも悪影響を及ぼすことになりかねない．
- ◆ 薬について何か心配なことがあったら，いつでも医師・薬剤師に相談する．

処方変更のない場合
- 前述のことから判断して，本剤の服用により奇形発生の頻度や危険度が上昇するとは考えられない．
- 「処方変更の場合」の◆印について説明する．

文献
1) グラクソ・スミスクライン株式会社：パキシル，インタビューフォーム(第12版)
2) Kulin NA, et al：Pregnancy outcome following maternal use of the new selective serotonin reuptake inhibitors；a prospective controlled multicenter study. JAMA, 279(8)：609-610, 1998

3) Malm H, et al：Risks associated with selective serotonin reuptake inhibitors in pregnancy. Obstet Gynecol, 106（6）：1289-1296, 2005
4) Einarson A, et al：Incidence of major malformations in infacts following Antidepressant exposure in pregnancy：Results of a large prospective cohort study. Can J Psychiatry, 54（4）：242-246, 2009
5) Källén B, et al：Antidepressant drugs during pregnancy and infant congenital heart defect. Reprod Toxicol, 21（3）：221-222, 2006
6) Källén B, et al：Maternal use of selective serotonin re-uptake inhibitors in early pregnancy and infant congenital malformations. Birth Defects Res A Clin Mol Teratol, 79（4）：301-308, 2007
7) Perdersen LH, et al：Selective serotonin reuptake inhibitors in pregnancy and congenital malfomations：population based cohort study. BMJ, 3569：339, 2009
8) Cole JA, et al：Paroxetine in the first trimester and the prevalence of congenital malformations. Pharmacoepidemiol Drug Saf, 16（10）：1075-1085, 2007
9) Einarson A, et al：Evaluation of the risk of congenital cardiovascular defects associated with use of paroxetine during pregnancy. Am J Psychiatry, 165（6）：749-752, 2008
10) Bérard A, et al：First trimester exposure to paroxetine and risk of cardiac malformations in infants；the importance of dosage. Birth Defects Res B Dev Reprod Toxicol, 80（1）：18-27, 2007
11) Chambers CD, et al：Selective serotonin-reuptake inhibitors and risk of persistent pulmonary hypertension of the newborn. N Engl J Med, 354（6）：579-587, 2006
12) Sanz EJ, et al：Selective serotonin reuptake inhibitors in pregnant women and neonatal withdrawal syndrome；a database analysis. Lancet, 365（9458）：482-487, 2005

フルボキサミンマレイン酸塩 (*Fluvoxamine maleate*)

デプロメール錠, ルボックス錠	薬剤危険度 1点	情報量 +

薬剤データ

1 添付文書

　妊婦または妊娠している可能性のある婦人には，投与しないことが望ましい。また，投与中に妊娠が判明した場合は中止することが望ましい[妊娠中の投与に関する安全性は確立していない。1）妊娠末期に本剤を投与された妊婦から出生した新生児において，呼吸困難，振戦，筋緊張異常，痙攣，易刺激性，傾眠傾向，意識障害，嘔吐，哺乳困難，持続的な泣きなどの症状が発現したとの報告がある。なお，これらの症状は，薬物離脱症状として報告される場合もある。2）海外の疫学調査において，妊娠中に他のSSRIを投与された妊婦から出生した新生児において，新生児遷延性肺高血圧症のリスクが増加したとの報告がある。このうち1つの調査では，妊娠34週以降に生まれた新生児における新生児遷延性肺高血圧症発生のリスク比は，妊娠早期の投与では2.4［95%CI：1.2-4.3］，妊娠早期および後期の投与では3.6［95%CI：1.2-8.3］であった］。

2 動物（生殖発生毒性試験・変異原性試験など）

- ラットを用いて5，20，80mg/kgを投与した妊娠前，妊娠期間および授乳期間投与試験では，雌雄親世代の繁殖，分娩および哺育ならびに次世代の発生・発育に影響は認められなかった[1]。
- ラットを用いて5，20，80mg/kgを投与した器官形成期投与Seg.II試験-1および同試験-2では，胎仔の器官形成を主に調べたSeg.II試験-1では，母動物の生殖能，胚・胎仔の発生・発育に対する影響，および催奇形性は認められなかった。また，次世代の成長・発達を主に調べたSeg.II試験-2では，高用量群の母動物で妊娠期間の延長傾向がみられたが，出生仔ならびに胎仔に対する影響は認められなかった[1]。
- ウサギを用いて5，10，20，40mg/kgを投与した器官形成期投与試験では，母動物の生殖能および胚・胎仔の発生・発育に対する影響ならびに催奇形性は認められなかった[1]。
- ラットを用いて1，5，20，80mg/kgを投与した周産期および授乳期投与試験では，高用量群の母動物で難産死などがみられ，また出生仔の離乳後の体重増加量が高用量群の雄でやや少なかったが，発育・分化および機能・行動・学習・繁殖ならびに胎仔の発育に対する影響は認められなかった[1]。

3 ヒト（疫学調査・症例報告など）

- フィンランドにおける1996～2001年の調査で，妊娠中にSSRIを使用した婦人1,782例と薬剤を使用しなかった1,782例が比較された。大奇形の発生率は両群で差がなかった。フルボキサミンの使用は，妊娠第1三半期65例，妊娠第2三半期23例，妊娠第3三半期27例，妊娠全期の使用は10例だった。ICUでの治療を必要とした新生児は，妊娠第1三半期のSSRIの曝露に比べ，妊娠第3三半期での曝露で多かった[2]。
- スウェーデンの調査では1995～2004年におけるデータが分析された。妊娠初期にSSRIを使用し

抗うつ薬（SSRI,SNRI）

た6,481例の婦人のうちフルボキサミンの曝露は37例（単独は36例）だった。先天奇形全体の発現率の上昇はいずれのSSRIの服用でも認められなかった（SSRI全体のOR：0.89［95%CI：0.79-1.07］，フルボキサミンのOR：1.05［95%CI：0.13-3.80］）[3]。

- 1998年に報告されたプロスペクティブ多施設コホート試験では，妊娠第1三半期にSSRIを使用した267例（26がフルボキサミンを使用）の妊婦と対照群267例において大奇形のRRは，1.06［95%CI：0.43-2.62］と対照群と統計学的な有意差は認められなかった[4]。

- ヨーロッパの奇形情報センター（ENTIS）のプロスペクティブ調査では，妊娠中，抗うつ薬を使用した689例の妊婦のうち，67例が本剤を使用していた。9例が人工妊娠中絶（うち1例に奇形あり），6例が自然流産，2例が死産，1例が奇形，2例が新生児異常（チアノーゼ，禁断症状），47例が健常児を出産（2例は早産）した[5]。

- 英国のPrescription Event Monitoringの調査で，妊娠第1三半期に本剤に曝露した17例の妊婦のうち，人工妊娠中絶が4例（1例に染色体異常），自然流産が5例，子宮外妊娠1例，健常児出産7例（1例双子）だった[6]。

- 妊娠中にSSRIを服用した31例（セルトラリン15例，パロキセチン8例，フルオキセチン7例，フルボキサミン1例）と薬剤を服用しなかったうつ病の妊婦13例の比較において両群で在胎期間，早産，出生体重・身長，その後の発育に違いはみられなかった。曝露群の7例（23%）がNICUに入院（呼吸困難6例，胎便吸引4例，心雑音1例），平均Apgar scoreは曝露群のほうが低かった。奇形は各群1例ずつだった[7]。

- 北米の調査機関が収集したデータ（1998～2003年）をもとに，PPHN（新生児遷延性肺高血圧症）を発症した337例のケース群と836例のコントロール群を比較した研究が報告されている。妊娠20週以降に他のSSRIに曝露された新生児が3.7%（14/377例）存在した。薬剤は，フルオキセチンが3例，パロキセチンが4例，セルトラリンが7例であった。一方，コントロール群での曝露は0.7%（6/836例）であり，ORは6.1（95%CI：2.2-16.8）と報告されている[8]。

- Motherisk Programの報告。妊娠中に抗うつ薬に曝露された妊婦1,243例のプロスペクティブ調査が報告されている。抗うつ薬に曝露されていないコントロール群の妊婦1,243例と出産結果が比較されている。妊娠第1三半期曝露の抗うつ薬曝露群928例の婦人の児のうち，30例（3.2%）に大奇形が認められ，フルボキサミンは52例が使用し2例に奇形が認められた。コントロール群では928例の婦人の児のうち31例（3.3%）に大奇形が認められた［OR：0.9，95%CI：0.5-1.61］。妊娠第1三半期の抗うつ薬使用は，大奇形リスクの増加とは関連しないと報告している。さらに，個々の抗うつ薬に関する解析においても，特定の奇形リスク増加とは関連していない[9]。

- WHO Collaborating Centre for International Drug Monitoringでは，2003年11月までにSSRIによるものと疑われた新生児離脱症候群が93例報告されている（パロキセチン64例，フルオキセチン14例，セルトラリン9例，シタロプラム7例）[10]。

- 妊娠前から妊娠全期間にわたり本剤50mg/日を継続服用し，妊娠9カ月より自己判断で75mg/日に増量したうえ，38週4日に大量服用して意識朦朧状態で緊急入院となり出産した事例が報告されている。この妊婦は，アルプラゾラムも併用していた。出生した児に，傾眠傾向，易刺激性，振戦などの離脱症状を認めたことが報告されている[11]。

4　相談事例

奇形発生の危険度が最も高い絶対過敏期に本剤を服用した52例中51例は奇形などのない健常児を出

産した．1例に認められた奇形は心室中隔欠損症であった．限られた情報ではあるが，本剤曝露群の児の出産結果は国内における自然奇形発生率を上回る変化とは考えられない．相対過敏期に本剤を服用した1例は奇形などのない健常児を出産した．

参考 SSRIに関するコホート調査が複数あり，SSRIと催奇形の関連は認められていない．一方，パロキセチンに関して，スウェーデンのMedical Birth Registryに基づく研究で心血管奇形の頻度の増加と関連する可能性が指摘されているが，この点について否定的な調査結果も報告されている．

服用後の対応

- 本剤において現在まで催奇形性を示唆する疫学調査はない．相談事例では，奇形発生の危険度が高い妊娠初期に本剤を服用した53例中52例は奇形などのない健常児を出産した．1例に認められた奇形は心室中隔欠損症であった．限られた情報ではあるが，本剤曝露群の児の出産結果は国内における自然奇形発生率を上回る変化とは考えられない．なお，類薬であるパロキセチンに関して，心血管奇形の頻度の増加を指摘する報告があるが，否定的と考える報告もある．相対過敏期に本剤を服用した1例は奇形などのない健常児を出産している．

  以上のことから判断して，妊娠初期に本剤を服用したことにより，奇形発生の頻度や危険度が上昇したとは考えられないので，心配することはないことを説明する．
- 本剤の服用を理由に妊娠を中断するような，はやまった判断はしないように指導する．
- 今後は，妊娠していることを主治医に告げて相談するように指示する．

服用前の対応

1 医師への疑義照会

以下のことを説明し，患者が妊婦であっても処方通りに調剤してよいかを確認する．

- 妊娠中の本剤の使用に関して現在のところ催奇形性を示す報告はないが，妊娠中安全に使用できることを示すのに十分なデータもない．相談事例では絶対過敏期に本剤を服用した52例中51例，あるいは相対過敏期に服用した1例は奇形などのない健常児を出産している．限られた情報ではあるが，本剤曝露群の児の出産結果は国内における自然奇形発生率を上回る変化とは考えられない．

意見を求められたら

- 症状が軽度で，本剤の投与が不可欠というほどでもないなら，投与しないほうがよい．
- 妊娠末期の服用で，新生児に呼吸困難，痙攣などの症状が現れた例があるので注意する．
- 服薬の中断が症状を悪化させることがあるので，患者の状態に注意して必要に応じて投薬するようにする．
- どうしても本剤の投与が必要なら，現在のところ妊娠中安全に投与できるという意見が多いので他の薬に変更しないで本剤を継続する．

2 患者への説明・指導

以下のことを説明，指導する．

投薬中止の場合

- 処方医と相談の結果，妊娠中の母体と胎児の安全のため，投薬を中止してしばらく様子をみること

になった。
- 病状や自覚症状について何か変化があった場合には，すぐに主治医に受診する。
- 妊娠中は，薬局で薬を買うとき，病院にかかるときには，必ず妊娠していることを告げるよう指導する。

処方変更の場合
- 処方医と相談の結果，妊娠中の母体と胎児の安全のため処方が変更になった。
- 本剤は医師が妊娠を確認したうえで処方した薬で，母体の健康のために有用で，胎児への悪影響が少ないと考えられる薬である。
- 指示された用法，用量通りに服用し，勝手に服用量の変更をしない。
- 自分の判断で服薬を中止すると，母体の健康を損ね，胎児にも悪影響を及ぼすことになりかねない。
- 薬について何か心配なことがあったら，いつでも医師・薬剤師に相談する。

処方変更のない場合
- 前述のことから判断して，本剤の服用により奇形発生の頻度や危険度が上昇するとは考えられない。
- 「処方変更の場合」の◆印について説明する。

文献
1) 明治製菓株式会社：デプロメール，インタビューフォーム（第17版）
2) Malm H, et al：Risks associated with selective serotonin reuptake inhibitors in Pregnancy. Obstet Gynecol, 106（6）：1289-1296, 2005
3) Källén B, et al：Maternal use of selective serotonin re-uptake inhibitors in early pregnancy and infant congenital malformations. Birth Defects Res A Clin Mol Teratol, 79（4）：301-308, 2007
4) Kulin NA, et al：Pregnancy outcome following maternal use of the new selective serotonin reuptake inhibitors；a prospective controlled multicenter study. JAMA, 279（8）：609-610, 1998
5) McElhatton PR, et al：The outcome of pregnancy in 689 women exposed to therapeutic doses of antidepressants. A collaborative study of the European Network of Teratology Information Service (ENTIS). Reprod Toxicol, 10（4）：285-294, 1996
6) Edwards JG, et al：Prescription-event monitoring of 10,401 patients treated with fluvoxamine. Br J Psychiatry, 164（3）：387-395, 1994
7) Casper RC, et al：Follow-up of children of depressed mothers exposed or not exposed to antidepressant drugs during pregnancy. J Pediatr, 142（4）：402-408, 2003
8) Chambers CD, et al：Selective serotonin-reuptake inhibitors and risk of persistent pulmonary hypertension of the newborn. N Engl J Med, 354（6）：579-587, 2006
9) Einarson A, et al,：Incidence of major malformations in infants following antidepressant exposure in pregnancy. Can J Psychiatry, 54（4）：242-246, 2009
10) Sanz EJ, et al：Selective serotonin reuptake inhibitors in pregnant women and neonatal withdrawal syndrome；a database analysis. Lancet, 365（9458）：482-487, 2005
11) 辻友見, 他：フルボキサミンによる新生児薬物離脱症候群を発症した1例. 日本周産期・新生児医学会雑誌（旧 日本新生児学会雑誌）, 39（3）：542-544, 2003

ミルナシプラン塩酸塩 （Milnacipran hydrochloride）

| トレドミン錠 | 薬剤危険度 1点 | 情報量 ＋ |

薬剤データ

1 添付文書

- 妊婦または妊娠している可能性のある婦人には，治療上の有益性が危険性を上回ると判断される場合にのみ投与する［ラットに経口投与した実験で，胎仔への移行（胎仔中濃度は母体血液中濃度と同程度）が報告されている］。
- 動物における周産期および授乳期投与試験で，死産仔の増加などが報告されている。

2 動物（生殖発生毒性試験・変異原性試験など）

- ラットに5，20，80mg/kg/日（雄：交配前63日以上，雌：交配前～妊娠7日目まで）を経口投与した妊娠前および妊娠初期投与試験では，雌親動物の80mg/kg/日投与群で流涎，体重増加抑制，摂餌量低値，雄親動物でも20mg/kg/日以上投与群で同様な所見と精巣上体重量の減少などがみられたが，交尾率，授精率，受胎率，黄体数，着床数および剖検所見に異常はみられなかった。また，胎仔の死亡吸収胎仔率の増加はみられず，生存胎仔の体重，性比，外形，内臓，骨格および化骨進行状態にも異常は認められなかった[1]。
- ラットに10，40，150mg/kg/日（雌：妊娠7～17日まで）を経口投与した器官形成期投与試験では，母動物の10mg/kg/日以上投与群で一般症状の悪化，体重の増加抑制，摂餌量の低値がみられたが，黄体数，着床数，剖検所見に異常は認められず，分娩異常も認められなかった。胎仔では40mg/kg/日以上投与群で雌雄に体重低値，生存胎仔数の減少傾向および着床後死亡率の増加，外形異常としての未熟仔の増加および化骨進行度の遅延が認められた。出生仔では150mg/kg/日投与群で分娩率および出生時生存仔数の減少，外表分化の遅延，体重増加抑制および器官重量の減少が認められたが，機能検査，行動検査および生殖能力に異常は認められなかった[1]。
- ウサギに5，15，60mg/kg/日（雌：妊娠6～18日まで）を経口投与した器官形成期投与試験では，母動物では体重，黄体数，着床数に異常はみられず，また，分娩異常もみられなかった。胎仔では着床死亡率，生存仔数，性比，外形，内臓，骨格および化骨進行状態にも異常はみられなかった[1]。
- ラットに5，20，80mg/kg/日および追加試験1.25，2.5，5mg/kg/日（雌：妊娠17日～分娩後21日）を経口投与した周産期および授乳期投与試験では，母動物の5mg/kg/日以上投与群で体重の増加抑制，摂餌量の低値がみられたが，妊娠期間，着床数，分娩異常例数，出産率に異常はみられなかった。F_1出生仔の5mg/kg/日以上投与群で出生時死亡仔数（率）の増加，出生率低下，体重増加抑制，生後4日生存率の低下および外表分化の遅延傾向がみられたが，機能検査，行動検査，出生時死亡仔および死亡仔の内臓観察所見に異常はみられなかった。F_1母動物の5mg/kg/日以上投与群で低体重推移および妊娠黄体数，着床数，生存胎仔数の減少，卵巣重量の低値傾向がみられたが，F_2胎仔には異常はみられなかった[1]。

抗うつ薬（SSRI,SNRI）

3　ヒト（疫学調査・症例報告など）

　妊婦への使用に関して，胎児への催奇形性，胎児毒性との関連は認められなかったことを示す疫学調査は報告されていない。一方，ヒトにおける催奇形性，胎児毒性を示す症例報告も疫学調査もない。

4　相談事例

　奇形発生の危険度が最も高い絶対過敏期に本剤を服用した34例中33例は奇形などのない健常児を出産した。1例に認められた異常は先天性副腎皮質過形成である。これは国内における自然奇形発生率と大きな違いはないことを示していると考えられる。

服用後の対応

- 　妊婦が服用した場合の安全性については，これを肯定する報告も否定する報告もない。相談事例では，奇形発生の危険度が高い妊娠初期に本剤を服用した34例中33例は奇形などのない健常児を出産した。
　情報量は限られているものの，以上のことから判断して，妊娠初期に本剤を服用したことにより，奇形発生の頻度や危険度が上昇したとは考えられないので，心配することはないことを説明する。
- 　本剤の服用を理由に妊娠を中断するような，はやまった判断はしないように指導する。
- 　今後は，妊娠していることを主治医に告げて相談するように指示する。

服用前の対応

1　医師への疑義照会

以下のことを説明し，患者が妊婦であっても処方通りに調剤してよいかを確認する。
- 　ヒトでの催奇形性に関する疫学調査も症例報告もない。相談事例では，絶対過敏期に本剤を服用した34例中33例は奇形などのない健常児を出産した。

意見を求められたら
- 　症状が軽度で，本剤の投与が不可欠というほどでもないなら，投与しないほうがよい。
- 　他の三環系抗うつ薬において，妊娠末期の服用で，新生児にチアノーゼ，呼吸抑制，いらいら状態，痙攣などが現れた例があるので本剤に関しても慎重を期して注意する。
- 　服薬の中断が症状を悪化させることがあるので，患者の状態に注意して必要に応じて投薬するようにする。
- 　どうしても本剤の投与が必要なら，本剤の服用により奇形児出産の危険性が必ずしも高くなるとは考えられないことを説明する。

2　患者への説明・指導

以下のことを説明，指導する。

投薬中止の場合
- 　処方医と相談の結果，妊娠中の母体と胎児の安全のため，投薬を中止してしばらく様子をみることになった。

- 病状や自覚症状について何か変化があった場合には，すぐに主治医に受診する。
- 妊娠中は，薬局で薬を買うとき，病院にかかるときには，必ず妊娠していることを告げるよう指導する。

処方変更の場合
- 処方医と相談の結果，妊娠中の母体と胎児の安全のため処方が変更になった。
- 本剤は医師が妊娠を確認したうえで処方した薬で，母体の健康のために有用で，胎児への悪影響が少ないと考えられる薬である。
- 指示された用法，用量通りに服用し，勝手に服用量の変更をしない。
- 自分の判断で服薬を中止すると，母体の健康を損ね，胎児にも悪影響を及ぼすことになりかねない。
- 薬について何か心配なことがあったら，いつでも医師・薬剤師に相談する。

処方変更のない場合
- 前述のことから判断して，本剤の服用により奇形発生の頻度や危険度が上昇するとは考えられない。
- 「処方変更の場合」の◆印について説明する。

文献
1) 旭化成ファーマ株式会社：トレドミン，インタビューフォーム（第10版）

I-6. 抗うつ薬（三環系・その他）

アミトリプチリン塩酸塩　（Amitriptyline hydrochloride）

トリプタノール錠　　　薬剤危険度 1～2点　　情報量 ＋～＋＋

薬剤データ

1　添付文書

妊婦または妊娠している可能性のある婦人には，治療上の有益性が危険性を上回ると判断される場合にのみ投与する［三環系抗うつ薬には動物実験で催奇形作用が報告されているものがある］。

2　動物（生殖発生毒性試験・変異原性試験など）

マウスに本薬14，28，56mg/kg/日を投与したところ，28mg/kg以上の用量で吸収胚の数の増加がみられたが骨格異常および軟部組織の異常はみられなかった[1]。

ウサギに本薬15，30，60mg/kg/日を投与したところ，30mg群までの用量では異常は認められず，60mg群で新生仔の体重が有意に低く，頭蓋骨の化骨不全が認められた[1]。ハムスターで脳ヘルニアと尾の弯曲が，ラットで骨奇形が報告されている[2]。

3　ヒト（疫学調査・症例報告など）

疫学調査

● ヨーロッパの奇形情報センター（ENTIS）が行ったプロスペクティブ研究では，妊娠中に抗うつ薬を使用した689例の妊婦のうち，118例がアミトリプチリンを使用していた（1例が双子出産）。出産結果は人工妊娠中絶18例，流産10例，死産2例，健常児79例（早産7例を含む），障害のみられた新生児5例，奇形1例，新生児異常4例だった。

奇形：心室中隔欠損症，新生児異常：単一の手掌線と小さな眼瞼裂，顔面微小血管腫と右睾丸瘤（併用薬あり），顔面筋の非対称（殿位）とG6PD欠損症（併用薬あり），脳出血・心肥大・早期動脈管閉鎖（32週に早産死亡児の病理所見）（併用薬あり），新生児に認められた障害（すべて併用薬あり）：幽門部狭窄・鼠径ヘルニア・転移睾丸，水頭症（30～31週の早産），神経発育遅延（IUGR），下痢，分娩後数日間傾眠・反応低下。

研究対象となった689例の妊婦のうち大多数（95％）は複数の薬剤を服用していて，その約半数はベンゾジアゼピン系薬剤であった。689例のうち14例の出生児と，1例の胎児に大奇形または小奇形がみられたが，特徴的なものや共通する傾向はみられなかった。

この研究では，抗うつ薬を使用した689例の妊婦のうち97％が健常児を出産しており，抗うつ薬の服用は催奇形性，自然流産，胎児死亡のいずれとの関連も示唆されなかった。この報告の著者らは，

三環系抗うつ薬あるいは他の抗うつ薬の妊娠中の使用は，人工妊娠中絶の適応とはならないと結論づけている[3]。

- 2002年のプロスペクティブ研究では三環系抗うつ薬を妊娠中を通して使用していた46例(うち18例がアミトリプチリン使用)と非曝露の36例の比較では，出生児の15カ月から71カ月における知能指数，言語，行動，気質に違いはみられなかった[4]。
- ワシントン州で40万人の加入者をもつプリペイドヘルスプラン・サービスのデータを用いて，三環系抗うつ薬に曝露された209例の新生児と，非曝露対照群との比較研究が行われた。209例の新生児の母親は，66例がアミトリプチリン，49例がイミプラミン，36例がドキセピン，33例がノルトリプチリン，そして22例がデシプラミンを妊娠中に使用していた。大奇形，小奇形の発生率，特定の奇形の発現率，発育遅延，他の神経学的な障害に関して，三環系抗うつ薬に曝露された209例の新生児と，非曝露対照群の新生児との間に有意な違いはみられなかったと報告されている[5]。
- 妊娠第1三半期に本剤を服用した21例は，いずれも奇形のない児を出産した[6]。

症例報告

本剤30mg/日を妊娠第1三半期に24日間服用した例では，左足が右足の半分の長さの児を出産した。この例では明確な因果関係は確認されなかったが，この報告の著者らは妊娠初期にこのような薬剤を使用する場合は注意が必要であることを強調している[7]。

4 相談事例

奇形発生の危険度が最も高い絶対過敏期に本剤を服用した33例はいずれも奇形などのない健常児を出産した。限られた情報ではあるが，本剤曝露群の児の出産結果は国内における自然奇形発生率を上回る変化とは考えられない。なお，33例中11例が妊娠中を通して本剤を服用していた。相対過敏期に本剤を服用した1例は奇形などのない健常児を出産した。

参考

- Schaefer Cが監修し2001年に出版した書籍「Drugs during Pregnancy and Lactation」では三環系抗うつ薬に関して，以下の評価が記載されている。
  1970年代から80年代にかけて，四肢，心臓，多指症，尿道下裂などに関する散発的な症例が報告されていたものの，1990年代に入って三環系抗うつ薬への子宮内曝露と先天奇形あるいは妊娠結果への有害な影響に関しては関連が認められなかったとの複数の研究結果が報告され確立してきている。三環系抗うつ薬は，妊娠中のうつ病の治療の第一選択薬である[8]。
- 本剤同様に三環系抗うつ薬に分類されるクロミプラミンにおいて，妊娠中に曝露された新生児に呼吸困難，痙攣発作，神経過敏，体温低下，チアノーゼなどが生じた報告がある(クロミプラミン参照)。

服用後の対応

- 動物を用いた生殖試験では，催奇形作用が認められなかった報告と催奇形作用があったという報告がある。ヒトでは四肢短縮例の発生が報告されているが，現時点では偶発例と位置づける専門家が多い。一方，妊娠中本剤を服用した母親の児に関する研究で，催奇形と本剤の関係は認められなかったと報告されている。特に，1990年代以降の研究では，本剤と催奇形性の関連は認められておらず，妊婦うつ病の治療選択肢としうるとの見解を示している専門家もいる。相談事例では，奇形発生の危険度が高い妊娠初期に本剤を服用した34例はいずれも奇形などのない健常児を出産した。

以上のことから判断して，妊娠初期に本剤を服用したことにより，奇形発生の頻度や危険度が上昇

抗うつ薬(三環系・その他)

したとは考えられないので，心配することはないことを説明する。
- 本剤の服用を理由に妊娠を中断するような，はやまった判断はしないように指導する。
- 今後は，妊娠していることを主治医に告げて相談するように指示する。

服用前の対応

1 医師への疑義照会

以下のことを説明し，患者が妊婦であっても処方通りに調剤してよいかを確認する。
- 動物を用いた生殖試験では，催奇形作用が認められなかった報告と催奇形作用があったという報告がある。ヒトでは四肢短縮例の発生が報告されているが現時点では偶発例と位置づける専門家が多い。一方，妊娠中本剤を服用した母親の児に関する研究で，催奇形と本剤の関係は認められなかったと報告されている。特に，1990年代以降の研究では，本剤と催奇形性の関連は認められておらず，妊婦うつ病の治療選択肢としうるとの見解を示している専門家もいる。相談事例では，絶対過敏期に本剤を使用した33例，および相対過敏期に服用した1例はいずれも奇形などのない健常児を出産した。

意見を求められたら
- 症状が軽度で，本剤の投与が不可欠というほどでないなら，投与しないほうがよい。
- 母親が妊娠中に他の三環系抗うつ薬を服用し，新生児に離脱症状が現れた例があるので注意する。
- 服薬の中断が症状を悪化させることがあるので，患者の状態に注意して必要に応じて投薬するようにする。
- どうしても投薬が必要なら，現在のところ妊娠中安全に投与できるという意見が多いので他の薬に変更しないで本剤を継続する。

2 患者への説明・指導

以下のことを説明，指導する。

投薬中止の場合
- 処方医と相談の結果，妊娠中の母体と胎児の安全のため，投薬を中止してしばらく様子をみることになった。
- 病状や自覚症状について何か変化があった場合には，すぐに主治医に受診する。
- 妊娠中は，薬局で薬を買うとき，病院にかかるときには，必ず妊娠していることを告げるよう指導する。

処方変更の場合
- 処方医と相談の結果，妊娠中の母体と胎児の安全のため処方が変更になった。
- ◆ 本剤は医師が妊娠を確認したうえで処方した薬で，母体の健康のために有用で，胎児への悪影響が少ないと考えられる薬である。
- ◆ 指示された用法，用量通りに服用し，勝手に服用量の変更をしない。
- ◆ 自分の判断で服薬を中止すると，母体の健康を損ね，胎児にも悪影響を及ぼすことになりかねない。
- ◆ 薬について何か心配なことがあったら，いつでも医師・薬剤師に相談する。

処方変更のない場合
- 前述のことから判断して，本剤の服用により奇形発生の頻度や危険度が上昇するとは考えられない。
- 「処方変更の場合」の◆印について説明する。

文献

1) 万有製薬株式会社(現：MSD 株式会社)：トリプタノール，インタビューフォーム(第7版)
2) Briggs GG, et al：Drugs in Pregnancy and Lactation；A Reference Guide to Fetal and Neonatal Risk, Lippincott Williams & Wilkins, pp79-82, 2008
3) McElhatton PR, et al：The outcome of pregnancy in 689 women exposed to therapeutic doses of antidepressants. A collaborative study of the European Network of Teratology Information Services (ENTIS). Reprod Toxicol, 10(4)：285-294, 1996
4) Nulman I, et al：Child development following exposure to tricyclic antidepressants or fluoxetine throughout fetal life；a prospective, controlled study. Am J Psychiatry, 159(1)：1889-1895, 2002
5) Gregory E, et al：Outcomes of Prenatal antidepressant exposure. Am J Psychiatry, 159：2055-2061, 2002
6) Heinonen OP, et al：Birth Defects and Drugs in Pregnancy, Publishing Sciences Group, p336, 1977
7) Freeman R：Limb deformities；possible association with drugs. Med J Aust, 1(12)：606, 1972
8) Schaefer C：Drugs during Pregnancy and Lactation；Handbook of prescription drugs and comparative risk assessment, Elsevier Science, pp184-185, 2001

アモキサピン （*Amoxapine*）

| アモキサン 細 カ | 薬剤危険度 **2点** | 情報量 **＋** |

薬剤データ

1 添付文書

妊婦または妊娠している可能性のある婦人には，治療上の有益性が危険性を上回ると判断される場合にのみ投与する［妊娠動物（マウス）の器官形成期に経口投与した実験（10，20，40mg/kg/日）では，40mg/kg/日群で口蓋裂の発生，死亡胎仔の増加，胎仔体重の減少が認められている］。

2 動物（生殖発生毒性試験・変異原性試験など）

妊娠ラットの器官形成期（20，40，80mg/kg/日）および周産期〜授乳期（10，40，80mg/kg/日）に本薬を経口投与した実験では，催奇形性は認められず，また，動物の繁殖力および次世代仔の行動，発達（学習を含む），繁殖力などに異常は認められていない。しかし，妊娠マウスの器官形成期（10，20，40mg/kg/日）に経口投与した実験では，40mg/kg群において口蓋裂の発生，死亡胎仔の増加，胎仔体重の減少が認められている[1]。

3 ヒト（疫学調査・症例報告など）

妊婦への使用に関して，胎児への催奇形性，胎児毒性との関連は認められなかったことを示す疫学調査は報告されていない。一方，ヒトにおける催奇形性，胎児毒性を示す症例報告も疫学調査もない。

4 相談事例

奇形発生の危険度が最も高い絶対過敏期に本剤を服用した39例中37例は奇形などのない健常児を出産した。2例に認められた奇形は，鼠径ヘルニア，完全大血管転移症だった。限られた情報ではあるが，本剤曝露群の児の出産結果は国内における自然奇形発生率を上回る変化とは考えられない。なお，39例中10例が妊娠中を通して本剤を服用していた。相対過敏期に本剤を服用した2例はいずれも奇形などのない健常児を出産した。

参考

- Schaefer Cが監修し2001年に出版した書籍「Drugs during Pregnancy and Lactation」では三環系抗うつ薬に関して，以下の評価が記載されている。
  1970年代から80年代にかけて，四肢，心臓，多指症，尿道下裂などに関する散発的な症例が報告されていたものの，1990年代に入って三環系抗うつ薬への子宮内曝露と先天奇形あるいは妊娠結果への有害な影響に関しては関連が認められなかったとの複数の研究結果が報告され確立してきている。三環系抗うつ薬は，妊娠中のうつ病の治療の第一選択薬である[2]。
- 本剤同様に三環系抗うつ薬に分類されるクロミプラミンにおいて，妊娠中に曝露された新生児に呼吸困難，痙攣発作，神経過敏，体温低下，チアノーゼなどが生じた報告がある。

服用後の対応

- 妊婦が服用した場合の安全性については，これを肯定する報告も否定する報告もない。マウスで行われた器官形成期試験では高投与量群で口蓋裂の発生，死亡胎仔の増加，胎仔体重の減少が認められている。相談事例では，奇形発生の危険度が高い妊娠初期に本剤を服用した41例中39例は奇形などのない健常児を出産した。

  限られた情報だが，以上のことから判断して，妊娠初期に本剤を服用したことにより，奇形発生の頻度や危険度が上昇したとは考えられないので，心配することはないことを説明する。
- 本剤の服用を理由に妊娠を中断するような，はやまった判断はしないように指導する。
- 今後は，妊娠していることを主治医に告げて相談するように指示する。

服用前の対応

1　医師への疑義照会

以下のことを説明し，患者が妊婦であっても処方通りに調剤してよいかを確認する。

- 妊婦が服用した場合の安全性については，これを肯定する報告も否定する報告もない。マウスで行われた器官形成期試験では高投与量群で口蓋裂の発生，死亡胎仔の増加，胎仔体重の減少が認められている。相談事例では，絶対過敏期に本剤を服用した39例中37例，あるいは相対過敏期に服用した2例は奇形などのない健常児を出産した。

意見を求められたら

- 症状が軽度で，本剤の投与が不可欠というほどでないなら，投与しないほうがよい。
- 母親が妊娠中に他の三環系抗うつ薬を服用し，新生児に離脱症状が現れた例があるので注意する。
- 服薬の中断が症状を悪化させることがあるので，患者の状態に注意して必要に応じて投薬するようにする。
- どうしても本剤の投与が必要なら，現在のところ妊娠中安全に投与できるという意見が多いので他の薬に変更しないで本剤を継続する。

2　患者への説明・指導

以下のことを説明，指導する。

投薬中止の場合

- 処方医と相談の結果，妊娠中の母体と胎児の安全のため，投薬を中止してしばらく様子をみることになった。
- 病状や自覚症状について何か変化があった場合には，すぐに主治医に受診する。
- 妊娠中は，薬局で薬を買うとき，病院にかかるときには，必ず妊娠していることを告げるよう指導する。

処方変更の場合

- 処方医と相談の結果，妊娠中の母体と胎児の安全のため処方が変更になった。
- 本剤は医師が妊娠を確認したうえで処方した薬で，母体の健康のために有用で，胎児への悪影響が少ないと考えられる薬である。
- 指示された用法，用量通りに服用し，勝手に服用量の変更をしない。

- ◆ 自分の判断で服薬を中止すると，母体の健康を損ね，胎児にも悪影響を及ぼすことになりかねない。
- ◆ 薬について何か心配なことがあったら，いつでも医師・薬剤師に相談する。

処方変更のない場合
- 前述のことから判断して，本剤の服用により奇形発生の頻度や危険度が上昇するとは考えられない。
- 「処方変更の場合」の◆印について説明する。

文献
1) ファイザー株式会社：アモキサン，インタビューフォーム(第11版)
2) Schaefer C, et al：Drugs during Pregnancy and Lactation；Handbook of prescription drugs and comparative risk assessment, Elsevier Science, pp184-185, 2001

イミプラミン塩酸塩 （*Imipramine hydrochloride*）

トフラニール錠

薬剤危険度 **2点**

情報量 **＋**

薬剤データ

1　添付文書

妊婦または妊娠している可能性のある婦人には投与しないことが望ましい［新生児に呼吸困難，嗜眠，チアノーゼ，興奮性，低血圧，高血圧，痙攣，筋痙縮，振戦などの離脱症状を起こしたとの報告がある。動物実験（ウサギ）で催奇形作用（外形異常）が報告されている］。

2　動物（生殖発生毒性試験・変異原性試験など）

- マウスを用いた生殖試験では，150mg/kg まで経口投与したが，催奇形作用は認められなかった[1]。
- ラットを用いた生殖試験では，15mg/kg まで経口投与したが，催奇形作用は認められなかった[1]。
- ウサギの器官形成期に塩酸イミプラミン5〜15mg/kg を経口投与した生殖試験では，母動物および胎仔に影響は認められていない。

　ウサギの器官形成期に塩酸イミプラミン5〜30mg/kg を皮下投与した生殖試験では，30mg/kg で母動物に毒性症状が現れ，外形異常仔が数例みられている。15mg/kg では，母動物の約半数例に全胚吸収がみられているが，その他の母動物の胎仔には異常が認められていない[2]。

3　ヒト（疫学調査・症例報告など）

疫学調査

- ヨーロッパの奇形情報センター（ENTIS）が行ったプロスペクティブ研究では，妊娠中に抗うつ薬を使用した689例の妊婦のうち，30例（うち1例は双胎）がイミプラミンを使用していた。25例は健常児を出産し，2例の新生児に奇形が認められた。認められた奇形は，右手多指症，臍ヘルニアであった。他の1例が人工妊娠中絶，3例が自然流産となった。

　研究対象となった689例の妊婦のうち大多数（95％）は複数の薬剤を服用していて，その約半数はベンゾジアゼピン系薬剤であった。14例の出生児と，1例の胎児に大奇形または小奇形がみられたが，特徴的なものや共通する傾向はみられなかった。

　この研究では，抗うつ薬を使用した289例の妊婦のうち97％が健常児を出産しており，抗うつ薬の服用は催奇形性，自然流産，胎児死亡のいずれとの関連も示唆されなかった。この報告の著者らは，三環系抗うつ薬あるいは他の抗うつ薬の妊娠中の使用は，妊娠中絶の適応とはならないと結論づけている[3]。

- ワシントン州で40万人の加入者をもつプリペイドヘルスプラン・サービスのデータを用いて，三環系抗うつ薬に曝露された209例の新生児と，非曝露対照群との比較研究が行われた。209例の新生児の母親は，66例がアミトリプチリン，49例がイミプラミン，36例がドキセピン，33例がノルトリプチリン，そして22例がデシプラミンを妊娠中に使用していた。大奇形，小奇形の発生率，特定の奇形の発現率，発育遅延，他の神経学的な障害に関して，三環系抗うつ薬に曝露された209例の新

抗うつ薬(三環系・その他)

生児と，非曝露対照群の新生児との間に有意な違いはみられなかったと報告されている[4]。

- 三環系抗うつ薬を妊娠中を通して使用していた46例(うち12例がイミプラミン使用)と非曝露の36例の比較では，出生児の15カ月から71カ月における知能指数，言語，行動，気質に違いはみられなかった[5]。

症例報告

- 母親が妊娠中に本剤を服用し，四肢欠損症の児を出産したことが報告されている[6]。
- フィンランドの先天奇形登録機関による総説では，1964～1972年に妊娠中にイミプラミンとクロカプラミンとの合剤を使用した母親から出生した3例の奇形(口唇裂2例，中枢神経系の異常1例)を有する児について論じている[7]。
- 15,000例の妊娠についての調査では，17人の胎児が妊娠初期に本剤に曝露されていた。そのうち14例は正常で1例は自然流産し，残る2例は異常(1例は腹筋組織の欠損，1例は横隔膜ヘルニア)であった[8]。
- 本剤150mg/日で治療された81例の母親のいずれも奇形児を出産しなかった[9]。
- 妊娠初期に本剤を処方された19例の妊婦は異常のない児を出産したと報告されている[10]。
- 母親が妊娠中に本剤を使用して新生児に中毒症状退薬症状が現れた。症状はチアノーゼ，呼吸抑制，いらいら状態，痙攣，その他で，症状は6日間続いた[11]。

4　相談事例

奇形発生の危険度が最も高い絶対過敏期に本剤を服用した33例中32例は奇形などのない健常児を出産した。1例に認められた異常は鼠径ヘルニアである。限られた情報ではあるが，本剤曝露群の児の出産結果は国内における自然奇形発生率を上回る変化とは考えられない。なお，奇形のない32例中10例が妊娠中を通して本剤を服用していた。

相対過敏期に本剤を服用した2例はいずれも奇形などのない健常児を出産した。

参考　Schaefer Cが監修し2001年に出版した書籍「Drugs during Pregnancy and Lactation」では三環系抗うつ薬に関して，以下の評価が記載されている。
1970年代から80年代にかけて，四肢，心臓，多指症，尿道下裂などに関する散発的な症例が報告されていたものの，1990年代に入って三環系抗うつ薬への子宮内曝露と先天奇形あるいは妊娠結果への有害な影響に関しては関連が認められなかったとの複数の研究結果が報告され確立してきている。三環系抗うつ薬は，妊娠中のうつ病の治療の第一選択薬である[12]。

服用後の対応

- 動物実験で，経口投与では催奇形作用が認められなかった報告と催奇形作用があったという報告がある。皮下投与では胎仔毒性と催奇形作用が認められている。ヒトでは四肢短縮，口蓋裂，その他の奇形発生が報告されている。一方，妊娠中本剤を服用した母親の児に関する研究で，四肢異常をはじめとした催奇形と本剤の関係は認められなかったと報告されている。特に，1990年代以降の研究では，本剤と催奇形性の関連は認められておらず，妊婦うつ病の治療選択肢としうるとの見解を示している専門家もいる。相談事例では，奇形発生の危険度が高い妊娠初期に本剤を服用した35例中34例は奇形などのない健常児を出産した。限られた情報ではあるが，本剤曝露群の児の出産結果は国内における自然奇形発生率を上回る変化とは考えられない。

以上のことから判断して，妊娠初期に本剤を服用したことにより，奇形発生の頻度や危険度が上昇したとは考えられないので，心配することはないことを説明する。
- 本剤の服用を理由に妊娠を中断するような，はやまった判断はしないように指導する。
- 今後は，妊娠していることを主治医に告げて相談するように指示する。

服用前の対応

1 医師への疑義照会

以下のことを説明し，患者が妊婦であっても処方通りに調剤してよいかを確認する。
- 動物実験で，経口投与では催奇形作用が認められなかった報告と催奇形作用があったという報告がある。皮下投与では胎仔毒性と催奇形作用が認められた。ヒトでは，本剤により奇形が発生したという報告がある一方で，妊娠中本剤を服用した母親の児に関する研究で，四肢異常をはじめとした催奇形と本剤の関係は認められなかったと報告されている。特に，1990年代以降の研究では，本剤と催奇形性の関連は認められておらず，妊婦うつ病の治療選択肢としうるとの見解を示している専門家もいる。相談事例では，絶対過敏期に服用した33例中32例，あるいは相対過敏期に服用した2例は奇形などのない健常児を出産している。

意見を求められたら
- 症状が軽度で，本剤の投与が不可欠というほどでもないなら，投与しないほうがよい。
- 母親が妊娠中に本剤を服用し，新生児にチアノーゼ，呼吸抑制，いらいら状態，痙攣などが現れた例があるので注意する。
- 服薬の中断が症状を悪化させることがあるので，患者の状態に注意して必要に応じて投薬するようにする。
- どうしても本剤の投与が必要なら，現在のところ妊娠中安全に投与できるという意見が多いので他の薬に変更しないで本剤を継続する。

2 患者への説明・指導

以下のことを説明，指導する。

投薬中止の場合
- 処方医と相談の結果，妊娠中の母体と胎児の安全のため，投薬を中止してしばらく様子をみることになった。
- 病状や自覚症状について何か変化があった場合には，すぐに主治医に受診する。
- 妊娠中は，薬局で薬を買うとき，病院にかかるときには，必ず妊娠していることを告げるよう指導する。

処方変更の場合
- 処方医と相談の結果，妊娠中の母体と胎児の安全のため処方が変更になった。
- 本剤は医師が妊娠を確認したうえで処方した薬で，母体の健康のために有用で，胎児への悪影響が少ないと考えられる薬である。
- 指示された用法，用量通りに服用し，勝手に服用量の変更をしない。
- 自分の判断で服薬を中止すると，母体の健康を損ね，胎児にも悪影響を及ぼすことになりかねない。
- 薬について何か心配なことがあったら，いつでも医師・薬剤師に相談する。

処方変更のない場合

- 前述のことから判断して，本剤の服用により奇形発生の頻度や危険度が上昇するとは考えられない。
- 「処方変更の場合」の◆印について説明する。

文献

1) Thomas H. Shepard：Catalog of Teratogenic Agents 11th, The Johns Hopkins University Press, p223, 2004
2) ノバルティス ファーマ株式会社：トフラニール，インタビューフォーム(第3版)
3) McElhatton PR, et al：The outcome of pregnancy in 689 women exposed to therapeutic doses of antidepressants. A collaborative study of the ENTIS. Reprod Toxicol, 10(4)：285-294, 1996
4) Gregory E, et al：Outcomes of Prenatal antidepressant exposure. Am J Psychiatry, 159：2055-2061, 2002
5) Nulman I, et al：Child development following exposure to tricyclic antidepressants or fluoxetine throughout fetal life：a prospective, controlled study. Am J Psychiatry, 159(11)：1889-1895, 2002
6) McBride WG：Limb deformities associated with iminodibenzyl hydrochloride. Med J Aust, 1(10)：492, 1972
7) Idänpään-Heikkilä J, et al：Possible teratogenicity of imipramine-chloropyramine. Lancet, 2(7824)：282-283, 1973
8) Kuenssberg Ev, et al：Imipramine in Pregnancy. Br Med J, 2：29, 1972
9) Sim M：Imipramine in Pregnancy. Br Med J, 2：45, 1972
10) Heinonen OP, et al：Birth Defects and Drugs in Pregnancy. Publishing Sciences Group, pp336-337, 1977
11) Eggermont E：Withdrawal symptoms in neonates associated with maternal imipramine therapy. Lancet, 2(7830)：680, 1973
12) Schaefer C：Drugs during Pregnancy and Lactation；Handbook of prescription and comparative risk assessment, Elsevier Scince, pp184-185, 2001

クロミプラミン塩酸塩 （Clomipramine hydrochloride）

アナフラニール 錠 注

薬剤危険度 **2点**

情報量 **＋＋**

薬剤データ

1　添付文書

　妊婦または妊娠している可能性のある婦人には投与しないことが望ましい［新生児に呼吸困難，嗜眠，チアノーゼ，興奮性，低血圧，高血圧，痙攣，筋痙縮，振戦などの離脱症状を起こしたとの報告がある。また，海外で実施されたレトロスペクティブな疫学調査で，妊娠初期に本剤を投与された患者群において，胎児での心血管系異常（心室または心房中隔欠損など）の相対リスクは本剤が投与されていない患者群に比べ高かったとの報告がある。動物実験（ウサギ）において静注した場合，胎仔死亡率の増加が認められている。また，他の三環系抗うつ薬（イミプラミン）には動物実験（ウサギ）で催奇形作用が報告されている］。

2　動物（生殖発生毒性試験・変異原性試験など）

- マウスを用いて，クロミプラミン塩酸塩 25〜100mg/kg を器官形成期に経口および皮下投与，あるいは1および2mg/kg を静脈内投与した生殖試験では，催奇形作用は認められなかった[1]。
- ラットを用いて，クロミプラミン塩酸塩 12.5〜50mg/kg を器官形成期に経口投与，25〜100mg/kg を皮下投与した生殖試験では，催奇形作用は認められなかった[1]。
- ウサギを用いて，クロミプラミン塩酸塩2および5mg/kg を器官形成期に静脈内投与した生殖試験では催奇形作用は認められなかった。ウサギの5mg/kg 投与群で死胎仔率の増加がみられた[1]。

3　ヒト（疫学調査・症例報告など）

- スウェーデンの Medical Birth Registry に 1985〜1997 年の13年間に登録された 281,728 人の新生児を対象に，妊娠初期の抗うつ薬使用と出産結果が検討された。この報告では，抗うつ薬全体と SSRI 単独，SSRI 以外の抗うつ薬の3群の出産結果を比較検討している。このうち SSRI 以外の抗うつ薬だけを服用していた妊婦は 423 例で，333 例はクロミプラミンを単独で服用していた。いずれの群においても先天異常の RR に差はみられなかったと結論している（抗うつ薬全体 RR：1.13，SSRI 単独 RR：1.12，非 SSRI 単独 RR：1.15）[2]。
- ヨーロッパの奇形情報センター（ENTIS）のプロスペクティブ調査では，妊娠中に抗うつ薬を使用した 689 例の妊婦のうち，134 例がクロミプラミンを使用しており，三環系うつ薬のうち最も使用されていた。134 の妊娠の転帰は，人工妊娠中絶 20 例，自然流産 22 例，死産 4 例，先天異常 3 例，新生児異常 9 例（主に離脱症状），健常児出産 76 例であった。3 例に認められた先天異常は，ダウン症，左右内反足（プラゼパムにも曝露），道化師様胎児：harlequin syndrome（多剤曝露）各 1 例であった[3]。
- 2003 年に報告されたスウェーデンにおけるケースコントロール研究では 1995〜2001 年に出生した 557,730 例のコントロール群と染色体異常ではない心臓血管系の奇形を有する 5,015 例のケース群が比較された。妊娠中に三環系・四環系抗うつ薬に曝露された 1,018 例中 16 例の新生児に奇形が認

められ，OR：1.77，95% CI：1.07-2.91でリスクの増加がみられた。妊娠中にクロミプラミンに曝露された838例中15例の新生児に奇形が認められ，OR：2.03，95% CI：1.22-3.40でリスクの増加がみられた。報告の著者は，三環系・四環系抗うつ薬に曝露された群のリスクの増加は，クロミプラミンが寄与していると考察している[4]。

- 1995～2003年の間に妊娠初期に抗うつ薬を使用した6,896人の妊婦に関するスウェーデンの研究では，心奇形のリスク上昇因子としてクロミプラミン，パロキセチンが指摘されている。心室または心房中隔欠損症のリスクは，クロミプラミンではOR：2.22［95% CI：1.29-3.82］，パロキセチンではOR：2.29［95% CI：1.28-4.09］であった。また，すべての心奇形に関するリスクは，クロミプラミンではOR：1.87［95% CI：1.16-2.99］，パロキセチンではOR：2.22［95% CI：1.39-3.55］であった。

  なお，すべての奇形のリスクに関しては，クロミプラミンではOR：1.27［95% CI：0.98-1.64］，パロキセチンではOR：0.97［95% CI：0.70-1.36］であった[5]。

離脱症状について

　強迫観念の治療のために妊娠12週から32週までクロミプラミン100～150mg/日を使用した33歳の婦人の児に離脱症状が認められたことが報告されている。この婦人は，32週で自己判断で服用を中止し4日後に切迫早産となり入院し，帝王切開で2.7kgの児を出産した。10分後に反復発作，硬直，興奮，除脳様の姿勢がみられ，フェノバルビタール，フェニトインの投与には反応しなかった。3日後に経管的にクロミプラミン0.5mgの投与を行うと30分で発作は治まった。その後20日間かけてクロミプラミンは漸減投与された。出生直後の脳波でみられた左側頭部のてんかん誘発巣も正常になった。この児は生後1カ月で退院したが神経障害の症状や徴候はみられなかった[6]。

4　相談事例

　奇形発生の危険度が最も高い絶対過敏期に本剤を服用した36例中33例は奇形などのない健常児を出産した。3例に認められた異常は，口唇・口蓋裂1例，心室中隔欠損1例，臀部皮膚陥没1例である。

　限られた症例数であり，奇形発生頻度を考察することは困難だが，認められた奇形に共通性はなく，薬剤と特定の奇形との関連はみられなかった。

　相対過敏期に本剤を服用した1例は奇形などのない健常児を出産した。

参考　Schaefer Cが監修し2001年に出版した書籍「Drugs during Pregnancy and Lactation」では三環系抗うつ薬に関して，以下の評価が記載されている。

　1970年代から80年代にかけて，四肢，心臓，多指症，尿道下裂などに関する散発的な症例が報告されていたものの，1990年代に入って三環系抗うつ薬への子宮内曝露と先天奇形あるいは妊娠結果への有害な影響に関しては関連が認められなかったとの複数の研究結果が報告され確立してきている。三環系抗うつ薬は，妊娠中のうつ病治療の第一選択薬である。

服用後の対応

- 　妊娠中の本剤使用と，心室または心房中隔欠損症のリスクの関連を指摘した疫学調査が報告されている。一方，妊娠中の本剤使用により，奇形全般のリスクの増加は認められなかったとの疫学調査が報告されている。妊娠後期の使用により新生児に離脱症状が認められたことが複数報告されている。マウス，ラット，ウサギの生殖試験では催奇形作用は認められなかった。相談事例では，奇形発生の

危険度が高い妊娠初期に本剤を服用した37例中34例は奇形などのない健常児を出産した。
　以上のことから判断して，妊娠初期に本剤を服用したことにより全般的な奇形の発生頻度や危険度が上昇するとは考えられないので，心配することはないことを説明する。なお，心室または心房中隔欠損症に着目した研究では，リスクとの関連が指摘されているが，これを加味しても全般的な奇形の発生頻度が変わらないとする報告があることを説明する。
- 本剤の服用を理由に妊娠を中断するような，はやまった判断はしないように指導する。
- 今後は，妊娠していることを主治医に告げて相談するように指示する。

服用前の対応

1　医師への疑義照会

以下のことを説明し，患者が妊婦であっても処方通りに調剤してよいかを確認する。
- 　妊娠中の本剤使用と，心室または心房中隔欠損症のリスクの関連を指摘した疫学調査が報告されている。一方，妊娠中の本剤使用により，奇形全般のリスクの増加は認められなかったとの疫学調査が報告されている。妊娠後期の使用により新生児に離脱症状が認められたことが複数報告されている。マウス，ラット，ウサギの生殖試験では催奇形作用は認められなかった。相談事例では，絶対過敏期に本剤を服用した36例中33例，あるいは相対過敏期に服用した1例は奇形などのない健常児を出産した。

意見を求められたら
- 　症状が軽度で，本剤の投与が不可欠というほどでないなら，投与しないほうがよい。
- 　添付文書では，離脱症状を起こしたとの報告があること，他の三環系抗うつ薬の動物実験で催奇形作用が報告されていることを理由に投与しないことが望ましいと位置づけている。
- 　うつ病の治療では休薬や服薬の中断により症状を悪化させることがあるので，精神科の専門医の判断のもと投薬の必要性を判断し，患者の病状に応じて投薬する必要がある。

他の治療薬
　専門書籍で妊娠中のうつ病の治療の第一選択薬と評価されているものとして，三環系抗うつ薬がある。この中で，使用歴が長いものの一つとしてアミトリプチリンがある。
　うつ病の治療では処方変更，休薬や服薬の中断により症状を悪化させることがあるので，精神科の専門医の判断のもと，患者の病状に応じて投薬内容を評価する必要がある。

2　患者への説明・指導

以下のことを説明，指導する。

投薬中止の場合
- 　処方医と相談の結果，妊娠中の母体と胎児の安全のため，投薬を中止してしばらく様子をみることになった。
- 　病状や自覚症状について何か変化があった場合には，すぐに主治医に受診する。
- 　妊娠中は，薬局で薬を買うとき，病院にかかるときには，必ず妊娠していることを告げるよう指導する。

処方変更の場合
- 　処方医と相談の結果，妊娠中の母体と胎児の安全のため処方が変更になった。

- 本剤は医師が妊娠を確認したうえで処方した薬で，母体の健康のために有用で，胎児への悪影響が少ないと考えられる薬である．
- 指示された用法，用量通りに服用し，勝手に服用量の変更をしない．
- 自分の判断で服薬を中止すると，母体の健康を損ね，胎児にも悪影響を及ぼすことになりかねない．
- 薬について何か心配なことがあったら，いつでも医師・薬剤師に相談する．

処方変更のない場合
- 前述のことから判断して，本剤の服用により奇形発生の頻度や危険度が上昇するとは考えられない．
- 妊娠後期まで継続服用した場合，分娩に際して新生児の離脱症状の管理が必要となる可能性がある．産婦人科の主治医に本剤を服用していることを説明して，あらかじめ相談するよう指導する．
- 「処方変更の場合」の◆印について説明する．

文献
1) アルフレッサ ファーマ株式会社：アナフラニール，インタビューフォーム(第4版)
2) Ericson A, et al：Delivery outcome after the use of antidepressants in early pregnancy. Eur J Clin Pharmacol, 55(7)：503-508, 1999
3) McElhatton PR, et al：The outcome of pregnancy in 689 women exposed to therapeutic doses of antidepressants. A collaborative study of the European Network of Teratology Information Services (ENTIS). Reprod Toxicol, 10(4)：285-294, 1996
4) Källén BA, et al：Maternal drug use in early pregnancy and infant cardiovascular defect. Reprod Toxicol, 17(3)：255-261, 2003
5) Källén B, et al：Antidepressant drugs during pregnancy and infant congenital heart defect. Reprod Toxicol, 21(3)：221-222, 2006
6) Bromiker R, et al：Apparent intrauterine fetal withdrawal from clomipramine hydrochloride. JAMA, 272(22)：1722-1723, 1994

トラゾドン塩酸塩 (*Trazodone hydrochloride*)

デジレル錠, レスリン錠

薬剤危険度 **2点**

情報量 **＋～＋＋**

薬剤データ

1 添付文書

妊婦または妊娠している可能性のある婦人には，治療上の有益性が危険性を上回ると判断される場合にのみ投与する［妊娠中の投与に関する安全性は確立していない］。

2 動物（生殖発生毒性試験・変異原性試験など）

- 妊娠前および妊娠初期投与試験：雄ラットに交配前60日より交尾確認まで，雌ラットに交配前14日より授乳期間終了まで経口投与した試験では，最高用量の250mg/kg投与においても親動物の生殖能に異常はなく，胎仔および新生仔に対する影響も認められなかった[1]。

- 器官形成期投与試験：ラットに妊娠7～17日目まで30, 100, 300 mg/kg/日を経口投与した試験で，300mg/kgを投与した母動物の胎仔で軽度な発育抑制，死亡数増加などが認められたが，催奇形性は認められなかった。ウサギに妊娠6～18日目まで10, 33, 100 mg/kg/日を経口投与した試験で，10mg/kg以上を投与した母動物の体重増加抑制がみられたが，胎仔に対する影響は認められなかった[1]。

- 周産期および授乳期投与試験：ラットに妊娠17日目～分娩後21日目まで10, 30, 100mg/kg/日を経口投与した試験で，10mg/kg以上を投与した母動物に自発運動抑制，眼瞼下垂などの症状がみられ，100 mg/kg投与で体重増加抑制，摂餌量の減少が認められた。新生仔に対しては，30mg/kg以上の投与で体重増加抑制が認められたが，行動学習機能，生殖機能への影響は認められなかった[1]。

3 ヒト（疫学調査・症例報告など）

- 妊娠第1三半期にフェニルピペラジン系薬剤を使用した妊婦147例（トラゾドン：58例，ネファゾドン：89例）と，二つのコントロール群（三環系を除く他の抗うつ薬を使用した147例，催奇形性のない薬剤を使用した147例）を比較したプロスペクティブコントロール研究がある。フェニルピペラジン群は自然流産20例，人工妊娠中絶6例，出生児121例中2例（1.6％）に奇形がみられた。3つのグループ間で統計学的有意差は認めず，これらの薬剤は1～3％という奇形発生率を上昇させないと考えられる[2]。

- 妊娠第1三半期に三環系を除く抗うつ薬を使用し出産に至った928例の婦人と，コントロール群（非催奇形性薬剤を使用した婦人）928例を比較したプロスペクティブコホート研究において，曝露群24例（2.5％），コントロール群25例（2.6％）に奇形がみられた［OR：0.96, 95％CI：0.55-1.67］。薬剤使用による奇形発生率の上昇はみられなかった。トラゾドンは17例が使用し，奇形はみられなかった[3]。

- ヨーロッパの奇形情報センター（ENTIS）のプロスペクティブ調査では，妊娠中，抗うつ薬を使用した689例の妊婦のうち，12例が本剤を使用していた（1例が双胎）。2例が人工妊娠中絶，3例が

新生児死亡（1例は難産，2例が27週早産の双生児：いずれも奇形なし），8例が健常児を出産した[4]。

4 相談事例

奇形発生の危険度が最も高い絶対過敏期に本剤を服用した29例中28例は奇形などのない健常児を出産した。1例に認められた異常は臀部皮膚陥没である。相対過敏期に本剤を服用した1例は奇形などのない健常児を出産した。

限られた情報ではあるが，本剤曝露群の児の出産結果は国内における自然奇形発生率を上回る変化とは考えられない。

服用後の対応

- 動物実験では催奇形作用は認められていない。ヒトでは本剤において現在まで催奇形性を示唆する疫学調査はない。本剤を含むフェニルピペラジン系薬剤は奇形の発生率を上昇させないと結論づけているプロスペクティブ研究がある。相談事例では奇形発生の危険度が高い妊娠初期に本剤を服用した30例中29例は奇形などのない健常児を出産した。1例に認められた異常は臀部皮膚陥没であった。限られた情報ではあるが，本剤曝露群の児の出産結果は国内における自然奇形発生率を上回る変化とは考えられない。
 以上のことから判断して，妊娠初期に本剤を服用したことにより，奇形発生の頻度や危険度が上昇したとは考えられないので，心配することはないことを説明する。
- 本剤の服用を理由に妊娠を中断するような，はやまった判断はしないように指導する。
- 今後は，妊娠していることを主治医に告げて相談するように指示する。

服用前の対応

1 医師への疑義照会

以下のことを説明し，患者が妊婦であっても処方通りに調剤してよいかを確認する。
- 動物実験では催奇形作用は認められていない。ヒトでは本剤において現在まで催奇形性を示唆する疫学調査はない。本剤を含むフェニルピペラジン系薬剤は奇形の発生率を上昇させないと結論づけているプロスペクティブ研究がある。相談事例では絶対過敏期に本剤を服用した29例中28例は奇形などのない健常児を出産した。1例に認められた異常は臀部皮膚陥没であった。相対過敏期に服用した1例は奇形などのない健常児を出産した。限られた情報ではあるが，本剤曝露群の児の出産結果は国内における自然奇形発生率を上回る変化とは考えられない。

意見を求められたら
- 症状が軽度で，本剤の投与が不可欠というほどでもないなら，投与しないほうがよい。
- 服薬の中断が症状を悪化させることがあるので，患者の状態に注意して必要に応じて投薬するようにする。
- どうしても本剤の投与が必要なら，現在のところ妊娠中安全に投与できるという意見が多いので他の薬に変更しないで本剤を継続する。

2　患者への説明・指導

以下のことを説明，指導する。

投薬中止の場合

- 処方医と相談の結果，妊娠中の母体と胎児の安全のため，投薬を中止してしばらく様子をみることになった。
- 病状や自覚症状について何か変化があった場合には，すぐに主治医に受診する。
- 妊娠中は，薬局で薬を買うとき，病院にかかるときには，必ず妊娠していることを告げるよう指導する。

処方変更の場合

- 処方医と相談の結果，妊娠中の母体と胎児の安全のため処方が変更になった。
- ◆ 本剤は医師が妊娠を確認したうえで処方した薬で，母体の健康のために有用で，胎児への悪影響が少ないと考えられる薬である。
- ◆ 指示された用法，用量通りに服用し，勝手に服用量の変更をしない。
- ◆ 自分の判断で服薬を中止すると，母体の健康を損ね，胎児に悪影響を及ぼすことになりかねない。
- ◆ 薬について何か心配なことがあったら，いつでも医師・薬剤師に相談する。

処方変更のない場合

- 前述のことから判断して，本剤の服用により奇形発生の頻度や危険度が上昇するとは考えられない。
- 「処方変更の場合」の◆印について説明する。

文献

1) シェリング・プラウ株式会社(現：MSD 株式会社)：レスリン，インタビューフォーム(第3版)
2) Einarson A, et al：A multicentre prospective controlled study to determine the safety of trazodone and nefazodone use during pregnancy. Can J Psychiatry, 48(2)：106-110, 2003
3) Einarson A, et al：Incidence of major malformations in infants following antidepressant exposure in pregnancy；results of a large prospective cohort study. Can J Psychiatry, 54(4)：242-246, 2009
4) McElhatton PR, et al：The outcome of pregnancy in 689 women exposed to therapeutic doses of antidepressants. A collaborative study of the European Network of Teratology Information Services (ENTIS). Reprod Toxicol. 10(4)：285-294, 1996

ノルトリプチリン塩酸塩 （Nortriptyline hydrochloride）

ノリトレン錠

薬剤危険度 2点

情報量 ±

薬剤データ

1 　添付文書

　妊婦または妊娠している可能性のある婦人には，治療上の有益性が危険性を上回ると判断される場合にのみ投与する［三環系抗うつ薬（イミプラミン）では，動物実験（ウサギ）で催奇形性（外形異常）が報告されている］。

2 　動物（生殖発生毒性試験・変異原性試験など）

　ラット，マウスを用いて，母動物および胎仔に対する影響を検討した結果，対照群との間に有意差は認められず催奇形性は認められなかった[1]。

3 　ヒト（疫学調査・症例報告など）

- 妊娠第1三半期にノルトリプチリンを1回10mg 1日3回の用量で数日間服用した母親が出産した児に類皮嚢胞が認められた。この児は，前頭骨の異常を伴い両眼が離れていて，下肢の変形がみられ右膝の彎曲もみられたと報告されている。母親はヘビースモーカーであり，妊娠5週目にスルファメチゾールを服用していた[2]。
- ヨーロッパの奇形情報センター（ENTIS）が行ったプロスペクティブな調査では，妊娠中に抗うつ薬を使用した689例の妊婦の妊娠転帰が調査され有害反応とは関連しなかったことが報告されている。このうち，ノルトリプチリンの使用が4例あり，いずれも健常児を出産（早産1例）した[3]。

4 　相談事例

　奇形発生の危険度が最も高い絶対過敏期に本剤を服用した3例はいずれも奇形などのない健常児を出産した。

参考

- Schaefer Cが監修し2001年に出版した書籍「Drugs during Pregnancy and Lactation」では三環系抗うつ薬に関して，以下の評価が記載されている。
　1970年代から80年代にかけて，四肢，心臓，多指症，尿道下裂などに関する散発的な症例が報告されていたものの，1990年代に入って三環系抗うつ薬への子宮内曝露と先天奇形あるいは妊娠結果への有害な影響に関しては関連が認められなかったとの複数の研究結果が報告され確立してきている。三環系抗うつ薬は，妊娠中のうつ病の治療の第一選択薬である[4]。
- 同じ三環系抗うつ薬の他剤（クロミプラミン）において，妊娠中に曝露された新生児に呼吸困難，痙攣発作，神経過敏，体温低下，チアノーゼなどが生じた報告がある（クロミプラミン参照）。
- 本剤はアミトリプチリンの主要活性代謝物である（アミトリプチリン参照）。

服用後の対応

- マウス，ラットの動物実験では催奇形作用は認められていない。ヒトでは本剤を使用した妊婦の出産した児に，類皮嚢胞が認められたとの報告があるが薬剤との関連は明らかでなく他の要因も考えられる。また，三環系抗うつ薬の胎児への影響を検討した研究，特に1990年代以降の研究では，催奇形性の関連は認められておらず，妊婦うつ病の治療選択肢としうるとの見解を示している専門家もいる。相談事例では，奇形発生の危険度が高い妊娠初期に本剤を服用した3例はいずれも奇形などのない健常児を出産した。

  情報量は限られているが，以上のことから判断して，妊娠初期に本剤を服用したことにより，奇形発生の頻度や危険度が上昇したとは考えられないので，心配することはないことを説明する。
- 本剤の服用を理由に妊娠を中断するような，はやまった判断はしないように指導する。
- 今後は，妊娠していることを主治医に告げて相談するように指示する。

服用前の対応

1 医師への疑義照会

以下のことを説明し，患者が妊婦であっても処方通りに調剤してよいかを確認する。

- マウス，ラットの動物実験では催奇形作用は認められていない。ヒトでは本剤を使用した妊婦の出産した児に，類皮嚢胞が認められたとの報告があるが薬剤との関連は明らかでなく他の要因も考えられる。また，三環系抗うつ薬の胎児への影響を検討した研究，特に1990年代以降の研究では，催奇形性の関連は認められておらず，妊婦うつ病の治療選択肢としうるとの見解を示している専門家もいる。相談事例では，絶対過敏期に本剤を服用した3例はいずれも奇形などのない健常児を出産した。

意見を求められたら

- 本剤に関して現在まで催奇形性を示唆する疫学調査はなく，動物実験でも催奇形性は認められていない。
- 症状が軽度で，本剤の投与が不可欠というほどでもないなら，投与しないほうがよい。
- どうしても本剤の投与が必要なら，本剤の服用により奇形児出産の危険性が必ずしも高くなるとは考えられないことを説明する。
- 母親が妊娠中に他の三環系抗うつ薬を服用し，新生児に離脱症状が現れた例があるので注意する。
- 類似の三環系抗うつ薬のうち，妊娠中の使用が胎児への有害作用と関連しなかったという疫学調査が報告されている下記の薬剤があるので，他剤に変更しても差し支えないなら下記の治療薬を紹介する。

他の治療薬

妊娠中のうつ病の治療に際して，比較的安全に使用できると考えられる三環系抗うつ薬にイミプラミン，アミトリプチリンがある。

2 患者への説明・指導

以下のことを説明，指導する。

投薬中止の場合

- 処方医と相談の結果，妊娠中の母体と胎児の安全のため，投薬を中止してしばらく様子をみること

- になった。
- 病状や自覚症状など何か変化があった場合には，すぐに主治医に受診する。
- 妊娠中は，薬局で薬を買うとき，病院にかかるときには，必ず妊娠していることを告げるよう指導する。

処方変更の場合
- 処方医と相談の結果，妊娠中の母体と胎児の安全のため処方が変更になった。
- ◆ 本剤は医師が妊娠を確認したうえで処方した薬で，母体の健康のために有用で，胎児への悪影響が少ないと考えられる薬である。
- ◆ 指示された用法，用量通りに服用し，勝手に服用量の変更をしない。
- ◆ 自分の判断で服薬を中止すると，母体の健康を損ね，胎児にも悪影響を及ぼすことになりかねない。
- ◆ 薬について何か心配なことがあったら，いつでも医師・薬剤師に相談する。

処方変更のない場合
- 前述のことから判断して，本剤の服用により奇形発生の頻度や危険度が上昇するとは考えられない。
- 「処方変更の場合」の◆印について説明する。

文献
1) 大日本住友製薬株式会社：ノリトレン，インタビューフォーム(第11版)
2) Bourke GM：Antidepressant teratogenicity?. Lancet, 1(7847)：98, 1974
3) McElhatton PR, et al：The outcome of pregnancy in 689 women exposed to therapeutic doses of antidepressants. A collaborative study of the European Network of Teratology Information Services (ENTIS). Reprod Toxicol, 10(4)：285-294, 1996
4) Schaefer C：Drugs during Pregnancy and Lactation；Handbook of prescription drugs and comparative risk assessment, Elsevier Science, pp184-185, 2001

マプロチリン塩酸塩 （*Maprotiline hydrochloride*）

| ルジオミール錠 | 薬剤危険度 1点 | 情報量 ＋ |

薬剤データ

1 添付文書

妊婦または妊娠している可能性のある婦人には投与しないことが望ましい［妊娠中の投与に関する安全性は確立されていない。三環系抗うつ薬で，新生児に呼吸困難，嗜眠，チアノーゼ，興奮性，低血圧，高血圧，痙攣，筋痙縮，振戦などの離脱症状を起こしたとの報告がある］。

2 動物（生殖発生毒性試験・変異原性試験など）

本薬をマウスおよびラットの器官形成期にそれぞれ15および30mg/kg/日を経口投与した実験では，胎生期の胎仔の発育にわずかな遅延がみられているが，催奇形作用および生後の発育に及ぼす影響は認められていない。また，妊娠前，妊娠初期投与試験（ラット），周産期，授乳期投与試験（ラット）においても，特記すべき異常所見は認められていない[1]。

3 ヒト（疫学調査・症例報告など）

- ヨーロッパの奇形情報センター（ENTIS）が行ったプロスペクティブ研究では，妊娠中に抗うつ薬を使用した689例の妊婦のうち，107例がマプロチリンを使用していた。出産結果は人工妊娠中絶17例，自然流産11例，死産2例，健常児出産72例（未熟児7例を含む），障害のみられた新生児3例（低血圧2例，障害に関連した糖尿病1例），奇形2例（顔面異形・鼻の形成不全・未熟骨格，左右彎足）であった[2]。
- 1999年のスウェーデンの報告では，1985～1997年にMedical Birth Registryで集計された281,728人の新生児について述べられている。この報告では531例がSSRIを単独服用，423例が他の抗うつ薬を服用，両者併用が15例だった。また，マプロチリンは6例が単独使用していた。いずれの群においても先天異常の相対危険度（RR）に差はみられなかったと結論している（抗うつ薬全体RR：1.13，SSRI単独RR：1.12，非SSRI単独RR：1.15）[3]。

4 相談事例

奇形発生の危険度が最も高い絶対過敏期に本剤を服用した32例中31例は奇形などのない健常児を出産した。1例に認められた奇形は先天性心奇形であった。限られた情報ではあるが，本剤曝露群の児の出産結果は国内における自然奇形発生率を上回る変化とは考えられない。なお，32例中8例が妊娠中の全期間にわたり本剤を服用していた。

服用後の対応

- 本剤に関して現在まで催奇形性を示唆する疫学調査はなく，動物実験でも催奇形性は認められてい

抗うつ薬（三環系・その他）

ない。海外では抗うつ薬を使用した妊婦の児に関する調査が行われており，本剤使用例 102 例を含む抗うつ薬使用群に催奇形との関連はみられていない。相談事例では奇形発生の危険度が高い妊娠初期に本剤を服用した 32 例中 31 例は奇形などのない健常児を出産した。1 例に認められた異常は先天性心奇形であった。限られた情報ではあるが，本剤曝露群の児の出産結果は国内における自然奇形発生率を上回る変化とは考えられない。

以上のことから判断して，妊娠初期に本剤を服用したことにより，奇形発生の頻度や危険度が上昇したとはほとんど考えられないので，心配することはないことを説明する。

- 本剤の服用を理由に妊娠を中断するような，はやまった判断はしないように指導する。
- 今後は，妊娠していることを主治医に告げて相談するように指示する。

服用前の対応

1 医師への疑義照会

以下のことを説明し，患者が妊婦であっても処方通りに調剤してよいかを確認する。

- 本剤に関して現在まで催奇形性を示唆する疫学調査はなく，動物実験でも催奇形性は認められていない。海外では抗うつ薬を使用した妊婦の児に関する調査が行われており，本剤使用例 102 例を含む抗うつ薬使用群に催奇形との関連はみられていない。相談事例では絶対過敏期に本剤を服用した 32 例中 31 例は奇形などのない健常児を出産した。1 例に認められた異常は先天性心奇形であった。限られた情報ではあるが，本剤曝露群の児の出産結果は国内における自然奇形発生率を上回る変化とは考えられない。

意見を求められたら

- 症状が軽度で，本剤の投与が不可欠というほどでもないなら，投与しないほうがよい。
- どうしても本剤の投与が必要なら，本剤の服用により奇形児出産の危険性が必ずしも高くなるとは考えられないことを説明する。

2 患者への説明・指導

以下のことを説明，指導する。

投薬中止の場合

- 処方医と相談の結果，妊娠中の母体と胎児の安全のため，投薬を中止してしばらく様子をみることになった。
- 病状や自覚症状について何か変化があった場合には，すぐに主治医に受診する。
- 妊娠中は，薬局で薬を買うとき，病院にかかるときには，必ず妊娠していることを告げるよう指導する。

処方変更の場合

- 処方医と相談の結果，妊娠中の母体と胎児の安全のため処方が変更になった。
- 本剤は医師が妊娠を確認したうえで処方した薬で，母体の健康のために有用で，胎児への悪影響が少ないと考えられる薬である。
- 指示された用法，用量通りに服用し，勝手に服用量の変更をしない。
- 自分の判断で服薬を中止すると，母体の健康を損ね，胎児にも悪影響を及ぼすことになりかねない。
- 薬について何か心配なことがあったら，いつでも医師・薬剤師に相談する。

処方変更のない場合
- 前述のことから判断して，本剤の服用により奇形発生の頻度や危険度が上昇するとは考えられない。
- 「処方変更の場合」の◆印について説明する。

文献
1) ノバルティス ファーマ株式会社：ルジオミール，インタビューフォーム
2) McElhatton PR, et al：The outcome of pregnancy in 689 women exposed to therapeutic doses of antidepressants. A collaborative study of the European Network of Teratology Information Services (ENTIS). Reprod Toxicol, 10：285-294, 1996
3) Ericson A, et al：Delivery outcome after the use of antidepressants in early pregnancy. Eur J Clin Pharmacol, 55（7）：503-508, 1999

I-7. 抗精神病薬(定型)

クロルプロマジン (*Chlorpromazine*)

ウインタミン[細][錠],
コントミン[錠][注]

薬剤危険度 **2点**

情報量 **++～+++**

薬剤データ

1 添付文書

妊婦または妊娠している可能性のある婦人には投与しないことが望ましい[動物実験で，胎仔死亡，流早産などの胎仔毒性が報告されている。また，妊婦に投与した場合，新生児に振戦などの症状が現れることがある]。

2 動物(生殖発生毒性試験・変異原性試験など)

- ラットの妊娠14日に100mg/kgを単回腹腔内投与し，16～20日の間に得られた胎仔に種々の奇形がみられた。鎖肛22％，合指13％，指短縮44％，小耳症41％，出血57％，成長抑制82％が妊娠20日までに生じた。奇形の数は17日が最大であったが，20日までは著しく減少した。このことは，ある種の奇形は自然に回復することを指摘している[1]。
- ラットの器官形成期に投与し，出産した仔の学習行動の獲得および遂行に及ぼす影響について検討した結果，影響はみられなかった[1]。
- ウサギに5mg/kg皮下投与により生仔数または仔の生存性において対照群と有意な差はみられなかった。12.5mg/kg/日を皮下投与では受胎を遅延させ喰仔が増した。30mg/kg/日を交尾後8日目より3日間隔で皮下投与すると胚の吸収，流産，死産を起こした[2]。

3 ヒト(疫学調査・症例報告など)

- 50,282組の母児のプロスペクティブコホート研究では1,309例が妊娠第1三半期にフェノチアジン系薬剤に曝露されていた。うちクロルプロマジンの曝露は142例だった。また284例が妊娠のいずれかの時期にクロルプロマジンに曝露されていた。非曝露群と比較して，いずれのグループにおいても薬剤と奇形，分娩時死亡率，出生時の体重，4歳時の知能指数への影響を示唆する証拠は認められなかった[3]。
- 妊娠悪阻により妊娠第1三半期に低用量のクロルプロマジンの投与を受けた264例の婦人のコホート研究では，先天奇形の頻度は上昇しなかった[4]。
- 妊娠中の嘔気，嘔吐の薬物治療に関する複数の観察型比較研究を横断的に再評価した論文では，フェノチアジン系薬剤を使用した2,948例の妊婦の出産結果の解析からは，フェノチアジン系薬剤と催奇形リスクの上昇に関連は認められなかったと報告されている[RR：1.03，95%CI：0.88-1.22][5]。

- 1963～1966年にかけて，パリ近郊の12の大学病院が参加して，フェノチアジン系薬剤の妊娠第1三半期の使用と胎児の異常についてプロスペクティブな調査が実施された。フェノチアジン系薬剤に曝露された315例とコントロールの11,099例が比較された。フェノチアジンに曝露された群の奇形発生は11例(3.5％)，対照群では178例(1.6％)で有意差があった。このうち本剤は57例が服用していて，4例が奇形のある児(小頭症，彎曲手，彎曲足，短中指筋症)を出産した。この研究では，クロルプロマジン，レボメプロマジン，トリメプラジンなどの，炭素原子3個の脂肪族側鎖を有するフェノチアジンの使用が先天異常の増加につながったと報告している。
  一方，本研究の結果には，偶然やバイアスが関与する余地があるとの専門家の指摘がある[6]。
- 妊娠末期のクロルプロマジンを含むフェノチアジン系薬剤の使用例において，新生児に過緊張，振戦などの離脱症状がみられたことが報告されている[7]。

4 相談事例

奇形発生の危険度が最も高い絶対過敏期に本剤を服用した30例中29例は奇形などのない健常児を出産した。うち，9例は妊娠全期間を通して服用していた。1例に認められた異常は，先天性心奇形であった。限られたデータではあるが本剤曝露群の児の出産結果は国内における自然奇形発生率を大きく上回る変化とは考えにくい。

相対過敏期に本剤を使用した3例はいずれも奇形などのない健常児を出産した。

服用後の対応

- 動物の生殖試験では，腹腔内投与あるいは皮下投与により，胎仔死亡，流早産などの胎仔毒性が報告されている。

  本剤ならびにフェノチアジン系薬剤に関して，妊婦使用例と胎児への影響を調査した複数の疫学調査が報告されているが，催奇形との関連は見いだされなかったと結論するものが多い。相談事例では，奇形発生の危険度が高い妊娠初期に本剤を服用した33例中32例は奇形などのない健常児を出産した。うち，9例は妊娠全期間を通して服用していた。1例に認められた異常は，先天性心奇形であった。限られたデータではあるが本剤曝露群の児の出産結果は国内における自然奇形発生率を大きく上回る変化とは考えにくい。

  以上のことから判断して，妊娠初期に本剤を服用したことにより，奇形発生の頻度や危険度が上昇したとは考えられないので，心配することはないことを説明する。
- 本剤の服用を理由に妊娠を中断するような，はやまった判断はしないように指導する。
- 今後は，妊娠していることを主治医に告げて相談するように指示する。

服用前の対応

1 医師への疑義照会

以下のことを説明し，患者が妊婦であっても処方通りに調剤してよいかを確認する。
- 動物の生殖試験では，腹腔内投与あるいは皮下投与により，胎仔死亡，流早産などの胎仔毒性が報告されている。

  本剤ならびにフェノチアジン系薬剤に関して，妊婦使用例と胎児への影響を調査した複数の疫学調

査が報告されているが，催奇形との関連は見いだされなかったと結論するものが多い．相談事例では，絶対過敏期に本剤を服用した30例中29例は奇形などのない健常児を出産した．うち，9例は妊娠全期間を通して服用していた．1例に認められた異常は，先天性心奇形であった．限られたデータではあるが本剤曝露群の児の出産結果は国内における自然奇形発生率を大きく上回る変化とは考えにくい．相対過敏期に本剤を使用した3例は奇形などのない健常児を出産した．

意見を求められたら

- 症状が軽度で，本剤の投与が不可欠というほどでないなら，投与しないほうがよい．
- 統合失調症の治療では休薬や服薬の中断により症状を悪化させることがあるので，精神科の専門医の判断のもと必要性を判断し，患者の症状に応じて投薬する必要がある．
- 新生児に過緊張，振戦などの離脱症状，錐体外路障害を起こすことがあるので，出産が近づいたら症状によっては中止・減量を考慮するか，新生児を慎重に管理する．
- 投薬が必要な場合には，現在のところ妊娠中安全に投与できるという意見が多いので，他の薬に変更しないで本剤を継続する．

2 患者への説明・指導

以下のことを説明，指導する．

投薬中止の場合

- 処方医と相談の結果，妊娠中の母体と胎児の安全のため，投薬を中止してしばらく様子をみることになった．
- 病状や自覚症状について何か変化があった場合には，すぐに主治医に受診する．
- 妊娠中は，薬局で薬を買うとき，病院にかかるときには，必ず妊娠していることを告げるよう指導する．

処方変更の場合

- 処方医と相談の結果，妊娠中の母体と胎児の安全のため処方が変更になった．
- ◆ 本剤は医師が妊娠を確認したうえで処方した薬で，母体の健康のために有用で，胎児への悪影響が少ないと考えられる薬である．
- ◆ 指示された用法，用量通りに服用し，勝手に服用量の変更をしない．
- ◆ 自分の判断で服薬を中止すると，母体の健康を損ね，胎児にも悪影響を及ぼすことになりかねない．
- ◆ 薬について何か心配なことがあったら，いつでも医師・薬剤師に相談する．

処方変更のない場合

- 前述のことから判断して，本剤の服用により奇形発生の頻度や危険度が上昇するとは考えられない．
- 「処方変更の場合」の◆印について説明する．

文献

1) 清藤英一・編者：催奇形性等発生毒性に関する薬品情報 第2版，東洋書店，pp278-281，1986
2) 田辺三菱製薬株式会社：コントミン，インタビューフォーム（第8版）
3) Slone D, et al：Antenatal exposure to the phenothiazines in relation to congenital malformations, perinatal mortality rate, birth weight, and intelligence quotient score. Am J Obstet Gynecol, 128(5): 486-488, 1977
4) Farkas G：Teratogenic action of hyperemesis in pregnancy and of medication used trat it. Zentralbl Gynakol, 10：325-330, 1971
5) Magee LA, et al：Evidence-based view of safety and effectiveness of pharmacologic therapy for nausea

and vomiting of pregnancy (NVP). Am J Obstet Gynecol, 186（5 Suppl Understanding）: S256-261, 2002
6) Rumeau-Rouquette C, et al : Possible teratogenic effect of phenothiazines in human beings. Teratology, 15（1）: 57-64, 1977
7) Auerbach JG, et al : Maternal psychotropic medication and neonatal behavior. Neurotoxicol Teratol, 14（6）: 399-406, 1992

抗精神病薬(定型)

ハロペリドール (*Haloperidol*)

セレネース 細 錠 内用液 注

薬剤危険度 2点　　情報量 ++

薬剤データ

1 添付文書

　妊婦または妊娠している可能性のある婦人には投与しない［催奇形性を疑う症例がある。また，動物実験で口蓋裂（マウス），脳奇形（ハムスター）などの催奇形性および着床数の減少，胎仔吸収の増加（マウス），流産率の上昇（ラット）などの胎仔毒性が報告されている］。

2 動物（生殖発生毒性試験・変異原性試験など）

- ラットに1.2，3.6mg/kg/日およびマウスに1.2，12mg/kg/日をそれぞれ妊娠第7～第13日まで経口投与したが，ラット，マウスともに催奇形作用は認められなかった。しかし，流産率の上昇傾向がみられた。マウスに0.05～0.4mg/匹/日を妊娠第10～第13日まで筋肉内投与した実験で，口蓋裂などの奇形の発生が，また2.5～10mg/kg/日を妊娠第6～第15日まで経口投与した実験で，着床数の減少，胎仔吸収の増加，出産仔数の減少などが認められた[1]。
- 妊娠第8日のハムスターに20～260mg/kgを腹腔内に1回投与したところ，80～245mg/kgで用量に比例した奇形の発生が認められ，260mg/kgでは生存仔はみられなかった[1]。

3 ヒト（疫学調査・症例報告など）

疫学調査

- ブチロフェノン系薬剤の妊娠中の使用に関して，ヨーロッパの奇形情報センター（ENTIS）の多施設共同研究が報告されている。妊娠中にブチロフェノン系薬剤を使用した215例（ハロペリドール188例，ペンフルリドール27例：うち161例が妊娠第1三半期の使用）と催奇形作用のない薬剤を使用したコントロール群631例のプロスペクティブコホート研究において，奇形発生率はブチロフェノン系薬剤群3.4％（6/179），コントロール群3.8％（22/581）で差は認められなかった。報告の著者らは，本研究からブチロフェノン系薬剤であるハロペリドールとペンフルリドールは，大きな催奇形リスクを示すものではないと結論している。なお，症例数が限られていることより，妊娠中のブチロフェノン系薬剤使用と児の四肢の異常に関する潜在的なリスクを完全に否定することはできないので，妊娠第1三半期の使用例では，レベルⅡ超音波検査の実施も考慮すべきとコメントしている[2]。
- 本剤（1,200μg/日）を数週間にわたって妊娠中に服用した98例（妊娠第1三半期服用90例，妊娠第2三半期服用8例）において1,732例のコントロール群と比較したところ，胎児・新生児死亡率，奇形の発生率の上昇はみられなかった[3]。

症例報告

- 妊娠第1三半期に7週間15mg/日の本剤を使用した19歳の妊婦が，四肢奇形，大動脈弁異常のある児を出産したが，生後死亡したことが報告されている。この婦人はメチルフェニデート，フェニトイン，テトラサイクリンなどを併用していた[4]。

- 妊娠第1三半期に本剤を服用した妊婦の児にアザラシ状奇形がみられたとの報告がある[5]。

その他
- 妊娠中にハロペリドール（2〜6mg/日経口）を継続使用し，分娩2週間前に服用中止した妊婦の児に遅発性ジスキネジアがみられたとの報告がある[6]。
- 妊娠中に2週ごとに200mgのハロペリドールを分娩3週間前まで筋注していた母親の新生児に遅発性ジスキネジア，神経過敏などの禁断症状がみられたとの報告がある[7]。

4 相談事例

奇形発生の危険度が最も高い絶対過敏期に本剤を服用した28例中27例は奇形などのない健常児を出産した。うち，13例は妊娠全期間を通して服用していた。1例に認められた奇形は，心室中隔欠損症・動脈管開存症であった。限られたデータではあるが本剤曝露群の児の出産結果は国内における自然奇形発生率を大きく上回る変化とは考えにくい。相対過敏期に本剤を使用した2例はいずれも奇形などのない健常児を出産した。

服用後の対応

- 動物実験で口蓋裂が観察されている。ヒトでは妊娠中の投与により四肢の奇形が発生した症例報告が報告されている。このうち1例は催奇形性が知られているフェニトインを併用していた。また，これらの症例報告は薬剤と奇形の関連を証明しうるものではないと考えられている。一方，本剤を妊娠初期に使用した188例を含むブチロフェノン系薬剤使用例215例のプロスペクティブコホート研究では，催奇形との関連は認められなかったことが報告されている。相談事例では，奇形発生の危険度が高い妊娠初期に本剤を服用した30例中29例は奇形などのない健常児を出産した。うち，13例は妊娠全期間を通して服用していた。1例に認められた奇形は，心室中隔欠損症・動脈管開存症であった。限られたデータではあるが本剤曝露群の児の出産結果は国内における自然奇形発生率を大きく上回る変化とは考えにくい。

  以上のことから判断して，妊娠初期に本剤を服用したことにより，奇形発生の頻度や危険度が上昇したとは考えられないので，心配することはないことを説明する。
- 本剤の服用を理由に妊娠を中断するような，はやまった判断はしないように指導する。
- 今後は，妊娠していることを主治医に告げて相談するように指示する。

服用前の対応

1 医師への疑義照会

以下のことを説明し，患者が妊婦であっても処方通りに調剤してよいかを確認する。
- 動物実験で口蓋裂が観察されている。ヒトでは妊娠中の投与により四肢の奇形が発生した症例報告が報告されている。このうち1例は催奇形性が知られているフェニトインを併用していた。また，これらの症例報告は薬剤と奇形の関連を証明しうるものではないと考えられている。一方，本剤を妊娠初期に使用した188例を含むブチロフェノン系薬剤使用例215例のプロスペクティブコホート研究では，催奇形との関連は認められなかったことが報告されている。相談事例では，絶対過敏期に本剤を服用した28例中27例は奇形などのない健常児を出産した。うち，13例は妊娠全期間を通して服用

していた。1例に認められた奇形は，心室中隔欠損症，動脈管開存症であった。相対過敏期に本剤を使用した2例はいずれも奇形などのない健常児を出産した。限られたデータではあるが本剤曝露群の児の出産結果は国内における自然奇形発生率を大きく上回る変化とは考えにくい。

意見を求められたら

- 症状が軽度で，本剤の投与が不可欠というほどでもないなら，投与しないほうがよい。
- 統合失調症の治療では休薬や服薬の中断により症状を悪化させることがあるので，精神科の専門医の判断のもと必要性を判断し，患者の症状に応じて投薬する必要がある。
- どうしても本剤の投与が必要なら，本剤の服用により奇形児出産の危険性が必ずしも高くなるとは考えられないことを説明する。
- 新生児に遅発性ジスキネジアなどの離脱症状を起こすことがあるので，出産が近づいたら症状によっては中止・減量を考慮するか，新生児を慎重に管理する。

2 患者への説明・指導

以下のことを説明，指導する。

投薬中止の場合

- 処方医と相談の結果，妊娠中の母体と胎児の安全のため，投薬を中止してしばらく様子をみることになった。
- 病状や自覚症状など何か変化があった場合には，すぐに主治医に受診する。
- 妊娠中は，薬局で薬を買うとき，病院にかかるときには，必ず妊娠していることを告げるよう指導する。

処方変更の場合

- 処方医と相談の結果，妊娠中の母体と胎児の安全のため処方が変更になった。
- ◆ 本剤は医師が妊娠を確認したうえで処方した薬で，母体の健康のために有用で，胎児への悪影響が少ないと考えられる薬である。
- ◆ 統合失調症の治療では，休薬や服薬の中断により症状を悪化させることがあるので，精神科の専門医の指導のもと，妊娠中であっても必要な薬は指示通り正確に服用する必要があることを指導する。
- ◆ 指示された用法，用量通りに服用し，勝手に服用量の変更をしない。
- ◆ 自分の判断で服薬を中止すると，母体の健康を損ね，胎児にも悪影響を及ぼすことになりかねない。
- ◆ 薬について何か心配なことがあったら，いつでも医師・薬剤師に相談する。

処方変更のない場合

- 前述のことから判断して，本剤の服用により奇形発生の頻度や危険度が上昇するとは考えられない。
- 「処方変更の場合」の◆印について説明する。

文献

1) 大日本住友製薬株式会社：セレネース，インタビューフォーム(第19版)
2) Diav-Citrin O, et al：Safety of haloperidol and penfluridol in pregnancy：a multicenter, prospective, controlled study. J Clin Psychiatry, 66(3)：317-322, 2005
3) Van Waes A, et al：Safety evaluation of haloperidol in the treatment of hyperemesis gravidarum. J Clin Pharmacol, 9：224-227, 1969
4) McCullal FW, et al：Limb malformations following maternal use of haloperidol. JAMA, 231(1)：62-64, 1975

5) Dieulangard P, et al：Sur un cas d'ectro-phocomelie peut-etre d'origine medicamenteuse. Bull Fed Gynecol Obstet, 18：85-87, 1966
6) Sexon WR, et al：Withdrawal emergent syndrome in an infant associated with maternal haloperidol therapy. J Perinatol, 9(2)：170-172, 1989
7) Collins KO, et al：Maternal haloperidol therapy associated with dyskinesia in a newborn. Am J Health Syst Pharm, 60(21)：2253-2255, 2003

フルフェナジン (Fluphenazine)

フルデカシン 注 キット，
フルメジン 散 錠

薬剤危険度　**2点**　　情報量　**++**

薬剤データ

1　添付文書

散錠 (フルフェナジンマレイン酸塩) 妊婦または妊娠している可能性のある婦人には投与しないことが望ましい［動物実験で，マウスに催奇形性が，ラットに胎仔死亡などの胎仔毒性が報告されている］。

注 キット (フルフェナジンデカン酸エステル) 妊婦または妊娠している可能性のある婦人には投与しない［動物実験で催奇形性作用は認められていないが，死産仔の増加が認められている。また，類似化合物 (フルフェナジンエナント酸エステル) で動物における催奇形性が報告されている］。

2　動物（生殖発生毒性試験・変異原性試験など）

- マウスを用いた胎仔毒性試験の結果，5mg/kg/日経口投与で口蓋裂が認められている[1]（フルフェナジンデカン酸エステル）。
- ラット Seg Ⅰ，Ⅱ，Ⅲ試験（1，5，25mg/kg，筋肉内投与）およびウサギ Seg Ⅱ試験（1.6，3.2，6.4mg/kg，筋肉内投与）を実施した結果，5mg/kg以上の群で性周期に対する影響，死産仔数の増加，F_1 の4日生存率の低下および体重増加抑制が，25mg/kg群では発育遅延および離乳率の低下が認められた。ウサギでは5mg/kg以上の群で摂餌量の減少が，25mg/kg群で排糞量減少および体重増加抑制が認められた。しかしながら，いずれの動物でも催奇形性は認められなかった[2]。

3　ヒト（疫学調査・症例報告など）

- 妊娠中の嘔気，嘔吐の薬物治療に関する複数の観察型比較研究を横断的に再評価した論文では，フェノチアジン系薬剤を使用した2,948例の妊婦の出産結果の解析からは，フェノチアジン系薬剤と催奇形リスクの上昇に関連は認められなかったと報告されている［RR：1.03，95%CI：0.88-1.22］[3]。
- フルフェナジンを制吐薬として使用した妊婦の児226例のレトロスペクティブコホート研究において，144例のコントロール群と比較し奇形発生率に差はみられなかった（フルフェナジン群6例：2.7%，コントロール群5例：3.5%）[4]。
- 妊娠中，フルフェナジンデカン酸エステルの3週ごとの筋肉内投与を受けていた婦人の児に錐体外路症状がみられ，症状は出生後4週間続いたことが報告されている[5]。
- 統合失調症のため妊娠中を通してフルフェナジン塩酸塩を使用していた婦人の児に鼻漏，呼吸困難，嘔吐，錐体外路症状がみられたとの報告がある。症状は2日目には改善した[6]。

4　相談事例

奇形発生の危険度が最も高い絶対過敏期に本剤を服用した3例はいずれも奇形などのない健常児を出産した。うち，2例は妊娠全期間を通して服用していた。相対過敏期に本剤（注射）を使用した1例は奇形などのない健常児を出産した。

服用後の対応

- 動物の生殖試験では，マウスの経口投与で口蓋裂が認められているが，ラット，ウサギの筋肉内投与では催奇形作用は認められていない。
  フェノチアジン系薬剤に関して，妊婦使用例と胎児への影響を調査した複数の疫学調査が報告されているが，催奇形との関連は見いだされなかったと結論するものが多い。相談事例では，奇形発生の危険度が高い妊娠初期に本剤を使用した4例はいずれも奇形などのない健常児を出産した。うち，2例は妊娠全期間を通して服用していた。
  以上のことから判断して，妊娠初期に本剤を使用したことにより，奇形発生の頻度や危険度が上昇したとは考えられないので，心配することはないことを説明する。
- 本剤の服用を理由に妊娠を中断するような，はやまった判断はしないように指導する。
- 今後は，妊娠していることを主治医に告げて相談するように指示する。

服用前の対応

1 医師への疑義照会

以下のことを説明し，患者が妊婦であっても処方通りに調剤してよいかを確認する。

- 動物の生殖試験では，マウスの経口投与で口蓋裂が認められているが，ラット，ウサギの筋肉内投与では催奇形作用は認められていない。
  フェノチアジン系薬剤に関して，妊婦使用例と胎児への影響を調査した複数の疫学調査が報告されているが，催奇形との関連は見いだされなかったと結論するものが多い。相談事例では，絶対過敏期に本剤を服用した3例はいずれも奇形などのない健常児を出産した。うち，2例は妊娠全期間を通して服用していた。相対過敏期に本剤（注射）を使用した1例は奇形などのない健常児を出産した。

意見を求められたら

- 症状が軽度で，本剤の投与が不可欠というほどでもないなら，投与しないほうがよい。
- 統合失調症の治療では休薬や服薬の中断により症状を悪化させることがあるので，精神科の専門医の判断のもと必要性を判断し，患者の症状に応じて投薬する必要がある。
- 新生児に錐体外路障害などの離脱症状を起こすことがあるので，出産が近づいたら症状によっては中止・減量を考慮するか，新生児を慎重に管理する。
- 投薬が必要な場合には，現在のところ妊娠中安全に投与できるという意見が多いので，他の薬に変更しないで本剤を継続する。

2 患者への説明・指導

以下のことを説明，指導する。

投薬中止の場合

- 処方医と相談の結果，妊娠中の母体と胎児の安全のため，投薬を中止してしばらく様子をみることになった。
- 病状や自覚症状について何か変化があった場合には，すぐに主治医に受診する。
- 妊娠中は，薬局で薬を買うとき，病院にかかるときには，必ず妊娠していることを告げるよう指導する。

処方変更の場合
- 処方医と相談の結果，妊娠中の母体と胎児の安全のため処方が変更になった。
- ◆ 本剤は医師が妊娠を確認したうえで処方した薬で，母体の健康のために有用で，胎児への悪影響が少ないと考えられる薬である。
- ◆ 指示された用法，用量通りに服用し，勝手に服用量の変更をしない。
- ◆ 自分の判断で服薬を中止すると，母体の健康を損ね，胎児にも悪影響を及ぼすことになりかねない。
- ◆ 薬について何か心配なことがあったら，いつでも医師・薬剤師に相談する。

処方変更のない場合
- 前述のことから判断して，本剤の服用により奇形発生の頻度や危険度が上昇するとは考えられない。
- 「処方変更の場合」の◆印について説明する。

文献
1) Szabo KT, et al：Species differences in experimental teratogenesis by tranquillising agents. Lancet, 1 (7857)：565, 1974
2) 田辺三菱製薬株式会社：フルデカシン，インタビューフォーム(第7版)
3) Magee LA, et al：Evidence-based view of safety and effectiveness of pharmacologic therapy for nausea and vomiting of pregnancy (NVP). Am J Obstet Gynecol, 186 (5 Suppl Understanding)：S256-261, 2002
4) King JT, et al：Perinatal findings in women treated during pregnancy with oral fluphenazine. J New Drugs, 3：21-25, 1963
5) Cleary MF：Fluphenazine decanoate during pregnancy. Am J Psychiatry, 134 (7)：815-816, 1977
6) Nath SP, et al：Severe rhinorrhea and respiratory distress in a neonate exposed to fluphenazine hydrochloride prenatally. Ann Pharmacother, 30 (1)：35-37, 1996

ブロムペリドール （*Bromperidol*）

インプロメン 細 錠

薬剤危険度 **2点**　情報量 **＋**

薬剤データ

1　添付文書

妊婦または妊娠している可能性のある婦人には投与しない［動物実験で胎仔吸収の増加などの胎仔毒性が報告されており，また類似化合物（ハロペリドール）で催奇形性を疑う症例および動物実験で口蓋裂（マウス），脳奇形（ハムスター）などの催奇形性および着床数の減少，胎仔吸収の増加（マウス），流産率の上昇（ラット）などの胎仔毒性が報告されている］。

2　動物（生殖発生毒性試験・変異原性試験など）

- 妊娠前および妊娠初期投与試験（ラット：0.01，0.1，1mg/kg/日経口）では，0.01mg/kg以上の雌で発情が抑制され，0.1mg/kg以上で着床率の低下がみられたが，胎仔の発生・発育に異常は認められていない[1]。
- 胎仔器官形成期投与試験（ラット：0.2，1.5，10mg/kg/日経口，ウサギ：0.32，1.25，5mg/kg/日経口）では，ラット10mg/kgで胎仔の発育抑制，ウサギ1.25mg/kg以上で胚の吸収率の増加，胎仔の生存率の低下がみられたが，いずれの動物でも催奇形性作用は認められていない[1]。
- 周産期および授乳期投与試験（ラット：0.05，0.25，1.25mg/kg/日経口）では，1.25mg/kgで仔の体重増加抑制がみられたが，行動・学習・生殖機能に異常は認められていない[1]。

3　ヒト（疫学調査・症例報告など）

- 妊娠中に抗精神病薬を継続して服用し出産に至った統合失調症患者12例についてのレトロスペクティブ調査の報告がある。
　5例が本剤を使用し（単独投与3例，クロルプロマジンとの併用2例），出生児に催奇形，発育毒性は認められなかった[2]。
- 妊娠30週より本剤8mg/日，エスタゾラム2mg/日を使用し健常児を出産，また，36週より本剤11mg/日，エスタゾラム2mg/日を服用し出産した児に高ビリルビン血症がみられたがその他の異常はなかったとする症例が報告されている[3]。

4　相談事例

奇形発生の危険度が最も高い絶対過敏期に本剤を服用した17例はいずれも奇形などのない健常児を出産した。うち，8例は妊娠全期間を通して服用していた。

服用後の対応

- 動物実験で催奇形作用は認められていない。類似のハロペリドールの動物実験で口蓋裂が認められ

抗精神病薬（定型）

ている．ヒトでは本剤において現在まで催奇形性を示唆する症例報告，疫学調査はない．本剤を使用した妊婦が健常児を出産したとの報告が複数ある．なお，類薬ハロペリドールに関して妊娠中の使用例の児に奇形がみられたとの症例報告がある．一方，ハロペリドールを使用した188例を含むブチロフェノン系薬剤を使用した215例の妊婦に関するプロスペクティブコホート研究では，奇形発生との関連はみられなかったと報告されている．相談事例では奇形発生の危険度が高い妊娠初期に本剤を服用した17例はいずれも奇形などのない健常児を出産した．うち，8例は妊娠全期間を通して服用していた．

　情報は限られているが以上のことから判断して，妊娠初期に本剤を服用したことにより，奇形発生の頻度や危険度が上昇したとは考えられないので，心配することはないことを説明する．
- 本剤の服用を理由に妊娠を中断するような，はやまった判断はしないように指導する．
- 今後は，妊娠していることを主治医に告げて相談するように指示する．

服用前の対応

1 医師への疑義照会

以下のことを説明し，患者が妊婦であっても処方通りに調剤してよいかを確認する．
- 動物実験で催奇形作用は認められていない．類似のハロペリドールの動物実験で口蓋裂が認められている．ヒトでは本剤において現在まで催奇形性を示唆する症例報告，疫学調査はない．本剤を使用した妊婦が健常児を出産したとの報告が複数ある．なお，類薬ハロペリドールに関して妊娠中の使用例の児に奇形がみられたとの症例報告がある．一方，ハロペリドールを使用した188例を含むブチロフェノン系薬剤を使用した215例の妊婦に関するプロスペクティブコホート研究では，奇形発生との関連はみられなかったと報告されている．相談事例では絶対過敏期に本剤を服用した17例はいずれも奇形などのない健常児を出産した．うち，8例は妊娠全期間を通して服用していた．

意見を求められたら
- 症状が軽度で，本剤の投与が不可欠というほどでもないなら，投与しないほうがよい．
- 統合失調症の治療では休薬や服薬の中断により症状を悪化させることがあるので，精神科の専門医の判断のもと必要性を判断し，患者の症状に応じて投薬する必要がある．
- どうしても本剤の投与が必要なら，本剤の服用により奇形児出産の危険性が必ずしも高くなるとは考えられないことを説明する．
- 類似のハロペリドールにおいて，新生児に遅発性ジスキネジアなどの離脱症状を起こすことがあるので，出産が近づいたら症状によっては中止・減量を考慮するか，新生児を慎重に管理する．

2 患者への説明・指導

以下のことを説明，指導する．

投薬中止の場合
- 処方医と相談の結果，妊娠中の母体と胎児の安全のため，投薬を中止してしばらく様子をみることになった．
- 病状や自覚症状について何か変化があった場合には，すぐに主治医に受診する．
- 妊娠中は，薬局で薬を買うとき，病院にかかるときには，必ず妊娠していることを告げるよう指導する．

処方変更の場合
- 処方医と相談の結果,妊娠中の母体と胎児の安全のため処方が変更になった。
- 本剤は医師が妊娠を確認したうえで処方した薬で,母体の健康のために有用で,胎児への悪影響が少ないと考えられる薬である。
- 統合失調症の治療では休薬や服薬の中断により症状を悪化させることがあるので,精神科の専門医の指導のもと妊娠中であっても必要な薬は,指示通り正確に服用する必要があることを指導する。
- 指示された用法,用量通りに服用し,勝手に服用量の変更をしない。
- 自分の判断で服薬を中止すると,母体の健康を損ね,胎児にも悪影響を及ぼすことになりかねない。
- 薬について何か心配なことがあったら,いつでも医師・薬剤師に相談する。

処方変更のない場合
- 前述のことから判断して,本剤の服用により奇形発生の頻度や危険度が上昇するとは考えられない。
- 「処方変更の場合」の◆印について説明する。

文献
1) 田辺三菱製薬株式会社:インプロメン,インタビューフォーム(第7版)
2) 三宅誕実,他:統合失調症患者の妊娠期における抗精神病薬の継続使用の実態調査.臨床精神薬理,9(12):2449-2455,2006
3) 辻富基美,他:妊娠期における精神科薬物療法の経験について.和歌山医学,53(3):223-228,2002

抗精神病薬（定型）

ペルフェナジン （Perphenazine）

| ピーゼットシー 散 錠 | 薬剤危険度 2点 | 情報量 +〜++ |

薬剤データ

1　添付文書

妊婦または妊娠している可能性のある婦人には投与しないことが望ましい［動物実験で、催奇形作用（口蓋裂の増加）が報告されている］。

2　動物（生殖発生毒性試験・変異原性試験など）

- マウス、ラットおよび家兎を用いた胎仔毒性試験の結果、マウスで15mg/kg/日経口投与、またラットで25mg/kg/日経口投与で口蓋裂が認められている[1]。
- ラットを用いて、ヒト常用量の40〜300倍を投与した生殖試験では、口蓋裂、小頭症などがみられている[2]。
- ラットを用いて、ヒト常用量の1.5〜14倍を投与した生殖試験では、催奇形作用は認められなかった[3]。

3　ヒト（疫学調査・症例報告など）

- 本剤を妊娠第1三半期に服用した63例と妊娠中のいずれかの時期に本剤を服用した166例の妊婦において催奇形性の頻度は上昇しなかった[4]。
- 妊娠第1三半期に本剤を服用した母親と心臓欠陥をもった3,348例の児の間にわずかな関連が認められたが、臨床的、統計的に有意ではなかったと報告されている[5]。
- 妊娠中の嘔気、嘔吐の薬物治療に関する観察型比較研究を横断的に再評価した論文では、フェノチアジン系薬剤を使用した2,948例の妊婦の出産結果の解析からは、フェノチアジン系薬剤と催奇形リスクの上昇に関連は認められなかったと報告されている［RR：1.03、95%CI：0.88-1.22］[6]。
- 妊娠末期のフェノチアジン系薬剤の使用例において、新生児に過緊張、振戦などの離脱症状がみられたことが報告されている[7]。

4　相談事例

奇形発生の危険度が最も高い絶対過敏期に本剤を服用した19例はいずれも奇形などのない健常児を出産した。うち7例は妊娠全期間を通して服用していた。

服用後の対応

- 動物実験では、ヒト常用量に近い投与量では催奇形性は認められていない。一方、ヒト常用量の40〜300倍を投与した生殖試験では、口蓋裂の増加が報告されている。
また、本剤を妊娠第1三半期に服用した63例と妊娠中のいずれかの時期に本剤を服用した166例

の妊婦において催奇形性の頻度は上昇しなかったことが報告されている。類薬であるフェノチアジン系薬剤は，ヒト常用量の範囲では胎児に催奇形のリスクを増大させなかったとの報告が複数ある。相談事例では，奇形発生の危険度が高い妊娠初期に本剤を服用した19例はいずれも奇形などのない健常児を出産している。うち7例は妊娠全期間を通して服用していた。

以上のことから判断して，妊娠初期に本剤を服用したことにより，奇形発生の頻度や危険度が上昇したとは考えられないので，心配することはないことを説明する。

- 本剤の服用を理由に妊娠を中断するような，はやまった判断はしないように指導する。
- 今後は，妊娠していることを主治医に告げて相談するように指示する。

服用前の対応

1 医師への疑義照会

以下のことを説明し，患者が妊婦であっても処方通りに調剤してよいかを確認する。

- 動物実験では，ヒト常用量に近い投与量では催奇形性は認められていない。一方，ヒト常用量の40〜300倍を投与した生殖試験では，口蓋裂の増加が報告されている。

また，本剤を妊娠第1三半期に服用した63例と妊娠中のいずれかの時期に本剤を服用した166例の妊婦において催奇形性の頻度は上昇しなかったことが報告されている。類薬であるフェノチアジン系薬剤は，ヒト常用量の範囲では胎児に催奇形のリスクを増大させなかったとの報告が複数ある。相談事例では，絶対過敏期に本剤を服用した19例はいずれも奇形などのない健常児を出産している。うち7例は妊娠全期間を通して服用していた。

意見を求められたら

- 症状が軽度で，本剤の投与が不可欠というほどでもないなら，投与しないほうがよい。
- 統合失調症の治療では休薬や服薬の中断により症状を悪化させることがあるので，精神科の専門医の判断のもと必要性を判断し，患者の症状に応じて投薬する必要がある。
- 新生児に過緊張，振戦などの離脱症状，錐体外路障害を起こすことがあるので，出産が近づいたら症状によっては中止・減量を考慮するか，新生児を慎重に管理する。
- 投薬が必要な場合には，現在のところ妊娠中比較的安全に投与できるという意見が多いので，他の薬に変更しないで本剤を継続する。

2 患者への説明・指導

以下のことを説明，指導する。

投薬中止の場合

- 処方医と相談の結果，妊娠中の母体と胎児の安全のため，投薬を中止してしばらく様子をみることになった。
- 病状や自覚症状について何か変化があった場合には，すぐに主治医に受診する。
- 妊娠中は，薬局で薬を買うとき，病院にかかるときには，必ず妊娠していることを告げるよう指導する。

処方変更の場合

- 処方医と相談の結果，妊娠中の母体と胎児の安全のため処方が変更になった。
- 本剤は医師が妊娠を確認したうえで処方した薬で，母体の健康のために有用で，胎児への悪影響が

少ないと考えられる薬である。
- 指示された用法，用量通りに服用し，勝手に服用量の変更をしない。
- 自分の判断で服薬を中止すると，母体の健康を損ね，胎児にも悪影響を及ぼすことになりかねない。
- 薬について何か心配なことがあったら，いつでも医師・薬剤師に相談する。

処方変更のない場合
- 前述のことから判断して，本剤の服用により奇形発生の頻度や危険度が上昇するとは考えられない。
- 「処方変更の場合」の◆印について説明する。

文献
1) 田辺三菱製薬株式会社：ピーゼットシー，インタビューフォーム(第8版)
2) Druga A：The effect of perphenazine treatment during the organogenesis in rats. Acta Biol Acad Sci Hung, 27(1)：15-23, 1976
3) Beall JR：A teratogenic study of chlorpromazine, orphenadrine, perphenzaine, and LSD-25 in rats. Toxicol Appl Pharmacol, 21(2)：230-236, 1972
4) Slone D, et al：Antenatal exposure to the phenothiazines in relation to congenital malformations, perinatal mortality rate, birth weight, and intelligence quotient score. Am J Obstet Gynecol, 128(5)：486-488, 1977
5) Rosa F：Cardiovascular defect (CVD) diagnosis with 1st trimester prescriptions. Teratology, 49：373, 1994
6) Magee LA, et al：Evidence-based view of safety and effectiveness of pharmacologic therapy for nausea and vomiting of pregnancy (NVP). Am J Obstet Gynecol, 186(5 Suppl Understanding)：S256-261, 2002
7) Auerbach JG, et al：Maternal psychotropic medication and neonatal behavior. Neurotoxicol Teratol, 14(6)：399-406, 1992

レボメプロマジン （*Levomepromazine*）

ヒルナミン散細錠注，
レボトミン散顆錠注

薬剤危険度　2点
情報量　±～＋

薬剤データ

1　添付文書

妊婦または妊娠している可能性のある婦人には投与しないことが望ましい［動物試験（げっ歯類）では，大量投与で胎仔死亡，流産などの胎仔毒性が報告されている。また，他のフェノチアジン系化合物（クロルプロマジン）で妊婦に投与した場合，新生児に振戦などが現れたとの報告がある］。

2　動物（生殖発生毒性試験・変異原性試験など）

ラットに80，160，320mg/kg/日を妊娠第6日目より7ないし9日間皮下注射した結果，160mg/kg/日以上の投与量で用量依存的に胎仔死亡，流産などの胎仔毒性が認められた[1]。

3　ヒト（疫学調査・症例報告など）

- 妊娠中の嘔気，嘔吐の薬物治療に関する複数の観察型比較研究を横断的に再評価した論文では，フェノチアジン系薬剤を使用した2,948例の妊婦の出産結果の解析からは，フェノチアジン系薬剤と催奇形リスクの上昇に関連は認められなかったと報告されている［RR：1.03，95%CI：0.88-1.22］[2]。
- 妊娠第1三半期に，フェノチアジン系薬剤を使用した妊婦1,309例に関するコホート研究では，フェノチアジン系薬剤と催奇形リスクの上昇に関連は認められなかったと報告されている[3]。
- 1963～1966年にかけて，パリ近郊の12の大学病院が参加して，フェノチアジン系薬剤の妊娠第1三半期の使用と胎児の異常についてプロスペクティブな調査が実施された。フェノチアジン系薬剤に曝露された315例とコントロールの11,099例が比較された。フェノチアジンに曝露された群の奇形発生は11例（3.5％），対照群では178例（1.6％）で有意差があった。このうち本剤は18例が服用していて，2例が奇形のある児（水頭症と心奇形）を出産した。この研究では，クロルプロマジン，レボメプロマジン，トリメプラジンなどの，炭素原子3個の脂肪族側鎖を有するフェノチアジンの使用が先天異常の増加につながったと報告している。
一方，本研究の結果には，偶然やバイアスが関与する余地があるとの専門家の指摘がある[4]。
- 妊娠末期のクロルプロマジンを含むフェノチアジン系薬剤の使用例において，新生児に過緊張，振戦などの離脱症状がみられたことが報告されている[5]。

4　相談事例

奇形発生の危険度が最も高い絶対過敏期に本剤を服用した27例中26例は奇形などのない健常児を出産した。うち，13例は妊娠全期間を通して服用していた。1例に認められた異常は，水腎症であったが加療を要するものではなかった。限られたデータではあるが本剤曝露群の児の出産結果は国内における自然奇形発生率を大きく上回る変化とは考えにくい。

相対過敏期に本剤を使用した1例は奇形などのない健常児を出産した。

抗精神病薬(定型)

服用後の対応

- 動物実験で，胎仔死亡，流産などの胎仔毒性が報告されている。フェノチアジン系薬剤に関して，妊婦使用例と胎児への影響を調査した複数の疫学調査が報告されているが，催奇形との関連は見いだされなかったと結論するものが多い。相談事例では，奇形発生の危険度が高い妊娠初期に本剤を服用した28例中27例は奇形などのない健常児を出産した。うち，13例は妊娠全期間を通して服用していた。1例に認められた異常は，水腎症であったが加療を要するものではなかった。限られたデータではあるが本剤曝露群の児の出産結果は国内における自然奇形発生率を大きく上回る変化とは考えにくい。

  以上のことから判断して，妊娠初期に本剤を服用したことにより，奇形発生の頻度や危険度が上昇したとは考えられないので，心配することはないことを説明する。
- 本剤の服用を理由に妊娠を中断するような，はやまった判断はしないように指導する。
- 今後は，妊娠していることを主治医に告げて相談するように指示する。

服用前の対応

1 医師への疑義照会

以下のことを説明し，患者が妊婦であっても処方通りに調剤してよいかを確認する。

- 動物実験で，胎仔死亡，流産などの胎仔毒性が報告されている。フェノチアジン系薬剤に関して，妊婦使用例と胎児への影響を調査した複数の疫学調査が報告されているが，催奇形との関連は見いだされなかったと結論するものが多い。相談事例では，絶対過敏期に本剤を服用した27例中26例は奇形などのない健常児を出産した。うち，13例は妊娠全期間を通して服用していた。なお，1例は，出生時に水腎症を指摘されたが，加療を要するものではなかった。相対過敏期に本剤を使用した1例は奇形などのない健常児を出産した。

  限られたデータではあるが本剤曝露群の児の出産結果は国内における自然奇形発生率を大きく上回る変化とは考えにくい。

意見を求められたら

- 症状が軽度で，本剤の投与が不可欠というほどでないなら，投与しないほうがよい。
- 統合失調症の治療では休薬や服薬の中断により症状を悪化させることがあるので，精神科の専門医の判断のもと必要性を判断し，患者の症状に応じて投薬する必要がある。
- 新生児に過緊張，振戦などの離脱症状，錐体外路障害を起こすことがあるので，出産が近づいたら症状によっては中止・減量を考慮するか，新生児を慎重に管理する。
- 投薬が必要な場合には，現在のところ妊娠中安全に投与できるという意見が多いので，他の薬に変更しないで本剤を継続する。

2 患者への説明・指導

以下のことを説明，指導する。

投薬中止の場合

- 処方医と相談の結果，妊娠中の母体と胎児の安全のため，投薬を中止してしばらく様子をみることになった。

- 病状や自覚症状について何か変化があった場合には，すぐに主治医に受診する。
- 妊娠中は，薬局で薬を買うとき，病院にかかるときには必ず妊娠していることを告げるよう指導する。

処方変更の場合
- 処方医と相談の結果，妊娠中の母体と胎児の安全のため処方が変更になった。
- 本剤は医師が妊娠を確認したうえで処方した薬で，母体の健康のために有用で，胎児への悪影響が少ないと考えられる薬である。
- 指示された用法，用量通りに服用し，勝手に服用量の変更をしない。
- 自分の判断で服薬を中止すると，母体の健康を損ね，胎児にも悪影響を及ぼすことになりかねない。
- 薬について何か心配なことがあったら，いつでも医師・薬剤師に相談する。

処方変更のない場合
- 前述のことから判断して，本剤の服用により奇形発生の頻度や危険度が上昇するとは考えられない。
- 「処方変更の場合」の◆印について説明する。

文献
1) 塩野義製薬株式会社：ヒルナミン，インタビューフォーム（第12版）
2) Magee LA, et al：Evidence-based view of safety and effectiveness of pharmacologic therapy for nausea and vomiting of pregnancy (NVP). Am J Obstet Gynecol, 186 (5 Suppl Understanding)：S256-261, 2002
3) Slone D, et al：Antenatal exposure to the phenothiazines in relation to congenital malformations, perinatal mortality rate, birth weight, and intelligence quotient score. Am J Obstet Gynecol, 128 (5)：486-488, 1977
4) Rumeau-Rouquette C, et al：Possible teratogenic effect of phenothiazines in human beings. Teratology, 15 (1)：57-64, 1977
5) Auerbach JG, et al：Maternal psychotropic medication and neonatal behavior. Neurotoxicol Teratol, 14 (6)：399-406, 1992

I-8. 抗精神病薬(非定型)

アリピプラゾール （Aripiprazole）

エビリファイ 散 錠 内用液

薬剤危険度　1～2点
情報量　±～+

薬剤データ

1　添付文書

妊婦または妊娠している可能性のある婦人には，治療上の有益性が危険性を上回ると判断される場合にのみ投与する［妊娠中の投与に関する安全性は確立していない］。

2　動物（生殖発生毒性試験・変異原性試験など）

- SD系ラットを用い，雌雄に0，2，6，20mg/kg/日投与する試験と，雄にのみ0，20，40，60mg/kg/日投与する試験を実施した。雄では60mg/kg/日，雌では20mg/kg/日までの用量で授/受胎能に影響はみられなかったが，雌ではプロラクチン増加に起因すると考えられる発情休止期の延長が2mg/kg/日までみられ，黄体数と着床前死亡率の軽度な増加が6mg/kg/日以上に，交配日数の延長が20mg/kg/日にみられた。母動物に摂餌量減少のみられた20mg/kg/日では胎仔体重の低下がみられた。無毒性量は，雄の生殖が60mg/kg/日，雌の生殖が2mg/kg/日未満，胎仔が6mg/kg/日と考えられた[1]。

- SD系ラットを用い，妊娠動物に0，3，10，30mg/kg/日を投与した。母動物に体重増加抑制および摂餌量減少のみられた10mg/kg/日以上で生後雌の腟開口時期の遅延がみられ，30mg/kg/日で妊娠期間の軽度延長，胎仔体重の低下，骨化遅延，低頻度ながら精巣下降不全，肝臓の小結節の出現，生後の体重増加抑制がみられた。無毒性量は，胎仔が10mg/kg，出生仔が3mg/kgと考えられた[1]。

- New Zealand Whiteウサギを用い，妊娠動物に0，10，30，100mg/kg/日を投与した。母動物では10mg/kg/日以上で摂餌量の減少が，100mg/kg/日で体重低下および流産がみられ，胎仔では30mg/kg/日以上で胎仔体重の低下，100mg/kg/日で着床後死亡の増加，骨格変異と胸骨分節癒合（自然発生的にも出現する）の頻度の増加がみられた。胎仔の無毒性量は10mg/kg/日と考えられた[1]。

- SD系ラットを用い，妊娠および授乳動物に0，3，10，30mg/kg/日を投与した。母動物では30mg/kg/日で体重増加抑制，摂餌量減少，妊娠期間の軽度延長および産後処理不全がみられ，出生仔では同群で生後の生存率および体重の低下がみられた。無毒性量は母動物の生殖（分娩，哺育など）および出生仔とも10mg/kg/日と考えられた[1]。

3　ヒト（疫学調査・症例報告など）

- アリピプラゾール1日15mgで治療中の27歳の統合失調症の婦人が服用中に妊娠した。本剤は妊

娠8週でいったん中止されたが，妊娠20週で統合失調症が増悪したため1日10mgで再開した。再開後の治療経過は良好で，本剤は継続服用となった。その後の妊娠経過は良好であったが，満期出産時に胎児の頻脈があり帝王切開が必要と判断された。新生児はすべての点で正常で，出生6カ月後の時点で児の成長に問題はみられていない。母親の母乳分泌量が不足がちであったため人工栄養で育てられた[2]。

- 22歳女性の症例報告。妊娠29週時に脅迫性妄想による精神病を再発し，アリピプラゾールを1日10mgで服用開始した。その後1日15mgに増量され服用した。精神症状は8週後に軽減したが，本剤の投与は出産6日前まで継続された。37週自然分娩にて2,600gの正常男児を出産した。Apgar scoreは1分時9，5分時10であった[3]。

- 24歳女性，統合失調症のために抗躁うつ薬とオランザピンでの治療に失敗したあと，約3カ月間20mg/日のアリピプラゾールで落ち着いていたが、妊娠し，受胎日近く（1カ月早く）で服用をやめた。妊娠の約8週で症状がひどくなりアリピプラゾール20mg/日で服用を再開。他に妊娠中あるいは出産前までビタミン剤，flumisolideの吸入，片頭痛のためvicodin（acetaminophen/hydrocodone bitartrate）を短期使用していた。40週で体重3.24kg，Apger score 9/9の男児を出産。小児科医の報告によると，6週，6カ月，12カ月経つが，母児ともに健康を維持していた[4]。

- FDAへの承認申請時点で，本剤を服用した7例の妊娠例が確認されている。3例は人工妊娠中絶を選択し，2例は外表奇形の認められない健常児を出産した。また，1例は子宮外妊娠であることが判明し，1例は追跡不能であったと記載されている[5]。

4　相談事例

転帰の判明している相談事例なし。

服用後の対応

- 妊婦への使用について胎児への催奇形性，胎児毒性を示唆する症例も疫学調査も報告されていない。また，本剤と催奇形性，胎児毒性の因果関係を否定する疫学調査も報告されていない。妊娠中に本剤を使用した症例が2件報告されており，いずれも健常児を出産している。FDAへの承認申請時に得られた情報として，妊婦服用例2例が健常児を出産したと記録されている。ラット30mg/kgおよびウサギに100mg/kgまで投与した生殖試験では催奇形作用は認められなかった。

  情報は極めて限られているが以上のことから判断して，情報量が少ない薬剤ではあるものの，妊娠初期に本剤を服用したことにより，奇形発生の頻度や危険度が上昇したとは考えられないので，心配することはないことを説明する。

- 本剤の服用を理由に妊娠を中断するような，はやまった判断はしないように指導する。
- 今後は，妊娠していることを主治医に告げて相談するように指示する。

服用前の対応

1　医師への疑義照会

以下のことを説明し，患者が妊婦であっても処方通りに調剤してよいかを確認する。

- 妊婦への使用について胎児への催奇形性，胎児毒性を示唆する症例も疫学調査も報告されていない。

また，本剤と催奇形性，胎児毒性の因果関係を否定する疫学調査も報告されていない。妊娠中に本剤を使用した症例が3件報告されており，いずれも健常児を出産している。FDAへの承認申請時に得られた情報として，妊婦服用例2例が健常児を出産したと記録されている。ラット30mg/kgおよびウサギに100mg/kgまで投与した生殖試験では催奇形作用は認められなかった。

意見を求められたら
- 本剤の投与が不可欠というほどでもないなら，投与しないほうがよい。
- 統合失調症の治療では休薬や服薬の中断により症状を悪化させることがあるので，精神科の専門医の判断のもと投薬の必要性を判断し，患者の病状に応じて投薬する必要がある。
- どうしても本剤による治療が必要なら，現在のところ妊娠中の投与に関連して児の催奇形の危険を示唆する報告はない。

2 患者への説明・指導

以下のことを説明，指導する。

投薬中止の場合
- 処方医と相談の結果，妊娠中の母体と胎児の安全のため，投薬を中止してしばらく様子をみることになった。
- 病状や自覚症状について何か変化があった場合には，すぐに主治医に受診する。
- 妊娠中は，薬局で薬を買うとき，病院にかかるときには，必ず妊娠していることを告げるよう指導する。

処方変更の場合
- 処方医と相談の結果，妊娠中の母体と胎児の安全のため処方が変更になった。
- ◆ 本剤は医師が妊娠を確認したうえで処方した薬で，母体の健康のために有用で，胎児への悪影響が少ないと考えられる薬である。
- ◆ 指示された用法，用量通りに服用し，勝手に服用量の変更をしない。
- ◆ 自分の判断で服薬を中止すると，母体の健康を損ね，胎児にも悪影響を及ぼすことになりかねない。
- ◆ 薬について何か心配なことがあったら，いつでも医師・薬剤師に相談する。

処方変更のない場合
- 前述のことから判断して，本剤の服用により奇形発生の頻度や危険度が上昇するとは考えられない。
- 「処方変更の場合」の◆印について説明する。

文献
1) 大塚製薬株式会社：エビリファイ，インタビューフォーム(第9版)
2) Mendhekar DN, et al：Aripiprazole use in a pregnant schizoaffective woman. Bipolar Disord, 8(3)：299-300, 2006
3) Mendhekar DN, et al：Use of aripiprazole during late pregnancy in a woman with psychotic illness. Ann Pharmacother, 40(3)：575, 2006
4) Mervak B, et al：Case report of aripiprazole usage during pregnancy. Arch Womens Ment Health, 11(3)：249-250, 2008
5) 妊娠及び授乳時の使用，アリピプラゾール(エビリファイ錠3mg，6mg，散1%)医薬品製造承認申請書添付資料 第2部(7)臨床概要 ④臨床的安全性の概要，大塚製薬株式会社：785, http://www.info.pmda.go.jp/shinyaku/g060101/index.html

オランザピン (Olanzapine)

ジプレキサ 細 錠, **ジプレキサザイディス** 口腔内崩壊錠

薬剤危険度 1点

情報量 ＋～＋＋

薬剤データ

1 添付文書

妊婦または妊娠している可能性のある婦人には，治療上の有益性が危険性を上回ると判断される場合にのみ投与する[妊娠中の投与に関する安全性は確立されていない]。

2 動物（生殖発生毒性試験・変異原性試験など）

- 雌ラットを用いて，交配前2週間から全妊娠期間を経て出産後3週間の授乳期間にわたり，0, 1, 3, 10mg/kg を経口投与した試験が行われた。3mg/kg 以上で交尾成立までの期間の延長，受胎率の低下，妊娠期間の延長，ならびに生存出生仔および出生仔生存率の低下が認められた。すべての用量でプロラクチン濃度の上昇に伴う発情周期への影響が認められた。一方，出生仔の生存率への影響は母動物の沈静による不十分な哺育に関連していると考察されている。親動物に対する無毒性量は 1mg/kg，出生仔に対する無毒性量は 3mg/kg と考えられた[1]。

- ラットを用いて，妊娠（着床後）6日目から15日目までの期間，0, 1, 4, 18mg/kg を経口投与した器官形成期投与試験では，4mg/kg 以上で母動物の体重抑制および摂餌抑制が認められた。投与に関連する胎仔異常は認められなかった。親動物に対する無毒性量は 1mg/kg，胎仔異常（催奇形性）に関する無毒性量は試験最高用量の 18mg/kg であった[1]。

- ウサギを用いて，妊娠（着床後）6日目から18日目までの期間，0, 2, 8, 30mg/kg を経口投与した器官形成期投与試験では，30mg/kg 投与群で運動失調，摂餌抑制などの母動物に対する毒性が顕著であり，その結果としてまたは偶発的所見として少数例で流産がみられた。また，胎仔重量の低下が認められた。投与に関する胎仔異常はラットと同様認められなかった。親動物に対する無毒性量は 2mg/kg，胎仔毒性（催奇形性）に関する無毒性量は試験最高用量の 30mg/kg 以上であった[1]。

- ラットの生殖発生過程のすべての段階にわたり投与する一世代試験では，雄雌ともに 0, 0.25, 1.1, 5mg/kg を経口投与した。1.1mg/kg 投与群では発情周期の乱れ，5mg/kg 投与群では同所見に加え交尾率の低下および交尾成立までの期間の延長が認められた。交尾の成立した受胎率に影響はなかった。交尾率低下に伴い胎仔数の低下が認められた以外に生殖能に対する影響は認められなかった[1]。

3 ヒト（疫学調査・症例報告など）

- カナダの Motherisk Program，イスラエルの催奇形情報サービスと英国の Drug Safety Research Unit のデータベースに登録された非定型抗精神病薬を服用している婦人の妊娠・出産結果がプロスペクティブに調査された。非定型抗精神病薬を服用している 151 例の妊婦と，これに年齢，喫煙の有無などをマッチさせた非催奇形薬剤に曝露された 151 例のコントロール群の出産結果が比較された。使用していた非定型抗精神病薬の内訳は，オランザピン 60 例，リスペリドン 49 例，クエチアピン

36例，クロザピン6例であった。その結果，生児出産例は投与群110例，コントロール群135例であり，投与群では1例（0.9%）に，コントロール群では2例（1.5%）に奇形がみられた。出生児の低体重（投与群：10% vs コントロール群：2%），人工妊娠中絶（投与群：9.9% vs コントロール群：1.3%）を除いて，出産結果に両群間で有意差は認められなかった[2]。

- Goldsteinらにはじまり製薬企業が継続しているオランザピン使用妊婦の症例登録システムに，96例のプロスペクティブ報告例が登録され出産結果が記録されている。オランザピンに曝露された妊婦96例の出産結果は，正常な出産69例（71.9%），自然流産12例（12.5%），死産3例（3.1%），早産2例（2.1%），大奇形1例（1.0%）であった。また，周産期合併症は7例（7.3%）に認められた。これらの発生頻度は，すべて一般集団にみられる発生率の範囲内であった[3]。

- 英国で実施された市販後調査報告では，1996年10月～1998年5月の間に8,858例のオランザピン服用例が報告された。そのうち，妊娠例は18例であった。11例は妊娠第1三半期，3例は妊娠第2/3半期の服用であった。11例は生児出生，2例は自然流産，3例は人工妊娠中絶，1例は転帰不明，もう1例は薬に曝露していたのかが不確かであった。人工妊娠中絶例のうち，1例の胎児に腰椎の骨髄髄膜瘤が認められたが，他の児に異常はみられていない[4]。

- 統合失調症の40歳の婦人が妊娠期間を通じてオランザピンの治療を受けていた。彼女は肥満症，高血圧を指摘されており糖尿病の家族歴を有していた。妊娠最初の1カ月は20mg/日，その後に鎮静がみられたため減量し，残りの妊娠期間は15mg/日で治療していた。妊娠第1三半期は16.3kgの増加，最終的には分娩前35.8kgの増加と，過度の体重増加が認められた。24週で妊娠高血圧，26週で妊娠糖尿病と診断された。その後，子癇前症（高血圧，蛋白尿，肝機能検査値の上昇）が発現し，さらに悪化したために，30週の時点で帝王切開で2,128gの女児を出産した。Apgar scoreは1分時7，5分時9であった[5]。

- 38歳の婦人が分裂情動障害の治療のためオランザピン7.5mg/日を妊娠中も継続して服用した。38週で帝王切開にて3,883gの女児を出産した。Apgar scoreは1，5分時ともに9であった。児の身長は55.24cm，頭囲は37.4cmで，奇形はみられなかった。出産後の服用量は12.5mg/日に増量され母親は授乳をしないよう助言を受けていた。その後の児の成長は正常で6，8，24カ月時の体重はそれぞれ6.8kg，10.4kg，12.2kgで，26カ月時点において健康であると確認されている[6]。

- 抗精神病薬の服用歴のない37歳の婦人が，妄想型統合失調症を合併したために妊娠8週目からオランザピン25mg/日による治療を開始した。妊娠32週目に体調がよいため自己判断で服用を中止した。その後，妊娠期間中に合併症はなく，妊娠39週目に帝王切開により健康な男児を出産した[7]。

- 31歳の婦人が，妄想型統合失調症を合併したために，妊娠18週に入院しオランザピン10mg/日による治療を開始し継続服用した。満期産で3,190gの女児を出産し，Apgar scoreは1，5，10分時それぞれ，9，10，10であった。出産初日に行った採血では，母親のオランザピン血漿レベルは33.4ng/mL，新生児では11.3ng/mLであった。産後も継続服用しながら乳児は母乳で育てられた。7カ月の時点で寝返りがうてず，運動筋肉の発達が懸念されたが生後11カ月の時点では，児に異常所見は認められなかった[8]。

4　相談事例

奇形発生の危険度が最も高い絶対過敏期に本剤を服用した16例は，いずれも奇形などのない健常児を出産した。このうち9例については出産まで継続服用した例である。

服用後の対応

- 妊娠中の服用により催奇形性を疑わせる疫学調査は報告されていない。また，妊娠中の本剤服用に関して，複数の妊婦使用例の出産結果調査があり催奇形の危険度の上昇を疑わせる所見はみられていない。また，妊娠初期から分娩まで使用した複数の症例報告があり健常児を出産している。ラット，ウサギの生殖試験では催奇形作用は認められなかった。相談事例では，奇形発生の危険度が高い妊娠初期に本剤を服用した16例は，いずれも奇形などのない健常児を出産した。このうち9例については出産まで継続服用した例である。

 以上のことから判断して，妊娠中に本剤を服用したことにより奇形発生の頻度や危険度が上昇したとは考えられないので，心配することはないことを説明する。
- 本剤の服用を理由に妊娠を中断するような，はやまった判断はしないように指導する。
- 今後は，妊娠していることを主治医に告げて相談するように指示する。

服用前の対応

1　医師への疑義照会

以下のことを説明し，患者が妊婦であっても処方通りに調剤してよいかを確認する。

- 妊娠中の服用により催奇形性を疑わせる疫学調査は報告されていない。また，妊娠中の本剤服用に関して，複数の妊婦使用例の出産結果調査があり催奇形の危険度の上昇を疑わせる所見はみられていない。また，妊娠初期から分娩まで使用した複数の症例報告があり健常児を出産している。ラット，ウサギの生殖試験では催奇形作用は認められなかった。相談事例では，絶対過敏期に本剤を服用した16例は，いずれも奇形などのない健常児を出産した。このうち9例については出産まで継続服用した例である。

留意点

妊娠期以外の使用症例で，本剤の投与により体重増加，血糖値上昇に関して添付文書において注意が喚起されている。糖尿病の素因がある妊婦，肥満傾向がある妊婦に本剤を使用する場合には，この点に留意する必要がある。

意見を求められたら

- 本剤の投与が不可欠というほどでもないなら，投与しないほうがよい。
- 統合失調症の治療では休薬や服薬の中断により症状を悪化させることがあるので，精神科の専門医の判断のもと投薬の必要性を判断し，患者の病状に応じて投薬する必要がある。

2　患者への説明・指導

以下のことを説明，指導する。

投薬中止の場合

- 処方医と相談の結果，妊娠中の母体と胎児の安全のため，投薬を中止してしばらく様子をみることになった。
- 病状や自覚症状について何か変化があった場合には，すぐに主治医に受診する。
- 妊娠中は，薬局で薬を買うとき，病院にかかるときには，必ず妊娠していることを告げるよう指導する。

処方変更の場合

- 処方医と相談の結果，妊娠中の母体と胎児の安全のため処方が変更になった。
- ◆ 本剤は医師が妊娠を確認したうえで処方した薬で，母体の健康のために有用で，胎児への悪影響が少ないと考えられる薬である。
- ◆ 指示された用法，用量通りに服用し，勝手に服用量の変更をしない。
- ◆ 自分の判断で服薬を中止すると，母体の健康を損ね，胎児にも悪影響を及ぼすことになりかねない。
- ◆ 薬について何か心配なことがあったら，いつでも医師・薬剤師に相談する。

処方変更のない場合

- 前述のことから判断して，本剤の服用により奇形発生の頻度や危険度が上昇するとは考えられない。
- 「処方変更の場合」の◆印について説明する。

文献

1) 日本イーライリリー株式会社：ジプレキサ，申請資料概要，pp73-88
2) McKenna K, et al：Pregnancy outcome of women using atypical antipsychotic drugs：a prospective comparative study. J Clin Psychiatry, 66（4）: 444-449, 2005
3) Ernst CL, et al：The reproductive safety profile of mood stabilizers, atypical antipsychotics, and broad-spectrum psychotropics. J Clin Psychiatry, 63 (Suppl 4): 42-55, 2002
4) Biswasl PN, et al：The pharmacovigilance of olanzapine：results of a post-marketing surveillance study on 8858 patients in England. J Psychopharmacol, 15（4）: 265-271, 2001
5) Littrell KH, et al：Antipsychotics during pregnancy. Am J Psychiatry, 157（8）: 1342, 2000
6) Malek-Ahmadi P：Olanzapine in pregnancy. Ann Pharmacother, 35（10）: 1294-1295, 2001
7) Lim LM：Olanzapine and pregnancy. Aust N Z J Psychiatry, 35（6）: 856-857, 2001
8) Kirchheiner J, et al：Healthy outcome under olanzapine treatment in a pregnant woman. Pharmacopsychiatry, 33（2）: 78-80, 2000

クエチアピンフマル酸塩 *(Quetiapine fumarate)*

セロクエル 細 錠 　　　薬剤危険度 **1点**　　　情報量 **＋**

薬剤データ

1　添付文書

妊婦または妊娠している可能性のある婦人には，治療上の有益性が危険性を上回ると判断される場合にのみ投与する［妊娠中の投与に関する安全性は確立していない。また，動物実験（ラットおよびウサギ）で胎仔への移行が報告されている］。

2　動物（生殖発生毒性試験・変異原性試験など）

- ラットにおける器官形成期投与試験では妊娠末期胎仔観察試験（25，50，200mg/kg/日，経口投与）で，胎仔の骨化遅延傾向がみられた。出生仔観察試験（25，50，200mg/kg/日，経口投与）では，母動物の生殖能および出生仔の発育，行動および生殖能に対する本薬の影響はないと考えられた。試験の結果から，胎仔に関する無毒性量は25mg/kg/日，母動物の生殖能および出生仔に関する無毒性量は200mg/kg/日と判断された[1]。
- ウサギにおける器官形成期投与試験（25，50，100mg/kg/日，経口投与）では，妊娠維持に対する影響はみられなかった。また，胎仔の100mg/kg/日群で，胎仔体重の減少がみられるとともに，舌骨の骨化が不完全な胎仔が増加する傾向がみられた。試験の結果から，母動物の生殖能に関する無毒性量は100mg/kg/日，胎仔に関する無毒性量は50mg/kg/日と判断された[1]。
- ラットにおける周産期および授乳期投与試験（1，10，20mg/kg/日，経口投与）で，母動物の生殖能ならびに，出生仔の行動，機能および生殖能に対する影響はみられなかった。試験の結果から，母動物の生殖能に関する無毒性量は20mg/kg/日，出生仔に関する無毒性量は10mg/kg/日と判断された[1]。

3　ヒト（疫学調査・症例報告など）

- カナダのMotherisk Program，イスラエルの催奇形情報サービスと英国のDrug Safety Research Unitのデータベースに登録された非定型抗精神病薬を服用している婦人の妊娠・出産結果がプロスペクティブに調査された。非定型抗精神病薬を服用している151例の妊婦と，これに年齢，喫煙の有無などをマッチさせた非催奇形薬剤に曝露された151例のコントロール群の出産結果が比較された。使用していた非定型抗精神病薬の内訳は，オランザピン60例，リスペリドン49例，クエチアピン36例，クロザピン6例であった。その結果，生児出産例は投与群110例，コントロール群135例であり，投与群では1例（0.9%）に，コントロール群では2例（1.5%）に奇形がみられた。出生児の低体重（投与群：10% vs コントロール群：2%），人工妊娠中絶（投与群：9.9% vs コントロール群：1.3%）を除いて，出産結果に両群間で有意差は認められなかった[2]。

  症例シリーズ研究と複数の症例報告をまとめたレビュー論文が報告されている。母親が妊娠中に本剤50〜600mg/日による治療を受けており本剤に曝露されたと考えられる胎児487例中8例に先天異

常が認められたと報告されている[3]。

- 妄想性の統合失調症の38歳婦人の症例報告。クエチアピン300mg/日を服用していた。17週の時点で，妊娠が判明し，妊娠20週から1日200mgに減量，22週からは1日150mgに減量された。治療経過中，母体に副作用はみられず，38週に3,120gの健康な児を出産した。Apgar scoreは1分時9，5分時10であった。乳児は6カ月後も正常に成長していた[4]。

- 33歳の統合失調症の婦人の症例報告。リスペリドンを1日4mg服用していたが，高プロラクチン血症のためクエチアピンに変更された。その2週後に妊娠4週であることが判明したが，その後も服用は継続された。投与量は初期維持量が300mg/日，妊娠21週には200mg/日に減量され，分娩4週前まで維持された。妊娠39週に3,610gの健康な男児を出産した。Apgar scoreは1分後8，5分後9であった。出生後は1日50mgに減量し授乳も開始されている。出生1カ月後の時点で児の成長に問題はみられていない[5]。

- 36歳の婦人の症例報告。洗浄強迫と不潔恐怖を主症状とした重症強迫障害の女性が，妊娠24週からフルボキサミン75mg/日，クエチアピン50mg/日で治療を行い，その後フルボキサミン150mg/日，クエチアピン150mg/日に増量された。妊娠27週にm-ETC（無けいれん電撃療法）を施行。妊娠38週に分娩誘発開始，薬剤はそれぞれ75mg/日に減量し，妊娠41週に2,990gに健常児を出産。胎児仮死兆候も認めず，Sleeping babyの所見もなかった。児は10カ月後の経過観察において正常に成長していた[6]。

- 第一子出産後に産後うつ病を発症した33歳の婦人の症例報告。妊娠全期間を通してクエチアピン400mg/日，フルボキサミン200mg/日服用し，2,600gの健康な児を出産した。Apgar scoreは1分時9，5分時10であった[7]。

4　相談事例

奇形発生の危険度が最も高い絶対過敏期に本剤を服用した8例は，いずれも奇形などのない健常児を出産した。このうち5例については出産まで継続服用した例である。

服用後の対応

- 妊婦への使用に関して，胎児への催奇形性，胎児毒性との関連は認められなかったことを示す疫学調査は報告されていない。妊娠中の本剤服用に関して，妊婦使用例36例の出産結果調査があり催奇形の危険度の上昇を疑わせる所見はみられていない。妊娠中の服用に関して，健常児出産の症例が数例報告されている。また，ラット，ウサギの生殖試験では催奇形作用は認められなかった。相談事例では，奇形発生の危険度が高い妊娠初期に本剤を服用した8例は，いずれも奇形などのない健常児を出産した。このうち5例については出産まで継続服用した例である。

　以上のことから判断して，妊娠中に本剤を服用したことにより奇形発生の頻度や危険度が上昇したとは考えられないので，心配することはないことを説明する。

- 本剤の服用を理由に妊娠を中断するような，はやまった判断はしないように指導する。
- 今後は，妊娠していることを主治医に告げて相談するように指示する。

服用前の対応

1 医師への疑義照会

以下のことを説明し，患者が妊婦であっても処方通りに調剤してよいかを確認する。

- 妊娠中の服用により催奇形性を疑わせる疫学調査は報告されていない。妊娠中の本剤服用に関して，妊婦使用例36例の出産結果調査があり催奇形の危険度の上昇を疑わせる所見はみられていない。また，妊娠中の本剤服用に関して，健常児出産の症例が数例報告されている。ラット，ウサギの生殖試験では催奇形作用は認められなかった。相談事例では，絶対過敏期に本剤を服用した8例は，いずれも奇形などのない健常児を出産した。このうち5例については出産まで継続服用した例である。

意見を求められたら
- 本剤の投与が不可欠というほどでもないなら，投与しないほうがよい。
- 統合失調症の治療では休薬や服薬の中断により症状を悪化させることがあるので，精神科の専門医の判断のもと投薬の必要性を判断し，患者の病状に応じて投薬する必要がある。
- どうしても本剤の投与が必要なら，現在のところ妊娠中の投与に関連して児の催奇形の危険を示唆する報告はないので他の薬に変更しないで本剤を継続する。

2 患者への説明・指導

以下のことを説明，指導する。

投薬中止の場合
- 処方医と相談の結果，妊娠中の母体と胎児の安全のため，投薬を中止してしばらく様子をみることになった。
- 病状や自覚症状について何か変化があった場合には，すぐに主治医に受診する。
- 妊娠中は，薬局で薬を買うとき，病院にかかるときには，必ず妊娠していることを告げるよう指導する。

処方変更の場合
- 処方医と相談の結果，妊娠中の母体と胎児の安全のため処方が変更になった。
- ◆ 本剤は医師が妊娠を確認したうえで処方した薬で，母体の健康のために有用で，胎児への悪影響が少ないと考えられる薬である。
- ◆ 指示された用法，用量通りに服用し，勝手に服用量の変更をしない。
- ◆ 自分の判断で服薬を中止すると，母体の健康を損ね，胎児にも悪影響を及ぼすことになりかねない。
- ◆ 薬について何か心配なことがあったら，いつでも医師・薬剤師に相談する。

処方変更のない場合
- 前述のことから判断して，本剤の服用により奇形発生の頻度や危険度が上昇するとは考えられない。
- 「処方変更の場合」の◆印について説明する。

文献
1) アステラス製薬株式会社：セロクエル，インタビューフォーム(第20版)
2) McKenna K, et al：Pregnancy outcome of women using atypical antipsychotic drugs ; a prospective comparative study. J Clin Psychiatry, 66 (4)：444-449, 2005
3) Gentile S：Prophylactic treatment of bipolar disorder in pregnancy and breastfeeding : focus on emerging

mood stabilizers. Bipolar Disord, 8 (3): 207-220, 2006

4) Tényi T, et al: Quetiapine and pregnancy (letter). Am J Psychiatry, 159 (4): 674, 2002
5) Taylor TM, et al: Safety of quetiapine during pregnancy. Am J Psychiatry, 160 (3): 588-589, 2003
6) 福地貴彦, 他：重症強迫性障害の妊婦に無けいれん電撃療法が著効した1例. 精神神経学雑誌, 105 (7): 927-932, 2003
7) Gentile S: Quetiapine-fluvoxamine combination during pregnancy and while breastfeeding. Arch Womens Ment Health, 9 (3): 158-159, 2006

ペロスピロン塩酸塩水和物　(Perospirone hydrochloride hydrate)

ルーラン錠

薬剤危険度　1〜2点

情報量　±〜+

薬剤データ

1　添付文書

　妊婦または妊娠している可能性のある婦人には，治療上の有益性が危険性を上回ると判断される場合にのみ投与する［妊娠中の投与に関する安全性は確立していない］。

2　動物（生殖発生毒性試験・変異原性試験など）

- ラットの妊娠前・妊娠初期投与試験（0.1，0.5，1，3，50mg/kg）において，0.5mg/kg以上で雌の発情周期の延長がみられ，3mg/kg以上で受胎率の低値，50mg/kgで交尾率の低値ならびに黄体数の低値に伴う着床数および生存胎仔数の低値がみられ，胎仔体重の低値も認められたが，胎仔致死作用および催奇形作用は認められなかった。妊娠前のみの投与試験（1，10，30，50mg/kg）では，1mg/kgから発情周期の延長，10mg/kgから黄体数の低値に伴う着床数および生存胎仔数の低値を認めたが，投与後妊娠までに14日間休薬することにより回復することが確認された。妊娠初期のみの投与試験（1，10，30mg/kg）では，30mg/kgまで胎仔に対する影響は認められなかった。

　発情周期の延長は他の抗精神病薬でもみられており，その要因はプロラクチンの分泌促進であると報告されている。また，黄体数への影響は，他の抗精神病薬で下垂体からのLH分泌阻害により排卵が抑制されることが報告されており，同様の機序によると考えられた[1]。

- ラットの器官形成期投与試験（1，3，10mg/kg）において，10mg/kgまでの投与で胚・胎仔致死作用および催奇形作用は認められず，生後のF_1仔の生存や機能発達にも影響はなかった。ウサギの器官形成期投与試験（2.5，10，40mg/kg）においても胎仔に影響はなかった[1]。

- ラットの周産期・授乳期投与試験（0.2，1，5mg/kg）において，5mg/kgでF_1仔の周産期死亡率の高値ならびに出生率および4日生存率の低下が認められたが，F_1仔の離乳以降の機能発達には影響を及ぼさなかった[1]。

3　ヒト（疫学調査・症例報告など）

　妊婦への使用に関して，胎児への催奇形性，胎児毒性との関連は認められなかったことを示す疫学調査は報告されていない。一方，ヒトにおける催奇形性，胎児毒性を示す症例報告も疫学調査もない。

4　相談事例

　奇形発生の危険度が最も高い絶対過敏期に本剤を服用した4例は，いずれも奇形などのない健常児を出産した。このうち3例は妊娠前から出産までの全妊娠期間にわたる継続服用例である。

　全妊娠期間にわたり服用した3例の服用量は，1日4mgが1例，12mgが1例，24mgが1例であった。絶対過敏期に服用した1例は，1日16mgを服用していた。

抗精神病薬(非定型)

服用後の対応

- 妊婦への使用について胎児への催奇形性，胎児毒性を示唆する症例も疫学調査も報告されていない。また，本剤と催奇形性，胎児毒性の因果関係を否定する疫学調査も報告されていない。ラット 10mg/kg およびウサギに 40mg/kg まで投与した試験では催奇形作用は認められなかった。相談事例では，奇形発生の危険度が高い妊娠初期に本剤を服用した 4 例は奇形などのない健常児を出産している。このうち 3 例は妊娠前から出産までの全妊娠期間にわたる継続服用例である。
  情報は極めて限られているが，以上のことから判断して，妊娠初期に本剤を服用したことにより，奇形発生の頻度や危険度が上昇したとは考えられないので，心配することはないことを説明する。
- 本剤の服用を理由に妊娠を中断するような，はやまった判断はしないように指導する。
- 今後は，妊娠していることを主治医に告げて相談するように指示する。

服用前の対応

1 医師への疑義照会

以下のことを説明し，患者が妊婦であっても処方通りに調剤してよいかを確認する。

- 妊婦への使用について胎児への催奇形性，胎児毒性を示唆する症例も疫学調査も報告されていない。また，本剤と催奇形，胎児毒性の因果関係を否定する疫学調査も報告されていない。絶対過敏期に本剤を服用した 4 例は奇形などのない健常児を出産している。このうち 3 例は妊娠前から出産までの全妊娠期間にわたる継続服用例である。ラット，ウサギの生殖試験では催奇形作用は認められなかった。

意見を求められたら

- 本剤の投与が不可欠というほどでもないなら，投与しないほうがよい。
- 統合失調症の治療では休薬や服薬の中断により症状を悪化させることがあるので，精神科の専門医の判断のもと投薬の必要性を判断し，患者の病状に応じて投薬する必要がある。
- どうしても本剤の投与が必要なら，現在のところ妊娠中の投与に関連して児の催奇形の危険を示唆する報告はない。

2 患者への説明・指導

以下のことを説明，指導する。

投薬中止の場合

- 処方医と相談の結果，妊娠中の母体と胎児の安全のため，投薬を中止してしばらく様子をみることになった。
- 病状や自覚症状について何か変化があった場合には，すぐに主治医に受診する。
- 妊娠中は，薬局で薬を買うとき，病院にかかるときには，必ず妊娠していることを告げるよう指導する。

処方変更の場合

- 処方医と相談の結果，妊娠中の母体と胎児の安全のため処方が変更になった。
- 本剤は医師が妊娠を確認したうえで処方した薬で，母体の健康のために有用で，胎児への悪影響が少ないと考えられる薬である。
- 指示された用法，用量通りに服用し，勝手に服用量の変更をしない。

- ◆ 自分の判断で服薬を中止すると，母体の健康を損ね，胎児にも悪影響を及ぼすことになりかねない。
- ◆ 薬について何か心配なことがあったら，いつでも医師・薬剤師に相談する。

処方変更のない場合
- 前述のことから判断して，本剤の服用により奇形発生の頻度や危険度が上昇するとは考えられない。
- 「処方変更の場合」の◆印について説明する。

文献
1) 大日本住友製薬株式会社：ルーラン，インタビューフォーム（第12版）

抗精神病薬（非定型）

リスペリドン （*Risperidone*）

リスパダール 細 錠 内用液，
リスパダール OD 口腔内崩壊錠

薬剤危険度　1点
情報量　＋

薬剤データ

1　添付文書

　妊婦または妊娠している可能性のある婦人には，治療上の有益性が危険性を上回ると判断される場合にのみ投与する［妊娠中の投与に関する安全性は確立していない。妊娠後期のリスペリドン製剤投与により，新生児に錐体外路症状がみられることがある］。

2　動物（生殖発生毒性試験・変異原性試験など）

- 妊娠前および妊娠初期投与試験（ラット 0.16，0.63，2.5mg/kg 経口）では，雌に 0.16mg/kg 以上を投与した場合，同居—交尾期間の延長が，雄に 2.5mg/kg を投与した場合，体重増加抑制がみられたが，親動物の生殖能に及ぼす影響，胎仔への毒性および催奇形性は認められなかった[1]。
- 胎仔の器官形成期投与試験（ラット 0.63，2.5，10mg/kg 経口，ウサギ 0.31，1.25，5mg/kg 経口）では，ラット 10mg/kg，ウサギ 5mg/kg で親動物の体重増加抑制がみられたが，胎仔への毒性および催奇形性は認められなかった。また，ラットの次世代への影響は認められなかった[1]。
- 周産期および授乳期投与試験（ラット 0.16，0.63，2.5mg/kg 経口）では，薬理作用に随伴して，0.63mg/kg 以上で鎮静，0.16mg/kg 以上で哺育行動の低下，その結果として出生仔の 4 日生存率の低下が認められた。次世代への影響は認められなかった[1]。

3　ヒト（疫学調査・症例報告など）

- カナダの Motherisk Program，イスラエルの催奇形情報サービスと英国の Drug Safety Research Unit のデータベースに登録された非定型抗精神病薬を服用している婦人の妊娠・出産結果がプロスペクティブに調査された。非定型抗精神病薬を服用している 151 例の妊婦と，これに年齢，喫煙の有無などをマッチさせた非催奇形薬剤に曝露された 151 例のコントロール群の出産結果が比較された。使用していた非定型抗精神病薬の内訳は，オランザピン 60 例，リスペリドン 49 例，クエチアピン 36 例，クロザピン 6 例であった。その結果，生児出産例は投与群 110 例，コントロール群 135 例であり，投与群では 1 例（0.9%）に，コントロール群では 2 例（1.5%）に奇形がみられた。出生児の低体重（投与群：10% vs コントロール群：2%），人工妊娠中絶（投与群：9.9% vs コントロール群：1.3%）を除いて，出産結果に両群間で有意差は認められなかった[2]。
- 本剤を服用した 7,684 例を対象とした英国の市販後調査（1993〜1996 年）では，婦人 9 例に関する 10 回の妊娠転帰に関する記録がある。うち 3 例は早期人工妊娠中絶であったが，出生児 7 例に奇形は認められなかった[3]。
- 30 歳婦人の症例報告。被害妄想，幻聴，陰性症状のある統合失調症のため，リスペリドン 2mg/日から服用を開始し，6mg/日まで増量し良好にコントロールがされていた。3 年後に妊娠したが症状の再発のリスクが高いために妊娠中も継続服用した。帝王切開にて 2,636g の女児を出産した。生

後1年までの観察では，児の発達異常はみられていない[4]。

- 39歳婦人の症例報告。統合失調症のため，リスペリドンを服用していた。36歳時に妊娠した時点で，2年以上リスペリドンを継続服用していた。再発のリスクが高いことと，既に妊娠第1三半期を過ぎていることから，その後の妊娠期間も服用を継続することとなった。帝王切開にて3,628gの男児を出産した。生後9カ月までの観察では，児の発達異常はみられていない[4]。
- 33歳婦人の症例報告。妊娠2～3週に相当する時点でリスペリドンを自己休薬。その後，不眠症状のため妊娠13週より隔日で0.5mg/日服用を再開した。妊娠17週より1mg/日，妊娠32週より2mg/日と増量し服用していたが，さらに症状が悪化して妊娠35週で緊急入院。リスペリドンを6mg/日に増量するとともに，ハロペリドール12mg/日も併用された。妊娠38週に帝王切開にて健常児を出産した。Apgar scoreは5分時1，9分時9であった。外表奇形，呼吸抑制はなく，筋緊張も良好であった。分娩直後の主代謝物9-ヒドロキシリスペリドンの血中濃度は母体で1.3ng/mL，新生児で0.6ng/mLであった。また，血中リスペリドンは母児ともに検出閾値以下（0.1ng/mL以下）であった[5]。

4 相談事例

奇形発生の危険度が最も高い絶対過敏期に本剤を服用した13例は，いずれも奇形などのない健常児を出産した。このうち5例については出産まで継続服用した例である。

服用後の対応

- 妊娠中の服用に関して，催奇形性を疑わせる疫学調査は報告されていない。妊娠中の本剤服用に関して，妊婦使用例49例の出産結果調査があり催奇形の危険度の上昇を疑わせる所見はみられていない。また，ラット，ウサギの生殖試験では催奇形作用は認められなかった。相談事例では，奇形発生の危険度が高い妊娠初期に本剤を服用した13例は，いずれも奇形などのない健常児を出産した。このうち5例については出産まで継続服用した例である。

  以上のことから判断して，妊娠中に本剤を服用したことにより奇形発生の頻度や危険度が上昇したとは考えられないので，心配することはないことを説明する。
- 本剤の服用を理由に妊娠を中断するような，はやまった判断はしないように指導する。
- 今後は，妊娠していることを主治医に告げて相談するように指示する。

服用前の対応

1 医師への疑義照会

以下のことを説明し，患者が妊婦であっても処方通りに調剤してよいかを確認する。

- 妊娠中の本剤服用による催奇形性を疑わせる疫学調査は報告されていない。また，妊娠中の本剤服用に関して，妊婦使用例49例の出産結果調査があり，催奇形の上昇を疑わせる所見はみられていない。また，ラット，ウサギの生殖試験では催奇形作用は認められなかった。相談事例では，絶対過敏期に本剤を服用した13例は，いずれも奇形などのない健常児を出産した。このうち5例については出産まで継続服用した例である。

意見を求められたら
- 本剤の投与が不可欠というほどでもないなら，投与しないほうがよい。
- 統合失調症の治療では休薬や服薬の中断により症状を悪化させることがあるので，精神科の専門医の判断のもと必要性を判断し，患者の症状に応じて投薬する必要がある。
- どうしても本剤の投与が必要なら，現在のところ妊娠中の投与に関連して児の催奇形の危険を示唆する報告はないので他の薬に変更しないで本剤を継続する。

2　患者への説明・指導

以下のことを説明，指導する。

投薬中止の場合
- 処方医と相談の結果，妊娠中の母体と胎児の安全のため，投薬を中止してしばらく様子をみることになった。
- 病状や自覚症状について何か変化があった場合には，すぐに主治医に受診する。
- 妊娠中は，薬局で薬を買うとき，病院にかかるときには，必ず妊娠していることを告げるよう指導する。

処方変更の場合
- 処方医と相談の結果，妊娠中の母体と胎児の安全のため処方が変更になった。
- ◆ 本剤は医師が妊娠を確認したうえで処方した薬で，母体の健康のために有用で，胎児への悪影響が少ないと考えられる薬である。
- ◆ 指示された用法，用量通りに服用し，勝手に服用量の変更をしない。
- ◆ 自分の判断で服薬を中止すると，母体の健康を損ね，胎児にも悪影響を及ぼすことになりかねない。
- ◆ 薬について何か心配なことがあったら，いつでも医師・薬剤師に相談する。

処方変更のない場合
- 前述のことから判断して，本剤の服用により奇形発生の頻度や危険度が上昇するとは考えられない。
- 「処方変更の場合」の◆印について説明する。

文献
1) ヤンセンファーマ株式会社：リスパダール，インタビューフォーム（第10版）
2) McKenna K, et al：Pregnancy outcome of women using atypical antipsychotic drugs；a prospective comparative study. J Clin Psychiatry, 66(4)：444-449, 2005
3) Mackay FJ, et al：The safety of risperidone；a post-marketing study on 7684 patients. Hum Psychopharmacol Clin Exp, 13：413-418, 1998
4) Ratnayake T, et al：No complications with risperidone treatment before and throughout pregnancy and during the nursing period. J Clin Psychiatry, 63(1)：76-77, 2002
5) 加藤里絵，他：リスペリドン，ハロペリドール服用中の統合失調症妊婦における帝王切開の麻酔. 麻酔, 54(3)：301-303, 2005

I-9. 抗精神病薬(その他)

スルピリド　(*Sulpiride*)

| ドグマチール 細 錠 カ | 薬剤危険度 1点 | 情報量 ＋ |

薬剤データ

1　添付文書

妊婦または妊娠している可能性のある婦人には，治療上の有益性が危険性を上回ると判断される場合にのみ投与する[妊娠中の投与に関する安全性は確立していない]。

2　動物(生殖発生毒性試験・変異原性試験など)

- ラットの妊娠前および妊娠初期に32，125mg/kg/日を経口投与した試験では，125mg/kgで妊娠率の低下が認められたが，投与中止により速やかに回復した[1]。
- ラットの器官形成期に500，1,000，2,000mg/kg/日を経口投与した試験では，催奇形性作用は認められなかった[1]。
- マウスの器官形成期に125，250，500mg/kg/日を経口投与した試験では，催奇形性作用は認められなかった[1]。
- ラットの周産期・授乳期に32，250mg/kg/日を経口投与した試験では，250mg/kgで軽度の出産遅延がみられたが，仔の生殖能などの機能への影響や哺育への影響は認められなかった[1]。

3　ヒト(疫学調査・症例報告など)

- 妊婦への使用に関して，胎児への催奇形性，胎児毒性との関連は認められなかったことを示す疫学調査は報告されていない。一方，ヒトにおける催奇形性，胎児毒性を示す症例報告も疫学調査もない。
- 統合失調症の治療のため妊娠7週までモサプラミン200mg/日とチミペロン20mg/日を服用し，その後，本剤150mg/日単剤の治療に変更し加療した妊婦が41週で帝王切開を行い出産した。この症例が出産した新生児に異常は認められなかったと報告されている[2]。

4　相談事例

奇形発生の危険度が最も高い絶対過敏期に本剤を服用した63例はいずれも健常児を出産した。また，相対過敏期に本剤を服用した7例中6例は奇形などのない健常児を出産した。1例に左鼻涙管閉塞症が認められた。

限られた情報ではあるが，本剤曝露群の児の出産結果は国内における自然奇形発生率を上回る変化とは考えられない。

抗精神病薬(その他)

服用後の対応

- 妊婦への使用について胎児への催奇形性，胎児毒性を示唆する症例も疫学調査も報告されていない。また，本剤と催奇形性，胎児毒性の因果関係を否定する疫学調査も報告されていない。本剤は，1973年に発売され国内で汎用されているが，催奇形性を疑わせる症例は報告されていない。ラットおよびマウスの生殖試験では催奇形作用は認められなかった。相談事例では，奇形発生の危険度が高い妊娠初期に本剤を服用した70例中69例は奇形などのない健常児を出産した。本剤曝露群の児の出産結果は国内における自然奇形発生率を上回る変化とは考えられない。

  以上のことから判断して，妊娠初期に本剤を服用したことにより奇形発生の頻度や危険度が上昇したとは考えられないので，心配することはないことを説明する。
- 本剤の服用を理由に妊娠を中断するような，はやまった判断はしないように指導する。
- 今後は，妊娠していることを主治医に告げて相談するように指示する。

服用前の対応

1 医師への疑義照会

以下のことを説明し，患者が妊婦であっても処方通りに調剤してよいかを確認する。

- 妊婦への使用について胎児への催奇形性，胎児毒性を示唆する症例も疫学調査も報告されていない。また，本剤と催奇形，胎児毒性の因果関係を否定する疫学調査も報告されていない。本剤は，1973年に発売され国内で汎用されているが，催奇形性を疑わせる症例は報告されていない。ラットおよびマウスの生殖試験では催奇形作用は認められなかった。相談事例では，絶対過敏期に本剤を服用した63例はいずれも奇形などのない健常児を出産した。本剤曝露群の児の出産結果は国内における自然奇形発生率を上回る変化とは考えられない。また，相対過敏期に服用した7例中6例は奇形などのない健常児を出産した。

意見を求められたら

- 症状が軽度で，本剤の投与が不可欠というほどでもないなら，投与しないほうがよい。
- 胃・十二指腸潰瘍の治療のため本剤を服用している場合，もし他剤に変更しても差し支えないなら，下記の治療薬を紹介する。
- 統合失調症，うつ病の治療では休薬や服薬の中断により症状を悪化させることがあるので，精神科の専門医の判断のもと投薬の必要性を判断し，患者の病状に応じて投薬する必要がある。
- どうしても本剤の投与が必要なら，本剤の服用により奇形児出産の危険性が必ずしも高くなるとは考えられないことを説明する。

他の治療薬

非吸収性で粘膜を被包し保護する消化性潰瘍治療薬にスクラルファートがある。また，水酸化アルミニウムゲルや水酸化マグネシウムなどを配合した非吸収性の制酸薬の頻回投与も考えられる。

2 患者への説明・指導

以下のことを説明，指導する。

投薬中止の場合

- 本剤の服用が妊娠に及ぼす影響と治療上の必要性について，処方医と相談の結果，母体と胎児の安

全のため，投薬を中止してしばらく様子をみることになった。
- 病状や自覚症状について何か変化があった場合には，すぐに主治医に受診する。
- 消化性潰瘍の治療のため本剤を服用している場合，腹痛や胃部のもたれなど病状について何か変化があった場合は，すぐに主治医に受診する。
- 妊娠中は，薬局で薬を買うとき，病院にかかるときには，必ず妊娠していることを告げるよう指導する。

処方変更の場合
- 処方医と相談の結果，妊娠中の母体と胎児の安全のため処方が変更になった。
- ◆ 本剤は医師が妊娠を確認したうえで処方した薬で，母体の健康のために有用で，胎児への悪影響が少ないと考えられる薬である。
- ◆ 消化性潰瘍の治療薬は継続して服用することが大切で，症状の有無で自己判断をして調節する薬ではない。指示された用法，用量通りに服用し，医師の指示と異なった服用をした場合，その状況を医師に報告する。
- ◆ 自分の判断で服薬を中止すると，母体の健康を損ね，胎児にも悪影響を及ぼすことになりかねない。
- ◆ 薬について何か心配なことがあったら，いつでも医師・薬剤師に相談する。

処方変更のない場合
- 前述のことから判断して，本剤の服用により奇形発生の頻度や危険度が上昇するとは考えられない。
- 「処方変更の場合」の◆印について説明する。

文献
1) アステラス製薬株式会社：ドグマチール，インタビューフォーム（第6版）
2) 三浦淳，他：精神分裂病患者における妊娠．市立室蘭医誌，23（1）：19-23，1998

抗精神病薬（その他）

炭酸リチウム （Lithium carbonate）

リーマス錠

薬剤危険度 3点　情報量 ＋〜＋＋

Ⅰ 薬剤データ

1 添付文書

- 妊婦または妊娠している可能性のある婦人には投与しない［動物実験（ラット・マウス）で催奇形作用が，またヒトで心臓奇形の発現頻度の増加が報告されている］。
- 妊娠末期の婦人には投与しない［分娩直前に血清リチウム濃度の異常上昇を起こすことがある］。

2 動物（生殖発生毒性試験・変異原性試験など）

- マウスの妊娠6〜15日に200，465mg/kg/日を経口投与した器官形成期投与試験では，465mg/kg/日で口蓋裂の発生増加が認められた[1]。
- マウスの妊娠11〜13日に15.5mg/日を皮下投与した器官形成期投与試験では，口蓋裂の発生増加が認められた[1]。
- マウスの妊娠7〜12日に100，200，400mg/kg/日を経口投与した器官形成期投与試験において，高用量群で外形異常（200mg/kg/日：1.7％，400mg/kg/日：2.5％）が認められた[1]。
- SD系ラットの器官形成期投与試験では，初日212 mg/kgそれ以降は85mg/kg/日を腹腔内投与したところ，口蓋裂，眼，耳の異常の増加が認められた[1]。
- Wister系ラットの器官形成期投与試験では，初日212 mg/kgそれ以降は85mg/kg/日を腹腔内投与したところ，異常の増加はみられなかった[1]。
- Wister系ラットの器官形成期投与試験では，50，100，200mg/kg/日を経口投与したところ，100，200mg/kg/日群で腰肋骨増加がみられた[1]。

3 ヒト（疫学調査・症例報告など）

症例報告

- デンマークに設立されたレジストリに寄せられたリチウム曝露の児225例の記録では，25例（11％）に大奇形がみられ，18例は心臓の奇形だった。うち6例（全体の2.7％）に通常であれば2万分の1といわれるエブスタイン奇形がみられた[2]。

疫学調査

- 母親のリチウム治療と新生児のエブスタイン奇形についてのメタアナリシスが報告されている。
　4報のケースコントロール研究において，25，34，59，89例のエブスタイン奇形をもつ児の母親のうち一人もリチウムを服用していなかった。さらに，2つのコホート研究において，先天奇形のRRは3.0［95％CI：1.2-7.7］，1.5［95％CI：0.4-6.8］，心奇形のRRは7.7［95％CI：1.5-41.2］，1.2［95％CI：0.1-18.3］とされている。
　報告の著者は，リチウム治療と催奇形性の関連を示唆した1970年代の報告は，コントロールされた研究ではなく偏ったレトロスペクティブな研究に基づいていたとし，その後の疫学調査から妊娠第

1三半期のリチウム治療による催奇形性の危険性は以前の結論に比べむしろ低いと推察している[3]。
- カナダおよび米国の4か所の催奇形性物質情報センターに収集された妊娠第1三半期にリチウムを服用した148例(うち10例は追跡不能)とコントロール群148例を比較したプロスペクティブな調査が報告されている。リチウムの服用量は50～2,400mg/日で平均927mgだった。

大奇形の発生率はリチウム群2.8%，コントロール群2.4%で差は認められなかった。リチウム群の1例は心エコー図によりエブスタイン奇形が発見され人工妊娠中絶を選択している。この報告の著者らはリチウムは重大なヒト催奇形性物質ではなく，出産を希望する重症情動障害患者がリチウム治療を続ける場合，人工妊娠中絶の必要はなく，レベルⅡの超音波測定および胎児の心エコー図を含む十分なスクリーニングテクトを行うべきであると述べている[4]。

その他
- リチウムは胎盤を通過し，母体と胎児での濃度は等しくなる[5]。
- 妊娠中における母体のリチウムの腎排泄は一定ではなく，妊娠後期の排泄量は増加するが出産後は妊娠前のレベルに急激に減少する。妊娠後期にリチウムを投与された女性は，分娩中リチウムの中毒の兆候を呈し，分娩後の血清中リチウム濃度は4.4mmol/Lまで達していた[6]。リチウムの蓄積による毒性を軽減するために出産前の数日，服用を中止することもすすめられているが，出産後は数日のうちに服用を再開しなければ母体の原疾患の悪化が心配される[7]。出産前数日のリチウム投与量の減量は新生児の副作用の軽減も図ることができる。子宮内でのリチウム曝露による新生児の毒性としてチアノーゼや傾眠，弛緩性，低血圧，吸飲反射の減少，徐脈，頻脈，甲状腺機能低下症，黄疸などの報告がある[8-10]。

4　相談事例

奇形発生の危険度が最も高い絶対過敏期に本剤を服用した15例はいずれも奇形などのない健常児を出産した。うち，2例は妊娠全期間を通して服用していた。

服用後の対応

- 動物実験(マウス，ラット高投与量)で，眼および耳異常，口蓋裂などが認められている。妊娠中のリチウム使用例のレジストリ研究において，児のエブスタイン奇形が複数認められたことが報告されている。一方，その後のコホート研究，ケースコントロール研究では，心奇形を含む大奇形の発生率はリチウム群とコントロール群で差は認められなかった。このため，通常の妊婦と比較して，数値で示すほど危険度が増大することはないと考えられている。ただし，過去に心奇形との関連を指摘した報告があることに配慮して，レベルⅡの超音波測定および胎児の心エコー図を含む十分なスクリーニングテクトが推奨される。

相談事例では，奇形発生の危険度が高い妊娠初期に本剤を服用した15例はいずれも奇形などのない健常児を出産した。うち，2例は妊娠全期間を通して服用していた。

以上のことから判断して，妊娠初期に本剤を服用したことにより奇形発生の頻度や危険度が大きく上昇したとは考えられないので，心配することはないことを説明する。
- 本剤の服用を理由に妊娠を中断するような，はやまった判断はしないように指導する。
- 今後は，妊娠していることを主治医に告げて相談するように指示する。

I-10. 抗パーキンソン薬

アマンタジン塩酸塩 （*Amantadine hydrochloride*）

シンメトレル 細 錠

薬剤危険度 **3点**

情報量 **±**

薬剤データ

1 添付文書

妊婦または妊娠している可能性のある婦人には投与しない［催奇形性が疑われる症例報告があり，また動物実験（ラット・50mg/kg）による催奇形の報告がある］。

2 動物（生殖発生毒性試験・変異原性試験など）

- ラット器官形成期に，37，50，100mg/kg を経口投与した生殖試験で，ラットの50mg/kg 以上の投与群に胎仔毒性および催奇形作用が認められている[1]。
- ウサギに100mg/kg を器官形成期に経口投与した生殖試験では，胎仔毒性および催奇形作用は認められていない[1]。

3 ヒト（疫学調査・症例報告など）

概要

妊婦への使用に関して，胎児への催奇形性，胎児毒性との関連は認められなかったことを示す疫学調査は報告されていない。一方，ヒトにおける催奇形性，胎児毒性を示す症例報告も疫学調査もない。本剤を服用していた妊婦が健常児を出産したとの症例報告が報告されている。一方，因果関係は明らかではないが本剤を服用していた妊婦の出産した児に先天異常が認められた症例が報告されている。

- 41歳女性。多発性硬化症の再発予防のために200mg/日のアマンタジンを2回の妊娠期間を通じて服用していた。いずれも健常児を出産した[2]。
- 痙攣性斜頸（強直性斜頸）のため，アマンタジン100mg/日を2回の妊娠期間を通じて服用した35歳の婦人の児はどちらも健常児であったと報告されている[3]。
- パーキンソン病妊婦18例の24妊娠についてのシリーズ研究では，出産に至ったのは17妊娠であった。アマンタジン服用例は4例，うち2例が自然流産であった。出産した2例は妊婦がアマンタジンを服用していた。1例は健常児，1例は鼠径ヘルニアがみられた。鼠径ヘルニアの症例の母親はアマンタジンの他にレボドパ/カルビドパ併用例であった[4]。
- 37歳婦人が上気道感染のため，妊娠4～6週の間に7日間，妊娠と気づかずにアマンタジン100mg/日を服用した。妊娠29週に早産で出産し，児にファロー四徴症および脛骨半肢症の奇形がみられた[5]。

- 妊娠第1三半期にパーキンソン様症状のためアマンタジン100mg/日を服用した29歳の母親の児に，肺動脈閉鎖を伴う単心室の心血管系の異常がみられた。薬剤と先天異常の関連は明らかではない[6]。

4　相談事例

奇形発生の危険度が最も高い絶対過敏期に本剤を服用した6例中5例は奇形などのない健常児を出産している。1例に認められた異常は右耳形成不全であった。また，6例の服用日数はいずれも2〜5日間内であった。

服用後の対応

- ラットでは，高用量で児の異常がみられているが，37mg/kgでは奇形はみられておらず，ウサギにおいても胎仔毒性および催奇形作用は認められていない。

　妊婦への使用に関して，胎児への催奇形性，胎児毒性との関連は認められなかったことを示す疫学調査は報告されていない。また，催奇形性を示唆する疫学調査も報告されていない。本剤を服用していた妊婦が健常児を出産したとの症例が報告されている。一方，因果関係は明らかではないが本剤を服用していた妊婦の出産した児に先天異常が認められた症例が報告されている。奇形発生の危険度が高い妊娠初期に本剤を服用した6例中5例は奇形などのない健常児を出産している。

　情報は極めて限られているが，以上のことから判断して，妊娠初期に本剤を服用したことにより，奇形発生の頻度や危険度が数値で上昇したと考える根拠はないので，心配することはないことを説明する。

- 本剤の服用を理由に妊娠を中断するような，はやまった判断はしないように指導する。
- 今後は，妊娠していることを主治医に告げて相談するように指示する。

服用前の対応

1　医師への疑義照会

以下のことを説明し，患者が妊婦であっても処方通りに調剤してよいかを確認する。

- 添付文書，妊婦，産婦，授乳婦等への投与の項には，「妊婦または妊娠している可能性のある婦人には投与しない」と記載されている。

　ラットでは，高用量で児の異常がみられているが，37mg/kgでは奇形はみられておらず，ウサギにおいても胎仔毒性および催奇形作用は認められていない。

　妊婦への使用に関して，胎児への催奇形性，胎児毒性との関連は認められなかったことを示す疫学調査は報告されていない。また，催奇形性を示唆する疫学調査も報告されていない。本剤を服用していた妊婦が健常児を出産したとの症例が報告されている。一方，因果関係は明らかではないが本剤を服用していた妊婦の出産した児に先天異常が認められた症例が報告されている。相談事例では，絶対過敏期に本剤を服用した6例中5例は奇形などのない健常児を出産している。

意見を求められたら
- 本剤の投与が不可欠というほどでもないなら，投与しないほうがよい。
- 添付文書では，妊婦または妊娠している可能性のある婦人および授乳婦に対しては「禁忌」として

注意喚起がされているが，本剤服用妊婦の児に先天異常がみられたことが理由であり，疫学調査で催奇形性との関連が指摘されているものではないことを説明する。

他の治療薬
- 抗精神病薬の投与によるパーキンソニズムの治療予防に用いる薬剤で，添付文書において妊婦が「禁忌」でない薬剤として，ビペリデン塩酸塩，トリヘキシフェニジル塩酸塩がある。
- 抗インフルエンザウイルス薬のうち，添付文書において妊婦が「禁忌」でない薬剤として，オセルタミビルリン酸塩，ザナミビル水和物がある。

2 患者への説明・指導

以下のことを説明，指導する。

投薬中止の場合
- 処方医と相談の結果，妊娠中の母体と胎児の安全のため，投薬を中止してしばらく様子をみることになった。
- 病状や自覚症状について何か変化があった場合には，すぐに主治医に受診する。
- 妊娠中は，薬局で薬を買うとき，病院にかかるときには，必ず妊娠していることを告げるよう指導する。

処方変更の場合
- 処方医と相談の結果，妊娠中の母体と胎児の安全のため処方が変更になった。
- 本剤は医師が妊娠を確認したうえで処方した薬で，母体の健康のために有用で，胎児への悪影響が少ないと考えられる薬である。
- 指示された用法，用量通りに服用し，勝手に服用量の変更をしない。
- 自分の判断で服薬を中止すると，母体の健康を損ね，日常生活や育児に悪影響を及ぼすことになりかねない。
- 薬について何か心配なことがあったら，いつでも医師・薬剤師に相談する。

処方変更のない場合
- 前述のことから判断して，本剤の服用により奇形発生の頻度や危険度が上昇するとは考えられない。
- 「処方変更の場合」の◆印について説明する。

文献
1) ノバルティス ファーマ株式会社：シンメトレル，インタビューフォーム（第1版）
2) Levy M, et al：Fetal outcome following intrauterine amantadine exposure. Reprod Toxicol, 5（1）：79-81, 1991
3) Pandit PB, et al：Tibial hemimelia and tetralogy of Fallot associated with first trimester exposure to amantadine. Reprod Toxicol, 8（1）：89-92, 1994
4) Golbe LI：Parkinson's disease and pregnancy. Neurology, 37（7）：1245-1249, 1987
5) Pandit PB, et al：Tibial hemimelia and tetralogy of Fallot associated with first trimester exposure to amantadine, Reprod Toxicol, 8（1）：89-92, 1994
6) Nora JJ, et al：Letter：Cardiovascular maldevelopment associated with maternal exposure to amantadine. Lancet, 2（7935）：607, 1975

トリヘキシフェニジル塩酸塩（Trihexyphenidyl hydrochloride）

| アーテン 散 錠 | 薬剤危険度 1点 | 情報量 ±～＋ |

薬剤データ

1 添付文書

妊婦または妊娠している可能性のある婦人には投与しないことが望ましい［妊娠中の投与に関する安全性は確立していない］。

2 動物（生殖発生毒性試験・変異原性試験など）

生殖試験に関する情報はない。

3 ヒト（疫学調査・症例報告など）

- 妊娠第1三半期に抗コリン薬に曝露された2,323例のうち9例は本剤を服用していた。抗コリン薬と小奇形とには統計的に有意な関係があった[1]。しかし，この報告ではトリヘキシフェニジルの服用者が奇形児を出産したかどうかについては記載がない。
- パーキンソン病妊婦18例の24妊娠についてのシリーズ研究では，出産に至ったのは17妊娠であった。このうち2例の妊婦が3回の妊娠でトリヘキシフェニジルを服用していた。妊娠合併症もなく出生児の異常もみられなかった[2]。

4 相談事例

奇形発生の危険度が最も高い絶対過敏期に本剤を服用した18例はいずれも奇形などのない健常児を出産している。このうち9例は出産まで継続服用した例である。

服用後の対応

- 動物の生殖試験に関する情報はない。妊婦への使用に関して，胎児への催奇形性，胎児毒性との関連は認められなかったことを示す疫学調査は報告されていない。一方，ヒトにおける催奇形性，胎児毒性を示す症例報告も疫学調査もない。妊娠中に本剤を服用し健常児を出産した症例が数例報告されている。相談事例では，奇形発生の危険度が高い妊娠初期に本剤を服用した18例はいずれも奇形などのない健常児を出産している。このうち9例は出産まで継続服用した例である。

  情報は極めて限られているが，以上のことから判断して，妊娠初期に本剤を服用したことにより奇形発生の頻度や危険度が上昇したとは考えられないので，心配することはないことを説明する。
- 本剤の服用を理由に妊娠を中断するような，はやまった判断はしないように指導する。
- 今後は，妊娠していることを主治医に告げて相談するように指示する。

服用前の対応

1 医師への疑義照会

以下のことを説明し，患者が妊婦であっても処方通りに調剤してよいかを確認する。

- 動物の生殖試験に関する情報はない。妊婦への使用に関して，胎児への催奇形性，胎児毒性との関連は認められなかったことを示す疫学調査は報告されていない。一方，ヒトにおける催奇形性，胎児毒性を示す症例報告も疫学調査もない。妊娠中に本剤を服用し健常児を出産した症例報告が数例報告されている。相談事例では，絶対過敏期に本剤を服用した18例はいずれも奇形のない健常児を出産している。このうち9例は出産まで継続服用した例である。

意見を求められたら

- 症状が軽度で，本剤の投与が不可欠というほどでもないなら，投与しないほうがよい。
- どうしても本剤の投与が必要なら，本剤の服用により奇形児出産の危険性が必ずしも高くなるとは考えられないことを説明する。

2 患者への説明・指導

以下のことを説明，指導する。

投薬中止の場合

- 処方医と相談の結果，妊娠中の母体と胎児の安全のため，投薬を中止してしばらく様子をみることになった。
- 病状や自覚症状について何か変化があった場合には，すぐに主治医に受診する。
- 妊娠中は，薬局で薬を買うとき，病院にかかるときには，必ず妊娠していることを告げるよう指導する。

処方変更の場合

- 処方医と相談の結果，妊娠中の母体と胎児の安全のため処方が変更になった。
- ◆ 本剤は医師が妊娠を確認したうえで処方した薬で，母体の健康のために有用で，胎児への悪影響が少ないと考えられる薬である。
- ◆ 指示された用法，用量通りに服用し，勝手に服用量の変更をしない。
- ◆ 自分の判断で服薬を中止すると，母体の健康を損ね，胎児にも悪影響を及ぼすことになりかねない。
- ◆ 薬について何か心配なことがあったら，いつでも医師・薬剤師に相談する。

処方変更のない場合

- 前述のことから判断して，本剤の服用により奇形発生の頻度や危険度が上昇するとは考えられない。
- 「処方変更の場合」の◆印について説明する。

文献

1) Heinonen OP, et al：Birth Defects and Drugs in Pregnancy, Publishing Sciences Group, pp346-352, 1977
2) Golbe LI：Parkinson's disease and pregnancy. Neurology, 37(7)：1245-1249, 1987

ビペリデン （*Biperiden*）

アキネトン 細 錠 注

薬剤危険度 **1点**　情報量 **+**

薬剤データ

1　添付文書

妊婦または妊娠している可能性のある婦人および授乳中の婦人には，投与しないことが望ましい［妊娠中および授乳中の投与に関する安全性は確立していない］。

2　動物（生殖発生毒性試験・変異原性試験など）

Donryu系ラットおよびICR系マウスの妊娠7日目から0.12，1.2，12mg/kg/日を7日間経口投与した実験で，催奇形性は認められなかった[1]。

3　ヒト（疫学調査・症例報告など）

妊婦への使用に関して，胎児への催奇形性，胎児毒性との関連は認められなかったことを示す疫学調査は報告されていない。一方，ヒトにおける催奇形性，胎児毒性を示す症例報告も疫学調査もない。

- 妊娠36週目の31歳の女性患者にハロペリドール（セレネース）とビペリデン（アキネトン）を投与し，母体および新生児血漿中濃度をガスクロマトグラフィーで測定した結果が報告されている。ハロペリドール5 mg，ビペリデン5 mgを1日2回筋注投与し，注射3.5時間後に分娩した。分娩時の母親血漿中のハロペリドール，ビペリデン濃度はそれぞれ10.2 ng/mL，4.4 ng/mLであった。新生児臍静脈血漿濃度はハロペリドール4.6 ng/mL，ビペリデンは検出不能（検出限界以下）であった。新生児の神経学的検査所見は正常であり，錐体外路系の機能異常も認めなかった。

分娩12日後のハロペリドール6 mgおよび，ビペリデン3 mgを服用している母親の乳汁中のハロペリドールは1.7 ng/mLであった。ビペリデンは測定できなかった[2]。

4　相談事例

奇形発生の危険度が最も高い絶対過敏期に本剤を服用した44例と，相対過敏期に服用した4例は，いずれも奇形などのない健常児を出産した。

服用後の対応

- 妊婦への使用について，安全性を示唆した疫学調査報告はない。また，催奇形性を示唆する疫学調査もない。ラットおよびマウスに12mg/kgまで投与した試験では，催奇形作用は認められなかった。相談事例では，奇形発生の危険度が高い妊娠初期に本剤を服用した48例は奇形などのない健常児を出産している。

以上のことから判断して，妊娠初期に本剤を服用したことにより奇形発生の頻度や危険度が上昇したとは考えられないので，心配することはないことを説明する。

- 本剤の服用を理由に妊娠を中断するような，はやまった判断はしないように指導する。
- 今後は，妊娠していることを主治医に告げて相談するように指示する。

服用前の対応

1 医師への疑義照会

以下のことを説明し，患者が妊婦であっても処方通りに調剤してよいかを確認する。

- 妊婦への使用について，安全性を示唆した疫学調査はない。また，催奇形性を示唆する疫学調査もない。ラットおよびマウスに 12mg/kg まで投与した試験では，催奇形作用は認められなかった。相談事例では，絶対過敏期に本剤を服用した 44 例，または相対過敏期に服用した 4 例はいずれも奇形などのない健常児を出産している。

意見を求められたら

- 本剤の投与が不可欠というほどでもないなら，投与しないほうがよい。
- どうしても本剤の投与が必要なら，本剤の服用により奇形児出産の危険性が必ずしも高くなるとは考えられないことを説明する。

2 患者への説明・指導

以下のことを説明，指導する。

投薬中止の場合

- 処方医と相談の結果，妊娠中の母体と胎児の安全のため，投薬を中止してしばらく様子をみることになった。
- 体調の変化を感じたり，症状が悪化したと感じた場合には，すぐに主治医に受診する。
- 妊娠中は，薬局で薬を買うとき，病院にかかるときには，必ず妊娠していることを告げるよう指導する。

処方変更の場合

- 処方医と相談の結果，妊娠中の母体と胎児の安全のため処方が変更になった。
- ◆ 本剤は医師が妊娠を確認したうえで処方した薬で，母体の健康のために有用で，胎児への悪影響が少ないと考えられる薬である。
- ◆ 指示された用法，用量通りに服用し，勝手に服用量の変更をしない。
- ◆ 自分の判断で服薬を中止すると，母体の健康を損ね，胎児にも悪影響を及ぼすことになりかねない。
- ◆ 薬について何か心配なことがあったら，いつでも医師・薬剤師に相談する。

処方変更のない場合

- 前述のことから判断して，本剤の服用により奇形発生の頻度や危険度が上昇するとは考えられない。
- 「処方変更の場合」の ◆ 印について説明する。

文献

1) 大日本住友製薬株式会社：アキネトン，インタビューフォーム(第12版)
2) Kuniyoshi M, et al：Haloperidol and Biperideu Plasma Levels in A Pregnant Atypical Psychotic Woman and Neonate. Kurume Med J，32(3)：199-202，1985

I-11. 抗てんかん薬

カルバマゼピン （*Carbamazepine*）

テグレトール 細 錠

薬剤危険度 **4点**
情報量 **＋＋＋**

薬剤データ

1　添付文書

- 妊婦または妊娠している可能性のある婦人には，治療上の有益性が危険性を上回ると判断される場合にのみ投与する．やむを得ず妊娠中に投与する場合には，可能な限り他の抗てんかん薬との併用は避けることが望ましい［妊娠中に投与された患者の中に，奇形（二分脊椎を含む）を有する児や発育障害の児を出産した例が多いとの疫学的調査報告がある．また，単独投与に比べ，他の抗てんかん薬（特にバルプロ酸ナトリウム）の併用では口蓋裂，口唇裂，心室中隔欠損などの奇形を有する児の出産例が多いとの疫学的調査報告がある．なお，尿道下裂の報告もある］．
- 分娩前に本剤または他の抗てんかん薬と併用し連用した場合，出産後新生児に禁断症状（痙攣，呼吸障害，嘔吐，下痢，摂食障害など）が現れるとの報告がある．
- 妊娠中の投与により，新生児に出血傾向が現れることがある．
- 妊娠中の投与により，葉酸低下が生じるとの報告がある．

2　動物（生殖発生毒性試験・変異原性試験など）

マウスの妊娠7〜12日に本薬375，563，938mg/kg/日を経口投与した実験で，用量に関連して胎仔死亡の増加および外部奇形発生率の増加（対照群9.4％，938mg/kg/日投与群51.4％）が認められている[1]．

3　ヒト（疫学調査・症例報告など）

概要

てんかん治療中の妊婦の本剤服用と催奇形の関連性を示唆した疫学調査が報告されている．本剤による催奇形として，二分脊椎，心臓血管系の奇形，頭部および顔面の奇形，泌尿生殖器の奇形，骨格奇形などの症例報告がある．これらの研究は，本剤単剤療法のもの，他剤を併用したものがあり胎児リスクの評価は一様ではない．一方，本剤単剤で，400mg未満の使用例に関する疫学調査では，児の奇形リスクが増大しないことを示した報告がある．

日本てんかん学会のガイドラインでは，抗てんかん薬（AED）を使用する必要がある妊娠では，妊娠前から葉酸の補充を行うこと，妊娠中は定期的な胎児モニタリング，AEDならびに葉酸の血中濃度を測定すること，妊娠16週で血清AFTの測定，妊娠18週で超音波診断を行うことが勧告されている．

疫学調査

- 英国の抗てんかん薬服用妊婦のプロスペクティブ調査では，3,607例の妊娠転帰が確認された。AED多剤併用療法での奇形発生率は6.0％(43/718)で，単剤療法での奇形発生率3.7％(91/2,468)と比べ高かった[粗OR(OR)1.63(p＝0.010)(調整後のOR＝1.83(p＝0.002)]。カルバマゼピン単剤療法では900例中20例(2.2％)に先天奇形が認められた。

 カルバマゼピン単独療法のてんかん妊婦を用量別に解析すると，1日投与量が400mg未満であった401例では7例[1.7％。95％CI：0.8-3.6]に大奇形がみられた。1日投与量が400mg〜1,000mg未満であった385例では10例[2.6％。95％CI：1.4-4.7]に大奇形が認められた。1日投与量が1,000mg以上であった92例では3例[3.3％。95％CI：1.1-9.2]に大奇形が認められた。

 この報告の著者らは，カルバマゼピン単独療法は，バルプロ酸をはじめとした他のAEDと比較して大奇形発現リスクが最も低かったとコメントしている[2]。

- 2002年に報告されたメタ解析では，妊娠中にカルバマゼピンを服用したプロスペクティブ研究16文献について分析された。先天奇形はカルバマゼピン曝露群では6.8％(85/1,255)であり，非てんかんであるコントロール群2.3％(88/3,756)と比べ有意差が認められた[p＜0.05，OR：3.02，95％CI：2.56-4.05 for aggregate data；p＜0.05，OR：2.58，95％CI：1.82-3.65 for controlled studies]。

 また，てんかんで無治療群の先天奇形は2.7％(5/182)であり，コントロール群と有意な差は認められなかった。

 この報告ではカルバマゼピン単剤療法での児の先天奇形は5.52％，カルバマゼピンと1種類のAEDの併用群では8.57％，カルバマゼピンと2種類以上のAEDの併用群では18.2％で奇形のリスクが高くなることが報告されている[3]。

- フィンランドの社会保険制度と国立Medical Birth Registryから得られた出生に関するデータベースの情報をもとにした研究が報告されている。1991〜2000年までに妊娠第1三半期にてんかん治療のためにAEDを使用した857例の妊婦から出生した児は1,411例，てんかんで無治療の妊婦561例から出生した児は939例であった。AED服用妊婦の児に先天奇形が認められたのは4.6％(65/1,411)であり，未治療群の妊婦の児の2.8％(26/939)と比較して有意(p＝0.02)に上昇していた。また，無治療群と，多剤療法群の比較検討においてもリスクの上昇[OR：2.73，95％CI：1.26-5.64]が認められた。一方，無治療群と，単剤療法群の間では，OR：1.55[95％CI：0.94-2.60]でリスクの上昇は認められなかった。

 カルバマゼピン服用例は919例(単剤805例，多剤併用114例)で，先天奇形は32例(3.5％)に認められた。このカルバマゼピン療法群の児の先天奇形リスクはOR：1.27[95％CI：0.72-2.23]と有意な増加は認められなかった。また，カルバマゼピンを含む多剤併用療法の先天奇形リスクはバルプロ酸併用例を除くとOR：2.60[95％CI：0.64-7.88]で，無治療群との有意差は認められなかった[4]。

- Helsinki University Central Hospitalの産婦人科で1980〜1998年の間に出産した，てんかん妊婦970例の児に関する調査が報告されている。このうち740例が妊娠第1三半期にAEDを服用しており，先天奇形は3.8％(28/740)に認められた。一方，AEDを服用していない，てんかん妊婦の児の先天奇形は0.8％(2/239)であった(p＝0.02)。

 カルバマゼピンを妊娠第1三半期に服用していた妊婦の児の先天奇形は4.0％(18/455)であり，調整後のORは2.5[95％CI：1.0-6.0]であった。カルバマゼピン単剤服用例での先天奇形は2.8％(10/363)，多剤併用では8.7％(8/92)であった[5]。

 この報告の著者は，先天奇形はAEDの使用あるいは低い血清葉酸値との関連がみられたと報告し

ている[5]。

- 日本，イタリア，カナダで行われた AED の催奇形についての国際共同研究では，てんかん妊婦 983 例の妊娠について調査された。AED に曝露したてんかん妊婦の児の奇形発生率は 9.0 ％（80/885），AED に曝露していないてんかん妊婦の児では 3.1 ％（3/98）であった。1 種類の AED 曝露で最も高い奇形の発生率は，プリミドン（PRM；14.3％）で，次いでバルプロ酸（VPA；11.1％），フェニトイン（PHT；9.1％），カルバマゼピン（CBZ；5.7％），フェノバルビタール（PB；5.1％）であった。また，VPA+CBZ と PHT+PRM+PB のような AED の特定の組み合わせは，先天奇形のより高い発生率を引き起こした。奇形の発生を回避するために，多剤併用療法を避けることが示唆された[6]。

- 妊娠初期に本剤による治療を受けた 72 例の妊婦に関するプロスペクティブな調査と，子宮内で本剤に曝露された 8 例の新生児に関するレトロスペクティブな調査があり，双方の結果に基づき，妊娠中のカルバマゼピン使用と催奇形の関連性を示唆した疫学調査がある。本剤に曝露した児にみられる特徴的な先天奇形としては頭部・顔面の小奇形，手指の爪の低形成，および発育遅延があげられている。

- バルプロ酸の併用がなく，本剤を単独で服用した 1,307 例の妊婦のうち，8 例に二分脊椎が認められたとの FDA の非公式な資料を引用した報告がある。この発生頻度（0.6 ％）は，神経管欠損に関して 9 倍の相対危険度であることを意味している[7]。

- ミシガン州のメディケイド受給の妊婦の AED 服用歴と児の二分脊椎の発生に関する調査と，過去に報告された妊娠中の AED 使用と二分脊椎に関する複数のコホート調査の結果を再評価した報告では，バルプロ酸の併用なしにカルバマゼピンを服用したてんかん治療中の妊婦に二分脊椎を有する児の生まれる危険度は 1 ％であると結論している。AED 服用中の妊婦 1,490 例中 4 例に二分脊椎児が認められた。カルバマゼピンとバルプロ酸およびプリミドンの併用例が 1 例，バルプロ酸の併用なしにカルバマゼピンと他の AED を服用した例が 2 例，フェノバルビタール単独服用例が 1 例であった。カルバマゼピンあるいはバルプロ酸の併用なしにフェニトインまたはプリミドンを服用した 444 例および 50 例には二分脊椎を有する児はみられなかった。一方，過去のコホート調査の再評価では，カルバマゼピンの併用なしにバルプロ酸の投与を受けていた 612 例中 9 例（1.47 ％）に二分脊椎が認められた。また，バルプロ酸の投与なしにカルバマゼピンの投与を受けていた 984 例中 9 例（0.91 ％）に二分脊椎が認められた。両剤以外の AED を服用した 4,489 例中 6 例（0.13 ％）に二分脊椎が認められた。カルバマゼピン服用群の二分脊椎発生に関する相対危険度は，他の AED 服用群で 6.8，バルプロ酸服用群で 0.6 であったと報告している[8]。この報告に関して，てんかんの重症度，発作の頻度，あるいは薬物血中濃度に関する考慮が不足しているので，薬物との因果関係を確立するためにはより詳細な検討が必要であるとの意見が報告されている[9]。

- 148 例のてんかん治療中の妊婦の児を，知的発達の点で 105 例の対照群と比較した報告がある。129 例は妊娠初期 20 週間に AED による治療を受けており，2 例は 20 週以降に投薬を受けた。17 例は薬物療法を受けていなかった。妊娠初期 20 週に 42 例が本剤の投与を受けており，うち 9 例は本剤の単独投与であった。148 例中 2 例に精神障害があると診断され，2 例は境界域であった。対照群には精神障害を有する児は認められなかった。本剤の単独投与を受けた母親の児に精神遅滞が認められたが，薬物よりも遺伝による影響が大きいと判断された[10]。

- 妊娠中にカルバマゼピン単独療法を受けた母親の，5～9 歳の児 96 例の平均 IQ は，コントロール群と違いはみられなかった[11,12]。

- 母親が妊娠中にカルバマゼピン単独療法で治療された 52 例の 6～16 歳の児の間の IQ スコアは，

AEDの治療を受けていないてんかんの母親の児と比べ差はなかった[13]。

症例報告
- 本剤を服用した妊婦の児に鼻の形成不全，鎖肛，髄膜脊髄瘤，外性器異常，先天性心疾患，両眼隔離症，口唇裂，爪の形成不全，先天性股関節脱臼，二分脊椎，鼠径ヘルニアがみられたとの症例報告がある[14]。

その他
- 本剤は胎盤を通過し，胎児血中濃度は母体の50～80％に達し，特に胎児肝臓および腎臓において高濃度を示した[15]。
- 妊婦の本剤服用により報告された奇形の種類が，胎児ヒダントイン症候群でみられるものと類似していること，およびフェニトインも本剤もアレン・オキサイド経路により代謝されることより，本剤による催奇形性発現の作用機序としては薬剤自体よりもエポキシド中間代謝物による催奇形性を示唆した報告がある。

勧告　米国小児科学アカデミー薬物委員会（American Academy of Pediatrics Committee on Drugs）
"The Committee on Obstetrics : Maternal and Fetal Medicine, American College of Obstetricians and Gynecologists concur in these recommendation"[16]
(1) いかなる婦人も不必要な抗痙攣薬の投与を受けるべきでない。
(2) 多年にわたり発作のなかった婦人では，可能であれば妊娠前にその投薬が中止されるべきである。
(3) てんかんがあり，投薬が必要な婦人から妊娠について尋ねられた場合，正常児を得る可能性は90％であるが，彼女の疾患自体またはその治療のために，先天奇形および知能発達の遅延が生ずるおそれが通常の平均よりも2～3倍高いことが忠告されるべきである。
(4) 妊娠第1三半期以降に助言を求める婦人には，慣例的に人工妊娠中絶を考慮するよう促すよりも前述の数字によって元気づけるべきである。こういった婦人には妊娠期間を通じて薬物療法を継続すべきである。なぜなら，起こるとすれば主な解剖学的奇形はすでに生じており，胎児ヒダントイン症候群に関連した奇形が子供の幸福に重要な影響を及ぼすことはまれだからである。
(5) フェニトインまたはフェノバルビタールから，妊娠中の使用に関する情報がより少ない他の抗痙攣薬に変更するようすすめる理由は現時点ではない。
(6) 投薬によりてんかんがコントロールされている場合には，投薬の中止は発作を引き起こすことがあり，発作の遷延は彼女自身とその胎児に重篤な続発症を起こす。

指針
- てんかんを持つ妊娠可能年齢の女性に対する治療ガイドライン（日本てんかん学会）[17]
  (1)妊娠前
  ①妊娠前カウンセリングに十分な時間をとる。
  　てんかんの重篤度，生活技能に対する能力などを判定し，妊娠，出産が現実的か否かについて家族を含めて討議し，その可否の判断は本人とその家族にゆだねる（提供すべき情報には経口避妊薬に対するAEDの作用，妊娠中の発作，妊娠・出産経過，胎児・新生児へのAEDの影響，産褥経過，てんかんの遺伝性，児の発達など）。
  ②妊娠前の発作の抑制を試みる。
  　1）必要最小限のAED単剤で試みる。トリメタジオン（TMD）は使用せず，バルプロ酸（VPA）投与が必須の症例では徐放剤が望ましい。単剤での投与量の目安はプリミドン（PRM），カルバマゼピン（CBZ）は400mg，VPAは1,000mg，フェニトイン（PHT）は200mg/日以下が望ましい。
  　2）特に避けるべきAEDの組み合わせはPHTまたはCBZとバルビツール剤，VPAとCBZ。
  ③葉酸の補充を行う。
  (2)妊娠中

①定期的な通院をすすめ，胎児モニタリング，AED・葉酸濃度を測定する。
② AED 投与量の増量は服薬が規則的でかつ発作が悪化したときにのみ行う。
③ VPA，CBZ 服用例では妊娠 16 週で血清 AFT の測定，妊娠 18 週で超音波診断を行う。
④全般性強直間代発作を起こす症例では切迫流・早産に注意する。
● 妊娠年齢のてんかん治療中の女性の管理に関する指針[18]（てんかん国際連盟；遺伝・妊娠・児童委員会）：本剤による治療を受けた妊婦の出生児に 1～2 ％の神経管欠損がみられるので超音波診断，もし必要なら羊水の α フェトプロテインの検査によって胎児診断を行う。

4　相談事例

奇形発生の危険度が最も高い絶対過敏期に本剤を服用した 30 例中 29 例は奇形などのない健常児を出産している。1 例に認められた奇形は鼠径ヘルニアであった。また，健常児出産 29 例中 17 例が出産まで継続服用した例である。

服用後の対応

◆ てんかん治療中の妊婦の本剤服用と催奇形性の関連を示唆した疫学調査が報告されている。通常の妊婦における奇形の発生頻度は 2～3 ％と報告されている。てんかん妊婦が抗てんかん薬を服用している場合，この頻度が 2～3 倍高くなるとの指摘がある。したがって，奇形の発生率は 10 ％程度であり，決して 50 ％や 100 ％になるわけではない。正常な児を得る可能性は 90 ％存在する。本剤服用例にみられた奇形として，二分脊椎，心臓血管系の奇形，頭部および顔面の奇形，泌尿生殖器の奇形，骨格奇形などの症例報告がある。催奇形との関連を示唆した疫学調査の多くは，カルバマゼピンと他の抗てんかん薬を併用して使用した妊婦の調査成績である。

一方，カルバマゼピンの単独治療については，900 例中 20 例（2.2 ％）に先天奇形が認められたとの報告，363 例中 10 例（2.8％）に先天奇形が認められたとの報告，あるいは 5.7％ に先天奇形が認められたとの報告がある。また，カルバマゼピン服用妊婦 919 例（単剤 805 例，多剤併用 114 例）中 32 例（3.5 ％）に先天奇形が認められたとの報告がある。

日本てんかん学会のガイドラインでは，妊娠前から葉酸の補充を行うこと，妊娠中は定期的な胎児モニタリング，抗てんかん薬ならびに葉酸の血中濃度を測定することなどを勧告している。

一般に，妊娠中の抗てんかん薬の服用は，その種類を減らすこと，服用量を必要最小限にとどめること，長期にわたり発作がない場合は減量と休薬が検討されるべきであると考えられている。しかし，必要な服薬を中断し，発作が頻発すると母体にとって有害なだけでなく，胎児が低酸素状態に曝され，薬物による影響よりも重篤な影響を及ぼすおそれがある。したがって，服用する薬剤の種類や必要な服用量の調節は主治医に任せ，必ず指示通りに服用する。

● 以上のことから判断して，てんかん治療のために妊娠中に本剤を継続服用したことにより奇形発生の頻度や危険度は 2～3 倍に増える可能性があるが，100 例中 90 例以上は奇形などのない健常児を得ている。したがって本剤服用が必ずしも人工妊娠中絶の理由にはならない。
● 今後は，妊娠していることを主治医に告げて相談するように指示する。

抗てんかん薬

服用前の対応

1 医師への疑義照会

以下のことを説明し，患者が妊婦であっても処方通りに調剤してよいかを確認する。

- てんかん治療中の妊婦の本剤服用と催奇形の関連性を示唆した疫学調査が報告されている。本剤と関連した催奇形として，二分脊椎，心臓血管系の奇形，頭部および顔面の奇形，泌尿生殖器の奇形，骨格奇形などの症例報告がある。催奇形との関連を示唆した疫学調査の多くは，カルバマゼピンと他の抗けいれん薬を併用して使用した妊婦の調査成績である。一方，カルバマゼピンの単独治療については，900例中20例（2.2％）に先天奇形が認められたとの報告，363例中10例（2.8％）に先天奇形が認められたとの報告，あるいは5.7％に先天奇形が認められたとの報告がある。また，カルバマゼピン服用妊婦919例（単剤805例，多剤併用114例）中32例（3.5％）に先天奇形が認められたとの報告がある。

  通常の妊婦における奇形の発生頻度は2〜3％と報告されている。てんかん妊婦が抗てんかん薬を服用している場合この頻度が2〜3倍高くなるとの報告がある。

  日本てんかん学会のガイドラインでは，妊娠前から葉酸の補充を行うこと，妊娠中は定期的な胎児モニタリング，AEDならびに葉酸の血中濃度を測定すること，妊娠16週で血清AFTの測定，妊娠18週で超音波診断を行うことが勧告されている。

  一般に，妊娠中の抗てんかん薬の服用は，その種類を減らすこと，服用量を必要最少限にとどめること，長期にわたり発作がない場合は減量と休薬が検討されるべきであると考えられている。しかし，必要な服薬を中断し，発作が頻発すると母体にとって有害なだけでなく，胎児が低酸素状態に曝され，薬物による影響よりも重篤な影響を及ぼすおそれがある。したがって，服用する薬剤の種類や必要な服用量の調節は主治医に任せ，必ず指示通りに服用する。

意見を求められたら

- 数年にわたり発作がみられず，本剤の投与が不可欠というほどでもないなら，減量あるいは休薬を検討したほうがよい。
- てんかん治療中の妊婦の本剤服用と催奇形の関連性を示唆した症例報告および疫学調査が複数報告されている。また，国内外の学会ガイドラインが示されており，薬物の胎児への影響は存在するものの，痙攣発作のコントロールが母児の健康により重要となるため必要な薬物療法は容認されることが示されている。
- 本剤とバルプロ酸ナトリウム，または本剤とバルビツール薬の併用は，児のリスクが増大するため避けるべきと日本てんかん学会は勧告している。
- どうしても本剤の投与が必要で，本剤と他の抗てんかん薬の併用治療を継続する場合には，奇形発生の頻度は通常の妊婦の2〜3倍に上昇するが，奇形などのない健常児を出産する可能性は90％以上である。
- てんかん治療中の妊婦に関する米国小児科学アカデミー薬物委員会による1979年，1983年の勧告およびてんかん国際連盟による1993年の指針，日本てんかん学会による「てんかんを持つ妊娠可能年齢の女性に対する治療ガイドライン」がある。
- 日本てんかん学会は抗てんかん薬治療中の婦人は妊娠前から葉酸を補充することを推奨している。

2　患者への説明・指導

以下のことを説明，指導する。

投薬中止の場合

- 処方医と相談の結果，現時点での病状から休薬しても発作が起こる可能性は低いと考えられること，ならびに妊娠中の母体と胎児の安全のため，投薬を中止してしばらく様子をみることになった。
- 発作が再発するなど，病状や自覚症状について何か変化があった場合には，すぐに主治医に受診する。
- 妊娠中は，薬局で薬を買うとき，病院にかかるときには，必ず妊娠していること，およびてんかんのため薬剤を服用している(いた)ことを告げるよう指導する。

処方変更の場合

- 処方医と相談の結果，現時点の病状と妊娠中の治療に最適な薬剤を考慮して処方が変更になった。
- 本剤は医師が妊娠を確認したうえで処方した薬で，母体の発作予防のために必要で，胎児への悪影響が少ないと考えられる薬である。必要な服薬を中断し，発作が頻発すると母体にとって有害なだけでなく，胎児が低酸素状態に曝され，薬物による影響よりも重篤な影響を及ぼすおそれがある。したがって，服用する薬剤の種類や必要な服用量の調節は主治医に任せ，必ず指示通りに服用する。
- 医師の指示と異なった服用をした場合は，その状況を医師に報告する。
- 自分の判断で服薬を中止し，発作が頻発した場合，母体ばかりでなく胎児も危険な状態になりかねない。
- 薬について何か心配なことがあったら，いつでも医師・薬剤師に相談する。

処方変更のない場合

- 「服用後の対応」の◆印，「処方変更の場合」の◆印について説明する。
- 前述のことから判断して，妊娠中に本剤を継続服用したことにより奇形発生の頻度は2〜3倍に増える可能性がある。しかし，100例中90例以上は奇形などのない健常児を得ている。
- 妊娠中に母親が不安のためにストレス状態にあることは，それ自体妊娠にとってよいことではない。家族と相談し，治療のことは医師に任せて，指示通りの治療を受けることが母体および胎児にとって大切であることを指導する。

文献

1) ノバルティス ファーマ株式会社：テグレトール，インタビューフォーム(第8版)
2) Morrow J, et al：Malfomation risks of antiepileptic drugs in pregnancy：a prospective study from the UK Epilepsy and Pregnancy Register. J Neurol Neurosurg Psychiatry, 77(2)：193-198, 2006
3) Matalon S, et al：The teratogenic effect of carbamazepine；a meta-analysis of 1255 exposures. Reprod Toxicol, 16(1)：9-17, 2002
4) Artama M, et al：Antiepileptic drug use of women with epilepsy and congenital malformations in offspring. Neurology, 64(11)：1874-1878, 2005
5) Kaaja E, et al： Major malformations in offspring of women with epilepsy. Neurology, 60(4)：575-579, 2003
6) Kaneko S, et al：Congenital malformations due to antiepileptic drugs. Epilepsy Res, 33(2-3)：145-158, 1999
7) Jones KL, et al：Teratogenic effects of carbamazepine. N Engl J Med, 321(21)：1480-1481, 1989
8) Rosa FW：Spina bifida in infants of women treated with carbamazepine during pregnancy. N Engl J Med,

324（10）: 674, 1991
9) Spina bifida in infants of women taking carbamazepine. N Engl J Med, 325（9）: 664, 1991
10) Gaily E, et al: Intelligence of children of epileptic mothers. J Pediatr, 113（4）: 677, 1988
11) Gaily E, et al: Intelligence of children of epileptic mothers. J Pediatr, 113（4）: 677-684, 1988
12) Gaily E, et al: Specific cognitive dysfunction in children with epileptic mothers. Dev Med Child Neurol, 32（5）: 403-414, 1990
13) Adab N, et al: The longer term outcome of children born to mothers with epilepsy. J Neurol Neurosurg Psychiatry, 75（11）: 1575-1583, 2004 [E]
14) Iqbal MM, et al: The effects of lithium, valproic acid, and carbamazepine during pregnancy and lactation (review). J Toxicol Clin Toxicol, 39（4）: 381-392, 2001
15) Nau H, et al: Anticonvulsants during pregnancy and lactation. Transplacental, maternal and neonatal pharmacokinetics. Clin Pharmacokinet, 7（6）: 508-543, 1982
16) American Academy of Pediatrics Committee on Drugs: anticonvulsants and pregnancy. Pediatrics, 63（2）: 331, 1979
17) 日本てんかん学会. Net (http://square.umin.ac.jp/jes/)
18) Guidelines for the care of women of childbearing age with epilepsy. Commission on Genetics, Pregnancy, and the Child, International League Against Epilepsy. Epilepsia, 34（4）: 588-589, 1993

クロナゼパム （*Clonazepam*）

ランドセン 細 錠，
リボトリール 細 錠

薬剤危険度 **3点**　情報量 **＋**

薬剤データ

1　添付文書

　妊娠中の投与に関し，次のような報告があるので，妊婦または妊娠している可能性のある婦人には，治療上の有益性（母体のてんかん発作頻発を防ぎ，胎児を低酸素状態から守る）が危険性を上回ると判断される場合にのみ投与する。

- 妊娠中に他のベンゾジアゼピン系化合物（ジアゼパム，クロルジアゼポキシドなど）を服用していた患者が出産した新生児において，口唇裂，口蓋裂などが対照群と比較して有意に多いとの疫学的調査報告がある。
- ベンゾジアゼピン系薬剤で新生児に哺乳困難，嘔吐，活動低下，筋緊張低下，過緊張，嗜眠，傾眠，呼吸抑制・無呼吸，チアノーゼ，易刺激性，神経過敏，振戦，低体温，頻脈などを起こすことが報告されている。なお，これらの症状は，離脱症状あるいは新生児仮死として報告される場合もある。また，ベンゾジアゼピン系薬剤で新生児に黄疸の増強を起こすことが報告されている。
- 分娩前に連用した場合，出産後新生児に離脱症状が現れることが，ベンゾジアゼピン系薬剤で報告されている。

2　動物（生殖発生毒性試験・変異原性試験など）

- ラット（SD系）に2，10，40mg/kg/日を経口投与した妊娠前・妊娠初期投与試験では，生殖能および胎仔に対し本薬によると考えられる異常所見は認められなかった[1]。
- ラット（SD系）に3，10，40mg/kg/日を経口投与した器官形成期投与試験では，胎仔および新生仔に本薬によると考えられる異常所見は認められなかった[1]。
- ラット（SD系）に2，5，10mg/kg/日を経口投与した周産期・授乳期投与試験では，妊娠期間，分娩率および新生仔に本薬によると考えられる異常所見は認められなかった[1]。

3　ヒト（疫学調査・症例報告など）

概要

- 妊娠中の本剤単剤使用による催奇形を示唆した症例報告も疫学調査もない。また，本剤を妊娠中に継続服用した母親が出産した児に奇形はみられなかったとの症例報告がある。一方，妊娠中に他のベンゾジアゼピン系化合物を使用したことにより口蓋裂などの奇形発生が増加したとのレトロスペクティブな疫学調査が複数報告されている。これらの疫学調査には，調査方法などの偏りに関する考慮が十分でないと指摘した報告がある。また，バイアスや交絡因子が関与しにくいコホート研究では，口蓋裂などの奇形発生や胎児死亡などについてベンゾジアゼピン系化合物使用との因果関係は認められなかった。一方，別のレトロスペクティブな疫学調査は，他のベンゾジアゼピン系化合物の使用と鼠径ヘルニア，心臓血管系の奇形との関連性を指摘している。

- 中央薬事審議会の副作用調査会の検討では，これらの報告に基づいて，妊娠中のマイナートランキライザーの使用と奇形児出産との因果関係は必ずしも明確ではないが，催奇形性の危険性を否定することはできないので，妊娠初期における適用は有用性と安全性を十分考慮のうえ使用されるべきであると勧告している（ジアゼパムの項参照）。

疫学調査

- 150例のてんかん治療中の妊婦のうち5例が本剤を服用していたが，通常の妊婦と比較して，妊娠の経過および分娩に及ぼす本剤の影響は認められなかった[2]。

- 28,565例の児を調査した報告では，52例の児が本剤に曝露されていた。本剤単剤に曝露されていた43例は，てんかん発作（1例；2.3％），片頭痛（1例；2.3％），うつ病／双極性障害／パニック発作／不安／強迫性障害（41例；95.3％）に対して処方されており，うち33例（76.7％）は妊娠第1三半期の曝露であった。妊娠第1三半期に単剤曝露された33人中1例（3.0％）に異形性顔貌，成長遅延，心奇形（ファロー四徴症）がみられたものの，本剤曝露による奇形発生頻度の増加は認められなかった[3]。

- 妊娠中に本剤に曝露された38例の児のケースシリーズ研究では，パニック障害に対して本剤が使用され，平均1日服用量は1mg，平均服用期間は26.6週間であった。児の詳細が判明している27例では大奇形は認められなかった。2例に小奇形がみられ，また新生児ジストレスが3例でみられたが，2例はイミプラミンを併用しており，もう1例は心臓疾患と診断されたが妊娠第1三半期には本剤を使用していなかった[4]。

- オランダにおいて，妊娠第1三半期に抗てんかん薬（AED）を服用した母親から生まれた児1,411例を対象としたレトロスペクティブコホート研究が行われた。本剤と他のAEDを併用した31例のうち4例（13％）の児に奇形が認められ，奇形発生の相対リスクが有意に増加した［RR：10.1，95％CI：3.3-30.6］。一方，母親が本剤を単剤で服用した9例の児に奇形は認められなかった[5]。

- オーストラリアで行われたAEDのレジストリーにおける292例の妊婦の追跡調査では，256例（87.7％）が健常児を出産し，23例（7.9％）に先天奇形が認められ（うち4例が人工妊娠中絶），1例（0.3％）が死産，12例（4.1％）が自然流産であった。妊娠第1三半期に本剤に曝露された20例では奇形は認められなかった[6]。

- 22,865例の奇形児を調査したケースコントロール調査では，そのうち57例（0.25％）の児が妊娠中にベンゾジアゼピン系薬剤（ニトラゼパム，メダゼパム，トフィソパム，アルプラゾラム，クロナゼパム）に曝露されていた。そのうちクロナゼパム曝露は4例であった。一方，奇形のない38,151例の児では，そのうち75例（0.20％）が妊娠中にこれら5種のベンゾジアゼピンに曝露されており，妊娠2カ月および3カ月の曝露に有意な差は認められなかった。これら5種のベンゾジアゼピンに催奇形リスクはみられなかったが，曝露例が少なくデータが限られている[7]。

- 517例のてんかん妊婦における追跡調査では，出産に至った452例中44例（9.7％）に奇形が認められた。本剤を単剤で服用した6例に奇形は認められなかった[8]。

症例報告

- 妊娠全期間を通して本剤を服用した母親が，妊娠36週で2,750gの児を出産した。新生児には無呼吸，チアノーゼ，嗜眠および緊張低下が発現したが，先天奇形はみられなかった。臍帯と母体血中の薬物濃度は，それぞれ19ng/mL，32ng/mLであった。18時間後の新生児血中濃度は4.4ng/mLに低下した。しかし，その後の12時間に16〜43秒続く無呼吸が5回記録された。低緊張と嗜眠は5日後に解消したが，無呼吸は10日後も持続した。この持続には母乳中の薬物が部分的に関与していたかも知れないと考察されている。生後5カ月における神経学的発達は正常であった[9]。

- 妊娠期間を通してクロナゼパム（4mg/日）とカルバマゼピン（1,800mg/日）を服用していた婦人の児に，羊水過多に関連した小腸の麻痺性イレウスが認められた．著者は，本剤に起因するものではないかと結論づけている[10]．

勧告 米国小児科学アカデミー薬物委員会（American Academy of Pediatrics Committee on Drugs）"The Committee on Obstetrics : Maternal and Fetal Medicine, American College of Obstetricians and Gynecologists concur in these recommendation"[11]

（1）いかなる婦人も不必要な抗痙攣薬の投与を受けるべきでない．
（2）多年にわたり発作のなかった婦人では，可能であれば妊娠前にその投薬が中止されるべきである．
（3）てんかんがあり，投薬が必要な婦人から妊娠について尋ねられた場合，正常児を得る可能性は90％であるが，彼女の疾患自体またはその治療のために，先天性奇形および知能発達の遅延が生ずるおそれが通常の平均よりも2〜3倍高いことが忠告されるべきである．
（4）妊娠第1三半期以降に助言を求める婦人には，慣例的に人工妊娠中絶を考慮するよう促すよりも前述の数字によって元気づけるべきである．こういった婦人には妊娠期間を通じて薬物療法を継続すべきである．なぜなら，起こるとすれば主な解剖学的奇形はすでに生じており，胎児ヒダントイン症候群に関連した奇形が子供の幸福に重要な影響を及ぼすことはまれだからである．
（5）フェニトインまたはフェノバルビタールから，妊娠中の使用に関する情報がより少ない他の抗痙攣薬に変更するようすすめる理由は現時点ではない．
（6）投薬によりてんかんがコントロールされている場合には，投薬の中止は発作を引き起こすことがあり，発作の遷延は彼女自身とその胎児に重篤な続発症を起こす．

指針
てんかんを持つ妊娠可能年齢の女性に対する治療ガイドライン（日本てんかん学会）[12]
(1)妊娠前
　①妊娠前カウンセリングに十分な時間をとる．
　　てんかんの重篤度，生活技能に対する能力などを判定し，妊娠，出産が現実的か否かについて家族を含めて討議し，その可否の判断は本人とその家族にゆだねる（提供すべき情報には経口避妊薬に対するAEDの作用，妊娠中の発作，妊娠・出産経過，胎児・新生児へのAEDの影響，産褥経過，てんかんの遺伝性，児の発達など）．
　②妊娠前の発作の抑制を試みる．
　　1）必要最低限のAED単剤で試みる．トリメタジオン（TMD）は使用せず，バルプロ酸（VPA）投与が必須の症例では徐放剤が望ましい．単剤での投与量の目安はプリミドン（PRM），カルバマゼピン（CBZ）は400mg，VPAは1,000mg，フェニトイン（PHT）は200mg/日以下が望ましい．
　　2）特に避けるべきAEDの組み合わせはPHTまたはCBZとバルビツール剤，VPAとCBZ．
　③葉酸の補充を行う．
(2)妊娠中
　①定期的な通院をすすめ，胎児モニタリング，AED・葉酸濃度を測定する．
　②AED投与量の増量は服薬が規則的でかつ発作が悪化したときにのみ行う．
　③VPA，CBZ服用例では妊娠16週で血清AFTの測定，妊娠18週で超音波検査を行う．
　④全般性強直間代発作を起こす症例では切迫流・早産に注意する．

4　相談事例

奇形発生の危険度が最も高い絶対過敏期に本剤を服用した42例はいずれも奇形などのない健常児を出産した．そのうち22例は全妊娠期間にわたる継続服用例であった．また，相対過敏期に本剤を服用した1例も奇形などのない健常児を出産した．

服用後の対応

- 妊婦への本剤単剤使用について胎児への催奇形性，胎児毒性を示唆する疫学調査は報告されていない。また，本剤単剤使用と催奇形性，胎児毒性の因果関係を否定する疫学調査も報告されていない。複数の疫学調査の部分解析，あるいは症例集積検討において，本剤単剤使用例の出産結果が検討されているが，催奇形性の危険度の増加はみられておらず，複数の健常児出産が確認されている。ラットを用いた動物実験では催奇形性，胎児毒性は認められていない。相談事例では，奇形発生の危険度が高い妊娠初期に本剤を服用した43例はいずれも奇形などのない健常児を出産した。うち22例は全妊娠期間にわたる継続服用例であった。

  類薬の情報，抗てんかん薬としての本剤の使用について説明する際には，下記を参照。

- 他のベンゾジアゼピン系化合物の投与を受けた妊婦では，口蓋裂などの奇形発生が増加したとのレトロスペクティブな疫学調査が報告されている。しかし，これらの疫学調査には調査方法の偏りに関する考慮が十分でないとの指摘がある。またバイアスや交絡因子が関与しにくいコホート研究では，他のベンゾジアゼピン系薬剤使用と奇形発生や胎児死亡などについて因果関係は認められなかったと報告されている。また，本剤をてんかんの治療のために妊娠中に継続服用し，健常児を出産したとの症例報告がある。

  てんかん治療中の妊婦が抗てんかん薬（AED）を服用することによる胎児への影響に関して広く受け入れられている一般的評価に米国小児科学アカデミーの勧告がある。一般に通常の妊婦における奇形の発生頻度は2～3％とされている。勧告では「てんかん治療中の婦人が妊娠中にAEDを服用した場合，この頻度が2～3倍高くなる。しかし，奇形の増加が薬剤の服用によるものか，てんかんという病気自体によるものかは明らかではない。また，奇形の発生率は決して50％や100％に増加するわけではない。正常な児を得る可能性は90％である」と述べている。ただし，この勧告の判断のもととなる情報には，本剤に関する報告は含まれていない。したがって，この勧告はてんかん治療中の妊婦における一般論として参考になるが，本剤による治療で奇形の発生する頻度が2～3倍に増加すると判断するような根拠となる情報ではない。

  一般に，妊娠中のAEDの服用は，その種類を減らし，服用量を必要最小限にとどめ，長期にわたり発作がない場合は減量と休薬が検討されるべきであると考えられている。しかし，必要な服薬を中断し，発作が頻発すると母体にとって有害なだけでなく，胎児が低酸素状態に曝され，薬物による影響よりも重篤な影響を及ぼすおそれがある。したがって，服用する薬剤の種類や必要な服用量の調節は主治医に任せ，必ず指示通りに服用する。

  出産まで継続して本剤を服用した場合，新生児に傾眠傾向あるいは呼吸抑制がみられることがある。しかし，こういった症状は，本剤の継続服用を産婦人科の主治医に告げてあれば治療や予防は可能なものである。

  以上のことから判断して，妊娠中に本剤を服用したことにより奇形発生の頻度や危険度が通常の妊婦と比較して増加する可能性をまったく否定することはできないが，逆に著しく上昇したとも考えられないことを説明する。

  したがって，本剤の服用は必ずしも人工妊娠中絶の理由にはならない。

- 今後は，妊娠していることを主治医に告げて相談するように指示する。

服用前の対応

1 医師への疑義照会

以下のことを説明し，患者が妊婦であっても処方通りに調剤してよいかを確認する。

- 妊婦への本剤単剤使用について胎児への催奇形性，胎児毒性を示唆する疫学調査は報告されていない。また，本剤単剤使用と催奇形性，胎児毒性の因果関係を否定する疫学調査も報告されていない。複数の疫学調査の部分解析，あるいは症例集積検討において，本剤単剤使用例の出産結果が検討されているが，催奇形性の危険度の増加はみられておらず，複数の健常児出産が確認されている。ラットを用いた動物実験では催奇形性，胎児毒性は認められていない。相談事例では，絶対過敏期に本剤を服用した42例はいずれも奇形などのない健常児を出産した。うち22例は全妊娠期間にわたる継続服用例であった。また，相対過敏期に本剤を服用した1例も奇形などのない健常児を出産した。
- 類薬の情報，抗てんかん薬としての本剤の使用について処方医への確認が必要な場合には，「服用後の対応」の◆について確認する。

意見を求められたら

- 数年にわたり発作がみられず，本剤の投与が不可欠というほどでもないなら，減量あるいは休薬を検討したほうがよい。
- てんかん治療中の妊婦に関する米国小児科学アカデミー薬物委員会による1979年，1983年の勧告およびてんかん国際連盟による1993年の指針，日本てんかん学会による「てんかんを持つ妊娠可能年齢の女性に対する治療ガイドライン」がある。
- 国内外の学会ガイドラインでは，薬物の胎児への影響は存在するものの，痙攣発作のコントロールが母児の健康にとって，より重要となるため必要な薬物療法は容認されることが示されている。
- どうしても本剤の投与が必要で，本剤による治療を継続する場合，他のベンゾジアゼピン系化合物で催奇形性を示唆した報告のすべてを否定することはできない。しかし，妊娠中のベンゾジアゼピン系化合物の使用と催奇形性の因果関係は認められないとの報告もあり，奇形発生の頻度や危険度が必ずしも上昇するとは考えられない。
- 妊娠全期間を通じて本剤を服用したが催奇形性を認めなかった症例報告があり，本剤の治療継続は必ずしも人工妊娠中絶をすすめる理由にはならないと考えられる。

2 患者への説明・指導

以下のことを説明，指導する。

投薬中止の場合

- 処方医と相談の結果，現時点での病状から休薬しても発作が起こる可能性は低いと考えられること，ならびに妊娠中の母体と胎児の安全のため，投薬を中止してしばらく様子をみることになった。
- 発作が再発するなど，病状や自覚症状について何か変化があった場合には，すぐに主治医に受診する。
- 妊娠中は，薬局で薬を買うとき，病院にかかるときには，必ず妊娠していることおよびてんかんのため薬剤を服用している(いた)ことを告げるよう指導する。

処方変更の場合

- 処方医と相談の結果，現時点の病状と妊娠中の治療に最適な薬剤を考慮して処方が変更になった。
- ◆ 本剤は医師が妊娠を確認したうえで処方した薬で，母体の発作予防のために必要で，胎児への悪影

響が少ないと考えられる薬である．必要な服薬を中断し，発作が頻発すると母体にとって有害なだけでなく，胎児が低酸素状態に曝され，薬物による影響よりも重篤な影響を及ぼすおそれがある．したがって，服用する薬剤の種類や必要な服用量の調節は主治医に任せ，必ず指示通りに服用する．

- 医師の指示と異なった服用をした場合は，その状況を医師に報告する．
- 自分の判断で服薬を中止し，発作が頻発した場合，母体ばかりでなく胎児も危険な状態になりかねない．
- 薬について何か心配なことがあったら，いつでも医師・薬剤師に相談する．

処方変更のない場合

- 前述のことから判断して，妊娠中に本剤を継続服用したことにより奇形発生の頻度が通常の妊婦より増える可能性をまったく否定することはできない．しかし，他の抗てんかん薬のように2〜3倍といった著しい上昇を起こすと考える根拠はない．したがって著しい危険度の増加は考えられない．
- 妊娠中に母親が不安のためにストレス状態にあることは，それ自体妊娠にとってよいことではない．家族と相談し，治療のことは医師に任せて，指示通りの治療を受けることが母体および胎児にとって大切であることを指導する．
- 「服用後の対応」の◆印，「処方変更の場合」の◆印について説明する．

文献

1) 中外製薬株式会社：リボトリール，インタビューフォーム(第1版)
2) Hiilesmaa VK, et al：Obstetric outcome in women with epilepsy. Am J Obstet Gynecol, 152(5)：499-504, 1985
3) Lin AE, et al：Clonazepam use in pregnancy and the risk of malformations, Birth Defects Res A Clin Mol Teratol, 70(8)：534-536, 2004
4) Weinstock L, et al：Obstetrical and neonatal outcome following clonazepam use during pregnancy；a case series. Psychother Psychosom, 70(3)：158-162, 2001
5) Samrén EB, et al：Antiepileptic drug regimens and major congenital abnormalities in the offspring. Ann Neurol, 46(5)：739-746, 1999
6) Vajda FJ, et al：The Australian registry of anti-epileptic drugs in pregnancy；experience after 30 months. J Clin Neurosci, 10(5)：543-549, 2003
7) Eros E, et al：A population-based case-control teratologic study of nitrazepam, medazepam, tofisopam, alprazolum and clonazepam treatment during pregnancy. Eur J Obstet Gynecol Reprod Biol, 101(2)：147-154, 2002
8) Canger R, et al：Malformations in offspring of women with epilepsy；a prospective study. Epilepsia, 40(9)：1231-1236, 1999
9) Fisher JB, et al：Neonatal apnea associated with maternal clonazepam therapy；a case report. Obstet. Gynecol, 66(3 Suppl)：34S-35S, 1985
10) Haeusler MC, et al：Paralytic ileus in a fetus-neonate after maternal intake of benzodiazepine. Prenat Diagn, 15(12)：1165-1167, 1995
11) American Academy of Pediatrics Committee on Drugs：anticonvulsants and pregnancy. Pediatrics, 63(2)：331, 1979
12) 日本てんかん学会．Net (http://square.umin.ac.jp/jes)

クロバザム (Clobazam)

マイスタン 細 錠

薬剤危険度 **3点**

情報量 **±**

薬剤データ

1　添付文書

- 妊婦または妊娠している可能性のある婦人には，治療上の有益性(母体のてんかん発作頻発を防ぎ，胎児を低酸素状態から守る)が危険性を上回ると判断される場合にのみ投与する。
（1）妊娠中に他のベンゾジアゼピン系化合物の投与を受けた患者の中に，奇形のある児などの障害児を出産した例が対照群と比較して有意に多いとの疫学的調査が報告されている。
（2）ベンゾジアゼピン系薬剤で新生児に哺乳困難，嘔吐，活動低下，筋緊張低下，過緊張，嗜眠，傾眠，呼吸抑制・無呼吸，チアノーゼ，易刺激性，神経過敏，振戦，低体温，頻脈などを起こすことが報告されている。なお，これらの症状は，離脱症状あるいは新生児仮死として報告される場合もある。また，ベンゾジアゼピン系薬剤で新生児に黄疸の増強を起こすことが報告されている。
（3）分娩前に連用した場合，出産後新生児に離脱症状が現れることが，ベンゾジアゼピン系薬剤で報告されている。
- 妊娠動物へ投与した試験において，胎仔死亡および死産が認められている。

2　動物(生殖発生毒性試験・変異原性試験など)

- ラットにおける妊娠前および妊娠初期投与試験(25，250，750mg/kg/日)，胎仔の器官形成期投与試験(25，250，750mg/kg/日)，周産期および授乳期投与試験(25，250，750mg/kg/日)において，親動物では250mg/kg/日以上の投与で体重増加抑制，摂餌量の減少あるいは肝臓の重量増加などの毒性所見がみられたが，生殖機能(交尾能力，妊娠率，分娩状態および哺育能力)に影響はなく，親動物に対する無毒性量はいずれの試験においても25mg/kg/日と判断された。ラット次世代動物に対しては，750mg/kg/日の投与で死産仔率の上昇および生後の体重増加抑制(周産期および授乳期投与試験)が認められたが，胎仔の発生・発育，出生仔の行動，感覚・反射機能，学習能力，生殖能力に影響はなく，妊娠前および妊娠初期投与試験の胎仔に対する無毒性量は750mg/kg/日，胎仔の器官形成期投与試験，周産期および授乳期投与試験の次世代動物に対する無毒性量はそれぞれ750mg/kg/日，250mg/kg/日と判断された[1]。
- ウサギにおける胎仔の器官形成期投与試験(10，25，50mg/kg/日)において，母動物では25mg/kg/日以上の投与で流涎，流涙，鼻汁の排出，体重減少および摂餌量の減少などの毒性所見が，50mg/kg/日群ではさらに死亡例が認められ，母動物に対する無毒性量は10mg/kg/日と判断された。胎仔では，50mg/kg/日の投与で死亡率の上昇および尾長の低値がみられたが催奇形性はなく，胎仔に対する無毒性量は25mg/kg/日と判断された[1]。

3　ヒト(疫学調査・症例報告など)

- 妊婦への使用に関して，胎児への催奇形性，胎児毒性との関連は認められなかったことを示す疫学

調査は報告されていない。一方，ヒトにおける催奇形性，胎児毒性を示す症例報告も疫学調査もない。
- 他のベンゾジアゼピン系化合物の投与を受けた妊婦では，口蓋裂などの奇形発生が増加したとのレトロスペクティブなケースコントロール研究が報告されている。しかし，これらの疫学調査には，調査方法の偏りに関する考慮が十分でないという指摘がある。一方，より精度が高いと考えられるコホート調査を主体とした疫学調査では，ベンゾジアゼピン系薬物の妊婦使用と奇形発生や胎児死亡などについて有意な関連は認められなかったと報告されている。
- 中央薬事審議会の副作用調査会の検討では複数の疫学調査報告に基づいて，奇形児出産との関連は必ずしも明確ではないが，催奇形の危険性を否定することはできないので，マイナートランキライザーの妊娠初期における適用は，有用性と安全性を十分考慮のうえ使用されるべきであると勧告している。
- 妊娠中のベンゾジアゼピン系薬物使用と催奇形に冠する疫学調査のメタアナリシスが報告されている。9つのケースコントロール研究のメタアナリシスでは，ジアゼパム曝露と大奇形[OR：3.01, 95％CI：1.32-6.84]ならびに口唇・口蓋裂[OR：1.79, 95％CI：1.13-2.82]の関連がみられた。一方，9つのコホート研究のメタアナリシスでは，妊娠第1三半期のジアゼパム曝露と大奇形[OR：0.90, 95％CI：0.61-1.35]あるいは口唇・口蓋裂[OR：1.19, 95％CI：0.34-4.15]の関連は認められなかった。一般に，ケースコントロール研究ではリコールバイアスや交絡因子が結果を修飾する可能性が指摘されている[2]。
- オランダにおいて，妊娠第1三半期に抗てんかん薬(AED)を服用した母親から生まれた児1,411例を対象としたレトロスペクティブコホート研究が行われた。本剤を単剤で服用した母親の児4例に奇形は認められなかったが，他のAEDを併用した27例のうち1例(4％)に奇形が認められた[RR：2.6, 95％CI：0.3-19.9][3]。
- AEDに曝露され，奇形が認められた57例の児の報告では，6例が本剤に曝露されており，本剤＋バルプロ酸(VPA)＋カルバマゼピン(CBZ)併用例，本剤＋CBZ＋フェニトイン併用例，本剤＋VPA併用例がそれぞれ2例ずつであった。認められた奇形は，心臓の中隔欠損症，爪の形成不全，上気道の狭窄／重度の口蓋(high palate)，内反尖足，褐色の母斑，膠耳であった[4]。
- 本剤を使用した56例を8年間追跡したオープン研究では，そのうち3例の婦人が妊娠期間を通して本剤とCBZを併用していた。2例は健常児を出産し，1例は持続的な胎児循環と注意欠陥障害の特徴を示した[5]。
- 症例シリーズ研究において，本剤使用3例のうち2例は健常児出産，本剤30mg/日に加えオクスカルバゼピン3,000mg/日とバルプロ酸1,800mg/日を併用した1例では児に二分脊椎がみられた[6]。

勧告 米国小児科学アカデミー薬物委員会(American Academy of Pediatrics Committee on Drugs)
"The Committee on Obstetrics：Maternal and Fetal Medicine, American College of Obstetricians and Gynecologists concur in these recommendation"[7]
（1）いかなる婦人も不必要な抗痙攣薬の投与を受けるべきでない。
（2）多年にわたり発作のなかった婦人では，可能であれば妊娠前にその投薬が中止されるべきである。
（3）てんかんがあり，投薬が必要な婦人から妊娠について尋ねられた場合，正常児を得る可能性は90％であるが，彼女の疾患自体またはその治療のために，先天奇形および知能発達の遅延が生ずるおそれが通常の平均よりも2～3倍高いことが忠告されるべきである。
（4）妊娠第1三半期以降に助言を求める婦人には，慣例的に人工妊娠中絶を考慮するよう促すよりも前述の数字によって元気づけるべきである。こういった婦人には妊娠期間を通じて薬物療法を継続すべきである。な

ぜなら，起こるとすれば主な解剖学的奇形はすでに生じており，胎児ヒダントイン症候群に関連した奇形が子供の幸福に重要な影響を及ぼすことはまれだからである．
(5) フェニトインまたはフェノバルビタールから，妊娠中の使用に関する情報がより少ない他の抗痙攣薬に変更するようすすめる理由は現時点ではない．
(6) 投薬によりてんかんがコントロールされている場合には，投薬の中止は発作を引き起こすことがあり，発作の遷延は彼女自身とその胎児に重篤な続発症を起こす．

指針 てんかんを持つ妊娠可能年齢の女性に対する治療ガイドライン(日本てんかん学会)[8]
(1)妊娠前
①妊娠前カウンセリングに十分な時間をとる．
　てんかんの重篤度，生活技能に対する能力などを判定し，妊娠，出産が現実的か否かについて家族を含めて討議し，その可否の判断は本人とその家族にゆだねる(提供すべき情報には経口避妊薬に対するAEDの作用，妊娠中の発作，妊娠・出産経過，胎児・新生児へのAEDの影響，産褥経過，てんかんの遺伝性，児の発達など)．
②妊娠前の発作の抑制を試みる．
　1) 必要最小限のAED単剤で試みる．トリメタジオン(TMD)は使用せず，バルプロ酸(VPA)投与が必須の症例では徐放剤が望ましい．単剤での投与量の目安はプリミドン(PRM)，カルバマゼピン(CBZ)は400mg，VPAは1,000mg，フェニトイン(PHT)は200mg/日以下が望ましい．
　2) 特に避けるべきAEDの組み合わせはPHTまたはCBZとバルビツール剤，VPAとCBZ．
③葉酸の補充を行う．
(2)妊娠中
①定期的な通院をすすめ，胎児モニタリング，AED・葉酸濃度を測定する．
② AED投与量の増量は服薬が規則的でかつ発作が悪化したときにのみ行う．
③ VPA，CBZ服用例では妊娠16週で血清AFTの測定，妊娠18週で超音波診断を行う．
④全般性強直間代発作を起こす症例では切迫流・早産に注意する．

4　相談事例

　奇形発生の危険度が最も高い絶対過敏期に本剤を服用した1例は奇形などのない健常児を出産した．この1例は継続服用であった．

服用後の対応

◆　他のベンゾジアゼピン系化合物の投与を受けた妊婦では，口蓋裂などの奇形発生が増加したとのレトロスペクティブな疫学調査が報告されている．しかし，これらの疫学調査には調査方法の偏りに関する考慮が十分でないとの指摘がある．またバイアスや交絡因子が関与しにくいコホート研究では，他のベンゾジアゼピン系薬剤使用と奇形発生や胎児死亡などについて因果関係は認められなかったと報告されている．また，本剤をてんかんの治療のために妊娠中に継続服用し，健常児を出産したとの症例報告がある．
　てんかん治療中の妊婦が抗てんかん薬を服用することによる胎児への影響に関して広く受け入れられている一般的評価に米国小児科アカデミーの勧告がある．一般に通常の妊婦における奇形の発生頻度は2～3％とされている．勧告では「てんかん治療中の婦人が妊娠中に抗てんかん薬を服用した場合，この頻度が2～3倍高くなる．しかし，奇形の増加が薬剤の服用によるものか，てんかんという病気自体によるものかは明らかではない．また，奇形の発生率は決して50％や100％に増加するわけではない．正常な児を得る可能性は90％である」と述べている．ただし，この勧告の判断のも

ととなる情報には，本剤に関する報告は含まれていない。

　一般に，妊娠中の抗てんかん薬の服用は，その種類を減らし，服用量を必要最小限にとどめ，長期にわたり発作がない場合は減量と休薬が検討されるべきであると考えられている。しかし，必要な服薬を中断し，発作が頻発すると母体にとって有害なだけでなく，胎児が低酸素状態に曝され，薬物による影響よりも重篤な影響を及ぼすおそれがある。したがって，服用する薬剤の種類や必要な服用量の調節は主治医に任せ，必ず指示通りに服用する。

　出産まで継続して本剤を服用した場合，類薬で新生児に傾眠傾向あるいは呼吸抑制がみられることが指摘されている。しかし，こういった症状は，本剤の継続服用を産婦人科の主治医に告げてあれば治療や予防は可能なものである。

　以上のように，現時点では妊婦の本剤服薬と児の異常との関連については極めて限られた情報しかない。こうした限られた情報からしいて判断すると，妊娠中に本剤を服用したことにより奇形発生の頻度や危険度が通常の妊婦と比較して上昇する可能性を否定することはできないが，逆にどの程度上昇したか明確にされていない。現状では，他の抗てんかん薬のように，2～3倍高くなることを目安として考えざるを得ない。このことは，本剤服用妊婦100例中90例以上は奇形などのない健常児を得る可能性を有していることを意味している。したがって，本剤の服用は必ずしも人工妊娠中絶の理由にはならない。

- 今後は，妊娠していることを主治医に告げて相談するように指示する。

服用前の対応

1　医師への疑義照会

以下のことを説明し，患者が妊婦であっても処方通りに調剤してよいかを確認する。

- 現時点では妊婦の本剤服薬と児の異常との関連については極めて限られた情報しかない。こうした限られた情報から，しいて判断すると，妊娠中に本剤を服用したことにより奇形発生の頻度や危険度が通常の妊婦と比較して増加する可能性を否定することはできないが，逆にどの程度上昇したか明確にされていない。現状では，他の抗てんかん薬のように，2～3倍高くなることを目安として考えざるを得ない。

　他のベンゾジアゼピン系化合物の投与を受けた妊婦では，口蓋裂などの奇形発生が増加したとのレトロスペクティブな疫学調査が報告されている。しかし，これらの疫学調査には調査方法の偏りに関する考慮が十分でないとの指摘がある。また規模のより大きな疫学調査では，他のベンゾジアゼピン系薬剤使用と奇形発生や胎児死亡などについて因果関係は認められなかったと報告されている。また，本剤をてんかんの治療のために妊娠中に継続服用し，健常児を出産したとの症例報告がある。

　てんかん治療中の妊婦が抗てんかん薬を服用することによる胎児への影響に関して広く受け入れられている一般的評価に米国小児科学アカデミーの勧告がある。一般に通常の妊婦における奇形の発生頻度は2～3％とされている。勧告では「てんかん治療中の婦人が妊娠中に抗てんかん薬を服用した場合，この頻度が2～3倍高くなる。しかし，奇形の増加が薬剤の服用によるものか，てんかんという病気自体によるものかは明らかではない。また，奇形の発生率は決して50％や100％に増加するわけではない。正常な児を得る可能性は90％である」と述べている。ただし，この勧告の判断のもととなる情報には，本剤に関する報告は含まれていない。

　一般に，妊娠中の抗てんかん薬の服用は，その種類を減らし，服用量を必要最小限にとどめ，長期

にわたり発作がない場合は減量と休薬が検討されるべきであると考えられている。しかし，必要な服薬を中断し，発作が頻発すると母体にとって有害なだけでなく，胎児が低酸素状態に曝され，薬物による影響よりも重篤な影響を及ぼすおそれがある。したがって，服用する薬剤の種類や必要な服用量の調節は主治医に任せ，必ず指示通りに服用する。

　出産まで継続して本剤を服用した場合，類薬で新生児に傾眠傾向あるいは呼吸抑制がみられることが指摘されている。しかし，こういった症状は，本剤の継続服用を産婦人科の主治医に告げてあれば治療や予防は可能なものである。

意見を求められたら

- 数年にわたり発作がみられず，本剤の投与が不可欠というほどでもないなら，減量あるいは休薬を検討したほうがよい。
- てんかん治療中の妊婦に関する米国小児科学アカデミー薬物委員会による1979年，1983年の勧告およびてんかん国際連盟による1993年の指針，日本てんかん学会による「てんかんを持つ妊娠可能年齢の女性に対する治療ガイドライン」がある。
- 国内外の学会ガイドラインでは，薬物の胎児への影響は存在するものの，痙攣発作のコントロールが母児の健康にとって，より重要となるため必要な薬物療法は容認されることが示されている。
- どうしても本剤の投与が必要で，本剤による治療を継続する場合，他のベンゾジアゼピン系化合物で催奇形性を示唆した報告のすべてを否定することはできない。しかし，妊娠中のベンゾジアゼピン系化合物の使用と催奇形性の因果関係は認められないとの報告もあり，奇形発生の頻度や危険度が必ずしも上昇するとは考えられない。
- 妊娠全期間を通じて本剤を服用したが催奇形性を認めなかった症例報告があり，本剤の治療継続は必ずしも人工妊娠中絶をすすめる理由にはならないと考えられる。

2　患者への説明・指導

以下のことを説明，指導する。

投薬中止の場合

- 処方医と相談の結果，現時点での病状から休薬しても発作が起こる可能性は低いと考えられること，ならびに妊娠中の母体と胎児の安全のため，投薬を中止してしばらく様子をみることになった。
- 発作が再発するなど，病状や自覚症状について何か変化があった場合には，すぐに主治医に受診する。
- 妊娠中は，薬局で薬を買うとき，病院にかかるときには，必ず妊娠していること，およびてんかんのため薬剤を服用している(いた)ことを告げるよう指導する。

処方変更の場合

- 処方医と相談の結果，現時点の病状と妊娠中の治療に最適な薬剤を考慮して処方が変更になった。
- 本剤は医師が妊娠を確認したうえで処方した薬で，母体の発作予防のために必要で，胎児への悪影響が少ないと考えられる薬である。必要な服薬を中断し，発作が頻発すると母体にとって有害なだけでなく，胎児が低酸素状態に曝され，薬物による影響よりも重篤な影響を及ぼすおそれがある。したがって，服用する薬剤の種類や必要な服用量の調節は主治医に任せ，必ず指示通りに服用する。
- 医師の指示と異なった服用をした場合は，その状況を医師に報告する。
- 自分の判断で服薬を中止し，発作が頻発した場合，母体ばかりでなく胎児も危険な状態になりかねない。

- ◆ 薬について何か心配なことがあったら，いつでも医師・薬剤師に相談する。

処方変更のない場合
- 「服用後の対応」の◆印，「処方変更の場合」の◆印について説明する。
- 前述のことから判断して，妊娠中に本剤を継続服用したことにより奇形発生の頻度が通常の妊婦より増える可能性をまったく否定することはできない。しかし，他の抗てんかん薬のように2〜3倍といった著しい上昇を起こすと考える根拠はない。したがって著しい危険度の増加は考えられない。
- 妊娠中に母親が不安のためにストレス状態にあることは，それ自体妊娠にとってよいことではない。家族と相談し，治療のことは医師に任せて，指示通りの治療を受けることが母体および胎児にとって大切であることを指導する。

文献
1) 大日本住友製薬株式会社：マイスタン，インタビューフォーム（第10版）
2) Dolovich LR, et al：Benzodiazepine use in pregnancy and major congenital malformations or oral cleft；meta-analysis of cohort and case-control studies. Brit Med J，317：839-844，1998
3) Samrén EB, et al：Antiepileptic drug regimens and major congenital abnormalities in the offspring. Ann Neurol，46(5)：739-746，1999
4) Moore SJ, et al：A clinical study of 57 children with fetal anticonvulsant syndromes. J Med Genet, 37(7)：489-497，2000
5) Buchanan N：Clobazam in the treatment of epilepsy；prospective follow-up to 8 years. J R Soc Med，86(7)：378-380，1993
6) Lindhout D, et al：Teratogenic effects of antiepileptic drugs；implications for the management of epilepsy in women of childbearing age. Epilepsia，35 (Suppl 4)，S19-S28，1994
7) American Academy of Pediatrics Committee on Drugs：anticonvulsants and pregnancy. Pediatrics，63(2)：331，1979
8) 日本てんかん学会．Net (http://square.umin.ac.jp/jes/)

ゾニサミド (*Zonisamide*)

エクセグラン 散 錠

薬剤危険度 3〜4点

情報量 ±〜+

薬剤データ

1 添付文書

妊婦または妊娠している可能性のある婦人には，治療上の有益性が危険性を上回ると判断される場合にのみ投与する［妊娠中に本剤を投与された患者が奇形(心室中隔欠損，心房中隔欠損など)を有する児を出産したとの報告があり，動物実験(マウス，ラット，イヌ，サル)で流産，催奇形作用(口蓋裂，心室中隔欠損など)が報告されている。また，妊娠中に本剤を投与された患者の児に呼吸障害が現れたとの報告がある］。

2 動物(生殖発生毒性試験・変異原性試験など)

- ラットに20，60，200mg/kgを経口投与した妊娠前および妊娠初期投与試験では，60mg/kgで親動物の体重，摂餌量に影響を及ぼして排卵数の減少を起こし，200mg/kgでさらに性周期の乱れを惹起したが，交尾能力や妊孕能力に影響は認められなかった。また，200mg/kgでも催奇形性は認められなかった[1]。

- ラットに20，60，200mg/kg，マウスに125，250，500mg/kg，イヌに10，30，60mg/kgおよびサルに10，20mg/kgを経口投与した器官形成期投与試験では，ラットにおいて200mg/kgで胸腺の頸部残留，心室中隔欠損の奇形発生，マウスにおいて500mg/kgで口蓋裂，眼瞼開存，脳室拡張，腎盂拡張，骨格異常の奇形発生，イヌにおいて30mg/kgで心室中隔欠損，騎乗大動脈，大動脈の縮窄など心大血管奇形，脾臓の低形成または異形成，胸骨の異常，60mg/kgでさらに尾の異常，胸腺の低形成または異形成などの奇形発生が認められた。しかしサルでは10，20mg/kgで流産が認められたのみで，催奇形性は認められなかった[1]。

- ラットに10，30，60mg/kgを経口投与した周産期および授乳期投与試験では，60mg/kgで親動物の妊娠維持，分娩，哺育に影響せず，出生仔の成長，発達，機能に対しても影響は認められなかった[1]。

3 ヒト(疫学調査・症例報告など)

- 妊娠中に本剤(100〜600mg/日)を服用した婦人の児26例についてのプロスペクティブ調査では，本剤を単独投与していた4例では奇形はみられなかったが，他の抗てんかん薬(AED)と併用していた22例のうち2例(7.7%)に奇形がみられた。1例は妊娠中，本剤(100mg/日)とフェニトイン(275mg/日)を併用投与していたが無脳症と診断され，妊娠16週に人工妊娠中絶となった。心房中隔欠損がみられた他の1例は，本剤(200mg/日)の他にフェニトイン(200mg/日)とバルプロ酸(400mg/日)を併用していた。この2例の妊娠第1三半期での本剤の血中濃度はそれぞれ6.1μg/mL，6.3μg/mLであり，一般的に認められている治療濃度(〜20μg/mL)以下であった。著者らは，この集計のみで結論づけることはできないが，このデータから本剤が従来のAEDを上回る催奇形リスク

- 　市販後調査において6例の婦人が妊娠中に本剤を服用していた。単剤服用した2例と，他のAEDを併用していた3例は健常児を出産した。本剤とフェニトインを併用していた1例では，無脳症が認められた[3]。
- 　妊娠中を通してAEDを服用した2例の婦人の症例報告では，いずれも児に外表奇形は認められなかった。1例は本剤（400mg/日）の他にカルバマゼピン（1,000mg/日），クロナゼパム（1mg/日）を服用しており，もう1例は本剤（400mg/日）とカルバマゼピン（800mg/日）を服用していた。ともに新生児のApgar scoreは1および5分後でそれぞれ8，9，出生時体重はそれぞれ3,094g，3,164gであった[4]。
- 　てんかんを有する婦人25例の36例の分娩について，対照群（てんかん症例を除く妊娠22週以降の656例）と比較した報告では，先天奇形はそれぞれ1例（2.8％），27例（4.1％）に認められ，奇形発生頻度に統計学的な有意差は認められなかった。本剤服用例は3例で，いずれも他のAEDを併用していた。AED服用群で先天奇形が認められた1例は，本剤（200mg/日）に加え，バルプロ酸（1,400mg/日），クロナゼパム（1.5mg/日），葉酸（5mg/日）を継続服用しており，児に新生児仮死および口唇口蓋裂が認められた[5]。
- 　本剤（100mg/日）とバルプロ酸（600mg/日）を妊娠中も継続して服用していた婦人の児に先天性バルプロ酸症候群の特徴的顔貌（幅広く突出した前額部，幅広い鼻根部，薄い上口唇，厚い下口唇および浅く長い人中）などが認められた[6]。
- 　本剤の他にカルバマゼピン，バルビツール，フェニトイン，バルプロ酸などを妊娠中に服用していた婦人の児に小頭症・小顎症と爪の低形成が認められた[7]。
- 　本剤300mg/日を分娩まで単剤で服用していた婦人の児に両側性声帯麻痺を伴うメビウス症候群が認められた[8]。
- 　本剤300mg/日を単剤で服用していた妊婦の児の症例報告では，下顎中切歯部に2本の先天歯が認められた[9]。
- 　妊娠中に本剤を含む複数のAEDを服用していた婦人の児において，出生直後に無呼吸や多呼吸などの呼吸障害がみられた症例が報告されている[10,11]。
- 　ゾニサミドの臍帯血／母体血濃度比は1.22（単独投与例，臍帯血：16.6μg/mL，出産直前母体血清中濃度：13.6μg/mL），0.92（併用投与例，ゾニサミド400mg/日，臍帯血：14.4μg/mL，分娩時母体血漿中濃度：15.7μg/mL），0.98（併用投与例，ゾニサミド300mg/日，臍帯血：16.7μg/mL，出生前日母体血中濃度：17.1μg/mL）の3症例が報告されている[1]。

勧告　米国小児科学アカデミー薬物委員会（American Academy of Pediatrics Committee on Drugs）
"The Committee on Obstetrics：Maternal and Fetal Medicine, American College of Obstetricians and Gynecologists concur in these recommendation"[12]

（1）いかなる婦人も不必要な抗痙攣薬の投与を受けるべきでない。
（2）多年にわたり発作のなかった婦人では，可能であれば妊娠前にその投薬が中止されるべきである。
（3）てんかんがあり，投薬が必要な婦人から妊娠について尋ねられた場合，正常児を得る可能性は90％であるが，彼女の疾患自体またはその治療のために，先天奇形および知能発達の遅延が生ずるおそれが通常の平均よりも2～3倍高いことが忠告されるべきである。
（4）妊娠第1三半期以降に助言を求める婦人には，慣習的に人工妊娠中絶を考慮するよう促すよりも前述の数字によって元気づけるべきである。こういった婦人には妊娠期間を通じて薬物療法を継続すべきである。なぜなら，起こるとすれば主な解剖学的奇形はすでに生じており，胎児ヒダントイン症候群に関連した奇形が

子供の幸福に重要な影響を及ぼすことはまれだからである。
(5) フェニトインまたはフェノバルビタールから，妊娠中の使用に関する情報がより少ない他の抗痙攣薬に変更するようすすめる理由は現時点ではない。
(6) 投薬によりてんかんがコントロールされている場合には，投薬の中止は発作を引き起こすことがあり，発作の遷延は彼女自身とその胎児に重篤な続発症を起こす。

指針
- てんかんを持つ妊娠可能年齢の女性に対する治療ガイドライン（日本てんかん学会）[13]
(1) 妊娠前
①妊娠前カウンセリングに十分な時間をとる。
　てんかんの重篤度，生活技能に対する能力などを判定し，妊娠，出産が現実的か否かについて家族を含めて討議し，その可否の判断は本人とその家族にゆだねる（提供すべき情報には経口避妊薬に対するAEDの作用，妊娠中の発作，妊娠・出産経過，胎児・新生児へのAEDの影響，産褥経過，てんかんの遺伝性，児の発達など）。
②妊娠前の発作の抑制を試みる。
　1) 必要最低限のAED単剤で試みる。トリメタジオン（TMD）は使用せず，バルプロ酸（VPA）投与が必須の症例では徐放剤が望ましい。単剤での投与量の目安はプリミドン（PRM），カルバマゼピン（CBZ）は400mg，VPAは1,000mg，フェニトイン（PHT）は200mg/日以下が望ましい。
　2) 特に避けるべきAEDの組み合わせはPHTまたはCBZとバルビツール剤，VPAとCBZ。
③葉酸の補充を行う。
(2) 妊娠中
①定期的な通院をすすめ，胎児モニタリング，AED・葉酸濃度を測定する。
②AED投与量の増量は服薬が規則的でかつ発作が悪化したときのみ行う。
③VPA，CBZ服用例では妊娠16週で血清AFTの測定，妊娠18週で超音波検査を行う。
④全般性強直間代発作を起こす症例では切迫流・早産に注意する。
- ゾニサミドの催奇性に関しては，多剤併用下では常用量，治療濃度でも奇形を発現させる可能性があるが，現時点ではゾニサミド単剤での催奇形性は明らかでない。

4 相談事例

奇形発生の危険度が最も高い絶対過敏期に本剤を服用した7例はいずれも奇形などのない健常児を出産した。7例のうち6例は継続服用であった。

服用後の対応

◆ てんかん治療中の婦人が妊娠中に本剤を服用した事例で，新生児に奇形がみられたとの報告と健常児を出産したとの報告がある。これらの報告では，本剤は催奇形性が知られている他のいくつかの抗てんかん薬と併用されていることが多い。本剤の催奇形性を考察しうる疫学調査はないため，認められた先天奇形が自然発生の一部なのか，薬剤服用によるものなのか，てんかんという病気自体によるものかは，明らかにされてはいない。妊娠中に本剤を服用した26例の婦人の児に関するプロスペクティブ調査では，本剤を単剤で使用した4例は奇形などのない健常児を出産している。相談事例では，絶対過敏期に本剤を服用した7例，うち6例は全妊娠期間本剤を服用したが，いずれも奇形などのない健常児を出産した。

　通常の妊婦における奇形の発生頻度は2～3%と報告されている。てんかん妊婦が抗てんかん薬を服用している場合この頻度が2～3倍高くなるとの報告があるが，奇形の発生率が50%あるいは100%に及ぶということはない。正常な児を得る可能性は90%，つまり，100例中90例は奇形のな

い健常児を出産しているのである。

　一般に，妊娠中の抗てんかん薬の服用は，その種類を減らすこと，服用量を必要最小限にとどめること，長期にわたり発作がない場合は減量と休薬が検討されるべきであると考えられている。しかし，必要な服薬を中断し，発作が頻発すると母体にとって有害なだけでなく，胎児が低酸素状態に曝され，薬物による影響よりも重篤な影響を及ぼすおそれがある。したがって，服用する薬剤の種類や必要な服用量の調節は，主治医に任せ必ず指示通りに服用する。

　以上のことから判断して，妊娠中に本剤を継続服用したことにより奇形発生の頻度や危険度は2～3倍に増える可能性があるが，100例中90例以上は奇形などのない健常児を得ると考えられる。したがって本剤服用が必ずしも人工妊娠中絶の理由にはならない。

- 今後は，妊娠していることを主治医に告げて相談するように指示する。

服用前の対応

1　医師への疑義照会

以下のことを説明し，患者が妊婦であっても処方通りに調剤してよいかを確認する。

- てんかん治療中の婦人が妊娠中に本剤を服用した事例で，新生児に奇形がみられたとの報告と健常児を出産したとの報告がある。これらの報告では，本剤は他のいくつかの抗てんかん薬と併用されていることが多い。本剤の催奇形性を考察しうる疫学調査はないため，認められた先天奇形が自然発生の一部なのか，薬剤服用によるものなのか，てんかんという病気自体によるものかは，明らかにされてはいない。

意見を求められたら

- 数年にわたり発作がみられず，本剤の投与が不可欠というほどでもないなら，減量あるいは休薬を検討したほうがよい。
- てんかん治療中の妊婦に関する米国小児科学アカデミー薬物委員会による1979年，1983年の勧告およびてんかん国際連盟による1993年の指針，日本てんかん学会による「てんかんを持つ妊娠可能年齢の女性に対する治療ガイドライン」がある。
- 国内外の学会ガイドラインでは，薬物の胎児への影響は存在するものの，痙攣発作のコントロールが母児の健康にとって，より重要となるため必要な薬物療法は容認されることが示されている。
- 情報が少なく評価は困難だが，どうしても本剤の投与が必要で，本剤による治療を継続する場合，類薬同様に，奇形発生の頻度は通常の妊婦の2～3倍に上昇する可能性があるが，奇形などのない健常児を出産する可能性は90％以上であると考えられる。

2　患者への説明・指導

以下のことを説明，指導する。

投薬中止の場合

- 処方医と相談の結果，現時点での病状から休薬しても発作が起こる可能性は低いと考えられること，ならびに妊娠中の母体と胎児の安全のため，投薬を中止してしばらく様子をみることになった。
- 発作が再発するなど，病状や自覚症状について何か変化があった場合には，すぐに主治医に受診する。
- 妊娠中は，薬局で薬を買うとき，病院にかかるときには，必ず妊娠していること，およびてんかん

のため薬剤を服用している(いた)ことを告げるよう指導する。

処方変更の場合

- 処方医と相談の結果，現時点の病状と妊娠中の治療に最適な薬剤を考慮して処方が変更になった。
- ◆ 本剤は医師が妊娠を確認したうえで処方した薬で，母体の発作予防のために必要で，胎児への悪影響が少ないと考えられる薬である。必要な服薬を中断し，発作が頻発すると母体にとって有害なだけでなく，胎児が低酸素状態に曝され，薬物による影響よりも重篤な影響を及ぼすおそれがある。したがって，服用する薬剤の種類や必要な服用量の調節は主治医に任せ，必ず指示通りに服用する。
- ◆ 医師の指示と異なった服用をした場合は，その状況を医師に報告する。
- ◆ 自分の判断で服薬を中止し，発作が頻発した場合，母体ばかりでなく胎児も危険な状態になりかねない。
- ◆ 薬について何か心配なことがあったら，いつでも医師・薬剤師に相談する。

処方変更のない場合

- 前述のことから判断して，妊娠中に本剤を継続服用したことにより奇形発生の頻度は 2～3 倍に増える可能性がある。しかし，100 例中 90 例は奇形などのない健常児を得ている。
- 妊娠中に母親が不安のためにストレス状態にあることは，それ自体妊娠にとってよいことではない。家族と相談し，治療のことは医師に任せて，指示通りの治療を受けることが母体および胎児にとって大切であることを指導する。
- 「服用後の対応」の◆印，「処方変更の場合」の◆印について説明する。

文献

1) 大日本住友製薬株式会社：エクセグラン，インタビューフォーム(第 21 版)
2) Kondo T, et al：Preliminary report on teratogenic effects of zonisamide in the offspring of treated women with epilepsy. Epilepsia, 37(12): 1242-1244, 1996
3) Ohtahara S, et al：Erratum to "Safety of zonisamide therapy: prospective follow-up survey.". Seizure, 16(1): 87-93, 2007
4) Kawada K, et al：Pharmacokinetics of zonisamide in perinatal period. Brain Dev, 24(2): 95-97, 2002
5) Endo S, et al：Statistics on deliveries of mothers with epilepsy at Yokohama City University Hospital. Epilepsia, 45(Suppl 8), 42-47, 2004
6) 吉尾博之，他：先天性バルプロ酸症候群の 2 例—ゾニサミドとの併用を含めて—．小児科臨床，48，1959-1963，1995
7) 野田ひかり，他：第 36 回日本先天異常学会学術集会講演要旨集，p91，1996
8) Kanemoto N, et al：A case of Moebius syndrome presenting with congenital bilateral vocal cord paralysis. Eur J Pediatr, 166(8): 831-833, 2007
9) 千葉泰彦，他：Zonisamide 単剤治療中のてんかん女性の子に認めた先天歯．てんかん研究，21(1): 56, 2003
10) 内田英夫，他：抗てんかん剤の内服母体から出生し呼吸障害を来たした 1 例．日本新生児学会雑誌, 37(2): 379, 2001
11) 夜船展子，他：サーファクタントの投与が有効であった抗けいれん剤内服加療中の母親から出生した兄妹例．広島医学，52(6): 597, 1999
12) American Academy of Pediatrics Committee on Drugs : anticonvulsants and pregnancy. Pediatrics, 63(2): 331, 1979
13) 日本てんかん学会．Net (http://square.umin.ac.jp/jes/)

トリメタジオン （*Trimethadione*）

ミノアレ散

薬剤危険度 5点　情報量 +++

薬剤データ

1 添付文書

妊婦または妊娠している可能性のある婦人には投与しない[妊娠中に本剤を単独または併用投与されたてんかん患者の中に，奇形を有する児(口唇裂，口蓋裂，心奇形など)を出産した例が非服薬群と比較して有意に多いとの疫学的調査報告がある]。

2 動物（生殖発生毒性試験・変異原性試験など）

CD-1マウスを用い本薬35～1,045mg/kg/日を妊娠第8～10日まで，また，390～1,045mg/kg/日を妊娠第11～13日目まで，それぞれ腹腔内投与した試験では，いずれの群においても用量依存的な胎仔体重の減少，胎仔死亡率の上昇が認められた。また，第8～10日目までの投与群では280mg/kg/日以上で，第11～13日目までの投与群ではすべての投与量で用量に比例した有意な奇形発生率の上昇が認められた[1]。

3 ヒト（疫学調査・症例報告など）

- 国内で行われた抗てんかん薬(AED)の催奇形に関する共同研究では，薬剤服用の有無にかかわらず7.2％(65/902)に先天奇形が発生した。認められた奇形は，口唇裂，口蓋裂が15例，先天性心血管奇形が14例と著しく多かった。AED服用妊婦では8.7％(57/657)に奇形がみられ，非服用てんかん妊婦の1.9％(3/162)より有意に奇形発生率が高かった。一方，本剤を服用していた61例中18例に奇形がみられた。本剤のみを服用していた症例は1例であったが，その1例において最低の常用量であったにもかかわらず奇形が認められている。本剤は低用量でも奇形発現と強い相関が認められたと報告されている[2]。
- ハンガリーにおける先天奇形をもつ児10,698例のケースコントロール研究では，母親が妊娠中本剤を単剤で使用していたのは1例でOR：4.0［95％CI：0.2-92.6］，多剤併用は3例でOR：12.1［95％CI：1.2-125.5］であった[3]。
- 本剤またはパラメタジオンに曝露された児に関するレビュー論文が報告されている。この論文では，複数の原著論文から本剤またはパラメタジオンを妊娠中に使用した53例を抽出し，46例(87％)に胎児死亡または先天奇形がみられたと報告している。論文の著者は，トリメタジオンと関連薬物の妊娠中の使用に関する危険を認識し，妊娠中は使用すべきでないと考察している[4]。
- 妊娠中に本剤を服用していた3例のてんかん治療中の妊婦が出産した9例の児に胎児トリメタジオン症候群が報告されている。発育遅延，軽度の知能発達遅延，眼内角贅皮，V字型の眉，言語障害，口唇・口蓋裂，耳の異常，歯の不整が共通した特徴として報告されている。また，一部の児には子宮内発育遅延，短い体躯，小頭症，心奇形，眼奇形，尿道下裂，鼠径ヘルニアなどが認められた[5]。

勧告 米国小児科学アカデミー薬物委員会（American Academy of Pediatrics Committee on Drugs）"The Committee on Obstetrics : Maternal and Fetal Medicine, American College of Obstetricians and Gynecologists concur in these recommendation" [6]

(1) いかなる婦人も不必要な抗痙攣薬の投与を受けるべきでない。
(2) 多年にわたり発作のなかった婦人では，可能であれば妊娠前にその投薬が中止されるべきである。
(3) てんかんがあり，投薬が必要な婦人から妊娠について尋ねられた場合，正常児を得る可能性は90％であるが，彼女の疾患自体またはその治療のために，先天奇形および知能発達の遅延が生ずるおそれが通常の平均よりも2〜3倍高いことが忠告されるべきである。
(4) 妊娠第1三半期以降に助言を求める婦人には，慣例的に人工妊娠中絶を考慮するよう促すよりも前述の数字によって元気づけるべきである。こういった婦人には妊娠期間を通じて薬物療法を継続すべきである。なぜなら，起こるとすれば主な解剖学的奇形はすでに生じており，胎児ヒダントイン症候群に関連した奇形が子供の幸福に重要な影響を及ぼすことはまれだからである。
(5) フェニトインまたはフェノバルビタールから，妊娠中の使用に関する情報がより少ない他の抗痙攣薬に変更するようすすめる理由は現時点ではない。
(6) 投薬によりてんかんがコントロールされている場合には，投薬の中止は発作を引き起こすことがあり，発作の遷延は彼女自身とその胎児に重篤な続発症を起こす。

指針 てんかんを持つ妊娠可能年齢の女性に対する治療ガイドライン（日本てんかん学会）[7]
(1)妊娠前
　①妊娠前カウンセリングに十分な時間をとる。
　　てんかんの重篤度，生活技能に対する能力などを判定し，妊娠，出産が現実的か否かについて家族を含めて討議し，その可否の判断は本人とその家族にゆだねる（提供すべき情報には経口避妊薬に対するAEDの作用，妊娠中の発作，妊娠・出産経過，胎児・新生児へのAEDの影響，産褥経過，てんかんの遺伝性，児の発達など）。
　②妊娠前の発作の抑制を試みる。
　　1)必要最低限のAED単剤で試みる。トリメタジオン(TMD)は使用せず，バルプロ酸(VPA)投与が必須の症例では徐放剤が望ましい。単剤での投与量の目安はプリミドン(PRM)，カルバマゼピン(CBZ)は400mg，VPAは1,000mg，フェニトイン(PHT)は200mg/日以下が望ましい。
　　2)特に避けるべきAEDの組み合わせはPHTまたはCBZとバルビツール剤，VPAとCBZ。
　③葉酸の補充を行う。
(2)妊娠中
　①定期的な通院をすすめ，胎児モニタリング，AED・葉酸濃度を測定する。
　②AED投与量の増量は服薬が規則的でかつ発作が悪化したときのみ行う。
　③VPA，CBZ服用例では妊娠16週で血清AFTの測定，妊娠18週で超音波検査を行う。
　④全般性強直間代発作を起こす症例では切迫流・早産に注意する。

4　相談事例

相談例は2例あるが，妊娠前の相談であり，服用者の出産例はまだない。

服用後の対応

- てんかん治療中の婦人が妊娠中に本剤を服用することにより，新生児に目，耳，眉毛の異常，口蓋裂，小頭症などの奇形の発生率が増加するとの疫学調査が報告されている。先天奇形の増加はてんかんという病気自体がその原因の一部とも考えられているが，本剤の服用により，明らかに流産の危険や奇形の発生が増加することが報告されている。通常の妊婦における奇形の発生頻度は2〜3％であるが，抗てんかん薬によるてんかん治療中の妊婦ではこの頻度が2〜3倍高くなると考えられている。

本剤を服用した場合には奇形発生の危険度がさらに高くなることが報告されている。そのため，製薬会社の医薬品添付文書の一般的注意事項には，妊娠中は本剤を使用しないようにと記載されている。

一般に，妊娠中の抗てんかん薬の服用は，その種類を減らすこと，服用量を必要最小限にとどめること，長期にわたり発作がない場合は減量と休薬が検討されるべきであると考えられている。本剤を使用中の婦人が妊娠した場合，他剤へ変更することが一般的である。
- 今後は，妊娠していることを主治医に告げて相談するように指示する。

服用前の対応

1 医師への疑義照会

以下のことを説明し，患者が妊婦であることが判明したので他剤への変更を協議する。
- 本剤の添付文書には，「妊婦または妊娠している可能性のある婦人には投与「禁忌」」と記載されている。
- てんかん学会のガイドラインでは，妊娠前にトリメタジオンを変更(中止)するよう勧告している。
- てんかん治療中の妊婦の本剤服用と催奇形の関連性を示唆した症例および疫学調査が複数報告されている。また，動物の生殖試験でも用量依存的な催奇形作用が報告されている。
- 妊娠中に本剤を服用したことによる胎児トリメタジオン症候群の報告がある。

意見を求められたら
- 数年にわたり発作がみられず，本剤の投与が不可欠というほどでもないなら，妊娠中は休薬すべきとの考えが定説となっている。
- 本剤は，臨床的にも実験的にも他の抗てんかん薬より高い胎児毒性が認められており，また，他のより好ましい治療薬があるため，妊娠中の小発作の治療に使用すべきでないと考えられている。
- 本剤による治療を継続する場合，奇形発生の頻度は通常のてんかん治療中の妊婦の10％程度よりさらに高くなり，30％あるいは，それ以上と報告されている。
- てんかん治療中の妊婦に関する米国小児科学アカデミー薬物委員会による1979年，1983年の勧告およびてんかん国際連盟による1993年の指針，日本てんかん学会による「てんかんを持つ妊娠可能年齢の女性に対する治療ガイドライン」がある。
- 国内外の学会ガイドラインでは，薬物の胎児への影響は存在するものの，痙攣発作のコントロールが母児の健康にとって，より重要となるため必要な薬物療法は容認されることが示されている。

2 患者への説明・指導

以下のことを説明，指導する。

投薬中止の場合
- 処方医と相談の結果，現時点での病状から休薬しても発作が起こる可能性は低いと考えられること，ならびに妊娠中の母体と胎児の安全のため，投薬を中止してしばらく様子をみることになった。
- 発作が再発するなど，病状や自覚症状について何か変化があった場合には，すぐに主治医に受診する。
- 妊娠中は，薬局で薬を買うとき，病院にかかるときには，必ず妊娠していること，およびてんかんのため薬剤を使用している(いた)ことを告げるよう指導する。

処方変更の場合
- 処方医と相談の結果，現時点の病状と妊娠中の治療に最適な薬剤を考慮して処方が変更になった。
- 本剤は医師が妊娠を確認したうえで処方した薬で，母体の発作予防のために必要で，胎児への悪影響が少ないと考えられる薬である．必要な服薬を中断し，発作が頻発すると母体にとって有害なだけでなく，胎児が低酸素状態に曝され，薬物による影響よりも重篤な影響を及ぼすおそれがある．したがって，服用する薬剤の種類や必要な服用量の調節は主治医に任せ，必ず指示通りに服用する．
- 医師の指示と異なった服用をした場合は，その状況を医師に報告する．
- 自分の判断で服薬を中止し発作が頻発した場合，母体ばかりでなく胎児も危険な状態になりかねない．
- 妊娠中に母親が不安のためにストレス状態にあることは，それ自体妊娠にとってよいことではない．家族と相談し，治療のことは医師に任せて，指示通りの治療を受けることが母体および胎児にとって大切であることを指導する．
- 薬について何か心配なことがあったら，いつでも医師・薬剤師に相談する．

文献
1) Brown NA, et al：Assessment of the teratogenic potential of trimethadione in the CD-1 mouse. Toxicol Appl Pharmacol, 51(1)：59-71, 1979
2) 大熊輝雄, 他：抗てんかん薬の催奇形性について―全国11施設の共同研究から―. 神経進歩, 23(6)：1247-1263, 1979
3) Czeizel AE, et al：Evaluation of anticonvulsant drugs during pregnancy in a population-based Hungarian study. Eur J Epidemiol, 8(1)：122-127, 1992
4) Feldman GL, et al：The fetal trimethadione syndrome；report of an additional family and further delineation of this syndrome. Am J Dis Child, 131(12)：1389-1392, 1977
5) Zackai EH, et al：The fetal trimethadione syndrome. J Pediatr, 87(2)：280, 1975
6) American Academy of Pediatrics Committee on Drugs：anticonvulsants and pregnancy. Pediatrics, 63(2)：331, 1979
7) 日本てんかん学会．Net (http://square.umin.ac.jp/jes/)

抗てんかん薬

バルプロ酸ナトリウム （*Sodium valproate*）

デパケン[細][錠][シ]，デパケンR[徐放錠]

薬剤危険度　5点
情報量　+++

薬剤データ

1　添付文書

- 妊婦または妊娠している可能性のある婦人には，治療上の有益性が危険性を上回ると判断される場合にのみ投与する［二分脊椎児を出産した母親の中に，本剤の成分を妊娠初期に投与された例が対照群より多いとの疫学的調査報告があり，また，本剤の成分を投与された母親に，心室中隔欠損などの心奇形や多指症，口蓋裂などの外表奇形，その他の奇形の報告がある。また，特有の顔貌（前頭部突出，両眼離開，鼻根偏平，浅く長い人中溝，薄い口唇など）を有する児を出産したとする報告がみられる］。
- 妊娠中にやむを得ず投与する場合には，可能な限り単剤投与することが望ましい［他の抗てんかん薬（特にカルバマゼピン）と併用して投与された患者の中に，奇形を有する児を出産した例が本剤単独投与群と比較して多いとの疫学的調査報告がある］。
- 妊娠中の投与により，新生児に呼吸障害，肝障害，低フィブリノーゲン血症などが現れることがある。
- 妊娠中の投与により，新生児に低血糖，退薬症候（神経過敏，過緊張，痙攣，嘔吐）が現れるとの報告がある。
- 動物実験（マウス）で，本剤が葉酸代謝を阻害し，新生児の先天性奇形に関与する可能性があるとの報告がある。

2　動物（生殖発生毒性試験・変異原性試験など）

- ラットでは400mg/kg以上，マウスでは200mg/kg以上の投与量で口蓋裂などの催奇形作用が認められた[1]。
- アカゲザルでは，400mg/kg群に流産が認められたが，催奇形作用は認められなかった[1]。

3　ヒト（疫学調査・症例報告など）

概要

- てんかん治療中の妊婦の本剤服用と催奇形との関連性を示唆した疫学調査が複数報告されている。本剤による特徴的な奇形として，二分脊椎が1～2％の頻度発生したことが報告されており，二分脊椎の危険度は通常の約20倍と指摘されている。二分脊椎以外に心臓血管系の奇形，頭部および顔面の奇形，泌尿生殖器の奇形，骨格および筋肉の奇形など本剤による奇形発生に関する多くの症例報告がある。また，他の抗てんかん薬（AED）と比較して，本剤では奇形の危険度が頻度・重篤度ともに高いことを指摘した疫学調査がある。

　一方，本剤の奇形の危険度は，投与量・血中濃度との相関があり，低用量（600mg/日）ではリスクの増大がみられないとの疫学調査や，血中濃度を70μg/mL以下に維持することの重要性を指摘したガイドラインがある。

- 日本てんかん学会のガイドラインでは，妊娠前から葉酸の補充を行うこと，妊娠中は定期的な胎児モニタリング，AED ならびに葉酸の血中濃度を測定すること，妊娠 16 週で血清 AFT の測定，妊娠 18 週で超音波診断を行うことが勧告されている．

疫学調査

- フランス・リヨンの先天奇形監視機構に，146 例の二分脊椎が登録された．このうち 9 例（6.2 %）は，てんかん治療のためにバルプロ酸 400 〜 2,000mg/日を妊娠初期に服用していた．9 例中 5 例は本剤を単独服用していたが，残りの 4 例は他の AED を併用していた．二分脊椎以外の先天奇形により登録された 6,616 例のうちバルプロ酸を服用していたのは 21 例（0.32 %）であった．したがって，二分脊椎を生ずる危険度の比率は 1：20.6 で統計的に有意であると述べられている[2]．

- スウェーデン出生登録に基づく研究では 1995 年 7 月から 2001 年 12 月までに出生した児のうち，1,398 例の母親の児が妊娠初期に AED の投与を受けていた．登録されたすべての出生児 582,656 例の予想値と比較された．

    AED 単剤服用は 1,256 例，2 剤併用 130 例，3 剤併用 11 例，4 剤併用 1 例であった．合計 121 例の児に先天奇形（8.7%）が確認され，87 例は比較的重篤な奇形（6.2%）を有していた．

    母親の年齢，出産経歴や妊娠初期の喫煙などの調整後，AED に曝露された児（n=1,398）の先天奇形の OR は，1.86［95%CI：1.42-2.44］であった．また，単剤療法（n=1,256）での OR は 1.61［95%CI：1.18-2.19］，多剤療法（n=142）では 4.20［95%CI：2.42-7.49］であった．これらの 2 つの OR には，有意差が認められた（z=3.0, p ＜ 0.01）．

    バルプロ酸には計 310 例が曝露され，このうち，単剤療法 268 例中先天奇形は 26 例（9.7%）に認められた．他の薬剤と比べ重篤な奇形の率は高く有意差が認められた（p=0.02, Fisher's exact test）．また，カルバマゼピンと比較してバルプロ酸の重篤な奇形の率は高く，OR は，2.59［95%CI：1.43-4.68］であった．バルプロ酸曝露での二分脊椎は 3 例（1.0 %），尿道下裂は 11 例（3.5 %），両方の奇形をもつ児は 2 例に認められた[3]．

- フィンランドの社会保険制度と国立 Medical Birth Registry から得られた出生に関するデータベースの情報をもとにした研究が報告されている．1991 〜 2000 年までに妊娠第 1 三半期にてんかん治療のために AED を使用した 857 例の妊婦から出生した児は 1,411 例，てんかんで無治療の妊婦 561 例から出生した児は 939 例であった．AED 服用妊婦の児に先天奇形が認められたのは 4.6 %（65/1,411）であり，未治療群の妊婦の児の 2.8 %（26/939）と比較して有意（p＝0.02）に上昇していた．また，無治療群と，多剤療法群の比較検討においてもリスクの上昇［OR：2.73，95 % CI：1.26-5.64］が認められた．一方，無治療群と，単剤療法群の間では，OR：1.55［95 % CI：0.94-2.60］でリスクの上昇は認められなかった．

    バルプロ酸を単剤で使用した 263 例中 28 例（10.6%）に先天奇形がみられ，バルプロ酸を含む多剤療法では 98 例中 9 例（9.2%）に先天奇形がみられた．この報告では，バルプロ酸服用群（単剤・多剤療法にかかわらず）は未治療群と比べ先天奇形の頻度の上昇がみられた．妊婦へのバルプロ酸使用によるリスクの上昇は，用量依存的であった（≤ 1,500mg/日［OR：3.68，95%CI：1.97-6.86］，1,500mg/日＞［OR：10.89，95%CI：2.90-34.3］）[4]．

- ヨーロッパにおける 5 つのプロスペクティブ研究に蓄積された 1,379 例の児のデータが，再分析された．妊娠中に AED に曝露された 1,221 例と 158 例の非てんかんのコントロール群とが比較された．AED に曝露された 192 例の児のサブグループと 158 例のコントロール群を比較したところ，AED 曝露群に先天大奇形（MCA）のリスク増加が認められた［RR：2.3，95%CI：1.2-4.7］．また，リスクの

有意の増加は，単剤療法でバルプロ酸［RR：4.9, 95%CI：1.6-15.0］またはカルバマゼピン［RR：4.9, 95%CI：1.3-18.0］にみられた。バルプロ酸の1日服用量が＞1,000mgでは，≦600mg服用群と比べてMCA（特に神経管欠損）の有意なリスクの増加が認められた［RR：6.8, 95%CI：1.4-32.7］。MCAのリスクの違いは，601～1,000mg/日服用群と≦600mg服用群では，みられなかった[5]。

- 北アメリカ Antiepileptic Drug Pregnancy Registry での調査では，妊娠第1三半期にバルプロ酸単剤療法を受けた妊婦（n=149）から生まれた児のうち，16例に先天奇形が報告された。奇形の発現率は10.7%［95%CI：6.3-16.9］であった。重篤な先天奇形は4%（n=6/149）と少ないが，神経管欠損は胎児の2%（n=3/149）にみられた。他のAED単独療法に曝露された婦人（n=1,048）における奇形の割合は2.9%［95%CI：2.0-4.1］であり，バルプロ酸に曝露された母親における先天奇形は他のAED単独療法に曝露した群と比較して4倍高かった［OR：4.0, 95%CI：2.1-7.4］[6]。

- 1993年に報告されたAEDのオーストラリアのレジストリでは，妊娠第1三半期にAEDを服用し妊娠を完了したてんかん妊婦は269例であった。このうちバルプロ酸服用群は97例で先天奇形の発生率は，16.5%（16/97）であった。また，バルプロ酸の服用量は先天奇形のあった児の母親のバルプロ酸平均服用量と，なかった児の母親の平均服用量とには有意差があった（2,081mg vs 1,149mg（p＜0.0001））[7]。

- 日本，イタリア，カナダで行われたAEDの催奇形についての国際共同研究では，てんかん妊婦983例の妊娠について調査された。AEDに曝露したてんかん妊婦の児の奇形発生率は9.0%（80/885），AEDに曝露していないてんかん妊婦の児では3.1%（3/98）であった。1種類のAED曝露で最も高い奇形の発生率は，プリミドン（PRM；14.3%）で，次いでバルプロ酸（VPA；11.1%），フェニトイン（PHT；9.1%），カルバマゼピン（CBZ；5.7%），フェノバルビタール（PB；5.1%）であった。また，VPA用量は，明らかに奇形の発生率と相関していた。VPA服用量が1,000mg/日未満の場合，奇形発生率は3.6%（2/56），1,000mg/日以上の場合47.6%（10/21）であった。VPA血中濃度は70μg/mL未満では6.3%（3/48），70μg/mL以上では41.7%（5/12）であった。また，VPA+CBZとPHT+PRM+PBのようなAEDの特定の組み合わせは，先天奇形のより高い発生率を引き起こした。奇形の発生を回避するために，多剤併用療法を避け，VPAの用法は1,000mg/日以下，血中濃度70μg/mL以下が示唆された[8]。

- 英国のAED服用妊婦のプロスペクティブ調査では，3,607例の妊娠転帰が確認された。AED多剤併用療法での奇形発生率は6.0%（43/718）で単剤療法での奇形発生率3.7%（91/2,468）と比べ高かった［粗OR（OR）1.63（p=0.010）（調整後のOR：1.83（p=0.002））］。バルプロ酸の単剤療法では715例中44例（6.2%）に先天奇形が認められた。この報告ではバルプロ酸を含んでいる多剤併用療法は，バルプロ酸を含んでいない療法より有意に先天奇形が上昇した［OR：2.49, 95%CI：1.31-4.70］[9]。

- 妊娠中にバルプロ酸を服用した婦人の6～16歳の児41例における平均言語IQスコアは，予想より顕著に低かった。妊娠中にバルプロ酸を服用しなかったてんかん婦人の児と比較して，それらの児の言語IQが70以下であるORは3.5であった［95%CI：1.1-10.6］[10]。

- 米国と英国で行われたAED曝露後の児の神経発達調査で3歳時の中間分析が報告された。309例の児の認識機能について調査された。子宮内でバルプロ酸に1,000mg以上の高用量に曝露された児は，他のAEDに曝露されていた児より有意に低いIQスコアであった。平均IQはラモトリギン群：101［95%CI：98-104］，フェニトイン群：99［95%CI：94-104］，カルバマゼピン群：98［95%CI：95-102］，バルプロ酸群：92［95%CI：88-97］であった。
また，バルプロ酸の用量とIQとに関連が認められた[11]。

症例報告

- 他のAEDで治療中の妊婦とは明らかに異なる複合奇形がバルプロ酸症候群として報告されている。バルプロ酸症候群にみられる奇形の組み合わせとして，神経管欠損，偏平な鼻橋，眼内角贅皮，小口症，短頭症など顔面頭部の奇形，細く長い指や凸状の爪，尿道下裂および精神運動発達の遅延，低体重などが報告されている[12]。

- バルプロ酸とフェニトインによる治療を受けた母親が出産した女児は，生下時に発育遅延と白線ヘルニア(hernia in the linea alba)がみられた。肝機能検査は正常で，生後数週間は母乳により保育された。生後2カ月半に肝腫大と軽度の黄疸と嘔吐が発現した。肝機能検査では胆汁うっ滞型の高ビリルビン血症が認められ，肝生検では進行性の壊死を伴う繊維化が認められた。原因薬物の特定はできないが，この著者は副作用発現にバルプロ酸がより関与しているだろうと報告している[13]。

- バルプロ酸1日300mgによる単独療法中の母親から生まれた男児は，生下時に異常はみられなかったが，生後5カ月に肝不全のため死亡した。剖検では胆汁うっ滞および肝壊死，萎縮が認められた。その後の妊娠では，バルプロ酸1日500mgによる単独療法中に女児を出産した。生下時に子宮内発育遅延，高ビリルビン血症，低血糖，低カルシウム血症および痙攣が認められ，生後6週で肝不全により死亡した。剖検では胆汁うっ滞と肝萎縮が認められた[14]。

- 子宮内でバルプロ酸に曝露された生後2日目の新生児に低フィブリノーゲン血症による出血が報告された。母親は，妊娠期間を通してバルプロ酸ナトリウム600mgとフェニトイン375mgおよびロラゼパム1mgを服用していた。その後の妊娠では，妊娠後期に母体血中フィブリノーゲン値の軽度の低下がみられたため，バルプロ酸ナトリウムの投与を中止し残る2剤による治療を継続し，ビタミンKの経口投与が行われた。その結果，出血傾向のみられない健常児を出産した[15]。

その他

- バルプロ酸は血清中の亜鉛と結合することが報告されている。血清中の亜鉛の低値は動物で奇形を生ずるため，本剤と亜鉛の結合が奇形発現と関連する可能性について指摘した報告がある[16]。

- バルプロ酸は，肝ミクロゾームのエポキシド水解酵素を阻害して，反応性に富んだエポキシド代謝物に胎児が曝露されることを助長する。カルバマゼピンとの併用では，カルバマゼピンエポキシドの生体内変換を阻害して有害性を増強するため併用は避けるよう勧告した報告がある[17]。

- 遊離バルプロ酸の臍帯血濃度と母体血清濃度の比は1：0.82と報告されている[18]。妊娠末期の母体血中に増加した遊離脂肪酸は薬物結合部位でバルプロ酸と置換する。胎児血中ではバルプロ酸の蛋白結合が増加する。また，母体血中の遊離バルプロ酸の増加は血清アルブミンの減少に起因する部分があるかもしれない[19,20]。

勧告 米国小児科学アカデミー薬物委員会(American Academy of Pediatrics Committee on Drugs)
(1) 妊娠中にバルプロ酸を服用していた妊婦は，分娩前の胎児について二分脊椎の検査に関する診察を受けるべきである[21]。
(2) "The Committee on Obstetrics：Maternal and Fetal Medicine, American College of Obstetricians and Gynecologists concur in these recommendation"[22]
　①いかなる婦人も不必要な抗痙攣薬の投与を受けるべきでない。
　②多年にわたり発作のなかった婦人では，可能であれば妊娠前にその投薬が中止されるべきである。
　③てんかんがあり，投薬が必要な婦人から妊娠について尋ねられた場合，正常児を得る可能性は90％であるが，彼女の疾患自体またはその治療のために，先天奇形および知能発達の遅延が生ずるおそれが通常の

平均よりも2〜3倍高いことが忠告されるべきである。
　④妊娠第1三半期以降に助言を求める婦人には，慣例的に人工妊娠中絶を考慮するよう促すよりも前述の数字によって元気づけるべきである。こういった婦人には妊娠期間を通じて薬物療法を継続すべきである。なぜなら，起こるとすれば主な解剖学的奇形はすでに生じており，胎児ヒダントイン症候群に関連した奇形が子供の幸福に重要な影響を及ぼすことはまれだからである。
　⑤フェニトインまたはフェノバルビタールから，妊娠中の使用に関する情報がより少ない他の抗痙攣薬に変更するようすすめる理由は現時点ではない。
　⑥投薬によりてんかんがコントロールされている場合には，投薬の中止は発作を引き起こすことがあり，発作の遷延は彼女自身とその胎児に重篤な続発症を起こす。

指針

- てんかんを持つ妊娠可能年齢の女性に対する治療ガイドライン（日本てんかん学会）[23]
  (1) 妊娠前
  ① 妊娠前カウンセリングに十分な時間をとる。
  　てんかんの重篤度，生活技能に対する能力などを判定し，妊娠，出産が現実的か否かについて家族を含めて討議し，その可否の判断は本人とその家族にゆだねる（提供すべき情報には経口避妊薬に対するAEDの作用，妊娠中の発作，妊娠・出産経過，胎児・新生児へのAEDの影響，産褥経過，てんかんの遺伝性，児の発達など）。
  ② 妊娠前の発作の抑制を試みる。
  　1) 必要最小限のAED単剤で試みる。トリメタジオン（TMD）は使用せず，バルプロ酸（VPA）投与が必須の症例では徐放剤が望ましい。単剤での投与量の目安はプリミドン（PRM），カルバマゼピン（CBZ）は400mg，VPAは1,000mg，フェニトイン（PHT）は200mg/日以下が望ましい。
  　2) 特に避けるべきAEDの組み合わせはPHTまたはCBZとバルビツール剤，VPAとCBZ。
  ③ 葉酸の補充を行う。
  (2) 妊娠中
  ① 定期的な通院をすすめ，胎児モニタリング，AED・葉酸濃度を測定する。
  ② AED投与量の増量は服薬が規則的でかつ発作が悪化したときのみ行う。
  ③ VPA，CBZ服用例では妊娠16週で血清AFTの測定，妊娠18週で超音波診断を行う。
  ④ 全般性強直間代発作を起こす症例では切迫流・早産に注意する。
- 妊娠年齢のてんかん治療中の女性の管理に関する指針[24]（てんかん国際連盟；遺伝・妊娠・児童委員会）
  　本剤による治療を受けた妊婦の出生児にみられる1〜2%の神経管欠損の危険性があるので，超音波診断，もし必要なら羊水のαフェトプロテインの検査によって胎児診断を行う。
  　妊娠中には抗てんかん薬は必要最小限の投与量で，可能なら，単剤で治療する。VAPの副作用は血中濃度が非常に高いときに起こるので1日1回投与はすすめられない。

4　相談事例

　奇形発生の危険度が最も高い絶対過敏期に本剤を服用した44例は，いずれも奇形などのない健常児を出産した。このうち18例については出産まで継続服用した例である。また，相対過敏期から出産まで本剤を服用した1例は健常児を出産している。

服用後の対応

- てんかん治療中の妊婦の，本剤服用と奇形の関連性を示唆した疫学調査が複数報告されている。
  　通常の妊婦における奇形の発生頻度は，大きな奇形あるいは小さな奇形を併せて2〜3%と報告されている。てんかん治療中の妊婦が抗てんかん薬を服用している場合，この頻度が2〜3倍高くなるとの報告がある。しかし，奇形の発生率は決して50%や100%になるわけではない。正常な児を得

る可能性は 90 ％である。

　本剤による特徴的な奇形として，二分脊椎が 1 ～ 2 ％の頻度発生したことが報告されている。二分脊椎以外に心臓血管系の奇形，頭部および顔面の奇形，泌尿生殖器の奇形，骨格および筋肉の奇形など本剤使用妊婦の児の催奇形に関する多くの症例報告がある。また，他の抗てんかん薬と比較して，本剤では催奇形の危険度が頻度・重篤度ともに高いことを指摘した疫学調査がある。一方，本剤の催奇形の危険度は，投与量・血中濃度との相関があり，低用量（600mg/日）ではリスクの増大がみられないとの疫学研究や，血中濃度を 70μg/mL 以下ではリスクの増大がみられないため，治療上可能であれば，この濃度以下に維持することの重要性が指摘されている。

　一般に，妊娠中の抗てんかん薬の服用は，その種類を減らすこと，服用量を必要最小限にとどめること，長期にわたり発作がない場合は減量と休薬が検討されるべきであると考えられている。しかし，必要な服薬を中断し，発作が頻発すると母体にとって有害なだけでなく，胎児が低酸素状態に曝され，薬物による影響よりも重篤な影響を及ぼすおそれがある。したがって，服用する薬剤の種類や必要な服用量の調節は主治医に任せ，必ず指示通りに服用する。

　出産まで継続して本剤を服用した場合，新生児に出血傾向がみられたり，新生児に肝障害がみられたとの症例報告がある。しかし，こういった症状は数件の症例が報告されているのみで，本剤の継続服用により必ず起こるものではない。また，産婦人科の主治医に本剤の服用を告げてあれば，経過観察や治療が可能である。

- 以上のことから判断して，妊娠中に本剤を継続服用したことにより奇形発生の頻度や危険度は 2 ～ 3 倍に増える可能性があるが，100 例中 90 例は奇形などのない健常児を得ている。したがって本剤服用が必ずしも人工妊娠中絶の理由にはならない。
- 今後は，妊娠していることを主治医に告げて相談するように指示する。

服用前の対応

1　医師への疑義照会

以下のことを説明し，患者が妊婦であっても処方通りに調剤してよいかを確認する。

- てんかん治療中の妊婦の，本剤服用と奇形の関連性を示唆した疫学調査が複数報告されている。本剤による特徴的な奇形として，二分脊椎が 1 ～ 2 ％の頻度発生したことが報告されている。二分脊椎以外に心臓血管系の奇形，頭部および顔面の奇形，泌尿生殖器の奇形，骨格および筋肉の奇形など本剤使用妊婦の児の催奇形に関する多くの症例報告がある。また，他の抗てんかん薬と比較して，本剤では奇形の危険度が頻度・重篤度ともに高いことを指摘した疫学調査がある。一方，本剤の催奇形の危険度は，投与量・血中濃度との相関があり，低用量（600mg/日）ではリスクの増大がみられないとの疫学研究や，血中濃度を 70μg/mL 以下に維持することの重要性が指摘されている。

　また，新生児の致死的肝障害や新生児無フィブリノーゲン血症による出血などの報告もある。

意見を求められたら

- 数年にわたり発作がみられず，本剤の投与が不可欠というほどでもないなら，減量あるいは休薬を検討したほうがよい。
- どうしても本剤の投与が必要で，妊娠初期に本剤を投与し，さらに本剤による治療を継続する場合，二分脊椎の発生する頻度は 1 ～ 2 ％に上昇する可能性がある。また，奇形全般の発生頻度は通常の妊婦の 2 ～ 3 倍に上昇するが，奇形などのない健常児を出産する可能性は 90 ％である。

抗てんかん薬

- 米国小児科アカデミー薬物委員会では，妊娠中にバルプロ酸を服用していた妊婦は，分娩前の胎児の二分脊椎に関する検査を受けるべきだと勧告している．
- バルプロ酸服薬妊婦には，妊娠中も継続して定期的に通院するよう指導し，胎児モニタリング，抗てんかん薬と葉酸の血中濃度の測定を実施することが望ましい．また，妊娠中の抗てんかん薬の投与量の増量は服薬が規則的（コンプライアンスが良好）でかつ発作が悪化しやむを得ない場合に行う．加えて，バルプロ酸服薬例では妊娠16週で血清AFTの測定，妊娠18週で超音波診断を行うことが勧告されている．
- 本剤は肝ミクロゾームのエポキシド水解酵素を阻害して反応性に富んだエポキシド代謝物による胎児曝露を助長する．カルバマゼピンの代謝を阻害し，有害性を増強するので併用は避けることが望ましいとの報告がある．
- てんかん治療中の妊婦に関する米国小児科アカデミー薬物委員会による1979年，1983年の勧告およびてんかん国際連盟による1993年の指針，日本てんかん学会による「てんかんを持つ妊娠可能年齢の女性に対する治療ガイドライン」がある．
- 日本てんかん学会は抗てんかん薬治療中の婦人は妊娠前から葉酸を補充することを推奨している．

2 患者への説明・指導

以下のことを説明，指導する．

投薬中止の場合

- 処方医と相談の結果，現時点での病状から休薬しても発作が起こる可能性は低いと考えられること，ならびに妊娠中の母体と胎児の安全のため，投薬を中止してしばらく様子をみることになった．
- 発作が再発するなど，病状や自覚症状について何か変化があった場合には，すぐに主治医に受診する．
- 妊娠中は，薬局で薬を買うとき，病院にかかるときには，必ず妊娠していること，およびてんかんのため薬剤を服用している（いた）ことを告げるよう指導する．

処方変更の場合

- 処方医と相談の結果，現時点の病状を妊娠中の治療に最適な薬剤を考慮して処方が変更になった．
- 本剤は医師が妊娠を確認したうえで処方した薬で，母体の発作予防のために必要で，胎児への影響を考慮したうえで服薬が欠かせない薬である．必要な服薬を中断し，発作が頻発すると母体にとって有害なだけでなく，胎児が低酸素状態に曝され，薬物による影響よりも重篤な影響を及ぼすおそれがある．したがって，服用する薬剤の種類や必要な服用量の調節は主治医に任せ，必ず指示通りに服用する．
- 医師の指示と異なった服用をした場合は，その状況を医師に報告する．
- 自分の判断で服薬を中止し，発作が頻発した場合，母体ばかりでなく胎児も危険な状態になりかねない．
- 薬について何か心配なことがあったら，いつでも医師・薬剤師に相談する．

処方変更のない場合

- 「服用後の対応」の◆印，「処方変更の場合」の◆印について説明する．
- 前述のことから判断して，妊娠中に本剤を継続服用したことにより奇形発生の頻度は2～3倍に増える可能性がある．しかし，100例中90例は奇形などのない健常児を得ている．
- 妊娠中に母親が不安のためにストレス状態にあることはそれ自体妊娠にとってよいことではない．

家族と相談し，治療のことは医師に任せて，指示通りの治療を受けることが母体および胎児にとって大切であることを指導する。

文献

1) 協和発酵キリン株式会社：デパケン，インタビューフォーム（第14版）
2) Robert E, et al：Maternal valproic acid and congenital neural tube defects. Lancet, 2（8304）：937, 1982
3) Wide K, et al：Major malformations in infants exposed to antiepileptic drugs in utero, with emphasis on carbamazepine and valproic acid：a nation-wide, population-based register study. Acta Paediatr, 93（2）：174-176, 2004
4) Artama M, et al：Antiepileptic drug use of women with epilepsy and congenital malformations in offspring. Neurology, 64（11）：1874-1878, 2005
5) Samrén EB, et al：Maternal use of antiepileptic drugs and the risk of major congenital malformations：a joint European prospective study of human teratogenesis associated with maternal epilepsy. Epilepsia, 38（9）：981-990, 1997
6) Wyszynski DF, et al, Antiepileptic Drug Pregnancy Registry：Increased rate of major malformations in offspring exposed to valproate during pregnancy. Neurology, 64（6）：961-965, 2005
7) Frank J：The Australian registry of anti-epileptic drugs in pregnancy；experience after 30 months. J Clin Neurosci, 10（5）：543-549, 2003
8) Kaneko S, et al：Congenital malformations due to antiepileptic drugs. Epilepsy Res, 33（2-3）：145-158, 1999
9) Morrow J, et al：Malformation risks of antiepileptic drugs in pregnancy；a prospective study from the UK Epilepsy and Pregnancy Register. J Neurol Neurosurg Psychiatry, 77（2）：193-198, 2006
10) Adab N, et al：Additional educational needs in children born to mothers with epilepsy. J Neurol Neurosurg Psychiatry, 70（1）：15-21, 2001
11) Meador KJ, et al：Cognitive function at 3 years of age after fetal exposure to antiepileptic drugs. N Engl J Med, 360（16）：1597-1605, 2009
12) Jäger-Roman E, et al：Fetal growth, major malformations, and minor anomalies in infants born to women receiving valproic acid. J Pediatr, 108（6）：997-1004, 1986
13) Felding I, et al：Congenital liver damage after treatment of mother with valproic acid and phenytoin?. Acta Paediatr Scand, 73（4）：565-568, 1984
14) Legius E, et al：Sodium valproate, pregnancy, and infantile fatal liver failure. Lancet, 2（8574）：1518-1519, 1987
15) Majer RV, et al：Neonatal afibrinogenaemia due to sodium valproate. Lancet, 2（8561）：740-741, 1987
16) Hurd RW, et al：Valproate, birth defects, and zinc. Lancet, 1（8317）：181, 1983
17) Kerr BM, et al：Inhibition of epoxide hydrolase by anticonvulsants and risk of teratogenicity. Lancet, 1（8638）：610-611, 1989
18) Nau H, et al：Valproic acid in the perinatal period：decreased maternal serum protein binding results in fetal accumulation and neonatal displacement of the drug and some metabolites. J Pediatr, 104（4）：627-634, 1984
19) Froescher W, et al：Protein binding of valproic acid in maternal and umbilical cord serum. Epilepsia, 25（2）：244-249, 1984
20) Perucca E, et al：Altered drug binding to serum proteins in pregnant women：therapeutic relevance. J R Soc Med, 74（6）：422-426, 1981
21) Committee on Drugs, American Academy of Pediatrics. Valproate teratogenicity Pediatrics, 71：980, 1983
22) American Academy of Pediatrics Committee on Drugs：anticonvulsants and pregnancy. Pediatrics, 63

（2）: 331, 1979
23) 日本てんかん学会. Net (http://square.umin.ac.jp/jes/)
24) Guidelines for the care of women of childbearing age with epilepsy. Commission on Genetics, Pregnancy, and the Child, International League Against Epilepsy. Epilepsia, 34(4): 588-589, 1993

フェニトイン (*Phenytoin*)

アレビアチン散錠,
ヒダントール散錠

薬剤危険度　5点
情報量　＋＋＋

薬剤データ

1　添付文書

- 妊婦または妊娠している可能性のある婦人には，治療上の有益性（母体のてんかん発作頻発を防ぎ，胎児を低酸素状態から守る）が危険性を上回ると判断される場合にのみ投与する［妊娠中に投与された患者の中に，奇形を有する児（口唇裂，口蓋裂，心奇形など）を出産した例が多いとの疫学的調査報告がある］。
- 妊娠中にやむを得ず投与する場合には，可能な限り単独投与することが望ましい［妊娠中に他の抗てんかん薬（特にプリミドン）と併用して投与された患者群に，奇形を有する児を出産した例が本剤単独投与群と比較して多いとの疫学的調査報告がある］。
- 妊娠中の投与により，児に腫瘍（神経芽細胞腫など）がみられたとの報告がある。
- 妊娠中の投与により，新生児に出血傾向が現れることがある。
- 妊娠中の投与により，葉酸低下が生じるとの報告がある。

2　動物（生殖発生毒性試験・変異原性試験など）

- マウスを用い，本薬15，50，100，150mg/kg/日を器官形成期に経口投与した試験において，50mg/kg/日以上の群では対照群と比較して口蓋裂の発生率が有意に高かった。また，奇形の発生率は用量依存的であった。
- マウスを用いた胎仔毒性試験では，80mg/kg投与群に胎仔生存率の低下が認められ，生存胎仔の体重増加抑制傾向がみられた。80mg/kg投与群では裸眼症，口蓋裂などの外形異常，後頭骨側部，底部の異常な癒合，前口蓋孔の左右非対称などの骨異常が認められた。

  哺乳仔の観察では，80mg/kg投与群に離乳時体重増加抑制がみられた。また，40mg，80mg/kg投与群で切歯咬合不全例が低率ながら発現し，特異的な顎骨異常が発現した[1]。

3　ヒト（疫学調査・症例報告など）

概要

- てんかん治療中の妊婦の本剤服用と催奇形の関連性を示唆した症例および疫学調査が複数報告されている。これらの報告によると，本剤を単独または他の抗てんかん薬（AED）との併用により服用したてんかん治療中の妊婦の児に先天奇形の生じる危険は通常の妊婦と比較して2〜3倍に増えるとされている。
- 子宮内で本剤に曝露された児にみられる特徴的な奇形のパターンが胎児ヒダントイン症候群（FHS：Fetal Hydantoin Syndrome）として報告されている。子宮内胎児発育遅延，小頭症，精神発達の遅延，頭部，顔面の奇形（広く偏平な鼻橋，低い髪の生え際，前頭隆起，両眼隔離症，眼内角贅皮，眼瞼下垂，口唇裂，口蓋裂など），爪と指骨の低形成，鼠径ヘルニアなどがFHSにみられる特徴的な

パターンとして報告されている。

疫学調査

- 15件の疫学調査を引用した再評価報告では，てんかん治療中の妊婦における先天奇形の頻度は2.2～26.1％と報告されている[2]。

- 国内で行われたAEDの催奇形性に関する共同研究では，薬剤服用の有無にかかわらず902例中65例（7.2％）に先天奇形が発生した。認められた奇形では，口唇裂，口蓋裂が15例，先天性心血管奇形が14例と著しく多かった。AED服用妊婦では8.7％（57/657）に奇形がみられ，非服用てんかん妊婦の1.9％（3/162）より高率であった。催奇形性が強く疑われるトリメタジオンの服用例を除くと，服用群の奇形発生率は6.75％（38/563）であった。本剤による単剤治療を受けていた26例の児に奇形は認められなかった。一方，他剤との併用療法を受けていた338例中51例（15％）に奇形が発生した。併用薬剤数の増加に伴い奇形の発現率はわずかに上昇した。本剤の投与量と奇形の発生率には有意の相関は認められなかった[3]。

- 本剤によるてんかん治療中の妊婦205例と50,000例の対照群を比較した共同研究では，てんかん治療中の妊婦に奇形児発生の危険が増加することが報告されている。無脳症，水頭症，小頭症，髄膜嚢瘤，口唇・口蓋裂，一肢あるいは複数の四肢の低形成および欠損，多指症，合指症，重篤な心臓奇形などが認められた。妊娠初期の4カ月間に連日本剤を服用した98例中6例に奇形が認められた。妊娠初期の4カ月間にときどき本剤を服用した29例では奇形児は1例のみであった。また，妊娠4カ月以降に本剤の投与を受けた78例では4例の奇形児がみられた。一方，本剤以外の治療を受けていたてんかん治療中の妊婦101例のうち3例の児に奇形がみられた[4]。

- 日本，イタリア，カナダで出生した983例の児についてプロスペクティブ調査を行った国際共同研究の結果では，AEDに曝露された児の奇形発生率は9.0％（80/885例），曝露されていない児では3.1％（3/98例）であった。本剤単剤に曝露された132例では，12例（9.1％）に奇形が認められ，そのうち11例は本剤200mg/日以上に曝露されていた。本剤＋フェノバルビタール＋プリミドンの組み合わせで服用した場合の奇形発生率は24％（6/25例，OR：10.0）であった[5]。

- てんかんを有する婦人970例の妊娠における979例の児のプロスペクティブ調査では，妊娠第1三半期にAEDに曝露された740例中28例（3.8％[95％CI：2.5-5.4]），AEDに曝露されなかった239例中2例（0.8％[95％CI：0.1-3.0]）に奇形が認められた（p=0.02）。奇形発生に関連する独立因子として，カルバマゼピン[調整OR：2.5，95％CI：1.0-6.0]，バルプロ酸[調整OR：4.1，95％CI：1.6-11]，オクスカルバゼピン[調整OR：10.8，95％CI：1.1-106]の使用，血清葉酸濃度の低さ[調整OR：5.8，95％CI：1.3-27]が関係していた。妊娠第1三半期でのてんかん発作とは関連がみられなかった[調整OR：0.6，95％CI：0.1-2.9]。本剤単剤に曝露されたのは124例で，奇形は3例に認められた。他剤との併用症例を併せると，212例が本剤に曝露され，奇形は7例に認められた[調整OR：1.7，95％CI：0.6-4.6（p=0.3）][6]。

- 妊娠中にAEDを単剤で使用した妊婦の児223例，2種以上のAEDを使用した妊婦の児93例，てんかんの既往はあるが妊娠中にAEDを使用していない妊婦の児98例について，てんかんの既往がなくAEDも使用していない妊婦の児508例（対照群）と胎芽病（奇形，小頭症，成長遅延，中顔面および指の形成不全）について比較した。胎芽病は，単剤曝露群の児では20.6％（46例）にみられ，対照群8.5％（43例）よりも頻度が高かった[OR：2.8，95％CI：1.1-9.7]。また，多剤曝露群の児では28.0％（26例）にみられ，対照群より高かった[OR：4.2，95％CI：1.1-5.1]。母親がてんかんの既往があるが，妊娠中にAEDに曝露されていない児では胎芽病は6例（6.1％）にみられ，コントロ

ールと比較して高くなかった[OR：0.7，95 % CI：0.2-2.4]。著者は，てんかんを有する母親の児の奇形は，てんかん自体より妊娠中のAED使用と関連していると結論づけている。本剤単剤に曝露された児87例では，奇形は3例（3.4 %），胎芽病は18例（20.7 %[OR：2.8，95 % CI：1.1-8.8]）にみられた[7]。

- 英国 Epilepsy and Pregnancy Register からプロスペクティブに収集したデータを分析した結果，AEDに曝露された症例の奇形発生頻度は 4.2 %[95 % CI：3.6-5.0]であった。奇形発生頻度はAEDの単剤使用（n=2,598）（3.7 %）よりも多剤併用（n=770）で高くなった（6.0 %）（調整OR：1.83（p=0.002））。妊娠中にAEDを服用していないてんかん婦人の児（n=239）では，3.5 %[95 % CI：1.8-6.8]に奇形がみられた。フェニトインを単剤で使用した82例では，奇形は3例（3.7 %[95 % CI：1.3-10.2]）に認められた[調整OR：1.60，95 % CI：0.43-5.95（p=0.484）][8]。

症例報告

- 本剤がヒトにおいて経胎盤性の発癌物質であることを示唆した12例の症例報告がある。子宮内で本剤に曝露された児に報告されている腫瘍は，神経芽腫6例，節芽細胞腫1例，黒色神経外胚葉性腫瘍1例，腎外ウイルムス腫瘍1例，間葉腫1例，リンパ管腫1例，上衣芽細胞腫1例であった[2]。

- 妊娠前より妊娠中を通して3年間にわたり本剤100mgを1日3回服用した28歳の妊婦が出産した児に，孤立した右腎，臍ヘルニア，肛門閉鎖と膀胱外反症，肛門尿道瘻，大理石様皮膚，右足の毛細血管拡張が認められた[9]。

- 1日400mgの本剤と90mgのフェノバルビタールを7年間服用した母親から生まれた児に前額縫合の隆起，外反した鼻，大きな泉門，先端の著しく細い指，足趾の爪の低形成が認められた。眼科的試験では角膜肥大と涙液増加に関連した先天性緑内障が認められた。この報告者は，先天性緑内障が本剤の催奇形作用による可能性があると結論している[10]。

- フェニトインおよび他のAEDは，新生児に出血性疾患をもたらすとの報告がある。出血は生後24時間以内に起こり，重篤な例では致命的となりうる。止血異常の発現機序は解明されていないが，本剤が胎児の肝ミクロゾームの酵素を誘導し，もともと少ない胎児のビタミンKの蓄えを枯渇させることによると考えられている。その結果，ビタミンK依存性の凝固因子である第Ⅱ，Ⅶ，Ⅸ，Ⅹ因子が抑制される[2]。

新生児出血の機序として，本剤による血小板減少症の症例も報告されている。この出血は，妊娠36週以降の妊婦と出生直後の新生児にビタミンKを連日投与することで予防できる。母体には，ビタミンK_1を1回10mg，1日3回経口投与する。新生児には，ビタミンK_2を2mg皮下注射するかビタミンK_2シロップを生後12時間以内に内服させる。

その他

- 本剤による催奇形性の発現機序として，反応性に富んだ中間代謝物のアレンオキサイドの関与を示唆した報告がある。アレンオキサイドは高分子化合物と共有結合を形成するため，臨界期における胚芽や胎児の核酸に結合し，種々の報告にみられる奇形を引き起こすとの報告である。また，アレンオキサイドの代謝に関与する遺伝的欠損が先天奇形の危険を増加させる要因であることを示唆した報告がある[3]。

- 本剤によるてんかん治療中の妊婦で葉酸欠乏を引き起こし，母体の低葉酸状態が児の先天奇形の増加する機序として報告されている。本剤および他のAEDで治療中の24例の妊婦から生まれた66例の児のうち10例（15 %）に奇形がみられ，うち2例の母親では赤血球の葉酸値が著しく低かった。また，1日2.5～5.0mgの葉酸補充を受けた22例のてんかん治療中の妊婦から生まれた33例の新生児

に先天奇形は認められなかった。この報告では，葉酸によりフェニトイン血漿濃度が低下したことによるてんかん発作は認められなかった。一方，てんかん治療中の妊婦に妊娠6～16週から分娩時まで1日0.5mgの葉酸補充を行ったにもかかわらず133例中20例（15％）に先天奇形がみられたとの報告もある[2]。

勧告 米国小児科学アカデミー薬物委員会（American Academy of Pediatrics Committee on Drugs）
"The Committee on Obstetrics：Maternal and Fetal Medicine, American College of Obstetricians and Gynecologists concur in these recommendation"[11]

(1) いかなる婦人も不必要な抗痙攣薬の投与を受けるべきでない。
(2) 多年にわたり発作のなかった婦人では，可能であれば妊娠前にその投薬が中止されるべきである。
(3) てんかんがあり，投薬が必要な婦人から妊娠について尋ねられた場合，正常児を得る可能性は90％であるが，彼女の疾患自体またはその治療のために，先天奇形および知能発達の遅延が生ずるおそれが通常の平均よりも2～3倍高いことが忠告されるべきである。
(4) 妊娠第1三半期以降に助言を求める婦人には，慣例的に人工妊娠中絶を考慮するよう促すよりも前述の数字によって元気づけるべきである。こういった婦人には妊娠期間を通じて薬物療法を継続すべきである。なぜなら，起こるとすれば主な解剖学的奇形はすでに生じており，胎児ヒダントイン症候群に関連した奇形が子供の幸福に重要な影響を及ぼすことはまれだからである。
(5) フェニトインまたはフェノバルビタールから，妊娠中の使用に関する情報がより少ない他の抗痙攣薬に変更するようすすめる理由は現時点ではない。
(6) 投薬によりてんかんがコントロールされている場合には，投薬の中止は発作を引き起こすことがあり，発作の遷延は彼女自身とその胎児に重篤な続発症を起こす。

指針 てんかんを持つ妊娠可能年齢の女性に対する治療ガイドライン（日本てんかん学会）[12]
(1)妊娠前
　①妊娠前カウンセリングに十分な時間をとる。
　　てんかんの重篤度，生活技能に対する能力などを判定し，妊娠，出産が現実的か否かについて家族を含めて討議し，その可否の判断は本人とその家族にゆだねる（提供すべき情報には経口避妊薬に対するAEDの作用，妊娠中の発作，妊娠・出産経過，胎児・新生児へのAEDの影響，産褥経過，てんかんの遺伝性，児の発達など）。
　②妊娠前の発作の抑制を試みる。
　　1) 必要最低限のAED単剤で試みる。トリメタジオン（TMD）は使用せず，バルプロ酸（VPA）投与が必須の症例では徐放剤が望ましい。単剤での投与量の目安はプリミドン（PRM），カルバマゼピン（CBZ）は400mg，VPAは1,000mg，フェニトイン（PHT）は200mg/日以下が望ましい。
　　2) 特に避けるべきAEDの組み合わせはPHTまたはCBZとバルビツール剤，VPAとCBZ。
　③葉酸の補充を行う。
(2)妊娠中
　①定期的な通院をすすめ，胎児モニタリング，AED・葉酸濃度を測定する。
　②AED投与量の増量は服薬が規則的でかつ発作が悪化したときのみ行う。
　③VPA，CBZ服用例では妊娠16週で血清AFTの測定，妊娠18週で超音波検査を行う。
　④全般性強直間代発作を起こす症例では切迫流・早産に注意する。

4　相談事例

奇形発生の危険度が最も高い絶対過敏期に本剤を服用した18例はいずれも奇形などのない健常児を出産した。18例のうち11例は継続服用であった。また，相対過敏期に本剤を服用した1例も奇形などのない健常児を出産した。

服用後の対応

◆ てんかん治療中の婦人が妊娠中に本剤を服用することにより，新生児に指や爪の異常，口蓋裂および心臓血管系の奇形の発生率が増加するとの疫学調査が報告されている。これらの報告では，本剤は他のいくつかの抗てんかん薬と併用されていることが多い。また，本剤を服用したてんかん治療中の妊婦の児に胎児ヒダントイン症候群とよばれる頭部顔面の奇形，爪と指骨の低形成，身体および精神の発達遅延などの複合奇形が生じたとの報告がある。しかし，先天奇形の増加が薬剤服用によるものなのか，てんかんという病気自体によるものかは，明らかにされてはいない。

通常の妊婦における奇形の発生頻度は2～3％と報告されている。てんかん妊婦が抗てんかん薬を服用している場合この頻度が2～3倍高くなるとの報告があるが，奇形の発生率が50％あるいは100％に及ぶということはない。正常な児を得る可能性は90％，つまり，100例中90例は奇形のない健常児を出産しているのである。

一般に，妊娠中の抗てんかん薬の服用は，その種類を減らすこと，服用量を必要最小限にとどめること，長期にわたり発作がない場合は減量と休薬が検討されるべきであると考えられている。しかし，必要な服薬を中断し，発作が頻発すると母体にとって有害なだけでなく，胎児が低酸素状態に曝され，薬物による影響よりも重篤な影響を及ぼすおそれがある。したがって，服用する薬剤の種類や必要な服用量の調節は主治医に任せ，必ず指示通りに服用する。

出産まで継続して本剤を服用した場合，新生児に出血傾向がみられることがある。こういった症状は，本剤の継続服用について産婦人科の主治医に告げてあれば治療や予防は可能なものである。

以上のことから判断して，妊娠中に本剤を継続服用したことにより奇形発生の頻度や危険度は2～3倍に増えるが，100例中90例は奇形などのない健常児を得ている。したがって本剤服用が必ずしも人工妊娠中絶の理由にはならない。

● 今後は，妊娠していることを主治医に告げて相談するように指示する。

服用前の対応

1 医師への疑義照会

以下のことを説明し，患者が妊婦であっても処方通りに調剤してよいかを確認する。

● てんかん妊婦の本剤服用と催奇形の関連性を示唆した症例および疫学調査が複数報告されている。報告されている奇形は，胎児ヒダントイン症候群，心血管系の奇形，小頭症，四肢の欠損などである。また，本剤がヒトにおいて経胎盤性の発癌物質であることを示唆した12例の症例報告がある。報告されている腫瘍は，神経芽腫6例，節芽細胞腫1例，黒色神経外胚葉性腫瘍1例，腎外ウイルムス腫瘍1例，間葉腫1例，リンパ管腫1例，上衣芽細胞腫1例であった。

意見を求められたら

● 数年にわたり発作がみられず，本剤の投与が不可欠というほどでもないなら，減量あるいは休薬を検討したほうがよい。

● てんかん治療中の妊婦に関する米国小児科学アカデミー薬物委員会による1979年，1983年の勧告およびてんかん国際連盟による1993年の指針，日本てんかん学会による「てんかんを持つ妊娠可能年齢の女性に対する治療ガイドライン」がある。

● 国内外の学会ガイドラインでは，薬物の胎児への影響は存在するものの，痙攣発作のコントロール

- が母児の健康にとって，より重要となるため必要な薬物療法は容認されることが示されている．
- どうしても本剤の投与が必要で，本剤による治療を継続する場合，奇形発生の頻度は，通常の妊婦の2〜3倍に上昇するが，奇形などのない健常児を出産する可能性は90％である．
- 本剤は可能な限り妊娠前に休薬すべきであるとの米国小児科学アカデミーの勧告がある．しかし，本剤による治療の必要な痙攣性疾患を有する妊婦では，本剤による治療を継続するようすすめるべきであるとしている．
- 日本てんかん学会は抗てんかん薬治療中の婦人は妊娠前から葉酸を補充することを推奨している．

2　患者への説明・指導

以下のことを説明，指導する．

投薬中止の場合

- 処方医と相談の結果，現時点での病状から休薬しても発作が起こる可能性は低いと考えられること，ならびに妊娠中の母体と胎児の安全のため，投薬を中止してしばらく様子をみることになった．
- 発作が再発するなど，病状や自覚症状について変化がみられた場合には，ただちに主治医に受診する．
- 妊娠中は，薬局で薬を買うとき，病院にかかるときには，必ず妊娠していること，およびてんかんのため薬剤を服用している（いた）ことを告げるよう指導する．

処方変更の場合

- 処方医と相談の結果，現時点の病状と妊娠中の治療に最適な薬剤を考慮して処方が変更になった．
- ◆ 本剤は医師が妊娠を確認したうえで処方した薬で，母体の発作予防のために必要で，胎児への悪影響が少ないと考えられる薬である．必要な服薬を中断し，発作が頻発すると母体にとって有害なだけでなく，胎児が低酸素状態に曝され，薬物による影響よりも重篤な影響を及ぼすおそれがある．したがって，服用する薬剤の種類や必要な服用量の調節は主治医に任せ，必ず指示通りに服用する．
- ◆ 医師の指示と異なった服用をした場合はその状況を医師に報告する．
- ◆ 自分の判断で服薬を中止し，発作が頻発した場合，母体ばかりでなく胎児も危険な状態になりかねない．
- ◆ 薬について何か心配なことがあったら，いつでも医師・薬剤師に相談する．

処方変更のない場合

- 「服用後の対応」の◆印，「処方変更の場合」の◆印について説明する．
- 前述のことから判断して，妊娠中に本剤を継続服用したことにより奇形発生の頻度は2〜3倍に増える可能性がある．しかし，100例中90例は奇形などのない健常児を得ている．
- 妊娠中に母親が不安のためにストレス状態にあることは，それ自体妊娠にとってよいことではない．家族と相談し，治療のことは医師に任せて，指示通りの治療を受けることが母体および胎児にとって大切であることを指導する．

文献

1) 清藤英一・編著：催奇形性等発生毒性に関する薬品情報 第2版，東洋書店，p76，1986
2) Briggs GG, et al：Drugs in Pregnancy and Lactation；A Reference Guide to Fetal and Neonatal Risk, Lippincott Williams & Wilkins, pp1476-1487, 2008
3) 中根允文：抗てんかん薬の催奇形性について．神経進歩，23(6)：1247，1979

4) Monson RR, et al：Diphenylhydantoin and selected congenital malformations. N Engl J Med, 289（20）：1049, 1973
5) Kaneko S, et al：Congenital malformations due to antiepileptic drugs. Epilepsy Res, 33（2-3）：145-158, 1999
6) Kaaja E, et al：Major malformations in offspring of women with epilepsy. Neurology, 60（4）：575-579, 2003
7) Holmes LB, et al：The teratogenicity of anticonvulsant drugs. N Engl J Med, 344（15）：1132-1138, 2001
8) Morrow J, et al：Malformation risks of antiepileptic drugs in pregnancy；a prospective study from the UK Epilepsy and Pregnancy Register. J Neurol Neurosurg Psychiatry, 77（2）：193-198, 2006
9) Hirschberger M, et al：Maternal phenytoin ingestion and congenital abnormalities；report of a case. Am J Dis Child, 129（8）：984, 1975
10) Tunnessen WW Jr, et al：Letter；Glaucoma associated with the fetal hydantoin syndrome. J Pediatr, 89（1）：154, 1976
11) American Academy of Pediatrics Committee on Drugs：Anticonvulsants and pregnancy. Pediatrics, 63（2）：331, 1979
12) 日本てんかん学会. Net（http://square.umin.ac.jp/jes/）

フェノバルビタール （*Phenobarbital*）

フェノバール 末 散 錠 内用液 注

薬剤危険度 **4点**
（てんかん以外の使用：2点）

情報量 **+++**
（+）

薬剤データ

1 添付文書

- 妊婦または妊娠している可能性のある婦人には，治療上の有益性（母体のてんかん発作頻発を防ぎ，胎児を低酸素状態から守る）が危険性を上回ると判断される場合にのみ投与する［妊娠中に単独，または併用投与された患者の中に，奇形を有する児（口唇裂，口蓋裂，心奇形，大動脈縮窄症など）を出産した例が多いとの疫学的調査報告がある］。
- 妊娠中の投与により，新生児に出血傾向，呼吸抑制などを起こすことがある。
- 分娩前に連用した場合，出産後新生児に禁断症状（多動，振戦，反射亢進，過緊張など）が現れることがある。
- 妊娠中の投与により，葉酸低下が生じるとの報告がある。

2 動物（生殖発生毒性試験・変異原性試験など）

- 本薬は，マウスに口蓋裂，ラットに骨格異常，ウサギに血管系の異常と骨格異常を起こすことが報告されている[1]。
- ラットの妊娠7～17日目に，本薬20, 40, 80mg/kgを強制経口投与し，21日目に胎仔を取り出し検査した。80mg/kg投与で胎仔の体重低下がみられた。外表異常は認められなかったが，内臓検査では心臓血管系の奇形が認められた。心室中隔欠損は40mg/kgで14％，80mg/kgで54％に認められた。胸腺および骨格の異常も認められた[1]。

3 ヒト（疫学調査・症例報告など）

概要

　てんかん治療中の妊婦の本剤服用と催奇形の関連性を示唆した症例および疫学調査が複数報告されている。

- 北アメリカ Antiepileptic Drug Pregnancy Registry の調査では1997～2002年までに3,002例の妊婦が登録された。フェノバルビタール単剤の治療を受けたてんかん妊婦は，77例で，児の先天奇形の頻度は6.5％（5/77）であった。非てんかん妊婦であるコントロール群における頻度1.62％と比較して増加していたと報告されている［RR：4.2, 95%CI：1.5-9.4］[2]。
- 1972～1992年までにオランダの4つの州で出生した抗てんかん薬（AED）服用妊婦の児の大規模なレトロスペクティブコホート研究が報告された。この報告では妊娠第1三半期に AED 薬を服用した妊婦の児1,411例と，2,000例の非てんかん妊婦の児とが比較された。妊娠第1三半期のカルバマゼピン（RR：2.6），バルプロ酸（RR：4.1）の単剤療法により児に先天奇形のリスクが上昇した。また，バルプロ酸は用量依存的に先天奇形のリスクが上昇した。フェノバルビタール単剤服用した母親の児における先天奇形の発現は3％（5/172）で，RR：2.0［95%CI：0.8-5.3］であった。多剤併用療法を

行っていた母親の児では4％（11/276）でRR=2.8［95%CI：1.4-5.7］であった。フェノバルビタールによるリスクはカフェインを除いた単剤療法では統計学的に有意なリスクの上昇はみられず，他のAEDまたはカフェインとの併用でリスクの上昇RR：2.5［95%CI：1.2-5.3］が認められた[3]。

- 日本，イタリア，カナダで行われたAEDの催奇形についての国際共同研究では，てんかん妊婦983例の妊娠について調査された。AEDに曝露したてんかん妊婦の児の奇形発生率は9.0%（80/885），AEDに曝露していないてんかん妊婦の児では3.1%（3/98）であった。1種類のAED曝露で最も高い奇形の発生率は，プリミドン（PRM）14.3%（5/35）で，次いでバルプロ酸（VPA）11.1%（9/81），フェニトイン（PHT）9.1%（12/132），カルバマゼピン（CBZ）5.7%（8/158），フェノバルビタール（PB）5.1%（4/79）であった。また，VPA+CBZとPHT+PRM+BのようなAEDの特定の組み合わせは，より高い先天奇形の発生率との関連がみられた。奇形の発生を回避するために，多剤併用療法を避けることが勧告されている[4]。

- イタリアの施設で行われたてんかん妊婦517例についてのプロスペクティブ調査が報告された。出産に至った452例中427例がAEDに曝露しており，313例がAED単剤投与であった。染色体異常を含む全体の先天異常は452例中44例（9.7）%であった。フェノバルビタールを単剤服用した83例中，先天異常は4例（4.8%）であった[5]。

- 国内で行われた，AEDの催奇形性に関する共同研究では，薬剤服用の有無にかかわらず，902例中65例（7.2%）に先天奇形が発生した。認められた奇形では，口唇裂，口蓋裂が15例，先天性心血管奇形が14例と著しく多かった。AED服用妊婦では8.68%に奇形がみられ，非服用てんかん妊婦の1.85%より高率であった。催奇形性が強く疑われるトリメタジオンの服用例を除くと服用群の奇形発生率は6.75%であった。本剤による単剤治療を受けていた19例中1例（5.3%）に奇形が発生した。本剤の投与量増加に伴い奇形発現率が上昇する傾向がみられ，1日量150mgを超えないことが望ましいと示唆している[6]。

てんかん疾患以外の他の理由による短い期間の服用

- 50,282組の母児の調査では，妊娠第1三半期に本剤を服用していた1,415例と，妊娠中のいずれかの時期に本剤を服用した8,037例に関して，催奇形との関連性は認められなかった[7]。

その他

- 葉酸欠乏：本剤服用が妊婦に葉酸欠乏を起こす可能性を示唆した報告がある[8-10]。
- 離脱症状：子宮内で本剤に曝露された新生児に離脱症状が観察された。15例の症状発現時期は3～14日目の間で，平均は6日目であった。母親の服用量はさまざまで，1日64～300mgの間だった[11]。
- 出血傾向：本剤およびフェニトインなどのAEDは新生児に出血性疾患を起こすことがある。出血は生後24時間以内に起こり，重篤で致命的になるおそれがある。凝固障害の発生機序はすべてが解明されたわけではないが，本剤により胎児肝臓のミクロゾーム酵素が誘導され，本来少ないビタミンKの貯蔵を枯渇させるためと考えられている。そのためビタミンK依存性の凝固因子が抑制される。この出血は，妊娠36週以降の妊婦と出生直後の新生児にビタミンKを連日投与することで予防できる。母体には，ビタミンK_1を1回10mg，1日3回経口投与する。新生児には，ビタミンK_2を2mg皮下注射するかビタミンK_2シロップを生後12時間以内に内服させる[12]。

勧告 米国小児科アカデミー薬物委員会（American Academy of Pediatrics Committee on Drugs）
"The Committee on Obstetrics：Maternal and Fetal Medicine, American College of Obstetricians and

Gynecologists concur in these recommendation" [13]
(1) いかなる婦人も不必要な抗痙攣薬の投与を受けるべきでない。
(2) 多年にわたり発作のなかった婦人では，可能であれば妊娠前にその投薬が中止されるべきである。
(3) てんかんがあり，投薬が必要な婦人から妊娠について尋ねられた場合，正常児を得る可能性は90％であるが，母親の疾患自体またはその治療のために，先天奇形および知能発達の遅延が生ずるおそれが通常の平均よりも2～3倍高いことが忠告されるべきである。
(4) 妊娠第1三半期以降に助言を求める婦人には，慣例的に人工妊娠中絶を考慮するよう促すよりも前述の数字によって元気づけるべきである。こういった婦人には妊娠期間を通じて薬物療法を継続すべきである。なぜなら，起こるとすれば主な解剖学的奇形はすでに生じており，胎児ヒダントイン症候群に関連した奇形が子供の幸福に重要な影響を及ぼすことはまれだからである。
(5) フェニトインまたはフェノバルビタールから，妊娠中の使用に関する情報がより少ない他の抗痙攣薬に変更するようすすめる理由は現時点ではない。
(6) 投薬によりてんかんがコントロールされている場合には，投薬の中止は発作を引き起こすことがあり，発作の遷延は母親自身とその胎児に重篤な続発症を起こす。

指針 てんかんを持つ妊娠可能年齢の女性に対する治療ガイドライン（日本てんかん学会）[14]
(1) 妊娠前
①妊娠前カウンセリングに十分な時間をとる。
　てんかんの重篤度，生活技能に対する能力などを判定し，妊娠，出産が現実的か否かについて家族を含めて討議し，その可否の判断は本人とその家族にゆだねる（提供すべき情報には経口避妊薬に対するAEDの作用，妊娠中の発作，妊娠・出産経過，胎児・新生児へのAEDの影響，産褥経過，てんかんの遺伝性，児の発達など）。
②妊娠前の発作の抑制を試みる。
　1) 必要最小限のAED単剤で試みる。トリメタジオン（TMD）は使用せず，バルプロ酸（VPA）投与が必須の症例では徐放剤が望ましい。単剤での投与量の目安はプリミドン（PRM），カルバマゼピン（CBZ）は400mg，VPAは1,000mg，フェニトイン（PHT）は200mg/日以下が望ましい。
　2) 特に避けるべきAEDの組み合わせはPHTまたはCBZとバルビツール剤，VPAとCBZ。
③葉酸の補充を行う。
(2) 妊娠中
①定期的な通院をすすめ，胎児モニタリング，AED・葉酸濃度を測定する。
② AED投与量の増量は服薬が規則的でかつ発作が悪化したときにのみ行う。
③ VPA，CBZ服用例では妊娠16週で血清AFTの測定，妊娠18週で超音波診断を行う。
④全般性強直間代発作を起こす症例では切迫流・早産に注意する。

4　相談事例

　奇形発生の危険度が最も高い絶対過敏期に本剤を使用した42例はいずれも奇形などのない健常児を出産した。相対過敏期に本剤を使用した1例は奇形などのない健常児を出産した。なお，18例は妊娠初期のみならず全妊娠期間にわたって本剤を服用していた。

服用後の対応

てんかん治療中
- てんかん治療中の妊婦の本剤服用と奇形との関連性を示唆した症例報告および疫学調査が複数報告されている。また，国内外の学会ガイドラインが示されており，薬物の胎児への影響は存在するものの，てんかん発作のコントロールが母児の健康により重要となるため必要な薬物療法は容認されることが示されている。

通常の妊婦における奇形の発生頻度は2〜3%と報告されている。てんかん治療中の妊婦がAEDを服用している場合，この頻度が2〜3倍高くなるとの報告がある。しかし，奇形の発生率は決して50%や100%になるわけではない。正常な児を得る可能性は90%である。

フェノバルビタールを単剤で使用したてんかん治療中の妊婦の児に異常の認められる確率については，3%（RR：2.0），4.82%，5.1%，5.3%，7.7%（RR：4.2）との報告がある。

一般に，妊娠中の抗てんかん薬の服用は，その種類を減らすこと，服用量を必要最小限にとどめること，長期にわたり発作がない場合は減量と休薬が検討されるべきであると考えられている。しかし，必要な服薬を中断し，発作が頻発すると母体にとって有害なだけでなく，胎児が低酸素状態に曝され，薬物による影響よりも重篤な影響を及ぼすおそれがある。したがって，服用する薬剤の種類や必要な服用量の調節は主治医に任せ，必ず指示通りに服用する。

- 出産まで継続して本剤を服用した場合，新生児に出血傾向がみられたり，新生児の体内から薬物が消失することにより離脱症状がみられることがある。こういった症状は，本剤の継続服用について産婦人科の主治医に告げてあれば，治療や予防は可能なものである。

以上のことから判断して，妊娠中に本剤をてんかん治療のために継続服用したことにより奇形発生の頻度や危険度は2〜3倍に増える可能性があるが，100例中90例以上は奇形などのない健常児を得ている。したがって本剤服用が必ずしも人工妊娠中絶の理由にはならない。

- 今後は，妊娠していることを主治医に告げて相談するように指示する。
- てんかん治療中の婦人が本剤を服用することにより，新生児に奇形の発生率が増加するとの報告がある。これらの報告では，本剤は他のいくつかのAEDと併用されている。また，先天奇形の増加が薬剤服用によるものなのか，てんかんという病気自体によるものかは，明らかではない。

てんかん治療中以外

- てんかん以外の妊婦に本剤が投与された事例のカウンセリングにあたっては，50,282組の母児の調査において妊娠第1三半期に本剤を服用していた1,415例と，妊娠中のいずれかの時期に本剤を服用した8,037例に関して，催奇形との関連性は認められなかったと報告されていることを引用し，実在するリスクの増大はないことを説明することができる。

以上のことから判断して，妊娠中に本剤を服用したことにより奇形発生の頻度や危険度が著しく上昇したとは考えられないので，あまり心配することはないことを説明する。したがって，本剤の服用は人工妊娠中絶の理由にはならない。

- 今後は，妊娠していることを主治医に告げて相談するように指示する。

服用前の対応

1 医師への疑義照会

以下のことを説明し，患者が妊婦であっても処方通りに調剤してよいかを確認する。

てんかん治療中

てんかん治療中の妊婦の本剤服用と催奇形性の関連を示唆した症例報告および疫学調査が報告されている。

フェノバルビタールを単剤で使用したてんかん治療中の妊婦の児に異常の認められる確率については，3%（RR：2.0），4.82%，5.1%，5.3%，7.7%（RR：4.2）との報告がある。

てんかん治療中以外

てんかん以外の妊婦に本剤が投与された事例では，50,282 組の母児の疫学調査において本剤を第1三半期に本剤を服用していた 1,415 例と，妊娠中のいずれかの時期に本剤を服用した 8,037 例に関して，催奇形性との関連は認められなかったと報告されている。

意見を求められたら

てんかん治療中

- 数年にわたり発作がみられず，本剤の投与が不可欠というほどでもないなら，減量あるいは休薬を検討したほうがよい。
- てんかん治療中の妊婦の本剤服用と催奇形の関連性を示唆した症例報告および疫学調査が複数報告されている。また，国内外の学会ガイドラインが示されており，薬物の胎児への影響は存在するものの，痙攣発作のコントロールが母児の健康により重要となるため必要な薬物療法は容認されることが示されている。
- 本剤とフェニトイン，または本剤とカルバマゼピンの併用は，児のリスクが増大するため避けるべきと日本てんかん学会は勧告している。
- どうしても本剤の投与が必要で，本剤による治療を継続する場合，奇形発生の頻度は，普通の妊婦の 2～3 倍に上昇するが，奇形などのない健常児を出産する可能性は 90% 以上である。
- てんかん治療中の妊婦に関する米国小児科学アカデミー薬物委員会による 1979 年，1983 年の勧告およびてんかん国際連盟による 1993 年の指針，日本てんかん学会による「てんかんを持つ妊娠可能年齢の女性に対する治療ガイドライン」がある。
- 日本てんかん学会は抗てんかん薬治療中の婦人は妊娠前から葉酸を補充することを推奨している。

2　患者への説明・指導

以下のことを説明，指導する。

投薬中止の場合

- 処方医と相談の結果，現時点での病状から休薬しても発作が起こる可能性は低いと考えられること，ならびに妊娠中の母体と胎児の安全のため，投薬を中止してしばらく様子をみることになった。
- 発作が再発するなど，病状や自覚症状について何か変化があった場合には，すぐに主治医に受診する。
- 妊娠中は，薬局で薬を買うとき，病院にかかるときには，必ず妊娠していること，およびてんかんのため薬剤を服用している（いた）ことを告げるよう指導する。

処方変更の場合

- 処方医と相談の結果，現時点の病状と妊娠中の治療に最適な薬剤を考慮して処方が変更になった。
- 本剤は医師が妊娠を確認したうえで処方した薬で，母体の発作予防のために必要で，胎児への悪影響が少ないと考えられる薬である。必要な服薬を中断し，発作が頻発すると母体にとって有害なだけでなく，胎児が低酸素状態に曝され，薬物による影響よりも重篤な影響を及ぼすおそれがある。したがって，服用する薬剤の種類や必要な服用量の調節は主治医に任せ，必ず指示通りに服用する。
- 医師の指示と異なった服用をした場合はその状況を医師に報告する。
- 自分の判断で服薬を中止し，発作が頻発した場合，母体ばかりでなく胎児も危険な状態になりかねない。
- 薬について何か心配なことがあったら，いつでも医師・薬剤師に相談する。

処方変更のない場合
- 「服用後の対応」の◆印,「処方変更の場合」の◆印について説明する.
- 前述のことから判断して,妊娠中に本剤を継続服用したことにより奇形発生の頻度は2～3倍に増える可能性がある.しかし,100例中90例以上は奇形などのない健常児を得ている.
- 妊娠中に母親が不安のためにストレス状態にあることは,それ自体妊娠にとってよいことではない.家族と相談し,治療のことは医師に任せて,指示通りの治療を受けることが母体および胎児にとって大切であることを指導する.

文献

1) 清藤英一・編著:催奇形成等発生毒性に関する薬品情報 第2版,東洋書店,pp21-25,1986
2) Holmes LB, et al:The AED (antiepileptic drug) pregnancy registry;a 6-year experience. Arch Neurol,61(5):673-678,2004
3) Samrén EB, et al:Antiepileptic drug regimens and major congenital abnormalities in the offspring. Ann Neurol,46(5):739-746,1999
4) Kaneko S, et al:Congenital malformations due to antiepileptic drugs. Epilepsy Res,33(2-3):145-158,1999
5) Canger R, et al:Malformations in offspring of women with epilepsy;a prospective study. Epilepsia,40(9):1231-1236,1999
6) 中根允文:抗てんかん薬の催奇形性について. 神経進歩,23(6):1247,1979
7) Heinonen OP, et al:Birth Defects and Drugs in Pregnancy, Publishing Sciences Goup,p336,1977
8) Pritchard JA, et al:Maternal folate deficiency and pregnancy wastage IV. Effects of folic acid supplements, anticonvulsants, and oral contraceptives. Am J Obstet Gynecol,109(3):341-346,1971
9) Hiilesmaa VK, et al:Serum folate concentrations during pregnancy in women with epilepsy;relation to antiepileptic drug concentrations, number of seizures, and fetal outcome. Br Med J (Clin Res Ed),287(6392):577-579,1983
10) Biale Y, et al:Effect of folic acid supplementation on congenital malformations due to anticonvulsive drugs. Eur J Obstet Gynecol Reprod Biol,18(4):211-216,1984
11) Desmond MM, et al:Maternal barbiturate utilization and neonatal withdrawal symptomatology. J Pediatr,80(2):190-197,1972
12) Lane PA, et al:Vitamin K in infancy. J Pediatr,106(3):351-359,1985
13) American Academy of Pediatrics Committee on Drugs;anticonvulsants and pregnancy. Pediatrics,63(2):331,1979
14) 日本てんかん学会. Net (http://square.umin.ac.jp/jes/)

プリミドン　(*Primidone*)

| プリミドン 細 錠 | 薬剤危険度 4点 | 情報量 ++ |

I 薬剤データ

1 添付文書

- 妊婦または妊娠している可能性のある婦人には，治療上の有益性（母体のてんかん発作頻発を防ぎ，胎児を低酸素状態から守る）が危険性を上回ると判断される場合にのみ投与する［妊娠中に投与された患者の中に，奇形を有する児（口唇裂，口蓋裂など）を出産した例が多いとの疫学的調査報告がある］。
- 妊娠中にやむを得ず投与する場合には，可能な限り単独投与することが望ましい［妊娠中に他の抗てんかん薬（特にフェニトイン）と併用して投与された患者群に，奇形を有する児を出産した例が本剤単独投与群と比較して多いとの疫学的調査報告がある］。
- 妊娠中の投与により，新生児に出血傾向，呼吸抑制などを起こすことがある。
- 分娩前に連用した場合，出産後新生児に退薬症候（多動，振戦，反射亢進，過緊張など）が現れることがある。
- 妊娠中の投与により，葉酸低下が生じるとの報告がある。

2 動物（生殖発生毒性試験・変異原性試験など）

マウスの器官形成期に本薬100, 150, 200, 250mg/kg/日を経口投与した試験では，100～200mg/kg/日投与群において口蓋裂の発生率が対照群より有意に上昇した[1]。

3 ヒト（疫学調査・症例報告など）

概要

- てんかん治療中の妊婦の本剤服用と催奇形の関連性を示唆した症例報告がある。また，本剤と他の抗てんかん薬（AED）の併用投与を受けているてんかん治療中の妊婦の催奇形性を示唆した疫学調査が報告されている。
- 本剤はフェノバルビタールおよびフェニルエチルマロナミドに代謝される。したがって本剤による胎児毒性，催奇形性は，代謝物であるフェノバルビタールの催奇形性と併せて考える必要がある（フェノバルビタールの項参照）。

疫学調査

- 国内で行われたAEDの催奇形性に関する共同研究では，薬剤服用の有無にかかわらず，7.2％（65/902）に先天奇形が発生した。認められた奇形は，口唇裂，口蓋裂が15例，先天性心血管奇形が14例と著しく多かった。AED服用妊婦では8.7％（57/657）に奇形がみられ，非服用てんかん妊婦の1.9％（3/162）より有意に奇形発生率が高かった。催奇形性が強く疑われるトリメタジオンの服用例を除くと服用群の奇形発生率は6.75％（38/563）であった。本剤による単剤治療を受けていた4例では奇形は認められなかった。また，他のAEDとの併用例も併せると，本剤を妊娠第1三半期に服用し出生児の奇形の有無が判明している156例中23例に奇形が認められた。本剤の1日投与量が

- 750mg を超えるか妊娠初期3カ月間の総投与量が75g を超えた症例に有意に高い奇形発現率が認められた[2]。
- 日本，イタリア，カナダで出生した983例の児についてプロスペクティブ調査を行った国際共同研究の結果では，AED に曝露された児の奇形発生率は9.0％（80/885），曝露されていない児では3.1％（3/98）であった。本剤単剤に曝露された35例では，5例（14.3％，OR：5.3）に奇形が認められ，他のAED 単剤曝露で観察された割合とは有意な差はみられなかったが，薬剤に曝露されていない症例と比較して有意に高かった。本剤 400mg/日以下に曝露されていた8例では奇形はみられなかった。本剤＋フェニトイン＋フェノバルビタールの組み合わせで服用した場合の奇形発生率は24％（6/25，OR：10.0）であった。AED 単剤に曝露され，鼠径ヘルニアが認められた7例のうち3例が本剤に曝露されており，有意な関連が認められた（p=0.032）[3]。
- 欧州で行われた5つのプロスペクティブ研究をまとめた報告では，本剤を単剤服用した43例のうち4例（9％），本剤とバルプロ酸を併用した13例のうち1例（8％）に先天奇形が認められた[4]。
- 517例のてんかん妊婦における追跡調査では，出産に至った452例中44例（9.7％）に奇形が認められた。本剤を単剤で服用した35例では3例（8.6％）に先天奇形が認められた。認められた異常は，それぞれ心室欠損，尿道下裂，停留睾丸および鼠径ヘルニアであった[5]。
- アイスランドのコホート研究では，母親が妊娠中に本剤を服用した31例の児のうち2例（6.5％）に奇形がみられ，いずれも口唇裂，口蓋裂であった[6]。
- 168例のてんかん婦人における218例の妊娠について調査したコホート研究では，母親が妊娠第1三半期に本剤を服用した24例の児のうち6例に先天奇形が認められた[7]。
- ハンガリーで先天奇形をもつ児 10,698 例を対象としたケースコントロール研究では，児の先天奇形は，妊娠中に母親が本剤を他のAED と併用して服用したことと有意な関連がみられた［14例服用，OR：7.1，95％ CI：2.7-18.3］。しかし本剤単剤服用の場合は統計学的に有意な関連がみられなかった［3例服用，OR：2.0，95％ CI：0.4-9.7］[8]。

症例報告

- 本剤 500mg とフェノバルビタール 200mg を妊娠全期間を通じて毎日服用したが2回の妊娠で男児と女児を出産した。2例とも顔面および頭蓋の異常および発達と成長の遅延がみられた。さらに男児では両手指の低形成と精神運動発達の遅延が認められた[9]。
- 5年にわたり本剤により管理されていたてんかん治療中の婦人は，妊娠全期間を通じて1日 500mg の本剤単独投与による治療を受けた。出生当日より新生児には振戦がみられたが，他は正常であった。児の血漿中薬物濃度は $8\mu g/mL$ であった。生後17日目には薬物は検出されなくなり，症状も消失した[10]。
- 本剤単独または他のAED との併用投与を受けていた妊婦の児に出血性疾患が報告されている。ビタミンK 依存性の凝固因子の抑制が出血傾向の発生機序として考えられている。出生直後の児に対する予防的ビタミンK の投与が推奨されている（フェニトイン，フェノバルビタール参照）。

勧告 米国小児科学アカデミー薬物委員会（American Academy of Pediatrics Committee on Drugs）
"The Committee on Obstetrics: Maternal and Fetal Medicine, American College of Obstetricians and Gynecologists concur in these recommendation"[11]
（1）いかなる婦人も不必要な抗痙攣薬の投与を受けるべきでない。
（2）多年にわたり発作のなかった婦人では，可能であれば妊娠前にその投薬が中止されるべきである。
（3）てんかんがあり，投薬が必要な婦人から妊娠について尋ねられた場合，正常児を得る可能性は90％であ

るが，彼女の疾患自体またはその治療のために，先天奇形および知能発達の遅延が生ずるおそれが通常の平均よりも2〜3倍高いことが忠告されるべきである。
(4) 妊娠第1三半期以降に助言を求める婦人には，慣例的に人工妊娠中絶を考慮するよう促すよりも前述の数字によって元気づけるべきである。こういった婦人には妊娠期間を通じて薬物療法を継続すべきである。なぜなら，起こるとすれば主な解剖学的奇形はすでに生じており，胎児ヒダントイン症候群に関連した奇形が子供の幸福に重要な影響を及ぼすことはまれだからである。
(5) フェニトインまたはフェノバルビタールから，妊娠中の使用に関する情報がより少ない他の抗痙攣薬に変更するようにすすめる理由は現時点ではない。
(6) 投薬によりてんかんがコントロールされている場合には，投薬の中止は発作を引き起こすことがあり，発作の遷延は彼女自身とその胎児に重篤な続発症を起こす。

指針 てんかんを持つ妊娠可能年齢の女性に対する治療ガイドライン（日本てんかん学会）[12]
(1) 妊娠前
①妊娠前カウンセリングに十分な時間をとる。
てんかんの重篤度，生活技能に対する能力などを判定し，妊娠，出産が現実的か否かについて家族を含めて討議し，その可否の判断は本人とその家族にゆだねる（提供すべき情報には経口避妊薬に対するAEDの作用，妊娠中の発作，妊娠・出産経過，胎児・新生児へのAEDの影響，産褥経過，てんかんの遺伝性，児の発達など）。
②妊娠前の発作の抑制を試みる。
　1) 必要最低限のAED単剤で試みる。トリメタジオン(TMD)は使用せず，バルプロ酸(VPA)投与が必須の症例では徐放剤が望ましい。単剤での投与量の目安はプリミドン(PRM)，カルバマゼピン(CBZ)は400mg，VPAは1,000mg，フェニトイン(PHT)は200mg/日以下が望ましい。
　2) 特に避けるべきAEDの組み合わせはPHTまたはCBZとバルビツール剤，VPAとCBZ。
③葉酸の補充を行う。
(2) 妊娠中
①定期的な通院をすすめ，胎児モニタリング，AED・葉酸濃度を測定する。
②AED投与量の増量は服薬が規則的でかつ発作が悪化したときのみ行う。
③VPA，CBZ服用例では妊娠16週で血清AFTの測定，妊娠18週で超音波検査を行う。
④全般性強直間代発作を起こす症例では切迫流・早産に注意する。

4　相談事例

奇形発生の危険度が最も高い絶対過敏期に本剤を服用した1例は奇形などのない健常児を出産した。この1例は全妊娠期間にわたる継続服用例であった。

服用後の対応

◆　てんかん治療中の婦人が妊娠中に本剤を服用したことにより，新生児に顔面の小奇形が認められたとの報告がある。また，本剤による催奇形の報告は，他のいくつかの抗てんかん薬と併用投与されている症例に関するものが多い。しかし，先天奇形の増加が薬剤服用によるものなのか，てんかんという病気自体によるものかは現在も明らかではない。通常の妊婦における奇形の発生頻度は2〜3％と報告されている。てんかん妊婦が抗てんかん薬を服用している場合この頻度が2〜3倍高くなるとの報告がある。しかし，奇形の発生率は決して50％や100％になるわけではない。正常な児を得る可能性は90％である。つまり，100例中90例は奇形のない健常児を出産している。
　一般に，妊娠中の抗てんかん薬の服用は，その種類を減らし，服用量を必要最小限にとどめ，長期にわたり発作がない場合は減量と休薬が検討されるべきであると考えられている。しかし，必要な服

薬を中断し，発作が頻発すると母体にとって有害なだけでなく，胎児が低酸素状態に曝され，薬物による影響よりも重篤な影響を及ぼすおそれがある。したがって，服用する薬剤の種類や必要な服用量の調節は主治医に任せ，必ず指示通りに服用する。

出産まで継続して本剤を服用した場合，新生児に出血傾向がみられたり，新生児の体内から薬物が消失することにより離脱症状がみられることがある。こういった症状は，本剤の継続服用を産婦人科の主治医に告げてあれば，その治療や予防は可能なものである。

- 以上のことから判断して，妊娠中に本剤を継続服用したことにより奇形発生の頻度や危険度は2〜3倍に増える可能性があるが，100例中90例は奇形などのない健常児を得ている。したがって本剤服用が必ずしも人工妊娠中絶の理由にはならない。
- 今後は，妊娠していることを主治医に告げて相談するように指示する。

服用前の対応

1 医師への疑義照会

以下のことを説明し，患者が妊婦であっても処方通りに調剤してよいかを確認する。

- てんかん治療中の妊婦の，本剤服用と催奇形の関連性を示唆した症例および他剤との併用投与例の疫学調査が複数報告されている。本剤単独投与例に報告されているのは顔面の小奇形である。本剤の代謝産物であるフェノバルビタールの投与で報告されている奇形は，指あるいは爪など四肢末端の形成不全および顔面の奇形，心血管系の奇形であった。精神運動発達の遅延が認められたとの症例報告もある。国内で行われた抗てんかん薬の催奇形性に関する共同研究では，902例中65例（7.2％）に先天奇形が発生した。奇形発生率は，非服薬てんかん妊婦の1.9％（3/162例）に対して，抗てんかん薬服用妊婦の奇形発生率は8.7％（57/657例）であったが，本剤による単剤治療を受けていた4例では奇形の発生は認められなかった。

意見を求められたら

- 数年にわたり発作がみられず，本剤の投与が不可欠というほどでもないなら，減量あるいは休薬を検討したほうがよい。
- てんかん治療中の妊婦に関する米国小児科学アカデミー薬物委員会による1979年，1983年の勧告およびてんかん国際連盟による1993年の指針，日本てんかん学会による「てんかんを持つ妊娠可能年齢の女性に対する治療ガイドライン」がある。
- 国内外の学会ガイドラインでは，薬物の胎児への影響は存在するものの，痙攣発作のコントロールが母児の健康にとって，より重要となるため必要な薬物療法は容認されることが示されている。
- どうしても本剤の投与が必要で，本剤による治療を継続する場合，奇形発生の頻度は通常の妊婦の2〜3倍に上昇するが，奇形などのない健常児を出産する可能性は90％以上である。
- 日本てんかん学会は抗てんかん薬治療中の婦人は妊娠前から葉酸を補充することを推奨している。

2 患者への説明・指導

以下のことを説明，指導する。

投薬中止の場合

- 処方医と相談の結果，現時点での病状から休薬しても発作が起こる可能性は低いと考えられること，ならびに妊娠中の母体と胎児の安全のため，投薬を中止してしばらく様子をみることになった。

- 発作が再発するなど，病状や自覚症状について何か変化があった場合には，すぐに主治医に受診する。
- 妊娠中は，薬局で薬を買うとき，病院にかかるときには，必ず妊娠していること，およびてんかんのため薬剤を服用している（いた）ことを告げるよう指導する。

処方変更の場合
- 処方医と相談の結果，現時点の病状と妊娠中の治療に最適な薬剤を考慮して処方が変更になった。
- ◆ 本剤は医師が妊娠を確認したうえで処方した薬で，母体の発作予防のために必要で，胎児への悪影響が少ないと考えられる薬である。必要な服薬を中断し，発作が頻発すると母体にとって有害なだけでなく，胎児が低酸素状態に曝され，薬物による影響よりも重篤な影響を及ぼすおそれがある。したがって，服用する薬剤の種類や必要な服用量の調節は主治医に任せ，必ず指示通りに服用する。
- ◆ 医師の指示と異なった服用をした場合は，その状況を医師に報告する。
- ◆ 自分の判断で服薬を中止し，発作が頻発した場合，母体ばかりでなく胎児も危険な状態になりかねない。
- ◆ 薬について何か心配なことがあったら，いつでも医師・薬剤師に相談する。

処方変更のない場合
- 「服用後の対応」の◆印，「処方変更の場合」の◆印について説明する。
- 前述のことから判断して，妊娠中に本剤を継続服用したことにより奇形発生の頻度が2～3倍に増える可能性がある。しかし，100例中90例は奇形などのない健常児を得ている。
- 妊娠中に母親が不安のためにストレス状態にあることは，それ自体妊娠にとってよいことではない。家族と相談し，治療のことは医師に任せて，指示通りの治療を受けることが母体および胎児にとって大切であることを指導する。

文献
1) 大日本住友製薬株式会社：プリミドン，インタビューフォーム（第9版）
2) 大熊輝雄，他：抗てんかん薬の催奇形性について；全国11施設の共同研究から．神経進歩，23（6）：1247-1263, 1979
3) Kaneko S, et al：Congenital malformations due to antiepileptic drugs. Epilepsy Res, 33（2-3）：145-158, 1999
4) Samrén EB, et al：Maternal use of antiepileptic drugs and the risk of major congenital malformations；a joint European prospective study of human teratogenesis associated with maternal epilepsy. Epilepsia, 38（9）：981-990, 1997
5) Canger R, et al：Malformations in offspring of women with epilepsy；a prospective study. Epilepsia, 40（9）：1231-1236, 1999
6) Olafsson E, et al：Pregnancies of women with epilepsy；a population-based study in Iceland. Epilepsia, 39（8）：887-892, 1998
7) Fedrick J：Epilepsy and pregnancy；a report from the Oxford Record Linkage Study. Br Med J, 2（5864）：442-448, 1973
8) Czeizel AE, et al：Evaluation of anticonvulsant drugs during pregnancy in a population-based Hungarian study. Eur J Epidemiol, 8（1）：122-127, 1992
9) Seip M：Growth retardation, dysmorphic facies and minor malformations following massive exposure to phenobarbitone in utero. Acta Paediatr Scand, 65（5）：617-621, 1976
10) Martinez G, et al：Transplacental passage of primidone. Neurology, 23（4）：381-383, 1973
11) American Academy of Pediatrics Committee on Drugs：anticonvulsants and pregnancy. Pediatrics, 63（2）：331, 1979
12) 日本てんかん学会．Net（http://square.umin.ac.jp/jes/）

I-12. 解熱鎮痛薬

アスピリン (*Aspirin*)

〔解熱鎮痛用〕アスピリン㊀，サリチゾン㊤
〔抗血小板用〕バイアスピリン腸溶錠

薬剤危険度 **3 点** (少量：1 点)

情報量 **＋＋＋**

薬剤データ

1 添付文書

- 出産予定日 12 週以内の妊婦には投与しない［妊娠期間の延長，動脈管の早期閉鎖，子宮収縮の抑制，分娩時出血の増加につながるおそれがある。海外での大規模な疫学調査では，妊娠中のアスピリン服用と先天異常児出産の因果関係は否定的であるが，長期連用した場合は，母体の貧血，産前産後の出血，分娩時間の延長，難産，死産，新生児の体重減少・死亡などの危険が高くなるおそれを否定できないとの報告がある。また，ヒトで妊娠末期に投与された患者およびその新生児に出血異常が現れたとの報告がある。さらに，妊娠末期のラットに投与した実験で，弱い胎仔の動脈管収縮が報告されている］。
- 妊婦（ただし，出産予定日 12 週以内の妊婦は除く）または妊娠している可能性のある婦人には治療上の有益性が危険性を上回ると判断される場合にのみ投与する［動物試験（ラット）で催奇形性作用が現れたとの報告がある。妊娠期間の延長，過期産につながるおそれがある］。

2 動物（生殖発生毒性試験・変異原性試験など）

- ラットの生殖試験では 250mg/kg/日の妊娠中期投与群で，外脳，脊椎裂，臍帯脱出および口唇裂などの外表奇形が 10 ％の高率で認められた[1]。
- 妊娠初期および中期の 250mg/kg/日群では，骨格異常が高率に認められた[1]。
- 妊娠ラットに，外表奇形を発生させない 150mg/kg/日を投与したところ，出生後の行動発達と外表形態発育でいくつかの遅れがみられた[2]。
- ラット（Wistar 系）の妊娠 9 〜 11 日，9 〜 14 日および 12 〜 14 日にアスピリンの 165，330，660mg/kg/日をそれぞれ経口投与した。その結果，660mg 投与群では，いずれの投与期間においても母動物の死亡が比較的多く，また，胎仔の吸収および浸軟も極めて多く，生存胎仔の全例に何らかの形態異常が認められた。330mg 投与群では外表奇形および骨格異常が妊娠 9 〜 11 日投与で 196 例中 5 例および 15 例，9 〜 14 日投与で 124 例中 15 例および 38 例，12 〜 14 日投与で 168 例中 2 例および 0 例でみられた。330 および 660mg 投与群でみられた主な異常は上口唇裂，口蓋裂，無（小）眼症，腹壁裂，手関節屈曲（前腕骨一部欠損および短小），肋骨・椎骨異常であった。165mg 投与群では妊娠 9 〜 11 日投与で 1/173 例，9 〜 14 日投与で 5/183 例に脊椎裂，無（小）眼症がみられた。なお，165 および 660mg 投与群の妊娠 12 〜 14 日投与では外表奇形および骨格異常は認められなかった[3]。

妊娠21日(満期)のラットに100mg/kgを単回経口投与した試験で，弱い胎仔の動脈管収縮が報告されている[3]。

3 ヒト(疫学調査・症例報告など)

概要

妊婦の本剤服用と，催奇形性の関連を疑わせるレトロスペクティブな疫学調査が複数報告されている。しかし，これらの疫学調査には，調査方法の偏りに関する考慮が十分でないという指摘がある。また，オーストラリア，米国で行われたより大規模な疫学調査の結果では催奇形性との関連性は否定的であった。厚生省(現厚生労働省)副作用報告No.6では，中央薬事審議会の副作用部会の検討結果として，妊娠中のアスピリン服用と先天異常児出産の因果関係は否定的であるが，長期連用した場合は，母体の貧血，産前産後の出血，分娩時間の延長，難産，死産，新生児の体重減少，死亡などの危険が高くなるおそれを否定できないとしている。

低用量のアスピリンが妊婦高血圧を予防し，子癇前症の予防および妊娠中毒症の予防に有効で，胎児および母体に有害作用を示さないとする複数の報告がある(低用量アスピリンの記述を参照)。

疫学調査

- 833例の奇形を有する児をレトロスペクティブに調査した報告では，アスピリン服用群では服用していない対照群と比較して奇形を有する頻度が高く，弯足では有意差が認められた。アスピリンまたは基礎疾患が催奇形性に関連していると結論している[4]。

- 口唇・口蓋裂を有する599例の児に関するレトロスペクティブな調査では，この奇形を有する児の母親はそうでない母親と比べて，妊娠第1三半期にアスピリンを服用していた頻度が3倍高かった[5]。この調査にはレトロスペクティブな調査による偏りがあり，結果に影響しているとの指摘がある[6]。

- 妊娠全期間を通して毎日アスピリン製剤を服用していた63例の婦人と，妊娠期間中週1回はアスピリン製剤を服用した81例の婦人を，他の条件を一致させた非服用群63例と比較した報告がある。毎日服用した群では心室中隔欠損，Holt-Oram症候群の2例が，週1回群では左心形成不全，横隔膜ヘルニア，大腸穿孔および心室中隔欠損，心房中隔欠損の4例が，非服用群では心室中隔欠損1例が認められたが，先天異常について各群の間に統計的有意差はなかった[7,8]。

- 50,282組の母児の調査では，妊娠初期4カ月間に毎月8日以上アスピリンを服用した婦人5,128例，前記以外で妊娠初期4カ月間にアスピリンを服用した婦人9,736例および非服用者群35,418例を比較した結果，各群の先天異常児の発生率は6.7，6.8，6.3％で統計的有意差は認められなかった[9]。

- 妊娠の前半に高用量の本剤に曝露された児では，知能指数への悪影響がみられたとの報告がある。一方，妊娠前半に本剤に曝露された192例の調査では，4歳時に行った知能指数および注意力に関する検査結果に本剤の影響は認められなかった[10]。

- 生下時体重1,500g未満または34週未満の出生児108例について，CT検査により頭蓋内出血に関する調査が行われた。アスピリンに曝露された17例の児のうち12例(71％)に頭蓋内出血が認められた。全体では53例(49％)に頭蓋内出血がみられた。

  早産のおそれがある場合は，本剤の使用に際して特別な注意が必要であると指摘している[11]。

- 妊娠第1三半期のアスピリン使用と先天異常の関連を調査したメタアナリシスがある。コントロール群に比べてアスピリン使用群の先天異常の増加に有意差はみられなかったが[OR：1.33，95%CI：0.94-1.89]，胃壁破裂の増加に有意差がみられた[OR：2.37，95%CI：1.44-3.88]。なお，このメタアナリシス論文の著者は，胃壁破裂の増加はアスピリン曝露よりも「母体の疾患」，「他の薬物使用と

の関連」，「リコールバイアス」との関連が考えられることを考察で述べている[12]。

低用量アスピリン

- 日本妊娠高血圧学会は，2009年の「妊娠高血圧症候群(PIH)管理ガイドライン」において，PIHではプロスタサイクリンとトロンボキサン A_2 の不均衡が生じており，これを是正する目的で低用量アスピリンが使用されることを紹介している。ハイリスク妊娠例では，81mg/日を妊娠12～35週頃まで使用するが，PIH予防効果についてはいまだ確立されていないと述べている[13]。
- 低用量アスピリンによる妊娠高血圧の予防効果を調査したメタアナリシスがある。低用量アスピリンは妊娠高血圧と低出生体重のリスクを減少させることが示唆されたが，母児に対する有害作用はみられなかった[14]。
- 低用量アスピリンによる妊娠高血圧の予防効果を示唆した報告がある。1日60～150mgのアスピリン内服が，妊娠高血圧，子癇前症，その結果としての子宮内胎児発育遅延(IUGR)の予防に有効であると報告されている。これらの調査で低用量アスピリン服用による催奇形性はみられなかった。また，いずれの報告でも出血傾向，胎児の動脈管閉鎖，妊娠期間の延長，分娩遅延などの併発症もみられなかった。しかし，この治療の危険性と有益性を確実に評価するためにはさらに調査が必要であるとしている[15]。

4　相談事例

　奇形発生の危険度が最も高い絶対過敏期に本剤を服用した138例中136例は，奇形などのない健常児を出産した。2例に認められた異常は，耳介異常1例，停留睾丸1例であった。

　また，相対過敏期に本剤を服用した17例は，いずれも奇形などのない健常児を出産した。

　2例に認められた異常に一貫性はなく限られた情報ではあるが，本剤曝露群の児の出産結果は国内における自然奇形発生率を上回る変化とは考えられない。

服用後の対応

- ラットで行われた生殖試験では，250mg/kg/日の投与により奇形発生の上昇が認められている。また，妊婦が服用した場合の催奇形性を示唆する疫学調査が報告されている。しかし，より大規模な疫学調査では妊娠中の本剤服用と奇形発生に因果関係は認められなかったと結論されている。相談事例では，奇形発生の危険度が高い妊娠初期に本剤を服用した155例中153例は，奇形などのない健常児を出産した。2例に認められた異常に一貫性はなく限られた情報ではあるが，本剤曝露群の児の出産結果は国内における自然奇形発生率を上回る変化とは考えられない。

　以上のことから判断して，妊娠初期に本剤を服用したことにより奇形発生の頻度や危険度が上昇したとは考えられないので，心配することはないことを説明する。
- 本剤の服用を理由に妊娠を中断するような，はやまった判断はしないように指導する。
- 本剤を妊娠中に連用した場合に，胎児および母体に出血傾向が現れ，死産や難産の増加が報告されている。妊娠末期のラットに投与した試験では，弱い胎仔の動脈管の収縮を起こし，胎仔の血液循環を障害するおそれのあることが指摘されている。したがって，妊娠中にいつ服用してもよいという薬ではないことを説明する。
- 今後は，妊娠していることを主治医に告げて相談するように指示する。
- **本剤の少量が継続投与されている場合**：妊娠に合併した高血圧および子癇前症，妊娠中毒症の予防

目的での使用では，母体および胎児の出血傾向や発育障害は認められず，効果が期待され，有益性は高いと考えられている。この目的で本剤が処方されている場合，妊娠中の母体と胎児の安全のために重要な薬であること，催奇形性および出血傾向などの有害性は問題にならないことを説明する。ただし，個人の判断で量を多く服用しても効果が増すわけではなく，かえって予防効果が損なわれ，有害なこともあるので医師の指示通りの量を服用するように指導する（低用量アスピリンの記述を参照）。

服用前の対応

1 医師への疑義照会

本剤の少量（60〜150mg/日）が継続投与されている場合，妊娠に合併した高血圧および子癇前症，妊娠中毒症の予防目的であれば，現在その有益性は高いと考えられており，催奇形性および出血傾向などの有害作用は問題にならないとされている。医師の説明で患者がそのことを理解していれば疑義照会は不要と考えられる。

上記以外のアスピリン処方では，以下のことを説明し，患者が妊婦であっても処方通りに調剤してよいかを確認する。

- ラットで行われた生殖試験では，250mg/kg/日の投与により奇形発生の増加が認められている。また，妊婦が服用した場合の催奇形性を示唆する疫学調査が報告されている。しかし，より大規模な疫学調査では妊娠中の本剤服用と奇形発生に因果関係は認められなかったと結論されている。相談事例では，絶対過敏期に本剤を服用した138例中136例は，奇形などのない健常児を出産した。また，相対過敏期に本剤を服用した17例は，いずれも奇形などのない健常児を出産した。

意見を求められたら

- 疫学調査で妊婦に使用した場合の催奇形性は否定的結果となっているが，服用期間，服用頻度，投与量の増加により母体の貧血，出生児の平均体重の減少傾向が報告されており，本剤の投与が不可欠というほどでもないなら投与しないほうがよい。
- もし他剤に変更しても差し支えないなら，下記の治療薬を紹介する。
- どうしても本剤の投与が必要なら，本剤の服用により，奇形児出産の危険性が必ずしも高くなるとは考えられないが，妊娠後期の服用は母体と胎児の出血傾向および分娩遅延などに十分注意すべきとされていることを説明する。

他の治療薬

解熱鎮痛薬の中で，常用量での1週間程度の使用であれば妊婦へ使用しても安全と示唆されている薬剤にアセトアミノフェンがある。

2 患者への説明・指導

以下のことを説明，指導する。

投薬中止の場合

- 処方医と相談の結果，妊娠中の母体と胎児の安全のため，投薬を中止してしばらく様子をみることになった。
- 本剤を含めて，鎮痛薬や解熱薬は妊娠後期に継続服用すると，胎児の血液循環を阻害したり，妊娠末期の服用では分娩遅延を起こすおそれがあり，妊娠中は服用しないほうがよい薬である。
- 痛みがひどい，発熱が続くなど，病状や自覚症状について改善がみられない場合には，すぐに主治

医に受診する。
- 妊娠中は，薬局で薬を買うとき，病院にかかるときには，必ず妊娠していることを告げるよう指導する。

処方変更の場合
- 処方医と相談の結果，妊娠中の母体と胎児の安全のため処方が変更になった。
- 本剤は医師が妊娠を確認したうえで処方した薬で，母体の健康のために有用で，胎児への悪影響が少ないと考えられる薬である。
- 解熱鎮痛薬は必要があるときに使用する薬剤である。症状が治まった後は継続服用する必要はない。
- 服薬の調節はあらかじめ医師に相談した範囲で行い，医師の指示と異なった服用をした場合はその状況を医師に報告する。
- 自分の判断で服薬を中止すると，母体の健康を損ね，胎児にも悪影響を及ぼすことになりかねない。
- 薬について何か心配なことがあったら，いつでも医師・薬剤師に相談する。

処方変更のない場合
- 前述のことから判断して，本剤の服用により奇形発生の頻度や危険度が上昇するとは考えられない。
- 「処方変更の場合」の◆印について説明する。

文献
1) 伊丹ら：先天異常，19(3)：208，1979
2) 清ання英一・編著：催奇形性等発生毒性に関する薬品情報 第2版，東洋書店，p107，1986
3) バイエル薬品株式会社：バイアスピリン，インタビューフォーム(第9版)
4) Richards ID：Congenital malformations and environmental influences in pregnancy. Br J Prev Soc Med, 23(4)：218，1969
5) Saxen I：Associations between oral clefts and drugs during pregnancy. Int J Epidemiol, 4(1)：37，1975
6) Collins E：Maternal and fetal effects of acetaminophen and salicylates in pregnancy. Obstet Gynecol, 58(5 Suppl)：57，1981
7) Collins E, et al：Maternal effects of regular salicylate ingestion in pregnancy. Lancet, 2(7930)：335，1975
8) Turner G, et al：Fetal effects of regular salicylate ingestion in pregnancy. Lancet, 2(7930)：338，1975
9) Slone D, et al：Aspirin and congenital malformations. Lancet, 1(7974)：1373-1375，1976
10) Streissguth AP, et al：Aspirin and acetaminophen use by pregnant women and subsequent child IQ and attention decrements. Teratology, 35(2)：211-219，1987
11) Soller RW, et al：Maternal drug exposure and perinatal intracranial hemorrhage. Obstet Gynecol, 58(6)：735-737，1981
12) Kozer E, et al：Aspirin consumption during the first trimester of pregnancy and congenital anomalies: a meta-analysis. Am J Obstet Gynecol, 187(6)：1623-1630，2002
13) 日本妊娠高血圧学会・編：妊娠高血圧症候群(PIH)管理ガイドライン2009，メジカルビュー社，p42，2009
14) Imperiale TF, et al：A meta-analysis of low-dose aspirin for prevention of pregnancy-induced hypertensive disease. JAMA, 266(2)：260-264，1991
15) Sibai BM, et al：Low-dose aspirin in pregnancy. Obstet Gynecol, 74(4)：551-557，1989

解熱鎮痛薬

アセトアミノフェン （*Acetaminophen*）

カロナール 細 錠 ,
コカール シロップ用 ,
ピリナジン 末

薬剤危険度 1点

情報量 ＋＋＋

薬剤データ

1 添付文書

- 妊娠中の投与に関する安全性は確立していないので，妊婦または妊娠している可能性のある婦人には，治療上の有益性が危険性を上回ると判断される場合にのみ投与する．
- 妊娠末期のラットに投与した実験で，弱い胎仔の動脈管収縮が報告されている．

2 動物（生殖発生毒性試験・変異原性試験など）

- ABC-A系白色マウスの改良種を50匹ずつ3群に分け，アセトアミノフェンを1日130，615，1,210mg/kgずつエサに混ぜて摂食させる実験を行った．その結果，出生率の減少とともに離乳前まで生存するマウスの比率も減少した．しかし，著しい奇形の発生率の増加は認められなかった[1]．
- 妊娠末期のラットに投与した実験で，胎仔に軽度の動脈管収縮が認められた[1]．

3 ヒト（疫学調査・症例報告など）

妊婦のアセトアミノフェン服用と催奇形の関連性は認められなかったとの疫学調査が複数ある．

疫学調査

- 50,282組の母児の調査では，妊娠第1三半期の本剤服用が226例あったが，奇形との因果関係は認められなかった．ただし，統計的意義は確立していないが，先天性の股関節脱臼あるいは内反足と関連する可能性はあるとしている[2]．
- 6,509例の出産結果に関する調査で，アセトアミノフェンを単独またはコデインと併用で妊娠第1三半期に使用した697例に，奇形との因果関係は認められなかった[3]．
- 1,529例の妊婦に関するプロスペクティブな調査では，アルコールおよびタバコの影響のあるものを除いた421例について追跡調査が行われた．43.5％の妊婦が妊娠前半にアセトアミノフェンを服用していた．統計的に管理した対照群と比較して，4歳児の知能指数および注意力に本剤服用の有無による違いは認められなかった．また成長の指標となる，身長，体重，頭囲にも有意差は認められなかった[4]．
- 88,142例の妊婦に関する調査では，妊娠第1三半期に26,424例がアセトアミノフェンを使用していた．妊娠中のアセトアミノフェン使用と大奇形全般あるいは個々の大奇形との関連は認められなかったと結論している．先天異常全般との関連では，ハザード比1.01，95％CI：0.93-1.08で発生頻度の上昇はみられなかった．神経系，二分脊椎，眼，心臓，呼吸器，口唇・口蓋裂，消化器系，泌尿器系，四肢などいずれに関してもハザード比の増加は認められなかった．なお，耳・顔・首系統に分類される先天異常に関しては，ハザード比1.82，95％CI：1.11-2.99，Medial Fistula-sinus-cystに関しては，ハザード比2.15，95％CI：1.17-3.95であったと報告されている[5]．

症例報告

- 妊婦の過量服用に関する報告がある。19例は妊娠第1三半期に，22例は妊娠第2三半期に，19例は妊娠第3三半期に服薬した。N-アセチルシステインによる早期治療が自然流産および胎児死亡の頻度を抑え，よい出産結果を招いたと報告している。先天異常が認められたのは，母体の血清濃度が中毒域に達しなかった妊娠第3三半期の過量投与の1例のみであった。本剤およびN-アセチルシステインは，催奇形性はないようだと結論している[6]。

- 妊婦がアセトアミノフェンを過量摂取し，母体が中毒状態に陥った場合に生じる胎児肝毒性の可能性についていくつかの報告がある。妊娠27～28週の妊婦が歯痛のために1日に本剤29.5gを服用した。16時間後に来院した時点では心拍は聴取されず，胎児は死亡していた。母親の推定血漿アセトアミノフェン濃度は中毒域の300μg/mLに達していたと考えられた。2,190gの女児の剖検では，肝組織中のアセトアミノフェン濃度は250μg/gであった。胎児の肝臓と腎臓に自己融解によると考えられる広範な融解が認められた[7]。

- 妊娠36週の26歳の妊婦が一度に22.5gの本剤を服用し，血中濃度は中毒域にあたる200μg/mLを示した。服用4時間半後に入院し，プロトコールに従った中毒治療が功を奏し，42週で健康な女児を出産した[8]。

4　相談事例

　奇形発生の危険度が最も高い絶対過敏期に本剤を服用した1,236例中1,213例は，奇形などのない健常児を出産した。23例（1.86%）に認められた異常に一貫性はなく，対照群のない症例集積ではあるが，本剤曝露群の児の出産結果は国内における自然奇形発生率を上回る変化とは考えられない。

　また，相対過敏期に本剤を服用した84例中80例は，奇形などのない健常児を出産した。4例に認められた異常は，心室中隔欠損1例，心房中隔欠損・三尖弁閉鎖不全1例，口蓋破裂1例，卵円孔・心室中隔欠損1例であった。

　絶対過敏期に本剤を服用した23例（1.86%），相対過敏期に本剤を服用した4例に認められた異常に一貫性はなく，対照群のない症例集積ではあるが，本剤曝露群の児の出産結果は国内における自然奇形発生率を上回る変化とは考えられない。

服用後の対応

- 妊娠中の本剤使用と先天奇形の関連は認められていないとした疫学調査が複数ある。相談事例では，奇形発生の危険度が高い妊娠初期に本剤を服用した1,320例中1,293例は，奇形などのない健常児を出産した。27例に認められた異常に一貫性はなく，対照群のない症例集積ではあるが，本剤曝露群の児の出産結果は国内における自然奇形発生率を上回る変化とは考えられない。
　以上のことから判断して，妊娠初期に本剤を服用したことにより奇形発生の頻度や危険度が上昇したとは考えられないので，心配することはないことを説明する。

- 本剤は，妊娠中に解熱薬，鎮痛薬が必要となった場合に選択される薬剤である。

- 本剤の服用を理由に妊娠を中断するような，はやまった判断はしないように指導する。

- 本剤は，大量を長期に摂取した場合，母体と胎児に肝毒性が発生するおそれのあることが報告されている。したがって，妊娠中の服用は医師の指示のあった場合に限るべきであることを説明する。

- 今後は，妊娠していることを主治医に告げて相談するように指示する。

服用前の対応

1 医師への疑義照会

　本剤は，妊婦の発熱性疾患，鎮痛に処方しうる薬剤である。投薬の必要性，母児への安全性について十分な説明を受け妊婦自身が理解して服用している場合，必ずしも医師への確認は必要ない。十分な説明を受けていない場合，以下のことを説明し，患者が妊婦であっても処方通りに調剤してよいか，妊婦への説明をどのように行うかを確認する。

- 妊娠中の本剤使用と先天奇形の関連は認められていないとした疫学調査が複数ある。相談事例では，絶対過敏期に本剤を服用した1,236例中1,213例は，奇形などのない健常児を出産した。また，相対過敏期に本剤を服用した84例中80例は，奇形などのない健常児を出産した。

意見を求められたら

- 複数の疫学調査で妊婦に使用した場合の催奇形性は否定的結果となっている。しかし，中毒が生じる過量投与では母体と胎児に肝障害が現れるおそれのあることが報告されている。本剤の投与が不可欠というほどでもないなら，投与しないほうがよい。
- もし非ステロイド性抗炎症薬（NSAIDs）の投薬が必要な場合は，本剤を選択することをすすめる。
- どうしても本剤の服用が必要なら，本剤の服用により奇形児出産の危険性が必ずしも高くなるとは考えられないことを説明する。

他の治療薬

- 解熱鎮痛薬の中で，常用量での1週間程度の使用であれば，妊婦へ使用しても安全と示唆されている薬剤が本剤である。
- NSAIDsの投与が不可欠というほどでもない場合，国内で販売されている漢方エキス剤の使用も考えられる（感冒：葛根湯，小青竜湯，頭痛：五苓散など）。

2 患者への説明・指導

　以下のことを説明，指導する。

投薬中止の場合

- 処方医と相談の結果，妊娠中の胎児と母体の安全のため，投薬を中止してしばらく様子をみることになった。
- 本剤を含めて，鎮痛薬や解熱薬は妊娠後期に継続服用すると，胎児の血液循環を阻害したり，妊娠末期の服用では分娩遅延を起こすおそれがあり，妊娠中は服用しないほうがよい薬である。
- 痛みがひどい，発熱が続くなど，病状や自覚症状について改善がみられない場合には，すぐに主治医に受診する。
- 妊娠中は，薬局で薬を買うとき，病院にかかるときには，必ず妊娠していることを告げるよう指導する。

処方変更の場合

- 処方医と相談の結果，妊娠中の母体と胎児の安全のため処方が変更になった。
- 本剤は医師が妊娠を確認したうえで処方した薬で，母体の健康のために有用で，胎児への悪影響が少ないと考えられる薬である。
- 解熱鎮痛薬は必要があるときに使用する薬剤である。症状が治まった後は継続服用する必要はない。
- 服薬の調節はあらかじめ医師に相談した範囲で行い，医師の指示と異なった服用をした場合はその

状況を医師に報告する。
- 自分の判断で服薬を中止すると，母体の健康を損ね，胎児にも悪影響を及ぼすことになりかねない。
- 薬について何か心配なことがあったら，いつでも医師・薬剤師に相談する。

処方変更のない場合
- 前述のことから判断して，本剤の服用により奇形発生の頻度や危険度が上昇するとは考えられない。
- 「処方変更の場合」の◆印について説明する。

文献
1) 昭和薬品化工株式会社：カロナール，インタビューフォーム（第5版）
2) Heinonen OP, et al：Birth Defects and Drugs in Pregnancy, Publishing Sciences Group, p286, 1977
3) Aselton P, et al：First-trimester drug use and congenital disorders. Obstet Gynecol, 65（4）：451, 1985
4) Streissguth AP, et al：Aspirin and acetaminophen use by pregnant women and subsequent child IQ and attention decrements. Teratology, 35（2）：211-219, 1987
5) Rebordosa C, et al：Acetaminophen use during pregnancy；effects on risk for congenital abnomalities. Am J Obstet Gynecol, 198（2）：178.e1-178.e7, 2008
6) Riggs BS, et al：Acute acetaminophen overdose during pregnancy. Obstet Gynecol, 74（2）：247, 1989
7) Haibach H, et al：Acetaminophen overdose with fetal demise. Am J Clin Pathol, 82（2）：240-242, 1984
8) Byer AJ, et al：Acetaminophen overdose in the third trimester of pregnancy. JAMA, 247（22）：3114-3115, 1982

解熱鎮痛薬

アンピロキシカム (*Ampiroxicam*)

フルカム 力　　薬剤危険度 1点　　情報量 ±

薬剤データ

1　添付文書

- 妊娠中の投与に関する安全性は確立していないので，妊婦または妊娠している可能性のある婦人には治療上の有益性が危険性を上回ると判断される場合にのみ投与する。
- 動物実験（ラット）で周産期投与により分娩遅延が報告されているので，妊娠末期には投与しない。
- 妊娠末期のラットに投与した実験で，胎仔の動脈管収縮が報告されている。

2　動物（生殖発生毒性試験・変異原性試験など）

- ラットの妊娠前および妊娠初期投与試験では経口投与により，3.5mg/kg 群の親動物で軽度な体重増加抑制および摂餌量の減少が認められたが，交尾率，妊娠率には影響はみられなかった。無毒性量は親動物で 1.4mg/kg/日，胎仔では 3.5mg/kg/日以上であった[1]。
- ラットおよびウサギの胎仔器官形成期投与試験では経口投与により，それぞれ 7mg/kg，75mg/kg を投与しても催奇形作用は認められなかった[1]。
- ラットの周産期・授乳期投与試験では経口投与により，0.14mg/kg 以上では分娩障害，出生仔生存率の低下が認められた。無毒性量は母動物，出生仔とも 0.07mg/kg/日であった[1]。

3　ヒト（疫学調査・症例報告など）

- 妊婦への使用に関して，胎児への催奇形性，胎児毒性との関連は認められなかったことを示す疫学調査は報告されていない。一方，ヒトにおける催奇形性，胎児毒性を示す症例報告も疫学調査もない。
- 妊娠第1三半期に非ステロイド性抗炎症薬（NSAIDs）を使用した妊婦に関するプロスペクティブな研究が報告されている。NSAIDs を使用した妊婦が出産した 2,557 例の児に関して調査したところ，先天異常 OR は 1.04，95％CI は 0.84-1.29 で発生頻度の上昇はみられなかった。この調査のサブ解析では，NSAIDs 使用妊婦の児に心血管系の奇形の発現頻度の上昇[OR：1.86，95％CI：1.32-2.62]がみられたが，個々の薬剤に特異的なものではなく基礎疾患の関与も考えられると考察されている[2]。

参考　本剤は，経口後腸管から吸収される過程でピロキシカムに変換される。

4　相談事例

奇形発生の危険度が最も高い絶対過敏期に本剤を服用した2例は，いずれも奇形などのない健常児を出産した。

参考　ピロキシカムの相談事例：奇形発生の危険度が最も高い絶対過敏期に本剤を内用剤または坐剤として使用した22例のうち21例は，奇形などのない健常児を出産した。妊娠28日目から31日目までの4日間本剤を使用

した1例の母親の児に口蓋裂がみられた。母親の服薬時期は口蓋裂の過敏期には該当しないため服薬との直接の関連は考えにくい。

服用後の対応

- 妊婦への使用に関して，胎児への催奇形性，胎児毒性との関連は認められなかったことを示す疫学調査は報告されていない。また，催奇形性を示唆する症例報告も疫学調査もない。ラット，ウサギを用いて行われた生殖試験では催奇形性は認められなかった。妊娠第1三半期にNSAIDsを使用した妊婦に関するプロスペクティブ研究では，NSAIDsを使用した妊婦が出産した2,557例の児に関して先天異常の発生頻度の上昇はみられなかった。相談事例では，奇形発生の危険度が高い妊娠初期に本剤を服用した2例は奇形などのない健常児を出産している。また，本剤の活性体であるピロキシカムの相談事例では，奇形発生の危険度が高い妊娠初期に本剤を服用した22例中21例は奇形などのない健常児を出産している。

  以上のことから判断して，情報量は限られているが現在得られる情報をもとに判断すると，妊娠初期に本剤を服用したことにより，奇形発生の頻度や危険度が上昇したとは考えられないので，心配することはないことを説明する。
- 本剤の服用を理由に妊娠を中断するような，はやまった判断はしないように指導する。
- この薬を妊娠後期に継続服用すると，胎児の動脈管を収縮させ血液循環を阻害するおそれのあることが動物実験の結果より指摘されており，妊娠末期に継続服用すると，分娩遅延を起こすおそれがある。したがって，妊娠中にいつ服用してもよいという薬ではないことを説明する。
- 今後は，妊娠していることを主治医に告げて相談するように指示する。

服用前の対応

1 医師への疑義照会

以下のことを説明し，患者が妊婦であっても処方通りに調剤してよいかを確認する。

- 妊婦への使用に関して，胎児への催奇形性，胎児毒性との関連は認められなかったことを示す疫学調査は報告されていない。また，催奇形性を示唆する症例報告も疫学調査もなく，胎児リスクを評価するための情報量は少ない。ラット，ウサギを用いて行われた生殖試験では催奇形性は認められなかった。妊娠第1三半期にNSAIDsを使用した妊婦に関するプロスペクティブ研究では，NSAIDsを使用した妊婦が出産した2,557例の児に関して先天異常の発生頻度の上昇はみられなかった。相談事例では，絶対過敏期に本剤を服用した2例は，いずれも奇形などのない健常児を出産している。また，本剤の活性体であるピロキシカムの相談事例では，絶対過敏期に本剤を服用した22例中21例は奇形などのない健常児を出産している。

意見を求められたら
- 症状が軽度で，本剤の投与が不可欠というほどでもないなら，投与しないほうがよい。
- もし他剤に変更しても差し支えないなら，下記の治療薬を紹介する。
- どうしても本剤の投与が必要なら，本剤の服用により奇形児出産の危険性が必ずしも高くなるとは考えられないことを説明する。
- 妊娠後期の継続服用では，胎児の動脈管収縮，分娩遅延が生じる可能性があり投与しないほうがよい。

他の治療薬

　解熱鎮痛薬の中で，常用量での1週間程度の使用であれば，妊婦へ使用しても安全と示唆されている薬剤にアセトアミノフェンがある。

2　患者への説明・指導

以下のことを説明，指導する。

投薬中止の場合

- 処方医と相談の結果，妊娠中の母体と胎児の安全のため，投薬を中止してしばらく様子をみることになった。
- 本剤を含めて，解熱鎮痛薬は妊娠後期に継続服用すると，胎児の血液循環を阻害したり，妊娠末期の服用では，分娩遅延を起こすおそれのあることが指摘されており，妊娠中は服用しないほうがよい薬である。
- 病状や自覚症状について何か変化があった場合には，すぐに主治医に受診する。
- 妊娠中は，薬局で薬を買うとき，病院にかかるときには，必ず妊娠していることを告げるよう指導する。

処方変更の場合

- 処方医と相談の結果，妊娠中の母体と胎児の安全のため処方が変更になった。
- ◆ 本剤は医師が妊娠を確認したうえで処方した薬で，母体の健康のために有用で，胎児への悪影響が少ないと考えられる薬である。
- ◆ 鎮痛薬，解熱薬は必要があるときに使用する薬剤である。症状が治まった後は継続服用する必要はない。
- ◆ 服薬の調節はあらかじめ医師に相談した範囲で行い，医師の指示と異なった服用をした場合はその状況を医師に報告する。
- ◆ 自分の判断で服薬を中止すると，母体の健康を損ね，胎児にも悪影響を及ぼすことになりかねない。
- ◆ 薬について何か心配なことがあったら，いつでも医師・薬剤師に相談する。

処方変更のない場合

- 前述のことから判断して，本剤の服用により奇形発生の頻度や危険度が上昇するとは考えられない。
- 「処方変更の場合」の◆印について説明する。

文献

1) ファイザー株式会社：フルカム，インタビューフォーム（第6版）
2) Li DK, et al：Exposure to non-steroidal anti-inflammatory drugs during pregnancy and risk of miscarriage；population based cohort study．BMJ，327（7411）：368-371，2003

イソプロピルアンチピリン　(*Isopropylantipyrine*)

| ヨシピリン㊥ | 薬剤危険度 1点 | 情報量 ＋〜＋＋ |

薬剤データ

1 添付文書

- 動物実験で催奇作用が報告されているので，妊婦または妊娠している可能性のある婦人には投与しないことが望ましい。
- 妊娠末期のラットに投与した実験で，弱い胎仔の動脈管収縮が報告されている。

2 動物（生殖発生毒性試験・変異原性試験など）

- 妊娠ラットに 30，150，300，450mg/kg のイソプロピルアンチピリンを経口投与した試験において，催奇形性は認められなかった[1]。
- 各種非ステロイド性抗炎症薬（NSAIDs）を妊娠末期のラットに投与して胎仔動脈管収縮作用について研究した報告では，イソプロピルアンチピリンの胎仔動脈管収縮は軽度であった[2]。

3 ヒト（疫学調査・症例報告など）

妊婦への使用に関して，胎児への催奇形性，胎児毒性との関連は認められなかったことを示す疫学調査は報告されていない。一方，ヒトにおける催奇形性，胎児毒性を示す症例報告も疫学調査もない。

4 相談事例

奇形発生の危険度が最も高い絶対過敏期に本剤を含有する配合剤を服用した 106 例中 102 例は，奇形などのない健常児を出産した。4 例に認められた異常は，腎嚢胞 1 例，重複腟 1 例（1 歳検診時にみつかった），鎖肛 1 例，ファロー四徴症 1 例であった。相対過敏期に本剤を含有する配合剤を服用した 7 例中 6 例は，奇形などのない健常児を出産した。1 例に認められた異常は，心房中隔欠損・三尖弁閉鎖不全であった。5 例に認められた異常に共通性はなく，国内における自然の奇形発生率を上回るとは考えられない。

服用後の対応

- 疫学調査はないものの動物実験で催奇形性はみられておらず，長年使用されてきた解熱鎮痛薬だがヒトでの催奇形との関連を指摘した報告はない。妊娠ラットにおける生殖試験では，催奇形性は認められていない。相談事例では，奇形発生の危険度が高い妊娠初期に本剤を含有する配合剤を服用した 113 例中 108 例は，奇形などのない健常児を出産している。5 例に認められた異常に共通性はなく，国内における自然の奇形発生率を上回るとは考えられない。

　以上のことから判断して，妊娠初期に本配合剤を服用したことにより奇形発生の頻度や危険度が上昇したとは考えられないので，心配することはないことを説明する。

- 本剤の服用を理由に妊娠を中断するような，はやまった判断はしないように指導する。
- 妊娠末期のラットに投与した試験では，弱い胎仔の動脈管の収縮を起こし，胎仔の血液循環を障害するおそれのあることが指摘されている。したがって，妊娠中にいつ服用してもよいという薬ではないことを説明する。
- 今後は，妊娠していることを主治医に告げて相談するように指示する。

服用前の対応

1 医師への疑義照会

以下のことを説明し，患者が妊婦であっても処方通りに調剤してよいかを確認する。

- 添付文書では，妊婦または妊娠している可能性がある場合，投与しないことが望ましいと注意喚起している。疫学調査はないものの動物実験で催奇形性はみられておらず，長年使用されてきた解熱鎮痛薬だがヒトでの催奇形との関連を指摘した報告はない。妊娠ラットにおける生殖試験では，催奇形性は認められていない。相談事例では，絶対過敏期に本剤を含有する配合剤を服用した106例中102例は，奇形などのない健常児を出産している。4例に認められた異常は，腎囊胞1例，重複腟1例（1歳検診時に見つかった），鎖肛1例，ファロー四徴症1例であった。相対過敏期に本剤を含有する配合剤を服用した7例中6例は，奇形などのない健常児を出産した。1例に認められた異常は，心房中隔欠損・三尖弁閉鎖不全であった。

意見を求められたら

- 症状が軽度で，本剤の投与が不可欠というほどでもないなら，投与しないほうがよい。
- もし他剤に変更しても差し支えないなら，下記の治療薬を紹介する。
- どうしても本剤の投与が必要なら，本剤の服用により奇形児出産の危険性が必ずしも高くなるとは考えられないことを説明する。
- OTC製剤の成分として本剤を使用している場合：妊娠中の薬物療法は必要不可欠なものに限定することが基本であり，多数の配合成分が含まれる市販のOTC製剤を使用するより，医師が不可欠な医薬品に限って処方することが望ましいことを説明する。

他の治療薬

- 鎮痛薬の中で，常用量での1週間程度の使用であれば，妊婦へ使用しても安全と示唆されている薬剤にアセトアミノフェンがある。
- NSAIDsの投薬が不可欠というほどでもない場合，国内で販売されている漢方エキス剤の使用も考えられる（感冒：葛根湯，小青竜湯，頭痛：五苓散など）。

2 患者への説明・指導

以下のことを説明，指導する。

投与中止の場合

- 処方医と相談の結果，妊娠中の母体と胎児の安全のため，投薬を中止してしばらく様子をみることになった。
- 本剤を含めて，鎮痛薬や解熱薬は妊娠後期に継続服用すると，胎児の血液循環を阻害したり，妊娠末期の服用では，分娩遅延を起こすおそれのあることが指摘されており，妊娠中は服用しないほうがよい薬である。

- 痛みがひどい，発熱が続くなど病状や自覚症状について改善がみられない場合には，すぐに主治医に受診する。
- 妊娠中は，薬局で薬を買うとき，病院にかかるときには，必ず妊娠していることを告げるよう指導する。

処方変更の場合
- 処方医と相談の結果，妊娠中の母体と胎児の安全のため処方が変更になった。
- 本剤は医師が妊娠を確認したうえで処方した薬で，母体の健康のために有用で，胎児への悪影響が少ないと考えられる薬である。
- 解熱鎮痛薬は必要があるときに使用する薬剤である。症状が治まった後は継続服用する必要はない。
- 服薬の調節はあらかじめ医師に相談した範囲で行い，医師の指示と異なった服用をした場合はその状況を医師に報告する。
- 自分の判断で服薬を中止すると，母体の健康を損ね，胎児にも悪影響を及ぼすことになりかねない。
- 薬について何か心配なことがあったら，いつでも医師・薬剤師に相談する。

処方変更のない場合
- 前述のことから判断して，本剤の使用により奇形発生の頻度や危険度が上昇するとは考えられない。
- 「処方変更の場合」の◆印について説明する。

文献
1) 清水万律子，他：Isopropylantipyrine (IPA)の毒性に関する研究．新薬と臨床，26（1）特別号：143-150, 1977
2) 門間和夫，他：非ステロイド抗炎症剤の経胎盤性胎生期動脈管収縮作用．日本周産期・新生児医学会雑誌(旧日本新生児学会雑誌)，20（3）：508，1984

イブプロフェン （*Ibuprofen*）

ブルフェン 顆 錠

薬剤危険度 1点

情報量 +++

薬剤データ

1 添付文書

- 妊婦または妊娠している可能性のある婦人には治療上の有益性が危険性を上回ると判断される場合にのみ投与する［妊娠中の投与に関する安全性は確立していない。また，マウスの高用量（60mg/kg以上）投与群で着床数および生仔数の抑制が認められている］。
- 妊娠末期には投与しないことが望ましい［妊娠末期のラットに投与した実験で，胎仔の動脈管収縮が報告されている。また，他の解熱鎮痛消炎薬を妊娠末期に投与したところ，胎児循環持続症（PFC）が起きたとの報告がある］。

2 動物（生殖発生毒性試験・変異原性試験など）

- マウス，ラット，ウサギを用いた催奇形性試験（経口投与）では胎仔の外形および骨格への影響は認められていない。しかし，マウスの60mg/kg以上の投与群で着床数と生仔数で対照群に比し抑制が認められている[1]。
- 雌雄ラットに交配前20日から出産時まで100mg/kg連続経口投与した実験では，両親に体重増加率の低下などがみられたが，妊娠率や産仔の発育への影響および胎仔の奇形はみられず，両親の生殖器，産仔の諸臓器および生殖器に障害は認められていない[1]。

3 ヒト（疫学調査・症例報告など）

疫学調査

　妊娠第1三半期にイブプロフェンを含む非ステロイド性抗炎症薬（NSAIDs）を使用した婦人に関するプロスペクティブな研究が報告されている。NSAIDsを使用した婦人が出産した2,557例の児に関して調査したところ，先天異常 OR は1.04，95％CIは0.84-1.29で発生頻度の上昇はみられなかった。このうち1,129例が本剤を使用していた。この調査のサブ解析では，NSAIDs使用妊婦の児に心血管系の奇形の発現頻度の増加［OR：1.86，95%CI：1.32-2.62］がみられたが，個々の薬剤に特異的なものではなく基礎疾患の関与も考えられると考察されている[2]。

症例報告

- 製薬企業の構築した報告システムに本剤を服用した妊婦50例に関する自発報告がある。プロスペクティブな43例のうち23例は正常分娩であった。他の20例は，死産1例，自然流産1例（いずれも異常なし），人工妊娠中絶7例，不明3例，未出産8例であった。レトロスペクティブな7例の報告では，胎児死亡1例，自然流産1例（いずれも異常なし），先天異常5例であった。この論文では本剤の妊娠中の偶発的な使用例に関して，使用の利益と胎児を含む危険性を比較しても大きな問題はないようだと報告されている[3]。
- 早産防止薬として妊娠32週まで1日1,200～2,400mgのイブプロフェンを投与した52例の妊婦

（胎児61例）のレトロスペクティブな報告がある。羊水量を1～2週ごとに評価したが，羊水過少症はみられなかった。胎児4例に投与量とは関連のない軽度の動脈管収縮がみられ，3例の胎児では，投与開始後1週間以内に動脈管収縮がみられたが，いずれも投与中止後1週間以内に心電図は正常に戻った[4]。

4　相談事例

奇形発生の危険度が最も高い絶対過敏期に本剤を服用した406例中396例は，奇形などのない健常児を出産した。10例に認められた異常は，右足多指症1例，右手多指症1例，十二指腸閉鎖・上大動脈位置異常1例，頸部囊胞1例，口蓋裂1例，心房中隔欠損1例，肛門部狭窄1例，完全大血管転換1例，口唇・口蓋裂1例，心室中隔欠損1例であった。10例に認められた異常に一貫性はなく限られた情報ではあるが，本剤曝露群の児の出産結果は国内における自然奇形発生率を上回る変化とは考えられない。また，相対過敏期に本剤を服用した23例は，いずれも奇形などのない健常児を出産した。

服用後の対応

- 妊婦が服用した場合の安全性については，これを肯定する報告も否定する報告もない。マウス，ラットとウサギで行われた動物試験では奇形仔発生の増加は認められなかった。1,129例のイブプロフェン使用妊婦を含むNSAIDs使用女性2,557例に関するプロスペクティブな研究が報告され，出生児に先天異常の増加は認められなかったと報告されている。相談事例では，奇形発生の危険度が高い妊娠初期に本剤を服用した429例中419例は，奇形などのない健常児を出産した。10例に認められた異常に一貫性はなく限られた情報ではあるが，本剤曝露群の児の出産結果は国内における自然奇形発生率を上回る変化とは考えられない。
　以上のことから判断して，妊娠初期に本剤を服用したことにより，奇形発生の頻度や危険度が上昇したとは考えられないので，心配することはないことを説明する。
- 本剤の服用を理由に妊娠を中断するような，はやまった判断はしないように指導する。
- 類似の解熱鎮痛薬を妊娠末期に継続服用すると，分娩遅延を起こすおそれのあることが報告されており，本剤の動物実験の結果から，妊娠後期の服用で胎仔の動脈管の収縮を起こし，胎仔の血液循環を障害するおそれのあることが指摘されている。したがって，妊娠中にいつ服用してもよいという薬ではないことを説明する。
- 今後は，妊娠していることを主治医に告げて相談するように指示する。

服用前の対応

1　医師への疑義照会

以下のことを説明し，患者が妊婦であっても処方通りに調剤してよいかを確認する。
- 妊婦が服用した場合の安全性については，これを肯定する報告も否定する報告もない。マウス，ラットとウサギで行われた動物試験では奇形仔発生の増加は認められなかった。1,129例のイブプロフェン使用妊婦を含むNSAIDs使用女性2,557例に関するプロスペクティブな研究が報告され，出生児に先天異常の増加は認められなかったと報告されている。相談事例では，絶対過敏期に本剤を服用した406例中396例は，奇形などのない健常児を出産した。また，相対過敏期に本剤を服用した23例は，

いずれも奇形などのない健常児を出産した。

意見を求められたら
- 症状が軽度で，本剤の投与が不可欠というほどでもないなら，投与しないほうがよい。
- もし他剤に変更しても差し支えないなら，下記の治療薬を紹介する。
- どうしても本剤の投与が必要なら，本剤の服用により奇形児出産の危険性が必ずしも高くなるとは考えられないことを説明する。

他の治療薬
解熱鎮痛薬の中で，常用量での1週間程度の使用であれば，妊婦へ使用しても安全と示唆されている薬剤にアセトアミノフェンがある。

2 患者への説明・指導

以下のことを説明，指導する。

投薬中止の場合
- 処方医と相談の結果，妊娠中の母体と胎児の安全のため，投薬を中止してしばらく様子をみることになった。
- 本剤を含めて，鎮痛薬や解熱薬は妊娠後期に継続服用すると，胎児の血液循環を阻害したり，妊娠末期の服用では，分娩遅延を起こすおそれのあることが指摘されており，妊娠中は服用しないほうがよい薬である。
- 痛みがひどい，発熱が続くなど病状や自覚症状について改善がみられない場合には，すぐに主治医に受診する。
- 妊娠中は，薬局で薬を買うとき，病院にかかるときには，必ず妊娠していることを告げるよう指導する。

処方変更の場合
- 処方医と相談の結果，妊娠中の母体と胎児の安全のため処方が変更になった。
- ◆ 本剤は医師が妊娠を確認したうえで処方した薬で，母体の健康のために有用で，胎児への悪影響が少ないと考えられる薬である。
- ◆ 鎮痛薬，解熱薬は必要があるときに使用する薬剤である。症状が治まった後は継続服用する必要はない。
- ◆ 服薬の調節はあらかじめ医師に相談した範囲で行い，医師の指示と異なった服用をした場合はその状況を医師に報告する。
- ◆ 自分の判断で服薬を中止すると，母体の健康を損ね，胎児にも悪影響を及ぼすことになりかねない。
- ◆ 薬について何か心配なことがあったら，いつでも医師・薬剤師に相談する。

処方変更のない場合
- 前述のことから判断して，本剤の服用により奇形発生の頻度や危険度が上昇するとは考えられない。
- 「処方変更の場合」の◆印について説明する。

文献
1) 科研製薬株式会社：ブルフェン，インタビューフォーム(第6版)
2) Ericson A, et al：Nonsteroidal anti-inflammatory drugs in early pregnancy. Reprod Toxicol, 15(4)：371-375, 2001

3) Barry WS, et al : Ibuprofen overdose and exposure in utero ; results from a postmarketing voluntary reporting system. Am J Med, 77 (1A) : 35-39, 1984
4) Hennessy MD, et al : The incidence of ductal constriction and oligohydramnios during tocolytic therapy with ibuprofen (abstract). Am J Obstet Gynecol, 166 : 324, 1992

インドメタシン （*Indometacin*）

インテバンSP 徐放力, インテバン 坐 軟 クリーム 外用液, カトレップ 貼

薬剤危険度　3点
情報量　++

Ⅰ 薬剤データ

1 添付文書

徐放力 坐 妊婦または妊娠している可能性のある婦人には投与しない。妊娠中の投与に関し次のような報告がある。

- 妊娠末期に投与したところ，胎児循環持続症（PFC），胎児の動脈管収縮，動脈管開存症，胎児腎不全，胎児腸穿孔，羊水過少症が起きたとの報告がある。また，妊娠末期に投与したところ早期出産した新生児に壊死性腸炎の発生率が高いとの報告，および消化管穿孔，頭蓋内出血が起きたとの報告がある。
- 動物実験（マウス）で催奇形作用が報告されている。参考：マウス胎仔の器官形成期にインドメタシン10mg/kgを単回経口投与，または7.5mg/kg/日を9日間連続経口投与した催奇形性試験において，外形および骨格の異常が認められた。

軟 クリーム 外用液 妊婦または妊娠している可能性のある婦人に対しては大量または広範囲にわたる長期間の投与を避ける［妊婦に対する安全性は確立していない］。

貼 妊婦または妊娠している可能性のある婦人に対しては治療上の有益性が危険性を上回ると判断される場合にのみ使用する［妊婦に対する安全性は確立していない］。

2 動物（生殖発生毒性試験・変異原性試験など）

- マウスに5〜15mg/kg/日の大量を投与した試験で，母動物に毒性と死亡，胎仔吸収と胎仔奇形の増加が報告されている[1]。
- マウスとラットに4.0mg/kg/日まで投与して行われた催奇形性試験では，平均胎仔体重の減少による二次的な効果と考えられる骨化遅延がみられたのを除き，催奇形作用は認められなかった[1]。
- 妊娠ラットの器官形成期に致死量までの本薬を連続経口投与した試験では，催奇形作用は認められなかった。また，胎仔の致死および発育抑制作用もみられなかった[1]。
- マウスおよびラットに0.5mg/kg/日，またウサギに2.5mg/kg/日をそれぞれ経口投与した試験において，ラット産仔の生後4日までの死亡率が増加した。胎仔の発育や繁殖試験に対する影響はみられなかった。
- 妊娠ラットの器官形成期に致死量までの量（4mg/kg/日）を連続経口投与した実験では，催奇形作用はなく，また，胎仔の致死および発育抑制作用も認められていない[1]。
- 妊娠マウスの器官形成期に7.5mg/kg/日を経口投与した実験で骨格異常の発現が高頻度に認められている[2]。

3 ヒト（疫学調査・症例報告など）

- 妊婦への使用に関して，胎児への催奇形性，胎児毒性との関連は認められなかったことを示す疫学

- 　調査は報告されていない。一方，ヒトにおける催奇形性，胎児毒性を示す症例報告も疫学調査もない。
- 　妊娠第1三半期の薬剤使用と先天異常についてのコホート研究がある。調査対象となった薬物使用妊婦 6,509 例のうち，50 例が妊娠第1三半期にインドメタシンを使用し，1 例の児に異常がみられたが，予測値の範囲内であった[3]。
- 　本剤に曝露された児の海豹状奇形と陰茎の無形成に関する1例の症例報告がある。この報告では，インドメタシンと奇形の因果関係は明らかではない[4]。
- 　本剤はプロスタグランジン合成を阻害することにより子宮収縮を抑制する。切迫早産の治療に単独または他剤と併用による有効例が報告されている。しかし，妊娠後期における本剤使用は胎児の動脈管収縮を起こし，新生児の肺高血圧を誘発し，重症例では致命的となることが報告されている[5]。
- 　母親の本剤服用に関連して胎児尿量の減少が起こるので，この薬効を利用して羊水過多を治療した症例が報告されている。こういった症例で，胎児に乏尿による腎疾患や出血，腸管の穿孔などの重篤な併発症が起こることがあると報告されている[5]。
- 　降圧薬のβブロッカーとの併用例で，相互作用による重篤な高血圧の発症が報告されている[6]。

参考　インテバン SP25mg カプセルを健常男子成人に経口投与した際の最高血中濃度は，約 400 ～ 500ng/mL であった。インテバン坐剤 25mg を健常男子成人に投与した際の最高血中濃度は，約 840ng/mL であった。一方，インテバン軟膏 10g を 900cm^2（背部）に 1 回塗布した際の最高血中濃度は，約 20ng/mL と経口の 1/20，坐剤の 1/40 であった。カトレップパップ 76.8g（約 5 枚）を背部に貼付した際の血中濃度は徐々に上昇し，12 時間後に約 15ng となった。

4　相談事例

　[内服・坐薬] 奇形発生の危険度が最も高い絶対過敏期に本剤を使用した 25 例中 23 例は，奇形などのない健常児を出産した（内服 18 例，坐薬 7 例）。2 例に認められた異常は，重複腟 1 例，両大動脈右室起始 1 例であった。2 例に認められた異常に一貫性はなく限られた情報ではあるが，本剤曝露群の児の出産結果は国内における自然奇形発生率を上回る変化とは考えられない。

　また，相対過敏期に本剤を使用した 4 例は，いずれも奇形などのない健常児を出産した。

　[外用] 奇形発生の危険度が最も高い絶対過敏期に本成分を含有する軟膏・ゲル・貼付剤のいずれかを使用した 4 例は健常児を出産した。また，相対過敏期に貼付剤を使用した 1 例も健常児を出産した。

使用後の対応

- 　妊婦への使用について胎児への催奇形性，胎児毒性を示唆する疫学調査は報告されていない。また，本剤と催奇形性，胎児毒性の因果関係を否定する疫学調査も報告されていない。本剤服用中の奇形発生に関する症例報告があるが，因果関係を明らかにしたものではない。妊娠初期の薬物使用に関するコホート研究では，本剤を使用した妊婦の児に異常の増加はみられていない。添付文書にはマウスの動物実験で催奇形作用がみられたと記載されている。これは母動物に毒性や死亡のみられた大量投与試験における奇形の発生の報告である。低用量ではマウス，ラットともに催奇形作用は認められないことも報告されている。また相談事例では，奇形発生の危険度が高い妊娠初期に本剤を使用した 29 例中 27 例は，奇形などのない健常児を出産した。2 例に認められた異常に一貫性はなく限られた情

報ではあるが，本剤曝露群の児の出産結果は国内における自然奇形発生率を上回る変化とは考えられない。

　以上のことから判断して，妊娠初期に本剤を使用したことによって奇形発生の頻度や危険度が上昇したとは考えられないので，心配することはないことを説明する。

- 本成分を含有する貼付剤，軟膏剤を通常量（1〜2g/回，1枚/回）使用した場合，母体血中薬物は内服した場合の1/100程度と考えられる。胎児に到達する薬物量が極わずかであることも含め，妊娠初期に本剤を使用したことによって奇形発生の頻度や危険度が上昇したとは考えられないので，心配することはないことを説明する。
- 本剤の使用を理由に妊娠を中断するような，はやまった判断はしないように指導する。
- この薬を妊娠後期に継続使用すると胎児の血液循環を阻害するおそれのあることがヒト妊婦の投与例および動物実験で報告されている。したがって，妊娠中にいつ使用してもよいという薬ではないことを説明する。
- 今後は，妊娠していることを主治医に告げて相談するように指示する。

使用前の対応

1 医師への疑義照会

以下のことを説明し，患者が妊婦であっても処方通りに調剤してよいかを確認する。

- 添付文書の妊婦への注意の項では「妊婦または妊娠している可能性のある婦人には投与しないこと」と記載されており，妊娠後期の使用では胎児動脈管の収縮を来したり，胎児乏尿による羊水過少の症例報告もあり，妊婦への本剤使用は避けたほうが安全と考えられる。

　妊婦への使用について胎児への催奇形性，発育毒性を示唆する疫学調査は報告されていない。また，本剤と催奇形，発育毒性の因果関係を否定する疫学調査も報告されていない。本剤服用中の奇形発生に関する症例報告があるが，因果関係を明らかにしたものではない。妊娠初期の薬物使用に関するコホート研究では，本剤を使用した妊婦の児に異常の増加はみられていない。添付文書にはマウスの動物実験で催奇形作用がみられたと記載されている。これは母動物に毒性や死亡のみられた大量投与試験における奇形の発生の報告である。低用量ではマウス，ラットともに催奇形作用は認められないことも報告されている。また相談事例では，絶対過敏期に本剤を使用した25例中23例，相対過敏期に本剤を使用した4例は，奇形などのない健常児を出産した。

意見を求められたら
- 本剤の投与が不可欠というほどでもないなら，投与しないほうがよい。
- もし他剤に変更しても差し支えないなら，下記の治療薬を紹介する。
- 妊娠後半に腰痛が悪化することがあるが，外用剤であっても大量・長期の使用は控えたほうがよい。
- どうしても本剤の投与が必要なら，本剤の使用により奇形児出産の危険性が必ずしも高くなるとは考えられないことを説明する。

他の治療薬
　解熱鎮痛消炎薬の中で，常用量での1週間程度の使用であれば妊婦へ使用しても安全と示唆されている薬剤にアセトアミノフェンがある。

2　患者への説明・指導

以下のことを説明，指導する。

投薬中止の場合

- 処方医と相談の結果，妊娠中の母体と胎児の安全のため，投薬を中止してしばらく様子をみることになった。
- 本剤は妊娠後期に使用すると子宮の収縮を抑制し分娩遅延を起こす働きがあり，切迫早産の治療に使われることもある。また，妊娠後期の使用では，胎児の動脈管の収縮を引き起こし，胎児血液循環を阻害することが知られており，妊娠中は使用しないほうがよい薬である。
- 痛みがひどい，発熱が続くなど，病状や自覚症状について何か変化があった場合には，すぐに主治医に受診する。
- 妊娠中は，薬局で薬を買うとき，病院にかかるときには，必ず妊娠していることを告げるよう指導する。

処方変更の場合

- 処方医と相談の結果，妊娠中の母体と胎児の安全のため処方が変更になった。
- 本剤は医師が妊娠を確認したうえで処方した薬で，母体の健康のために有用で，胎児への悪影響が少ないと考えられる薬である。
- 本剤を含めて，解熱鎮痛薬は必要があるときに使用する薬剤である。症状が治まった後は継続服用する必要はない。
- 服薬の調節はあらかじめ医師に相談した範囲で行い，医師の指示と異なった服用をした場合はその状況を医師に報告する。
- 自分の判断で服薬を中止すると，母体の健康を損ね，胎児にも悪影響を及ぼすことになりかねない。
- 薬について何か心配なことがあったら，いつでも医師・薬剤師に相談する。

文献

1) 清藤英一・編著：催奇形性等発生毒性に関する薬品情報 第2版．東洋書店，p128，1986
2) 大日本住友製薬株式会社：インテバン SP，インタビューフォーム（第3版）
3) Aselton P, et al：First-trimester drug use and congenital disorders. Obstet Gynecol, 65(4)：451-455, 1985
4) Di Battista C, et al：Focomelia ed agenesia del pene in neonato. Minerva Pediatr, 27：675, 1975
5) Moise KJ Jr, et al：Indomethacin in the treatment of premature labor. Effects on the fetal ductus arteriosus. N Engl J Med, 319(6)：327-331, 1988
6) Schoenfeld A, et al：Antagonism of antihypertensive drug therapy in pregnancy by indomethacin？ Am J Obstet Gynecol, 161(5)：1204, 1989

解熱鎮痛薬

エトドラク （*Etodolac*）

オステラック錠，
ハイペン錠

薬剤危険度　1点

情報量　±

薬剤データ

1　添付文書

- 妊婦または妊娠している可能性のある女性には，治療上の有益性が危険性を上回ると判断される場合にのみ投与する［妊娠中の投与に関する安全性は確立していない］。
- 妊娠末期の女性には投与しない［動物実験（ラット）で分娩障害が報告されている］。
- 妊娠末期のラットに投与した実験で，胎仔の動脈管収縮が報告されている。

2　動物（生殖発生毒性試験・変異原性試験など）

- ラットを用いて本薬を4，8，16mg/kg/日で経口投与した妊娠前および妊娠初期投与試験では，16mg/kgで雄に消化管障害が認められたが，雌雄ラットの交尾能力，受胎能力にも影響は認められなかった。胎仔検査では8mg/kg投与から未着床卵数の増加が，16mg/kg投与で死胚数の増加および生存胎仔数の減少が認められた。無影響量は親動物の一般毒性に対しては8mg/kg，また雌雄の生殖能力に対して16mg/kg，胚・胎仔に対しては4mg/kgであった[1]。
- ラットを用いて本薬を4，8，16mg/kg/日で経口投与した器官形成期投与試験では，母動物に16mg/kg投与で消化管の潰瘍が認められたが，胎仔については16mg/kg投与まで催奇形性は認められず，新生仔についても16mg/kg投与まで影響は認められなかった。無影響量は母動物の一般毒性に対しては8mg/kg，母動物の生殖に対しては16mg/kg，胎仔および出生仔に対しては16mg/kgであった[1]。
- ウサギを用いて本薬を8，32，128mg/kg/日で経口投与した器官形成期投与試験では，母動物に128mg/kg投与で消化管の潰瘍に起因する死亡例が認められ，胎仔については128mg/kg投与で雄生存胎仔体重の減少が認められたが，128mg/kg投与でも催奇形性は認められなかった。無影響量は母動物の一般毒性に対しては32mg/kg，母動物の生殖に対しては128mg/kg，胎仔および出生仔に対しては32mg/kgであった[1]。
- ラットを用いて本薬を25，50，100mg/kg/日で経口投与した周産期および授乳期投与試験では，2mg/kg投与から妊娠期間の延長，4mg/kgから分娩障害，消化管びらんおよび潰瘍が，8mg/kg投与で出産率の低下が認められた。また，8mg/kg投与で出産仔数の減少，4mg/kg投与から出生率の低下および生存率の低下傾向が認められたが離乳期以後の発育には影響は認められなかった。無影響量は母動物の一般毒性に対して2mg/kg，母動物の生殖に対しては2mg/kg未満，出生仔に対しては2mg/kgであった[1]。
- ラットを用いて0.16，0.8，4，20mg/kg/日を投与した動脈管収縮に関する実験では，4mg/kg投与で胎仔に中等度の動脈管の収縮作用がみられた[1]。

3　ヒト（疫学調査・症例報告など）

- 妊婦への使用に関して，胎児への催奇形性，胎児毒性との関連は認められなかったことを示す疫学調査は報告されていない。一方，ヒトにおける催奇形性，胎児毒性を示す症例報告も疫学調査もない。
- 妊娠第1三半期に非ステロイド性抗炎症薬（NSAIDs）を使用した妊婦に関するプロスペクティブ研究が報告されている。NSAIDs を使用した妊婦が出産した 2,557 例の児に関して調査したところ，先天異常 OR は 1.04，95％CI は 0.84-1.29 で発生頻度の上昇はみられなかった。この調査のサブ解析では，NSAIDs 使用妊婦の児に心血管系の奇形の発現頻度の上昇［OR：1.86，95％CI：1.32-2.62］がみられたが，個々の薬剤に特異的なものではなく基礎疾患の関与も考えられると考察されている[2]。

4　相談事例

奇形発生の危険度が最も高い絶対過敏期に本剤を服用した 14 例中 13 例は，奇形などのない健常児を出産した。1例にみられた異常は心室中隔欠損であった。この妊婦は，妊娠 42〜49 日目にかけて 5 日間本剤を服用していたが，8種の薬剤を併用していた。また，国内の先天異常の統計では，服薬のない健常妊婦の児であっても心室中隔欠損は最も高頻度にみられる異常であると報告されている。本事例にみられた異常と服薬の関連は明らかでない。

服用後の対応

- 妊婦への使用に関して，胎児への催奇形性，胎児毒性との関連は認められなかったことを示す疫学調査は報告されていない。また，催奇形性を示唆する症例報告も疫学調査もない。妊娠第1三半期にNSAIDs を使用した妊婦に関するプロスペクティブ研究では，NSAIDs を使用した妊婦が出産した 2,557 例の児に関して先天異常の発生頻度の上昇はみられなかった。相談事例では，奇形発生の危険度が高い妊娠初期に本剤を服用した 14 例中 13 例は，奇形などのない健常児を出産した。ラット，ウサギを用いた生殖試験では，催奇形性は認められていない。
  以上のことから判断して，情報量は限られているが現在得られる情報をもとに判断すると，妊娠初期に本剤を服用したことにより，奇形発生の頻度や危険度が上昇したとは考えられないので，心配することはないことを説明する。
- 本剤の服用を理由に妊娠を中断するような，はやまった判断はしないように指導する。
- この薬を妊娠後期に継続服用すると，胎児の動脈管を収縮させ血液循環を阻害するおそれのあることが動物実験の結果より指摘されており，妊娠末期に継続服用すると，分娩遅延を起こすおそれがある。したがって，妊娠中にいつ服用してもよいという薬ではないことを説明する。
- 今後は，妊娠していることを主治医に告げて相談するように指示する。

服用前の対応

1　医師への疑義照会

以下のことを説明し，患者が妊婦であっても処方通りに調剤してよいかを確認する。

- 妊婦への使用に関して，胎児への催奇形性，胎児毒性との関連は認められなかったことを示す疫学調査は報告されていない。また，催奇形性を示唆する症例報告も疫学調査もなく，胎児リスクを評価

するための情報量は少ない．妊娠第1三半期にNSAIDsを使用した妊婦に関するプロスペクティブ研究では，NSAIDsを使用した妊婦が出産した2,557例の児に関して先天異常の発生頻度の上昇はみられなかった．相談事例では，絶対過敏期に本剤を服用した14例中13例は，奇形などのない健常児を出産した．ラット，ウサギを用いた生殖試験では，催奇形性は認められていない．

意見を求められたら
- 症状が軽度で，本剤の投与が不可欠というほどでもないなら，投与しないほうがよい．
- もし他剤に変更しても差し支えないなら，下記の治療薬を紹介する．
- どうしても本剤の投与が必要なら，本剤の服用により奇形児出産の危険性が必ずしも高くなるとは考えられないことを説明する．

他の治療薬
解熱鎮痛薬の中で，常用量での1週間程度の使用であれば，妊婦へ使用しても安全と示唆されている薬剤にアセトアミノフェンがある．

2 患者への説明・指導

以下のことを説明，指導する．

投薬中止の場合
- 処方医と相談の結果，妊娠中の母体と胎児の安全のため，投薬を中止してしばらく様子をみることになった．
- 本剤を含めて，解熱鎮痛薬は妊娠後期に継続服用すると，胎児の血液循環を阻害したり，妊娠末期の服用では，分娩遅延を起こすおそれのあることが指摘されており，妊娠中は服用しないほうがよい薬である．
- 病状や自覚症状について何か変化があった場合には，すぐに主治医に受診する．
- 妊娠中は，薬局で薬を買うとき，病院にかかるときには，必ず妊娠していることを告げるよう指導する．

処方変更の場合
- 処方医と相談の結果，妊娠中の母体と胎児の安全のため処方が変更になった．
- ◆ 本剤は医師が妊娠を確認したうえで処方した薬で，母体の健康のために有用で，胎児への悪影響が少ないと考えられる薬である．
- ◆ 解熱鎮痛薬は必要があるときに使用する薬剤である．症状が治まった後は継続服用する必要はない．
- ◆ 服薬の調節はあらかじめ医師に相談した範囲で行い，医師の指示と異なった服用をした場合はその状況を医師に報告する．
- ◆ 自分の判断で服薬を中止すると，母体の健康を損ね，胎児にも悪影響を及ぼすことになりかねない．
- ◆ 薬について何か心配なことがあったら，いつでも医師・薬剤師に相談する．

処方変更のない場合
- 前述のことから判断して，本剤の服用により奇形発生の頻度や危険度が上昇するとは考えられない．
- 「処方変更の場合」の◆印について説明する．

文献
1) 日本新薬株式会社：ハイペン，インタビューフォーム（第2版）
2) Ericson A, et al：Nonsteroidal anti-inflammatory drugs in early pregnancy. Reprod Toxicol, 15(4)：371-375, 2001

オキサプロジン （*Oxaprozin*）

アルボ錠	薬剤危険度 1点	情報量 ±

薬剤データ

1　添付文書

妊婦または妊娠している可能性のある婦人には投与しない[妊娠中の投与に関する安全性は確立していない。また、妊娠末期のラットに投与した実験で、胎仔の動脈管収縮が報告されている]。

2　動物（生殖発生毒性試験・変異原性試験など）

- 20～300mg/kg/日をラットの妊娠前および妊娠初期に経口投与した試験では、300mg/kg/日においても生殖能に対する有害作用は認められなかった[1]。
- 20～500mg/kg/日をラットの、また、3～30mg/kg/日をウサギの胎仔の器官形成期に経口投与した試験では、催奇形性作用は認められず、産仔の発育、生殖能にも異常は認められなかった[1]。
- 20～400mg/kg/日をラットの周産期・授乳期に経口投与した試験では400mg/kg/日で母動物および産仔の体重に増加抑制が認められた以外には産仔の行動、学習能および生殖能に影響は認められなかった[1]。

3　ヒト（疫学調査・症例報告など）

- 妊婦への使用に関して、胎児への催奇形性、胎児毒性との関連は認められなかったことを示す疫学調査は報告されていない。一方、ヒトにおける催奇形性、胎児毒性を示す症例報告も疫学調査もない。
- 妊娠第1三半期に非ステロイド性抗炎症薬(NSAIDs)を使用した妊婦に関するプロスペクティブな研究が報告されている。NSAIDs を使用した妊婦が出産した2,557例の児に関して調査したところ、先天異常 OR は1.04、95%CI は0.84-1.29で発生頻度の上昇はみられなかった。この調査のサブ解析では、NSAIDs 使用妊婦の児に心血管系の奇形の発現頻度の上昇[OR：1.86、95%CI：1.32-2.62]がみられたが、個々の薬剤に特異的なものではなく基礎疾患の関与も考えられると考察されている[2]。

4　相談事例

奇形発生の危険度が最も高い絶対過敏期に本剤を服用した12例は、いずれも奇形などのない健常児を出産した。

服用後の対応

- 妊婦への使用に関して、胎児への催奇形性、胎児毒性との関連は認められなかったことを示す疫学調査は報告されていない。また、催奇形性を示唆する症例報告も疫学調査も報告されていない。ラット、ウサギで行われた動物試験では、奇形仔発生の増加は認められなかった。相談事例では、奇形発生の危険度が高い妊娠初期に本剤を服用した12例はいずれも奇形などのない健常児を出産している。

妊娠第1三半期にNSAIDsを使用した妊婦に関するプロスペクティブ研究では，NSAIDsを使用した妊婦が出産した2,557例の児に関して先天異常の発生頻度の上昇はみられなかった。

　以上のことから判断して，情報量は限られているが現在得られる情報をもとに判断すると，妊娠初期に本剤を服用したことにより，奇形発生の頻度や危険度が上昇したとは考えられないので，心配することはないことを説明する。

- 本剤の服用を理由に妊娠を中断するような，はやまった判断はしないように指導する。
- 同効薬では妊娠末期に継続服用すると，分娩遅延を起こすおそれのあること，またラットでは妊娠後期の本剤服用により胎仔の動脈管の収縮を起こし，胎仔血液循環を障害するおそれのあることが指摘されている。したがって，妊娠中にいつ服用してもよいという薬ではないことを説明する。
- 今後は，妊娠していることを主治医に告げて相談するように指示する。

服用前の対応

1　医師への疑義照会

以下のことを説明し，患者が妊婦であっても処方通りに調剤してよいかを確認する。

- 本剤の添付文書には，妊婦または妊娠している可能性のある婦人には投与「禁忌」と記載されている。
- 妊婦への使用に関して，胎児への催奇形性，胎児毒性との関連は認められなかったことを示す疫学調査は報告されていない。また，催奇形性を示唆する症例報告も疫学調査もなく，胎児リスクを評価するための情報量は少ない。ラット，ウサギで行われた動物試験では，奇形仔発生の増加は認められなかった。相談事例では，絶対過敏期に本剤を服用した12例はいずれも奇形などのない健常児を出産している。妊娠第1三半期にNSAIDsを使用した妊婦に関するプロスペクティブ研究では，NSAIDsを使用した妊婦が出産した2,557例の児に関して先天異常の発生頻度の上昇はみられなかった。

意見を求められたら

- 本剤の添付文書には，妊婦「禁忌」の記載があり，他剤へ変更するなどして投与しないほうがよい。
- もし他剤に変更しても差し支えないなら，下記の治療薬を紹介する。

他の治療薬

　解熱鎮痛薬の中で，常用量での1週間程度の使用であれば，妊婦へ使用しても安全と示唆されている薬剤にアセトアミノフェンがある。

2　患者への説明・指導

以下のことを説明，指導する。

投薬中止の場合

- 処方医と相談の結果，妊娠中の母体と胎児の安全のため，投薬を中止してしばらく様子をみることになった。
- 本剤も含めて，解熱鎮痛薬は妊娠後期に継続服用すると，胎児の血液循環を阻害したり，妊娠末期の服用では，分娩遅延を起こすおそれのあることが指摘されており，妊娠中は服用しないほうがよい薬である。
- 痛みがひどいなど病状や自覚症状について改善がみられない場合には，すぐに主治医に受診する。

- 妊娠中は，薬局で薬を買うとき，病院にかかるときには，必ず妊娠していることを告げるよう指導する。

処方変更の場合
- 処方医と相談の結果，妊娠中の母体と胎児の安全のため処方が変更になった。
- 本剤は医師が妊娠を確認したうえで処方した薬で，母体の健康のために有用で，胎児への悪影響が少ないと考えられる薬である。
- 鎮痛薬は必要があるときに使用する薬剤である。症状が治まった後は継続服用する必要はない。
- 服薬の調節はあらかじめ医師に相談した範囲で行い，医師の指示と異なった服用をした場合はその状況を医師に報告する。
- 自分の判断で服薬を中止すると，母体の健康を損ね，胎児にも悪影響を及ぼすことになりかねない。
- 薬について何か心配なことがあったら，いつでも医師・薬剤師に相談する。

文献
1) 大正製薬株式会社：アルボ，インタビューフォーム（第2版）
2) Ericson A, et al：Nonsteroidal anti-inflammatory drugs in early pregnancy. Reprod Toxicol, 15（4）：371-375, 2001

解熱鎮痛薬

ケトプロフェン （Ketoprofen）

エパテック 坐 クリーム 外用液 外用ゲル，
カピステン 注，ミルタックス 貼，
モーラステープ 貼，モーラステープL 貼

薬剤危険度　1点
情報量　±

薬剤データ

1　添付文書

注 妊婦または妊娠している可能性のある婦人には，治療上の有益性が危険性を上回ると判断される場合にのみ投与する［妊娠中の投与に関する安全性は確立していない］。

妊娠後期の婦人には投与しない［外国で妊娠後期の婦人に投与したところ，胎児循環持続症(PFC)，胎児腎不全が起きたとの報告がある］。

動物実験(ラット)で周産期投与による分娩遅延，妊娠末期投与による胎仔の動脈管収縮が報告されている。

クリーム 外用液 外用ゲル 貼(テープ) 妊婦，産婦，授乳婦などに対する安全性は確立していないので，これらの患者に対しては，治療上の有益性が危険性を上回ると判断される場合にのみ使用する。

外国で，ケトプロフェンを妊娠後期に投与(経口，注射，経直腸)したところ，胎児循環持続症(PFC)，胎児腎不全が起きたとの報告がある。

貼(テープ) 本剤を妊娠後期の女性に投与したところ，胎児動脈管収縮が起きたとの報告がある。

貼(パップ) 妊婦または妊娠している可能性のある婦人に対しては治療上の有益性が危険性を上回ると判断される場合にのみ使用する［妊婦に対する安全性は確立していない］。

妊娠末期のラットにケトプロフェンを経口投与した実験で，胎仔の動脈管収縮が報告されている。

2　動物(生殖発生毒性試験・変異原性試験など)

- 妊娠前および妊娠初期投与試験：ラットを用い1，3，6mg/kgを筋肉内投与して検討した。その結果，雌雄の生殖能力に異常はなかったが，ケトプロフェン投与群で胎仔死亡数が多かった。胎仔発育，外表および骨格検索では異常は認められなかった[1]。

- 器官形成期投与試験：マウスに10，100mg/kgを皮下投与，ラットに1，3，5，6，9mg/kgを筋肉内あるいは皮下投与，またサルに10，30mg/kgを筋肉内投与して検討した。その結果，マウスおよびラットの皮下投与では，母動物の生殖機能は正常であり，ケトプロフェン投与によると思われる胎仔の発育異常，外表および骨格異常などは認められなかった。生後観察においても母動物の哺育行動は正常であり，育成仔の発育にも影響は認められなかった[1]。

 ラットの筋肉内投与では，6mg/kg投与群で23例中1例，9mg/kg投与群では21例中12例の母動物死亡が認められたが，生存した母動物の生殖機能は正常で，胎仔に関する所見でも本薬物の影響は認められなかった。また，生後観察においてもケトプロフェン投与による影響は認められなかった[1]。

 サルの筋肉内投与では，10mg/kg投与群で母動物に変化はなかったが，30mg/kg投与群では1例に食欲減退，他の1例で流産が認められた。しかし，胎仔の発育状態は良好で，外表異常および骨格異常ともに認められなかった[1]。

- 周産期および授乳期投与試験：ラットを用い 1, 3, 6mg/kg を筋肉内投与して検討した。その結果，ケトプロフェン投与群では投与期間中の母動物死亡数が多く，腹腔内臓器の癒着に起因したと思われる分娩遅延，難産がみられ，それに伴い哺育状態が悪化し，出生時ならびに哺育期の死亡仔数が増加した。しかし，生存母動物における哺育行動および仔の発育は正常で，さらに次世代に及ぼす影響は認められなかった[1]。

3　ヒト（疫学調査・症例報告など）

- 妊婦への使用に関して，胎児への催奇形性，胎児毒性との関連は認められなかったことを示す疫学調査は報告されていない。一方，ヒトにおける催奇形性，胎児毒性を示す症例報告も疫学調査もない。
- 妊娠第1三半期に非ステロイド性抗炎症薬（NSAIDs）を使用した妊婦に関するプロスペクティブな研究が報告されている。NSAIDs を使用した妊婦が出産した 2,557 例の児に関して調査したところ，先天異常 OR は 1.04 で 95％CI は 0.84-1.29 で発生頻度の上昇はみられなかった。この調査のサブ解析では，NSAIDs 使用妊婦の児に心血管系の奇形の発現頻度の上昇［OR：1.86，95％CI：1.32-2.62］がみられたが，個々の薬剤に特異的なものではなく基礎疾患の関与も考えられると考察されている[2]。

参考　〈体内動態：内用剤の C_{max}，AUC と貼付剤（テープ）の C_{max}，AUC のデータ〉
- 健康成人 8 例にメナミン SR カプセル 150mg を単回投与し，血漿中薬物濃度を高速液体クロマトグラフ法により測定した結果，投与後約 4.8 時間で最高血漿中濃度 2.38 μg/mL に達した。血中濃度消失半減期は約 4.5 時間であった[3]。
- 健康成人男子 6 名の背部へのモーラステープ 20mg 1 枚（ケトプロフェン：20mg）24 時間単回貼付において，投与 12.7 ± 1.6 時間後に 135.85 ± 18.02ng/mL の最高血清中濃度を示し，48 時間後には血清中よりほとんど消失していた[4]。

4　相談事例

　奇形発生の危険度が最も高い絶対過敏期に本剤を使用した 12 例（内服 7 例，坐剤 2 例，注射 3 例）中 11 例は奇形などのない健常児を出産した。1 例（注射）に認められた異常は左鼻涙管閉鎖症であった。限られた情報ではあるが，本剤曝露群の児の出産結果は国内における自然奇形発生率を上回る変化とは考えられない。
　外用剤（貼付剤）として絶対過敏期に本剤を使用した 5 例はいずれも奇形などのない健常児を出産した。

II　使用後の対応

- 妊娠中に使用した場合の安全性については，これを肯定する報告も否定する報告もない。ラット，マウスおよびサルで行われた動物試験では奇形仔発生の上昇は認められなかった。妊娠第1三半期に NSAIDs を使用した妊婦に関するプロスペクティブな研究が報告されている。NSAIDs を使用した妊婦が出産した 2,557 例の児に関して調査したところ，先天異常 OR は 1.04 で 95％CI は 0.84-1.29 で発生頻度の上昇はみられなかった。相談事例では，奇形発生の危険度が高い妊娠初期に本剤を使用した 12 例（内服 7 例，坐剤 2 例，注射 3 例）中 11 例は奇形などのない健常児を出産した。限られた情報ではあるが，本剤曝露群の児の出産結果は国内における自然奇形発生率を上回る変化とは考えられない。
- 外用貼付剤の場合，1 枚を貼付した際の血中濃度は内用剤の 1/10 程度であり，内服と同様のリスクが存在するものではない。ただし，外用剤を複数枚貼付した妊婦については，内服の指導と同等の

情報提供を行うことを考慮する。
　以上のことから判断して，妊娠初期に本剤を使用したことにより奇形発生の頻度や危険度が上昇したとは考えられないので，心配することはないことを説明する。
- 本剤の使用を理由に妊娠を中断するような，はやまった判断はしないように指導する。
- この薬を妊娠末期に継続使用すると，分娩遅延を起こすおそれのあること，また妊娠後期の使用により胎児の動脈管の収縮を起こし，胎児血液循環を強く障害するおそれのあることが指摘されている。したがって，妊娠中にいつ使用してもよいという薬ではないことを説明する。
- 今後は，妊娠していることを主治医に告げて相談するように指示する。

使用前の対応

1　医師への疑義照会

以下のことを説明し，患者が妊婦であっても処方通りに調剤してよいかを確認する。
- ヒトでの催奇形性に関しては，疫学調査も症例報告もない。妊娠第1三半期にNSAIDsを使用した妊婦に関するプロスペクティブな研究が報告されている。NSAIDsを使用した妊婦が出産した2,557例の児に関して調査したところ，先天異常ORは1.04で95％CIは0.84-1.29で発生頻度の上昇はみられなかった。マウス，ラット，サルで行われた生殖試験では，催奇形性は認められていない。相談事例では，絶対過敏期に本剤を使用した12例（内服7例，坐剤2例，注射3例）中11例は奇形などのない健常児を出産した。限られた情報ではあるが，本剤曝露群の児の出産結果は国内における自然奇形発生率を上回る変化とは考えられない。

意見を求められたら
- 症状が軽度で，本剤の投与が不可欠というほどでもないなら，投与しないほうがよい。
- もし他剤に変更しても差し支えないなら，下記の治療薬を紹介する。
- どうしても本剤の投与が必要なら，本剤の使用により奇形児出産の危険性が必ずしも高くなるとは考えられないことを説明する。
- 外用貼付剤の場合，1枚を貼付した際の血中濃度は内用剤の1/10程度であり，内服と同様のリスクが存在するものではない。ただし，外用剤を複数枚貼付した妊婦の児に動脈管の収縮が認められたとの報告があるので，妊娠後期の使用は慎重な配慮が必要なことを妊婦自身に指導する。

他の治療薬
　解熱鎮痛薬の中で，常用量での1週間程度の使用であれば，妊婦へ使用しても安全と示唆されている薬剤にアセトアミノフェンがある。

2　患者への説明・指導

以下のことを説明，指導する。

投薬中止の場合
- 本剤の妊娠中の影響と治療上の必要性について処方医と相談の結果，妊娠中の母体と胎児の安全のため，投薬を中止してしばらく様子をみることになった。
- この薬を含めて鎮痛薬や解熱薬は，妊娠後期に継続使用すると，胎児の血液循環を阻害したり，妊娠末期の使用では，分娩遅延を起こすおそれのあることが指摘されており，妊娠中は使用しないほうがよい薬である。

- 病状や自覚症状について何か変化があった場合には，すぐに主治医に受診する。
- 妊娠中は，薬局で薬を買うとき，病院にかかるときには，必ず妊娠していることを告げるよう指導する。

処方変更の場合
- 処方医と相談の結果，妊娠中の母体と胎児の安全のため処方が変更になった。
- 本剤は医師が妊娠を確認したうえで処方した薬で，母体の健康のために有用で，胎児への悪影響が少ないと考えられる薬である。
- 解熱鎮痛薬は必要があるときに使用する薬剤である。症状が治まった後は継続使用する必要はない。
- 使用の調節はあらかじめ医師に相談した範囲で行い，医師の指示と異なった使用をした場合はその状況を医師に報告する。
- 自分の判断で使用を中止すると，母体の健康を損ね，胎児にも悪影響を及ぼすことになりかねない。
- 薬について何か心配なことがあったら，いつでも医師・薬剤師に相談する。

処方変更のない場合
- 前述のことから判断して，本剤の使用により奇形発生の頻度や危険度が上昇するとは考えられない。
- 「処方変更の場合」の◆印について説明する。

文献
1) キッセイ薬品工業株式会社：カピステン，インタビューフォーム（第1版）
2) Ericson A, et al : Nonsteroidal anti-inflammatory drugs in early pregnancy. Reprod Toxicol, 15（4）: 371-375, 2001
3) サノフィ・アベンティス株式会社：メナミンSR，インタビューフォーム（第1版）
4) 久光製薬株式会社：モーラステープ，インタビューフォーム（第10版）

解熱鎮痛薬

ザルトプロフェン （Zaltoprofen）

| ソレトン錠, ペオン錠 | 薬剤危険度 1点 | 情報量 ± |

薬剤データ

1　添付文書

- 妊婦または妊娠している可能性のある婦人には治療上の有益性が危険性を上回ると判断される場合にのみ投与する［妊娠中の投与に関する安全性は確立していない］。
- 妊娠末期のラットに投与した実験で，胎仔の動脈管収縮が報告されている。

2　動物（生殖発生毒性試験・変異原性試験など）

- ラットを用い本薬10，20，30mg/kg/日を経口投与した妊娠前および妊娠初期投与試験では，20mg/kg/日以上の投与で母動物に着床数の減少がみられたが，胎仔に異常はみられなかった[1]。
- ラットに本薬10，20，30mg/kg/日を妊娠7日より17日までの11日間経口投与した器官形成期投与試験では，催奇形性および新生仔の成長，発達に異常はみられなかった[1]。
- ラットを用いて本薬10，20，30mg/kg/日を妊娠17日より分娩後21日まで経口投与した周産期・授乳期投与試験では，20mg/kg/日以上の投与で，一部の母動物に消化管障害に基づく哺育不良がみられたが，新生仔の成長，発達に異常はみられなかった[1]。

3　ヒト（疫学調査・症例報告など）

- 妊婦への使用に関して，胎児への催奇形性，胎児毒性との関連は認められなかったことを示す疫学調査は報告されていない。一方，ヒトにおける催奇形性，胎児毒性を示す症例報告も疫学調査もない。
- 妊娠第1三半期に非ステロイド性抗炎症薬（NSAIDs）を使用した妊婦に関するプロスペクティブな研究が報告されている。NSAIDsを使用した妊婦が出産した2,557例の児に関して調査したところ，先天異常ORは1.04で95％CIは0.84-1.29で発生頻度の上昇はみられなかった。この調査のサブ解析では，NSAIDs使用妊婦の児に心血管系の奇形の発現頻度の上昇［OR：1.86，95％CI：1.32-2.62］がみられたが，個々の薬剤に特異的なものではなく基礎疾患の関与も考えられると考察されている[2]。

4　相談事例

奇形発生の危険度が最も高い絶対過敏期に本剤を服用した24例は，いずれも奇形などのない健常児を出産した。また，相対過敏期に本剤を服用した2例も奇形などのない健常児を出産した。

服用後の対応

- 妊婦への使用に関して，胎児への催奇形性，発育毒性との関連は認められなかったことを示す疫学調査は報告されていない。また，催奇形性を示唆する症例報告も疫学調査もない。ラットで行われた

生殖試験では奇形仔発生の増加は認められなかった。妊娠第1三半期にNSAIDsを使用した妊婦に関するプロスペクティブ研究では，NSAIDsを使用した妊婦が出産した2,557例の児に関して先天異常の発生頻度の上昇はみられなかった。相談事例では，奇形発生の危険度が高い妊娠初期に本剤を服用した26例は，いずれも奇形などのない健常児を出産している。

以上のことから判断して，情報量は限られているが現在得られる情報をもとに判断すると，妊娠初期に本剤を服用したことにより奇形発生の頻度や危険度が上昇したとは考えられないので，心配することはないことを説明する。
- 本剤の服用を理由に妊娠を中断するような，はやまった判断はしないように指導する。
- この薬を妊娠後期に継続服用すると動脈管の収縮を起こし，胎児の血液循環を阻害するおそれのあることが動物実験の結果より指摘されている。妊娠末期の服薬では，分娩遅延を起こすおそれのあることが指摘されている。したがって，妊娠中にいつ服用してもよいという薬ではないことを説明する。
- 今後は，妊娠していることを主治医に告げて相談するように指示する。

服用前の対応

1　医師への疑義照会

以下のことを説明し，患者が妊婦であっても処方通りに調剤してよいかを確認する。
- 妊婦への使用に関して，胎児への催奇形性，胎児毒性との関連は認められなかったことを示す疫学調査は報告されていない。また，催奇形性を示唆する症例報告も疫学調査もない。ラットで行われた生殖試験では奇形仔発生の増加は認められなかった。妊娠第1三半期にNSAIDsを使用した妊婦に関するプロスペクティブ研究では，NSAIDsを使用した妊婦が出産した2,557例の児に関して先天異常の発生頻度の上昇はみられなかった。相談事例では，絶対過敏期に服用した24例，相対過敏期に服用した2例は，いずれも奇形などのない健常児を出産している。

意見を求められたら
- 症状が軽度で，本剤の投与が不可欠というほどでもないなら，投与しないほうがよい。
- もし他剤に変更しても差し支えないなら，下記の治療薬を紹介する。
- どうしても本剤の投与が必要なら，本剤の服用により奇形児出産の危険性が必ずしも高くなるとは考えられないことを説明する。

他の治療薬
解熱鎮痛薬の中で，常用量での1週間程度の使用であれば，妊婦へ使用しても安全と示唆されている薬剤にアセトアミノフェンがある。

2　患者への説明・指導

以下のことを説明，指導する。
投薬中止の場合
- 処方医と相談の結果，妊娠中の母体と胎児の安全のため，投薬を中止してしばらく様子をみることになった。
- この薬を含めて，解熱鎮痛薬は妊娠後期に継続服用すると胎児の血液循環を阻害したり，妊娠末期の服用では，分娩遅延を起こすおそれのあることが指摘されており，妊娠中は服用しないほうがよい薬である。

- 病状や自覚症状について何か変化があった場合には、すぐに主治医に受診する。
- 妊娠中は、薬局で薬を買うとき、病院にかかるときには、必ず妊娠していることを告げるよう指導する。

処方変更の場合
- 処方医と相談の結果、妊娠中の母体と胎児の安全のため処方が変更になった。
◆ 本剤は医師が妊娠を確認したうえで処方した薬で、母体の健康のために有用で、胎児への悪影響が少ないと考えられる薬である。
◆ 鎮痛薬、解熱薬は必要があるときに使用する薬剤である。症状が治まった後は継続服用する必要はない。
◆ 服薬の調節はあらかじめ医師に相談した範囲で行い、医師の指示と異なった服用をした場合はその状況を医師に報告する。
◆ 自分の判断で服薬を中止すると、母体の健康を損ね、胎児にも悪影響を及ぼすことになりかねない。
◆ 薬について何か心配なことがあったら、いつでも医師・薬剤師に相談する。

処方変更のない場合
- 前述のことから判断して、本剤の服用により奇形発生の頻度や危険度が上昇するとは考えられない。
- 「処方変更の場合」の◆印について説明する。

文献
1) ゼリア新薬工業株式会社：ペオン、インタビューフォーム（第7版）
2) Ericson A, et al : Nonsteroidal anti-inflammatory drugs in early pregnancy. Reprod Toxicol, 15(4): 371-375, 2001

ジクロフェナクナトリウム　(Diclofenac sodium)

ボルタレン 錠 徐放力 坐 外用液 外用ゲル 貼

薬剤危険度　1点

情報量　++

薬剤データ

1　添付文書

錠 徐放力 坐 妊婦または妊娠している可能性のある婦人には投与しない［妊娠中の投与で，胎児に動脈管収縮・閉鎖，徐脈，羊水過少が起きたとの報告があり，胎児の死亡例も報告されている。また，分娩に近い時期での投与で，胎児循環持続症(PFC)，動脈管開存，新生児肺高血圧，乏尿が起きたとの報告があり，新生児の死亡例も報告されている］。

子宮収縮を抑制することがある。

貼 外用ゲル 妊婦または妊娠している可能性のある婦人に対しては治療上の有益性が危険性を上回ると判断される場合にのみ使用する［妊婦に対する安全性は確立していない］。

2　動物（生殖発生毒性試験・変異原性試験など）

- マウスおよびラットの器官形成期に4mg/kgまで経口投与した生殖試験では，胎仔の外表，胸腹部諸器官および内臓，骨格について何ら異常は認められず，出生仔の生後発育についても影響はみられなかった[1]。
- 着床数，胎仔死亡率にも本薬投与の影響は認められなかった[1]。

3　ヒト（疫学調査・症例報告など）

概要

　本剤に関するプロスペクティブコホート研究，本剤を含む非ステロイド系抗炎症薬(NSAIDs)に関する複数の疫学調査が報告されており，催奇形性との関連は認められていない。なお，NSAIDsに関して心奇形などとの関連がみられたものもあるが交絡因子，サンプルサイズなどに関して十分な検討がなされているとは言い切れない。妊娠後期の使用に関しては，胎児に動脈管収縮・閉鎖，徐脈，羊水過少が起きたとの報告があり避けるべきである。

疫学調査

- 妊娠第1三半期に本剤を使用した145例を対象とし，同時期の妊婦501例をコントロール群としてプロスペクティブコホート研究が報告されている。自然流産［OR：1.2，CI：0.9-4.3］，早産［OR：0.9，CI：0.5-1.6］，先天異常［OR：2.5，CI：0.9-6.6］，出生時体重に差異は認められなかった。報告の著者らは，妊娠第1三半期のジクロフェナクの使用は比較的安全と考えられると結論している[2]。
- 妊娠第1三半期にNSAIDsを使用した妊婦に関するプロスペクティブな研究が報告されている。NSAIDsを使用した妊婦が出産した2,557例の児に関して調査したところ，先天異常ORは1.04で95%CIは0.84-1.29で発生頻度の上昇はみられなかった。この調査のサブ解析では，NSAIDs使用妊婦の児に心血管系の奇形の発現頻度の上昇［OR：1.86，95%CI：1.32-2.62］がみられたが，個々の薬剤に特異的なものではなく基礎疾患の関与も考えられると考察されている。この報告では，本剤に

- 曝露された574例中8例（1.4%）に心血管系奇形が認められた[3]。
- スウェーデンのMedical Birth Registryのデータを用いて、心奇形を有する5,015例の児と577,730例の全出生児のデータを解析したケースコントロール研究が報告されている。NSAIDsに関して、心奇形のリスクはOR：1.24、95%CI：0.99-1.55で関連は認められなかった。この報告では、ナプロキセンのみがリスク増加と関連していた［OR：1.70、95%CI：1.14-2.54］。妊娠初期に本剤に曝露された児の心奇形はOR：1.30、95% CI：0.78-2.16で関連なしと報告されている[4]。
- 妊娠第1三半期にNSAIDsを処方された妊婦1,056例の児のうち、93例（8.8%）に先天奇形が認められ［OR：2.21、95%CI：1.72-2.85］、特に心臓中隔閉鎖に関連した奇形のリスク増加が認められた［OR：3.34、95%CI：1.87-5.98］。本剤は100例の妊婦が第1三半期に使用しており児に奇形が認められたのは6例であった。NSAIDsのうち個々の薬剤については、イブプロフェンのみで先天奇形との関連が認められたが、その他の薬剤では心臓中隔閉鎖や呼吸器系の異常との関連は認められなかった[5]。
- 受精30日前から出産までの間にNSAIDsを服用した妊婦1,462例のコホート研究において、先天奇形［OR：1.27、95%CI：0.93-1.75］、低出生体重［OR：0.79、95% CI：0.45-1.38］および早産［OR：1.05、95%CI：0.80-1.39］のリスク増加は認められなかった。一方、流産した4,268例を対象としたケースコントロール研究では、そのうち63例がNSAIDsを使用しており、リスク増加との関連が認められた。この報告では、本剤使用例の有無については記載されていない[6]。
- 受精付近あるいは妊娠中にNSAIDsを使用した妊婦53例を対象としたプロスペクティブコホート研究において、流産は13例（25%）にみられ、NSAIDsを使用していない妊婦の流産率（15%、149/980例）と比較して高かった［ハザード比：1.8、95% CI：1.0-3.2］。この報告では本剤の使用例はなかった[7]。

　なお、上記報告の解析対象となった妊婦集団は、同じ著者が2002年に「流産」と「磁場」の関連を報告した妊婦集団であり、NSAIDs以外のバイアス要因が存在していると指摘した報告がなされている[8]。

4　相談事例

　奇形発生の危険度が最も高い絶対過敏期に本剤（内服186例、坐剤25例）を使用した211例中209例は、奇形などのない健常児を出産した。2例（内服）に認められた異常は、口唇裂、肺動脈狭窄（1カ月後には異常なし）であった。相対過敏期に本剤（内服5例、坐剤1例）を使用した6例はいずれも奇形などのない健常児を出産した。限られた情報ではあるが、本剤に妊娠初期に曝露された児の出産結果は国内における自然奇形発生率を上回る変化とは考えられない。

使用後の対応

- 本剤に関するプロスペクティブコホート研究、本剤を含むNSAIDsに関する複数の疫学調査が報告されており、催奇形性との関連は認められていない。なお、NSAIDsに関して心奇形などとの関連がみられたものもあるが、交絡因子、サンプルサイズなどに関して十分な検討がなされているとは言い切れない。妊娠後期の使用に関しては、胎児に動脈管収縮・閉鎖、徐脈、羊水過少が起きたとの報告があり避けるべきである。妊娠第1三半期に本剤を使用した145例に関するプロスペクティブコホート研究では、自然流産、早産、先天異常、出生時体重への影響は認められなかった。心奇形を有す

る5,015例の児と577,730例の対照群の児に関するケースコントロール研究ではNSAIDs全般に関して，あるいは本剤に関して，関連は認められなかった。相談事例では，奇形発生の危険度が高い妊娠初期に本剤（内服191例，坐剤26例）を使用した217例中215例は，奇形などのない健常児を出産した。限られた情報ではあるが，本剤に妊娠初期に曝露された児の出産結果は国内における自然奇形発生率を上回る変化とは考えられない。マウス，ラットの器官形成期に4mg/kgまで経口投与した生殖試験では，催奇形性，胎児毒性，ならびに生後発育について影響はみられなかった。

以上のことから判断して，妊娠初期に本剤を使用したことにより奇形発生の頻度や危険度が上昇したとは考えられないので，心配することはないことを説明する。

- 本剤の使用を理由に妊娠を中断するような，はやまった判断はしないように指導する。
- この薬を妊娠後期に継続使用すると，胎児の血液循環を強く阻害するおそれのあることが指摘されている。また，妊娠末期の使用では，分娩遅延を起こすおそれのあることが指摘されている。したがって，妊娠中にいつ使用してもよいという薬ではないことを説明する。
- 今後は，妊娠していることを主治医に告げて相談するように指示する。

使用前の対応

1 医師への疑義照会

以下のことを説明し，患者が妊婦であっても処方通りに調剤してよいかを確認する。

- 本剤は，添付文書において妊婦「禁忌」と位置づけられている。本剤に関するプロスペクティブコホート研究，本剤を含むNSAIDsに関する複数の疫学調査が報告されており，催奇形性との関連は認められていない。なお，NSAIDsに関して心奇形などとの関連がみられたものもあるが，交絡因子，サンプルサイズなどに関して十分な検討がなされているとは言い切れない。妊娠後期の使用に関しては，胎児に動脈管収縮・閉鎖，徐脈，羊水過少が起きたとの報告があり避けるべきである。妊娠第1三半期に本剤を使用した145例に関するプロスペクティブコホート研究では，自然流産，早産，先天異常，出生時体重への影響は認められなかった。心奇形を有する5,015例の児と577,730例の対照群の児に関するケースコントロール研究ではNSAIDs全般に関して，あるいは本剤に関して，関連は認められなかった。相談事例では，絶対過敏期に本剤（内服186例，坐剤25例）を使用した211例中209例は，奇形などのない健常児を出産した。相対過敏期に本剤（内服5例，坐剤1例）を使用した6例はいずれも奇形などのない健常児を出産した。限られた情報ではあるが，本剤に妊娠初期に曝露された児の出産結果は国内における自然奇形発生率を上回る変化とは考えられない。マウス，ラットの器官形成期に4mg/kgまで経口投与した生殖試験では，催奇形性，胎児毒性，ならびに生後発育について影響はみられなかった。

意見を求められたら

- 本剤は，添付文書において妊婦「禁忌」と位置づけられており，他に使用可能なNSAIDsが存在するので，妊婦に対しては投与しない。
- 原則として他剤に変更することを協議し，必要に応じて下記の治療薬を紹介する。

他の治療薬

解熱鎮痛薬の中で，常用量での1週間程度の使用であれば，妊婦へ使用しても安全と示唆されている薬剤にアセトアミノフェンがある。

2　患者への説明・指導

以下のことを説明，指導する。

投薬中止の場合

- 本剤の妊娠中の影響と治療上の必要性について，処方医と相談の結果，妊娠中の母体と胎児の安全のため，投薬を中止してしばらく様子をみることになった。
- この薬も含めて，解熱鎮痛薬は妊娠後期に継続服用すると，胎児の血液循環を阻害したり，妊婦末期の服用では，分娩遅延を起こすおそれのあることが指摘されており，妊娠中は服用しないほうがよい薬である。
- 病状や自覚症状について何か変化があった場合には，すぐに主治医に受診する。
- 妊娠中は，薬局で薬を買うとき，病院にかかるときには，必ず妊娠していることを告げるよう指導する。

処方変更の場合

- 処方医と相談の結果，妊娠中の母体と胎児の安全のため処方が変更になった。
- 本剤は医師が妊娠を確認したうえで処方した薬で，母体の健康のために有用で，胎児への悪影響が少ないと考えられる薬である。
- 鎮痛薬は必要があるときに使用する薬剤である。症状が治まった後は継続服用する必要はない。
- 服薬の調節はあらかじめ医師に相談した範囲で行い，医師の指示と異なった服用をした場合はその状況を医師に報告する。
- 自分の判断で服薬を中止すると，母体の健康を損ね，胎児にも悪影響を及ぼすことになりかねない。
- 薬について何か心配なことがあったら，いつでも医師・薬剤師に相談する。

文献

1) ノバルティス ファーマ株式会社：ボルタレン，インタビューフォーム（第9版）
2) Cassina M, et al：First trimester diclofenac exposure and pregnancy outcome. Reprod Toxicol, 2010 May 10. [Epub ahead of print]
3) Ericson A, et al：Nonsteroidal anti-inflammatory drugs in early pregnancy. Reprod Toxicol, 15(4)：371-375, 2001
4) Källén BA, et al：Maternal drug use in early pregnancy and infant cardiovascular defect. Reprod Toxicol, 17(3)：255-261, 2003
5) Ofori B, et al：Risk of congenital anomalies in pregnant users of non-steroidal anti-inflammatory drugs ; A nested case-control study. Birth Defects Res B Dev Reprod Toxicol, 77(4)：268-279, 2006
6) Nielsen GL, et al：Risk of adverse birth outcome and miscarriage in pregnant users of non-steroidal anti-inflammatory drugs ; population based observational study and case-control study. BMJ, 322(7281)：266-270, 2001
7) Li DK, et al：Exposure to non-steroidal anti-inflammatory drugs during pregnancy and risk of miscarriage ; population based cohort study. BMJ, 327(7411)：368, 2003
8) Schiavetti B, et al：NSAIDs during pregnancy and risk of miscarriage ; true risks or only suspicions? BMJ, 328(7431)：108-109, 2004

スリンダク （*Sulindac*）

クリノリル錠

薬剤危険度	情報量
1点	±

薬剤データ

1 添付文書

妊婦または妊娠している可能性のある婦人には投与しない［妊娠末期に投与したところ，胎児の動脈管収縮，羊水過少症が起きたとの報告がある］。

2 動物（生殖発生毒性試験・変異原性試験など）

- マウスに40mg/kg/日まで経口投与した妊娠前・妊娠初期投与試験，マウス，ウサギに60mg/kg/日まで経口投与した器官形成期投与試験で，催奇形作用や胚致死作用および生殖能に対する有害作用はみられなかった。また，マウスの授乳期に投与した試験では，産仔の体重増加抑制傾向以外に，発達や繁殖能に異常は認められなかった[1]。
- マウス周産期に本薬を40mg/kg/日まで投与したところ，妊娠期間の延長が認められた[1]。

3 ヒト（疫学調査・症例報告など）

- 妊婦への使用に関して，胎児への催奇形性，胎児毒性との関連は認められなかったことを示す疫学調査は報告されていない。一方，ヒトにおける催奇形性，胎児毒性を示す症例報告も疫学調査もない。
- 妊娠第1三半期に非ステロイド性抗炎症薬（NSAIDs）を使用した妊婦に関するプロスペクティブな研究が報告されている。NSAIDsを使用した妊婦が出産した2,557例の児に関して調査したところ，先天異常 OR は1.04，95%CI は0.84-1.29で発生頻度の上昇はみられなかった。この調査のサブ解析では，NSAIDs使用妊婦の児に心血管系の奇形の発現頻度の増加［OR：1.86，95%CI：1.32-2.62］がみられたが，個々の薬剤に特異的なものではなく基礎疾患の関与も考えられると考察されている[2]。

4 相談事例

奇形発生の危険度が最も高い絶対過敏期に本剤を服用した4例は，いずれも奇形などのない健常児を出産した。妊娠31日目から33日目までの3日間本剤を服用した母親は3,454gの健康な男児を出産した。妊娠10日目から36日目までの27日間本剤を服用した母親は2,568gの健康な女児を出産した。妊娠27日目から41日目までの7日間本剤を服用した母親は2,890gの健康な男児を出産した。妊娠22日目から41日目までの11日間本剤を服用した母親は3,290gの健康な女児を出産した。

服用後の対応

- 妊婦への使用に関して，胎児への催奇形性，胎児毒性との関連は認められなかったことを示す疫学調査は報告されていない。また，催奇形性を示唆する症例報告も疫学調査もない。妊娠第1三半期にNSAIDsを使用した妊婦に関するプロスペクティブ研究では，NSAIDsを使用した妊婦が出産した

2,557例の児に関して先天異常の発生頻度の上昇はみられなかった。相談事例では，奇形発生の危険度が高い妊娠初期に本剤を服用した4例は，いずれも奇形などのない健常児を出産した。マウス，ウサギを用いた生殖試験では，催奇形性は認められていない。

　以上のことから判断して，情報量は限られているが現在得られる情報をもとに判断すると，妊娠初期に本剤を服用したことにより奇形発生の頻度や危険度が上昇したとは考えられないので，心配することはないことを説明する。

- 本剤の服用を理由に妊娠を中断するような，はやまった判断はしないように指導する。
- 本剤を妊娠後期に継続服用すると，胎児の動脈管を収縮させ血液循環を阻害するおそれのあることが動物実験の結果より指摘されており，妊娠末期に継続服用すると，分娩遅延を起こすおそれがある。したがって，妊娠中にいつ服用してもよいという薬ではないことを説明する。
- 今後は，妊娠していることを主治医に告げて相談するように指示する。

服用前の対応

1　医師への疑義照会

　本剤は，医療用医薬品添付文書において妊婦または妊娠している可能性のある婦人に「禁忌」と記載されていることを説明して処方の変更，あるいは休薬を協議する。必要に応じて以下のことを説明することも考慮する。

- 妊婦への使用に関して，胎児への催奇形性，胎児毒性との関連は認められなかったことを示す疫学調査は報告されていない。また，催奇形性を示唆する症例報告も疫学調査もない。妊娠第1三半期にNSAIDsを使用した妊婦に関するプロスペクティブ研究では，NSAIDsを使用した妊婦が出産した2,557例の児に関して先天異常の発生頻度の上昇はみられなかった。相談事例では，絶対過敏期に本剤を服用した4例は，いずれも奇形などのない健常児を出産した。マウス，ウサギを用いた生殖試験では，催奇形性は認められていない。

意見を求められたら

- 本剤は，添付文書で妊婦または妊娠している可能性のある婦人に「禁忌」であることが示されており投与しないほうがよい。
- もし他剤に変更しても差し支えないなら，下記の治療薬を紹介する。
- どうしても本剤の投与が必要なら，本剤の服用により奇形児出産の危険性が必ずしも高くなるとは考えられないが，添付文書の妊婦への注意の項では，「妊婦または妊娠している可能性のある婦人には投与しないこと」と記載されていることを説明する。

他の治療薬

　解熱鎮痛薬の中で，常用量での1週間程度の使用であれば，妊婦へ使用しても安全と示唆されている薬剤にアセトアミノフェンがある。

2　患者への説明・指導

　以下のことを説明，指導する。

投薬中止の場合

- 処方医と相談の結果，妊娠中の母体と胎児の安全のため，投薬を中止してしばらく様子をみることになった。

- この薬を含めて，解熱鎮痛薬は妊娠後期に継続服用すると，胎児の血液循環を阻害したり，妊娠末期の服用では，分娩遅延を起こすおそれのあることが指摘されており，妊娠中は服用しないほうがよい薬である。
- 病状や自覚症状について何か変化があった場合には，すぐに主治医に受診する。
- 妊娠中は，薬局で薬を買うとき，病院にかかるときには，必ず妊娠していることを告げるよう指導する。

処方変更の場合
- 処方医と相談の結果，妊娠中の胎児と母体の安全のため処方が変更になった。
- 本剤は医師が妊娠を確認したうえで処方した薬で，母体の健康のために有用で，胎児への悪影響が少ないと考えられる薬である。
- 解熱鎮痛薬は必要があるときに使用する薬剤である。症状が治まった後は継続服用する必要はない。
- 服薬の調節はあらかじめ医師に相談した範囲で行い，医師の指示と異なった服用をした場合はその状況を医師に報告する。
- 自分の判断で服薬を中止すると，母体の健康を損ね，胎児にも悪影響を及ぼすことになりかねない。
- 薬について何か心配なことがあったら，いつでも医師・薬剤師に相談する。

文献
1) 日医工株式会社：クリノリル，インタビューフォーム(第2版)
2) Ericson A, et al : Nonsteroidal anti-inflammatory drugs in early pregnancy. Reprod Toxicol, 15(4)：371-375, 2001

解熱鎮痛薬

スルピリン水和物 （Sulpyrine hydrate）

スルピリン末，
メチロン注

薬剤危険度 2点

情報量 ＋〜＋＋

薬剤データ

1 添付文書

- 妊婦または妊娠している可能性のある婦人には，治療上の有益性が危険性を上回ると判断される場合のみ投与する［動物実験（マウス）で催奇形作用が報告されている］。
- 妊娠末期に投与したところ，胎児循環持続症（PFC）が起きたとの報告がある。
- 妊娠末期のラットに投与した実験で，弱い胎仔の動脈管収縮が報告されている。

2 動物（生殖発生毒性試験・変異原性試験など）

マウスの器官形成期に本薬 750mg/kg を投与した試験で，胎仔死亡率は低いが脳露出などの中枢神経系の奇形が観察されたとの報告がある。

この報告の著者らは，観察された催奇形作用が母動物の致死量に近い投与量で起こったもので，ヒト常用量をはるかに上回る大量投与の結果であり，この結果から本薬のヒトでの催奇形性を結論づけるのは難しいとしている[1]。

3 ヒト（疫学調査・症例報告など）

- スルピリンを妊娠第1三半期に使用した妊婦108例の妊娠転帰が調査された。出産に至った98例の妊婦の児について，対照群との比較検討が行われた。妊娠初期の本剤使用と先天性の大奇形との関連はみられなかった[2]。
- ハンガリーの先天異常サーベイランスデータに基づく，スルピリンの催奇形性に関するケースコントロール研究が報告されている。妊娠2カ月または3カ月の時期のスルピリン使用と，曝露された児の横隔膜異常との関連［OR：2.7，95%CI：1.0-6.8］，あるいは心血管系異常との関連［OR：1.3，95%CI：1.0-1.7］がみられている。ただし医療記録のみに基づく評価では，前述の関連性については見いだされなかった。報告の著者らは，ケース群の母親でスルピリン治療の頻度がより高かったのは，リコールバイアスの影響や偶然の結果で説明できるかもしれないと述べている[3]。
- ブラジルにおいて，妊娠糖尿病の研究に関する副次解析として，妊娠中のスルピリン使用が胎児毒性と関連するか検討された。20歳以上の妊婦で妊娠21〜28週の時点で妊娠糖尿病の既往がないと判断された妊婦が本調査の対象となった。555例の妊婦が本剤を使用していたが，先天異常［OR：1.11，95%CI：0.58-2.10］，胎児死亡［OR：0.69，95%CI：0.33-1.43］，早産［OR：0.49，95%CI：0.73-1.20］，低出生体重［OR：0.88，95%CI：0.64-1.22］との関連はみられなかった[4]。

4 相談事例

奇形発生の危険度が最も高い絶対過敏期に本剤を注射剤として使用した30例，坐剤として使用した1例はいずれも先天奇形などのない健常児を出産した。また，絶対過敏期に本剤を内用剤として使用し

た32例中31例は，奇形などのない健常児を出産した。10種の併用薬とともに妊娠33〜35日目にかけて3日間本剤を服用した妊婦1例の児に認められた異常は，外耳変形と頸部瘻孔であった。また，相対過敏期に本剤を内服した3例は，いずれも健常児を出産している。絶対過敏期と相対過敏期に本剤を使用した妊婦66例中1例（1.52％）に先天異常が認められた。

限られた情報ではあるが，本剤に妊娠初期に曝露された児の出産結果は国内における自然奇形発生率を上回る変化とは考えられない。

服用後の対応

- 妊婦の本剤使用は，曝露された児の先天異常，胎児死亡などと関連しないとの疫学調査が報告されている。妊婦の本剤使用と児の先天異常の関連を示唆するケースコントロール研究が報告されたが，見いだされた関連はリコールバイアスや偶然の可能性があると考えられている。相談事例では，奇形発生の危険度が高い妊娠初期に本剤を使用した妊婦が66例確認されており，児の異常が1.52％に認められたが，国内における自然奇形発生率を上回る変化とはみられていない。マウスの生殖試験で催奇形性がみられたが母動物の致死量に近い投与量での発現でヒトへの外挿性については明らかでない。

  以上のことから判断して，妊娠初期に本剤を服用したことにより奇形発生の頻度や危険度が上昇したとは考えられないので，心配することはないことを説明する。

- 本剤の服用を理由に妊娠を中断するような，はやまった判断はしないように指導する。
- この薬を妊娠後期に継続服用すると，胎児の血液循環を阻害するおそれのあることが動物実験の結果より指摘されている。したがって，妊娠中にいつ服用してもよいという薬ではないことを説明する。
- 今後は，妊娠していることを主治医に告げて相談するように指示する。

服用前の対応

1　医師への疑義照会

以下のことを説明し，患者が妊婦であっても処方通りに調剤してよいかを確認する。

- 妊婦の本剤使用は，曝露された児の先天異常，胎児死亡などと関連しないとの疫学調査が報告されている。妊婦の本剤使用と児の先天異常の関連を示唆するケースコントロール研究が報告されたが，見いだされた関連はリコールバイアスや偶然の可能性があると考えられている。相談事例では，絶対過敏期に使用した妊婦が63例，相対過敏期に使用した妊婦3例が確認されており，児の異常が1.52％に認められたが，国内における自然奇形発生率を上回る変化とはみられていない。マウスの生殖試験で催奇形性がみられたが母動物の致死量に近い投与量での発現でヒトへの外挿性については明らかでない。

意見を求められたら

- 症状が軽度で，本剤の投与が不可欠というほどでもないなら，投与しないほうがよい。
- もし他剤に変更しても差し支えないなら，下記の治療薬を紹介する。
- 動物での催奇形作用に関する報告は，母動物の致死量に近い大量投与により起こったもので，報告の著者ら自身が，ヒトでの催奇形性を結論づけるのは難しいと述べている。したがって，より安全とされる解熱薬が無効で，本剤による治療が必要な症例では，本剤の常用量を投与することにより，奇形児出産の危険度が必ずしも高くなるとは考えられないことを説明する。

他の治療薬

　解熱鎮痛薬の中で，常用量での1週間程度の使用であれば，妊婦へ使用しても安全と示唆されている薬剤にアセトアミノフェンがある。

2　患者への説明・指導

　以下のことを説明，指導する。

投薬中止の場合

- 本剤の妊娠中の影響と治療上の必要性について処方医と相談の結果，妊娠中の母体と胎児の安全のため，投薬を中止してしばらく様子をみることになった。
- この薬を含めて解熱鎮痛薬は，妊娠後期に継続服用すると，胎児の血液循環を阻害したり，妊娠末期の服用では，分娩遅延を起こすおそれのあることが指摘されており，妊娠中は服用しないほうがよい薬である。
- 病状について自覚症状など何か変化があった場合には，すぐに主治医に受診する。
- 妊娠中は，薬局で薬を買うとき，病院にかかるときには，必ず妊娠していることを告げるよう指導する。

処方変更の場合

- 処方医と相談の結果，妊娠中の母体と胎児の安全のため処方が変更になった。
- ◆本剤は医師が妊娠を確認したうえで処方した薬で，母体の健康のために有用で，胎児への悪影響が少ないと考えられる薬である。
- ◆解熱鎮痛薬は必要があるときに使用する薬剤である。症状が治まった後は継続服用する必要はない。
- ◆服薬の調節はあらかじめ医師に相談した範囲で行い，医師の指示と異なった服用をした場合はその状況を医師に報告する。
- ◆自分の判断で服薬を中止すると，母体の健康を損ね，胎児にも悪影響を及ぼすことになりかねない。
- ◆薬について何か心配なことがあったら，いつでも医師・薬剤師に相談する。

処方変更のない場合

- 前述のことから判断して，本剤の服用により奇形発生の頻度や危険度が上昇するとは考えられない。
- 「処方変更の場合」の◆印について説明する。

文献

1) Ungthavorn S, et al：Studies on Sulpyrin-induced teratogenesis in mice. J Med Assoc Thai，53(8)：550-557，1970
2) Bar-Oz B, et al：Metamizol (dipyrone, optalgin) in pregnancy, is it safe? A prospective comparative study. Eur J Obstet Gynecol Reprod Biol，119(2)：176-179，2005
3) Bánhidy F, et al：A population-based case-control teratologic study of oral dipyrone treatment during pregnancy. Drug Saf，30(1)：59-70，2007
4) da Silva Dal Pizzol T, et al：Dipyrone use during pregnancy and adverse perinatal events. Arch Gynecol Obstet，279(3)：293-297，2009

チアプロフェン酸 （*Tiaprofenic acid*）

| スルガム錠 | 薬剤危険度 1点 | 情報量 ＋ |

薬剤データ

1　添付文書

- 妊娠中の投与に関する安全性は確立していないので，妊婦または妊娠している可能性のある婦人には治療上の有益性が危険性を上回ると判断される場合にのみ投与する。
- 妊娠末期のラットに投与した実験で，分娩遅延および胎仔の動脈管収縮が報告されているので，妊娠末期の婦人には投与しない。

2　動物（生殖発生毒性試験，変異原性試験など）

雌雄マウスの妊娠前および妊娠初期に20，40，80mg/kg/日，妊娠マウスおよび妊娠ウサギの器官形成期にそれぞれ20，40，80mg/kg/日，15，45，75mg/kg/日，妊娠マウスの周産期および授乳期に20，40，80mg/kg/日を経口投与したところ，受精，繁殖能，胎仔の催奇形性，新生仔の行動，発育，分化ならびに新生仔の受精・繁殖能に影響は認められなかった[1]。

3　ヒト（疫学調査・症例報告など）

- 妊婦への使用に関して，胎児への催奇形性，胎児毒性との関連は認められなかったことを示す疫学調査は報告されていない。一方，ヒトにおける催奇形性，胎児毒性を示す症例報告も疫学調査もない。
- 妊娠第1三半期に本剤に曝露された12例の妊婦の報告では，3例が妊娠第1三半期に流産し，1例が人工妊娠中絶した。出産に至った8人の平均分娩週数は39.2±2週，児の平均出生体重は3,359±503gであり，いずれも児に奇形は認められなかった[2]。
- 妊娠第1三半期に非ステロイド性抗炎症薬（NSAIDs）を使用した妊婦に関するプロスペクティブな研究が報告されている。NSAIDsを使用した妊婦が出産した2,557例の児に関して調査したところ，先天異常ORは1.04，95％CIは0.84-1.29で発生頻度の上昇はみられなかった。この調査のサブ解析では，NSAIDs使用妊婦の児に心血管系の奇形の発現頻度の上昇［OR：1.86，95％CI：1.32-2.62］がみられたが，個々の薬剤に特異的なものではなく基礎疾患の関与も考えられると考察されている[3]。

4　相談事例

奇形発生の危険度が最も高い絶対過敏期に本剤を服用した23例中22例は，奇形などのない健常児を出産した。1例に認められた異常は，陰嚢水腫および外耳介左右差であった。限られた情報ではあるが，本剤曝露群の児の出産結果は国内における自然奇形発生率を上回る変化とは考えられない。

服用後の対応

- 妊婦への使用に関して，胎児への催奇形性，胎児毒性との関連は認められなかったことを示す疫学

調査は報告されていない。また，催奇形性を示唆する症例報告も疫学調査もない。マウスとウサギで行われた動物試験では奇形仔発生の増加は認められなかった。相談事例では，奇形発生の危険度が高い妊娠初期に本剤を服用した23例中22例は奇形などのない健常児を出産している。妊娠第1三半期にNSAIDsを使用した妊婦に関するプロスペクティブ研究では，NSAIDsを使用した妊婦が出産した2,557例の児に関して先天異常の発生頻度の上昇はみられなかった。

　以上のことから判断して，情報量は限られているが現在得られる情報をもとに判断すると，妊娠初期に本剤を服用したことにより，奇形発生の頻度や危険度が上昇したとは考えられないので，心配することはないことを説明する。

- 本剤の服用を理由に妊娠を中断するような，はやまった判断はしないように指導する。
- この薬を妊娠後期に継続服用すると動脈管の収縮を起こし，胎児の血液循環を阻害するおそれのあることが動物実験の結果より指摘されており，妊娠末期の服薬では分娩遅延を起こすおそれのあることが指摘されている。したがって，妊娠中にいつ服用してもよいという薬ではないことを理解させるように説明する。
- 今後は，妊娠していることを主治医に告げて相談するように指示する。

服用前の対応

1　医師への疑義照会

以下のことを説明し，患者が妊婦であっても処方通りに調剤してよいかを確認する。

- 妊婦への使用に関して，胎児への催奇形性，胎児毒性との関連は認められなかったことを示す疫学調査は報告されていない。また，催奇形性を示唆する症例報告も疫学調査もない。マウスとウサギで行われた動物試験では奇形仔発生の増加は認められなかった。相談事例では，絶対過敏期に本剤を服用した23例中22例は奇形などのない健常児を出産している。妊娠第1三半期にNSAIDsを使用した妊婦に関するプロスペクティブ研究では，NSAIDsを使用した妊婦が出産した2,557例の児に関して先天異常の発生頻度の上昇はみられなかった。

意見を求められたら

- 症状が軽度で，本剤の投与が不可欠というほどでもないなら，投与しないほうがよい。
- もし他剤に変更しても差し支えないなら，下記の治療薬を紹介する。
- どうしても本剤の投与が必要なら，本剤の服用により奇形児出産の危険性が必ずしも高くなるとは考えられないことを説明する。

他の治療薬

　解熱鎮痛薬の中で，常用量での1週間程度の使用であれば，妊婦へ使用しても安全と示唆されている薬剤にアセトアミノフェンがある。

2　患者への説明・指導

以下のことを説明，指導する。

投薬中止の場合

- 処方医と相談の結果，妊娠中の母体と胎児の安全のため，投薬を中止してしばらく様子をみることになった。
- 本剤を含めて，解熱鎮痛薬は妊娠後期に継続服用すると，胎児の血液循環を阻害したり，妊娠末期

の服用では，分娩遅延を起こすおそれのあることが指摘されており，妊娠中は服用しないほうがよい薬である。
- 病状や自覚症状について何か変化があった場合には，すぐに主治医に受診する。
- 妊娠中は，薬局で薬を買うとき，病院にかかるときには，必ず妊娠していることを告げるよう指導する。

処方変更の場合
- 処方医と相談の結果，妊娠中の母体と胎児の安全のため処方が変更になった。
◆ 本剤は医師が妊娠を確認したうえで処方した薬で，母体の健康のために有用で，胎児への悪影響が少ないと考えられる薬である。
◆ 解熱鎮痛薬は必要があるときに使用する薬剤である。症状が治まった後は継続服用する必要はない。
◆ 服薬の調節はあらかじめ医師に相談した範囲で行い，医師の指示と異なった服用をした場合はその状況を医師に報告する。
◆ 自分の判断で服薬を中止すると，母体の健康を損ね，胎児にも悪影響を及ぼすことになりかねない。
◆ 薬について何か心配なことがあったら，いつでも医師・薬剤師に相談する。

処方変更のない場合
- 前述のことから判断して，本剤の服用により奇形発生の頻度や危険度が上昇するとは考えられない。
- 「処方変更の場合」の◆印について説明する。

文献
1) サノフィ・アベンティス株式会社：スルガム，インタビューフォーム（第2版）
2) Pastuszak A, et al：Pregnancy outcome following fetal exposure to tiaprofenic acid in the first trimester. Am J Perinatol, 10(5)：354-357, 1993
3) Ericson A, et al：Nonsteroidal anti-inflammatory drugs in early pregnancy, Reprod Toxicol, 15(4)：371-375, 2001

ナプロキセン　(Naproxen)

ナイキサン錠

薬剤危険度　2点
情報量　++

薬剤データ

1　添付文書

- 妊婦または妊娠している可能性のある婦人には，治療上の有益性が危険性を上回ると判断される場合にのみ投与する[妊娠中の投与に関する安全性は確立していない]。
- 妊娠後期には投与しない[動物実験で周産期・授乳期投与により母動物への影響(ラット：妊娠期間延長，死亡)および新生仔毒性(ウサギ，マウス：死産仔数増加，離乳率の抑制)ならびに胎仔毒性(ラット(妊娠末期)：動脈管収縮)が報告されている]。

2　動物(生殖発生毒性試験・変異原性試験など)

- 雌雄ラットに2，5，10および20mg/kgを経口投与した妊娠前および妊娠初期投与試験において，雌雄の繁殖能，胎仔に対する影響は認められなかった[1]。
- ラットおよびマウスにそれぞれ2，10および20mg/kgを経口投与した器官形成期投与試験において催奇形作用は認められなかった[2]。
- マウスに20，40および80mg/kg[3]，ラットに2，5および10mg/kg[4]，ウサギに10，20および40mg/kg[5]を経口投与した周産期投与および授乳期投与試験において，ラットでは10mg/kgで妊娠期間の延長，母動物の周産期死亡が認められ，5mg/kg以上で死産仔数が増加したが，ウサギでは40mg/kg，マウスでは80mg/kgで死産仔数の増加および離乳率の抑制が認められた。

3　ヒト(疫学調査・症例報告など)

概要

- 妊娠中の非ステロイド性抗炎症薬(NSAIDs)使用と児の先天異常に関する疫学研究が複数報告されている。疫学調査の中で個別の薬剤の解析が行われており，本剤に関する解析では心奇形，あるいは口唇裂・口蓋裂との関連がみられたとの報告がある。しかし，検出されたリスクの増加は大きな変化ではないこと，ケースコントロール研究で検出されたリスクに関して妊婦の基礎疾患の関与が考慮されるべきものも含まれている。リスクのわずかな増加は否定できないが，大幅な増加は考えにくい。したがって健常妊婦の児に起こりうるベースラインリスクを数値として大きく増加させるほどではないと位置づけることもできる。
- 妊娠第1三半期にNSAIDsを使用した妊婦に関するプロスペクティブな研究が報告されている。NSAIDsを使用した妊婦が出産した2,557例の児に関して調査したところ，先天異常ORは1.04，95% CIは0.84-1.29で発生頻度の上昇はみられなかった。この調査のサブ解析では，NSAIDs使用妊婦の児に心血管系の奇形の発現頻度の増加[OR：1.86，95% CI：1.32-2.62]がみられたが，個々の薬剤に特異的なものではなく基礎疾患の関与も考えられると考察されている。この報告では，本剤に曝露された918例中14例(1.5%)に心血管系奇形が認められた。本剤に曝露された児のうち5例

［RR=3.6，95% CI：1.2-8.3］に口唇裂・口蓋裂がみられた[6]。

- スウェーデンの Medical Birth Registry のデータを用いて，心奇形を有する 5,015 例の児と 577,730 例の全出生児のデータを解析したケースコントロール研究が報告されている。NSAIDs に関して，心奇形のリスクは OR：1.24，95% CI：0.99-1.55 で関連は認められなかった。この報告では，ナプロキセンのみがリスク増加と関連していた［OR：1.70，95% CI：1.14-2.54］。さらに重篤な先天異常，中等度の先天異常，重篤度を特定できない先天異常に分類すると，リスク増加との関連は重篤群［OR：1.76，95% CI：0.57-4.11］，中等度［OR：1.63，95% CI：0.98-2.70］，不特定群［OR：1.93，95% CI：0.53-4.94］で統計学的に有意ではなく著明な増加ではないとコメントされている[7]。

- 妊娠第 1 三半期に NSAIDs を処方された妊婦 1,056 例の児のうち，93 例（8.8％）に先天奇形が認められ［OR：2.21，95% CI：1.72-2.85］，特に心臓中隔閉鎖に関連した奇形のリスク増加が認められた［OR：3.34，95% CI：1.87-5.98］。本剤は 388 例の妊婦が妊娠第 1 三半期に使用しており児に奇形が認められたのは 31 例であった。NSAIDs のうち個々の薬剤については，イブプロフェンのみで先天奇形との関連が認められたが，その他の薬剤では心臓中隔閉鎖や呼吸器系の異常との関連は認められなかった[8]。

- 受精 30 日前から出産までの間に NSAIDs を服用した妊婦 1,462 例のコホート研究において，先天奇形［OR：1.27，95% CI：0.93-1.75］，低出生体重［OR：0.79，95% CI：0.45-1.38］および早産［OR：1.05，95% CI：0.80-1.39］のリスク増加は認められなかった。一方，流産した 4,268 例を対象としたケースコントロール研究では，そのうち 63 例が NSAIDs を使用しており，リスク増加との関連が認められた。この報告では，本剤使用例の有無については記載されていない[9]。

- 受精前後の時期あるいは妊娠中に NSAIDs を使用した妊婦 53 例を対象としたプロスペクティブコホート研究において，流産は 13 例（25%）にみられ，NSAIDs を使用していない妊婦の流産率（15%，149/980 例）と比較して高かった［ハザード比：1.8，95% CI：1.0-3.2］。この報告では本剤を使用した症例数は記載されていない[10]。

なお，上記報告の解析対象となった妊婦集団は，同じ著者が 2002 年に「流産」と「磁場」の関連を報告した妊婦集団であり，NSAIDs 以外のバイアス要因が存在していると指摘した報告がなされている[11]。

4　相談事例

奇形発生の危険度が最も高い絶対過敏期に本剤を服用した 25 例，および相対過敏期に本剤を服用した 1 例はいずれも奇形などのない健常児を出産した。

服用後の対応

- 妊娠中の NSAIDs 使用と児の先天異常に関する疫学研究が複数報告されている。疫学調査の中で個別の薬剤の解析が行われており，本剤に関する解析では心奇形，あるいは口唇裂・口蓋裂との関連がみられたとの報告がある。しかし，検出されたリスクの増加は大きな変化ではないこと，ケースコントロール研究で検出されたリスクに関して妊婦の基礎疾患の関与が考慮されるべきものも含まれている。リスクのわずかな増加は否定できないが，大幅な増加は考えにくい。したがって健常妊婦の児に起こりうるベースラインリスクを数値として大きく増加させるほどではないと位置づけることもできる。マウス，ラットとウサギで行われた動物試験では奇形仔発生の増加は認められなかった。相談

解熱鎮痛薬

事例では，奇形発生の危険度が高い妊娠初期に本剤を服用した26例はいずれも奇形などのない健常児を出産した。

以上のことから判断して，妊娠初期に本剤を服用したことにより，奇形発生の頻度や危険度が，健常妊婦の児に起こりうるベースラインリスクと比較して数値として大きく増加するほどではないと考えられるので，心配することはないことを説明する。

- 本剤の服用を理由に妊娠を中断するような，はやまった判断はしないように指導する。
- この薬を妊娠末期に継続服用すると，動脈管の収縮を起こし，胎児の血液循環を阻害するおそれのあることが動物実験の結果および症例報告により指摘されており，妊娠末期の服薬では，分娩遅延を起こすおそれのあることが指摘されている。したがって，妊娠中にいつ服用してもよいという薬ではないことを説明する。
- 今後は，妊娠していることを主治医に告げて相談するように指示する。

服用前の対応

1 医師への疑義照会

以下のことを説明し，患者が妊婦であっても処方通りに調剤してよいかを確認する。

- 妊娠中のNSAIDs使用と児の先天異常に関する疫学研究が複数報告されている。疫学調査の中で個別の薬剤の解析が行われており，本剤に関する解析では心奇形，あるいは口唇裂・口蓋裂との関連がみられたとの報告がある。しかし，検出されたリスクの増加は大きな変化ではないこと，ケースコントロール研究で検出されたリスクに関して妊婦の基礎疾患の関与が考慮されるべきものも含まれている。リスクのわずかな増加は否定できないが，大幅な増加は考えにくい。したがって健常妊婦の児に起こりうるベースラインリスクを数値として大きく増加させるほどではないと位置づけることもできる。マウス，ラットとウサギで行われた動物試験では奇形仔発生の増加は認められなかった。相談事例では，絶対過敏期に服用した25例，相対過敏期に服用した1例はいずれも奇形などのない健常児を出産した。

意見を求められたら
- 症状が軽度で，本剤の投与が不可欠というほどでもないなら，投与しないほうがよい。
- もし他剤に変更しても差し支えないなら，下記の治療薬を紹介する。
- どうしても本剤の投与が必要なら，本剤の服用により奇形児出産の危険性が必ずしも高くなるとは考えられないことを説明する。

他の治療薬

解熱鎮痛薬の中で，常用量での1週間程度の使用であれば，妊婦へ使用しても安全と示唆されている薬剤にアセトアミノフェンがある。

2 患者への説明・指導

以下のことを説明，指導する。

投薬中止の場合
- 処方医と相談の結果，妊娠中の母体と胎児の安全のため，投薬を中止してしばらく様子をみることになった。
- この薬を含めて，解熱鎮痛薬は妊娠後期に継続服用すると，胎児の血液循環を阻害したり，妊娠末

期の服用では，分娩遅延を起こすおそれのあることが指摘されており，妊娠中は服用しないほうがよい薬である。
- 病状や自覚症状について何か変化があった場合には，すぐに主治医に受診する。
- 妊娠中は，薬局で薬を買うとき，病院にかかるときには，必ず妊娠していることを告げるよう指導する。

処方変更の場合
- 処方医と相談の結果，妊娠中の母体と胎児の安全のため処方が変更になった。
- 本剤は医師が妊娠を確認したうえで処方した薬で，母体の健康のために有用で，胎児への悪影響が少ないと考えられる薬である。
- 鎮痛薬，解熱薬は必要があるときに使用する薬剤である。症状が治まった後は継続服用する必要はない。
- 服薬の調節はあらかじめ医師に相談した範囲で行い，医師の指示と異なった服用をした場合はその状況を医師に報告する。
- 自分の判断で服薬を中止すると，母体の健康を損ね，胎児にも悪影響を及ぼすことになりかねない。
- 薬について何か心配なことがあったら，いつでも医師・薬剤師に相談する。

処方変更のない場合
- 前述のことから判断して，本剤の服用により奇形発生の頻度や危険度が上昇するとは考えられない。
- 「処方変更の場合」の◆印について説明する。

文献
1) 鈴木利昭, 他：Naproxen のラットにおける妊娠前および妊娠初期投与試験. 田辺製薬研究報告：133-155, 1978
2) 倉本昌明, 他：Naproxen のマウスおよびラットに対する催奇形性に関する研究. 四国医学雑誌, 29(6): 465-470, 1973
3) 鈴木利昭, 他：Naproxen および Aspirin のマウスにおける周産期および授乳期投与試験. 田辺製薬研究報告：188-201, 1978
4) 鈴木利昭, 他：Naproxen の周産期および授乳期投与試験. 田辺製薬研究報告：156-170, 1978
5) 平沢和男, 他：Naproxen および Aspirin のウサギにおける周産期および授乳期投与試験. 田辺製薬研究報告：202-215, 1978
6) Ericson A, et al：Nonsteroidal anti-inflammatory drugs in early pregnancy. Reprod Toxicol, 15(4): 371-375, 2001
7) Källén BA, et al：Maternal drug use in early pregnancy and infant cardiovascular defect. Reprod Toxicol, 17(3): 255-261, 2003
8) Ofori B, et al：Risk of congenital anomalies in pregnant users of non-steroidal anti-inflammatory drugs：A nested case-control study. Birth Defects Res B Dev Reprod Toxicol, 77(4): 268-279, 2006
9) Nielsen GL, et al：Risk of adverse birth outcome and miscarriage in pregnant users of non-steroidal anti-inflammatory drugs；population based observational study and case-control study. BMJ, 322(7281): 266-270, 2001
10) Li DK, et al：Exposure to non-steroidal anti-inflammatory drugs during pregnancy and risk of miscarriage；population based cohort study. BMJ, 327(7411): 368-371, 2003
11) Schiavetti B, et al：NSAIDs during pregnancy and risk of miscarriage；true risks or only suspicions? BMJ, 328(7431): 108-109, 2004

解熱鎮痛薬

ピロキシカム （*Piroxicam*）

バキソ カ 坐 軟, フェルデン 坐 軟

薬剤危険度 **1点**

情報量 **±**

薬剤データ

1 添付文書

カ 坐
- 妊娠中の投与に関する安全性は確立していないので，妊婦または妊娠している可能性のある婦人には，治療上の有益性が危険性を上回ると判断される場合にのみ投与する。
- 動物実験（ラット）で周産期投与により分娩遅延が報告されているので，妊娠末期には投与しない。
- 妊娠末期のラットに投与した実験で，胎仔の動脈管収縮が報告されている。

軟 妊婦に対する安全性は確立していないので，妊婦または妊娠している可能性のある婦人に対しては治療上の有益性が危険性を上回ると判断される場合にのみ投与する。

2 動物（生殖発生毒性試験・変異原性試験など）

- ラットで行われた妊娠初期および器官形成期の投与試験では，催奇形作用や受精率の低下は認められなかった。
- ラットの器官形成期投与試験でヒトの常用量の25倍にあたる10mg/kgを投与したところ，胎仔死亡率の増加，生存胎仔の体重減少および化骨遅延がみられた。この用量では母動物の飼料摂取量の減少や体重低下が認められ，妊娠末期までに死亡する例が認められた[1]。
- ウサギで行われた器官形成期投与試験では，50mg/kg以下の投与群では催奇形作用および発育抑制は認められなかった[1]。
- ラットの周産期投与試験では，2.5，5，10mg/kgを投与した母体では分娩障害がみられたため，帝王切開して生存胎仔を取り出し，母乳哺育した。10mg/kg群では生存胎仔重量の減少と出生仔生存率の低下が認められたが，5mg/kg以下では対照群との差は認められなかった。

3 ヒト（疫学調査・症例報告など）

- 妊婦への使用に関して，胎児への催奇形性，胎児毒性との関連は認められなかったことを示す疫学調査は報告されていない。一方，ヒトにおける催奇形性，胎児毒性を示す症例報告も疫学調査もない。
- 妊娠第1三半期に非ステロイド性抗炎症薬（NSAIDs）を使用した妊婦に関するプロスペクティブ研究が報告されている。NSAIDsを使用した妊婦が出産した2,557例の児に関して調査したところ，先天異常ORは1.04，95%CIは0.84-1.29で発生頻度の上昇はみられなかった。この調査のサブ解析では，NSAIDs使用妊婦の児に心血管系の奇形の発現頻度の上昇[OR：1.86, 95%CI：1.32-2.62]がみられたが，個々の薬剤に特異的なものではなく基礎疾患の関与も考えられると考察されている[2]。

4 相談事例

奇形発生の危険度が最も高い絶対過敏期に本剤を内用剤または坐剤として使用した22例中21例は，

奇形などのない健常児を出産した。妊娠 28 〜 31 日目までの 4 日間本剤を服用した 1 例の母親の児に口蓋裂がみられた。母親の服薬時期は口蓋裂の過敏期には該当しないため服薬との直接の関連は考えにくい。

使用後の対応

- 妊婦への使用に関して，胎児への催奇形性，胎児毒性との関連は認められなかったことを示す疫学調査は報告されていない。また，催奇形性を示唆する症例報告も疫学調査もない。ラット，ウサギを用いて行われた生殖試験では催奇形性は認められなかった。妊娠第 1 三半期に NSAIDs を使用した妊婦に関するプロスペクティブ研究では，NSAIDs を使用した妊婦が出産した 2,557 例の児に関して先天異常の発生頻度の上昇はみられなかった。相談事例では，奇形発生の危険度が高い妊娠初期に本剤を使用した 22 例中 21 例は奇形などのない健常児を出産している。
  以上のことから判断して，情報量は限られているが現在得られる情報をもとに判断すると，妊娠初期に本剤を服用したことにより，奇形発生の頻度や危険度が上昇したとは考えられないので，心配することはないことを説明する。
- 本剤の服用を理由に妊娠を中断するような，はやまった判断はしないように指導する。
- この薬を妊娠後期に継続服用すると，胎児の動脈管を収縮させ血液循環を阻害するおそれのあることが動物実験の結果より指摘されており，妊娠末期に継続服用すると，分娩遅延を起こすおそれがある。したがって，妊娠中にいつ服用してもよいという薬ではないことを説明する。
- 今後は，妊娠していることを主治医に告げて相談するように指示する。

使用前の対応

1 医師への疑義照会

以下のことを説明し，患者が妊婦であっても処方通りに調剤してよいかを確認する。

- 妊婦への使用に関して，胎児への催奇形性，胎児毒性との関連は認められなかったことを示す疫学調査は報告されていない。また，催奇形性を示唆する症例報告も疫学調査もない。ラット，ウサギを用いて行われた生殖試験では催奇形性は認められなかった。妊娠第 1 三半期に NSAIDs を使用した妊婦に関するプロスペクティブ研究では，NSAIDs を使用した妊婦が出産した 2,557 例の児に関して先天異常の発生頻度の上昇はみられなかった。相談事例では，絶対過敏期に本剤を使用した 22 例中 21 例は奇形などのない健常児を出産している。

意見を求められたら

- 症状が軽度で，本剤の投与が不可欠というほどでもないなら，投与しないほうがよい。
- もし他剤に変更しても差し支えないなら，下記の治療薬を紹介する。
- どうしても本剤の投与が必要なら，本剤の使用により，奇形児出産の危険性が必ずしも高くなるとは考えられないことを説明する。

他の治療薬

解熱鎮痛薬の中で，常用量での 1 週間程度の使用であれば，妊婦へ使用しても安全と示唆されている薬剤にアセトアミノフェンがある。

2 患者への説明・指導

以下のことを説明，指導する。

投薬中止の場合

- 処方医と相談の結果，妊娠中の母体と胎児の安全のために，投薬を中止してしばらく様子をみることになった。
- 本剤を含めて，解熱鎮痛薬は妊娠後期に継続服用すると，胎児の血液循環を阻害したり，妊娠末期の服用では，分娩遅延を起こすおそれのあることが指摘されており，妊娠中は服用しないほうがよい薬である。
- 病状や自覚症状について何か変化があった場合には，すぐに主治医に受診する。
- 妊娠中は，薬局で薬を買うとき，病院にかかるときには，必ず妊娠していることを告げるよう指導する。

処方変更の場合

- 処方医と相談の結果，妊娠中の母体と胎児の安全のため処方が変更になった。
- ◆ 本剤は医師が妊娠を確認したうえで処方した薬で，母体の健康のために有用で，胎児への悪影響が少ないと考えられる薬である。
- ◆ 鎮痛薬，解熱薬は必要があるときに使用する薬剤である。症状が治まった後は継続服用する必要はない。
- ◆ 服薬の調節はあらかじめ医師に相談した範囲で行い，医師の指示と異なった服用をした場合はその状況を医師に報告する。
- ◆ 自分の判断で服薬を中止すると，母体の健康を損ね，胎児にも悪影響を及ぼすことになりかねない。
- ◆ 薬について何か心配なことがあったら，いつでも医師・薬剤師に相談する。

処方変更のない場合

- 前述のことから判断して，本剤の服用により奇形発生の頻度や危険度が上昇するとは考えられない。
- 「処方変更の場合」の◆印について説明する。

文献

1) 酒井健夫：Piroxicam の生殖試験．薬理と治療，8(12)：4655，1980
2) Ericson A, et al：Nonsteroidal anti-inflammatory drugs in early pregnancy. Reprod Toxicol, 15(4)：371-375, 2001

プラノプロフェン （*Pranoprofen*）

ニフラン 錠 点眼液	薬剤危険度 1点	情報量 ＋

薬剤データ

1 添付文書

錠 妊婦または妊娠している可能性のある婦人および授乳中の婦人には治療上の有益性が危険性を上回ると判断される場合にのみ投与する［妊娠中および授乳中の投与に関する安全性は確立していない］。
　妊娠末期には投与しない［動物実験（ラット）で，分娩遅延および胎仔の動脈管収縮が報告されている］。
点眼液 妊婦または妊娠している可能性のある婦人および授乳中の婦人には治療上の有益性が危険性を上回ると判断される場合にのみ投与する［妊娠中および授乳中の投与に関する安全性は確立していない。なお，動物実験（ラット）で分娩遅延が認められている］。

2 動物（生殖発生毒性試験・変異原性試験など）

- ラットに対する妊娠前および妊娠初期投与試験（0.5，1，2.5mg/kg/日経口）では特記すべき異常所見は認められていない[1]。
- マウス，ラットおよびウサギの器官形成期にそれぞれ2.5，5，10，25mg/kg/日，0.5，1，2.5，5mg/kg/日および1，5，25mg/kg/日強制経口投与した実験では，催奇形作用は認められていない[1]。
- 周産期および授乳期投与試験（ラット：0.5，1，2.5mg/kg/日経口，ウサギ：1，5，25mg/kg/日経口）は，ウサギでは異常所見は認められていないが，ラットの2.5mg/kg投与群で分娩時間の延長が認められている[1]。

3 ヒト（疫学調査・症例報告など）

- 妊婦への使用に関して，胎児への催奇形性，胎児毒性との関連は認められなかったことを示す疫学調査は報告されていない。一方，ヒトにおける催奇形性，胎児毒性を示す症例報告も疫学調査もない。
- 妊娠第1三半期に非ステロイド性抗炎症薬（NSAIDs）を使用した妊婦に関するプロスペクティブな研究が報告されている。NSAIDsを使用した妊婦が出産した2,557例の児に関して調査したところ，先天異常ORは1.04，95％CIは0.84-1.29で発生頻度の上昇はみられなかった。この調査のサブ解析では，NSAIDs使用妊婦の児に心血管系の奇形の発現頻度の増加［OR：1.86，95％CI：1.32-2.62］がみられたが，個々の薬剤に特異的なものではなく基礎疾患の関与も考えられると考察されている[2]。

4 相談事例

　奇形発生の危険度が最も高い絶対過敏期に本剤を服用した99例中96例は，奇形などのない健常児を出産した。3例に認められた異常は，右手多指症，副耳・母斑，陰嚢水腫・外耳介左右差が1例ずつであった。限られた情報ではあるが，本剤曝露群の児の出産結果は国内における自然奇形発生率を上回る変化とは考えられない。
　相対過敏期に本剤を服用した2例はいずれも奇形などのない健常児を出産した。

解熱鎮痛薬

また，外用剤（点眼剤）として絶対過敏期に本剤を使用した3例はいずれも奇形などのない健常児を出産した。

服用後の対応

- 妊婦への使用に関して，胎児への催奇形性，胎児毒性との関連は認められなかったことを示す疫学調査は報告されていない。また，催奇形性を示唆する症例報告も疫学調査もない。マウス，ラットおよびウサギで行われた生殖試験では奇形仔発生の上昇は認められなかった。相談事例では，奇形発生の危険度が高い妊娠初期に本剤を服用した101例中98例は，奇形などのない健常児を出産している。また，外用剤（点眼剤）として絶対過敏期に本剤を使用した3例はいずれも奇形などのない健常児を出産した。限られた情報ではあるが，本剤曝露群の児の出産結果は国内における自然奇形発生率を上回る変化とは考えられない。

  以上のことから判断して，妊娠初期に本剤を服用したことにより，奇形発生の頻度や危険度が上昇したとは考えられないので，心配することはないことを説明する。
- 本剤の服用を理由に妊娠を中断するような，はやまった判断はしないように指導する。
- この薬を妊娠後期に継続服用すると動脈管の収縮を起こし，胎児の血液循環を阻害するおそれのあることが動物実験の結果より指摘されている。妊娠末期の服用では，分娩遅延を起こすおそれのあることが指摘されている。したがって，妊娠中にいつ服用してもよいという薬ではないことを説明する。
- 今後は，妊娠していることを主治医に告げて相談するように指示する。

服用前の対応

1 医師への疑義照会

以下のことを説明し，患者が妊婦であっても処方通りに調剤してよいかを確認する。

- 妊婦への使用に関して，胎児への催奇形性，胎児毒性との関連は認められなかったことを示す疫学調査は報告されていない。また，催奇形性を示唆する症例報告も疫学調査もない。マウス，ラットおよびウサギで行われた生殖試験では奇形仔発生の上昇は認められなかった。相談事例では，絶対過敏期に本剤を服用した99例中96例は，奇形などのない健常児を出産している。相対過敏期に本剤を服用した2例はいずれも奇形などのない健常児を出産した。また，外用剤（点眼剤）として絶対過敏期に本剤を使用した3例はいずれも奇形などのない健常児を出産した。

意見を求められたら
- 症状が軽度で，本剤の投与が不可欠というほどでもないなら，投与しないほうがよい。
- もし他剤に変更しても差し支えないなら，下記の治療薬を紹介する。
- どうしても本剤の投与が必要なら，本剤の服用により奇形児出産の危険性が必ずしも高くなるとは考えられないことを説明する。

他の治療薬
解熱鎮痛薬の中で，常用量での1週間程度の使用であれば，妊婦へ使用しても安全と示唆されている薬剤にアセトアミノフェンがある。

2　患者への説明・指導

以下のことを説明，指導する。

投薬中止の場合
- 処方医と相談の結果，妊娠中の母体と胎児の安全のため，投薬を中止してしばらく様子をみることになった。
- 本剤を含めて，解熱鎮痛薬は妊娠後期に継続服用すると胎児の血液循環を阻害したり，妊娠末期の服用では，分娩遅延を起こすおそれのあることが指摘されており，妊娠中は服用しないほうがよい薬である。
- 病状や自覚症状について何か変化があった場合には，すぐに主治医に受診する。
- 妊娠中は，薬局で薬を買うとき，病院にかかるときには，必ず妊娠していることを告げるよう指導する。

処方変更の場合
- 処方医と相談の結果，妊娠中の母体と胎児の安全のため処方が変更になった。
- ◆ 本剤は医師が妊娠を確認したうえで処方した薬で，母体の健康のために有用で，胎児への悪影響が少ないと考えられる薬である。
- ◆ 鎮痛薬，解熱薬は必要があるときに使用する薬剤である。症状が治まった後は継続服用する必要はない。
- ◆ 服薬の調節はあらかじめ医師に相談した範囲で行い，医師の指示と異なった服用をした場合はその状況を医師に報告する。
- ◆ 自分の判断で服薬を中止すると，母体の健康を損ね，胎児にも悪影響を及ぼすことになりかねない。
- ◆ 薬について何か心配なことがあったら，いつでも医師・薬剤師に相談する。

処方変更のない場合
- 前述のことから判断して，本剤の服用により奇形発生の頻度や危険度が上昇するとは考えられない。
- 「処方変更の場合」の◆印について説明する。

文献
1) 田辺三菱製薬株式会社：ニフラン，インタビューフォーム(第7版)
2) Ericson A, et al : Nonsteroidal anti-inflammatory drugs in early pregnancy. Reprod Toxicol, 15(4)：371-375, 2001

解熱鎮痛薬

フルルビプロフェン （*Flurbiprofen*）

フロベン 顆 錠

薬剤危険度 1点
情報量 ±

薬剤データ

1 添付文書

- 妊婦または妊娠している可能性のある婦人には治療上の有益性が危険性を上回ると判断される場合にのみ投与する［妊娠中の投与に関する安全性は確立していない］。
- 妊娠末期には投与しないことが望ましい［妊娠末期のラットに投与した実験で，分娩遅延および胎仔の動脈管収縮が報告されている］。

2 動物（生殖発生毒性試験・変異原性試験など）

- ラットに1, 5, 10mg/kg, ウサギに2.5, 5, 10mg/kg を投与した器官形成期投与試験では，5, 10mg/kg 投与群のラットに化骨遅延がみられたが催奇形性はなかった。またウサギでは各用量とも影響はなく催奇形性は認められなかった[1]。
- ラットを用いて，5mg/kg を雌雄に交配前後にわたって経口投与した妊娠前および妊娠期間投与試験では，交配率は低下したが，妊娠率に影響はみられなかった。胚仔に催奇形性はみられず産仔の発育にも影響はみられなかった[1]。
- ラットを用いて1, 2.5, 5mg/kg を経口投与した周産期および授乳期投与試験で2.5mg, 5mg/kg 群で母動物の死亡衰弱による産仔の死亡例がみられたが，生後1週間以後の産仔には影響はなかった[1]。

3 ヒト（疫学調査・症例報告など）

- 妊婦への使用に関して，胎児への催奇形性，胎児毒性との関連は認められなかったことを示す疫学調査は報告されていない。一方，ヒトにおける催奇形性，胎児毒性を示す症例報告も疫学調査もない。
- 妊娠第1三半期に非ステロイド性抗炎症薬（NSAIDs）を使用した妊婦に関するプロスペクティブな研究が報告されている。NSAIDs を使用した妊婦が出産した2,557例の児に関して調査したところ，先天異常 OR は 1.04， 95%CI は 0.84-1.29 で発生頻度の上昇はみられなかった。この調査のサブ解析では，NSAIDs 使用妊婦の児に心血管系の奇形の発現頻度の上昇［OR：1.86， 95% CI：1.32-2.62］がみられたが，個々の薬剤に特異的なものではなく基礎疾患の関与も考えられると考察されている[2]。

4 相談事例

奇形発生の危険度が最も高い絶対過敏期に本剤を服用した11例は，いずれも奇形などのない健常児を出産した。また，相対過敏期に本剤を服用した1例も奇形などのない健常児を出産した。

服用後の対応

- 妊婦への使用に関して，胎児への催奇形性，胎児毒性との関連は認められなかったことを示す疫学

調査は報告されていない。また，催奇形性を示唆する症例報告も疫学調査もない。ラット，ウサギで行われた生殖試験では奇形仔発生の増加は認められなかった。妊娠第1三半期にNSAIDsを使用した妊婦に関するプロスペクティブ研究では，NSAIDsを使用した妊婦が出産した2,557例の児に関して先天異常の発生頻度の上昇はみられなかった。相談事例では，奇形発生の危険度が高い妊娠初期に本剤を服用した12例は，いずれも奇形などのない健常児を出産している。

　以上のことから判断して，情報量は限られているが現在得られる情報をもとに判断すると，妊娠初期に本剤を服用したことにより奇形発生の頻度や危険度が上昇したとは考えられないので，心配することはないことを説明する。

- 本剤の服用を理由に妊娠を中断するような，はやまった判断はしないように指導する。
- この薬を妊娠後期に継続服用すると動脈管の収縮を起こし，胎児の血液循環を阻害するおそれのあることが動物実験の結果より指摘されている。妊娠末期の服薬では，分娩遅延を起こすおそれのあることが指摘されている。したがって，妊娠中にいつ服用してもよいという薬ではないことを説明する。
- 今後は，妊娠していることを主治医に告げて相談するように指示する。

服用前の対応

1　医師への疑義照会

　以下のことを説明し，患者が妊婦であっても処方通りに調剤してよいかを確認する。

- 妊婦への使用に関して，胎児への催奇形性，胎児毒性との関連は認められなかったことを示す疫学調査は報告されていない。また，催奇形性を示唆する症例報告も疫学調査もない。ラット，ウサギで行われた生殖試験では奇形仔発生の増加は認められなかった。妊娠第1三半期にNSAIDsを使用した妊婦に関するプロスペクティブ研究では，NSAIDsを使用した妊婦が出産した2,557例の児に関して先天異常の発生頻度の上昇はみられなかった。相談事例では，絶対過敏期に服用した11例，相対過敏期に服用した1例は，いずれも奇形などのない健常児を出産している。

意見を求められたら

- 症状が軽度で，本剤の投与が不可欠というほどでもないなら，投与しないほうがよい。
- もし他剤に変更しても差し支えないなら，下記の治療薬を紹介する。
- どうしても本剤の投与が必要なら，本剤の服用により奇形児出産の危険性が必ずしも高くなるとは考えられないことを説明する。

他の治療薬

　解熱鎮痛薬の中で，常用量での1週間程度の使用であれば，妊婦へ使用しても安全と示唆されている薬剤にアセトアミノフェンがある。

2　患者への説明・指導

　以下のことを説明，指導する。

投薬中止の場合

- 本剤の妊娠中の影響と治療上の必要性について，処方医と相談の結果，妊娠中の母体と胎児の安全のため，投薬を中止してしばらく様子をみることになった。
- 本剤を含めて，解熱鎮痛薬は妊娠後期に継続服用すると胎児の血液循環を阻害したり，妊娠末期の服用では，分娩遅延を起こすおそれのあることが指摘されており，妊娠中は服用しないほうがよい薬

である。
- 病状や自覚症状について何か変化があった場合には，すぐに主治医に受診する。
- 妊娠中は，薬局で薬を買うとき，病院にかかるときには，必ず妊娠していることを告げるよう指導する。

処方変更の場合
- 処方医と相談の結果，妊娠中の母体と胎児の安全のため処方が変更になった。
- ◆ 本剤は医師が妊娠を確認したうえで処方した薬で，母体の健康のために有用で，胎児への悪影響が少ないと考えられる薬である。
- ◆ 鎮痛薬，解熱薬は必要があるときに使用する薬剤である。症状が治まった後は継続服用する必要はない。
- ◆ 服薬の調節はあらかじめ医師に相談した範囲で行い，医師の指示と異なった服用をした場合はその状況を医師に報告する。
- ◆ 自分の判断で服薬を中止すると，母体の健康を損ね，胎児にも悪影響を及ぼすことになりかねない。
- ◆ 薬について何か心配なことがあったら，いつでも医師・薬剤師に相談する。

処方変更のない場合
- 前述のことから判断して，本剤の服用により奇形発生の頻度や危険度が上昇するとは考えられない。
- 「処方変更の場合」の◆印について説明する。

文献
1) 科研製薬株式会社：フロベン，インタビューフォーム(第6版)
2) Ericson A, et al : Nonsteroidal anti-inflammatory drugs in early pregnancy. Reprod Toxicol, 15 (4) : 371-375, 2001

メフェナム酸　(*Mefenamic acid*)

ポンタール 散 細 錠 力

薬剤危険度　1点
情報量　++

薬剤データ

1　添付文書

- 妊婦または妊娠している可能性のある婦人には治療上の有益性が危険性を上回ると判断される場合にのみ投与する［妊娠中の投与に関する安全性は確立していない］。
- 他の消炎鎮痛薬を妊娠末期に投与したところ，胎児循環持続症（PFC）が起きたとの報告がある。
- 妊娠末期のラットに投与した実験で，胎仔の動脈管収縮が報告されている。

2　動物（生殖発生毒性試験・変異原性試験など）

- マウスおよびラットに117mg/kgを投与して検討したが，催奇形作用や発育阻害作用は認められなかった[1]。
- ラットにヒトの常用量の10倍を投与すると，受精率および胎仔の生存率に低下が認められた。またウサギにヒトの常用量の2.5倍を投与すると，胎仔吸収の増加が認められた[2]。

3　ヒト（疫学調査・症例報告など）

- 妊婦への使用に関して，胎児への催奇形性，胎児毒性との関連は認められなかったことを示す疫学調査は報告されていない。一方，ヒトにおける催奇形性，胎児毒性を示す症例報告も疫学調査もない。
- 子宮収縮抑制に対してメフェナム酸500mgを1日3回使用した無作為二重盲検試験では，コントロール群と比較してメフェナム酸投与群では，早期産の発生が少なく（15%vs40%，p<0.005），出生時体重も重かった。両群ともに奇形発生はみられなかった[3]。

4　相談事例

奇形発生の危険度が最も高い絶対過敏期に本剤を服用した115例中114例は，奇形などのない健常児を出産した。1例に認められた異常は，臍ヘルニアであった。限られた情報ではあるが，本剤曝露群の児の出産結果は国内における自然奇形発生率を上回る変化とは考えられない。

また，相対過敏期に本剤を服用した9例は，いずれも奇形などのない健常児を出産した。

服用後の対応

- 妊娠初期の妊婦の使用に関して，胎児への催奇形性，胎児毒性を示唆する疫学調査は報告されていない。また，本剤と催奇形，発育毒性の因果関係を否定する疫学調査も報告されていない。ラットとウサギで行われた動物試験では，奇形仔発生の増加は認められなかった。相談事例では，奇形発生の危険度が高い妊娠初期に本剤を服用した124例中123例は，奇形などのない健常児を出産した。1例に認められた異常は，臍ヘルニアであった。限られた情報ではあるが，本剤曝露群の児の出産結果は

解熱鎮痛薬

メロキシカム （*Meloxicam*）

モービック錠

薬剤危険度 1点

情報量 ±

薬剤データ

1 添付文書

　動物実験（ラットおよびウサギ）において，次のことが認められているので，妊婦または妊娠している可能性のある婦人には投与しない。

- ラットの妊娠前および妊娠初期投与試験において，黄体数，着床数および生存胎仔数が減少し，着床率の低下と着床後死亡率の増加がみられた。
- ラットの器官形成期投与試験において妊娠期間の延長および死産仔数の増加がみられた。
- ウサギの器官形成期投与試験において有意ではないが着床後死亡率の増加がみられた。
- ラット周産期および授乳期投与試験において，妊娠期間の延長および分娩時間の遷延，死産仔数および生後4日までの死亡児数の増加がみられた。

2 動物（生殖発生毒性試験・変異原性試験など）

- ラットを用いた妊娠前および妊娠初期経口投与試験では，0，1，2.5，5（雌），9（雄）mg/kgを用いて実施した。親動物の生殖能すなわち性周期，交尾能および受胎能に変化はみられなかったが，投与群で着床数および生存胎仔数の減少がみられ，5mg/kg群では黄体数にも減少がみられた。剖検では雄で胃潰瘍が用量に相関した頻度でみられた。雌の2.5mg/kg群以上では体重および摂餌量の低下がみられた。胎仔には頸椎の化骨の遅れが投与群でみられたが，その他に特記すべき変化はみられなかった。したがって，親動物の生殖能に対する無毒性量は，雄9mg/kgおよび雌5mg/kg，胎仔に対する無毒性量は1mg/kg未満であった[1]。
- ラットを用いた器官形成期経口投与試験では，0，1，2，4mg/kgが投与された。帝王切開群の母動物および胎仔には特記すべき変化はみられず，胎仔毒性あるいは催奇形性は認められなかった。しかし，帝王切開時の剖検では母動物に胃潰瘍がみられた。自然出産群の母動物には妊娠期間の延長と分娩時の貧血が投与群でみられ，また，死産仔数が増加した。しかし，離乳後の次世代仔の成長，形態分化および機能の発達は順調で，その生殖能にも本薬投与の影響は認められなかった。本試験における無毒性量は，母動物では1mg/kg未満，胎仔では4mg/kg，出生仔では1mg/kg未満であった[1]。
- ウサギを用いた器官形成期経口投与試験は2試験が実施されている。試験(a)は0，1，20，60mg/kgを用いて実施した。高用量60mg/kg群では母動物で消化管の潰瘍あるいは出血による死亡および全胚吸収がみられた。また，胎仔では着床後死亡率が有意に上昇した。20mg/kg群でも有意ではないが着床後死亡率が上昇した。胎仔致死作用の発現用量をより明確にする目的で，0，1，3，8，20mg/kgを用い追加試験(b)を実施したが，いずれの群においても胎仔致死作用は認められなかった。これらの結果から，母動物に対する無毒性量は20mg/kg，胎仔については8mg/kgと判断した[1]。
- ラットを用いた周産期および授乳期経口投与試験では0，0.125，0.25，0.5mg/kgが投与された。

0.125mg/kg 群以上で妊娠期間の延長および分娩時間の遷延がみられ，0.125mg/kg 群 1 匹，0.5mg/kg 群 4 匹の母動物が分娩途中に死亡した．また，分娩後 4 日以内に全仔が死亡した母動物が投与群で 3 ～ 9 匹みられた．これらの母動物の剖検では，いずれも胃潰瘍が観察された．しかし，次世代仔の離乳後の成長，形態分化および機能の発達は順調であり，生殖能にも特記すべき異常は認められなかった．以上の結果から，本試験における無毒性量は，母動物，出生仔ともに 0.125mg/kg 未満であった[1]．

3 ヒト（疫学調査・症例報告など）

- 妊婦への使用に関して，胎児への催奇形性，胎児毒性との関連は認められなかったことを示す疫学調査は報告されていない．一方，ヒトにおける催奇形性，胎児毒性を示す症例報告も疫学調査もない．
- 妊娠第 1 三半期に非ステロイド性抗炎症薬（NSAIDs）を使用した妊婦に関するプロスペクティブ研究が報告されている．NSAIDs を使用した妊婦が出産した 2,557 例の児に関して調査したところ，先天異常 OR は 1.04，95%CI は 0.84-1.29 で発生頻度の上昇はみられなかった．この調査のサブ解析では，NSAIDs 使用妊婦の児に心血管系の奇形の発現頻度の上昇［OR：1.86，95%CI：1.32-2.62］がみられたが，個々の薬剤に特異的なものではなく基礎疾患の関与も考えられると考察されている[2]．
- 受精前後の時期あるいは妊娠中に NSAIDs を使用した妊婦 53 例を対象としたプロスペクティブコホート研究において，流産は 13 例（25%）にみられ，NSAIDs を使用していない妊婦の流産率（15%，149/980 例）と比較して高かった［ハザード比：1.8，95% CI：1.0-3.2］．この報告では本剤を使用した症例数は記載されていない[3]．

 なお，上記報告の解析対象となった妊婦集団は，同じ著者が 2002 年に「流産」と「磁場」の関連を報告した妊婦集団であり，NSAIDs 以外のバイアス要因が存在していると指摘した報告がなされている[4]．

参考 メロキシカムは，酵素実験および細胞を用いた実験において，COX-1 よりも COX-2 に対して強い阻害活性を示した．in vitro 試験における COX-1，COX-2 に対する阻害活性比 IC_{50}（COX-2/COX-1）は，酵素実験において 0.0825，細胞実験において 0.33 であった[5]．

4 相談事例

奇形発生の危険度が最も高い絶対過敏期に本剤を服用した 2 例は，いずれも奇形などのない健常児を出産した．1 例は妊娠 3 ～ 38 日目までの受精・着床から器官形成期（絶対過敏期）にかけて本剤を 1 日 10mg 服用していた．もう 1 例は妊娠 28 ～ 31 日目までの絶対過敏期に 1 日 10mg を 4 日間服用していた．

服用後の対応

- 妊婦への使用に関して，胎児への催奇形性，胎児毒性との関連は認められなかったことを示す疫学調査は報告されていない．また，催奇形性を示唆する症例報告も疫学調査もない．妊娠第 1 三半期に NSAIDs を使用した妊婦に関するプロスペクティブ研究では，NSAIDs を使用した妊婦が出産した 2,557 例の児に関して先天異常の発生頻度の上昇はみられなかった．相談事例では，奇形発生の危険度が高い妊娠初期に本剤を服用した 2 例は，いずれも奇形などのない健常児を出産した．1 例は受精・

着床・器官形成期に1日10mgを継続服薬しており，もう1例は器官形成期に1日10mgを4日間服用していた．ラット，ウサギを用いた生殖試験では，催奇形性は認められていない．

　以上のことから判断して，情報量は限られているが現在得られる情報をもとに判断すると，妊娠初期に本剤を服用したことにより，奇形発生の頻度や危険度が上昇したとは考えられないので，心配することはないことを説明する．
- 本剤の服用を理由に妊娠を中断するような，はやまった判断はしないように指導する．
- この薬を妊娠後期に継続服用すると，胎児の動脈管を収縮させ血液循環を阻害するおそれのあることが動物実験の結果より指摘されており，妊娠末期に継続服用すると，分娩遅延を起こすおそれがある．したがって，妊娠中にいつ服用してもよいという薬ではないことを説明する．
- 今後は，妊娠していることを主治医に告げて相談するように指示する．

服用前の対応

1　医師への疑義照会

以下のことを説明し，患者が妊婦であっても処方通りに調剤してよいかを確認する．
- 妊婦への使用に関して，胎児への催奇形性，胎児毒性との関連は認められなかったことを示す疫学調査は報告されていない．また，催奇形性を示唆する症例報告も疫学調査もない．妊娠第1三半期にNSAIDsを使用した妊婦に関するプロスペクティブ研究では，NSAIDsを使用した妊婦が出産した2,557例の児に関して先天異常の発生頻度の上昇はみられなかった．相談事例では，絶対過敏期に本剤を服用した2例は，いずれも奇形などのない健常児を出産した．1例は受精・着床・器官形成期に1日10mgを継続服薬しており，もう1例は器官形成期に1日10mgを4日間服用していた．ラット，ウサギを用いた生殖試験では，催奇形性は認められていない．

意見を求められたら
- 症状が軽度で，本剤の投与が不可欠というほどでもないなら，投与しないほうがよい．
- もし他剤に変更しても差し支えないなら，下記の治療薬を紹介する．
- どうしても本剤の投与が必要なら，本剤の服用により奇形児出産の危険性が必ずしも高くなるとは考えられないことを説明する．

他の治療薬

　解熱鎮痛薬の中で，常用量での1週間程度の使用であれば，妊婦へ使用しても安全と示唆されている薬剤にアセトアミノフェンがある．

2　患者への説明・指導

以下のことを説明，指導する．

投薬中止の場合
- 処方医と相談の結果，妊娠中の母体と胎児の安全のため，投薬中止してしばらく様子をみることになった．
- 本剤を含めて，解熱鎮痛薬は妊娠後期に継続服用すると，胎児の血液循環を阻害したり，妊娠末期の服用では，分娩遅延を起こすおそれのあることが指摘されており，妊娠中は服用しないほうがよい薬である．
- 病状や自覚症状について何か変化があった場合には，すぐに主治医に受診する．

- 妊娠中は，薬局で薬を買うとき，病院にかかるときには，必ず妊娠していることを告げるよう指導する。

処方変更の場合
- 処方医と相談の結果，妊娠中の母体と胎児の安全のため処方が変更になった。
- 本剤は医師が妊娠を確認したうえで処方した薬で，母体の健康のために有用で，胎児への悪影響が少ないと考えられる薬である。
- 鎮痛薬，解熱薬は必要があるときに使用する薬剤である。症状が治まった後は継続服用する必要はない。
- 服薬の調節はあらかじめ医師に相談した範囲で行い，医師の指示と異なった服用をした場合はその状況を医師に報告する。
- 自分の判断で服薬を中止すると，母体の健康を損ね，胎児にも悪影響を及ぼすことになりかねない。
- 薬について何か心配なことがあったら，いつでも医師・薬剤師に相談する。

処方変更のない場合
- 前述のことから判断して，本剤の服用により奇形発生の頻度や危険度が上昇するとは考えられない。
- 「処方変更の場合」の◆印について説明する。

文献
1) 日本ベーリンガーインゲルハイム株式会社：モービック，インタビューフォーム(第7版)
2) Ericson A, et al：Nonsteroidal anti-inflammatory drugs in early pregnancy. Reprod Toxicol, 15(4)：371-375, 2001
3) Li DK, et al：Exposure to non-steroidal anti-inflammatory drugs during pregnancy and risk of miscarriage：population based cohort study. BMJ, 327(7411)：368-371, 2003
4) Schiavetti B, et al：NSAIDs during pregnancy and risk miscarriage：true risks or only suspicions? BMJ, 328(7431)：108-109, 2004
5) 日本ベーリンガーインゲルハイム株式会社：モービック，医療用医薬品添付文書(第7版)

解熱鎮痛薬

モフェゾラク (*Mofezolac*)

ジソペイン錠

薬剤危険度 1点

情報量 ±

薬剤データ

1 　添付文書

- 妊婦または妊娠している可能性のある婦人には治療上の有益性が危険性を上回ると判断される場合にのみ投与する［妊娠中の投与に関する安全性は確立していない］。
- 妊娠末期のラットに投与した実験で，胎仔の動脈管収縮が報告されている。

2 　動物（生殖発生毒性試験・変異原性試験など）

- ラットを用いて本薬を 10, 30, 90mg/kg/日で経口投与した妊娠前および妊娠初期投与試験では，親動物への影響として雄の 30mg/kg 以上で胃粘膜の瘢痕などの消化管障害が増加し，雌の 90mg/kg で体重・摂餌量への影響がみられた。しかし，交尾率，妊娠率などの生殖能力および胚・胎児への影響はみられなかった。親動物に対する一般毒性学的無影響量は雄が 10mg/kg，雌が 30mg/kg および生殖能力と胎仔に対する無影響量は 90mg/kg と推定された[1]。
- ラットを用いて本薬を 10, 50, 100, 150mg/kg/日で経口投与した器官形成期投与試験，あるいはウサギを用いて本薬を 12.5, 50, 200mg/kg/日で経口投与した器官形成期投与試験では，ラットでは 100mg/kg 以上で腹部汚れや哺育不良がみられた。また，150mg/kg で 3/30 匹が途中死亡したが，死因は消化管障害による全身状態の悪化によるものと考えられた。胎仔については 150mg/kg で胎仔体重が有意に低下していたが，催奇形性作用および出生仔への影響はみられなかった。ラットにおける母動物および出生仔の無影響量は 50mg/kg であり，胎仔に対する無影響量は 100mg/kg と推定された。

  ウサギでは 200mg/kg で母動物の摂餌量が低下し，早期吸収胚の増加がみられたが，催奇形性作用はみられなかった。また，ウサギにおける無影響量は母動物および胎仔とも 50mg/kg と推定された[1]。
- ラットを用いて本薬を 25, 50, 100mg/kg/日で経口投与した周産期および授乳期投与試験では，母動物では 50mg/kg 以上で体重増加抑制，100mg/kg で哺育不良と妊娠期間の軽度延長がみられた。出生仔では，100mg/kg で母動物の哺育不良に伴う 4 日生存率の低下がみられた。母動物の一般毒性学的無影響量は 25mg/kg，同生殖能力および出生仔への無影響量は 50mg/kg と推定された[1]。

3 　ヒト（疫学調査・症例報告など）

- 妊婦への使用に関して，胎児への催奇形性，胎児毒性との関連は認められなかったことを示す疫学調査は報告されていない。一方，ヒトにおける催奇形性，胎児毒性を示す症例報告も疫学調査もない。
- 妊娠第 1 三半期に非ステロイド性抗炎症薬（NSAIDs）を使用した妊婦に関するプロスペクティブな研究が報告されている。NSAIDs を使用した妊婦が出産した 2,557 例の児に関して調査したところ，先天異常 OR は 1.04，95％CI は 0.84-1.29 で発生頻度の上昇はみられなかった。この調査のサブ解析

では，NSAIDs 使用妊婦の児に心血管系の奇形の発現頻度の上昇［OR：1.86，95%CI：1.32-2.62］がみられたが，個々の薬剤に特異的なものではなく基礎疾患の関与も考えられると考察されている[2]。

4　相談事例

奇形発生の危険度が最も高い絶対過敏期に本剤を服用した2例は，いずれも奇形などのない健常児を出産した。

妊娠36日目に本剤を服用した母親は2,928gの健康な女児を出産した。妊娠41〜43日目までの3日間本剤を服用した母親は2,698gの健康な男児を出産した。

服用後の対応

- 妊婦への使用に関して，胎児への催奇形性，胎児毒性との関連は認められなかったことを示す疫学調査は報告されていない。また，催奇形性を示唆する症例報告も疫学調査もない。妊娠第1三半期にNSAIDsを使用した妊婦に関するプロスペクティブ研究では，NSAIDsを使用した妊婦が出産した2,557例の児に関して先天異常の発生頻度の上昇はみられなかった。相談事例では，奇形発生の危険度が高い妊娠初期に本剤を服用した2例は，いずれも奇形などのない健常児を出産した。ラット，ウサギを用いた生殖試験では，催奇形性は認められていない。

  以上のことから判断して，情報量は限られているが現在得られる情報をもとに判断すると，妊娠初期に本剤を服用したことにより奇形発生の頻度や危険度が上昇したとは考えられないので，心配することはないことを説明する。

- 本剤の服用を理由に妊娠を中断するような，はやまった判断はしないように指導する。
- この薬を妊娠後期に継続服用すると，胎児の動脈管を収縮させ血液循環を阻害するおそれのあることが動物実験の結果より指摘されており，妊娠末期に継続服用すると，分娩遅延を起こすおそれがある。したがって，妊娠中にいつ服用してもよいという薬ではないことを説明する。
- 今後は，妊娠していることを主治医に告げて相談するように指示する。

服用前の対応

1　医師への疑義照会

以下のことを説明し，患者が妊婦であっても処方通りに調剤してよいかを確認する。

- 妊婦への使用に関して，胎児への催奇形性，胎児毒性との関連は認められなかったことを示す疫学調査は報告されていない。また，催奇形性を示唆する症例報告も疫学調査もない。妊娠第1三半期にNSAIDsを使用した妊婦に関するプロスペクティブ研究では，NSAIDsを使用した妊婦が出産した2,557例の児に関して先天異常の発生頻度の上昇はみられなかった。相談事例では，絶対過敏期に本剤を服用した2例は，いずれも奇形などのない健常児を出産した。ラット，ウサギを用いた生殖試験では，催奇形性は認められていない。

意見を求められたら
- 症状が軽度で，本剤の投与が不可欠というほどでもないなら，投与しないほうがよい。
- もし他剤に変更しても差し支えないなら，下記の治療薬を紹介する。
- どうしても本剤の投与が必要なら，本剤の服用により奇形児出産の危険性が必ずしも高くなるとは

考えられないことを説明する。

他の治療薬

　解熱鎮痛薬の中で，常用量での1週間程度の使用であれば，妊婦へ使用しても安全と示唆されている薬剤にアセトアミノフェンがある。

2 患者への説明・指導

　以下のことを説明，指導する。

投薬中止の場合

- 処方医と相談の結果，妊娠中の母体と胎児の安全のため，投薬を中止してしばらく様子をみることになった。
- 本剤を含めて，解熱鎮痛薬は妊娠後期に継続服用すると，胎児の血液循環を阻害したり，妊娠末期の服用では，分娩遅延を起こすおそれのあることが指摘されており，妊娠中は服用しないほうがよい薬である。
- 病状や自覚症状について何か変化があった場合には，すぐに主治医に受診する。
- 妊娠中は，薬局で薬を買うとき，病院にかかるときには，必ず妊娠していることを告げるよう指導する。

処方変更の場合

- 処方医と相談の結果，妊娠中の母体と胎児の安全のため処方が変更になった。
- ◆ 本剤は医師が妊娠を確認したうえで処方した薬で，母体の健康のために有用で，胎児への悪影響が少ないと考えられる薬である。
- ◆ 鎮痛薬，解熱薬は必要があるときに使用する薬剤である。症状が治まった後は継続服用する必要はない。
- ◆ 服薬の調節はあらかじめ医師に相談した範囲で行い，医師の指示と異なった服用をした場合はその状況を医師に報告する。
- ◆ 自分の判断で服薬を中止すると，母体の健康を損ね，胎児にも悪影響を及ぼすことになりかねない。
- ◆ 薬について何か心配なことがあったら，いつでも医師・薬剤師に相談する。

処方変更のない場合

- 前述のことから判断して，本剤の服用により奇形発生の頻度や危険度が上昇するとは考えられない。
- 「処方変更の場合」の◆印について説明する。

文献

1) 田辺三菱製薬株式会社：ジソペイン，インタビューフォーム(第6版)
2) Ericson A, et al：Nonsteroidal anti-inflammatory drugs in early pregnancy. Reprod Toxicol, 15(4)：371-375, 2001

ロキソプロフェンナトリウム水和物 （*Loxoprofen sodium hydrate*）

ロキソニン 細 錠 貼 外用ゲル

薬剤危険度 **1点**

情報量 **++**

薬剤データ

1 添付文書

- 妊婦または妊娠している可能性のある婦人には，治療上の有益性が危険性を上回ると判断される場合にのみ投与(使用)する［妊娠中の使用に関する安全性は確立していない］。
- 細錠 妊娠末期の婦人には投与しない［動物実験（ラット）で分娩遅延が報告されている］。
- 細錠 妊娠末期のラットに投与した実験で，胎仔の動脈管収縮が報告されている。

2 動物（生殖発生毒性試験・変異原性試験など）

- ラットで1日8mg/kgまで経口投与して行われた妊娠初期および器官形成期投与試験では，催奇形作用および発育抑制などは認められなかった[1]。
- ウサギで1日50mg/kgまで経口投与して行われた器官形成期投与試験では，催奇形作用および発育抑制などは認められなかった[1]。
- ラットで1日8mg/kgまで経口投与して行われた周産期投与試験では，1mg/kg以上の投与群で妊娠期間の延長，分娩中の母動物の死亡，死産仔数の増加が認められ，0.5mg/kg投与群では新生仔死亡率の軽度な増加が認められた[1]。

3 ヒト（疫学調査・症例報告など）

妊婦への使用に関して，胎児への催奇形性，胎児毒性との関連は認められなかったことを示す疫学調査は報告されていない。一方，ヒトにおける催奇形性，胎児毒性を示す症例報告も疫学調査もない。

参考 ロキソプロフェン錠60mgを1回経口投与時の血中ロキソプロフェン濃度，活性代謝物濃度は，最高値が5.04±0.27μg/mL，0.85±0.02μg/mLであった。一方，ロキソプロフェンパップ100mg（2枚）を5日間反復貼付した際の血中濃度は，ロキソプロフェン54.9±19.3ng/mL，活性代謝物が23.5±9.5ng/mLと内服の約1/90,1/36と低かった。

4 相談事例

奇形発生の危険度が最も高い絶対過敏期に本剤を服用した320例中310例は，奇形などのない健常児を出産した。10例に認められた異常は，臍ヘルニア1例，低位鎖肛1例，外耳変形・頸部瘻孔1例，右耳形成不全1例，口唇・口蓋裂1例，完全大血管転換1例，ファロー四徴症1例，心室中隔欠損1例，太田母斑1例，仙骨部陥凹1例であった。10例に認められた異常に共通性はなかった。限られた情報ではあるが，本剤曝露群の児の出産結果は国内における自然奇形発生率を上回る変化とは考えられない。

また，相対過敏期に本剤を服用した19例は，いずれも奇形などのない健常児を出産した。

服用後の対応

- 妊娠初期の妊婦の使用に関して，胎児への催奇形性，発育毒性を示唆する症例も疫学調査も報告されていない。また，本剤と催奇形性，発育毒性の因果関係を否定する疫学調査も報告されていない。ラットとウサギで行われた動物試験では奇形仔発生の増加は認められなかった。相談事例では，奇形発生の危険度が高い妊娠初期に本剤を服用した339例中329例は，奇形などのない健常児を出産した。10例に認められた異常に共通性はなかった。限られた情報ではあるが，本剤曝露群の児の出産結果は国内における自然奇形発生率を上回る変化とは考えられない。
  以上のことから判断して，妊娠初期に本剤を服用したことにより奇形発生の頻度や危険度が上昇したとは考えられないので，心配することはないことを説明する。
- 本剤の服用を理由に妊娠を中断するような，はやまった判断はしないように指導する。
- 本剤を妊娠後期に継続服用すると，胎児の血液循環を阻害するおそれのあることが動物実験の結果より指摘されており，妊娠末期の服薬では分娩遅延を起こすおそれがある。したがって，妊娠中にいつ服用してもよいという薬ではないことを説明する。
- 今後は，妊娠していることを主治医に告げて相談するように指示する。
- ロキソプロフェン含有の外用剤を使用した妊婦には，母体血中濃度が内服と比較して1/30程度で，胎児への影響はさらに少ないことを説明する。

服用前の対応

1 医師への疑義照会

以下のことを説明し，患者が妊婦であっても処方通りに調剤してよいかを確認する。

- 妊娠初期の妊婦の使用に関して，胎児への催奇形性，発育毒性を示唆する症例も疫学調査も報告されていない。また，本剤と催奇形性，発育毒性の因果関係を否定する疫学調査も報告されていない。ラットとウサギで行われた動物試験では奇形仔発生の増加は認められなかった。相談事例では，絶対過敏期に本剤を服用した320例中310例は，奇形などのない健常児を出産した。また，相対過敏期に本剤を服用した19例は，いずれも奇形などのない健常児を出産した。

意見を求められたら
- 症状が軽度で，本剤の投与が不可欠というほどでもないなら，投与しないほうがよい。
- もし他剤に変更しても差し支えないなら，下記の治療薬を紹介する。
- どうしても本剤の投与が必要なら，本剤の服用により，奇形児出産の危険性が必ずしも高くなるとは考えられないことを説明する。
- 妊娠後半に腰痛が悪化することがあるが，外用剤であっても大量・長期の使用は控えたほうがよい。

他の治療薬

解熱鎮痛薬の中で，常用量での1週間程度の使用であれば，妊婦へ使用しても安全と示唆されている薬剤に，アセトアミノフェンがある。

2 患者への説明・指導

以下のことを説明，指導する。

投薬中止の場合
- 処方医と相談の結果,妊娠中の母体と胎児の安全のため,投薬を中止してしばらく様子をみることになった。
- 本剤を含めて解熱鎮痛薬は,妊娠後期に継続服用すると,胎児の血液循環を阻害したり,妊娠末期の服用では分娩遅延を起こすおそれがあり,妊娠中は服用しないほうがよい薬である。
- 痛みがひどい,発熱が続くなど病状や自覚症状について何か変化があった場合には,すぐに主治医に受診する。
- 妊娠中は,薬局で薬を買うとき,病院にかかるときには,必ず妊娠していることを告げるよう指導する。

処方変更の場合
- 処方医と相談の結果,妊娠中の母体と胎児の安全のため処方が変更になった。
- ◆ 本剤は医師が妊娠を確認したうえで処方した薬で,母体の健康のために有用で,胎児への悪影響が少ないと考えられる薬である。
- ◆ 鎮痛薬は必要があるときに使用する薬剤である。症状が治まった後は継続服用する必要はない。
- ◆ 服薬の調節はあらかじめ医師に相談した範囲で行い,医師の指示と異なった服用をした場合はその状況を医師に報告する。
- ◆ 自分の判断で服薬を中止すると,母体の健康を損ね,胎児にも悪影響を及ぼすことになりかねない。
- ◆ 薬について何か心配なことがあったら,いつでも医師・薬剤師に相談する。

処方変更のない場合
- 前述のことから判断して,本剤の服用により奇形発生の頻度や危険度が上昇するとは考えられない。
- 「処方変更の場合」の◆印について説明する。

文献
1) 第一三共株式会社:ロキソニン,インタビューフォーム(第5版)

解熱鎮痛薬

ロルノキシカム （*Lornoxicam*）

ロルカム錠

薬剤危険度 **1点**　　情報量 **±**

薬剤データ

1　添付文書

- 妊婦または妊娠している可能性のある婦人には，治療上の有益性が危険性を上回ると判断される場合にのみ投与する［妊娠中の投与に関する安全性は確立していない］。
- 妊娠末期の婦人には投与しない［動物実験（ラット）で胎仔の動脈管収縮，分娩遅延，妊娠期間の延長が報告されている］。

2　動物（生殖発生毒性試験・変異原性試験など）

- ラットの受胎能および一般生殖試験において交配前，交配中，妊娠中および授乳中投与では，雌雄親動物の最低用量（雄 0.20mg/kg，雌 0.08mg/kg）から一般毒性学的な影響がみられ，親動物の毒性発現に伴った二次的な影響が，出生仔については最低用量（雌 0.08mg/kg）から，胎仔については中間用量（雌 0.24mg/kg）から生存に対して認められた。無毒性量は親動物の生殖能への影響に対して，雄 0.50mg/kg，雌 0.08mg/kg 未満，胎仔に対して 0.08mg/kg，出生仔に対して 0.08mg/kg 未満と推定された[1]。
- 追加試験の交配前，交配中および妊娠中投与では，雄 0.20mg/kg および雌 0.08mg/kg において，親動物ならびに胎仔への影響は認められず，無毒性量は親動物の一般毒性学および生殖能への影響に対し雄 0.20mg/kg および雌 0.08mg/kg，胎仔に対し 0.08mg/kg と推定された。両試験を通して，ロルノキシカムは一般毒性学的な影響の現れる投与量で雌雄ラットの交尾，授・受胎に影響を与えず，黄体数，着床数，胚・胎仔の生存，妊娠日数，出産に影響を与えた[1]。
- ラットおよびウサギの催奇形試験では親動物に毒性が現れる最高用量の 2.7mg/kg においても催奇形作用はみられず，ラットでは出生仔の成長，発達および生殖能などへの影響も認められなかった。無毒性量は親動物においてラットおよびウサギとも 0.3mg/kg，ラット胎仔で 2.7mg/kg およびウサギ胎仔およびラット出生仔で 0.9mg/kg と推定された[1]。
- ラットの周産期および授乳期投与試験では 0.06mg/kg から妊娠日数の延長，出産率の低下ならびに胃または腸管障害による死亡例がみられ，0.1mg/kg から出生仔の生存に対する影響が認められた。しかし，出生仔の成長，発達および生殖能などへの影響はみられず，無毒性量は親動物に対して 0.06mg/kg 未満，出生仔に対して 0.06mg/kg と推定された。追加試験では 0.03mg/kg においても親動物に影響がみられ，無毒性量は親動物に対し 0.003mg/kg，出生仔に対し 0.03mg/kg と推定された[1]。
- ラット胎仔の動脈管収縮に対する無影響量は 0.02mg/kg であった[1]。

3　ヒト（疫学調査・症例報告など）

- 妊婦への使用に関して，胎児への催奇形性，胎児毒性との関連は認められなかったことを示す疫学

調査は報告されていない。一方，ヒトにおける催奇形性，胎児毒性を示す症例報告も疫学調査もない。
- 妊娠第1三半期に非ステロイド性抗炎症薬(NSAIDs)を使用した妊婦に関するプロスペクティブ研究が報告されている。NSAIDsを使用した妊婦が出産した2,557例の児に関して調査したところ，先天異常ORは1.04，95％CIは0.84-1.29で発生頻度の上昇はみられなかった。この調査のサブ解析では，NSAIDs使用妊婦の児に心血管系の奇形の発現頻度の上昇［OR：1.86，95％ CI：1.32-2.62］がみられたが，個々の薬剤に特異的なものではなく基礎疾患の関与も考えられると考察されている[2]。

4　相談事例

奇形発生の危険度が最も高い絶対過敏期に本剤を服用した4例は，いずれも奇形などのない健常児を出産した。妊娠23日目から妊娠33日目まで11日間本剤を服用した母親は4,142gの健康な男児を出産した。妊娠28日目から36日目までの9日間本剤を服用した母親は3,220gの健康な男児を出産した。妊娠40日目から44日目までの5日間本剤を服用した母親は3,022gの健康な女児を出産した。妊娠40日目から46日目までの7日間本剤を服用した母親は3,750gの健康な男児を出産した。

服用後の対応

- 妊婦への使用に関して，胎児への催奇形性，胎児毒性との関連は認められなかったことを示す疫学調査は報告されていない。また，催奇形性を示唆する症例報告も疫学調査もない。妊娠第1三半期にNSAIDsを使用した妊婦に関するプロスペクティブ研究では，NSAIDsを使用した妊婦が出産した2,557例の児に関して先天異常の発生頻度の上昇はみられなかった。相談事例では，奇形発生の危険度が高い妊娠初期に本剤を服用した4例は，いずれも奇形などのない健常児を出産した。ラット，ウサギを用いた生殖試験では，催奇形性は認められていない。

　以上のことから判断して，情報量は限られているが現在得られる情報をもとに判断すると，妊娠初期に本剤を服用したことにより，奇形発生の頻度や危険度が上昇したとは考えられないので，心配することはないことを説明する。
- 本剤の服用を理由に妊娠を中断するような，はやまった判断はしないように指導する。
- この薬を妊娠後期に継続服用すると，胎児の動脈管を収縮させ血液循環を阻害するおそれのあることが動物実験の結果より指摘されており，妊娠末期に継続服用すると，分娩遅延を起こすおそれがある。したがって，妊娠中にいつ服用してもよいという薬ではないことを説明する。
- 今後は，妊娠していることを主治医に告げて相談するように指示する。

服用前の対応

1　医師への疑義照会

以下のことを説明し，患者が妊婦であっても処方通りに調剤してよいかを確認する。
- 妊婦への使用に関して，胎児への催奇形性，発育毒性との関連は認められなかったことを示す疫学調査は報告されていない。また，催奇形性を示唆する症例報告も疫学調査もない。妊娠第1三半期にNSAIDsを使用した妊婦に関するプロスペクティブ研究では，NSAIDsを使用した妊婦が出産した2,557例の児に関して先天異常の発生頻度の上昇はみられなかった。相談事例では，絶対過敏期に本剤を服用した4例は，いずれも奇形などのない健常児を出産した。ラット，ウサギを用いた生殖試験

では，催奇形性は認められていない．

意見を求められたら
- 症状が軽度で，本剤の投与が不可欠というほどでもないなら，投与しないほうがよい．
- もし他剤に変更しても差し支えないなら，下記の治療薬を紹介する．
- どうしても本剤の投与が必要なら，本剤の服用により，奇形児出産の危険性が必ずしも高くなるとは考えられないことを説明する．

他の治療薬
解熱鎮痛薬の中で，常用量での1週間程度の使用であれば，妊婦へ使用しても安全と示唆されている薬剤にアセトアミノフェンがある．

2 患者への説明・指導

以下のことを説明，指導する．

投薬中止の場合
- 処方医と相談の結果，妊娠中の母体と胎児の安全のために，投薬を中止してしばらく様子をみることになった．
- 本剤を含めて，解熱鎮痛薬は妊娠後期に継続服用すると，胎児の血液循環を阻害したり，妊娠末期の服用では，分娩遅延を起こすおそれのあることが指摘されており，妊娠中は服用しないほうがよい薬である．
- 病状や自覚症状について何か変化があった場合には，すぐに主治医に受診する．
- 妊娠中は，薬局で薬を買うとき，病院にかかるときには，必ず妊娠していることを告げるよう指導する．

処方変更の場合
- 処方医と相談の結果，妊娠中の母体と胎児の安全のため処方が変更になった．
- ◆ 本剤は医師が妊娠を確認したうえで処方した薬で，母体の健康のために有用で，胎児への悪影響が少ないと考えられる薬である．
- ◆ 鎮痛薬，解熱薬は必要があるときに使用する薬剤である．症状が治まった後は継続服用する必要はない．
- ◆ 服薬の調節はあらかじめ医師に相談した範囲で行い，医師の指示と異なった服用をした場合はその状況を医師に報告する．
- ◆ 自分の判断で服薬を中止すると，母体の健康を損ね，胎児にも悪影響を及ぼすことになりかねない．
- ◆ 薬について何か心配なことがあったら，いつでも医師・薬剤師に相談する．

処方変更のない場合
- 前述のことから判断して，本剤の服用により奇形発生の頻度や危険度が上昇するとは考えられない．
- 「処方変更の場合」の◆印について説明する．

文献
1) 大正製薬株式会社：ロルカム，インタビューフォーム(第13版)
2) Ericson A, et al：Nonsteroidal anti-inflammatory drugs in early pregnancy. Reprod Toxicol, 15(4): 371-375, 2001

I-13. 鎮痛薬(その他)

イソプロピルアンチピリン・アセトアミノフェン・アリルイソプロピルアセチル尿素・無水カフェイン
(Isopropylantipyrine・Acetaminophen・Allylisopropylacetylurea・Anhydrous caffeine)

SG配合顆

薬剤危険度 2点　情報量 ＋

薬剤データ

1 添付文書

- 妊婦または妊娠している可能性のある婦人には，治療上の有益性が危険性を上回ると判断される場合にのみ投与する[動物試験(マウス)でイソプロピルアンチピリンの類似化合物(スルピリン)に催奇形作用が報告されている]。
- イソプロピルアンチピリンまたはアセトアミノフェンを妊娠末期のラットに投与した試験で，弱い胎仔の動脈管収縮が報告されている。

2 動物(生殖発生毒性試験・変異原性試験など)

SG配合顆粒に関する生殖試験資料はない。

アセトアミノフェン

- 動物を用いた催奇形性試験は報告されていない。
- 妊娠末期のラットに投与した試験で，弱い胎仔の動脈管収縮が報告されている。

カフェイン

- 妊娠マウスにカフェインを注射した試験では，対照群に比して死胚数が多かった。体重，体長，尾長に差異は認められなかった。奇形は主に指に現れた。その他，口蓋裂，まれに脳脱，肘関節変形，内反足などが認められた。指および口蓋の奇形には皮下ないし粘膜下の血腫が随伴した。
- マウスに妊娠第7日目から6日間，ラットに妊娠第9日目から6日間，それぞれカフェインを投与した催奇形性試験において，50，100mg/kgでは異常は認められなかった。200mg/kgでは16%の奇形仔を認めたが骨格に異常はなかった。ラットでは，100mg/kgで1.5%の無眼症を認めたが骨格異常はなかった[1]。

3 ヒト(疫学調査・症例報告など)

妊婦への本配合剤の使用に関して，胎児への催奇形性，胎児毒性との関連は認められなかったことを示す疫学調査は報告されていない。一方，ヒトにおける催奇形性，胎児毒性を示す症例報告も疫学調査もない。

アセトアミノフェン

　妊娠中のアセトアミノフェンの使用は，催奇形および知的発達の遅延と関連しないとの疫学調査が複数報告されている。また過量服用例でもプロトコールにしたがった治療により母体および胎児に併発症を認めなかったとの報告がある。一方，母体が中毒状態に陥った場合に胎児の肝臓と腎臓に自己融解によると考えられる広範な融解が認められたとの報告がある。本剤の治療量は，妊娠中も安全に使用可能で，鎮痛あるいは解熱の目的に処方しうると考えられている（アセトアミノフェンの項参照）。

カフェイン

- 　妊婦への使用について催奇形性を示唆する疫学調査は報告されていない。また，カフェインと催奇形の因果関係を否定する疫学調査も報告されていない。コーヒー摂取と催奇形の因果関係を否定する疫学調査が報告されている。

- 　12,205例の妊婦を対象としたコーヒー摂取と児の異常に関する調査では，妊娠第1三半期に1日4杯以上のコーヒー摂取と低出生体重，早産，奇形との間に何ら関係は認められなかった。カフェインの含量には各製品によってばらつきがあるが，およその目安としてコーヒー 100mg，インスタントコーヒー 65mg，紅茶 50mg，ソフトドリンク 40mg程度と考えられる[2]。

- 　動物とヒトの妊娠結果に及ぼすカフェインの影響に関して，120の文献を再評価した研究が1988年に報告された。著者は少量のカフェイン摂取が胎児に明らかな危険をもたらすことはないが，1日300mg以下の摂取に限れば発育遅延の可能性も少なくなるだろうと結論づけている（カフェインの項参照）[3]。

4　相談事例

　国内では，本配合剤の4成分のうち「アセトアミノフェン」を「フェナセチン」で置き換えた4成分の配合剤が，セデスGあるいはサリドン錠・末として販売されていた。イソプロピルアンチピリン・フェナセチン・アリルイソプロピルアセチル尿素・カフェインの4成分の配合剤を，奇形発生の危険度が最も高い絶対過敏期に服用した42例中41例は奇形などのない健常児を出産した。1例（2.4％）に認められた異常は，先天性緑内障であった。また，相対過敏期にイソプロピルアンチピリン・フェナセチン・アリルイソプロピルアセチル尿素・カフェインの4成分の配合剤を服用した5例も奇形などのない健常児を出産した。

　限られた症例数ではあるが，上記配合剤に曝露された児の出産結果は，国内における自然奇形発生率を上回る変化とは考えられない。

服用後の対応

- 　本配合剤は4種類の成分を含有する解熱消炎鎮痛成分配合剤である。いずれの成分も臨床での使用歴は古く，妊婦への常用量での使用により催奇形の危険度を上昇させるとは考えられない。アセトアミノフェンは，妊娠中の使用が催奇形および知的発達の遅延と関連しないとの疫学調査が複数ある。したがってアセトアミノフェンは妊娠中も安全に使用可能で，鎮痛あるいは解熱の目的に処方しうると考えられている。

　本配合剤の1回量が含有するカフェインの量は，インスタントコーヒー半杯分程度のもので，日常生活でも摂取する範囲の量である。12,205例の妊婦を対象としたコーヒー摂取と児の異常に関する調査では，妊娠第1三半期に1日4杯以上のコーヒー摂取と低出生体重，早産，奇形との間に何ら関

係は認められなかったと報告されている。

　イソプロピルアンチピリン・アリルイソプロピルアセチル尿素を含む配合剤を奇形発生の危険度が高い妊娠初期に服用した相談事例47例中46例は奇形などのない健常児を出産しており，上記2成分の妊娠初期の服用は，国内における自然奇形発生率を大きく上回るリスクの上昇を生じるとは考えられない。

　以上のことから判断して，妊娠初期に本配合剤を服用したことにより，奇形発生の頻度や危険度が上昇したとは考えられないので，心配することはないことを説明する。

- 本配合剤の服用を理由に妊娠を中断するような，はやまった判断はしないように指導する。
- 今後は，妊娠していることを主治医に告げて相談するように指示する。

服用前の対応

1　医師への疑義照会

以下のことを説明し，患者が妊婦であっても処方通りに調剤してよいかを確認する。

- 本配合剤は4種類の成分を含有する解熱消炎鎮痛成分配合剤である。いずれの成分も臨床での使用歴は古く，妊婦への常用量での使用により催奇形の危険度を上昇させるとは考えられない。アセトアミノフェンは，妊娠中の使用が催奇形および知的発達の遅延と関連しないとの疫学調査が複数ある。したがってアセトアミノフェンは妊娠中も安全に使用可能で，鎮痛あるいは解熱の目的に処方しうると考えられている。

　本配合剤の1回量が含有するカフェインの量は，インスタントコーヒー半杯分程度のもので，日常生活でも摂取する範囲の量である。12,205例の妊婦を対象としたコーヒー摂取と児の異常に関する調査では，妊娠第1三半期に1日4杯以上のコーヒー摂取と低出生体重，早産，奇形との間に何ら関係は認められなかったと報告されている。

　イソプロピルアンチピリン・アリルイソプロピルアセチル尿素を含む配合剤を絶対過敏期に服用した相談事例42例中41例は奇形などのない健常児を出産しており，上記2成分の妊娠初期の服用は，国内における自然奇形発生率を大きく上回るリスクの上昇を生じるとは考えられない。また，イソプロピルアンチピリン・アリルイソプロピルアセチル尿素を含む配合剤を相対過敏期に服用した5例はいずれも奇形などのない健常児を出産した。

意見を求められたら

- 本配合剤の投与が不可欠というほどでもないなら，投与しないほうがよい。
- サリチルアミドの類似薬のアスピリンは，妊娠中に連用した場合，母体および胎児に出血傾向が現れ，死産や難産の増加が報告されている。また，妊娠末期のラットに投与した試験では弱い胎仔の動脈管の収縮を起こし，胎仔の血液循環を障害するおそれのあることが指摘されている。
- アセトアミノフェンを大量に長期に摂取した場合，母体と胎児に肝毒性などが発生するおそれのあることが報告されている。
- カフェインには，妊娠中の服用と催奇形の関係について多くの報告がある。これらを総合すると，少量のカフェイン摂取が胎児に明らかな危険をもたらすことはなく，1日300mg以下の摂取に限れば発育遅延の可能性も少なくなると考えられる。
- もし他剤に変更しても差し支えないなら，下記の治療薬を紹介する。

他の治療薬

　解熱鎮痛薬の中で，常用量での1週間程度の使用であれば，妊婦へ使用しても安全と考えられている薬剤にアセトアミノフェンがある。

2　患者への説明・指導

　以下のことを説明，指導する。

投薬中止の場合

- 処方医と相談の結果，妊娠中の母体と胎児の安全のため，投薬を中止してしばらく様子をみることになった。
- 熱が高くなる，自覚症状がひどくなるなど改善がみられない場合には，すぐに主治医に受診する。
- 妊娠中は，薬局で薬を買うとき，病院にかかるときには，必ず妊娠していることを告げるよう指導する。

処方変更の場合

- 処方医と相談の結果，妊娠中の母体と胎児の安全のため処方が変更になった。
- 本剤は医師が妊娠を確認したうえで処方した薬で，母体の健康のために有用で，胎児への悪影響が少ないと考えられる薬である。
- 処方された薬は症状がひどい期間に服用し，病状が回復した後は必ずしも継続服用する必要はない。
- 服薬の調節は，あらかじめ医師に相談した範囲で行い，医師の指示と異なった服用をした場合はその状況を医師に報告する。
- 薬について何か心配なことがあったら，いつでも医師・薬剤師に相談する。

処方変更のない場合

- 前述のことから判断して，本剤の服用により奇形発生の頻度や危険度が上昇するとは考えられない。
- 「処方変更の場合」の◆印について説明する。

文献

1) 清藤英一・編著：催奇形性等発生毒性に関する薬品情報 第2版，東洋書店，p472，1986
2) Heinonen OP, et al：Birth Defects and Drugs in Pregnancy, Publishing Sciences Group, p11, 366-370, 436, 440, 477, 493, 1977
3) Berger A：Effects of caffeine consumption on pregnancy outcome. A review. J Reprod Med, 33（12）：945-956, 1988

シメトリド・無水カフェイン (Simetride・Anhydrous caffeine)

キョーリンAP2配合⑲　薬剤危険度 **1点**　情報量 **±**

薬剤データ

1 添付文書

妊婦または妊娠している可能性のある婦人には投与しないことが望ましい［妊娠中の投与に関する安全性は確立していない］。

2 動物（生殖発生毒性試験・変異原性試験など）

シメトリド

- マウスおよびラットの器官形成期にシメトリドとして，80，500，1,000mg/kg（40：1の割合で無水カフェインを加えた）を経口投与したが，母動物への影響はなく，また胎仔および新生仔の外表，内臓および骨格への影響も特に認められなかった[1]。

カフェイン

- 妊娠マウスにカフェインを注射した試験では，対照群に比して死胚数が多かった。体重，体長，尾長に差異は認められなかった。奇形は主に指に現れた。その他，口蓋裂，まれに脳脱，肘関節変形，内反足などが認められた。指および口蓋の奇形には皮下ないし粘膜下の血腫が随伴した[2]。
- マウスに妊娠第7日目から6日間，ラットに妊娠第9日目から6日間本配合剤を投与した催奇形性試験では，50，100mg/kgでは異常は認められなかった。200mg/kgでは16％の奇形仔を認めたが骨格に異常はなかった。ラットでは，100mg/kg投与で1.5％の無眼症を認めたが骨格異常はなかった[2]。

3 ヒト（疫学調査・症例報告など）

シメトリド

妊婦への使用に関して，胎児への催奇形性，胎児毒性との関連は認められなかったことを示す疫学調査は報告されていない。一方，ヒトにおける催奇形性，胎児毒性を示す症例報告も疫学調査もない。

カフェイン

- 妊婦への使用について催奇形性を示唆する疫学調査は報告されていない。
- ヒト妊婦に関する中程度（5～6mg/kg/日）のカフェイン摂取，あるいは嗜好品としてのコーヒーなどの飲用による曝露に関しては，催奇形性ならびに流早産との関連はまずないと考えられる疫学調査・総説がある。なお，疫学調査の評価にあたっては，アルコール摂取，喫煙などの関連を評価する必要がある（カフェイン水和物の項参照）。

4 相談事例

奇形発生の危険度が最も高い絶対過敏期に本配合剤を服用した22例，および相対過敏期に本配合剤を服用した2例はいずれも奇形などのない健常児を出産した。

服用後の対応

- 妊婦のシメトリド使用について，催奇形性，胎児毒性との関連は認められなかったことを示す疫学調査は報告されていない。また，催奇形性を示唆する症例報告も疫学調査もない。妊婦のカフェイン使用について催奇形性を示唆する疫学調査は報告されていない。妊婦に関する中程度（5〜6mg/kg/日）のカフェイン摂取，あるいは嗜好品としてのコーヒーなどの飲用による曝露に関しては，催奇形性ならびに流早産との関連はまずないと考えられる疫学調査・総説がある。相談事例では，奇形発生の危険度が高い妊娠初期に本配合剤を服用した24例はいずれも奇形などのない健常児を出産した。
  以上のことから判断して，妊娠初期に本配合剤を服用したことにより，奇形発生の頻度や危険度が上昇したとは考えられないので，心配することはないことを説明する。
- 本剤の服用を理由に妊娠を中断するような，はやまった判断はしないように指導する。
- 今後は，妊娠していることを主治医に告げて相談するように指示する。

服用前の対応

1 医師への疑義照会

以下のことを説明し，患者が妊婦であっても処方通りに調剤してよいかを確認する。

- 添付文書の「妊婦，産婦，授乳婦等」の項には，「妊婦には投与しないことが望ましい」と記載されている。妊婦のシメトリド使用について，催奇形性，胎児毒性との関連は認められなかったことを示す疫学調査は報告されていない。また，催奇形性を示唆する症例報告も疫学調査もない。妊婦のカフェイン使用について催奇形性を示唆する疫学調査は報告されていない。妊婦に関する中程度（5〜6mg/kg/日）のカフェイン摂取，あるいは嗜好品としてのコーヒーなどの飲用による曝露に関しては，催奇形性ならびに流早産との関連はまずないと考えられる疫学調査・総説がある。相談事例では，絶対過敏期に服用した22例，相対過敏期に服用した2例はいずれも奇形などのない健常児を出産した。

意見を求められたら

- 本配合剤は，添付文書において妊婦には「投与しないことが望ましい」と記載されており，他に使用可能な抗ヒスタミン薬が存在するので，妊婦に対しては投与しないほうがよい。
- 症状が軽度で，本配合剤の投与が不可欠というほどでもないなら，投与しないほうがよい。
- もし他剤に変更しても差し支えないなら，下記の治療薬を紹介する。
- どうしても本配合剤の投与が必要なら，本配合剤の服用により奇形児出産の危険性が必ずしも高くなるとは考えられないことを説明する。

他の治療薬

解熱鎮痛薬の中で，常用量での1週間程度の使用であれば，妊婦へ使用しても安全と示唆されている薬剤にアセトアミノフェンがある。

2 患者への説明・指導

以下のことを説明，指導する。

投薬中止の場合

- 処方医と相談の結果，妊娠中の母体と胎児の安全のため，投薬を中止してしばらく様子をみることになった。

- 痛みがひどいなど，病状や自覚症状について何か変化があった場合には，すぐに主治医に受診する。
- 妊娠中は，薬局で薬を買うとき，病院にかかるときには，必ず妊娠していることを告げるよう指導する。

処方変更の場合
- 処方医と相談の結果，妊娠中の母体と胎児の安全のため処方が変更になった。
- 本剤は医師が妊娠を確認したうえで処方した薬で，母体の健康のために有用で，胎児への悪影響が少ないと考えられる薬である。
- 本剤は鎮痛薬なので，病状により医師から継続して服用するように指示された以外は痛みの激しいときだけ服用すればよい。
- 服薬の調節はあらかじめ医師に相談した範囲で行い，医師の指示と異なった服用をした場合はその状況を医師に報告する。
- 自分の判断で服薬を中止すると，母体の健康を損ね，胎児にも悪影響を及ぼすことになりかねない。
- 薬について何か心配なことがあったら，いつでも医師・薬剤師に相談する。

処方変更のない場合
- 前述のことから判断して，本剤の服用により奇形発生の頻度や危険度が明らかに上昇するとは考えられない。
- 「処方変更の場合」の◆印について説明する。

文献
1) 杏林製薬株式会社：キョーリン AP2，インタビューフォーム（第5版）
2) 清藤英一・編者：催奇形性等発生毒性に関する薬品情報 第2版，東洋書店，p471，1986

鎮痛薬(その他)

チアラミド塩酸塩 （Tiaramide hydrochloride）

ソランタール錠

薬剤危険度 1点

情報量 ±〜+

薬剤データ

1 添付文書

妊婦または妊娠している可能性のある婦人には，治療上の有益性が危険性を上回ると判断される場合にのみ投与する［妊娠中の投与に関する安全性は確立していない］。

2 動物(生殖発生毒性試験・変異原性試験など)

ICR系マウスに50〜250mg/kg，SD系ラットに250〜1,000mg/kg，New Zealand White系ウサギに64〜250mg/kgを胎仔の器官形成期に経口投与した試験では，催奇形作用，胎仔毒性は認められなかった[1]。

3 ヒト(疫学調査・症例報告など)

妊婦への使用に関して，胎児への催奇形性，胎児毒性との関連は認められなかったことを示す疫学調査は報告されていない。一方，ヒトにおける催奇形性，胎児毒性を示す症例報告も疫学調査もない。

4 相談事例

奇形発生の危険度が最も高い絶対過敏期に本剤を服用した43例中42例は奇形などのない健常児を出産した。1例に認められた異常は，母斑であった。また，相対過敏期に本剤を服用した5例中4例は奇形などのない健常児を出産した。1例に認められた異常は，母斑であった。限られた情報ではあるが，本剤曝露群の児の出産結果は国内における自然奇形発生率を上回る変化とは考えられない。

参考 ラット胎仔の動脈管収縮作用を検討した報告では，本剤は，臨床常用量の50〜100倍の大量を用いても動脈管収縮作用がほとんど現れず，致死量に近い1,000mg/kgを投与して初めて動脈管が収縮するので，臨床上，胎生期動脈管作用はほとんど問題にならないと記載されている[2]。

服用後の対応

- 妊婦への使用に関して，胎児への催奇形性，発育毒性との関連は認められなかったことを示す疫学調査は報告されていない。また，催奇形性を示唆する症例報告も疫学調査もない。マウス，ラット，およびウサギで行われた生殖試験では奇形仔発生の増加も胎仔への有害作用も認められなかった。相談事例では，奇形発生の危険度が高い妊娠初期に本剤を服用した48例中46例は，奇形などのない健常児を出産している。

    以上のことから判断して，妊娠初期に本剤を服用したことにより，奇形発生の頻度や危険度が上昇したとは考えられないので，心配することはないことを説明する。

- 本剤の服用を理由に妊娠を中断するような，はやまった判断はしないように指導する。

- 今後は，妊娠していることを主治医に告げて相談するように指示する。

服用前の対応

1 医師への疑義照会

以下のことを説明し，患者が妊婦であっても処方通りに調剤してよいかを確認する。

- 妊婦への使用に関して，胎児への催奇形性，発育毒性との関連は認められなかったことを示す疫学調査は報告されていない。また，催奇形性を示唆する症例報告も疫学調査もない。マウス，ラット，およびウサギで行われた生殖試験では奇形仔発生の増加も胎仔への有害作用も認められなかった。相談事例では，絶対過敏期に本剤を服用した43例中42例は，奇形などのない健常児を出産した。また，相対過敏期に本剤を服用した5例中4例は，奇形などのない健常児を出産した。

意見を求められたら

- 症状が軽度で，本剤の投与が不可欠というほどでもないなら，投与しないほうがよい。
- もし他剤に変更しても差し支えないなら，下記の他の治療薬を紹介する。
- 本剤は塩基性の非ステロイド性抗炎症薬(NSAIDs)に分類され，プロスタグランジン合成阻害作用は有していない。したがって，酸性のNSAIDsで起こる分娩遅延や胎仔動脈管の収縮作用は報告されていない。
- どうしても本剤の投与が必要なら，本剤の服用により奇形児出産の危険性が必ずしも高くなるとは考えられないことを説明する。

他の治療薬

解熱鎮痛薬の中で，常用量での1週間程度の使用であれば，妊婦へ使用しても安全と示唆されている薬剤にアセトアミノフェンがある。

2 患者への説明・指導

以下のことを説明，指導する。

投薬中止の場合

- 処方医と相談の結果，妊娠中の母体と胎児の安全のため，投薬を中止してしばらく様子をみることになった。
- 病状や自覚症状について何か変化があった場合には，すぐに主治医に受診する。
- 妊娠中は，薬局で薬を買うとき，病院にかかるときには，必ず妊娠していることを告げるよう指導する。

処方変更の場合

- 処方医と相談の結果，妊娠中の母体と胎児の安全のため処方が変更になった。
- 本剤は医師が妊娠を確認したうえで処方した薬で，母体の健康のために有用で，胎児への悪影響が少ないと考えられる薬である。
- 処方された薬を継続服用する必要があるのか，痛むときだけ服用すればよいのかの判断は，薬の性質だけでなく病状によっても決まるので，今後は主治医にあらかじめ確認するようにする。
- 服薬の調節はあらかじめ医師に相談した範囲で行い，医師の指示と異なった服用をした場合はその状況を医師に報告する。
- 自分の判断で服薬を中止すると，母体の健康を損ね，胎児にも悪影響を及ぼすことになりかねない。

鎮痛薬(その他)

- ◆ 薬について何か心配なことがあったら，いつでも医師・薬剤師に相談する。

処方変更のない場合
- 前述のことから判断して，本剤の服用により奇形発生の頻度や危険度が上昇するとは考えられない。
- 「処方変更の場合」の◆印について説明する。

文献
1) アステラス製薬株式会社：ソランタール，インタビューフォーム(第9版)
2) 門間和夫：非ステロイド性抗炎症剤と動脈管収縮．医報フジ，56：31-41, 1985

ワクシニアウイルス接種家兎炎症皮膚抽出液
(*An extract from inflammatory rabbit skin inoculated by vaccinia virus*)

ノイロトロピン錠注

薬剤危険度　1点

情報量　±

薬剤データ

1　添付文書

妊婦または妊娠している可能性のある婦人および授乳中の婦人には，治療上の有益性が危険性を上回ると判断される場合にのみ投与する［妊娠中および授乳中の投与に関する安全性は確立していない］。

2　動物（生殖発生毒性試験・変異原性試験など）

5，50，500 NU/kg をマウス妊娠前および妊娠初期，器官形成期，周産期および授乳期ならびにウサギ器官形成期に1日1回経口投与したが，催奇形性は認められず，生殖能にも影響を及ぼさなかった[1]。

3　ヒト（疫学調査・症例報告など）

妊婦への使用に関して，胎児への催奇形性，胎児毒性との関連は認められなかったことを示す疫学調査は報告されていない。一方，ヒトにおける催奇形性，胎児毒性を示す症例報告も疫学調査もない。

4　相談事例

奇形発生の危険度が最も高い絶対過敏期に本剤を服用あるいは使用した23例（内服3例，注射20例）はいずれも奇形などのない健常児を出産した。

使用後の対応

- 妊婦の使用について，催奇形性，胎児毒性との関連は認められなかったことを示す疫学調査は報告されていない。また，催奇形性を示唆する症例報告も疫学調査もない。マウス，ウサギを用いた生殖試験では，催奇形性は認められず，生殖能にも影響を及ぼさなかった。相談事例では，奇形発生の危険度が高い妊娠初期に本剤を使用した23例はいずれも奇形などのない健常児を出産した。

  以上のことから判断して，妊娠初期に本剤を使用したことにより，奇形発生の頻度や危険度が上昇したとは考えられないので，心配することはないことを説明する。

- 本剤の使用を理由に妊娠を中断するような，はやまった判断はしないように指導する。
- 今後は，妊娠していることを主治医に告げて相談するように指示する。

使用前の対応

1　医師への疑義照会

以下のことを説明し，患者が妊婦であっても処方通りに調剤してよいかを確認する。

- 妊婦の使用について，催奇形性，胎児毒性との関連は認められなかったことを示す疫学調査は報告

されていない。また、催奇形性を示唆する症例報告も疫学調査もない。マウス、ウサギを用いた生殖試験では、催奇形性は認められず、生殖能にも影響を及ぼさなかった。相談事例では、絶対過敏期に本剤を使用した23例はいずれも奇形などのない健常児を出産した。

意見を求められたら
- 症状が軽度で、本剤の投与が不可欠というほどでもないなら、投与しないほうがよい。
- もし他剤に変更しても差し支えないなら、下記の治療薬を紹介する。
- どうしても本剤の投与が必要なら、本剤の使用により奇形児出産の危険性が必ずしも高くなるとは考えられないことを説明する。

他の治療薬
解熱鎮痛薬の中で、常用量での1週間程度の使用であれば、妊婦へ使用しても安全と示唆されている薬剤にアセトアミノフェンがある。

2 患者への説明・指導

以下のことを説明、指導する。

投薬中止の場合
- 処方医と相談の結果、妊娠中の胎児と母体の安全のため、投薬を中止してしばらく様子をみることになった。
- 痛みがひどいなど、病状や自覚症状について何か変化があった場合には、すぐに主治医に受診する。
- 妊娠中は、薬局で薬を買うとき、病院にかかるときには、必ず妊娠していることを告げるよう指導する。

処方変更の場合
- 処方医と相談の結果、妊娠中の胎児と母体の安全のため処方が変更になった。
- 本剤は医師が妊娠を確認したうえで処方した薬で、母体の健康のために有用で、胎児への悪影響が少ないと考えられる薬である。
- ◆ 本剤は鎮痛薬なので、病状により医師から継続して服用するように指示された以外は痛みの激しいときだけ服用すればよい。
- ◆ 服薬の調節は、あらかじめ医師に相談した範囲で行い、医師の指示と異なった服用をした場合はその状況を医師に報告する。
- ◆ 自分の判断で服薬を中止すると、母体の健康を損ね、胎児にも悪影響を及ぼすことになりかねない。
- ◆ 薬について何か心配なことがあったら、いつでも医師・薬剤師に相談する。

処方変更のない場合
- 前述のことから判断して、本剤の服用により奇形発生の頻度や危険度が明らかに上昇するとは考えられない。
- 「処方変更の場合」の◆印について説明する。

文献
1) 日本臓器製薬株式会社：ノイロトロピン、インタビューフォーム(第3版)

I-14. 総合感冒薬

サリチルアミド・アセトアミノフェン・無水カフェイン・クロルフェニラミンマレイン酸塩
（Salicylamide・Acetaminophen・Anhydrous caffeine・Chlorpheniramine maleate）

ペレックス顆, ネオアムノール散

薬剤危険度 2点

情報量 ++

薬剤データ

1　添付文書

- 妊婦（12週以内あるいは妊娠末期）または妊娠している可能性のある婦人には治療上の有益性が危険性を上回ると判断される場合にのみ投与する［サリチル酸系製剤（アスピリンなど）の動物実験（ラット）で催奇形作用が，また，ヒトで妊娠末期に投与された患者およびその新生児に出血異常が現れたとの報告がある］。
- アセトアミノフェンを妊娠末期のラットに投与した実験で，弱い胎仔の動脈管収縮が報告されている。

2　動物（生殖発生毒性試験・変異原性試験など）

サリチルアミド

- サリチルアミドに関する生殖試験は行われていないが，アスピリンなどのサリチル酸系製剤は動物実験で催奇形作用が報告されている。
- アスピリンは，ラットの生殖試験で，250mg/kg/日の妊娠中期投与群に外脳，脊椎裂，臍帯脱出および口唇裂などの外表奇形が高率に認められた。妊娠初期および中期の250mg/kg/日群では骨格異常が高率に認められた。
- 妊娠ラットに外表奇形を発生させない150mg/kg/日のアスピリンを投与したところ，出生後の行動発達と外表形態発育でいくつかの遅れが見いだされた[1]。

アセトアミノフェン

- 動物を用いた催奇形性試験は報告されていない。
- 妊娠末期のラットに投与した実験で，弱い胎仔の動脈管収縮が報告されている。

カフェイン

- 妊娠マウスにカフェインを注射した試験では，対照群に比して死胚数が多かった。体重，体長，尾長に差異は認められなかった。奇形は主に指に現れた。その他，口蓋裂，まれに脳脱，肘関節変形，内反足などが認められた。指および口蓋の奇形には皮下ないし粘膜下の血腫が随伴した。
- マウスに妊娠第7日目から6日間，ラットに妊娠第9日目から6日間，それぞれカフェインを投与

した催奇形性試験では，50,100mg/kg では異常は認められなかった。200mg/kg では 16% の奇形仔を認めたが，骨格に異常はなかった。ラットでは，100mg/kg で 1.5% の無眼症を認めたが，骨格異常はなかった[1]。

クロルフェニラミン

ラットとウサギで，ヒトの常用量の数十倍にあたる量を投与して試験したが，催奇形作用は認められなかった。

3 ヒト（疫学調査・症例報告など）

サリチルアミド

類似薬アスピリンの妊婦への使用について，催奇形性を疑わせるレトロスペクティブな疫学調査の報告がある。しかし，オーストラリアおよび米国で行われた，より大規模な疫学調査の結果では，催奇形性は否定的であった。一方，アスピリン使用により母体および胎児に出血傾向がみられ，胎児に頭蓋内出血を起こしたり，分娩時の出血量が増加することが報告されている。

厚生省副作用報告 NO.6 では，中央薬事審議会の副作用部会の検討結果として，妊娠中のアスピリン服用と先天異常児出産の因果関係は否定的であるが，長期連用した場合，母体の貧血，産前・産後の出血，分娩時間の延長，難産，死産，新生児の体重減少，死亡などの危険が高くなるおそれを否定できないとしている。また，妊娠中のアスピリン服用と児の知的発達について，影響ありとする報告と，悪影響はなく，むしろ IQ が高かったとする報告がある（アスピリンの項参照）。

アセトアミノフェン

妊娠中のアセトアミノフェンの使用は，催奇形および知的発達の遅延と関連しないとの疫学調査が複数報告されている。また過量服用例でもプロトコールに従った治療により母体および胎児に併発症を認めなかったとの報告がある。一方，母体が中毒状態に陥った場合に胎児の肝臓と腎臓に自己融解によると考えられる広範な融解が認められたとの報告がある。本剤の治療量は，妊娠中も安全に使用可能で，鎮痛あるいは解熱の目的に処方しうると考えられている（アセトアミノフェンの項参照）。

カフェイン

- 妊婦への使用について催奇形性を示唆する疫学調査は報告されていない。また，カフェインと催奇形の因果関係を否定する疫学調査も報告されていない。コーヒー摂取と催奇形の因果関係を否定する疫学調査が報告されている。
- 12,205 例の妊婦を対象としたコーヒー摂取と児の異常に関する調査では，妊娠第 1 三半期に 1 日 4 杯以上のコーヒー摂取と低出生体重，早産，奇形との間に何ら関係は認められなかった。カフェインの含量には各製品によってばらつきがあるが，およその目安としてコーヒー 100mg，インスタントコーヒー 65mg，紅茶 50mg，ソフトドリンク 40mg 程度と考えられる。
- 動物とヒトの妊娠結果に及ぼすカフェインの影響に関して，120 の文献を再評価した研究が 1988 年に報告された。著者は少量のカフェイン摂取が胎児に明らかな危険をもたらすことはないが，1 日 300mg 以下の摂取に限れば発育遅延の可能性も少なくなるだろうと結論している[2]（カフェイン水和物の項参照）。

クロルフェニラミン

- 妊婦の使用に関して催奇形性あるいは胎児毒性を示唆した症例報告あるいは疫学調査はない。
- クロルフェニラミンに胎内で曝露された児に先天性の奇形がみられる頻度は増加しないとのレトロスペクティブな調査が報告されている。

- 50,282例の母児の調査で，本剤および他の数種の抗ヒスタミン薬は妊娠中に安全に使用できるという報告がある（クロルフェニラミンマレイン酸塩の項参照）。

4 相談事例

奇形発生の危険度が最も高い絶対過敏期に本配合剤を服用した39例中38例は，奇形などのない健常児を出産した。1例にみられた異常は，陰嚢水腫・外耳介左右非対照であった。また，相対過敏期に本配合剤を服用した6例中5例は，奇形などのない健常児を出産した。1例に認められた異常は，心室中隔欠損であった。

限られた症例数ではあるが，本配合剤曝露群の児の出産結果は国内における自然奇形発生率を上回る変化とは考えられない。

服用後の対応

- 本配合剤は4種類の成分を含有する総合感冒薬である。いずれの成分も臨床での使用歴は古く，妊婦への常用量での使用により催奇形の危険度を増加させるとは考えられない。サリチルアミドは，類似薬のアスピリンの高用量でマウスに催奇形作用を示したとの報告があったが，アスピリンは千人単位の大規模な妊婦の服用調査で出生児に奇形や発育遅延などの悪影響を及ぼさないことが報告されており，妊娠中の短期の使用は胎児の危険を上昇させないと考えられている。

  アセトアミノフェンは，妊娠中の使用が催奇形および知的発達の遅延と関連しないとの疫学調査が複数ある。したがってアセトアミノフェンは，妊娠中も安全に使用可能で，鎮痛あるいは解熱の目的に処方しうると考えられている。

  本配合剤の1回量が含有するカフェインの量は，インスタントコーヒー半杯分程度のもので，日常生活でも摂取する範囲の量である。12,205例の妊婦を対象としたコーヒー摂取と児の異常に関する調査では，妊娠第1三半期に1日4杯以上のコーヒー摂取と低出生体重，早産，奇形との間に何ら関係は認められなかったと報告されている。

  クロルフェニラミンは，妊娠中の使用が催奇形と関連しなかったとの疫学調査が報告されている薬剤である。

  相談事例では，奇形発生の危険度が高い妊娠初期に本配合剤を服用した45例中43例が奇形などのない健常児を出産しており，対照群のない症例集積ではあるが，本配合剤曝露群の児の出産結果は国内における自然奇形発生率を上回る変化とは考えられない。

  以上のことから判断して，妊娠初期に本配合剤を服用したことにより奇形発生の頻度や危険度が上昇したとは考えられないので，心配することはないことを説明する。
- 本配合剤の服用を理由に妊娠を中断するような，はやまった判断はしないように指導する。
- 今後は，妊娠していることを主治医に告げて相談するように指示する。

服用前の対応

1 医師への疑義照会

以下のことを説明し，患者が妊婦であっても処方通りに調剤してよいかを確認する。
- 本配合剤は4種類の成分を含有する総合感冒薬である。いずれの成分も臨床での使用歴は古く，妊

婦への常用量での使用により催奇形の危険度を増加させるとは考えられない。サリチルアミドは，類似薬のアスピリンの高用量でマウスに催奇形作用を示したとの報告があったが，アスピリンは千人単位の大規模な妊婦の服用調査で出生児に奇形や発育遅延などの悪影響を及ぼさないことが報告されており，妊娠中の短期の使用は胎児の危険を増加させないと考えられている。

アセトアミノフェンは，妊娠中の使用が催奇形および知的発達の遅延と関連しないとの疫学調査が複数ある。したがってアセトアミノフェンは妊娠中も安全に使用可能で，鎮痛あるいは解熱の目的に処方しうると考えられている。

本配合剤の1回量が含有するカフェインの量は，インスタントコーヒー半杯分程度のもので，日常生活でも摂取する範囲の量である。12,205例の妊婦を対象としたコーヒー摂取と児の異常に関する調査では，妊娠第1三半期に1日4杯以上のコーヒー摂取と低出生体重，早産，奇形との間に何ら関係は認められなかったと報告されている。

クロルフェニラミンは，妊娠中の使用が催奇形と関連しなかったとの疫学調査が報告されている薬剤である。

相談事例では，絶対過敏期に服用した39例中38例，相対過敏期に服用した6例中5例は奇形などのない健常児を出産しており，対照群のない症例集積ではあるが，本配合剤曝露群の児の出産結果は国内における自然奇形発生率を上回る変化とは考えられない。

意見を求められたら

- 本配合剤の投与が不可欠というほどでもないなら，投与しないほうがよい。
- サリチルアミドの類似薬のアスピリンは，妊娠中に連用した場合，母体および胎児に出血傾向が現れ，死産や難産の増加が報告されている。また，妊娠末期のラットに投与した試験では弱い胎仔の動脈管の収縮を起こし，胎仔の血液循環を障害するおそれのあることが指摘されている。
- アセトアミノフェンの大量を長期に摂取した場合，母体と胎児に肝毒性などが発生するおそれのあることが報告されている。
- カフェインには，妊娠中の服用と催奇形の関係について多くの報告がある。これらを総合すると，少量のカフェイン摂取が胎児に明らかな危険をもたらすことはなく，1日300mg以下の摂取に限れば発育遅延の可能性も少なくなると考えられる。
- もし他剤に変更しても差し支えないなら，下記の治療薬を紹介する。
- どうしても本配合剤の投与が必要で，妊娠中に1週間程度本配合剤の治療量を服用することにより，奇形児出産の危険度が必ずしも高くなるとは考えられないことを説明する。

他の治療薬

- 解熱鎮痛薬の中で，常用量での1週間程度の使用であれば，妊婦へ使用しても安全と考えられている薬剤にアセトアミノフェンがある。
- 非ステロイド系の解熱鎮痛薬を含有する感冒薬の投薬が不可欠というほどでもない場合，下記の国内で販売されている漢方エキス剤の使用も考えられる。
  感冒：葛根湯，小青竜湯など。
- 1週間程度の常用量の使用であれば，妊婦へ使用しても安全性が問題にならないと考えられている抗ヒスタミン薬にクロルフェニラミンがある。
- 患者の症状によっては，全身性の作用が少ない点鼻剤あるいは吸入剤による代替も考えられる。

2 患者への説明・指導

以下のことを説明，指導する。

投薬中止の場合
- 処方医と相談の結果，妊娠中の母体と胎児の安全のため，投薬を中止してしばらく様子をみることになった。
- 熱が高くなる，自覚症状がひどくなるなど，改善がみられない場合には，すぐに主治医に受診する。
- 妊娠中は，薬局で薬を買うとき，病院にかかるときには，必ず妊娠していることを告げるよう指導する。

処方変更の場合
- 処方医と相談の結果，妊娠中の母体と胎児の安全のため処方が変更になった。
- ◆ 本配合剤は医師が妊娠を確認したうえで処方した薬で，母体の健康のために有用で，胎児への悪影響が少ないと考えられる薬である。
- ◆ 処方された薬は症状がひどい期間に服用し，病状が回復した後は必ずしも継続服用する必要はない。
- ◆ 服薬の調節はあらかじめ医師に相談した範囲で行い，医師の指示と異なった服用をした場合はその状況を医師に報告する。
- ◆ 薬について何か心配なことがあったら，いつでも医師・薬剤師に相談する。

処方変更のない場合
- 前述のことから判断して，本配合剤の服用により奇形発生の頻度や危険度が上昇するとは考えられない。
- 「処方変更の場合」の◆印について説明する。

文献
1) 清藤英一・編著：催奇形性等発生毒性に関する薬品情報 第2版，東洋書店，p109，1986
2) Berger A：Effects of caffeine consumption on pregnancy outcome. A review. J Reprod Med，33(12)：945-956，1988

総合感冒薬

サリチルアミド・アセトアミノフェン・無水カフェイン・プロメタジンメチレンジサリチル酸塩
（Salicylamide・Acetaminophen・Anhydrous caffeine・Promethazine methylenedisalicylate）

PL配合[顆], ピーエイ[錠]

薬剤危険度　1～2点

情報量　＋＋

薬剤データ

1　添付文書

- 妊婦（12週以内あるいは妊娠末期）または妊娠している可能性のある婦人には，治療上の有益性が危険性を上回ると判断される場合にのみ投与する［サリチル酸製剤（アスピリンなど）では動物試験（ラット）で催奇形作用が，また，ヒトで，妊娠末期にアスピリンを投与された患者およびその新生児に出血異常が現れたとの報告がある］。
- 妊娠末期のラットにアセトアミノフェンを投与した試験で，弱い胎仔の動脈管収縮が報告されている。

2　動物（生殖発生毒性試験・変異原性試験など）

サリチルアミド

- サリチルアミドに関する生殖試験は行われていないが，アスピリンなどのサリチル酸系製剤は動物実験で催奇形作用が報告されている。
- アスピリンは，ラットの生殖試験で，250mg/kg/日の妊娠中期投与群に外脳，脊椎裂，臍帯脱出および口唇裂などの外表奇形が高率で認められた。妊娠初期および中期の250mg/kg/日群では骨格異常が高率に認められた。
- 妊娠ラットに外表奇形を発生させない150mg/kg/日のアスピリンを投与したところ，出生後の行動発達と外表形態発育でいくつかの遅れが見いだされた[1]。

アセトアミノフェン

- 動物を用いた催奇形性試験は報告されていない。
- 妊娠末期のラットに投与した実験で，弱い胎仔の動脈管収縮が報告されている。

カフェイン

- 妊娠マウスにカフェインを注射した試験では，対照群に比して死胚数が多かった。体重，体長，尾長に差異は認められなかった。奇形は主に指に現れた。その他，口蓋裂，まれに脳脱，肘関節変形，内反足などが認められた。指および口蓋の奇形には皮下ないし粘膜下の血腫が随伴した。
- マウスに妊娠第7日目から6日間，ラットに妊娠第9日目から6日間，それぞれカフェインを投与した催奇形性試験では，50，100mg/kgでは異常は認められなかった。200mg/kgでは16％の奇形仔を認めたが，骨格に異常はなかった。ラットでは，100mg/kgで1.5％の無眼症を認めたが，骨格異常はなかった[1]。

プロメタジン

- 動物の生殖試験は行われていない。

3　ヒト（疫学調査・症例報告など）

サリチルアミド

　類似薬アスピリンの妊婦への使用について，催奇形性を疑わせるレトロスペクティブな疫学調査の報告がある．しかし，オーストラリアおよび米国で行われた，より大規模な疫学調査の結果では，催奇形性は否定的であった．一方，アスピリン使用により母体および胎児に出血傾向がみられ，胎児に頭蓋内出血を起こしたり，分娩時の出血量が増加することが報告されている．

　厚生省副作用報告 No.6 では，中央薬事審議会の副作用部会の検討結果として，妊娠中のアスピリン服用と先天異常児出産の因果関係は否定的であるが，長期連用した場合，母体の貧血，産前・産後の出血，分娩時間の延長，難産，死産，新生児の体重減少，死亡などの危険が高くなるおそれを否定できないとしている．また，妊娠中のアスピリン服用と児の知的発達について，影響ありとする報告と，悪影響はなく，むしろ IQ が高かったとする報告がある（アスピリンの項参照）．

アセトアミノフェン

　妊娠中のアセトアミノフェン使用は，催奇形および知的発達の遅延と関連しないとの疫学調査が複数報告されている．また過量服用例でも，プロトコールに従った治療により母体および胎児に併発症を認めなかったとの報告がある．一方，母体が中毒状態に陥った場合に胎児の肝臓と腎臓に自己融解によると考えられる広範な融解が認められたとの報告がある．本剤の治療量は，妊娠中も安全に使用可能で，鎮痛あるいは解熱の目的に処方しうると考えられている（アセトアミノフェンの項参照）．

カフェイン

- 妊婦への使用について催奇形性を示唆する疫学調査は報告されていない．また，カフェインと催奇形の因果関係を否定する疫学調査も報告されていない．コーヒー摂取と催奇形の因果関係を否定する疫学調査が報告されている．
- 12,205 例の妊婦を対象としたコーヒー摂取と児の異常に関する調査では，妊娠第1三半期に1日4杯以上のコーヒー摂取と低出生体重，早産，奇形との間に何ら関係は認められなかった．カフェインの含量は各製品によってばらつきがあるが，およその目安としてコーヒー 100mg，インスタントコーヒー 65mg，紅茶 50mg，ソフトドリンク 40mg 程度と考えられる．
- 動物とヒトの妊娠結果に及ぼすカフェインの影響に関して，120 の文献を再評価した研究が 1988 年に報告された．著者は少量のカフェイン摂取が胎児に明らかな危険をもたらすことはないが，1日 300mg 以下の摂取に限れば発育遅延の可能性も少なくなるだろうと結論している[2]（カフェイン水和物の項参照）．

プロメタジン

　妊婦への使用について催奇形性を示唆する疫学調査は報告されていない．妊娠中のプロメタジン使用が催奇形と関連しなかったとの疫学調査が複数ある．陣痛期に本剤を投与された母親から生まれた新生児に血小板凝集能の障害が起きたとの報告がある（プロメタジンの項参照）．

4　相談事例

　奇形発生の危険度が最も高い絶対過敏期に本配合剤を服用した 315 例中 307 例は，奇形などのない健常児を出産した．8例にみられた異常は，大血管転移・肺動脈閉鎖，鼠径ヘルニア，肛門狭窄，心房中隔欠損，卵円孔開存，左鼻涙管閉鎖，総肺動脈還流異常，仙骨部陥没が各1例であった．8例（2.54％）に認められた異常に一貫性はなく，対照群のない症例集積ではあるが，本配合剤曝露群の児の出産結果

は国内における自然奇形発生率を上回る変化とは考えられない。

また，相対過敏期に本配合剤を服用した25例中24例は，奇形などのない健常児を出産した。1例に認められた異常は，口蓋裂であった。

服用後の対応

- 本配合剤は4種類の成分を含有する総合感冒薬である。いずれの成分も臨床での使用歴は古く，妊婦への常用量での使用により催奇形の危険度を増加させるとは考えられない。サリチルアミドは，類似薬のアスピリンの高用量でマウスに催奇形作用を示したとの報告があったが，アスピリンは千人単位の大規模な妊婦の服用調査で出生児に奇形や発育遅延などの悪影響を及ぼさないことが報告されており，妊娠中の短期の使用は胎児の危険を上昇させないと考えられている。

  アセトアミノフェンは，妊娠中の使用が催奇形および知的発達の遅延と関連しないとの疫学調査が複数ある。したがってアセトアミノフェンは，妊娠中も安全に使用可能で，鎮痛あるいは解熱の目的に処方しうると考えられている。

  本配合剤の1回量が含有するカフェインの量は，インスタントコーヒー1杯分程度のもので，日常生活でも摂取する範囲の量である。12,205例の妊婦を対象としたコーヒー摂取と児の異常に関する調査では，妊娠第1三半期に1日4杯以上のコーヒー摂取と低出生体重，早産，奇形との間に何ら関係は認められなかったと報告されている。

  プロメタジンは，妊娠中の使用が催奇形と関連しなかったとの疫学調査が複数報告されている薬剤である。

  相談事例では，奇形発生の危険度が高い妊娠初期に本配合剤を服用した340例中331例が奇形などのない健常児を出産しており，対照群のない症例集積ではあるが，本配合剤曝露群の児の出産結果は国内における自然奇形発生率を上回る変化とは考えられない。

  以上のことから判断して，妊娠初期に本配合剤の服用により奇形発生の頻度や危険度が上昇したとは考えられないので，心配することはないことを説明する。

- 本配合剤の服用を理由に妊娠を中断するような，はやまった判断はしないように指導する。
- 今後は，妊娠していることを主治医に告げて相談するように指示する。

服用前の対応

1 医師への疑義照会

以下のことを説明し，患者が妊婦であっても処方通りに調剤してよいかを確認する。

- 本配合剤は4種類の成分を含有する総合感冒薬である。いずれの成分も臨床での使用歴は古く，妊婦への常用量での使用により催奇形の危険度を増加させるとは考えられない。サリチルアミドは，類似薬のアスピリンの高用量でマウスに催奇形作用を示したとの報告があったが，アスピリンは千人単位の大規模な妊婦の服用調査で出生児に奇形や発育遅延などの悪影響を及ぼさないことが報告されており，妊娠中の短期の使用は胎児の危険を増加させないと考えられている。

  アセトアミノフェンは，妊娠中の使用が催奇形および知的発達の遅延と関連しないとの疫学調査が複数ある。したがってアセトアミノフェンは，妊娠中も安全に使用可能で，鎮痛あるいは解熱の目的に処方しうると考えられている。

本配合剤の1回量が含有するカフェインの量は，インスタントコーヒー1杯分程度のもので，日常生活でも摂取する範囲の量である．12,205例の妊婦を対象としたコーヒー摂取と児の異常に関する調査では，妊娠第1三半期に1日4杯以上のコーヒー摂取と低出生体重，早産，奇形との間に何ら関係は認められなかったと報告されている．

プロメタジンは，妊娠中の使用が催奇形と関連しなかったとの疫学調査が複数報告されている薬剤である．

相談事例では，絶対過敏期に服用した315例中307例，相対過敏期に服用した25例中24例が奇形などのない健常児を出産しており，対照群のない症例集積ではあるが，本配合剤曝露群の児の出産結果は国内における自然奇形発生率を上回る変化とは考えられない．

意見を求められたら

- 本配合剤の投与が不可欠というほどでもないなら，投与しないほうがよい．
- サリチルアミドの類似薬のアスピリンは，妊娠中に連用した場合，母体および胎児に出血傾向が現れ，死産や難産の増加が報告されている．また，妊娠末期のラットに投与した試験では弱い胎仔の動脈管の収縮を起こし，胎仔の血液循環を障害するおそれのあることが指摘されている．
- アセトアミノフェンの大量を長期に摂取した場合，母体と胎児に肝毒性などが発生するおそれのあることが報告されている．
- カフェインの妊娠中の服用と催奇形の関係について多くの報告がある．これらを総合すると，少量のカフェイン摂取が胎児に明らかな危険をもたらすことはなく，1日300mg以下の摂取に限れば発育遅延の可能性も少なくなると考えられる．
- もし他剤に変更しても差し支えないなら，下記の治療薬を紹介する．
- どうしても本配合剤の投与が必要で，妊娠中に本配合剤の治療量を1週間程度服用することにより奇形児出産の危険度が必ずしも高くなるとは考えられないことを説明する．

他の治療薬

- 解熱鎮痛薬の中で，1週間程度の常用量の使用であれば，妊婦へ使用しても安全と考えられている薬剤にアセトアミノフェンがある．
- 非ステロイド系の解熱鎮痛薬を含有する感冒薬の投薬が不可欠というほどでもない場合，国内で販売されている下記の漢方エキス剤の使用も考えられる．
    感冒：葛根湯，小青竜湯など．
- 1週間程度の常用量の使用であれば，妊婦へ使用しても安全と考えられている抗ヒスタミン薬にクロルフェニラミンがある．
- 患者の症状によっては，全身性の作用が少ない点鼻剤あるいは吸入剤などの外用剤による代替も考えられる．

2　患者への説明・指導

以下のことを説明，指導する．

投薬中止の場合

- 処方医と相談の結果，妊娠中の母体と胎児の安全のため，投薬を中止してしばらく様子をみることになった．
- 熱が高くなる，自覚症状がひどくなるなど，改善がみられない場合には，すぐに主治医に受診する．
- 妊娠中は，薬局で薬を買うとき，病院にかかるときには，必ず妊娠していることを告げるよう指導

する。

処方変更の場合

- 処方医と相談の結果，妊娠中の母体と胎児の安全のため処方が変更になった。
- ◆ 本配合剤は医師が妊娠を確認したうえで処方した薬で，母体の健康のために有用で，胎児への悪影響が少ないと考えられる薬である。
- ◆ 処方された薬は，症状がひどい期間に服用し，病状が回復した後は必ずしも継続服用する必要はない。
- ◆ 服薬の調節はあらかじめ医師に相談した範囲で行い，医師の指示と異なった服用をした場合はその状況を医師に報告する。
- ◆ 薬について何か心配なことがあったら，いつでも医師・薬剤師に相談する。

処方変更のない場合

- 前述のことから判断して，本配合剤の服用により奇形発生の頻度や危険度が上昇するとは考えられない。
- 「処方変更の場合」の◆印について説明する。

文献

1) 清藤英一・編著：催奇形性等発生毒性に関する薬品情報 第2版，東洋書店，p109，1986
2) Berger A：Effects of caffeine consumption on pregnancy outcome. A review. J Reprod Med, 33(12)：945-956, 1988

Ⅰ-15. 片頭痛治療薬

エルゴタミン酒石酸塩・無水カフェイン・イソプロピルアンチピリン
（Ergotamine tartrate・Anhydrous caffeine・Isopropylantipyrine）

クリアミン配合錠A錠，クリアミン配合錠S錠

薬剤危険度 2〜3点（連用：3点*）

情報量
±〜+（エルゴタミン）
+（イソプロピルアンチピリン）
++（カフェイン）

薬剤データ

1 添付文書

- 妊婦または妊娠している可能性のある婦人には投与しない［エルゴタミン酒石酸塩には子宮収縮作用および胎盤，臍帯における血管収縮作用がある］。
- イソプロピルアンチピリンを妊娠末期のラットに投与した実験で，弱い胎仔の動脈管収縮が報告されている。

2 動物（生殖発生毒性試験・変異原性試験など）

エルゴタミン
- 器官発生期のエルゴタミン投与は，ラットにおいて胎仔死亡の発生率を増加させ，ラット，マウスおよびウサギに胎仔成長遅延を起こした[1]。

カフェイン
- 妊娠マウスにカフェインを注射した試験では，対照群に比して死胚数が多かった。体重，体長，尾長に差異は認められなかった。奇形は主に指に現れた。その他，口蓋裂，まれに脳脱，肘関節変形，内反足などが認められた。指および口蓋の奇形には皮下ないし粘膜下の血腫が随伴した[2]。
- マウスに妊娠第7日目から6日間，ラットに妊娠第9日目から6日間カフェインを投与した催奇形性試験では，50，100mg/kgでは異常は認められなかった。200mg/kgでは16%の奇形仔を認めたが骨格に異常はなかった。ラットでは，100mg/kgで1.5%の無眼症を認めたが骨格異常はなかった[2]。

イソプロピルアンチピリン
- 妊娠ラットに30，150，300，450mg/kgのイソプロピルアンチピリンを経口投与した試験において，催奇形性は認められなかった[3]。

---

*本配合剤は，ヒト妊娠子宮に対して収縮作用を有しており，妊娠中は使用を避けるべきと考えられている。妊婦が使用した場合，子宮収縮により子宮内胎児死亡に至ったとの症例報告がある。また，子宮が収縮し胎盤灌流が障害された状態では胎児への十分な血行が確保できないため，胎児が低酸素状態に曝される。このため，多量に連用すると胎児の発育に悪影響を与え，胎児死亡につながるおそれもある。したがって，本配合剤を連用した場合の薬剤危険度は3点とした。

- 各種非ステロイド性抗炎症薬(NSAIDs)を妊娠末期のラットに投与して胎仔動脈管収縮作用について研究した報告では，イソプロピルアンチピリンの胎仔動脈管収縮は軽度であった[4]。

3　ヒト(疫学調査・症例報告など)

エルゴタミン(またはエルゴタミンを含む合剤)

- 種々の先天奇形を有する9,460例の児に関するハンガリーのケースコントロール研究が1989年に報告されている。この報告では，母親の妊娠第1三半期もしくは妊娠中いずれかの時期におけるエルゴタミン治療は，心奇形，多指症，その他の先天奇形との関連はみられなかった。神経管欠損を有する726例の児に関する解析では，母親の妊娠中のエルゴタミン使用との関連がみられたが，妊娠第1三半期わずか3例の曝露に基づくものであった[5]。
- 神経管欠損を有する1,202例の児を含むハンガリーのケースコントロール研究が2004年に報告されている。この研究では，神経管欠損とカルバマゼピン，バルプロ酸ナトリウム，オキシテトラサイクリンとの直接の関連が指摘されている。一方，本剤を含む複数の薬剤に関しては，高用量において間接的な関連がみられたが実在するリスクとは関連していないようだと述べている。一般の異常のない集団との比較では，ORが3.3，95%CIが1.4-7.7となるが，その曝露時期が神経管欠損の過敏期である妊娠2カ月目とは異なっている点を指摘している[6]。
- 共同周産期のプロジェクトによる大規模プロスペクティブ研究では，妊娠初期の4カ月間にエルゴタミンによる治療を受けた25例のうち2例の児に奇形がみられたことを報告している。ただし，薬剤との関連は症例数が少なく明らかではない[7]。
- 妊娠の全期間を通して毎日1mgのエルゴタミン酒石酸塩と100mgのカフェインを含有する合剤を6～8錠服用した27歳の婦人は，35週で男児を出産した。新生児は発育が遅延しており，腸管障害の兆候が認められた。空腸閉鎖に対する手術が行われたが，生後25日目に死亡した[8]。
- 小頭症と対麻痺および低緊張状態で未発達な下肢がみられた女児の症例報告がある。筋電図検査で脊髄異形成が認められ，コンピュータ断層撮影では小さい脳と脳室拡大がみられた。この報告の著者らは，原因と考えられることは，妊娠中の母親が片頭痛を和らげるためにエルゴタミンとカフェインの合剤を妊娠第1三半期に，プロプラノロールを妊娠第2三半期に服用したことであると指摘している。また，エルゴタミンの血管収縮作用と，他の2剤の末梢血管系に及ぼす効果が重要な血管閉塞を引き起こし，この種の奇形が生じると考察している[9]。
- 妊娠39週にエルゴタミン酒石酸塩2mgとカフェイン100mgを含有する坐剤を使用後，子宮収縮と胎児頻脈がみられ，胎児活動度と呼吸の低下を含む突然の胎児仮死を引き起こした。成長発達の遅れた2,660gの女児は，1分と5分にそれぞれ，4と8のApgar scoreで生まれた。小児は10歳の年齢で良好に成長していた[10]。
- 妊娠35週の17歳の妊婦のエルゴタミン過量服用(20mg)は，子宮内胎児死亡を引き起こした。頻回の子宮収縮は，結果として血液の胎盤灌流を障害して胎児低酸素状態を起こす。さらにエルゴタミンは胎児の動脈スパスムを引き起こし，子宮の動脈灌流を減少させるかもしれないと推測している[11]。

カフェイン

概要

- 動物実験では，高用量において生殖・発生毒性がみられたことが報告されている。一方，ヒト妊婦に関する中程度(5～6mg/kg/日)のカフェイン摂取，あるいは嗜好品としてのコーヒーなどの飲用による曝露に関しては，催奇形性ならびに流早産との関連は少ないと考えられる疫学調査・総説があ

る。なお，疫学調査の評価にあたっては，アルコール摂取，喫煙などの関連を評価する必要がある。
- 疫学調査，症例報告についてはカフェイン水和物の項参照。

イソプロピルアンチピリン
- 妊婦への使用について胎児への催奇形性，胎児毒性を示唆する症例も疫学調査も報告されていない。また，本剤と催奇形性，胎児毒性の因果関係を否定する疫学調査も報告されていない。
- 相談事例：奇形発生の危険度の最も高い絶対過敏期に本剤を含有する配合剤を服用した106例中102例は，奇形などのない健常児を出産した。4例に認められた異常は，腎嚢胞1例，重複腔1例（1歳検診時にみつかった），鎖肛1例，ファロー四徴症1例であった。相対過敏期に本剤を含有する配合剤を服用した7例中6例は，奇形などのない健常児を出産した。1例に認められた異常は，心房中隔欠損・三尖弁閉鎖不全であった。5例に認められた異常に共通性はなく，国内における自然奇形発生率を上回るものではない。

4 相談事例

奇形発生の危険度が最も高い絶対過敏期にエルゴタミンを含有する配合剤を服用した14例は，いずれも奇形などのない健常児を出産した。

服用後の対応

- ヒト妊婦の本配合剤の使用について催奇形性を示唆する疫学調査，あるいは本剤と催奇形性の因果関係を否定する疫学調査は報告されていない。配合剤に含まれる個々の成分に関する生殖試験では，胎仔の発育抑制がみられたものもあるが催奇形作用は認められていない。エルゴタミンを連用した妊婦では，継続した子宮収縮の結果として，胎児発育遅延と奇形がみられたとの報告が複数ある。一方，エルゴタミンの妊娠中の使用に関する疫学調査では，曝露された児の異常との直接的な関連はみられていない。また，カフェインについても，本配合剤の常用量の曝露であれば児の異常と関連はみられないとの疫学調査がある。本剤に配合されるイソプロピルアンチピリンについては，疫学調査はないものの動物実験で催奇形性はみられておらず，長年使用してきた解熱鎮痛薬だがヒトでの催奇形性との関連を指摘した報告はない。また，絶対過敏期および相対過敏期にイソプロピルアンチピリンを含有する配合剤を服用した113例の相談事例中108例は，奇形などのない健常児を出産している。5例に認められた異常に共通性はなく，国内における自然奇形発生率を上回るものではない。なお，エルゴタミンを含有する配合剤を奇形発生の危険度が高い妊娠初期に服用した相談事例14例は，いずれも奇形などのない健常児を出産している。

  以上のことから判断して，妊娠初期に本配合剤を服用したことにより奇形発生の頻度や危険度が上昇したとは考えられないので，心配することはないことを説明する。
- 本剤の服用を理由に妊娠を中断するような，はやまった判断はしないように指導する。
- 本剤はヒト妊娠子宮に対して収縮作用を有しており，妊娠中は使用を避けるべきと考えられている。妊婦が連用した場合，子宮収縮により胎児が死亡した症例がある。また，子宮が収縮し胎盤の血管が収縮した状態では，胎児への血行が確保できないため胎児が低酸素状態に曝される。このため，連用すると胎児の発育に悪影響を与えたり，動物の試験でみられるように胎児死亡につながるおそれもある。
- 今後は，妊娠していることを主治医に告げて相談するように指示する。

服用前の対応

1　医師への疑義照会

以下のことを説明し，患者が妊婦であっても処方通りに調剤してよいかを確認する。

- ヒト妊婦の本配合剤の使用について催奇形性を示唆する疫学調査，あるいは本剤と催奇形性の因果関係を否定する疫学調査は報告されていない。配合剤に含まれる個々の成分に関する生殖試験では，胎仔の発育抑制がみられたものもあるが催奇形作用は認められていない。エルゴタミンを連用した妊婦では，継続した子宮収縮の結果として，胎児発育遅延と奇形がみられたとの報告が複数ある。一方，エルゴタミンの妊娠中の使用に関する疫学調査では，曝露された児の異常との直接的な関連はみられていない。また，カフェインについても，本配合剤の常用量の曝露であれば児の異常と関連はみられないとの疫学調査がある。本剤に配合されるイソプロピルアンチピリンについては，疫学調査はないものの動物実験で催奇形性はみられておらず，長年使用してきた解熱鎮痛薬だがヒトでの催奇形性との関連を指摘した報告はない。また，絶対過敏期および相対過敏期にイソプロピルアンチピリンを含有する配合剤を服用した113例の相談事例中108例は，奇形などのない健常児を出産している。5例に認められた異常に共通性はなく，国内における自然奇形発生率を上回るものではない。なお，エルゴタミンを含有する配合剤を絶対過敏期に服用した相談事例14例は，いずれも奇形などのない健常児を出産している。

意見を求められたら

- 本配合剤は子宮収縮作用を有しているので，妊娠中は投与しないほうがよい。
- もし他剤に変更しても差し支えないなら，下記の治療薬を紹介する。
- どうしても本配合剤の投与が必要で，本剤による治療を継続した場合，母体に対して子宮収縮および胎盤血管の収縮を起こすおそれがある。また，発達中の胎児の血管に対しても収縮作用を示す可能性のあることを考慮すべきである。
- 前述のことから判断して，本配合剤を妊婦に処方すべきでないと考える。
- 本配合剤の頓用が，胎児に奇形を生じるとの証拠はないが，子宮内胎児死亡のおそれもあり，頓用もすすめられない。

他の治療薬

- 鎮痛薬の中で，常用量の1週間程度の使用であれば，妊婦へ使用しても安全と示唆されている薬剤にアセトアミノフェンがある。また，動物で催奇形作用が認められなかった塩基性のNSAIDsにチアラミド塩酸塩などがある。いずれの薬剤も動脈管収縮作用は軽度であることが報告されている。
- 妊娠中の片頭痛治療において，比較的安全に使用できると考えられる情報が存在する薬剤にスマトリプタンがある。

2　患者へ説明・指導

以下のことを説明，指導する。

投薬中止の場合

- 処方医と相談の結果，妊娠中の母体と胎児の安全のため，投薬を中止してしばらく様子をみることになった。
- 本配合剤はヒト妊娠子宮に対して収縮作用を有しており，妊娠中は使用を避けるべきと考えられている。妊婦が連用した場合，子宮収縮により胎児が死亡した症例がある。また，子宮が収縮し胎盤の

血管が収縮した状態では，胎児への血行が確保できないため胎児が低酸素状態に曝される．このため，連用すると胎児の発育に悪影響を与えたり，動物の試験でみられたように胎児死亡につながるおそれもある．
- 病状や自覚症状について改善がみられない場合には，主治医に受診する．
- 妊娠中は，薬局で薬を買うとき，病院にかかるときには，必ず妊娠していることを告げるよう指導する．

処方変更の場合
- 処方医と相談の結果，妊娠中の母体と胎児の安全のため処方が変更になった．
- 本剤は医師が妊娠を確認したうえで処方した薬で，母体の健康のために有用で，胎児への悪影響が少ないと考えられる薬である．
- 処方された薬は症状がひどいときに服用し，必ずしも継続服用する必要はない．
- 服薬の調節はあらかじめ医師に相談した範囲で行い，医師の指示と異なった服用をした場合はその状況を医師に報告する．自分の判断で服薬を中止すると，母体の健康を損ね，胎児にも悪影響を及ぼすことになりかねない．
- 薬について何か心配なことがあったら，いつでも医師・薬剤師に相談する．

文献
1) 栁沼愍・訳：妊娠・授乳女性の薬ハンドブック 第3版，メディカル・サイエンス・インターナショナル，pp69-70，2000
2) 清藤英一・編著：催奇形性等発生毒性に関する薬品情報 第2版，東洋書店，p471，1986
3) 清水万律子，他：Isopropylantipyrine（IPA）の毒性に関する研究．新薬と臨床，26（1）特別号：143-150，1977
4) 門間和夫，他：非ステロイド抗炎症剤の経胎盤性胎生期動脈管収縮作用．日本周産期・新生児医学会雑誌（旧日本新生児学会雑誌），20（3）：508，1984
5) Czeizel A：Teratogenicity of ergotamine. J Med Genet 26（1）：69-70，1989
6) Medveczky E, et al：The use of drugs in mothers of offspring with neural-tube defects. Pharmacoepidemiol Drug Saf, 13（7）：443-455, 2004
7) Heinonen OP, et al：Birth Defects and Drugs in Pregnancy, Publishing Sciences Group, pp358-360, 1977
8) Graham JM Jr, et al：Jejunal atresia associated with Cafergot ingestion during pregnancy. Clin Pediatr （Phila）, 22（3）：226-228, 1983
9) Hughes HE, et al：Birth defects following maternal exposure to ergotamine, beta blockers, and caffeine. J Med Genet, 25（6）：396-399, 1988
10) de Groot AN, et al：Ergotamine-induced fetal stress；review of side effects of ergot alkaloids during pregnancy. Eur J Obstet Gynecol Reprod Biol, 51（1）：73-77, 1993
11) Au KL, et al：Intrauterine death from ergotamine overdosage. Eur J Obstet Gynecol Reprod Biol, 19（5）：313-315, 1985

片頭痛治療薬

エレトリプタン臭化水素酸塩 （Eletriptan hydrobromide）

レルパックス錠

薬剤危険度 **1点**　情報量 **±**

薬剤データ

1　添付文書

妊婦または妊娠している可能性のある婦人には，治療上の有益性が危険性を上回ると判断される場合にのみ投与する［妊娠中の投与に関する安全性は確立していない］。

2　動物（生殖発生毒性試験・変異原性試験など）

- ラット受胎能および着床までの初期胚発生に関する試験

　第1回目：5，15，50mg/kg投与：Sprague-Dawley系ラット（雌雄）に5，15，50mg/kgを1日1回，雄では交配前64日より交配期間を通じて（計99日間），雌では交配前15日より交配期間を通じて妊娠6日まで（計22〜35日間）経口投与した結果，親動物および胎仔に毒性学的に意義ある変化は認められなかった。本試験における親動物ならびに胎仔に対する無毒性量はいずれも50mg/kg/日とみなされた[1]。

　第2回目：50，100，200mg/kg投与：Sprague-Dawley系ラット（雌雄）に50，100，200mg/kgを経口投与した結果，200mg/kg群の親動物（雌雄）において，明らかな一般状態の変化，体重増加抑制，摂餌量の減少がみられ，雌では性周期への影響，平均黄体数の減少，平均着床数の減少，着床前胚死亡率の増加が認められた。100mg/kg群雌では，体重増加抑制，摂餌量の減少，性周期への影響がみられたが，黄体数は背景値内であった。一方，胎仔では200mg/kg群において生存胎仔数の減少が認められた。本試験における無毒性量は親動物では雄で100mg/kg/日，雌で50mg/kg/日，胎仔では100mg/kg/日とみなされた[1]。

- 出生前および出生後の発生ならびに母動物の機能に関する試験

　Sprague-Dawley系妊娠ラットに5，15，50mg/kgを，妊娠6日から分娩後20日まで連日経口投与した結果，F_0母動物では50mg/kg群で妊娠期間中，体重増加抑制，F_1出生仔では50mg/kg群で出生仔体重の低値が認められた。F_2出生仔では，薬物投与による影響はみられなかった。本試験におけるF_0母動物およびF_1出生仔に対する無毒性量は15mg/kg/日，F_2出生仔に対する無毒性量は50mg/kg/日とみなされた。なお，F_1出生仔の学習能，記憶能に関する無毒性量は50mg/kg/日とみなされた[1]。

- 胚・胎仔発生に関する試験

　ラット胚・胎仔発生への影響に関する試験：Sprague-Dawley系妊娠ラットに10，30，100mg/kgを妊娠6〜17日まで連日経口投与し，母動物および胎仔に及ぼす影響について検討した結果，母動物では30mg/kg以上の群で体重増加抑制，摂餌量減少がみられ，胎仔では100mg/kg群で軽度な体重低下，脊椎の変異増加および脊椎・中手骨の骨化遅延が認められた。ラット胎仔に対する催奇形性および胚・胎仔致死作用は認められなかった。本試験における母動物の無毒性量は10mg/kg/日，胎仔の無毒性量は30mg/kg/日とみなされた[1]。

- ウサギ胚・胎仔発生への影響に関する試験：New Zealand White 妊娠ウサギに 5, 10, 50mg/kg を妊娠 6〜20 日まで連日経口投与し，母動物および胎仔に及ぼす影響について検討した結果，母動物では 50mg/kg で体重増加抑制，摂餌量減少がみられたが，胎仔では薬物投与による影響は認められなかった。ウサギ胎仔に対する催奇形性および胚・胎仔致死作用は認められなかった。本試験における母動物の無毒性量は 10mg/kg/日，胎仔の無毒性量は 50mg/kg/日とみなされた[1]。

3　ヒト（疫学調査・症例報告など）

妊婦への使用に関して，胎児への催奇形性，胎児毒性との関連は認められなかったことを示す疫学調査は報告されていない。一方，ヒトにおける催奇形性，胎児毒性を示す症例報告も疫学調査もない。

4　相談事例

奇形発生の危険度が最も高い絶対過敏期に本剤を服用した 5 例はいずれも奇形などのない健常児を出産した。

服用後の対応

- 妊婦が本剤を服用した場合の安全性については，これを肯定する報告も否定する報告もない。ラット，ウサギで行われた動物試験では奇形発生の増加は認められなかった。相談事例では奇形発生の危険度が高い妊娠初期に本剤を服用した 5 例は，いずれも奇形などのない健常児を出産している。
  情報は極めて限られているが，以上のことから判断して，妊娠中に本剤を服用したことにより奇形発生の頻度や危険度が上昇したとは考えられないので，心配することはないことを説明する。
- 本剤の服用を理由に妊娠を中断するような，はやまった判断はしないように指導する。
- 今後は，妊娠していることを主治医に告げて相談するように指示する。

服用前の対応

1　医師への疑義照会

以下のことを説明し，患者が妊婦であっても処方通りに調剤してよいかを確認する。
- 妊婦が本剤を服用した場合の安全性については，これを肯定する報告も否定する報告もない。ラット，ウサギで行われた動物試験では母体無毒性量において奇形発生の増加は認められなかった。相談事例では絶対過敏期に本剤を服用した 5 例は，いずれも奇形などのない健常児を出産している。

意見を求められたら
- 症状が軽度で，本剤の投与が不可欠というほどでもないなら，投与しないほうがよい。
- どうしても本剤の投与が必要なら，本剤の服用により奇形児出産の危険性が必ずしも高くなるとは考えられないことを説明する。
- エルゴタミンなどの麦角アルカロイドを含有する片頭痛治療薬では，子宮収縮作用が懸念されている。

他の治療薬

妊娠中の片頭痛治療において，比較的安全に使用できると考えられる情報が存在する薬剤にスマトリプタンがある。

2　患者への説明・指導

以下のことを説明，指導する。

投薬中止の場合

- 処方医と相談の結果，妊娠中の母体と胎児の安全のため，投薬を中止してしばらく様子をみることになった。
- 病状や自覚症状について何か変化があった場合には，すぐに主治医に受診する。
- 妊娠中は，市販の頭痛薬，痛み止めを自己判断で購入することは避け，頭痛症状がつらい場合，主治医に相談するよう指導する。
- 妊娠中は，薬局で薬を買うとき，病院にかかるときには，必ず妊娠していることを告げるよう指導する。

処方変更の場合

- 処方医と相談の結果，妊娠中の母体と胎児の安全のため処方が変更になった。
- ◆ 本剤は医師が妊娠を確認したうえで処方した薬で，母体の健康のために有用で，胎児への悪影響が少ないと考えられる薬である。
- ◆ 指示された用法，用量通りに服用し，勝手に服用量の変更をしない。
- ◆ 自分の判断で服薬を中止すると，母体の健康を損ね，胎児にも悪影響を及ぼすことになりかねない。
- ◆ 薬について何か心配なことがあったら，いつでも医師・薬剤師に相談する。

処方変更のない場合

- 前述のことから判断して，本剤の服用により奇形発生の頻度や危険度が上昇するとは考えられない。
- 「処方変更の場合」の◆印について説明する。

文献

1) ファイザー株式会社：レルパックス，インタビューフォーム(第8版)

ジヒドロエルゴタミンメシル酸塩 （Dihydroergotamine mesilate）

| ジヒデルゴット 錠 | 薬剤危険度 2〜3点 (連用：3点*) | 情報量 ＋ |

薬剤データ

1 添付文書

妊婦または妊娠している可能性のある婦人には投与しない［子宮収縮作用および胎盤，臍帯における血管収縮作用がある］。

2 動物（生殖発生毒性試験・変異原性試験など）

- ラットを用い，本薬1，3，10，30mg/kg/日を経口投与した器官形成期投与試験では，30mg/kg/日投与群で出生前死亡率のわずかな増加と胎仔重量のわずかな減少が認められた。催奇形作用は認められなかった[1]。
- ウサギを用い，本薬1，3，10，30mg/kg/日を経口投与した器官形成期投与試験では，胎仔死亡および催奇形作用は認められなかった[1]。

3 ヒト（疫学調査・症例報告など）

- 共同周産期のプロジェクトによる大規模プロスペクティブ研究では，妊娠初期の4カ月間にエルゴタミン以外の麦角誘導体による治療を受けた32例のうち3例の児に奇形がみられたことを報告している。ただし，薬剤との関連は症例数が少なく明らかではない[2]。うちジヒドロエルゴタミン使用例は3例であった。
- 本剤の常用量を投与された妊婦が子宮収縮を起こしたことが報告されている。起立性低血圧の治療のために，妊娠29週より本剤を1日3回，1回1mg投与された妊婦で，10日後に子宮収縮が起こった。産科的治療の結果，36週に健常児を出産した[3]。
- うつ病，パニック障害，片頭痛のため，妊娠初期の6週にジヒドロエルゴタミン，シタロプラム，ブスピロン，チオリダジン，エチレフリンを併用していた31歳の女性に関する報告がある。人工妊娠中絶は，妊娠12週に行われた。男性胎児の肉眼検査および顕微鏡検査において，奇形の所見はなく，神経病理学的な検査と染色体分析は，正常な46,XY核型であったと報告されている[4]。
- 妊娠中に抗うつ薬による治療を受けた689例の女性の妊娠結果について評価した報告の中で，妊娠期間を通して他の薬剤に加えてジヒドロエルゴタミンによる治療を受けた母親から生まれた児に，ハーレクイン症候群と多発性奇形がみられたと報告されている[5]。

＊本剤はヒト妊娠子宮に対して緩和な収縮作用を有しており，他の麦角アルカロイドと同様に妊娠中は使用を避けるべきと考えられる。妊婦が使用した場合，子宮収縮により早産となった症例がある。また，子宮が収縮し，胎盤灌流が障害された状態では，胎児への十分な血行が確保できないため，胎児が低酸素状態に曝される。このため，多量に連用すると胎児の発育に悪影響を与え，胎児死亡につながるおそれもある。したがって，本剤を連用した場合の薬剤危険度は3点とした。

4 相談事例

奇形発生の危険度が最も高い絶対過敏期に本剤を服用した8例はいずれも奇形などのない健常児を出産した。相対過敏期に本剤を服用した2例はいずれも奇形などのない健常児を出産した。

服用後の対応

- 妊婦への使用について，催奇形性を示唆する疫学調査，あるいは本剤と催奇形性の因果関係を否定する疫学調査は報告されていない。ラットとウサギの生殖試験では，催奇形作用は認められていない。妊婦への使用に関して奇形発生は増加しないとの考えが報告されている。しかし，本剤投与により子宮収縮を起こしたとの症例が報告されている。相談事例では，奇形発生の危険度が高い妊娠初期に本剤を服用した10例が健常児を出産している。

  以上のことから判断して，妊娠初期に本剤を服用したことにより奇形発生の頻度や危険度が上昇したとは考えられないので，心配することはないことを説明する。
- 本剤の服用を理由に妊娠を中断するような，はやまった判断はしないように指導する。
- 本剤はヒト妊娠子宮に対して刺激作用を有しており，他の麦角アルカロイド同様に妊娠中は使用を避けるべきと考えられている。妊婦が使用した場合，子宮収縮により早産となった症例がある。また，子宮が収縮し胎盤の血管が収縮した状態では，胎児への血行が確保できないため胎児が低酸素状態に曝される。このため，連用すると胎児の発育に悪影響を与えたり，動物の試験でみられるように胎児死亡につながるおそれもある。
- 今後は，妊娠していることを主治医に告げて相談するように指示する。

服用前の対応

1 医師への疑義照会

以下のことを説明し，患者が妊婦であっても処方通りに調剤してよいかを確認する。
- 妊婦への使用について，催奇形性を示唆する疫学調査，あるいは本剤と催奇形性の因果関係を否定する疫学調査は報告されていない。ラットとウサギの生殖試験では，催奇形作用は認められていない。妊婦への使用に関して奇形発生は増加しないとの考えが報告されている。しかし，本剤投与により子宮収縮を起こしたとの症例が報告されている。相談事例では，絶対過敏期に本剤を服用した8例，または相対過敏期に服用した2例は奇形などのない健常児を出産した。

意見を求められたら
- 症状が軽度で，本剤の投与が不可欠というほどでもないなら，投与しないほうがよい。
- エルゴタミンなどの他の麦角アルカロイドでは，自然流産や奇形児出産の報告がある。本剤はヒト妊娠子宮に対して刺激作用を有しており，常用量の服用により子宮収縮を起こし早産に至った症例がある。妊娠中は使用を避けるべきと考えられている。
- もし他剤に変更しても差し支えないなら，下記の治療薬を紹介する。
- どうしても本剤の投与が必要で，本剤による治療を継続した場合，母体に対して子宮収縮および胎盤血管の収縮を起こすおそれがある。また，発達中の胎児の血管に対しても収縮作用を示す可能性のあることを考慮すべきである。

他の治療薬

- 鎮痛薬の中で，常用量の1週間程度の使用であれば，妊婦へ使用しても安全と示唆されている薬剤にアセトアミノフェンがある。また，動物で催奇形作用が認められなかった塩基性の非ステロイド性抗炎症薬(NSAIDs)にチアラミド塩酸塩などがある。いずれの薬剤も動脈管収縮作用は軽度であることが報告されている。
- 妊娠中の片頭痛治療において，比較的安全に使用できると考えられる情報が存在する薬剤にスマトリプタンがある。

2　患者への説明・指導

以下のことを説明・指導する。

投薬中止の場合

- 処方医と相談の結果，妊娠中の母体と胎児の安全のため，投薬を中止してしばらく様子をみることになった。
- 本剤はヒト妊娠子宮に対して刺激作用を有しており，他の麦角アルカロイド同様に妊娠中は使用を避けるべきと考えられている。妊婦が使用した場合，子宮収縮により早産となった症例がある。また，子宮が収縮し，胎盤の血管が収縮した状態では胎児への血行が確保できないため胎児が低酸素状態に曝される。このため，連用すると胎児の発育に悪影響を与えたり，動物の試験でみられたように胎児死亡につながるおそれもある。
- 病状や自覚症状について改善がみられない場合は，主治医に受診する。
- 妊娠中は，薬局で薬を買うとき，病院にかかるときには，必ず妊娠していることを告げるよう指導する。

処方変更の場合

- 処方医と相談の結果，妊娠中の母体と胎児の安全のため処方が変更になった。
- 本剤は医師が妊娠を確認したうえで処方した薬で，母体の健康のために有用で，胎児への悪影響が少ないと考えられる薬である。
- 処方された薬は症状がひどいときに服用し，必ずしも継続服用する必要はない。
- 服薬の調節はあらかじめ医師に相談した範囲で行い，医師の指示と異なった服用をした場合はその状況を医師に報告する。
- 自分の判断で服薬を中止すると，母体の健康を損ね，胎児にも悪影響を及ぼすことになりかねない。
- 薬について何か心配なことがあったら，いつでも医師・薬剤師に相談する。

文献

1) ノバルティス ファーマ株式会社：ジヒデルゴット，インタビューフォーム(第1版)
2) Heinonen OP, et al：Birth Defects and Drugs in Pregnancy, Publishing Sciences Group, pp358-359, 1977
3) Dukes MNG, et al：Side Effects of Drugs Annual, Elsevier Science Publishers, 1984
4) Seifritz E, et al：Unrecognized pregnancy during citalopram treatment. Am J Psychiatry, 150(9)：1428-1429, 1993
5) McElhatton PR, et al：The outcome of pregnancy in 689 women exposed to therapeutic doses of antidepressants. A collaborative study of the European Network of Teratology Information Services (ENTIS). Reprod Toxicol, 10(4)：285-294, 1996

片頭痛治療薬

スマトリプタン (Sumatriptan)

イミグラン 錠 注 点鼻液

薬剤危険度 **1点**　情報量 **++**

薬剤データ

1 添付文書

妊婦または妊娠している可能性のある婦人には，治療上の有益性が危険性を上回ると判断される場合にのみ投与する［妊娠中の投与に関する安全性は確立していない］。

2 動物（生殖発生毒性試験・変異原性試験など）

- ラット受胎能および着床までの初期胚発生に関する経口投与試験

　ラットを用いて10，100，1,000mg/kg/日を，雄については，交配前4週間，交配期間（最長3週間）および解剖前日（雌の妊娠を確認した後解剖）まで，雌については，交配前2週間，交配期間（最長3週間）および妊娠6日目（交尾確認日＝妊娠0日目）まで強制経口投与した。その結果，親動物の一般状態および生殖能に毒性学的に意義のある影響はみられず，また妊娠13日目の胚の生存性に対する影響もみられなかった。以上のことから，親動物における一般毒性学的およびその生殖能力ならびに次世代に対する無毒性量は1,000mg/kgと推察された[1]。

- 胎仔の器官形成期経口投与試験

（1）ラットにおける試験：ラットに，60，250，1,000mg/kg/日を妊娠7～17日目（交尾確認日＝妊娠0日目）まで強制経口投与した。その結果，母動物の一般状態およびその生殖能にスマトリプタンコハク酸塩投与に関連した影響はみられなかった。F_1胎仔では毒性学的意義のある影響はみられず，スマトリプタンコハク酸塩に催奇形性は認められなかった。またF_1出生仔の生存性，発育，形態分化，感覚・行動機能，学習・記憶およびその生殖能，さらにF_2胎仔の生存性および発育などに影響はみられなかった。以上のことから，母動物における一般毒性学的およびその生殖能力ならびに次世代に対する無毒性量は1,000mg/kgと推察された[1]。

（2）ウサギにおける試験：ウサギに5，15，50mg/kg/日を妊娠8～20日目（交尾確認日＝妊娠1日目）まで強制経口投与した。その結果，母動物の50mg/kg群で糞量の減少，体重増加量および摂餌量の増減がみられたが，生殖能に対する影響はみられなかった。F_1胎仔では，50mg/kg群で軽度な頸胸部血管走行変異の発現頻度の増加がみられたが，その発現頻度は背景データの範囲内であった。また，骨格変異の発現頻度の増加がみられたが，本所見は母動物でみられた体重増加量および摂餌量の増減の二次作用に起因するものと考えられた。その他，生存性，発育などに対する影響はみられず，また，スマトリプタンコハク酸塩に催奇形性は認められなかった。以上のことから，母動物における一般毒性学的な無毒性量は15mg/kg，その生殖能力に対しては50mg/kg，次世代に対する無毒性量は15mg/kgと推察された[1]。

- 周産期および授乳期経口投与試験

　ラットに，10，100，1,000mg/kg/日を妊娠18日目（交尾確認日＝妊娠1日目）から出産後22日目（分娩日＝出産後1日目）まで強制経口投与した。その結果，母動物では100mg/kg以上の群で体

重増加量および摂餌量の減少がみられ，また 1,000mg/kg 群では出生仔の生存性への影響がみられた。F_1 出生仔では，雄は 100mg/kg 以上の群，雌は 1,000mg/kg 群において体重減少がみられた。その他，F_1 出生時の生存性，性成熟，身体発育分化，感覚・行動機能，学習・記憶，眼科学的検査およびその生殖能，さらに F_2 胎仔に対して毒性学的意義のある影響は認められなかった。以上のことから，母動物における一般毒性学的な無毒性量は 10mg/kg，その生殖能力に対しては 100mg/kg，次世代に対する無毒性量は 10mg/kg と推察された[1]。

3　ヒト（疫学調査・症例報告など）

- スマトリプタンとナラトリプタンの Pregnancy Registry において，1996 年 1 月 1 日～2007 年 10 月 31 日までにプロスペクティブ登録により，妊娠中にスマトリプタンに曝露した 523 人の 529 例（双子 4 組，三つ子 1 組）の妊娠結果を得ている。最初の曝露時期が妊娠第 1 三半期であった 455 例の妊娠結果は，生存児出産 405 例，自然流産 31 例，人工妊娠中絶 14 例，死産 5 例であった。これらのうち，18 例に先天異常が報告され，14 例が生存児（1 例は妊娠第 1 三半期にナラトリプタンにも曝露），1 例が死産，3 例が人工妊娠中絶であった。最初の曝露時期が妊娠第 2 三半期の 59 例は，全例生存児を出産した。うち 3 例に先天異常がみられた。妊娠第 3 三半期に使用した 11 例は，全例先天異常のない生存児を出産した。4 例は曝露時期不明で，うち 3 例は先天異常のない生存児を出産，1 例は先天異常ありのため人工妊娠中絶をした。妊娠第 1 三半期の曝露（n=409，胎児死亡，異常報告なしの人工妊娠中絶，自然流産はすべて除く）で先天異常（n=18）がみられた割合は 4.4 %［95 % CI：2.7-7.0］である。全妊娠時期の曝露（n=483，同）で先天異常（n=22）のみられた割合は 4.6 %［95 % CI：2.9-6.9］である。

  このレジストリにおけるレトロスペクティブ報告では，26 例の先天異常が報告された。曝露時期は，23 例が妊娠第 1 三半期，1 例が妊娠第 2 三半期で 2 例が時期不明であった。

  プロスペクティブとレトロスペクティブのデータからすべての先天異常をまとめて解析しても，共通の原因を示唆するような特徴やパターンは見いだせなかったと報告している[2]。

- スウェーデンの Medical Birth Registry では，1995 年 7 月 1 日～1999 年 6 月 30 日の期間に，妊娠中に何らかの片頭痛治療薬を使用した母親 905 例から生まれた児 912 例について調査が行われて，程度を超えた胎児への危険性はないようだったと報告されている。このうち 658 例がスマトリプタンを単剤もしくは他剤併用で使用していた。片頭痛治療薬曝露群の奇形は 28 例［3.1 %，95 % CI：2.1-4.4］，スマトリプタン群のみでは 18 例［2.7 %，95 % CI：1.6-4.3］であり，一般的な発生率は 3.6 % で両者に差異は認められなかった。16 例は大奇形，12 例は小奇形で，奇形のタイプにパターンはみられなかった。

  妊娠初期にスマトリプタンを使用した婦人の早産の OR は 1.29 ［95 % CI：0.84-1.97］，低出生体重の OR は 1.18 ［95 % CI：0.70-1.97］で有意な増加はみられなかった[3]。

- 英国の医薬品安全性調査ユニットは，観察的コホート研究として 35 例のスマトリプタンを服用した女性について 1998 年に報告している。妊娠第 1 三半期に服用していた 35 例のうち 23 例は奇形のない児を出産，4 例は自然流産，3 例は人工妊娠中絶を選択した（5 例は結果不明）[4]。

- スマトリプタンを使用した 96 例の妊婦（95 例は妊娠第 1 三半期に曝露）の妊娠転帰についてプロスペクティブなコホート調査が報告されている。この研究では，スマトリプタン使用群と催奇性物質に曝露されていないコントロール群，ならびに疾患をマッチさせたコントロール群を比較しているが，大奇形の発生頻度に差異はみられなかった。

出産に至ったのは，スマトリプタン群82例，催奇性物質に曝露されていないコントロール群91例，疾患をマッチさせたコントロール群90例で，大奇形は各群1例ずつ認められた[5]。

- デンマークのBirth Registryの調査において，妊娠中のスマトリプタン曝露が低出生体重児や早産をまねく可能性があることが示唆された。この研究におけるスマトリプタン曝露群は34例のみで，比較的限られた例数となっている。対照群は，妊娠中薬剤を服用しなかった片頭痛患者89例と，ベースライン母集団（1991～1996年に出生した15,955例）とされた。37週以前の早産はスマトリプタン群34例中5例（14.7%），片頭痛コントロール群3例（3.4%），一般的な母集団では5.9%であった。2,500g以下の低出生体重児は各々3.4%，5.8%，1.9%であった。妊娠中にスマトリプタンを処方された母親の児34例において，早産の頻度は予想より大きく，ORはスマトリプタン曝露群vs片頭痛コントロール群で6.3［95% CI：1.2-32.0］，スマトリプタン曝露群vs一般母集団で3.3［95% CI：1.3-8.5］，片頭痛コントロール群vs一般母集団で0.6［95% CI：0.2-1.9］であった。

　妊娠中にスマトリプタンを処方された婦人から生まれた児34例に先天性奇形はみられなかった[6]。

4　相談事例

奇形発生の危険度が最も高い絶対過敏期に本剤を使用した7例（4例内服，1例点鼻，2例注射）はいずれも奇形などのない健常児を出産した。

参考　in vitro試験では，高濃度のスマトリプタンでのみ子宮収縮を強める作用があった。この論文の考察では治療濃度のスマトリプタンは早産を引き起こさないであろうと結論している[7]。

服用後の対応

- 妊娠中に本剤を服用した群の出生児について，奇形の発生などの先天異常が発生する頻度は，健常妊婦の出生児と差異がないことが，レジストリ研究，コホート研究で示されている。ラット，ウサギで行われた動物試験では奇形発生の増加は認められなかった。相談事例では奇形発生の危険度が高い妊娠初期に本剤を使用した7例は，いずれも奇形などのない健常児を出産している。

　以上のことから判断して，妊娠中に本剤を服用したことにより，奇形発生の頻度や危険度が上昇したとは考えられないので，心配することはないことを説明する。

- 本剤の服用を理由に妊娠を中断するような，はやまった判断はしないように指導する。
- 今後は，妊娠していることを主治医に告げて相談するように指示する。

服用前の対応

1　医師への疑義照会

以下のことを説明し，患者が妊婦であっても処方通りに調剤してよいかを確認する。

- 妊娠中に本剤を服用した群の出生児について，奇形の発生などの先天異常が発生する頻度は，健常妊婦の出生児と差異がないことが，レジストリ研究，コホート研究で示されている。ラット，ウサギで行われた動物試験では奇形発生の増加は認められなかった。相談事例では絶対過敏期に本剤を使用した7例は，いずれも奇形などのない健常児を出産している。

意見を求められたら

- 症状が軽度で，本剤の投与が不可欠というほどでもないなら，投与しないほうがよい。

- どうしても本剤の投与が必要なら，本剤の使用により奇形児出産の危険性が必ずしも高くなるとは考えられないことを説明する。
- エルゴタミンなどの麦角アルカロイドを含有する片頭痛治療薬では，子宮収縮作用が懸念されているが，本剤は妊娠中の使用と胎児の異常に関連がみられなかったとする研究が複数報告されている薬剤である。

2　患者への説明・指導

以下のことを説明，指導する。

投薬中止の場合

- 処方医と相談の結果，妊娠中の母体と胎児の安全のため，投薬を中止してしばらく様子をみることになった。
- 病状や自覚症状について何か変化があった場合には，すぐに主治医に受診する。
- 妊娠中は，市販の頭痛薬，痛み止めを自己判断で購入することは避け，頭痛症状がつらい場合，主治医に相談するよう指導する。
- 妊娠中は，薬局で薬を買うとき，病院にかかるときには，必ず妊娠していることを告げるよう指導する。

処方変更の場合

- 処方医と相談の結果，妊娠中の母体と胎児の安全のため処方が変更になった。
- ◆ 本剤は医師が妊娠を確認したうえで処方した薬で，母体の健康のために有用で，胎児への悪影響が少ないと考えられる薬である。
- ◆ 指示された用法，用量通りに使用し，勝手に使用量の変更をしない。
- ◆ 自分の判断で使用を中止すると，母体の健康を損ね，胎児にも悪影響を及ぼすことになりかねない。
- ◆ 薬について何か心配なことがあったら，いつでも医師・薬剤師に相談する。

処方変更のない場合

- 前述のことから判断して，本剤の服用により奇形発生の頻度や危険度が上昇するとは考えられない。
- 「処方変更の場合」の◆印について説明する。

文献

1) グラクソ・スミスクライン株式会社：イミグラン，インタビューフォーム(第4版)
2) The Sumatriptan and Naratriptan Pregnancy Registry. Interim Report, 1 January 1996 through 31 October 2007. Glaxo Wellcome, February 2008.
3) Källén B, et al：Delivery outcome in women who used drugs for migraine during pregnancy with special reference to sumatriptan. Headache, 41(4)：351-356, 2001
4) Wilton LV, et al：The outcomes of pregnancy in women exposed to newly marketed drugs in general practice in England. Br J Obstet Gynaecol, 105(8)：882-889, 1998
5) Shuhaiber S, et al：Pregnancy outcome following first trimester exposure to sumatriptan. Neurology, 51：581-583, 1998
6) Olesen C, et al：Pregnancy outcome following prescription for sumatriptan. Headache, 40(1)：20-24, 2000
7) Gei A, et al：The effect of sumatriptan on the uterine contractility of human myometrium (abstract). Am J Obstet Gynecol, 184：S193, 2001

ゾルミトリプタン （*Zolmitriptan*）

ゾーミッグ錠，ゾーミッグRM 口腔内速溶錠

薬剤危険度 **1点**　情報量 **±**

薬剤データ

1　添付文書

妊婦または妊娠している可能性のある婦人には，治療上の有益性が危険性を上回ると判断される場合にのみ投与する［妊娠中の投与に関する安全性は確立していない］。

2　動物（生殖発生毒性試験・変異原性試験など）

- ラットを用いて行った一般生殖能試験では最高用量の 400 mg/kg/日まで生殖機能に対する影響はみられなかった[1]。
- ラットにおける器官形成期投与試験では，1,200 mg/kg/日を投与した際に着床後胚・胎仔損失数の増加が観察され，胎仔に対する無毒性量は 400 mg/kg/日であった。母動物の一般毒性学的指標および生殖能に対する無毒性量はそれぞれ 400 mg/kg/日，1,200 mg/kg/日であった[1]。
- ウサギにおける器官形成期投与試験では，母体毒性の発現がみられる最高用量(30mg/kg/日)まで胎仔への影響はみられなかった。母動物の一般毒性学的指標に対する無毒性量は3mg/kg/日であった[1]。
- ラットにおける器官形成期・周産期・授乳期投与試験では，最高用量である 400 mg/kg/日まで母動物の生殖能，胎仔の発生，出生仔の発育および生殖能に対する影響はみられなかった[1]。
- 以上のように，ラットにおける器官形成期投与試験において 1,200 mg/kg/日を投与した際に着床後胚・胎仔損失数の増加が観察された以外には，親動物の生殖能および胎仔・出生仔に対する本剤の影響は認められなかった[1]。

3　ヒト（疫学調査・症例報告など）

妊婦への使用に関して，胎児への催奇形性，胎児毒性との関連は認められなかったことを示す疫学調査は報告されていない。一方，ヒトにおける催奇形性，胎児毒性を示す症例報告も疫学調査もない。

4　相談事例

奇形発生の危険度が最も高い絶対過敏期に本剤を服用した1例は奇形などのない健常児を出産した。

服用後の対応

- 妊婦が本剤を服用した場合の安全性については，これを肯定する報告も否定する報告もない。ラット，ウサギで行われた動物試験では奇形発生の増加は認められなかった。相談事例では奇形発生の危険度が高い妊娠初期に本剤を服用した1例は，奇形などのない健常児を出産している。

　情報量は少ないものの，以上のことから判断して，妊娠中に本剤を服用したことにより，奇形発生

の頻度や危険度が上昇したとは考えられないので，心配することはないことを説明する。
- 本剤の服用を理由に妊娠を中断するような，はやまった判断はしないように指導する。
- 今後は，妊娠していることを主治医に告げて相談するように指示する。

服用前の対応

1 医師への疑義照会

以下のことを説明し，患者が妊婦であっても処方通りに調剤してよいかを確認する。
- 妊婦が本剤を服用した場合の安全性については，これを肯定する報告も否定する報告もない。ラット，ウサギで行われた動物試験では奇形発生の増加は認められなかった。相談事例では絶対過敏期に本剤を服用した1例は，奇形などのない健常児を出産している。

意見を求められたら
- 症状が軽度で，本剤の投与が不可欠というほどでもないなら，投与しないほうがよい。
- どうしても本剤の投与が必要なら，本剤の服用により奇形児出産の危険性が必ずしも高くなるとは考えられないことを説明する。
- エルゴタミンなどの麦角アルカロイドを含有する片頭痛治療薬では，子宮収縮作用が懸念されている。

他の治療薬
妊娠中の片頭痛治療において，比較的安全に使用できると考えられる情報が存在する薬剤にスマトリプタンがある。

2 患者への説明・指導

以下のことを説明，指導する。

投薬中止の場合
- 処方医と相談の結果，妊娠中の母体と胎児の安全のため，投薬を中止してしばらく様子をみることになった。
- 病状や自覚症状について何か変化があった場合には，すぐに主治医に受診する。
- 妊娠中は，市販の頭痛薬，痛み止めを自己判断で購入することは避け，頭痛症状がつらい場合，主治医に相談するよう指導する。
- 妊娠中は，薬局で薬を買うとき，病院にかかるときには，必ず妊娠していることを告げるよう指導する。

処方変更の場合
- 処方医と相談の結果，妊娠中の母体と胎児の安全のため処方が変更になった。
- 本剤は医師が妊娠を確認したうえで処方した薬で，母体の健康のために有用で，胎児への悪影響が少ないと考えられる薬である。
- 指示された用法，用量通りに服用し，勝手に服用量の変更をしない。
- 自分の判断で服薬を中止すると，母体の健康を損ね，胎児にも悪影響を及ぼすことになりかねない。
- 薬について何か心配なことがあったら，いつでも医師・薬剤師に相談する。

処方変更のない場合
- 前述のことから判断して，本剤の服用により奇形発生の頻度や危険度が上昇するとは考えられない。

- 「処方変更の場合」の◆印について説明する。

文献
1) アストラゼネカ株式会社:ゾーミッグ，インタビューフォーム(第9版)

リザトリプタン安息香酸塩 （Rizatriptan benzoate）

マクサルト錠，マクサルト RPD 口腔内崩壊錠

薬剤危険度 **1点**　　情報量 **＋**

I 薬剤データ

1 添付文書

妊婦または妊娠している可能性のある婦人には治療上の有益性が危険性を上回ると判断される場合にのみ投与する[妊娠中の投与に関する安全性は確立していない]。

2 動物（生殖発生毒性試験・変異原性試験など）

- ラットを用いた妊娠前・妊娠初期投与試験では，経口で雄5，35，250mg/kg/日，雌2，10，100mg/kg/日を投与したところ，親動物に関しては雌高用量群において交尾に要した日数の延長が認められた以外何ら異常は認められなかった。また，仔に関しては雌10mg/kg/日以上の群で出生仔の低体重が認められた以外影響は認められなかった[1]。

- ラットを用いた器官形成期試験では，経口で5，100，250mg/kg/日を投与したところ，高用量群において母動物の体重増加の減少が認められたが，生殖機能に関する変化はみられず胚致死作用あるいは催奇形性を示唆する所見は得られなかった。

- ウサギを用いた器官形成期試験では，経口で5，10，50mg/kg/日を投与したところ，親動物に関しては高用量群において，本薬の薬理作用に起因した散瞳あるいは瞳孔反射の遅延が観察され，同群の母動物に摂餌量の減少を伴う体重減少が認められた。胎仔外形，内臓および骨格観察において催奇形性を示唆する所見は得られなかった。

- ラットを用いた周産期および授乳期投与試験では，経口で2，10，100mg/kg/日を投与したところ，高用量群における妊娠期間中の母動物体重増加量が減少したが，授乳期間中の母動物体重には変化が認められなかった。出生仔に関しては10mg/kg/日以上の群において雌産仔体重がわずかに低値を示したが，産仔出生率，3日生存率，離乳率に投与に関連した変化は認められず，外形異常もみられなかった。

3 ヒト（疫学調査・症例報告など）

- 妊婦への使用に関して，胎児への催奇形性，胎児毒性との関連は認められなかったことを示す疫学調査は報告されていない。一方，ヒトにおける催奇形性，胎児毒性を示す症例報告も疫学調査もない。

- 製薬企業のPregnancy Registryに基づく論文では，2004年6月時点で登録された妊婦使用例55例が妊娠中のいずれかの時期にリザトリプタンを使用していたことが報告されている。51例はプロスペクティブに収集された事例で，20例が生存児出産，3例が自然流産，1例は人工妊娠中絶，1例は胎児死亡（臍帯による事故），妊娠中または追跡不能が26例であった。20例の生存児に関して，19例は健常な満期産であったが，1例は24週の早産のため生後24時間以内に死亡したと報告されている。また，人工妊娠中絶となった1例の児には，母親の高齢によると考えられる児の染色体異常と関連して多奇形が認められた[2]。

本論文の著者は考察において，本報告の事例にスウェーデンの Birth Registry で報告された 41 例，他の報告 4 例を加えた 65 例に関して考察している。65 例中 2 例（3.1%［95 % CI：0.4-11.1］）に先天性奇形が認められたが，米国の一般妊婦の児に先天異常が認められるバックグラウンド値も 3.1% であると考察している[2]。

4　相談事例

奇形発生の危険度が最も高い絶対過敏期に本剤を服用した 3 例はいずれも奇形などのない健常児を出産した。

服用後の対応

- 妊婦への使用に関して，胎児への催奇形性，発育毒性との関連は認められなかったことを示す疫学調査は報告されていない。また，催奇形性を示唆する症例報告も疫学調査も報告されていない。製薬企業の Pregnancy Registry に基づく論文では，複数の報告を併合解析した 65 例に関して考察しており本剤を使用した 65 例中 2 例（3.1%）に先天奇形が認められたが，米国の一般妊婦の児に先天異常が認められるバックグラウンド値も 3.1% であると考察している。ラット，ウサギで行われた動物試験では奇形発生の増加は認められなかった。相談事例では奇形発生の危険度が高い妊娠初期に本剤を服用した 3 例は，いずれも奇形などのない健常児を出産している。

　以上のことから判断して，妊娠中に本剤を服用したことにより奇形発生の頻度や危険度が上昇したとは考えられないので，心配することはないことを説明する。
- 本剤の服用を理由に妊娠を中断するような，はやまった判断はしないように指導する。
- 今後は，妊娠していることを主治医に告げて相談するように指示する。

服用前の対応

1　医師への疑義照会

以下のことを説明し，患者が妊婦であっても処方通りに調剤してよいかを確認する。
- 妊婦への使用に関して，胎児への催奇形性，発育毒性との関連は認められなかったことを示す疫学調査は報告されていない。また，催奇形性を示唆する症例報告も疫学調査も報告されていない。製薬企業の Pregnancy Registry に基づく論文では，複数の報告を併合解析した 65 例に関して考察しており本剤を使用した 65 例中 2 例（3.1%）に先天奇形が認められたが，米国の一般妊婦の児に先天異常が認められるバックグラウンド値も 3.1% であると考察している。ラット，ウサギで行われた動物試験では奇形発生の増加は認められなかった。相談事例では絶対過敏期に本剤を服用した 3 例は，いずれも奇形などのない健常児を出産している。

意見を求められたら
- 症状が軽度で，本剤の投与が不可欠というほどでもないなら，投与しないほうがよい。
- どうしても本剤の投与が必要なら，本剤の服用により奇形児出産の危険性が必ずしも高くなるとは考えられないことを説明する。
- エルゴタミンなどの麦角アルカロイドを含有する片頭痛治療薬では，子宮収縮作用が懸念されているが，本剤は妊娠中の使用と胎児の異常に関連がみられなかったとする研究が報告されている薬剤で

ある。より妊婦への使用実績が多い薬剤として下記の薬剤がある。

他の治療薬
　妊娠中の片頭痛治療において，比較的安全に使用できると考えられる情報が存在する薬剤にスマトリプタンがある。

2　患者への説明・指導

以下のことを説明，指導する。

投薬中止の場合
- 処方医と相談の結果，妊娠中の母体と胎児の安全のため，投薬を中止してしばらく様子をみることになった。
- 病状や自覚症状について何か変化があった場合には，すぐに主治医に受診する。
- 妊娠中は，市販の頭痛薬，痛み止めを自己判断で購入することは避け，頭痛症状がつらい場合，主治医に相談するよう指導する。
- 妊娠中は，薬局で薬を買うとき，病院にかかるときには，必ず妊娠していることを告げるよう指導する。

処方変更の場合
- 処方医と相談の結果，妊娠中の母体と胎児の安全のため処方が変更になった。
- 本剤は医師が妊娠を確認したうえで処方した薬で，母体の健康のために有用で，胎児への悪影響が少ないと考えられる薬である。
- 指示された用法，用量通りに服用し，勝手に服用量の変更をしない。
- 自分の判断で服薬を中止すると，母体の健康を損ね，胎児にも悪影響を及ぼすことになりかねない。
- 薬について何か心配なことがあったら，いつでも医師・薬剤師に相談する。

処方変更のない場合
- 前述のことから判断して，本剤の服用により奇形発生の頻度や危険度が上昇するとは考えられない。
- 「処方変更の場合」の◆印について説明する。

文献
1) エーザイ株式会社：マクサルト，申請資料概要，pp194-205
2) Fiore M, et al：Exposure to rizatriptan during pregnancy；post-marketing experience up to 30 June 2004. Cephalalgia, 25（9）：685-688，2005

I-16. その他

カフェイン水和物 （Caffeine hydrate）

カフェイン㊀

薬剤危険度 1～2点

情報量 ＋＋＋

薬剤データ

1　添付文書

　胎盤を通過し，また母乳中に容易に移行するので，妊婦または妊娠している可能性のある婦人および授乳婦には長期連用を避ける．

2　動物（生殖発生毒性試験・変異原性試験など）

- 妊娠マウスにカフェインを注射した試験では，対照群に比して死胚数が多かった．体重，体長，尾長に差異は認められなかった．奇形は主に指に現れた．その他，口蓋裂，まれに脳脱，肘関節変形，内反足などが認められた．指および口蓋の奇形には皮下ないし粘膜下の血腫が随伴した[1]．
- マウスに妊娠第7日目から6日間，ラットに妊娠第9日目から6日間本剤を投与した催奇形に関する試験では，50mg/kg，100mg/kgでは異常は認められなかった．200mg/kgでは16%の奇形仔を認めたが骨格に異常はなかった．ラットでは，100mg/kgで1.5%の無眼症を認めたが骨格異常はなかった[1]．

3　ヒト（疫学調査・症例報告など）

概要

　動物試験では，高用量において生殖・発生毒性がみられたことが報告されている．一方，ヒト妊婦に関する中程度（5～6mg/kg/日）のカフェイン摂取，あるいは嗜好品としてのコーヒーなどの飲用による曝露に関しては，催奇形性ならびに流早産との関連はまずないと考えられる疫学調査・総説がある．なお，疫学調査の評価にあたっては，アルコール摂取，喫煙などの関連を評価する必要がある．

疫学調査

- 1996～2004年の間のMEDLINE/PUBMED databaseの検索に基づき，症例報告，例数の少ない研究を除き，選択バイアス，リコールバイアス，交絡因子などの問題を評価し，基準を満たした7つの疫学報告に関して実施した統計的レビューでは，妊娠中の母親のカフェイン消費が児の先天奇形のリスクを増加させる証拠がないと結論している[2]．
- 12,205例の妊婦を対象としたコーヒー摂取と児の異常に関する調査がある．妊娠第1三半期に1日4杯以上のコーヒー摂取と低出生体重，早産，奇形との間に何ら関係は認められなかった[3]．
- 50,282組の母児に関する調査では，5,378組が妊娠第1三半期にカフェインを服用していたが，先天奇形との関連性は認められなかった[4]．

- カフェインおよび喫煙が新生児体重と胎盤重量に及ぼす影響について，913人の新生児でレトロスペクティブな調査が行われた．喫煙群と非喫煙群の比較では喫煙群の新生児が有意に低い体重であった．また，連日300mgあるいはそれ以上のカフェイン摂取と1日15本以上の喫煙では，新生児の低体重に関して相加作用が認められた．喫煙群の胎盤重量は，胎児の低酸素状態の代償作用のために通常増加するとされている．しかし，喫煙と300mgあるいはそれ以上のカフェイン併用群では胎盤重量の有意な減少が認められた[5]．
- 動物とヒトの妊娠結果に及ぼすカフェインの影響に関して，120の文献を再評価した研究では，少量のカフェイン摂取が胎児に明らかな危険をもたらすことはないが，1日300mg以下の摂取に限れば発育遅延の可能性も少なくなるだろうと結論している[6]．
- 種々の先天奇形をもつ2,030例の児を含むケースコントロール研究において，6種の大奇形について，妊娠中の嗜好品(お茶類，コーヒー，コーラ)の飲用によるカフェイン摂取との関連を評価している．ケース群として，鼠径ヘルニア380例，口唇裂(口蓋裂を伴うものも含む)299例，心奇形277例，幽門狭窄症194例，口蓋裂120例，神経管欠損101例が，コントロール群である他の奇形をもつ712例と比較検討された．これらの奇形リスクの有意な上昇は認められなかった[7]．

症例報告
- 1日量1,100〜1,770mgの本剤を摂取した妊婦3人が出産した児に，両側欠指趾症，両側または一側性の指趾末節骨の欠損，顎前骨の低形成，鼻孔狭小，口蓋閉鎖不全などの奇形がみられた[1]．
- 受胎の3週間後に自殺目的で過量のカフェイン(2,400mg)と他の薬剤(ジアゼパム100mg, noraminophenazine16,000mg, drotaverine1,600mg)を服用した母親から生まれた児に奇形はみられなかった[8]．
- アルコールを乱用していた母親が，受胎の6週間後に過量のカフェイン(1,500mg)と他の薬剤(エルゴタミン5mg, amidazophene3,750mg, ベラドンナ125mg)を服用し，胎児アルコール症候群の児を出産したことが報告されている[9]．

その他
- カフェインと生殖発生毒性について222報の論文を引用した総説が2001年に報告されている．喫煙もしくはアルコール摂取のない妊婦では，中程度のカフェイン摂取($5〜6mg/kg/$日)は，いかなる生殖リスクをも増加させないと結論づけている．喫煙ありかつ高用量のカフェイン摂取では，喫煙のみの群より低出生時体重，出産に関するリスクを増す可能性があると指摘している．なお，カフェインの高用量摂取妊婦は，過度な喫煙者や飲酒者となる可能性と関連があると指摘している．これらの高用量の嗜好品の使用者では，妊娠・出産・胎児へのリスクが増大する可能性があり注意すべきと述べている[10]．
- カフェインを500mg/日以上摂取していた母親の新生児において，心不整脈や他の症状の罹患率が上昇することを指摘したプロスペクティブ報告がある．母親のカフェインの消費量が500mg/日以上の群(n=16)と250mg/日以下の群(n=56)において，児に観察された症状のパーセンテージはそれぞれ，頻拍性不整脈(上室性頻拍症と心房性粗動)25%対1.7%($p<0.01$)，心房期外収縮12.5%対0($p<0.01$)，微小振戦100%対10.7%($p<0.001$)，頻呼吸(安静時呼吸数60呼吸/分以上)25%対3.5%($p<0.01$)であった．著者は，出産後の症状をカフェイン離脱症状のものであると考えている[11]．
- 食品中の含量：カフェインの含量には各製品によりばらつきがある．およその目安として次の数字が参考になる．
コーヒー：100mg，インスタントコーヒー：65mg，紅茶：50mg，ソフトドリンク：40mg．

4　相談事例

奇形発生の危険度が最も高い絶対過敏期に本剤を含有する配合剤を服用した458例中449例は，奇形などのない健常児を出産した。9例に認められた異常は，肛門狭窄1例，卵円孔の不完全閉鎖1例，仙骨部陥没1例，腎盂の軽度拡大1例，心室中隔欠損症1例，重複腟1例（1歳検診時にみつかった），ファロー四徴症1例，右小耳症・外耳道閉鎖1例，耳介異常1例であった。

相対過敏期に本剤を含有する配合剤を服用した40例は，いずれも奇形などのない健常児を出産した。498例が服用した配合剤は，総合感冒薬，鎮痛薬，ドリンク剤などであった。

服用後の対応

- 妊婦への服用について催奇形性を示唆する疫学調査は報告されていない。マウスの生殖試験では大量の投与では指に関する奇形などが生じることが認められている。妊婦の服用に関して1,000mgを超える多量を服用した3例が出産した新生児に奇形が認められたとの症例報告があるが，本剤服用と奇形発生の因果関係を証明しうるものではない。一方，1日あたり5～6mg/kg程度の本剤摂取は，奇形発生の増加を含む生殖発生毒性と関連しないとの疫学調査が複数ある。相談事例では，奇形発生の危険度が高い妊娠初期に本剤を含有する配合剤を服用した498例中489例は，奇形などのない健常児を出産している。

  以上のことから判断して，妊娠初期に本剤を継続服用したことにより奇形発生の頻度や危険度が上昇したとは考えられないので，心配することはないことを説明する。
- 本剤の服用を理由に妊娠を中断するような，はやまった判断はしないように指導する。
- 今後は，妊娠していることを主治医に告げて相談するように指示する。

服用前の対応

1　医師への疑義照会

以下のことを説明し，患者が妊婦であっても処方通りに調剤してよいかを確認する。
- 妊婦への服用について催奇形性を示唆する疫学調査は報告されていない。マウスの生殖試験の大量投与では指に関する奇形などが生じることが認められている。妊婦の服用に関して1,000mgを超える多量を服用した3例が出産した新生児に奇形が認められたとの症例報告があるが，本剤服用と奇形発生の因果関係を証明しうるものではない。一方，1日あたり5～6mg/kg程度の本剤摂取は，奇形発生の増加を含む生殖発生毒性と関連しないとの疫学調査が複数ある。相談事例では，絶対過敏期に本剤を含有する配合剤を服用した458例中449例，相対過敏期に服用した40例は，奇形などのない健常児を出産している。

意見を求められたら
- 本剤の投与が不可欠というほどでもないなら，投与しないほうがよい。
- 本剤はコーヒー，紅茶など一般的飲物に含有されており，妊娠中の服用との関係について多くの報告がある。これらを総合すると，少量のカフェイン摂取が胎児に明らかな危険をもたらすことはなく，1日あたり5～6mg/kg以下の摂取に限れば発育遅延の可能性もまずないと考えられる。
- どうしても本剤の投与が必要で，本剤を配合した総合感冒薬や鎮痛薬により短期間治療を行うこと

に関して，本剤によって奇形児出産の危険度が高くなるとは考えられない。

この場合，1日のカフェイン量としては5～6mg/kgを超えないように留意する。

2 患者への説明・指導

以下のことを説明，指導する。

投薬中止の場合

- 処方医と相談の結果，妊娠中の母体と胎児の安全のため，投薬を中止してしばらく様子をみることになった。
- 病状や自覚症状について改善がみられない場合には，主治医に受診する。
- 妊娠中は，薬局で薬を買うとき，病院にかかるときには，必ず妊娠していることを告げるよう指導する。

処方変更の場合

- 処方医と相談の結果，妊娠中の母体と胎児の安全のため処方が変更になった。
- ◆ 本剤は医師が妊娠を確認したうえで処方した薬で，母体の健康のために有用で，胎児への悪影響が少ないと考えられる薬である。
- ◆ 服薬の調節はあらかじめ医師に相談した範囲で行い，医師の指示と異なった服用をした場合はその状況を医師に報告する。
- ◆ 自分の判断で服薬を中止すると，母体の健康を損ね，胎児にも悪影響を及ぼすことになりかねない。
- ◆ 薬について何か心配なことがあったら，いつでも医師・薬剤師に相談する。

処方変更のない場合

- 前述のことから判断して，本剤の服用により奇形発生の頻度や危険度が上昇するとは考えられない。
- 「処方変更の場合」の◆印について説明する。

文献

1) 清藤英一・編著：催奇形性等発生毒性に関する薬品情報 第2版，東洋書店, p471, 1986
2) Browne ML：Maternal exposure to caffeine and risk of congenital anomalies；a systematic review. Epidemiology, 17(3)：324-331, 2006
3) Linn S, et al：No association between coffee consumption and adverse outcomes of pregnancy. N Engl J Med, 306(3)：141-145, 1982
4) Heinonen OP, et al：Birth Defects and Drugs in Pregnancy, Publishing Sciences Group, p11, 366-370, 436, 440, 477, 493, 1977
5) Beaulac-Baillargeon L, et al：Caffeine-cigarette interaction on fetal growth. Am J Obstet Gynecol, 157(5)：1236-1240, 1987
6) Berger A：Effects of caffeine consumption on pregnancy outcome. A review. J Reprod Med, 33(12)：945-956, 1988
7) Rosenberg L, et al：Selected birth defects in relation to caffeine-containing beverages. JAMA, 247(10)：1429-1432, 1982
8) Czeizel AE, et al：Monitoring of early human fetal development in women exposed to large doses of chemicals. Environ Mol Mutagen, 30(2)：240-244, 1997
9) Czeizel AE, et al：Teratologic evaluation of 178 infants born to mothers who attempted suicide by drugs during pregnancy. Obstet Gynecol, 90(2)：195-201, 1997
10) Christian MS, et al：Teratogen update；evaluation of the reproductive and developmental risks of caffeine. Teratology, 64(1)：51-78, 2001
11) Hadeed A, et al：Newborn cardiac arrhythmias associated with maternal caffeine use during pregnancy. Clin Pediatr (phila), 32(1)：45-47, 1993

その他

ガンマオリザノール （Gamma oryzanol）

ハイゼット 細 錠

薬剤危険度　1点
情報量　±〜+

薬剤データ

1 添付文書

妊婦または妊娠している可能性のある婦人には治療上の有益性が危険性を上回ると判断される場合にのみ投与する［動物試験（ラット）で胎仔への移行が報告されている］。

2 動物（生殖発生毒性試験・変異原性試験など）

- SD系ラットにガンマオリザノール60〜1,200mg/kg/日を妊娠前および妊娠初期に経口投与して検討したところ，無影響量は母動物・胎仔において1,200mg/kg/日であった[1]。
- SD系ラットにガンマオリザノール60〜1,200mg/kg/日を器官形成期に経口投与して検討したところ，無影響量は母動物・胎仔において1,200mg/kg/日，新生仔において60mg/kg/日であった[1]。
- SD系ラットにガンマオリザノール60〜1,200mg/kg/日を周産期および授乳期に経口投与して検討したところ，無影響量は母動物において1,200mg/kg/日，新生仔において300mg/kg/日であった[1]。
- 日本白色種ウサギにガンマオリザノール30〜1,200mg/kg/日を器官形成期に経口投与して検討したところ，無影響量は母動物において300mg/kg/日，胎仔において1,200mg/kg/日であった[1]。

3 ヒト（疫学調査・症例報告など）

妊婦への使用に関して，胎児への催奇形性，胎児毒性との関連は認められなかったことを示す疫学調査は報告されていない。一方，ヒトにおける催奇形性，胎児毒性を示す症例報告も疫学調査もない。

4 相談事例

絶対過敏期および相対過敏期に本剤を服用した22例は，いずれも奇形などのない健常児を出産した。

参考　起源：本剤は米ぬかから抽出される植物性の酸化防止成分である。

服用後の対応

- 1971年に発売されて40年近く経過している。妊婦への使用について，催奇形性を示唆する症例も疫学調査も報告されていない。また，本剤と催奇形性の因果関係を否定する疫学調査も報告されていない。マウス，ラットとウサギを用いた生殖試験では，催奇形作用は認められていない。相談事例では，奇形発生の危険度が高い妊娠初期に本剤を服用した22例は，いずれも奇形などのない健常児を出産した。

以上のことから判断して，妊娠初期に本剤を継続服用したことにより奇形発生の頻度や危険度が上昇したとは考えられないので，心配することはないことを説明する。

- 本剤の服用を理由に妊娠を中断するような，はやまった判断はしないように指導する。
- 今後は，妊娠していることを主治医に告げて相談するように指示する。

服用前の対応

1 医師への疑義照会

以下のことを説明し，患者が妊婦であっても処方通りに調剤してよいかを確認する。

- 1971年に発売されて40年近く経過している。妊婦への使用について催奇形性を示唆する症例も疫学調査も報告されていない。また，本剤と催奇形性の因果関係を否定する疫学調査も報告されていない。本剤はラットでの試験で胎仔に移行が認められている。またマウス，ラットとウサギを用いた生殖試験では，300mg/kg/日以上の投与群で出生仔の体重増加抑制が，1,200mg/kg/日投与群で出生仔の生存率の低下がみられたが，催奇形作用は認められていない。相談事例では，絶対過敏期および相対過敏期に本剤を服用した22例は，いずれも奇形などのない健常児を出産した。

意見を求められたら

- 症状が軽度で，本剤の投与が不可欠というほどでもないなら，投与しないほうがよい。
- どうしても本剤の投与が必要なら，本剤の服用により奇形児出産の危険性が必ずしも高くなるとは考えられないことを説明する。

2 患者への説明・指導

以下のことを説明，指導する。

投薬中止の場合

- 処方医と相談の結果，妊娠中の母体と胎児の安全のため，投薬を中止してしばらく様子をみることになった。
- 妊娠中は，薬局で薬を買うとき，病院にかかるときには，必ず妊娠していることを告げるよう指導する。

処方変更の場合

- 処方医と相談の結果，妊娠中の母体と胎児の安全のため処方が変更になった。
- ◆ 本剤は医師が妊娠を確認したうえで処方した薬で，母体の健康のために有用で，胎児への悪影響が少ないと考えられる薬である。
- ◆ 処方された薬は症状がひどいときに服用し，必ずしも継続服用する必要はない。
- ◆ 服薬の調節はあらかじめ医師に相談した範囲で行い，医師の指示と異なった服用をした場合はその状況を医師に報告する。
- ◆ 自分の判断で服薬を中止すると，母体の健康を損ね，胎児にも悪影響を及ぼすことになりかねない。
- ◆ 薬について何か心配なことがあったら，いつでも医師・薬剤師に相談する。

処方変更のない場合

- 前述のことから判断して，本剤の服用により奇形発生の頻度や危険度が上昇するとは考えられない。
- 「処方変更の場合」の◆印について説明する。

文献
1) 大塚製薬株式会社：ハイゼット，インタビューフォーム(第5版)

トフィソパム （*Tofisopam*）

グランダキシン 細 錠

薬剤危険度 1点
情報量 ±〜＋

薬剤データ

1 添付文書

- 妊婦（3カ月以内）または妊娠している可能性のある婦人には，治療上の有益性が危険性を上回ると判断される場合にのみ投与する［妊娠中の投与に関する安全性は確立していない。妊娠中に他のベンゾジアゼピン系薬剤（ジアゼパム，クロルジアゼポキシドなど）の投与を受けた患者の中に奇形を有する児などの障害児を出産した例が対照群と比較して有意に多いとの疫学的調査報告がある］。
- 妊娠後期の婦人には治療上の有益性が危険性を上回ると判断される場合にのみ投与する［ベンゾジアゼピン系薬剤で新生児に哺乳困難，嘔吐，活動低下，筋緊張低下，過緊張，嗜眠，傾眠，呼吸抑制・無呼吸，チアノーゼ，易刺激性，神経過敏，振戦，低体温，頻脈などを起こすことが報告されている。なお，これらの症状は，離脱症状あるいは新生児仮死として報告される場合もある。また，ベンゾジアゼピン系薬剤で新生児に黄疸の増強を起こすことが報告されている］。
- 分娩前に連用した場合，出産後新生児に離脱症状が現れることが，ベンゾジアゼピン系薬剤で報告されている。

2 動物（生殖発生毒性試験・変異原性試験など）

- ラットを用い，本薬10，30，100mg/kgを経口投与した周産期，授乳期投与試験では，母動物の一般症状，体重，妊娠期間，および分娩率に影響は認められなかった。また，新生仔の外表異常，内臓異常，骨格奇形，分化，機能，発育，情動性，学習能および生殖能に及ぼす影響は認められなかった[1]。
- ウサギを用い，本薬10，30，100mg/kgを経口投与した器官形成期投与試験では，100mg/kg群の母動物に体重増加の抑制と摂餌量抑制，加えて1例では流産が認められた。一方，胎仔毒性および催奇形作用は認められなかった[2]。

3 ヒト（疫学調査・症例報告など）

妊婦への使用に関して，胎児への催奇形性，胎児毒性との関連は認められなかったことを示す疫学調査は報告されていない。一方，ヒトにおける催奇形性，胎児毒性を示す症例報告も疫学調査もない。

4 相談事例

奇形発生の危険度が最も高い絶対過敏期に本剤を服用した11例は，いずれも奇形などのない健常児を出産した。相対過敏期に本剤を服用した1例も奇形などのない健常児を出産した。

参考
- 本剤は化学構造上ベンゾジアゼピン系に属しているが，典型的なベンゾジアゼピン系薬剤と異なりベンゾジ

- アゼピン環の2個の窒素原子の位置は，従来の1,4位と違って3,4位にあり，3位のケトン基は有していない。
- 構造上の差異と同様に，薬理作用の点でも典型的なベンゾジアゼピン系薬剤と異なり，抗けいれん作用，筋弛緩作用，鎮静，催眠作用はほとんどない。一方，典型的なベンゾジアゼピン系薬剤にない作用として，視床下部に作用し自律神経系の緊張不均衡を是正する効果を有している。1986年4月に発売されて20年以上経過したが，類似のベンゾジアゼピン系薬剤で報告されている口蓋裂などの奇形発生増加に関連した症例あるいは疫学調査は報告されていない。

服用後の対応

- 1986年4月に発売されて20年以上が経過している。構造が類似する他の典型的なベンゾジアゼピン系薬剤で報告されている口蓋裂などの奇形発生増加に関連した症例あるいは疫学調査は報告されていない。本剤はベンゾジアゼピン系に分類されているが，従来の典型的なベンゾジアゼピン系薬剤とは構造および薬理作用が異なる。また，ラットとウサギを用いた器官形成期投与試験では，胎仔発育障害および催奇形作用は認められていない。相談事例では，催奇形の危険度が高い妊娠初期に本剤を服用した12例は，いずれも奇形などのない健常児を出産した。

  以上のことから判断して，妊娠初期に本剤を継続服用したことにより奇形発生の頻度や危険度が上昇したとは考えられないので，心配することはないことを説明する。したがって本剤の服用が人工妊娠中絶の理由にはならないことを指導する。
- 今後は，妊娠していることを主治医に告げて相談するように指示する。

服用前の対応

1　医師への疑義照会

以下のことを説明し，患者が妊婦であっても処方通りに調剤してよいかを確認する。

- 1986年4月に発売されて20年以上が経過したが，類似とされる典型的なベンゾジアゼピン系薬剤で報告されている口蓋裂などの奇形発生増加に関連した症例あるいは疫学調査は報告されていない。本剤はベンゾジアゼピン系に分類されているが，従来の典型的なベンゾジアゼピン系薬剤とは構造上の特徴および薬理作用が異なる。また，ラットとウサギを用いた器官形成期投与試験では，胎仔発育障害および催奇形作用は認められていない。相談事例では，絶対過敏期に本剤を服用した11例，相対過敏期に服用した1例はいずれも奇形などのない健常児を出産した。

意見を求められたら

- 症状が軽度で，本剤の投与が不可欠というほどでもないなら，投与しないほうがよい。
- どうしても本剤の投与が必要なら，本剤の服用により奇形児出産の危険性が必ずしも高くなるとは考えられないことを説明する。

2　患者への説明・指導

以下のことを説明，指導する。

投薬中止の場合

- 処方医と相談の結果，妊娠中の母体と胎児の安全のため，投薬を中止してしばらく様子をみることになった。
- 頭痛，心悸亢進がひどいなど，病状や自覚症状について改善がみられない場合には主治医に受診す

- 妊娠中は，薬局で薬を買うとき，病院にかかるときには，必ず妊娠していることを告げるよう指導する。

処方変更の場合
- 処方医と相談の結果，妊娠中の母体と胎児の安全のため処方が変更になった。
- ◆ 本剤は医師が妊娠を確認したうえで処方した薬で，母体の健康のために有用で，胎児への悪影響が少ないと考えられる薬である。
- ◆ 処方された薬は症状がひどいときに服用し，必ずしも継続服用する必要はない。
- ◆ 服薬の調節はあらかじめ医師に相談した範囲で行い，医師の指示と異なった服用をした場合はその状況を医師に報告する。
- ◆ 自分の判断で服薬を中止すると，母体の健康を損ね，胎児にも悪影響を及ぼすことになりかねない。
- ◆ 薬について何か心配なことがあったら，いつでも医師・薬剤師に相談する。

処方変更のない場合
- 前述のことから判断して，本剤の服用により奇形発生の頻度や危険度が明らかに上昇するとは考えられない。
- 「処方変更の場合」の◆印について説明する。

文献
1) 林裕，他：Tofisopam のラットにおける生殖試験．医薬品研究，12（2）：565，1981
2) 渋谷康義，他：Tofisopam のウサギにおける器官形成期投与試験．医薬品研究，12（2）：581，1981

マジンドール （*Mazindol*）

| サノレックス錠 | 薬剤危険度 **1点** | 情報量 **±** |

薬剤データ

1 添付文書

妊婦または妊娠している可能性のある婦人には投与しない［動物試験（ラット）で母動物に毒性の現れる大量投与により胎仔毒性（体重増加の抑制，出生率の低下など）が報告されている］。

2 動物（生殖発生毒性試験・変異原性試験など）

- ラットを用いて，0.3，1，3，10mg/kgを経口投与した妊娠前および妊娠初期投与試験では，雌雄ラットの交尾能力，受胎能力，胎仔への影響は認められなかった[1]。
- ラットを用いて，1，3，10，30mg/kgを経口投与した器官形成期投与試験では，30mg/kg投与群で胎仔の体重増加の抑制がみられたが，催奇形性は認められなかった。また，出生仔の発育，発達，行動，繁殖能力には影響は認められなかった[1]。
- ラットを用いて，0.2，0.6，1.8，5.4mg/kgを経口投与した周産期および授乳期投与試験では，5.4mg/kg投与群で生存仔数，出生率の低下がみられたが，出生仔の発育，発達，行動，繁殖能力には影響は認められなかった[1]。

3 ヒト（疫学調査・症例報告など）

- 妊婦への使用に関して，胎児への催奇形性，胎児毒性との関連は認められなかったことを示す疫学調査は報告されていない。一方，ヒトにおける催奇形性，胎児毒性を示す症例報告も疫学調査もない。
- マレーシア大学の医学部より，妊娠前約1ヵ月の時期にマジンドールを使用した2例の妊婦が健常児を出産したことが報告されている[2]。
- 挙児希望の36歳の女性が多嚢胞卵巣症候群と診断され，無月経と肥満状態が続くため，体重90kgの時点でマジンドールの内服を開始し，体重が17kg減少した時点で月経が発来し妊娠に至ったことが報告されている[3]。

参考 50,282組の母児に関する調査では，妊娠第1三半期に367例が本剤と類似の食欲抑制作用・中枢神経刺激作用があるデキストロアンフェタミンに曝露されていたが，明らかな催奇形との関連を示す証拠は認められなかった[4]。

4 相談事例

奇形発生の危険度が最も高い絶対過敏期に本剤を服用した3例は，いずれも奇形などのない健常児を出産した。

服用後の対応

- 妊婦への使用に関して，胎児への催奇形性，胎児毒性との関連は認められなかったことを示す疫学調査は報告されていない。また，催奇形性を示唆する症例報告も疫学調査もない。ラットで行われた生殖試験では，催奇形作用は認められなかった。相談事例では，奇形発生の危険度が高い妊娠初期に本剤を服用した3例は，いずれも奇形などのない健常児を出産した。

  情報量は極めて少ないが，得られた情報をもとに判断すると，妊娠初期にダイエット目的で本剤を短期間服用したことにより，奇形発生の頻度や危険度が大きく上昇したと考える根拠はないので，心配することはないことを説明する。

  また，本剤による肥満治療により月経が発来し妊娠に至った妊婦に対しては，妊娠前に本剤を服用したことにより，奇形発生の頻度や危険度が上昇したとは考えられないので，心配することはないことを説明する。

- 本剤の服用を理由に妊娠を中断するような，はやまった判断はしないように指導する。
- 今後は，妊娠していることを主治医に告げて相談するように指示する。

服用前の対応

1 医師への疑義照会

以下のことを説明し，患者が妊娠していることを申し出ており，調剤を取りやめてよいかを確認する。

- 妊婦への使用に関して，胎児への催奇形性，胎児毒性との関連は認められなかったことを示す疫学調査は報告されていない。また，催奇形性を示唆する症例報告も疫学調査もない。ラットで行われた生殖試験では，催奇形作用は認められなかった。相談事例では，奇形発生の危険度が最も高い絶対過敏期に本剤を服用した3例は，いずれも奇形などのない健常児を出産した。

意見を求められたら

- 妊娠前あるいは妊娠中の過度な食事制限や食欲抑制薬の使用は，妊婦の栄養バランスを崩し，母体の葉酸摂取不足につながったり，胎児の栄養状態に悪影響を及ぼすおそれがあるのですすめられない。
- 妊婦への投薬は禁忌とされている。

2 患者への説明・指導

以下のことを説明，指導する。

投薬中止の場合

- 処方医と相談の結果，妊娠中の母体と胎児の安全のため，投薬を中止してしばらく様子をみることになった。
- 妊娠中の母体の体重管理については，食事指導，運動・生活指導をはじめとして主治医の指導のもと行うことになる。母児の健康のためにも，指導内容に沿って取り組むよう助言する。
- 病状や自覚症状について何か変化があった場合には，すぐに主治医に受診する。
- 妊娠中は，薬局で薬を買うとき，病院にかかるときには，必ず妊娠していることを告げるよう指導する。

文献
1) ノバルティス ファーマ株式会社:サノレックス,インタビューフォーム(第4版)
2) Rachagan SP : Teronac and teratogenecity. Med J Malaysia, 48(2): 250, 1993
3) 小田隆晴,他:多のう胞卵巣症候群,高度肥満へのMazindol投与による妊娠例について.山形県立病院医学雑誌, 31(1): 18-21, 1997
4) Heinonen OP, et al : Birth Defects and Drugs in Pregnancy, Publishing Sciences Group, pp346-350, 1977

その他

メチルフェニデート塩酸塩 （Methylphenidate hydrochloride）

| リタリン 散 錠, コンサータ 徐放錠 | 薬剤危険度 1〜2点 | 情報量 ± |

薬剤データ

1 　添付文書

　リタリン 妊婦または妊娠している可能性のある婦人には投与しないことが望ましい［動物実験（ウサギ）において大量投与（200mg/kg/日）により催奇形性（二分脊椎）が報告されている］。

　コンサータ 妊婦または妊娠している可能性のある婦人には投与しないことが望ましい［動物実験（ウサギ）において，最大推奨用量の約100倍に相当する200mg/kg/日の投与により催奇形性が報告されている］。

2 　動物（生殖発生毒性試験・変異原性試験など）

- メチルフェニデート塩酸塩を妊娠10日目のマウスに100，150および200mg/kgを腹腔内投与した実験では，200mg/kg投与群で，処置後1日間食餌摂取量が低下し，死胚仔数の増加がみられているが，奇形仔率には著変は認められていない[1]。
- ウサギに20，60および200mg/kg/日のメチルフェニデート塩酸塩を投与した試験で，200mg/kg/日を投与したウサギ18匹のうち，2匹から得られた各1例の胎仔（同群の全胎仔数155例中2例）に後肢回旋異常を伴う二分脊椎がみられた。対照群，20および60mg/kg/日群の各々136，150および158例の胎仔に同様の所見はみられていない。

　本試験では最高用量（200mg/kg/日）の2/155例の胎仔にのみ二分脊椎が観察された。同所見が当該施設の背景データに認められないことから，メチルフェニデート塩酸塩投与に起因する変化である可能性を否定できないと考察されている[2]。

3 　ヒト（疫学調査・症例報告など）

- 妊婦への使用に関して，胎児への催奇形性，胎児毒性との関連は認められなかったことを示す疫学調査は報告されていない。一方，ヒトにおける催奇形性，胎児毒性を示す症例報告も疫学調査もない。
- 交感神経刺激薬に曝露した3,082組の母児の調査において，11例が妊娠4カ月までに本剤に曝露したが奇形や異常はみられなかった[3]。
- 妊娠中にペンタゾシンと本剤を乱用していた母親から生まれた39例（一組は双子）の児のうち4例に先天奇形がみられた。多くの母親はタバコ（34%），アルコール（71%），他の薬物の乱用（26%）をしていた[4]。

4 　相談事例

　奇形発生の危険度が最も高い絶対過敏期に本剤を使用した9例はいずれも奇形などのない健常児を出産した。

参考　本剤の適応症は，リタリン錠ではナルコレプシー，コンサータ錠では小児期における注意欠陥障害／多動性障害(AD／HD)である。

　注意欠陥障害／多動性障害(AD／HD)の治療では，小児期に薬物治療が必要だが青年期から成人に向けて薬物療法を必要としなくなる事例が多い。コンサータ錠の添付文書では「妊婦または妊娠している可能性のある婦人には投与しないことが望ましい」と記載されている。これは，臨床用量の100倍という大量投与における胎仔毒性を直接反映したのみならず，妊娠可能年齢層における治療上の必要性の相対的低下を反映したものとも考えられる。

　リタリン錠の適応症は，発売以来「ナルコレプシー」ならびに「難治性うつ病・遷延性うつ病」であったが，2007年10月に「うつ病」の適応症が削除され「ナルコレプシー」のみとなった。ナルコレプシーは2,000人に一人程度の頻度でみられる疾患とされているが，妊娠期の女性の治療に関する情報は極めて少ない。ただし，一般的治療として短時間(10分前後)の昼寝を日中に2，3回とることで睡眠発作の回数を減少させることができると考えられており，妊娠中の日常生活の維持に，本剤を用いた薬物療法が不可欠か専門医の診断を受けることが推奨される。このため，使用上の注意の記載は，臨床用量の100倍という大量投与における胎仔毒性を直接反映したのみならず，妊娠可能年齢層における治療上の必要性の相対的低下を反映したものとも考えられる。

服用後の対応

- 　動物試験ではマウスでの催奇形作用は認められていない。ウサギ大量投与(200mg/kg)群の仔において，2/155匹に二分脊椎がみられたことより催奇形性を否定できないと報告されているが，20 mg/kg群ならびに60 mg/kg群では異常仔の発現頻度の増加はみられていない。妊婦への使用について催奇形性を示唆した疫学調査は報告されていない。また，本剤と催奇形の因果関係は認められないとする疫学調査も報告されていない。大規模な疫学調査の中での症例収集では，11例が妊娠4カ月までに本剤に曝露したが，その出生児に先天奇形や新生児異常はみられなかった。本剤使用と児の異常に関する報告は，治療用に使用したものではなく，アルコール，タバコ，他の乱用薬物とともに使用した症例のもののみである。相談事例では，奇形発生の危険度が高い妊娠初期に本剤を服用した9例はいずれも奇形などのない健常児を出産した。

　限られた情報ではあるが，以上のことから判断して，人における情報量は少ないものの，現時点で得られる情報を総合すると，妊娠初期に本剤を服用したことにより奇形発生の頻度や危険度が上昇したとは考えられないので，心配することはないことを説明する。
- 　本剤の服用を理由に妊娠を中断するような，はやまった判断はしないように指導する。
- 　今後は，妊娠していることを主治医に告げて相談するように指示する。

服用前の対応

1 医師への疑義照会

以下のことを説明し，患者が妊婦であっても処方通りに調剤してよいか確認する。
- 　添付文書では，妊婦または妊娠している可能性のある婦人には投与しないことが望ましい，と注意喚起されている。
- 　注意欠陥障害／多動性障害(AD／HD)の治療では，小児期に薬物治療が必要だが青年期から成人に向けて薬物療法を必要としなくなる事例が多い。ナルコレプシーの治療では，短時間(10分前後)の昼寝を日中に2，3回とることで睡眠発作の回数を減少させることもできる事例がある。妊婦であることを前提に本剤による薬物療法が不可欠か疑義照会する。

　なお，動物試験ではマウスでの催奇形作用は認められていない。ウサギ大量投与(200mg/kg)群の

仔において，2/155匹に二分脊椎がみられたことより催奇形性を否定できないと報告されているが，20 mg/kg群ならびに60 mg/kg群では異常仔の発現頻度の増加はみられていない．妊婦への使用について催奇形性を示唆した疫学調査は報告されていない．また，本剤と催奇形性の因果関係は認められないとする疫学調査も報告されていない．大規模な疫学調査の中での症例収集では，11例が妊娠4カ月までに本剤に曝露したが，その出生児に先天奇形や新生児異常はみられなかった．本剤使用と児の異常に関する報告は，治療用に使用したものではなく，アルコール，タバコ，他の乱用薬物とともに使用した症例のもののみである．相談事例では，絶対過敏期に本剤を服用した9例はいずれも奇形などのない健常児を出産した．

意見を求められたら
本剤の投与が不可欠というほどでもないなら，投与しないほうがよい．

2 患者への説明・指導
以下のことを説明，指導する．

投薬中止の場合
- 処方医と相談の結果，妊娠中の母体と胎児の安全のため，投薬を中止してしばらく様子をみることになった．
- 病状や自覚症状について何か変化があった場合には，すぐに主治医に受診する．
- 妊娠中は，薬局で薬を買うとき，病院にかかるときには，必ず妊娠していることを告げるよう指導する．

処方変更のない場合
- 前述のことから判断して，本剤の服用により奇形発生の頻度や危険度が増加するとは考えられない．
- 指示された用法，用量通りに服用し，勝手に服用量の変更をしない．
- 自分の判断で服薬を中止すると，母体の健康を損ね，胎児にも悪影響を及ぼすことになりかねない．
- 薬について何か心配なことがあったら，いつでも医師・薬剤師に相談する．

文献
1) ノバルティス ファーマ株式会社：リタリン，インタビューフォーム（第3版）
2) ノバルティス ファーマ株式会社：リタリン，使用上の注意改訂のお知らせ（2000年5月）
3) Heinonen OP, et al：Birth Defects and Drugs in Pregnancy, Publishing Sciences Group, pp336-337, 1977
4) Debooy VD, et al：Intravenous pentazocine and methylphenidate abuse during pregnancy. Maternal lifestyle and infant outcome. Am J Dis Child, 147 (10)：1062-1065, 1993

Ⅱ-1. 筋緊張改善薬

アフロクアロン （Afloqualone）

アロフト錠

薬剤危険度　1点
情報量　±

薬剤データ

1　添付文書

妊婦または妊娠している可能性のある婦人には，治療上の有益性が危険性を上回ると判断される場合にのみ投与する［妊娠中の投与に関する安全性は確立していない］。

2　動物（生殖発生毒性試験・変異原性試験など）

- ラットを用い12.5，25，および50mg/kg/日を妊娠前・初期，器官形成期および周産・授乳期に経口投与した生殖試験では，生殖能への影響，発育抑制，催奇形性は認められなかった[1]。
- ウサギを用い12.5mg/kg/日または25mg/kg/日を器官形成期に経口投与した生殖試験では，催奇形性は認められなかった[1]。

3　ヒト（疫学調査・症例報告など）

- 妊婦への使用に関して，胎児への催奇形性，胎児毒性との関連は認められなかったことを示す疫学調査は報告されていない。一方，ヒトにおける催奇形性，胎児毒性を示す症例報告も疫学調査もない。
- 本剤は1982年に国内で販売されて長年使用されてきており，妊娠可能年齢女性の頸肩腕症候群・腰痛症（主訴；肩こり・腰痛）などに処方されることが少数あるが，妊婦使用例の出生児に奇形発現の報告はない。

4　相談事例

奇形発生の危険度が最も高い絶対過敏期に本剤を服用した2例はいずれも奇形などのない健常児を出産した。

服用後の対応

- ラットとウサギの生殖試験では催奇形作用は認められなかった。ヒトの妊娠中の服用による催奇形性を示唆する症例報告および疫学調査は報告されていない。相談事例では，奇形発生の危険度が高い妊娠初期に本剤を服用した2例はいずれも奇形のない健常児を出産した。

以上のことから判断して，妊娠初期に本剤を服用したことにより奇形発生の頻度や危険度が上昇し

たとは考えられないので，心配することはないことを説明する。
- 本剤の服用を理由に妊娠を中断するような，はやまった判断はしないように指導する。
- 今後は，妊娠していることを主治医に告げて相談するように指示する。

服用前の対応

1 医師への疑義照会

以下のことを説明し，患者が妊婦であっても処方通りに調剤してよいかを確認する。
- ラットとウサギの生殖試験では催奇形作用は認められなかった。ヒトの妊娠中の服用による催奇形性を示唆する症例報告および疫学調査は報告されていない。相談事例では，絶対過敏期に本剤を服用した2例はいずれも奇形のない健常児を出産した。

意見を求められたら
- 症状が軽度で，本剤の投与が不可欠というほどでもないなら，投与しないほうがよい。
- どうしても本剤の投与が必要なら，本剤の服用により奇形児出産の危険性が必ずしも高くなるとは考えられないことを説明する。

他の治療法

妊婦の腰痛・肩こりは，体重の変化，ホルモンバランスの変化，運動不足や姿勢の問題で生じることが多く，マタニティ・ガードルや腹帯の使用，腰痛体操，マッサージなどの非薬物療法で治療することが一般的である。

2 患者への説明・指導

以下のことを説明，指導する。

投薬中止の場合
- 処方医と相談の結果，妊娠中の母体と胎児の安全のため，投薬を中止してしばらく様子をみることになった。
- 腰が痛い，肩がこるなど，病状や自覚症状について何か変化があった場合には，すぐに主治医に受診する。
- 妊娠中は，薬局で薬を買うとき，病院にかかるときには，必ず妊娠していることを告げるよう指導する。

処方変更のない場合
- 前述のことから判断して，本剤の服用により奇形発生の頻度や危険度が上昇するとは考えられない。

文献
1) 田辺三菱製薬株式会社：アロフト，インタビューフォーム（第5版）

エペリゾン塩酸塩 (Eperisone hydrochloride)

ミオナール 顆 錠

薬剤危険度 **1点**　情報量 **+**

薬剤データ

1　添付文書
妊婦または妊娠している可能性のある婦人には，治療上の有益性が危険性を上回ると判断される場合にのみ投与する［妊娠中の投与に関する安全性は確立していない］。

2　動物（生殖発生毒性試験・変異原性試験など）
- SD系ラットを用いて50，100，200mg/kg/日を経口投与した妊娠前・妊娠初期投与試験では，生殖能ならびに胎仔発生への影響は認められなかった[1]。
- SD系妊娠ラットを用いて25，50，100，200，500mg/kg/日を経口投与した器官形成期投与試験では，200mg/kg以上の投与群で，親動物に軽度の毒性所見がみられたが，催奇形性作用および新生仔の生後発育，形態，行動，生理機能，生殖能力への影響は認められなかった[1]。
- JW-NIBS系妊娠ウサギの器官形成期に50，100，150，200mg/kg/日を経口投与した器官形成期投与試験では，100mg/kg以上で，親動物に軽度の毒性所見がみられたが，催奇形性作用および新生仔の生後発育，形態，行動，生理機能，生殖能力への影響は認められなかった[1]。
- SD系妊娠ラットを用いて50，100，200mg/kg/日を経口投与した周産期・授乳期投与試験では，50mg/kg以上で離乳時の新生仔に軽度の発育遅延を認めたが，新生仔の生存率，生後分化，行動，生理機能および生殖能力への影響は認められなかった[1]。

3　ヒト（疫学調査・症例報告など）
- 妊婦への使用に関して，胎児への催奇形性，胎児毒性との関連は認められなかったことを示す疫学調査は報告されていない。一方，ヒトにおける催奇形性，胎児毒性を示す症例報告も疫学調査もない。
- 本剤は1982年に国内で販売され，中国・韓国をはじめアジア10カ国で販売されて長年使用されてきており，妊娠可能年齢女性の頸肩腕症候群・腰痛症（主訴；肩こり・腰痛）などに処方されることが少数あるが，妊婦使用例の出生児に奇形発現の報告はない。

4　相談事例
奇形発生の危険度が最も高い絶対過敏期に本剤を服用した33例はいずれも奇形のない健常児を出産した。相対過敏期に本剤を服用した3例も，いずれも奇形のない健常児を出産した。

服用後の対応
- ラットとウサギの生殖試験では催奇形性は認められなかった。ヒトの妊娠中の服用による催奇形性を示唆する症例報告および疫学調査は報告されていない。相談事例では，奇形発生の危険度が高い妊

娠初期に本剤を服用した36例はいずれも奇形のない健常児を出産した。
　以上のことから判断して，妊娠初期に本剤を服用したことにより奇形の発生頻度や危険度が上昇したとは考えられないので，心配することはないことを説明する。
- 本剤の服用を理由に妊娠を中断するような，はやまった判断はしないように指導する。
- 今後は，妊娠していることを主治医に告げて相談するように指示する。

服用前の対応

1　医師への疑義照会

以下のことを説明し，患者が妊婦であっても処方通りに調剤してよいかを確認する。
- ラットとウサギの生殖試験では催奇形性は認められなかった。ヒトの妊娠中の服用による催奇形性を示唆する症例報告および疫学調査は報告されていない。相談事例では，絶対過敏期に本剤を服用した33例，ならびに相対過敏期に服用した3例はいずれも奇形のない健常児を出産した。

意見を求められたら
- 症状が軽度で，本剤の投与が不可欠というほどでもないなら，投与しないほうがよい。
- どうしても本剤の投与が必要なら，本剤の服用により奇形児出産の危険性が必ずしも高くなるとは考えられないことを説明する。

他の治療法
　妊婦の腰痛・肩こりは，体重の変化，ホルモンバランスの変化，運動不足や姿勢の問題で生じることが多く，マタニティ・ガードルや腹帯の使用，腰痛体操，マッサージなどの非薬物療法で治療することが一般的である。

2　患者への説明・指導

以下のことを説明，指導する。

投薬中止の場合
- 処方医と相談の結果，妊娠中の母体と胎児の安全のため，投薬を中止してしばらく様子をみることになった。
- 腰が痛い，肩がこるなど，病状や自覚症状について何か変化があった場合には，すぐに主治医に受診する。
- 妊娠中は，薬局で薬を買うとき，病院にかかるときには，必ず妊娠していることを告げるよう指導する。

処方変更のない場合
- 前述のことから判断して，本剤の服用により奇形発生の頻度や危険度が上昇するとは考えられない。

文献
1) エーザイ株式会社：ミオナール，インタビューフォーム(第5版)

チザニジン塩酸塩 （Tizanidine hydrochloride）

テルネリン 顆 錠

薬剤危険度 **1点**　情報量 **±**

薬剤データ

1　添付文書

妊婦または妊娠している可能性のある婦人には治療上の有益性が危険性を上回ると判断される場合にのみ投与する［動物実験（ラット）で，大量投与（100mg/kg）により奇形（脳ヘルニア，小眼球）の増加および10〜30mg/kg投与により胎仔重量の低下，化骨遅延，出生仔の死亡などが報告されている］。

2　動物（生殖発生毒性試験・変異原性試験など）

- ラットを用い3，10，30mg/kgを交配2週間前〜分娩後21日まで経口投与した生殖試験では，3mg/kg投与群で出生後の仔の死亡が増加し，10および30mg/kg投与群で，出生前，周産期および出生後の仔の死亡が増加した[1]。
- ラットを用い1，3，10，30mg/kgを妊娠7〜17日まで経口投与した生殖試験では，10および30mg/kg投与群で，胎仔重量の低下，化骨遅延などがみられた[1]。
- ラットを用い0.3，1，3，10，100mg/kg妊娠6〜15日まで経口投与した生殖試験では，100mg/kg投与群で奇形（脳ヘルニア，小眼球）の増加がみられた[1]。
- ラットを用いた亜急性毒性試験では，非妊娠ラットにおいて5.4mg/kg以上の投与量で失調歩行，四肢の弛緩，自発運動減少，摂餌量の減少，体重増加の抑制が認められており，無影響量は1.7mg/kgと報告されている[1]。100mg/kg投与群で認められた奇形に関しては，亜急性毒性試験の無影響量の50倍以上の高用量を投与したことによる母動物への著しい毒性に基づく可能性も考えられる。

3　ヒト（疫学調査・症例報告など）

- 妊婦への使用に関して，胎児への催奇形性，胎児毒性との関連は認められなかったことを示す疫学調査は報告されていない。一方，ヒトにおける催奇形性，胎児毒性を示す症例報告も疫学調査もない。
- 本剤は1988年に国内で販売され，スイス・オランダをはじめヨーロッパ12カ国，アジア，中南米で販売されて長年使用されてきており，妊娠可能年齢女性の頸肩腕症候群・腰痛症（主訴；肩こり・腰痛）などに処方されることが少数あるが，妊婦使用例の出生児に奇形発現の報告はない。

4　相談事例

奇形発生の危険度が最も高い絶対過敏期に本剤を服用した19例はいずれも奇形などのない健常児を出産した。相対過敏期に本剤を服用した1例も奇形などのない健常児を出産した。

服用後の対応

- ラットを用いた生殖試験では，母動物に毒性が認められた大量投与群にのみ奇形の発生が認められ

たが，それ以下の用量では催奇形作用は認められなかった。ヒトの妊娠中の服用による催奇形性を示唆する症例報告および疫学調査は報告されていない。相談事例では，奇形発生の危険度が高い妊娠初期に本剤を服用した20例はいずれも奇形などのない健常児を出産した。
　以上のことから判断して，妊娠初期に本剤を服用したことにより奇形の発生頻度や危険度が上昇したとは考えられないので，心配することはないことを説明する。

- 本剤の服用を理由に妊娠を中断するような，はやまった判断はしないように指導する。
- 今後は，妊娠していることを主治医に告げて相談するように指示する。

服用前の対応

1 医師への疑義照会

以下のことを説明し，患者が妊婦であっても処方通りに調剤してよいかを確認する。

- ヒトに関して胎児への催奇形性，発育毒性を示唆する症例も疫学調査も報告されていない。また，本剤と催奇形，発育毒性の因果関係を否定する疫学調査も報告されていない。動物の生殖試験では，ラットを用いた生殖試験では，母動物に毒性が認められた大量投与群にのみ奇形の発生が認められたが，それ以下の用量では催奇形作用は認められなかった。相談事例では，絶対過敏期に本剤を服用した19例，ならびに相対過敏期に服用した1例はいずれも奇形などのない健常児を出産している。

意見を求められたら

- 症状が軽度で，本剤の投与が不可欠というほどでもないなら，投与しないほうがよい。
- どうしても本剤の投与が必要なら，本剤の服用により奇形児出産の危険性が必ずしも高くなるとは考えられないことを説明する。

他の治療法

　妊婦の腰痛・肩こりは，体重の変化，ホルモンバランスの変化，運動不足や姿勢の問題で生じることが多く，マタニティ・ガードルや腹帯の使用，腰痛体操，マッサージなどの非薬物療法で治療することが一般的である。

2 患者への説明・指導

　以下のことを説明，指導する。

投薬中止の場合

- 処方医と相談の結果，妊娠中の母体と胎児の安全のため，投薬を中止してしばらく様子をみることになった。
- 腰が痛い，肩がこるなど，病状や自覚症状について何か変化があった場合には，すぐに主治医に受診する。
- 妊娠中は，薬局で薬を買うとき，病院にかかるときには，必ず妊娠していることを告げるよう指導する。

処方変更のない場合

- 前述のことから判断して，本剤の服用により奇形発生の頻度や危険度が上昇するとは考えられない。

文献
1) ノバルティス ファーマ株式会社：テルネリン，インタビューフォーム(第2版)

III-1. 緑内障治療薬

ラタノプロスト （Latanoprost）

キサラタン 点眼液

薬剤危険度 1点
情報量 ±〜+

薬剤データ

1 添付文書

妊婦または妊娠している可能性のある婦人には，治療上の有益性が危険性を上回ると判断される場合にのみ投与する［妊娠中の投与に関する安全性は確立していない。なお，動物試験（妊娠ウサギ）における器官形成期投与試験において，臨床用量の約80倍量（5.0 μg/kg/日）を静脈内投与したことにより，流産および後期吸収胚の発現率増加，胎仔体重の減少が認められた］。

2 動物（生殖発生毒性試験・変異原性試験など）

- ラットを用いて5，35，250 μg/kgの用量を静脈内投与した妊娠前および妊娠初期投与試験では，F_0では250 μg/kg群の雄で死亡例がみられたが，F_0雌雄の生殖機能およびF_1胎仔の致死作用，催奇形性作用および胎内発育に対しては本薬投与の影響は認められなかった。したがって，F_0生殖能に対する無毒性量およびF_1胎仔に対する無毒性量はともに250 μg/kgと判断された[1]。

- ラットを用いて，5，50，250 μg/kgの用量を静脈内投与した器官形成期投与試験では，母動物の平均摂取量の低値が250 μg/kg群でみられたが，妊娠の維持および分娩に投与の影響はみられず，また胎仔の致死作用，催奇形性作用および胎内発育に及ぼす影響も認められなかった。ラットにおける母動物および胎仔への無影響量は，250 μg/kgと考えられている[1]。

- ウサギを用いて，0.2，1，5 μg/kgの用量を静脈内投与した器官形成期投与試験では，母動物に関して投与に関連した死亡および一般症状の異常はみられなかった。5 μg/kg群で母動物の体重増加抑制および摂取量の低下が認められ，この群における胎仔の損失率の増加と一致がみられた。胎仔でも5 μg/kg群で後期吸収胚および流産の発生率の増加，胎仔体重の減少が認められたが，1 μg/kg群ではこのような胚，胎仔に対する毒性はみられなかった。ウサギにおける母動物および胎仔への無影響量は，1 μg/kgと考えられている[1]。

- ラットを用いて妊娠6日目から1，3，10 μg/kgの用量を静脈内投与した周産期および授乳期投与試験では，F_0には妊娠および哺育期間を通じ投与による影響はみられず，F_1胎仔の同腹仔数，生存率，F_1出生仔の生後の成長および発達（形態，機能および行動），生殖機能，さらにF_2胎仔に対しても投与の影響は認められなかった。したがって，F_0およびF_1出生仔に対する無毒性量は10 μg/kgと判断された[1]。

3　ヒト（疫学調査・症例報告など）

- 妊婦への使用に関して，胎児への催奇形性，胎児毒性との関連は認められなかったことを示す疫学調査は報告されていない。一方，ヒトにおける催奇形性，胎児毒性を示す症例報告も疫学調査もない。
- イタリアの催奇形情報サービスでは，ラタノプロスト点眼液を使用したことに関する妊婦相談例10例の出産結果を電話でフォローアップ調査し報告している[2]。

　10例中1例は初期の流産となったが，残る9例は先天異常のない健常児を出産したと報告している。いずれも妊娠第1三半期の使用例で，この期間の胎芽・胎児の曝露期間は最短4日間から最長70日間であったと報告されている。3例は重度の緑内障の治療のため全妊娠期間にわたり本剤を使用し，1例は妊娠中に継続使用した後に妊娠第3三半期に使用を中止した。流産となった妊婦は，46歳で初回妊娠の女性で年齢に関した妊娠リスクを有しており，論文の著者らは本剤との関連はまずないだろうと述べている。

　本剤使用と妊娠転帰への悪影響は認められなかったが，少数例の検討であることよりすべてのプロスタグランジン誘導体に共通する潜在的な子宮収縮作用を考慮すると，妊婦への処方は他剤が無効な緑内障例に限定して処方すべきと結論している。

参考　健康成人（外国人）に，^{3}H-ラタノプロスト点眼液1.15 µg（50 µg/mL）を両眼に点眼後，活性物質であるラタノプロストの酸の血漿中濃度を測定したとき，点眼5分後に53pg/mLで最高に達し，半減期17分で消失した。点眼後の尿中排泄率は86％でほぼ24時間で排泄が完了した。糞中排泄率は15％でほぼ72時間で完了した[3]。

4　相談事例

　妊娠前より妊娠38日まで，すなわち受精卵の発育，着床，奇形発生の危険度が最も高い妊娠初期から絶対過敏期に本剤を11日間使用した1例は，妊娠の経過に特段の影響を及ぼすことなく奇形などのない健常児を出産した。

使用後の対応

- 妊婦への使用について胎児への催奇形性，発育毒性，自然流産との関連を示唆する症例も疫学調査も報告されていない。また，本剤と催奇形性，発育毒性の因果関係を否定する疫学調査も報告されていない。妊娠中に本剤を使用した症例が10例報告されており，自然発生的な流産と考えられる1例を除き9例はいずれも健常児を出産している。本剤の生殖試験では，臨床用量の約80倍量（5.0 µg/kg/日）を静脈内投与したことにより，流産および後期吸収胚の発現率増加，胎児体重の減少が認められているが，点眼後の体内動態試験では血漿中濃度は点眼5分後に53pg/mLとわずかであり，動物の生殖試験とは用量・投与経路に差異がある。相談事例は，妊娠前から絶対過敏期にかけて本剤を使用していたが流産と関連することもなく健常児を出産している。
- 本剤の使用を理由に妊娠を中断するような，はやまった判断はしないように指導する。
- 今後は，妊娠していることを主治医に告げて相談するように指示する。

使用前の対応

1　医師への疑義照会

以下のことを説明し，患者が妊婦であっても処方通りに調剤してよいかを確認する。

- 妊婦への使用について胎児への催奇形性，発育毒性，自然流産との関連を示唆する症例も疫学調査も報告されていない。また，本剤と催奇形性，発育毒性の因果関係を否定する疫学調査も報告されていない。妊娠中に本剤を使用した症例が10例報告されており，自然発生的な流産と考えられる1例を除き9例はいずれも健常児を出産している。本剤の生殖試験では，臨床用量の約80倍量（5.0 μg/kg/日）を静脈内投与したことにより，流産および後期吸収胚の発現率増加，胎児体重の減少が認められているが，点眼後の体内動態試験では血漿中濃度は点眼5分後に53pg/mLとわずかであり，動物の生殖試験とは用量・投与経路に差異がある。相談事例は，妊娠前から絶対過敏期にかけて本剤を使用していたが流産と関連することもなく健常児を出産している。

2　患者への説明・指導

以下のことを説明，指導する。

投薬中止の場合

- 処方医と相談の結果，妊娠中の母体と胎児の安全のため，投薬を中止してしばらく様子をみることになった。
- 病状や自覚症状について何か変化があった場合には，すぐに主治医に受診する。
- 妊娠中は，薬局で薬を買うとき，病院にかかるときには，必ず妊娠していることを告げるよう指導する。

処方変更の場合

- 処方医と相談の結果，妊娠中の母体と胎児の安全のため処方が変更になった。
- ◆ 本剤は医師が妊娠を確認したうえで処方した薬で，母体の健康のために有用で，胎児への悪影響が少ないと考えられる薬である。
- ◆ 指示された用法，用量通りに使用し，勝手に使用量・使用方法の変更をしない。
- ◆ 自分の判断で使用を中止すると，母体の健康を損ね，胎児にも悪影響を及ぼすことになりかねない。
- ◆ 薬について何か心配なことがあったら，いつでも医師・薬剤師に相談する。

処方変更のない場合

- 前述のことから判断して，本剤の使用により流産や奇形発生の頻度や危険度が著しく上昇するとは考えられない。
- 「処方変更の場合」の◆印について説明する。

文献
1) ファイザー株式会社：キサラタン，インタビューフォーム（第6版）
2) De Santis M, et al：Latanoprost exposure in pregnancy. Am J Ophthalmol, 138（2）: 305-306, 2004
3) ファイザー株式会社：キサラタン，医療用医薬品添付文書

Ⅲ-2. 鎮暈薬

ジフェニドール塩酸塩 （*Difenidol hydrochloride*）

セファドール 顆 錠

薬剤危険度 1点
情報量 ＋〜＋＋

薬剤データ

1 添付文書

妊婦または妊娠している可能性のある婦人には治療上の有益性が危険性を上回る場合にのみ投与する［妊娠中の投与に関する安全性は確立していない］。

2 動物（生殖発生毒性試験・変異原性試験など）

- マウスを用いて，妊娠7〜12日までの期間に30，70，150mg/kgを経口投与した生殖試験では，母動物，胎仔ならびに新生仔に対する影響に関して，対照群との間に有意差は認められなかった[1]。
- ラットを用いて，妊娠9〜14日までの期間に30，77.5，200mg/kgを経口投与した生殖試験では，母動物，胎仔ならびに新生仔に対する影響に関して，対照群との間に有意差は認められなかった[1]。

3 ヒト（疫学調査・症例報告など）

妊娠初期にジフェニドールを服用した936例の妊婦の記録を追跡調査した結果，864例（92％）が健常児を出産したと報告されている。72例（8％）は自然流産や人工妊娠中絶の他，さまざまな先天異常を含む妊娠転帰であった。この発生率は自然発生率より低く，ジフェニドールの服用と関連がみられた症例はなかった[2]。

4 相談事例

奇形発生の危険度が最も高い絶対過敏期に本剤を服用した9例はいずれも奇形などのない健常児を出産した。

服用後の対応

- 妊娠初期に本剤の成分を服用した936例の妊婦の追跡調査では，864例が健常児を出産しており，出生時の異常は自然発生率より低く，ジフェニドールと先天異常の関連はみられなかったことが報告されている。ラット，マウスの生殖試験では，催奇形作用は認められなかった。相談事例では，奇形発生の危険度が高い妊娠初期に本剤を服用した9例は，いずれも奇形などのない健常児を出産している。

以上のことから判断して，妊娠初期に本剤を服用したことにより奇形発生の頻度や危険度が上昇したとは考えられないので，心配することはないことを説明する。
- 本剤の服用を理由に妊娠を中断するような，はやまった判断はしないように指導する。
- 今後は，妊娠していることを主治医に告げて相談するように指示する。

服用前の対応

1 医師への疑義照会

以下のことを説明し，患者が妊婦であっても処方通りに調剤してよいかを確認する。
- 妊娠初期に本剤の成分を服用した936例の妊婦の追跡調査では，864例が健常児を出産しており，出生時の異常は自然発生率より低く，ジフェニドールとの関連はみられなかったことが報告されている。ラット，マウスの生殖試験では，催奇形作用は認められなかった。相談事例では，絶対過敏期に本剤を服用した9例は，いずれも奇形などのない健常児を出産している。

意見を求められたら
- 症状が軽度で，本剤の投与が不可欠というほどでもないなら，投与しないほうがよい。
- もし他剤に変更しても差し支えないなら，下記の治療薬を紹介する。
- どうしても本剤の投与が必要なら，本剤の服用により奇形児出産の危険性が必ずしも高くなるとは考えられないことを説明する。

他の治療薬

ヒトにおける複数のコホート研究，複数のケースコントロール研究において，妊娠第1三半期の妊婦使用が先天奇形の発生と関連しなかったことが報告されている薬剤にメクリジンがある。ただし，国内では医療用の医薬品でメクリジンを主成分として含有する薬剤は現在発売されていない。一方，一般用医薬品でメクリジンを主成分として含有する薬剤にセンパアS（25mg/錠）がある。

2 患者への説明・指導

以下のことを説明，指導する。

投薬中止の場合
- 処方医と相談の結果，妊娠中の母体と胎児の安全のため，投薬を中止してしばらく様子をみることになった。
- めまい・耳鳴りがひどいなど，病状や自覚症状について何か変化があった場合にはすぐ主治医に受診する。
- 妊娠中は，薬局で薬を買うとき，病院にかかるときには，必ず妊娠していることを告げるよう指導する。

処方変更の場合
- 処方医と相談の結果，妊娠中の母体と胎児の安全のため処方が変更になった。
- 本剤は医師が妊娠を確認したうえで処方した薬で，母体の健康のために有用で，胎児への悪影響が少ないと考えられる。
- 処方された薬は，症状がひどいときだけ服用すればよいのか，継続服用する必要があるのかは，薬の性質だけでなく病状によっても決まるので，今後は医師にあらかじめ確認するようにする。
- 服薬の調節はあらかじめ医師に相談した範囲で行い，医師の指示と異なった服用をした場合はその

状況を医師に報告する。
- ◆ 自分の判断で服薬を中止すると，母体の健康を損ね，胎児にも悪影響を及ぼすことになりかねない。
- ◆ 薬について何か心配なことがあったら，いつでも医師・薬剤師に相談する。

処方変更のない場合
- 前述のことから判断して，本剤の服用により奇形発生の頻度や危険度が明らかに上昇するとは考えられない。
- 「処方変更の場合」の◆印について説明する。

文献
1) 野村彰，他：1, 1-Diphenyl-4-piperidino-1-butanol hydrochloride (Diphenidol hydrochloride)の妊娠動物ならびに胎仔におよぼす影響．現代の臨床，6(4): 89, 1972
2) Smith Kline & French Labs：Vontrol®, Product Information, 1996

ベタヒスチンメシル酸塩 （Betahistine mesilate）

メリスロン錠	薬剤危険度 1点	情報量 ±

薬剤データ

1　添付文書

妊婦または妊娠している可能性のある婦人には，治療上の有益性が危険性を上回ると判断された場合にのみ投与する［妊娠中の投与に関する安全性は確立していない］。

2　動物（生殖発生毒性試験・変異原性試験など）

- ラットに対して妊娠9〜14日目に50，500，2,000mg/kg/日を経口投与した生殖毒性試験では，胎仔に2,000mg/kg群で死胚，頸椎弓異常，第14肋骨減少などが，500mg/kg群で胸骨核左右非対称，胸骨核化骨遅延，50mg/kg群で胸骨核化骨遅延がみられたが，催奇形作用はみられず，新生仔の発育にも影響はなかった[1]。

- マウスに対して胎齢7日目から2〜3日間50，500，2,500mg/kg/日を経口投与した生殖毒性試験では，胎仔に50mg/kg群では頸肋増加，胸骨核化骨遅延，前肢の中節骨数の増加，500mg/kg群では胸骨核化骨減形成，前肢の中節骨数の3以上のものの増加，後肢中節骨数2以下のものの増加，距骨未化骨数および踵骨未化骨数の増加が認められた。2,500mg/kg群では前肢中節骨数2以下のものが増加し，後肢中節骨数，距骨未化骨数および踵骨未化骨数が500mg/kg群と同様の傾向が認められた。しかし，催奇形性はみられず，新生仔の発育にも影響はみられなかった[1]。

3　ヒト（疫学調査・症例報告など）

- 妊婦への使用に関して，胎児への催奇形性，胎児毒性との関連は認められなかったことを示す疫学調査は報告されていない。一方，ヒトにおける催奇形性，胎児毒性を示す症例報告も疫学調査もない。

- 本剤は1969年に国内で販売され，フランス・ドイツや中国をはじめとするアジア各国など併せて21カ国において長年使用されてきており，妊娠可能年齢の婦人ではメニエール病，メニエール症候群，眩暈症に伴うめまい，眩暈感などに処方されることが少なからずあるが，妊婦使用例の出生児に奇形発現の報告はない。

4　相談事例

奇形発生の危険度が最も高い絶対過敏期に本剤を服用した16例中15例は，奇形などのない健常児を出産した。1例に認められた異常は，心臓の異常と連絡を受けているが詳細は明らかでない。相対過敏期に服用した2例はいずれも奇形のない健常児を出産した。

限られたデータではあるが，本剤曝露群の児の出産結果は国内における自然奇形発生率を大きく上回る変化とは考えにくい。

服用後の対応

- ラットとマウスの生殖試験では催奇形作用は認められなかった。ヒトの妊娠中の服用による催奇形性を示唆する症例および疫学調査は報告されていない。相談事例では，奇形発生の危険度が高い妊娠初期に本剤を服用した 18 例中 17 例は奇形などのない健常児を出産した。
  以上のことから，情報量は限られているが，現在得られるデータを総合すると，妊娠初期に服用したことにより奇形の発生頻度や危険度が上昇したとは考えにくいため，心配することはないことを伝える。
- 本剤の服用を理由に妊娠を中断するような，はやまった判断はしないように指導する。
- 今後は，妊娠していることを主治医に告げて相談するように指示する。

服用前の対応

1 医師への疑義照会

以下のことを説明し，患者が妊婦であっても処方通りに調剤してよいか確認する。

- ヒトでの催奇形性を示唆する症例報告も疫学調査もない。動物の生殖試験において催奇形性は認められていない。相談事例では，絶対過敏期に本剤を服用した 16 例中 15 例は奇形などのない健常児を出産した。

意見を求められたら

- 症状が軽度で，本剤の投与が不可欠というほどでもないなら，投与しないほうがよい。
- もし他剤に変更しても差し支えないなら，下記の治療薬を紹介する。
- どうしても本剤の投与が必要なら，本剤の服用により奇形児出産の危険性が必ずしも高くなるとは考えられないことを説明する。

他の治療薬

ヒトにおける複数のコホート研究，複数のケースコントロール研究において，妊娠第 1 三半期の妊婦使用が先天奇形の発生と関連しなかったことが報告されている薬剤にメクリジンがある。ただし，国内では医療用の医薬品でメクリジンを主成分として含有する薬剤は現在発売されていない。一方，一般用医薬品でメクリジンを主成分として含有する薬剤にセンパア S（25mg/錠）がある。

2 患者への説明・指導

以下のことを説明，指導する。

投薬中止の場合

- 処方医と相談の結果，妊娠中の母体と胎児の安全のため，投薬を中止してしばらく様子をみることになった。
- めまい・耳鳴りがひどいなど，病状や自覚症状について何か変化があった場合にはすぐ主治医に受診する。
- 妊娠中は，薬局で薬を買うとき，病院にかかるときには，必ず妊娠していることを告げるよう指導する。

処方変更の場合

- 処方医と相談の結果，妊娠中の母体と胎児の安全のため処方が変更になった。

- ◆ 本剤は医師が妊娠を確認したうえで処方した薬で，母体の健康のために有用で，胎児への悪影響が少ないと考えられる。
- ◆ 処方された薬は，症状がひどいときだけ服用すればよいのか，継続服用する必要があるのかは，薬の性質だけでなく病状によっても決まるので，今後は医師にあらかじめ確認するようにする。
- ◆ 服薬の調節はあらかじめ医師に相談した範囲で行い，医師の指示と異なった服用をした場合はその状況を医師に報告する。
- ◆ 自分の判断で服薬を中止すると，母体の健康を損ね，胎児にも悪影響を及ぼすことになりかねない。
- ◆ 薬について何か心配なことがあったら，いつでも医師・薬剤師に相談する。

処方変更のない場合
- 前述のことから判断して，本剤の服用により奇形発生の頻度や危険度が明らかに上昇するとは考えられない。
- 「処方変更の場合」の◆印について説明する。

文献
1) 伊藤隆太，他：β-Histine の亜急性・慢性毒性および胎児におよぼす影響．応用薬理，2（4）：344，1968

Ⅳ-1. 血圧降下薬

アムロジピンベシル酸塩 (*Amlodipine besilate*)

アムロジン錠, アムロジンOD 口腔内崩壊錠
ノルバスク錠, ノルバスクOD 口腔内崩壊錠

薬剤危険度 **1点**

情報量 **±〜+**

薬剤データ

1 添付文書

妊婦または妊娠している可能性のある婦人には投与しない[動物試験で妊娠末期に投与すると妊娠期間および分娩時間が延長することが認められている]。

2 動物（生殖発生毒性試験・変異原性試験など）

- ＳＤ系ラットに2, 10, 25mg/kg/日を経口投与した妊娠前および妊娠初期投与試験, 4, 10, 25mg/kg/日を経口投与した器官形成期投与試験では, 催奇形作用, 胎仔致死作用, また胎仔の発育に対する影響は認められなかった[1]。
- ＳＤ系ラットに2, 4, 10mg/kg/日を経口投与した周産期および授乳期投与試験において, 10mg/kg群で妊娠期間の延長, 分娩障害（分娩時間の延長）および分娩障害に伴うとみられる出生率の低下および出生仔生存率の低下が認められたが, 4mg/kg以下では影響は認められなかった（投与量はアムロジピンベシル酸塩換算）[1]。
- 日本白色種ウサギに4, 10, 25mg/kg/日を経口投与した器官形成期投与試験では, 催奇形作用, 胎仔致死作用, また胎仔の発育に対する影響は認められなかった[1]。

3 ヒト（疫学調査・症例報告など）

- 妊婦への使用に関して, 胎児への催奇形性, 胎児毒性との関連は認められなかったことを示す疫学調査は報告されていない。一方, ヒトにおける催奇形性, 胎児毒性を示す症例報告も疫学調査もない。
- 妊娠第1三半期に高血圧治療の目的でアムロジピン5mg/日を使用した妊婦3例の妊娠転帰が報告されている。
  ケース1：35歳の婦人が, 妊娠7週までアムロジピン5mg/日を使用していた。併用薬としてレボスルピリド, 水酸化アルミニウムゲル, 炭酸マグネシウム, *Ginkgo biloba* を使用していた。この妊婦は38週3日に3,750gの健常な女児を出産した。
  ケース2：32歳の婦人が, 妊娠2週2日〜3週4日までアムロジピン5mg/日を使用していた。彼女は, 併せて妊娠6週4日までアテノロールを使用していた。しかし, この時点で彼女は高血圧治療薬を拒否した。この妊婦は39週4日に2,600gの女児を出産した。この女児は, 生後20週の時点で知的発育の遅延と左腕と左手の筋力が弱いことが指摘された。報告の著者は, 神経学的な変化は, 妊

娠初期のアムロジピン曝露とは関連しないと報告している。
　ケース3：イミダプリル5mg/日とブラニジピン10 mg/日で治療していた多発性嚢胞腎の36歳の婦人は，降圧効果が不十分と判断され，この時点では妊娠兆候なしとの評価のもとアムロジピン5mg/日に変更された。その後，変更時点では妊娠していたことがわかり，結果として彼女は妊娠7週6日～12週までアムロジピン5mg/日を使用していたことが明らかとなった。彼女は急性胃炎と不安感があり，併用薬としてスクラルファート，ロラゼパムを使用していた。彼女は，時折1オンス（約28g）程度のアルコールを摂取していたことが報告されている。無月経のため超音波検査を行ったところ8週2日の時点で胎児心拍が確認された。しかし，12週の時点の超音波検査では胎児心拍は確認されず胎児死亡が確認された[2]。

- 　高血圧合併症妊娠のためメチルドパで治療中であったが，コントロール不良により，28週以降にアムロジピンによる服薬を開始し出産に至った2例が報告されている。臍帯血，母体血の薬物濃度が測定され，妊娠中に使用した本剤が胎児へ移行することが確認されたが，児への影響は認められなかった。母乳育児を行った1例を含めて，6歳児における成長，発達に問題はなかったと報告している[3]。
- 　腎髄質嚢胞症のため重篤な腎障害のある37歳の妊婦が報告されている。妊娠前よりアムロジピン，アテノロール，炭酸カルシウム，炭酸ナトリウム，1-α-ビタミンD_3，アロプリノール，エリスロポエチンを使用していた。妊娠第2三半期にアロプリノールが中止され，血圧コントロールのためにメチルドパが追加された。妊娠35週に帝王切開で1,600gの男児を分娩した。出生後8カ月の時点で男児に身体・精神発達上，大きな問題は認められなかったと報告されている[4]。

4　相談事例

　奇形発生の危険度が最も高い絶対過敏期に本剤を服用した3例は，いずれも奇形などのない健常児を出産した。

参考　高血圧を合併した妊娠では，通常の妊婦に比べ，早産，子宮内胎児発育遅延（IUGR），妊娠高血圧症候群（加重型妊娠高血圧腎症），常位胎盤早期剥離，周産期死亡など，母児のリスクが増大することが指摘されている。また，妊娠により原疾患が増悪し，悪性高血圧，脳出血，心不全や腎機能障害が起こりやすくなることが指摘されている。このため，降圧薬などを適切に使用して血圧管理を含む母体管理，および胎児管理が必要となる。妊娠中の血圧が140/90mmHg以下にコントロールされていることで良好な妊娠経過および出産が可能と考えられている[5,6]。

服用後の対応

- 　妊娠中の高血圧管理は，母児の健康，妊娠経過に重要なことが複数のガイドラインで示されている。本剤の妊婦使用に関して，胎児への催奇形性，胎児毒性との関連を示す疫学調査は報告されていない。また，催奇形性を示唆する症例報告も疫学調査もない。一方，妊娠中の血圧コントロールのために本剤を服用し健常児を出産したとの報告が複数ある。本剤の生殖試験では，催奇形性，胎児毒性は認められていない。相談事例では，奇形発生の危険度が高い妊娠初期に本剤を服用した3例は，いずれも奇形などのない健常児を出産した。国内の添付文書では，妊婦への投与は禁忌とされているが，米国の添付文書では妊婦に対して有益性が危険性を上回る場合のみ投与と示されておりわが国のように禁忌とは位置づけられていない。妊娠中の高血圧は母児のリスクとなるため，メチルドパ，ヒドララジンなどでの血圧管理が困難な事例では本剤が用いられることがあり，妊婦が健常児を出産した事例が

報告されている。

　以上のことから判断して，妊娠初期に本剤を服用したことにより奇形発生の頻度や危険度が上昇したとは考えられないので，心配することはないことを説明する。
- 今後は，妊娠していることを主治医に告げて，妊娠中の血圧管理について相談するように指導する。

服用前の対応

1　医師への疑義照会

　添付文書では，妊婦禁忌とされていることを伝えて本剤の使用が母体の血圧管理に不可欠か確認する。他剤での妊娠高血圧の管理が困難で，母児にとって本剤による治療の必要性の高い症例では以下のことを説明し，患者が妊婦であっても処方通りに調剤してよいか確認する。
- 妊娠中の高血圧管理は，母児の健康，妊娠経過に重要なことが複数のガイドラインで示されている。本剤の妊婦使用に関して，胎児への催奇形性，胎児毒性との関連を示す疫学調査は報告されていない。また，催奇形性を示唆する症例報告も疫学調査もない。一方，妊娠中の血圧コントロールのために本剤を服用し健常児を出産したとの報告が複数ある。本剤の生殖試験では，催奇形性，発育毒性は認められていない。相談事例では，絶対過敏期に本剤を服用した3例は，いずれも奇形などのない健常児を出産した。

留意点
　降圧薬により急激な血圧低下が生じて，胎盤還流血液量が減少した場合，胎児や新生児の発育に有害な影響を及ぼす可能性がある。一般的にこうした影響は可逆性と考えられているが，妊娠中の高血圧管理では，急激な血圧変動が生じないよう薬物や使用量を考慮する必要がある。

他の治療薬
　妊娠中の高血圧の国際ガイドラインでは，メチルドパ，ヒドララジン，ラベタロールなどが妊娠中も安全に使用できる薬剤と位置づけられている[6-9]。

2　患者への説明・指導

　以下のことを説明，指導する。

投薬中止の場合
- 処方医と相談の結果，妊娠中の母体と胎児の安全のため，投薬を中止してしばらく様子をみることになった。
- 病状や自覚症状について何か変化があった場合には，すぐに主治医に受診する。
- 妊娠中は，薬局で薬を買うとき，病院にかかるときには，必ず妊娠していることを告げるよう指導する。

処方変更の場合
- 処方医と相談の結果，妊娠中の母体と胎児の安全のため処方が変更になった。
- 本剤は医師が妊娠を確認したうえで処方した薬で，母体の健康のために有用で，胎児への悪影響が少ないと考えられる薬である。
- 高血圧を合併した妊娠では，降圧薬を適正に使用して血圧管理を行うことが重要で，高血圧を放置した場合には，早産・発育遅延，妊娠高血圧腎症，常位胎盤早期剥離，周産期死亡など母児のリスクが増大することが指摘されている。このため，降圧薬などを適切に使用して血圧管理を含む母体管理，

および胎児管理が必要となる。
- ◆ 指示された用法，用量通りに服用し，勝手に服用量の変更をしない。
- ◆ 自分の判断で服薬を中止すると，母体の健康を損ね，胎児にも悪影響を及ぼすことになりかねない。
- ◆ 薬について何か心配なことがあったら，いつでも医師・薬剤師に相談する。

処方変更のない場合
- 前述のことから判断して，本剤の服用により奇形発生の頻度や危険度が上昇するとは考えられない。
- 「処方変更の場合」の◆印について説明する。

文献
1) 堀本政夫，他：Amlodipine のラット ウサギを用いた生殖発生毒性試験．応用薬理，42（2）：167-176，1991
2) Ahn HK, et al：Exposure to amlodipine in the first trimester of pregnancy and during breastfeeding. Hypertens Pregnancy, 26（2）：179-187, 2007
3) 石井真理子，他：高血圧合併妊娠におけるアムロジピンの胎児移行および母乳移行に関する検討―2例報告―．日病薬誌，45（6）：817-820，2009
4) Liberek T, et al：Successful pregnancy in a patient with medullary cystic disease and severe renal impairment. Clin Nephrol, 63（1）：54-56, 2005
5) 日本妊娠高血圧学会・編：妊娠高血圧症候群(PIH)管理ガイドライン2009，メジカルビュー社，2009
6) National High Blood Pressure Education Program Working Group on High Blood Pressure in Pregnancy：Report of the National High Blood Pressure Education Program Working Group on High Blood Pressure in Pregnancy. Am J Obstet Gynecol, 183（1）：S1-S22, 2000
7) ACOG Committee on Obstetric Practice：ACOG practice bulletin. Diagnosis and management of preeclampsia and eclampsia；No. 33, January 2002. American College of Obstetricians and Gynecologists. Int J Gynaecol Obstet, 77（1）：67-75, 2002
8) Brown MA, et al, Australasian Society for the Study of Hypertension in Pregnancy：The detection, investigation and management of hypertension in pregnancy；full consensus statement. Aust NZJ Obstet Gynaecol, 40（2）：139-155：2000
9) Rey E, et al：Report of the Canadian Hypertension Society Consensus Conference：3. Pharmacologic treatment of hypertensive disorders in pregnancy. CMAJ, 157（9）：1245-1254, 1997

ニフェジピン （Nifedipine）

アダラート CR 徐放錠, アダラート L 徐放錠

薬剤危険度 2点　　情報量 ＋〜＋＋

Ⅰ 薬剤データ

1 添付文書

- 妊婦（妊娠 20 週未満）または妊娠している可能性のある婦人には投与しない［動物実験において，催奇形性および胎仔毒性が報告されている］。
- 妊娠 20 週以降の妊婦に投与する場合には，治療上の有益性が危険性を上回ると判断される場合にのみ投与する［妊娠中の投与に関する安全性は確立していない］。投与に際しては，最新の関連ガイドラインなどを参照しつつ，急激かつ過度の血圧低下とならないよう，長時間作用型製剤の使用を基本とし，剤形ごとの特徴を十分理解したうえで投与する。また，母体や胎児および新生児の状態を十分に観察し，過度の血圧低下や胎児胎盤循環の低下などの異常が認められた場合には適切な処置を行う［妊婦への投与例において，過度の血圧低下などが報告されている］。
- 硫酸マグネシウム水和物の注射剤を併用する場合には，血圧などを注意深くモニタリングする［併用により，過度の血圧低下や神経筋伝達遮断の増強が現れることがある］。

2 動物（生殖発生毒性試験・変異原性試験など）

- ラット 25mg/kg p.o 〜，マウス 50mg/kg p.o 〜で催奇形作用（＋）[1]。
- ラット（ヒト最大量の 4 〜 42 倍）：用量依存的に胎仔死亡，成長遅延，骨格異常，心血管系奇形発生頻度の上昇[2-7]。
- ウサギ（ヒト最大量の 2 〜 10 倍）：指の末端の形成不全の発生頻度上昇[8,9]。
- ラット（ヒト類似量かそれ以上の用量）：分娩遅延[10-12]。
- ラット（ヒト最大量の 1 〜 3 倍の分娩前投与）：用量依存的に心臓の欠陥あり[13]。
- ラット（ヒト最大量の 3 〜 7 倍妊娠後期投与）：胎仔・胎盤重量低下[14]。
- 本薬はラットやウサギで胎仔毒性や奇形発生頻度の上昇が認められているが，これは子宮の血流障害の影響が指摘されている[15]。

3 ヒト（疫学調査・症例報告など）

疫学調査

- ハンガリーの先天異常 registry による population-based 調査において，先天異常のあるケース群 22,865 例と一般集団のコントロール群 38,151 例が比較検討されている。
  ケース群で妊娠中に Ca 拮抗薬を服用した母親は 586 例（2.6%），コントロール群で妊娠中に Ca 拮抗薬を服用した母親は 907 例（2.4%）であった。このうちニフェジピン服用例はケース群で 209 例，コントロール群で 345 例であった。
  また妊娠 2 〜 3 カ月に Ca 拮抗薬を服用したのはケース群 40 例，コントロール群 49 例であった。これらの解析結果から，子宮内での Ca 拮抗薬への曝露により先天異常の増加は認められなかったと

報告されている［OR：2.1, 95%CI：0.2-1.9］[16]。

- 6つの催奇形情報サービスのプロスペクティブなコホート研究において，妊娠第1三半期にCa拮抗薬に曝露された婦人の児78例は，マッチングさせたコントロール群と比較しても奇形の発生する頻度の上昇は認められなかったと報告されている。このうち44%がニフェジピンを服用していた[17]。
- 妊娠12〜34週に高血圧のためニフェジピンを使用した母親128例に対し，分娩後18カ月まで出生児の経過観察を行った調査で，回答の得られた児94例において，奇形・発育遅延の発生頻度の上昇は認められなかったと報告されている[18]。

症例報告

- 妊娠第3三半期のニフェジピンの舌下服用で，母体の重篤な血圧低下とそれに伴う胎児窮迫が報告されている[19-21]。
- 陣痛抑制薬としてニフェジピンを使用した妊婦に関する調査では，いずれの調査でも胎児に合併症は認められず，健康であったと報告されている[22-24]。

その他

- 無作為化した126例のコントロール研究で，ニフェジピンは重症な子癇前症の血圧管理において，ヒドララジンに比較し安全でより効果的であった。どちらの群でも母児ともに重篤な副作用は認められなかった[25]。
- 子癇前症のためニフェジピンとMgを併用し，臨床的に明らかな薬剤間相互作用が認められたとの報告がある[21,26]。

参考 高血圧を合併した妊娠では，通常の妊婦に比べ，早産，子宮内胎児発育遅延（IUGR），妊娠高血圧症候群（加重型妊娠高血圧腎症），常位胎盤早期剥離，周産期死亡など，母児のリスクが増大することが指摘されている。また，妊娠により原疾患が増悪し，悪性高血圧，脳出血，心不全や腎機能障害が起こりやすくなることが指摘されている。このため，降圧薬などを適切に使用して血圧管理を含む母体管理，および胎児管理が必要となる。妊娠中の血圧が140/90mmHg以下にコントロールされていることで良好な妊娠経過および出産が可能と考えられている[27,28]。

妊娠中の高血圧の管理については国際的なガイドラインがあり，カナダ高血圧学会（1997）のガイドラインではメチルドパ，ヒドララジン，ラベタロールとならび，ニフェジピンも使用可能な薬剤としてあげられている[29]。

4　相談事例

奇形発生の危険度が最も高い絶対過敏期に本剤を服用した2例は，いずれも奇形などのない健常児を出産した。このうち1例は妊娠中も継続して本剤を服用した。

服用後の対応

- 動物試験で胎仔毒性や奇形発生頻度の上昇が報告されている。しかし，妊娠中の高血圧管理は，母児の健康，妊娠経過に重要なことが複数のガイドラインで示されており，本剤の妊婦使用に関しても，奇形発生の頻度は上昇しなかったとの疫学調査が複数報告されている。相談事例では，奇形発生の危険度が高い妊娠初期に本剤を服用した2例は，いずれも奇形などのない健常児を出産し，うち1例は妊娠中も継続して本剤を服用していた。国内の添付文書では，妊婦への投与は禁忌とされているが，米国の添付文書では妊婦禁忌とは位置づけられていない。妊娠中の高血圧は母児のリスクとなるため，メチルドパ，ヒドララジンなどでの血圧管理が困難な事例では本剤が用いられることがあり，奇形発生の頻度は上昇しなかったとの報告が複数ある。

- 以上のことから判断して，妊娠初期に本剤を服用したことにより奇形発生の頻度や危険度が上昇したとは考えられないので，心配することはないことを説明する。
- 今後は，妊娠していることを主治医に告げて，妊娠中の血圧管理について相談するように指導する。

服用前の対応

1 医師への疑義照会

以下のことを説明し，患者が妊婦であっても処方通りに調剤してよいかを確認する。

添付文書では，妊婦禁忌とされていることを伝えて本剤の使用が母体の血圧管理に不可欠か確認する。他剤での妊娠高血圧の管理が困難で，母児にとって本剤による治療の必要性の高い症例では以下のことを説明し，患者が妊婦であっても処方通りに調剤してよいかを確認する。

- 動物試験で胎仔毒性や奇形発生頻度の上昇が報告されている。しかし，妊娠中の高血圧管理は，母児の健康，妊娠経過に重要なことが複数のガイドラインで示されており，本剤の妊婦使用に関しても，奇形発生の頻度は上昇しなかったとの疫学調査が複数報告されている。相談事例では，絶対過敏期に本剤を服用した2例は，いずれも奇形などのない健常児を出産し，うち1例は妊娠中も継続して本剤を服用していた。国内の添付文書では，妊婦への投与は禁忌とされているが，米国の添付文書では禁忌とは位置づけられていない。妊娠中の高血圧は母児のリスクとなるため，メチルドパ，ヒドララジンなどでの血圧管理が困難な事例では本剤が用いられることがあり，奇形発生の頻度は上昇しなかったとの報告が複数ある。

留意点

降圧薬により急激な血圧低下が生じて，胎盤還流血液量が減少した場合，胎児や新生児の発育に有害な影響を及ぼす可能性がある。こうした影響は可逆性と考えられているが，妊娠中の高血圧管理では，急激な血圧変動が生じないよう薬剤や使用量を考慮する必要がある。

他の治療薬

妊娠中の高血圧の国際ガイドラインでは，メチルドパ，ヒドララジン，ラベタロールなどが妊娠中も安全に使用できる薬剤と位置づけられている[28-31]。

2 患者への説明・指導

以下のことを説明，指導する。

投薬中止の場合

- 処方医と相談の結果，妊娠中の母体と胎児の安全のため，投薬を中止してしばらく様子をみることになった。
- 病状や自覚症状について何か変化があった場合には，すぐに主治医に受診する。
- 妊娠中は，薬局で薬を買うとき，病院にかかるときには，必ず妊娠していることを告げるよう指導する。

処方変更の場合

- 処方医と相談の結果，妊娠中の母体と胎児の安全のため処方が変更になった。
- 本剤は医師が妊娠を確認したうえで処方した薬で，母体の健康のために有用で，胎児への悪影響が少ないと考えられる薬である。
- 高血圧を合併した妊娠では，降圧薬を適正に使用して血圧管理を行うことが重要で，高血圧を放置

した場合には，早産・発育遅延，妊娠高血圧腎症，常位胎盤早期剥離，周産期死亡など母児のリスクが増大することが指摘されている。このため，降圧薬などを適切に使用して血圧管理を含む母体管理，および胎児管理が必要となる。

- 指示された用法，用量通りに服用し，勝手に服用量の変更をしない。
- 自分の判断で服薬を中止すると，母体の健康を損ね，胎児にも悪影響を及ぼすことになりかねない。
- 薬について何か心配なことがあったら，いつでも医師・薬剤師に相談する。

処方変更のない場合

- 前述のことから判断して，本剤の服用により奇形発生の頻度や危険度が上昇するとは考えられない。
- 「処方変更の場合」の◆印について説明する。

文献

1) バイエル薬品株式会社：アダラートCR，インタビューフォーム（第2版）
2) Fukunishi K, et al：Effects of nifedipine on rat fetuses. Shinryo to Shinyaku, 17：2245-2256, 1980
3) Cabov AN, et al：Some effects of Cordipin® (nifedipine) administered during pregnancy in the rats. Teratology, 29(3)：21A, 1984
4) Yoshida T, et al：Hyperphalangeal bones induced in rat pups by maternal treatment with nifedipine. Toxicol Lett, 40(2)：127-132, 1988
5) Komai Y, et al：Reproduction study of S-1230：Teratogenicity study in rats by oral administration. Yakuri to Chiryo, 19(7)：95-121, 1991
6) Richichi J, et al：The effects of nifedipine on pregnancy outcome and morphology of the placenta, uterus, and cervix during late pregnancy in the rat. Am J Obstet Gynecol, 167(3)：797-803, 1992
7) Scott WJ Jr, et al：Cardiovascular alterations in rat fetuses exposed to calcium channel blockers. Reprod Toxicol, 11(2-3)：207-214, 1997
8) Danielsson BR, et al：Identical phalangeal defects induced by phenytoin and nifedipine suggest fetal hypoxia and vascular disruption behind phenytoin teratogenicity. Teratology, 45(3)：247-258, 1992
9) Danielsson BR, et al：Digital defects induced by vasodilating agents；relationship to reduction in uteroplacental blood flow. Teratology, 40(4)：351-358, 1989
10) Hahn DW, et al：Evaluation of drugs for arrest of premature labor in a new animal model. Am J Obstet Gynecol, 148(6)：775-778, 1984
11) Tracy TS, et al：Ability of nifedipine to prolong parturition in rats. J Reprod Fertil, 95(1)：139-144, 1992
12) Sharma S, et al：Delay of experimentally induced preterm labour in rats with calcium channel blockers and salbutamol. Indian J Exp Biol, 32(2)：109-112, 1994
13) Momma K, et al：Fetal cardiovascular effects of nifedipine in rats. Pediatr Res, 26(5)：442-447, 1989
14) Furuhashi N, et al：Effects of nifedipine on normotensive rat placental blood flow, placental weight and fetal weight. Gynecol Obstet Invest, 32(1)：1-3, 1991
15) Product Information. Procardia. Pfizer, 2000
16) Sørensen HT, et al：The risk of limb deficiencies and other congenital abnormalities in children exposed in utero to calcium channel blockers. Acta Obstet Gynecol Scand, 80(5)：397-401, 2001
17) Magee LA, et al：The safety of calcium channel blockers in human pregnancy；a prospective, multicenter cohort study. Am J Obstet Gynecol, 174(3)：823-828, 1996
18) Bortolus R, et al：Nifedipine administered in pregnancy；effect on the development of children at 18 months. BJOG, 107(6)：792-794, 2000
19) Impey L：Severe hypotension and fetal distress following sublingual administration of nifedipine to a patient with severe pregnancy induced hypertension at 33 weeks. Br J Obstet Gynaecol, 100(10)：

959-961, 1993
20) Hata T, et al : First report of alterations in fetal circulation following in utero exposure ; case report. Reactions, 559 : 10, 1995
21) Waisman GD, et al : Magnesium plus nifedipine ; potentiation of hypotensive effect in preeclampsia? Am J Obstet Gynecol, 159（2）: 308-309, 1988
22) Ulmsten U, et al : Treatment of premature labor with the calcium antagonist nifedipine. Arch Gynecol, 229（1）: 1-5, 1980
23) Kaul AF, et al : The management of preterm labor with the calcium channel-blocking agent nifedipine combined with the beta-mimetic terbutaline. Drug Intell Clin Pharm, 19（5）: 369-371, 1985
24) Read MD, et al : The use of a calcium antagonist（nifedipine）to suppress preterm labour. Br J Obstet Gynaecol, 93（9）: 933-937, 1986
25) Aali BS, et al : Nifedipine or hydralazine as a first-line agent to control hypertension in severe preeclampsia. Acta Obstet Gynecol Scand, 81（1）: 25-30, 2002
26) Snyder SW, et al : Neuromuscular blockade with magnesium sulfate and nifedipine. Am J Obstet Gynecol, 161（1）: 35-36, 1989
27) 日本妊娠高血圧学会・編：妊娠高血圧症候群（PIH）管理ガイドライン 2009, メジカルビュー社, 2009
28) National High Blood Pressure Education Program Working Group on High Blood Pressure in Pregnancy : Report of the National High Blood Pressure Education Program Working Group on High Blood Pressure in Pregnancy. Am J Obstet Gynecol, 183（1）: S1-S22, 2000
29) Rey E, et al : Report of the Canadian Hypertension Society Consensus Conference ; 3. Pharmacologic treatment of hypertensive disorders in pregnancy. CMAJ, 157（9）: 1245-1254, 1997
30) ACOG Committee on Obstetric Practice : ACOG practice bulletin. Diagnosis and management of preeclampsia and eclampsia ; No. 33, January 2002. American College of Obstetricians and Gynecologists. Int J Gynaecol Obstet, 77（1）: 67-75, 2002
31) Brown MA, et al, Australasian Society for the Study of Hypertension in Pregnancy : CONSENSUS STATEMENT ; The detection, investigation and management of hypertension in pregnancy : full consensus statement. Aust NZJ Obstet Gynaecol, 40 : 139-155, 2000

ヒドララジン塩酸塩 （*Hydralazine hydrochloride*）

アプレゾリン 散 錠 注射用	薬剤危険度 **2点**	情報量 **＋〜＋＋**

薬剤データ

1 添付文書

妊婦または妊娠している可能性のある婦人には，治療上の有益性が危険性を上回ると判断される場合にのみ投与する［動物試験（マウス）で催奇形作用が報告されている。またヒト胎児においても経胎盤的に移行し，新生児に血小板減少などを起こすおそれがある］。

2 動物（生殖発生毒性試験・変異原性試験など）

- マウスに20，60，120mg/kg，ウサギに10，30，60mg/kg，ラットに20，60，180mg/kgを器官形成期に経口投与したところ，マウス120mg/kg群に口蓋裂などの異常胎仔が認められた[1]。
- ウサギにヒト最大量の12.5〜25倍量投与で，指の奇形発生頻度の上昇が認められた[2]。
- ラットにヒト最大量の2.5〜5倍量投与で，奇形発生頻度の上昇は認められなかった[3]。

3 ヒト（疫学調査・症例報告など）

疫学調査

- Heinonenらの実施したThe Collaborative Perinatal Projectでは，50,282組の母児に関する調査を行っている。この中で，妊娠中のいずれかの時期にヒドララジンを使用した婦人136例のうち，出生児に奇形の認められたのは8例で標準化相対危険度は2.09で95％CIが0.91-4.00と統計学的に有意な危険度の上昇は認められなかったと報告している。妊娠第1三半期にヒドララジンを使用したのは8例であったと報告されている[4]。
- Rosa Fらは，ミシガンメディケイド保険給付データを用いた調査の結果を公表している。妊娠第1三半期にヒドララジンを処方された婦人40例の児のうち，1例に尿道下裂がみられた[5]。
- 妊娠第3三半期に重篤な子癇前症のためにヒドララジンで治療された婦人の193例の出生児を，性別と妊娠週数でマッチさせた対照群と比較する追跡調査が医療記録または質問表に基づき実施されている。平均7年間（4〜12年）の追跡調査が行われ，児の発育に関して精神遅延，脳性麻痺，視覚障害，聴覚障害の発生頻度は，対照群と比較して高くなかったと報告されている[6]。

症例報告

- 母体の高血圧のため，妊娠第3三半期に継続してヒドララジンを使用した母親の児3例に，新生児血小板減少症と出血，胎児仮死が認められた[7]。この合併症は重篤な母体高血圧で報告されており，薬剤によるものより母体の疾患自体の関連が指摘されている[8,9]。
- 多発性嚢胞腎と慢性高血圧を合併しメチルドパで治療中の婦人の妊娠経過が報告されている。妊娠35週で血圧上昇のためヒドララジン25mgを1日2回追加したところ，1週間後，胎児に心房性期外収縮をきたした。入院安静となり血圧は低下したため，ヒドララジンを中止したところ中止後24時間以内に胎児の不整脈は治まった。この妊婦は38週で3,685gの男児を分娩した。3日後の心臓

- 評価では，児の心拍は正常であった[10]。
- 妊娠高血圧の治療のため，妊娠28週時に静注のヒドララジン425mgを6日間投与された29歳の婦人にループス様症候群が発現したことが報告されている。治療6日目にメチルドパの静注も併用されていた。胎児仮死のため分娩誘発を行い，780gの男児を経腟分娩した。男児は36時間後に心タンポナーデのため死亡した。ループス様症候群はヒドララジン投与の5日目に発現し，薬剤中止後徐々に改善された[11]。
- 妊娠高血圧治療のメタ解析：妊娠中の重症高血圧に対する治療に関してヒドララジンと他の降圧薬（ニフェジピン，ラベタロール）とを比較したMeta-Analysis報告では，ヒドララジン群で母体低血圧，帝王切開，胎盤早期剥離，母体乏尿，胎児心拍数への影響が，他の降圧薬に比し有意に高かったことが報告されている。この結果からヒドララジンを妊娠時重症高血圧に対する第一選択薬とする根拠は十分でなく，さらなる大規模臨床試験での検討が必要であると指摘されている[12]。

4　相談事例

なし。

参考　高血圧を合併した妊娠では，通常の妊婦に比べ，早産，子宮内胎児発育遅延（IUGR），妊娠高血圧症候群（加重型妊娠高血圧腎症），常位胎盤早期剥離，周産期死亡など，母児のリスクが増大することが指摘されている。また，妊娠により原疾患が増悪し，悪性高血圧，脳出血，心不全や腎機能障害が起こりやすくなることが指摘されている。このため，降圧薬などを適切に使用して血圧管理を含む母体管理，および胎児管理が必要となる。妊娠中の血圧が140/90mmHg以下にコントロールされていることで良好な妊娠経過および出産が可能と考えられている[13,14]。

妊娠中の高血圧の管理については国際的なガイドラインがあり，ヒドララジンはメチルドパ，ラベタロールとならび，第一選択薬としてあげられている[14-17]。

服用後の対応

- 動物試験ではヒト投与量の25倍と大量投与において胎仔毒性や奇形発生頻度の上昇が報告されている。しかし，妊娠中の高血圧管理は，母児の健康，妊娠経過に重要なことが複数のガイドラインで示されており，本剤の妊婦使用に関しても，奇形発生の頻度は上昇しなかったとの疫学調査が報告されている。国内の添付文書では，「妊娠中毒症による高血圧」の適応があり，古くから妊婦に使用されてきており，比較的安全に使用できる薬剤と考えられている。さらに，妊娠中の高血圧の管理に関する国際的なガイドラインでも，ヒドララジンは第一選択薬としてあげられている。

    以上のことから判断して，妊娠初期に本剤を服用したことにより，奇形発生の頻度や危険度が上昇したとは考えられないので，心配することはないことを説明する。
- 今後は，妊娠していることを主治医に告げて，妊娠中の血圧管理について相談するように指導する。

服用前の対応

1　医師への疑義照会

- 国内の添付文書では「妊娠中毒症による高血圧」の適応があり，古くから妊婦に使用されてきており，比較的安全に使用できる薬剤と考えられている。このため妊婦に対する処方であっても，個々の症例の経過・薬歴に基づく疑義がない場合，処方通りに調剤してもよい。

血圧降下薬

- 動物試験ではヒト投与量の25倍と大量投与において胎仔毒性や奇形発生頻度の上昇が報告されている。しかし、こうした影響は大量投与による母動物の体調変化の影響も関与していると考えられており、必ずしも本剤による影響を現しているものではない。妊娠中の高血圧管理は、母児の健康、妊娠経過に重要なことが複数のガイドラインで示されており、本剤の妊婦使用に関しても、奇形発生の頻度は上昇しなかったとの疫学調査が報告されている。国内の添付文書では、「妊娠中毒症による高血圧」の適応があり、古くから妊婦に使用されてきており、比較的安全に使用できる薬剤と考えられている。さらに、妊娠中の高血圧の管理に関する国際的なガイドラインでも、ヒドララジンは第一選択薬としてあげられている。

留意点

妊娠中の高血圧管理に関して本剤の情報提供を依頼された場合、妊娠中の高血圧の管理に関する国際的なガイドラインにおいて、ヒドララジンはメチルドパ、ラベタロールとならび第一選択薬としてあげられていることを紹介する。併せて、妊娠中の重症高血圧に対する治療に関してヒドララジンは、他の降圧薬（ニフェジピン、ラベタロール）と比較して母体低血圧、帝王切開、胎盤早期剥離、母体乏尿、胎児心拍数への影響が有意に高かったことが報告されている点も紹介する。

他の治療薬

妊娠中の高血圧の国際ガイドラインでは、ヒドララジン以外にメチルドパ、ラベタロールなどが妊娠中も安全に使用できる薬剤と位置づけられている[14-17]。

2 患者への説明・指導

以下のことを説明、指導する。

投薬中止の場合

- 処方医と相談の結果、妊娠中の母体と胎児の安全のため、投薬を中止してしばらく様子をみることになった。
- 病状や自覚症状について何か変化があった場合には、すぐに主治医に受診する。
- 妊娠中は、薬局で薬を買うとき、病院にかかるときには、必ず妊娠していることを告げるよう指導する。

処方変更の場合

- 処方医と相談の結果、妊娠中の母体と胎児の安全のため処方が変更になった。
- ◆ 本剤は医師が妊娠を確認したうえで処方した薬で、母体の健康のために有用で、胎児への悪影響が少ないと考えられる薬である。
- ◆ 高血圧を合併した妊娠では、降圧薬を適正に使用して血圧管理を行うことが重要で、高血圧を放置した場合には、早産・発育遅延、妊娠高血圧腎症、常位胎盤早期剥離、周産期死亡など母児のリスクが増大することが指摘されている。このため、降圧薬などを適切に使用して血圧管理を含む母体管理、および胎児管理が必要となる。
- ◆ 指示された用法、用量通りに服用し、勝手に服用量の変更をしない。
- ◆ 自分の判断で服薬を中止すると、母体の健康を損ね、胎児にも悪影響を及ぼすことになりかねない。
- ◆ 薬について何か心配なことがあったら、いつでも医師・薬剤師に相談する。

処方変更のない場合

- 前述のことから判断して、本剤の服用により奇形発生の頻度や危険度が上昇するとは考えられない。
- 「処方変更の場合」の◆印について説明する。

文献

1) ノバルティス ファーマ株式会社：アプレゾリン，インタビューフォーム（第3版）
2) Danielsson BR, et al：Digital defects induced by vasodilating agents；relationship to reduction in uteroplacental blood flow. Teratology, 40（4）：351-358, 1989
3) Pryde PG, et al：Effects of hydralazine on pregnant rats and their fetuses. Am J Obstet Gynecol, 169（4）：1027-1031, 1993
4) Heinonen OP, et al：Birth Defects and Drugs in Pregnancy, Publishing & Sciences Group, p372, 441, 1977
5) Rosa F：Personal Communication, 1993. Cited in：Briggs GG, et al：Drugs in Pregnancy and Lactation；Lippincott Williams & Wilkins, p773, 2005
6) Withagen MI, et al：Morbidity and development in childhood of infants born after temporising treatment of early onset pre-eclampsia. BJOG, 112（7）：910-914, 2005
7) Widerlöv E, et al：Hydralazine-induced neonatal thrombocytopenia. N Engl J Med, 303（21）：1235, 1980
8) Brazy JE, et al：Neonatal manifestations of severe maternal hypertension occurring before the thirty-sixth week of pregnancy. J Pediatr, 100（2）：265-271, 1982
9) Sibai BM, et al：Pregnancy outcome of intensive therapy in severe hypertension in first trimester. Obstet Gynecol, 67（4）：517-522, 1986
10) Lodeiro JG, et al：Fetal premature atrial contractions associated with hydralazine. Am J Obstet Gynecol, 160（1）：105-107, 1989
11) Yemini M, et al：Lupus-like syndrome in a mother and newborn following administration of hydralazine；a case report. Eur J Obstet Gynecol Reprod Biol, 30（2）：193-197, 1989
12) Magee LA, et al：Hydralazine for treatment of severe hypertension in pregnancy；meta-analysis. BMJ, 327（7421）：955-960, 2003
13) 日本妊娠高血圧学会・編：妊娠高血圧症候群（PIH）管理ガイドライン2009, メジカルビュー社, 2009
14) National High Blood Pressure Education Program Working Group on High Blood Pressure in Pregnancy：Report of the National High Blood Pressure Education Program Working Group on High Blood Pressure in Pregnancy. Am J Obstet Gynecol, 183（1）：S1-S22, 2000
15) Rey E, et al：Report of the Canadian Hypertension Society Consensus Conference；3. Pharmacologic treatment of hypertensive disorders in pregnancy. CMAJ, 157（9）：1245-1254, 1997
16) ACOG Committee on Obstetric Practice：ACOG practice bulletin. Diagnosis and management of preeclampsia and eclampsia；No. 33, January 2002. American College of Obstetricians and Gynecologists. Int J Gynaecol Obstet, 77（1）：67-75, 2002
17) Brown MA, et al：Australasian Society for the Study of Hypertension in Pregnancy：CONSENSUS STATEMENT：The detection, investigation and management of hypertension in pregnancy；full consensus statement. Aust NZJ Obstet Gynaecol, 40：139-155, 2000

メチルドパ水和物 （Methyldopa hydrate）

アルドメット錠　　　薬剤危険度 1点　　　情報量 ++

薬剤データ

1 添付文書

妊婦または妊娠している可能性のある婦人には，治療上の有益性が危険性を上回ると判断される場合にのみ投与する［妊娠中の投与に関する安全性は確立していない。また，妊娠中の投与により，新生児に浮腫による著しい鼻閉を生じたとの報告がある］。

2 動物（生殖発生毒性試験・変異原性試験など）

- マウスに3世代にわたり25～1,000mg/kg/日，ラットに交配の60日前から2回の妊娠期間を通じて100mg/kg/日，ウサギに妊娠8日目から16日目まで50～200mg/kg/日をそれぞれ経口投与したところ，有害作用は認められなかった[1]。
- マウス，ラット，ウサギに妊娠期間を通じて，ヒト臨床量の2倍以上を投与したところ，奇形発生頻度の上昇は認められなかった[2,3]。

3 ヒト（疫学調査・症例報告など）

疫学調査

- 妊娠中の高血圧の治療に対してメチルドパと他の5種の降圧薬とを比較した臨床試験のメタアナリシスでは，軽症から中等症の高血圧妊婦の治療に関する8件の臨床試験をメタ解析した結果として，母体の重篤な高血圧のリスクはメチルドパ群で少なかった［RR：0.79，95%CI：0.63-0.99］ことが示されている。また，軽症から中等症の高血圧妊婦の治療に関してβ遮断薬を使用した14件の臨床試験をメタ解析した結果として，胎児または新生児の死亡のリスクはメチルドパ群で低い傾向［RR：0.67，95%CI：0.35-1.26］がみられたが統計学的な有意差はみられなかったと報告されている。また，Ca拮抗薬を使用した2件の報告との比較では，胎児または新生児の死亡のリスクは，メチルドパ群のRR 0.31［95%CI：0.04-2.65］であったことが示されているが，メチルドパ群・Ca拮抗薬群ともに，10～10数例の報告の解析であり明確な結論は得られていない[4]。
- 高血圧の婦人から生まれた195例の児について，出生後7.5年まで追跡調査された。妊娠中にメチルドパを投与された群の児98例と非投与群の児92例（5例は7.9年以上経過後にフォロー）との比較で，身体的・精神的発達，視覚，聴覚，行動などにおいて差は認められなかった。このことよりメチルドパは妊娠中に安全に使用できる薬剤と報告している[5]。

症例報告

- 高血圧に対し妊娠中メチルドパを服用していた婦人の児に，鼻閉が認められたとの報告がある[6]。

その他

- Heinonenらの実施したThe Collaborative Perinatal Projectの50,282組の母児に関する調査では，妊娠第1三半期にメチルドパを使用した婦人1例において，奇形は認められなかった[7]。

- Rosa Fらのミシガンメディケイド保険給付上の調査では，妊娠第1三半期にヒドララジンを処方された婦人の242例の児において，11例（4.5%）に大奇形が認められた。予測値は10例であった[8]。
- メチルドパは妊娠中広く使用されており，メチルドパを服用した婦人から生まれた児に関して長期にわたる追跡データが存在し，胎児に対する短期的な影響も，出生後の長期的な影響も認められないことから，妊娠中の第一選択薬と考えられる[9]。

4　相談事例

なし。

参考　高血圧を合併した妊娠では，通常の妊婦に比べ，早産，子宮内胎児発育遅延（IUGR），妊娠高血圧症候群（加重型妊娠高血圧腎症），常位胎盤早期剥離，周産期死亡など，母児のリスクが増大することが指摘されている。また，妊娠により原疾患が増悪し，悪性高血圧，脳出血，心不全や腎機能障害が起こりやすくなることが指摘されている。このため，降圧薬などを適切に使用して血圧管理を含む母体管理，および胎児管理が必要となる。妊娠中の血圧が140/90mmHg以下にコントロールされていることで良好な妊娠経過および出産が可能と考えられている[10,11]。

妊娠中の高血圧の管理については国際的なガイドラインがあり，メチルドパはヒドララジン，ラベタロールとならび，第一選択薬としてあげられている[12-14]。

服用後の対応

- 妊娠中の高血圧管理は，母児の健康，妊娠経過に重要なことが複数のガイドラインで示されており，本剤の妊婦使用に関しても，奇形発生の頻度は上昇しなかったとの疫学調査が報告されている。本剤は臨床使用経験の長い薬剤で国内では1962年より使用されてきており，妊婦への治療経験も長く比較的安全に使用できる薬剤と考えられている。妊娠中の高血圧の管理に関する国際的なガイドラインでも，メチルドパは第一選択薬としてあげられている。

　以上のことから判断して，妊娠初期に本剤を服用したことにより，奇形発生の頻度や危険度が上昇したとは考えられないので，心配することはないことを説明する。
- 今後は，妊娠していることを主治医に告げて，妊娠中の血圧管理について相談するように指導する。

服用前の対応

1　医師への疑義照会

以下のことを説明し，患者が妊婦であっても処方通りに調剤してよいかを確認する。
- 添付文書の妊婦，産婦，授乳婦などの投与の項には，「妊婦または妊娠している可能性のある婦人には，治療上の有益性が危険性を上回ると判断される場合にのみ投与すること」と記載されている。妊婦への調剤にあたっては，医師・薬剤師の共通認識のもと，服薬支援ができるよう，必要時に医師の処方意図を十分に理解できるよう確認を行う。

　本剤は，古くから妊婦に使用されてきており，比較的安全に使用できる薬剤と考えられている。このため妊婦に対する処方であっても，個々の症例の経過・薬歴に基づく疑義がない場合，処方通りに調剤することも可能である。
- 妊娠中の高血圧管理は，母児の健康，妊娠経過に重要なことが複数のガイドラインで示されており，本剤の妊婦使用に関しても，奇形発生の頻度は上昇しなかったとの疫学調査が報告されている。臨床

使用経験の長い薬剤で国内では1962年より使用されてきており，妊婦への治療経験も長く比較的安全に使用できる薬剤と考えられている．妊娠中の高血圧の管理に関する国際的なガイドラインでも，メチルドパは第一選択薬としてあげられている．

他の治療薬

妊娠中の高血圧の国際ガイドラインでは，メチルドパ以外にヒドララジン，ラベタロールなどが妊娠中も安全に使用できる薬剤と位置づけられている[6-9]．

2 患者への説明・指導

以下のことを説明，指導する．

投薬中止の場合

- 処方医と相談の結果，血圧管理は薬剤を使用しなくても良好に推移すると考えられる状態にあり，妊娠中の母体と胎児の安全のため，投薬を中止してしばらく様子をみることになった．
- 病状や自覚症状について何か変化があった場合には，すぐに主治医に受診する．
- 妊娠中は，薬局で薬を買うとき，病院にかかるときには，必ず妊娠していることを告げるよう指導する．

処方変更の場合

- 処方医と相談の結果，妊娠中の母体と胎児の安全のため処方が変更になった．
- 本剤は医師が妊娠を確認したうえで処方した薬で，母体の健康のために有用で，胎児への悪影響が少ないと考えられる薬である．
- 高血圧を合併した妊娠では，降圧薬を適正に使用して血圧管理を行うことが重要で，高血圧を放置した場合には，早産・発育遅延，妊娠高血圧腎症，常位胎盤早期剥離，周産期死亡など母児のリスクが増大することが指摘されている．このため，降圧薬などを適切に使用して血圧管理を含む母体管理，および胎児管理が必要となる．
- 指示された用法，用量通りに服用し，勝手に服用量の変更をしない．
- 自分の判断で服薬を中止すると，母体の健康を損ね，胎児にも悪影響を及ぼすことになりかねない．
- 薬について何か心配なことがあったら，いつでも医師・薬剤師に相談する．

処方変更のない場合

- 前述のことから判断して，本剤の服用により奇形発生の頻度や危険度が上昇するとは考えられない．
- 「処方変更の場合」の◆印について説明する．

文献

1) ザイダスファーマ株式会社：アルドメット，インタビューフォーム（第5版）
2) Peck HM, et al：The evaluation of drugs for their effects on reproduction and fetal development. Excerpta Med Int Congr Serv, 85：19-29, 1965
3) Sleet RB, et al：Conceptus development in mice and rats exposed to alpha-methyldopa. Toxicologist, 7：1, 1987
4) Abalos E, et al：Antihypertensive drug therapy for mild to moderate hypertension during pregnancy. Cochrane Database Syst Rev, （1）：CD002252, 2007
5) Cockburn J, et al：Final report of study on hypertension during pregnancy：the effects of specific treatment on the growth and development of the children. Lancet, 1（8273）：647-649, 1982
6) Le Gras MD, et al：Neonatal nasal obstruction associated with methyldopa treatment during pregnancy. Am J Dis Child, 144（2）：143-144, 1990

7) Heinonen OP, et al：Birth Defects and Drugs in Pregnancy, Publishing Sciences Group, p372, 1977
8) Rosa F：Personal Communication, 1993. Cited in：Briggs GG, et al：Drugs in Pregnancy and Lactation；Lippincott Williams & Wilkins, pp1048-1049, 2005
9) Khedun SM, et al：Effects of antihypertensive drugs on the unborn child；What is known, and how should this influence prescribing? Paediatr Drugs, 2（6）：419-436, 2000
10) 日本妊娠高血圧学会・編：妊娠高血圧症候群(PIH)管理ガイドライン2009, メジカルビュー社, 2009
11) National High Blood Pressure Education Program Working Group on High Blood Pressure in Pregnancy：Report of the National High Blood Pressure Education Program Working Group on High Blood Pressure in Pregnancy. Am J Obstet Gynecol, 183（1）：S1-S22, 2000
12) Rey E, et al：Report of the Canadian Hypertension Society Consensus Conference：3. Pharmacologic treatment of hypertensive disorders in pregnancy. CMAJ, 157（9）：1245-1254, 1997
13) ACOG Committee on Obstetric Practice：ACOG practice bulletin. Diagnosis and management of preeclampsia and eclampsia；No. 33, January 2002. American College of Obstetricians and Gynecologists. Int J Gynecol Obstet, 77（1）：67-75, 2002
14) Brown MA, et al：Australasian Society for the Study of Hypertension in Pregnancy：CONSENSUS STATEMENT. The detection, investigation and management of hypertension in pregnancy：full consensus statement. Aust NZJ Obstet Gynaecol, 40（2）：139-155, 2000

IV-2. 低血圧治療薬

アメジニウムメチル硫酸塩 （Amezinium metilsulfate）

リズミック®錠

薬剤危険度 1点
情報量 ±

薬剤データ

1　添付文書

妊婦または妊娠している可能性のある婦人には，治療上の有益性が危険性を上回ると判断される場合にのみ投与する［妊娠中の投与に関する安全性は確立していない］。

2　動物（生殖発生毒性試験・変異原性試験など）

- 雌雄ラットにおける妊娠前・妊娠初期投与試験では，5，30，180mg/kg/日を経口投与した結果，催奇形性は認められなかった。しかしながら，精管収縮亢進によって雄ラットに形成された精子肉芽腫によると思われる着床率の低下が高用量（30，180mg/kg）でみられた[1,2]。
- ラットの器官形成期投与試験（5，30，180mg/kg/日を経口投与），および周産期・授乳期投与試験（5，25，125mg/kg/日を経口投与）においても，催奇形性は認められなかった[3,4]。
- ウサギの器官形成期投与試験では，5，25，125mg/kg/日を経口投与し，催奇形性は認められなかった[5]。

3　ヒト（疫学調査・症例報告など）

妊婦への使用に関して，胎児への催奇形性，胎児毒性との関連は認められなかったことを示す疫学調査は報告されていない。一方，ヒトにおける催奇形性，胎児毒性を示す症例報告も疫学調査もない。

4　相談事例

奇形発生の危険度が最も高い絶対過敏期に本剤を服用した12例はいずれも奇形などのない健常児を出産した。

服用後の対応

- ヒトの妊娠中の服用による催奇形性を示唆した症例および疫学調査は報告されていない。ラット，ウサギで行われた生殖試験では，いずれも催奇形作用は認められなかった。相談事例では，奇形発生の危険度が高い妊娠初期に本剤を服用した12例はいずれも奇形などのない健常児を出産した。

情報は極めて限られているが，以上のことから判断して，妊娠初期に本剤を服用したことにより奇

形発生の頻度や危険度が上昇したとは考えられないので，心配することはないことを説明する。
- 本剤の服用を理由に妊娠を中断するような，はやまった判断はしないように指導する。
- 今後は，妊娠していることを主治医に告げて相談するように指示する。

服用前の対応

1 医師への疑義照会

以下のことを説明し，患者が妊婦であっても処方通りに調剤してよいかを確認する。
- ヒトの妊娠中の服用による催奇形性を示唆した症例および疫学調査は報告されていない。ラット，ウサギで行われた生殖試験では，いずれも催奇形作用は認められなかった。相談事例では，絶対過敏期に本剤を服用した12例はいずれも奇形などのない健常児を出産した。

意見を求められたら
- 症状が軽度で，本剤の投与が不可欠というほどでもないなら，投与しないほうがよい。
- どうしても本剤の投与が必要なら，本剤の服用により奇形児出産の危険性が必ずしも高くなるとは考えられないことを説明する。

2 患者への説明・指導

以下のことを説明，指導する。

投薬中止の場合
- 処方医と相談の結果，妊娠中の母体と胎児の安全のため，投薬を中止してしばらく様子をみることになった。
- 病状や自覚症状について何か変化があった場合には，すぐに主治医に受診する。
- 妊娠中は，薬局で薬を買うとき，病院にかかるときには，必ず妊娠していることを告げるよう指導する。

処方変更の場合
- 処方医と相談の結果，妊娠中の母体と胎児の安全のため処方が変更になった。
- ◆本剤は医師が妊娠を確認したうえで処方した薬で，母体の健康のために有用で，胎児への悪影響が少ないと考えられる薬である。
- ◆処方された薬は症状がひどいときだけ服用すればよいのか，継続服用する必要があるのかは，薬の性質だけでなく病状によっても決まるので，今後は医師にあらかじめ確認するようにする。
- ◆服薬の調節はあらかじめ医師に相談した範囲で行い，医師の指示と異なった服用をした場合はその状況を医師に報告する。
- ◆薬について何か心配なことがあったら，いつでも医師・薬剤師に相談する。

処方変更のない場合
- 前述のことから判断して，本剤の服用により奇形発生の頻度や危険度が上昇するとは考えられない。
- 「処方変更の場合」の◆印について説明する。

文献
1) 佐藤和利, 他：新しい抗低血圧薬 Amezinium Metilsulfate の生殖試験（第1報）―ラットにおける妊娠前および妊娠初期投与試験―. 薬理と治療, 16（4）, 1529-1541, 1988

2) 佐藤起代子, 他：新しい抗低血圧薬 Amezinium Metilsulfate の生殖試験(第2報)―第1節試験における着床率の低下に関する試験―. 薬理と治療, 16(4), 1543-1556, 1988
3) 佐藤和利, 他：新しい抗低血圧薬 Amezinium Metilsulfate の生殖試験(第3報)―ラットにおける胎仔の器官形成期投与試験(帝王切開および自然分娩試験)―. 薬理と治療, 16(4), 1557-1572, 1988
4) 佐藤和利, 他：新しい抗低血圧薬 Amezinium Metilsulfate の生殖試験(第5報)―ラットにおける周産期および授乳期投与試験―. 薬理と治療, 16(4), 1581-1592, 1988
5) 佐藤和利, 他：新しい抗低血圧薬 Amezinium Metilsulfate の生殖試験(第4報)―ウサギにおける胎仔の器官形成期投与試験―. 薬理と治療, 16(4), 1573-1579, 1988

V-1. 気管支拡張薬

クレンブテロール塩酸塩 (Clenbuterol hydrochloride)

スピロペント 顆 錠

薬剤危険度 **1点**

情報量 **±〜+**

薬剤データ

1 添付文書

　妊婦または妊娠している可能性のある婦人には，治療上の有益性が危険性を上回ると判断される場合にのみ投与する［妊娠中の投与に関する安全性は確立していない。動物試験（ラット）で，妊娠後期に投与すると子宮筋の収縮を抑制して分娩遅延を起こすことおよび胎盤通過性を有することが報告されている］。

2 動物（生殖発生毒性試験・変異原性試験など）

　ラットの妊娠前および妊娠初期に 2.0〜50.0mg/kg/日，器官形成期に 0.4〜10.0mg/kg/日，周産期および授乳期に 1.6〜8.0μg/kg/日を，ウサギの器官形成期に 0.4〜10.0mg/kg/日をそれぞれ経口投与して検討したところ，最大無影響量はそれぞれ 10mg/kg/日，0.4mg/kg/日，4.0μg/kg/日，0.4mg/kg/日であった。すべての試験で催奇形作用は認められなかった[1]。

3 ヒト（疫学調査・症例報告など）

- 妊娠 35〜38 週の 12 例の正常な初妊婦に投与したところ，母体，胎児の心拍数は増加，収縮期血圧は上昇，拡張期血圧は低下した。胎児の呼吸，体幹の動きには変化なく，中枢神経系への影響は観察されなかった[2]。
- 切迫流産に使用したが，胎児の心循環機能に対する異常はみられなかったという報告がある[3]。

4 相談事例

　奇形発生の危険度が最も高い絶対過敏期に本剤を服用した 32 例中 30 例が奇形などのない健常児を出産している。2 例に認められた異常は，左心低形成症候群と腹壁破裂であった。相対過敏期に本剤を服用した 3 例はいずれも奇形などのない健常児を出産している。
　2 例に認められた異常に共通性はなく，限られたデータではあるが本剤曝露群の児の出産結果は国内における自然奇形発生率を大きく上回る変化とは考えられない。

参考　米国心臓・肺・血液研究所（NHLBI）と世界保健機関（WHO）により作成された喘息治療ガイドライン GINA2008（Global Initiative for Asthma）では，適切にモニターされたテオフィリンの使用，吸入の糖質コルチ

コステロイド, β_2作動薬, およびロイコトリエン調節剤は胎児異常の発生率の増加と関連しないことが示されている[4]。

服用後の対応

- 動物の生殖試験では催奇形作用も胎児毒性も認められていない。ヒトの妊娠中に服用した場合の安全性については, これを肯定する報告も否定する報告もない。相談事例では, 奇形発生の危険度が高い妊娠初期に本剤を服用した35例中33例は奇形などのない健常児を出産した。限られたデータではあるが本剤曝露群の児の出産結果は国内における自然奇形発生率を大きく上回る変化とは考えられない。

  以上のことから判断して, 妊娠初期に本剤を服用したことにより, 奇形発生の頻度や危険度が上昇したとは考えられないので, 心配することはないことを説明する。
- 本剤の服用を理由に妊娠を中断するような, はやまった判断はしないように指導する。
- 妊娠中は気管支喘息の発作を予防する必要がある。そのため喘息を誘発する因子を除外するよう指導する。運動誘発性の場合は過激な運動をしないように, アレルゲンが原因の場合はアレルゲンとの接触を避けるなど, 日常の生活に注意するよう指導する。
- 今後は, 妊娠していることを主治医に告げて相談するように指示する。

服用前の対応

1 医師への疑義照会

以下のことを説明し, 患者が妊婦であっても処方通りに調剤してよいかを確認する。

- 動物の生殖試験では催奇形作用も胎児毒性も認められていない。ヒトの妊娠中に服用した場合の安全性については, これを肯定する報告も否定する報告もない。相談事例では, 絶対過敏期に本剤を服用した32例中30例が奇形などのない健常児を出産した。相対過敏期に服用した3例はいずれも健常児を出産した。限られたデータではあるが本剤曝露群の児の出産結果は国内における自然奇形発生率を大きく上回る変化とは考えられない。

意見を求められたら
- 喘息発作が頻発している状態では胎児が低酸素状態に曝される危険性があるので, どうしても発作が治まらないときは薬剤の投与が必要である。妊娠中継続して本剤を服用しても, 奇形児出産の危険度が高くなることはないと考えられる。
- 本剤を妊娠中に投与したとき, 副作用として母親と胎児の頻脈, 母親の低血圧, うっ血性心不全, 肺浮腫などが報告されているので, 投与するときは注意するように説明する。

他の治療薬
- 妊娠中の喘息治療における長期管理薬として, 吸入ステロイド薬が第一選択薬となる。吸入ステロイド薬のみでコントロールが得られない場合には, 長時間作用性吸入β_2刺激薬やテオフィリン徐放製剤, 貼付用β_2刺激薬などを追加する。

2 患者への説明・指導

以下のことを説明, 指導する。

投薬中止の場合
- 処方医と相談の結果，妊娠中の母体と胎児の安全のため，投薬を中止してしばらく様子をみることになった。
- 喘息の症状が悪化した場合は，すぐに主治医に受診する。また，母体の呼吸機能が健康に保たれていることは，胎児にとってもよい発育環境が保たれていることになる。妊娠中でも安心して使用できる医薬品があるので，何か体調の変化に気づいたら，いつでも医師・薬剤師に相談するよう指導する。
- 妊娠中は気管支喘息の発作を予防する必要がある。そのため喘息を誘発する因子を除外するよう指導する。運動誘発性の場合は過激な運動をしないように，アレルゲンが原因の場合はアレルゲンとの接触を避けるなど，日常の生活に注意する。
- 妊娠中は，薬局で薬を買うとき，病院にかかるときには，必ず妊娠していることを告げるよう指導する。

処方変更の場合
- 処方医と相談の結果，妊娠中の母体と胎児の安全のため処方が変更になった。
- 本剤は医師が妊娠を確認したうえで処方した薬で，母体の健康のために有用で，胎児への悪影響が少ないと考えられる薬である。
- 指示された用法，用量通りに服用し，勝手に服用量の変更をしない。
- 喘息発作が頻発している状態では，胎児が低酸素状態に曝される。このような状態では，胎児発育遅延などの悪影響が知られており，服薬により良好な呼吸管理を保つことが重要である。
- 自分の判断で服薬を中止すると，母体の健康を損ね，胎児に悪影響を及ぼすことになりかねない。
- 吸入剤の場合，口腔，咽頭に付着した薬物の吸収を防止するため，吸入後速やかにうがいを行うように指導する。
- 薬について何か心配なことがあったら，いつでも医師・薬剤師に相談する。

処方変更のない場合
- 前述のことから判断して，本剤の服用により奇形発生の頻度や危険度が上昇するとは考えられない。
- 「処方変更の場合」の◆印について説明する。

文献
1) 帝人ファーマ株式会社：スピロペント，インタビューフォーム(第3版)
2) Wladimiroff JW, et al：The effect of the beta-mimetic drug Clenbuterol on and fetal behaviour. Eur J Obstet Gynec reprod Biol, 13：67-74, 1982
3) Zahn V, et al：Clenbuterol-a long term uterin relaxant. J Perinat Med, 9(2)：96-100, 1981
4) GINA 2008　p70：http://www.ginasthma.com/Guidelineitem.asp??l1=2&l2=1&intId=60

サルブタモール硫酸塩 （Salbutamol sulfate）

アイロミール[吸入], サルタノール[吸入], ベネトリン[錠][シ][吸入]

薬剤危険度　2点
情報量　++

薬剤データ

1　添付文書

妊婦または妊娠している可能性のある婦人には治療上の有益性が危険性を上回ると判断される場合にのみ投与する［動物実験（マウス）で催奇形作用が報告されている］。

2　動物（生殖発生毒性試験・変異原性試験など）

- ヒト臨床量の数千倍までをマウス，ラット，ウサギの分裂期および器官形成期に投与したところ，マウスでは，特に皮下投与において主として口蓋裂が発生したが，ラットとウサギでは先天異常の増加はみられなかった[1]。
- 本剤をヒト吸入臨床量の14倍投与したとき，マウスで催奇形作用があることが示された。マウスの生殖試験で，0.25mg/kgを吸入投与したとき111匹中5匹（4.5％）に，2.5mg/kgを吸入投与したとき108匹中10匹（9.3％）に口蓋裂が発生したが，0.025mg/kgでは異常が生じなかった。ウサギの生殖試験で，50mg/kgを吸入投与したとき19匹中7匹（37％）に頭蓋破裂が生じた[2]。
- ラットにヒト吸入最大使用量の25倍から625倍の投与で催奇形性は認められなかった[3]。同様に，ラットあるいはウサギにヒト経口最大投与量の各々78倍，156倍の投与で奇形の頻度は上昇しなかった[4]。
- マウスの妊娠7～12日に，1，20，200mg/kgを経口投与で，0.1，10，200mg/kgを皮下投与した実験では，第14肋骨の成立頻度を上昇させる傾向にあった[5]。
- ラットの妊娠9～14日に，1，20，200mg/kgを経口投与で，0.1，5，100mg/kgを皮下投与した実験では，胎仔の骨格系に対してほとんど影響はみられなかった[5]。

3　ヒト（疫学調査・症例報告など）

- サンディエゴ Kaiser-Permanente Health Care Plan による妊娠中の喘息治療薬，抗ヒスタミン薬，うっ血除去薬の安全性に関するプロスペクティブコホート研究が報告された。妊娠第1三半期にβ刺激薬を使用した488例，全妊娠期間に使用した667例では，メジャーな奇形やその他の有害な転帰と薬剤の使用との有意な関連性は認められなかった。β刺激薬には吸入サルブタモールを使用した129例が含まれていた[6]。
- National Institute of Child Health and Human Development の Maternal-Fetal Medicine Units Network に登録した喘息妊婦に関するコホート研究が報告された。抗喘息薬の使用と有害な妊娠転帰（妊娠高血圧，早産，低出生体重，SGA）について非曝露群と比較され，β刺激薬の使用1,828例中先天奇形は2.0％，非使用295例でも2.0％であり，その他の妊娠転帰においても差はなかった。β刺激薬には吸入サルブタモールを使用した1,753例が含まれていた[7]。
- β刺激薬の吸入を使用した喘息妊婦259例と，β刺激薬の吸入を使用していない喘息妊婦101例，

および喘息をもたない妊婦295例を比較したプロスペクティブ研究が報告された。先天性奇形の発生頻度の増加は，β刺激薬の使用の有無に関係なかった。妊娠中に喘息治療の一つとして吸入β刺激薬の使用を支持すると結論している[8]。

- 双胎における早産の予防に対して，経口のサルブタモールとプラセボを比較したプロスペクティブ二重盲検比較試験が報告された。本剤を服用した74例とプラセボを服用した74例において，新生児の呼吸促迫症候群は本剤群で有意に少なく，ほか両群間に出生児への影響の差はなかったとの報告がある[9]。
- 24時間にわたって2倍量を吸入した妊娠33週の妊婦の子宮内胎児に，頻脈，心房粗動がみられたとの症例報告がある[10]。
- 妊娠33～39週に0.5%溶液を2回吸入した12例の喘息妊婦の報告において，母児の血行動態に影響はみられなかったとの報告がある[11]。

参考 米国心臓・肺・血液研究所(NHLBI)と世界保健機関(WHO)により作成された喘息治療ガイドラインGINA2008 (Global Initiative For Asthma)では，適切にモニターされたテオフィリンの使用，吸入の糖質コルチコステロイド，β_2刺激薬，およびロイコトリエン調節薬は胎児異常の発生率の増加と関連しないことが示されている[12]。

4　相談事例

奇形発生の危険度が最も高い絶対過敏期に本剤を服用した12例中11例，あるいは吸入で使用した40例中38例は奇形などのない健常児を出産した。3例に認められた異常は，左心低形成不全(手術後死亡)，肺動脈弁閉鎖・エブスタイン奇形，心室・心房中隔欠損・ダウン症であった。

使用後の対応

- 動物の生殖試験では，大量投与により催奇形作用が認められている。しかし，本剤は1978年から発売され汎用されているが，妊婦に投与した場合の催奇形性を疑わせる症例および疫学調査は報告されていない。サルブタモール吸入剤使用妊婦129例あるいは1,753例を含むコホート研究では，薬剤と先天異常の危険度増加に関連は認められていない。また，早産予防にサルブタモールを内服した74例に関するコホート研究でも，出生児への影響は認められていない。相談事例では，奇形発生の危険度が高い妊娠初期に本剤を服用した12例中11例，あるいは吸入で使用した40例中38例は奇形などのない健常児を出産した。

  以上のことから判断して，妊娠初期に本剤を内用剤または吸入剤として使用したことにより，奇形発生の頻度や危険度が上昇したとは考えられないので，心配することはないことを説明する。
- 本剤の使用を理由に妊娠を中断するような，はやまった判断はしないように指導する。
- 妊娠中は気管支喘息の発作を予防する必要がある。そのため喘息を誘発する因子を除外するよう指導する。運動誘発性の場合は過激な運動をしないように，アレルゲンが原因の場合はアレルゲンとの接触を避けるなど，日常の生活に注意するよう指導する。
- 今後は，妊娠していることを主治医に告げて相談するように指示する。

使用前の対応

1 医師への疑義照会

以下のことを説明し，患者が妊婦であっても処方通りに調剤してよいかを確認する。

- 動物の生殖試験では，大量投与により催奇形作用が認められている。しかし，本剤は1978年から発売され汎用されているが，妊婦に投与した場合の催奇形性を疑わせる症例および疫学調査は報告されていない。サルブタモール吸入剤使用妊婦129例あるいは1,753例を含むコホート研究では，薬剤と先天異常の危険度増加に関連は認められていない。また，早産予防にサルブタモールを内服した74例に関するコホート研究でも，出生児への影響は認められていない。相談事例では，絶対過敏期に本剤を服用した12例中11例，あるいは吸入で使用した40例中38例は健常児を出産した。

意見を求められたら

- 喘息発作が頻発している状態では胎児が低酸素状態に曝される危険性があるので，どうしても発作が治まらないときは薬剤の投与が必要である。妊娠中継続して本剤を使用しても，奇形児出産の危険度が高くなることはないと考えられる。
- 本剤を妊娠中に投与したとき，副作用として母親と胎児の頻脈，母親の低血圧，うっ血性心不全，肺浮腫などが報告されているので，投与するときは注意するように説明する。

他の治療薬

妊娠中の喘息治療における長期管理薬として，吸入ステロイド薬が第一選択薬となる。吸入ステロイド薬のみでコントロールが得られない場合には，長時間作用性吸入 β_2 刺激薬やテオフィリン徐放製剤，貼付用 β_2 刺激薬などを追加する。

2 患者への説明・指導

以下のことを説明，指導する。

投薬中止の場合

- 処方医と相談の結果，妊娠中の母体と胎児の安全のため，投薬を中止してしばらく様子をみることになった。
- 喘息の症状が悪化した場合には，すぐに主治医に受診する。また，母体の呼吸機能が健康に保たれていることは，胎児にとってもよい発育環境が保たれていることになる。妊娠中でも安心して使用できる医薬品があるので，何か体調の変化に気づいたら，いつでも医師・薬剤師に相談するよう指導する。
- 妊娠中は気管支喘息の発作を予防する必要がある。そのため喘息を誘発する因子を除外するよう指導する。運動誘発性の場合は過激な運動をしないように，アレルゲンが原因の場合はアレルゲンとの接触を避けるなど，日常の生活に注意する。
- 妊娠中は，薬局で薬を買うとき，病院にかかるときには，必ず妊娠していることを告げるよう指導する。

処方変更の場合

- 処方医と相談の結果，妊娠中の母体と胎児の安全のため処方が変更になった。
- 本剤は医師が妊娠を確認したうえで処方した薬で，母体の健康のために有用で，胎児への悪影響が少ないと考えられる薬である。
- 指示された用法，用量通りに使用し，勝手に使用量の変更をしない。

- 喘息発作が頻発している状態では，胎児が低酸素状態に曝される．このような状態では，胎児発育遅延などの悪影響が知られており，服薬により良好な呼吸管理を保つことが重要である．
- 自分の判断で使用を中止すると，母体の健康を損ね，胎児にも悪影響を及ぼすことになりかねない．
- 薬について何か心配なことがあったら，いつでも医師・薬剤師に相談する．

処方変更のない場合

- 前述のことから判断して，本剤の使用により奇形発生の頻度や危険度が上昇するとは考えられない．
- 「処方変更の場合」の◆印について説明する．

文献

1) Szabo KT：Effect of several β-receptor agonists on fetal development in various species of laboratory animals. European Teratology Society, A15, 1975
2) Physicians' Desk Reference, Thomson Reuters, p1640, 2009
3) Ryan BM, et al：Nose-only inhalation developmental toxicity study of a salbutamol sulfate/HFA-134a metered dose inhaler in rats. Toxicologist, 30(1 Pt 2)：196, 1996
4) Anonymous, Salbutamol：A review. Drugs 1, pp274-302, 1971
5) グラクソ・スミスクライン株式会社：ベネトリン，インタビューフォーム（第2版）
6) Schatz M, et al：The safety of asthma and allergy medications during pregnancy. J Allergy Clin Immunol, 100(3)：301-306, 1997
7) Schatz M, et al：The relationship of asthma medication use to perinatal outcomes. J Allergy Clin Immunol, 113(6)：1040-1045, 2004
8) Schatz M, et al：The safety of inhaled beta-agonist bronchodilators during pregnancy. J Allergy Clin Immunol, 82(4)：686-695, 1988
9) Ashworth MF, et al：Failure to prevent preterm labour and delivery in twin pregnancy using prophylactic oral salbutamol. Br J Obstet Gynaecol, 97(10)：878-882, 1990
10) Baker ER, et al：Fetal atrial flutter associated with maternal beta-sympathomimetic drug exposure. Obstet Gynecol, 89(5 Pt 2)：861, 1997
11) Rayburn WF, et al：Short-term effects of inhaled albuterol on maternal and fetal circulations. Am J Obstet Gynecol, 171(3)：770-773, 1994
12) GINA 2008. p70. (http://www.ginasthma.com/Guidelineitem.asp??l1=2&l2=1&intId=60)

サルメテロールキシナホ酸塩　(*Salmeterol xinafoate*)

セレベント 吸入

薬剤危険度　2点

情報量　＋〜＋＋

薬剤データ

1　添付文書

　妊婦または妊娠している可能性のある婦人には，治療上の有益性が危険性を上回ると判断される場合にのみ投与する［動物試験でウサギに大量（1mg/kg/日以上）に経口投与したときに催奇形作用が報告されている］．

2　動物（生殖発生毒性試験・変異原性試験など）

　ラットあるいはウサギを用いて妊娠前から離乳までの各時期に経口投与した結果，親動物に体重増加，妊娠期間の延長など，ウサギにおける試験では次世代に眼瞼開裂，口蓋裂，肢の彎曲および胸骨分節の癒合，前頭骨，頭頂骨の骨化遅延などが認められたが，これらのほとんどはβ_2刺激薬の投与により出現することが知られている変化である[1]．

3　ヒト（疫学調査・症例報告など）

- National Institute of Child Health and Human Development の Maternal-Fetal Medicine Units Network に登録した喘息妊婦に関するコホート研究が報告された．抗喘息薬の使用と有害な妊娠転帰（妊娠高血圧，早産，低出生体重，SGA）について非曝露群と比較され，β刺激薬使用の1,828例中，先天奇形は2.0%，非使用295例でも2.0%であり，その他の妊娠転帰においても差はなかった[2]．
- β刺激薬の吸入を使用した喘息妊婦259例と，β刺激薬の吸入を使用していない喘息妊婦101例，および喘息のない妊婦295例を比較したプロスペクティブ研究が報告された．先天奇形の発生頻度の上昇は，β刺激薬の使用の有無に関係なかった．妊娠中に喘息治療の一つとして吸入β刺激薬の使用を支持すると結論している[3]．
- 米国 OTIS (Organization of Teratology Information Services)が行った多施設共同のプロスペクティブなコホート研究では，1998〜2001年の間に126例の妊婦がサルメテロール使用例として登録され，妊娠転帰が調査されている．サルメテロール使用妊婦の90%は，妊娠第1三半期にサルメテロールを使用しており，77%は妊娠第3三半期まで妊娠期間を通じてサルメテロールを使用していた．サルメテロール使用妊婦群は，短時間作用型のβ刺激薬使用妊婦群91例，あるいは喘息治療をしていない通常の妊婦群115例と比較された．3群は，人種・母親の年齢分布，妊娠歴，喫煙歴などについてマッチしていた．出生児の体重・頭囲などに差異はみられなかった．また，先天異常の発現頻度はいずれも一般妊婦において認められる自然発生の範囲内であったと報告している．報告では，データは限られたものであるが，サルメテロールがヒトで明確な催奇形性を示す様子はないことを示唆していると述べている[4]．
- 新薬の安全性を評価する目的で，英国において観察型の調査が行われた．妊娠第1三半期にサルメテロールを使用した妊婦47例のうち46例が健常児を出産し，1例に先天異常（遺伝性の Aarskog 症

候群）が認められたが，薬剤との関連は否定的とされている[5]。
- 新規の喘息治療薬に関して，米国産科婦人科学会（American College of Obstetricians and Gynecologists：ACOG）と米国アレルギー・喘息・免疫学会（American College of Allergy, Asthma and Immunology：ACAAI）からポジション・ステートメントが出されている。サルメテロールに関しては，類薬サルブタモールの情報や吸入投与による曝露量が内服と異なることを考慮すると，動物試験の結果はヒトでの胎児毒性を示しているとは考えにくいとコメントしている。ただし，妊婦のサルメテロール使用に関するデータは限られており，妊婦に使用実績が多いクロモグリク酸製剤や短時間型のβ刺激薬の使用が考慮されるべきだとしている。一方，妊娠前からサルメテロールで病状コントロールされている中等度から重度の喘息患者が妊娠した場合には，リスク・ベネフィットを考慮すれば使用が是認されるだろうと解説している[6]。

4　相談事例

奇形発生の危険度が最も高い絶対過敏期に本剤を吸入で使用した12例はいずれも奇形などのない健常児を出産した。また，相対過敏期に使用した1例も奇形などのない健常児を出産している。

使用後の対応

- 動物の生殖試験では，大量投与により催奇形作用が認められている。しかし，試験は内服投与で行われており母動物毒性と胎仔異常の関連が考えられている。サルメテロール使用妊婦126例に関するコホート研究では，薬物を使用していない群，短時間型のβ刺激薬使用群と比較して，先天異常のリスクの増大はみられていない。一般に，妊娠中の喘息管理におけるβ刺激薬の吸入使用は，胎児のリスクと関連しないと考えられている。英国の観察型研究では47例のサルメテロール使用妊婦の妊娠転帰が確認され，健常児の出産が確認されており薬剤と関連が考えられる先天異常の児は認められていない。相談事例では，奇形発生の危険度が高い妊娠初期に本剤を吸入で使用した13例はいずれも奇形などのない健常児を出産した。

  以上のことから判断して，妊娠初期に本剤を使用したことにより，奇形発生の頻度や危険度が上昇したとは考えられないので，心配することはないことを説明する。
- 本剤の使用を理由に妊娠を中断するような，はやまった判断はしないように指導する。
- 妊娠中は気管支喘息の発作を予防する必要がある。そのため喘息を誘発する因子を除外するよう指導する。運動誘発性の場合は過激な運動をしないように，アレルゲンが原因の場合はアレルゲンとの接触を避けるなど，日常生活に注意するよう指導する。
- 本剤は国内では2002年に発売された薬剤で，妊婦使用例に関する児のデータは限られているが，妊婦の本剤吸入治療と児の先天異常の増加に関連はみられなかったとの報告があり，ACOGと米国のアレルギー・喘息に関する学会は，共同で中等症以上の喘息で本剤が奏効している場合には，妊娠中も継続使用可能との位置づけを発表している。
- 今後は，妊娠していることを主治医に告げて相談するように指示する。

使用前の対応

1 医師への疑義照会

以下のことを説明し，患者が妊婦であっても処方通りに調剤してよいかを確認する。

- 動物の生殖試験では，大量投与により催奇形作用が認められている。しかし，試験は内服投与で行われており母動物毒性と胎仔異常の関連が考えられている。サルメテロール使用妊婦126例に関するコホート研究では，薬物を使用していない群，短時間型のβ刺激薬使用群と比較して，先天異常のリスクの増大はみられていない。一般に，妊娠中の喘息管理におけるβ刺激薬の吸入使用は，胎児のリスクと関連しないと考えられている。英国の観察型研究では47例のサルメテロール使用妊婦の妊娠転帰が確認され，健常児の出産が確認されており薬剤と関連が考えられる先天異常の児は認められていない。相談事例では，絶対過敏期に本剤を吸入で使用した12例はいずれも奇形などのない健常児を出産した。また，相対過敏期に使用した1例も奇形などのない健常児を出産している。

意見を求められたら

- 喘息発作が頻発している状態では胎児が低酸素状態に曝される危険性があるので，どうしても発作が治まらないときは薬剤の投与が必要である。妊娠中継続して本剤を使用しても，奇形児出産の危険度が高くなることはないと考えられる。
- 本剤を妊娠中に投与したとき，副作用として母体と胎児の頻脈，母体の低血圧，うっ血性心不全，肺浮腫などが報告されているので，投与するときは注意するように説明する。

他の治療薬

- 内服よりも影響が少ないと考えられる吸入剤として次のものがある。β_2刺激作用をもつ気管支拡張薬にプロカテロール吸入剤，ツロブテロール，サルメテロールなどがある。また，吸入ステロイド薬にはブデソニド，ベクロメタゾン，フルチカゾンがある。
- 気管支拡張薬の内服薬に次のものがある。妊婦に用いてもよいと考えられている気管支拡張薬にテオフィリンがある（テオフィリンの項参照）。動物試験で催奇形作用が認められず，切迫早産の治療に使用した報告の多い薬剤にテルブタリンがある。
- 米国心臓・肺・血液研究所（NHLBI）と世界保健機関（WHO）により作成された喘息治療ガイドラインGINA2008（Global Initiative For Asthma）では，適切にモニターされたテオフィリンの使用，吸入の糖質コルチコステロイド，β_2刺激薬，およびロイコトリエン調節薬は胎児異常の発生率の上昇と関連しないことが示されている[7]。

2 患者への説明・指導

以下のことを説明，指導する。

投薬中止の場合

- 処方医と相談の結果，喘息のコントロールに本剤が不可欠というほどではないことと，妊娠中の母体と胎児の安全を考慮して投薬を中止して，しばらく様子をみることになった。
- 喘息の症状が悪化した場合には，すぐに主治医に受診する。また，母体の呼吸機能が健康に保たれていることは，胎児にとってもよい発育環境が保たれていることになる。妊娠中でも安心して使用できる医薬品があるので，何か体調の変化に気づいたら，いつでも医師・薬剤師に相談するよう指導する。
- 妊娠中は，薬局で薬を買うとき，病院にかかるときには，必ず妊娠していることを告げるよう指導

する。

処方変更の場合
- 処方医と相談の結果，妊娠中の母体と胎児の安全のため処方が変更になった。
- 本剤は医師が妊娠を確認したうえで処方した薬で，母体の健康のために有用で，胎児への悪影響が少ないと考えられる薬である。
- 指示された用法，用量通りに使用し，勝手に服用量の変更をしない。
- 喘息発作が頻発している状態では，胎児が低酸素状態に曝される。このような状態では，胎児発育遅延などの悪影響が知られており，服薬により良好な呼吸管理を保つことが重要である。
- 自分の判断で使用を中止すると，母体の健康を損ね，胎児にも悪影響を及ぼすことになりかねない。
- 薬について何か心配なことがあったら，いつでも医師・薬剤師に相談する。

処方変更のない場合
- 前述のことから判断して，本剤の使用により奇形発生の頻度や危険度が上昇するとは考えられない。
- 「処方変更の場合」の◆印について説明する。

文献
1) グラクソ・スミスクライン株式会社：セレベント，インタビューフォーム（第8版）
2) Schatz M, et al：The relationship of asthma medication use to perinatal outcomes. J Allergy Clin Immunol, 113（6）：1040-1045, 2004
3) Schatz M, et al：The safety of inhaled beta-agonist bronchohodilators during pregnancy. J Allergy Clin Immunol, 82（4）：686-695, 1988
4) Jones KL, et al：Salmeterol use and pregnancy outcomes：a prospective multi-center study. J Allergy Clin Immunol, 109：S156, 2002
5) Wilton LV, et al：The outcomes of pregnancy in women exposed to newly marketed drugs in general practice in England. Br J Obstet Gynaecol, 105（8）：882-889, 1998
6) Position statement. The use of newer asthma and allergy medications during pregnancy. The American College of Obstetricians and Gynecologists（ACOG）and The American College of Allergy, Asthma and Immunology（ACAAI）. Ann Allergy Asthma Immunol, 84（5）：475-480, 2000
7) GINA 2008. p70.（http://www.ginasthma.com/Guidelineitem.asp??l1=2&l2=1&intId=60）

ツロブテロール （*Tulobuterol*）

ベラチン錠,
ホクナリン錠 シロップ用 貼

薬剤危険度 **1点**
情報量 **±**

薬剤データ

1 添付文書

妊婦または妊娠している可能性のある婦人には，治療上の有益性が危険性を上回ると判断される場合にのみ投与（使用）する［妊娠中の投与（使用）に関する安全性は確立していない］。

2 動物（生殖発生毒性試験・変異原性試験など）

- ラットの妊娠前および妊娠初期に5，15，37mg/kgを経口投与した試験では，生殖能や胎仔の発育への影響は認められなかった[1]。
- ラットの器官形成期に5，15，37，75mg/kgを投与した経口試験では，催奇形性，発育への影響は認められなかった[1]。
- ラットの周産期および授乳期に5，15，37，75mg/kgを経口投与した試験では，分娩および哺育，生殖能力への影響は認められなかった[1]。
- マウスおよびラットの器官形成期にそれぞれ4，40mg/kg，16，160mg/kgを経口投与した試験では，催奇形性，発育への影響は認められなかった[2]。
- ウサギの器官形成期に5，10，20，40mg/kgを経口投与した試験では，催奇形性，発育への影響は認められなかった[1]。

3 ヒト（疫学調査・症例報告など）

妊婦への使用に関して，胎児への催奇形性，胎児毒性との関連は認められなかったことを示す疫学調査は報告されていない。一方，ヒトにおける催奇形性，胎児毒性を示す症例報告も疫学調査もない。

4 相談事例

奇形発生の危険度が最も高い絶対過敏期に本剤の全身投与を受けていた45例（内服薬服用14例，貼付剤使用31例）中44例は，奇形などのない健常児を出産した。貼付剤を使用した31例中1例に心室中隔欠損症が認められた。また，相対過敏期に本剤を内服で服用した1例，貼付剤で使用した4例，吸入で使用した1例はいずれも健常児を出産した。

限られた情報ではあるが，本剤曝露群の児の出産結果は国内における自然奇形発生率を上回る変化とは考えられない。

参考 米国心臓・肺・血液研究所（NHLBI）と世界保健機関（WHO）により作成された喘息治療ガイドラインGINA2008（Global Initiative For Asthma）では，適切にモニターされたテオフィリンの使用，吸入の糖質コルチコステロイド，β_2刺激薬，およびロイコトリエン調節薬は胎児異常の発生率の増加と関連しないことが示されている[3]。

使用後の対応

- 妊婦が使用した場合の安全性については，これを肯定する報告も否定する報告もない．ラット，マウス，ウサギで行われた生殖試験では，いずれも催奇形作用は認められなかった．相談事例では，奇形発生の危険度が高い妊娠初期に本剤を全身的に使用した 51 例（内用剤服用 15 例，貼付剤使用 35 例，吸入剤 1 例）中 50 例は，奇形などのない健常児を出産した．限られた情報ではあるが，本剤曝露群の児の出産結果は国内における自然奇形発生率を上回る変化とは考えられない．

  以上のことから判断して，限られた情報ではあるものの，現時点で得られている情報を総合すると，妊娠初期に本剤を使用したことにより奇形発生の頻度や危険度が上昇したとは考えられないので，心配することはないことを説明する．

- 本剤の使用を理由に妊娠を中断するような，はやまった判断はしないように指導する．
- 妊娠中は気管支喘息の発作を予防する必要がある．そのため喘息を誘発する因子を除外するよう指導する．運動誘発性の場合は過激な運動をしないように，アレルゲンが原因の場合はアレルゲンとの接触を避けるなど，日常の生活に注意するよう指導する．
- 今後は，妊娠していることを主治医に告げて相談するように指示する．

使用前の対応

1 医師への疑義照会

以下のことを説明し，患者が妊婦であっても処方通りに調剤してよいかを確認する．

- 妊婦が使用した場合の安全性については，これを肯定する報告も否定する報告もない．ラット，マウス，ウサギで行われた生殖試験では，いずれも催奇形作用は認められなかった．相談事例では，絶対過敏期に本剤を全身的に使用した 45 例（内服薬服用 14 例，貼付剤使用 31 例）中 44 例，相対過敏期に使用した 6 例（内服 1 例，貼付剤 4 例，吸入剤 1 例）は，奇形などのない健常児を出産した．限られた情報ではあるが，本剤曝露群の児の出産結果は国内における自然奇形発生率を上回る変化とは考えられない．

意見を求められたら

- 喘息発作が頻発している状態では胎児が低酸素状態に曝される危険性があるので，どうしても発作が治まらないときは薬剤の投与が必要である．妊娠中継続して本剤を使用しても，奇形児出産の危険度が高くなることはないと考えられる．
- 本剤を妊娠中に投与したとき，副作用として母親と胎児の頻脈，母親の低血圧，うっ血性心不全，肺浮腫などが報告されているので，投与するときは注意するように説明する．

他の治療薬

妊娠中の喘息治療における長期管理薬として，吸入ステロイド薬が第一選択薬となる．吸入ステロイド薬のみでコントロールが得られない場合には，長時間作用性吸入 β_2 刺激薬やテオフィリン徐放製剤，貼付用 β_2 刺激薬などを追加する．

2 患者への説明・指導

以下のことを説明，指導する．

投薬中止の場合

- 処方医と相談の結果，妊娠中の母体と胎児の安全のため，投薬を中止してしばらく様子をみることになった。
- 喘息の症状が悪化した場合には，すぐに主治医に受診する。また，母体の呼吸機能が健康に保たれていることは，胎児にとってもよい発育環境が保たれていることになる。妊娠中でも安心して使用できる医薬品があるので，何か体調の変化に気づいたら，いつでも医師・薬剤師に相談するよう指導する。
- 妊娠中は気管支喘息の発作を予防する必要がある。そのため喘息を誘発する因子を除外するよう指導する。運動誘発性の場合は過激な運動をしないように，アレルゲンが原因の場合はアレルゲンとの接触を避けるなど，日常の生活に注意する。
- 妊娠中は，薬局で薬を買うとき，病院にかかるときには，必ず妊娠していることを告げるよう指導する。

処方変更の場合

- 処方医と相談の結果，妊娠中の母体と胎児の安全のため処方が変更になった。
- ◆ 本剤は医師が妊娠を確認したうえで処方した薬で，母体の健康のために有用で，胎児への悪影響が少ないと考えられる薬である。
- ◆ 指示された用法，用量通りに使用し，勝手に使用量の変更をしない。
- ◆ 喘息発作が頻発している状態では，胎児が低酸素状態に曝される。このような状態では，胎児発育遅延などの悪影響が知られており，服薬により良好な呼吸管理を保つことが重要である。
- ◆ 自分の判断で使用を中止すると，母体の健康を損ね，胎児にも悪影響を及ぼすことになりかねない。
- ◆ 薬について何か心配なことがあったら，いつでも医師・薬剤師に相談する。

処方変更のない場合

- 前述のことから判断して，本剤の使用により奇形発生の頻度や危険度が上昇するとは考えられない。
- 「処方変更の場合」の◆印について説明する。

文献

1) アボット ジャパン株式会社：ホクナリン，インタビューフォーム（第4版）
2) 鶴崎孝男，他：気管支拡張剤 o-Chloro-a-(tert-butylaminomethyl)-benzylalcohol hydrochloride の毒性に関する研究：マウス，ラットにおける形態形成ならびに生後発育へ及ぼす影響．基礎と臨床，8(10)：3028-3055，1974
3) GINA 2008. p70. (http://www.ginasthma.com/Guidelineitem.asp??l1=2&l2=1&intId=60)

テオフィリン （*Theophylline*）

スローピッド 徐放顆 徐放カ シロップ用，
テオドリップ キット，テオドール 徐放顆 徐放錠 シ シロップ用，
テオロング 徐放顆 徐放錠

薬剤危険度	情報量
2点	++ ～ +++

薬剤データ

1　添付文書

　妊婦または妊娠している可能性のある婦人には，治療上の有益性が危険性を上回ると判断される場合にのみ投与する［動物実験（マウス，ラット，ウサギ）で催奇形作用などの生殖毒性が報告されている。また，ヒトで胎盤を通過して胎児に移行し，新生児に嘔吐，神経過敏などの症状が現れることがある］。

2　動物（生殖発生毒性試験・変異原性試験など）

- マウスに100，150，200mg/kgを妊娠10～13日まで単回で腹腔内投与した実験では，口蓋裂，指欠損，合指症，小指症が観察されている[1]。
- ラットに124，218，259mg/kg，マウスに282，372，396mg/kgを妊娠6～15日まで経口投与した実験では，ラットで，218mg/kgで発達への影響がみられたが，催奇形性は増加しなかった。マウスでは372mg，396mg/kgの用量でわずかに催奇形性が増加した[2]。
- ウサギに15，30，60mg/kg/日を妊娠6～18日まで静注投与した実験では，60mg/kgで口蓋裂と第13肋骨の骨格異常が認められた[3]。

3　ヒト（疫学調査・症例報告など）

- 妊娠第1三半期にテオフィリンを服用した117例あるいはアミノフィリンを服用した76例，妊娠中のいずれかの時期にテオフィリンを服用した394例，アミノフィリンを服用した259例の調査では奇形との関連は認められなかった[4]。
- 妊娠，分娩，母体および胎児へのテオフィリンの影響を検討する目的のケースコントロール研究が実施され報告されている。先天奇形はテオフィリン服用212例中3.8%，テオフィリンを服用していない喘息妊婦292例中1.0%，喘息のない妊婦のコントロール群237例中0.8%に認められたが，有意差は認められなかった。妊娠第1三半期にテオフィリンを服用していた121例中3例（2.5%）に奇形が認められた。子癇前症の発症率は，コントロール群6.4%，テオフィリン服用群15.6%とテオフィリン服用群で高かったが，早産，低出生体重，周産期死亡に差はなかった[5]。
- National Institute of Child Health and Human Development（NICHD）の Maternal-Fetal Medicine Units（MFMU）Network の喘息観察的コホート研究，あるいは NICHD MFMU ネットワークの中等度の喘息妊婦に対するベクロメタゾンとテオフィリンの無作為化比較試験に参加した喘息妊婦の妊娠転帰が報告された。妊娠中にテオフィリンを服用した273例中1.5%に奇形がみられたが，薬剤の服用による有意な関係はみられなかった。妊娠高血圧症，早産，低出生体重児に関しても薬剤の服用による有意な関係はみられなかった[6]。
- 妊娠中の喘息薬の安全性を評価するため，サンディエゴ Kaiser-Permanente Health Care Plan によるプロスペクティブ研究が実施された。いずれかの時期にテオフィリンに曝露した妊婦429例中

- 4.7％，うち妊娠第1三半期に曝露された妊婦292例中4.5％に先天奇形がみられたが，先天奇形と薬剤の服用による有意な関係はみられなかった[7]。
- ミシガンメディケイド受給者のデータベースを用いた疫学調査において，妊娠第1三半期にテオフィリンに曝露された妊婦の児1,240例とアミノフィリンに曝露された妊婦の児36例のうち，テオフィリンでは68例（5.5％），アミノフィリンでは1例（2.8％）にメジャーな奇形がみられた。一般集団の予測値は，テオフィリンは53例，アミノフィリンは2例と推定されている。この調査では，薬剤と心血管系欠損や口蓋裂，二分脊椎の奇形の関連が指摘されているが，他の要因（原疾患，併用薬など）については検討されていない[8]。
- 喘息の既往のある妊婦873例と既往のない妊婦1,333例を比較したプロスペクティブ研究で，経口ステロイド剤やテオフィリンの使用と早産との間に関連がみられた。経口ステロイド剤で2.22週間，テオフィリンで1.11週間妊娠期間が短縮したと報告されている[9]。

参考 米国心臓・肺・血液研究所（NHLBI）と世界保健機関（WHO）により作成された喘息治療ガイドラインGINA2008（Global Initiative For Asthma）では，適切にモニターされたテオフィリンの使用，吸入の糖質コルチコステロイド，β_2刺激薬，およびロイコトリエン調節薬は胎児異常の発生率の増加と関連しないことが示されている[10]。

4　相談事例

　奇形発生の危険度が最も高い絶対過敏期に本剤を服用した182例中177例は奇形などのない健常児を出産した。5例に認められた異常は，左心低形成不全（手術後死亡），先天性心奇形，母斑が各1例，心室中隔欠損が2例であった。また相対過敏期に本剤を服用した8例はいずれも奇形などのない健常児を出産した。
　限られた情報ではあるが，本剤曝露群の児の出産結果は国内における自然奇形発生率を上回る変化とは考えられない。

服用後の対応

- 動物（マウス，ウサギ）の生殖試験では大量投与したとき催奇形作用が認められている。妊娠初期，あるいは妊娠中のいずれかの時期にテオフィリンを使用したことに関連した児への胎児毒性，先天異常との関連はみられなかったとする，複数のコホート調査，ケースコントロール研究が報告されている。NHLBIとWHOにより作成された喘息治療ガイドラインGINA2008では，適切にモニターされたテオフィリンの使用は胎児異常の発生率の増加と関連しないことが示されている。相談事例では，奇形発生の危険度が高い妊娠初期に本剤を服用した190例中185例は奇形などのない健常児を出産した。
　限られた情報ではあるが，本剤曝露群の児の出産結果は国内における自然奇形発生率を上回る変化とは考えられない。
　以上のことから判断して，妊娠初期に本剤を服用したことにより奇形発生の頻度や危険度が上昇したとは考えられないので，心配することはないことを説明する。
- 本剤の服用を理由に妊娠を中断するような，はやまった判断はしないように指導する。
- 妊娠中は気管支喘息の発作を予防する必要がある。そのため喘息を誘発する因子を除外するよう指導する。運動誘発性の場合は過激な運動をしないように，アレルゲンが原因の場合はアレルゲンとの

接触を避けるなど，日常の生活に注意するよう指導する。
- 今後は，妊娠していることを主治医に告げて相談するように指示する。

服用前の対応

1 医師への疑義照会

以下のことを説明し，患者が妊婦であっても処方通りに調剤してよいかを確認する。
- 動物（マウス，ウサギ）の生殖試験では大量投与したとき催奇形作用が認められている。妊娠初期，あるいは妊娠中のいずれかの時期にテオフィリンを使用したことに関連した児への胎児毒性，先天異常との関連はみられなかったとする，複数のコホート調査，ケースコントロール研究が報告されている。NHLBIとWHOにより作成された喘息治療ガイドラインGINA2008では，適切にモニターされたテオフィリンの使用は胎児異常の発生率の増加と関連しないことが示されている。相談事例では，絶対過敏期に本剤を服用した182例中177例，相対過敏期に服用した8例は奇形などのない健常児を出産した。健常児を出産した。

限られた情報ではあるが，本剤曝露群の児の出産結果は国内における自然奇形発生率を上回る変化とは考えられない。

意見を求められたら

本剤の投薬の必要性を確認し，投薬が必要ならば，本剤の服用により奇形児出産の危険性が高くなることは考えにくいことを説明する。しかし，本剤を妊娠中に投与していると，同用量を継続して投与していても血中濃度が変化するのでモニターする必要がある。また，本剤を妊娠末期に投与すると胎児に移行し，新生児に嘔吐，神経過敏の症状が現れることがあるので，注意する必要があることを説明する。

他の治療薬

妊娠中の喘息治療における長期管理薬として，吸入ステロイド薬が第一選択薬となる。吸入ステロイド薬のみでコントロールが得られない場合には，長時間作用性吸入β_2刺激薬やテオフィリン徐放製剤，貼付用β_2刺激薬などを追加する。

2 患者への説明・指導

以下のことを説明，指導する。

投薬中止の場合
- 本剤の妊娠中の影響と治療上の必要性について，処方医と相談の結果，投薬を中止してしばらく様子をみることになった。
- 喘息の症状が悪化した場合はすぐに主治医に受診する。また，母体の呼吸機能が健康に保たれていることは，胎児にとってもよい発育環境が保たれていることになる。妊娠中でも安心して使用できる医薬品があるので，何か体調の変化に気づいたら，いつでも医師・薬剤師に相談するよう指導する。
- 妊娠中は気管支喘息の発作を予防する必要がある。そのため喘息を誘発する因子を除外するよう指導する。運動誘発性の場合は過激な運動をしないように，アレルゲンが原因の場合はアレルゲンとの接触を避けるなど，日常の生活に注意する。
- 妊娠中は，薬局で薬を買うとき，病院にかかるときには，必ず妊娠していることを告げるよう指導する。

処方変更の場合
- 処方医と相談の結果，妊娠中の母体と胎児の安全のため処方が変更になった。
- 本剤は医師が妊娠を確認したうえで処方した薬で，母体の健康のために有用で，胎児への悪影響が少ないと考えられる薬である。
- 指示された用法，用量通りに服用し，勝手に服用量の変更をしない。
- 喘息発作が頻発している状態では，胎児が低酸素状態に曝される。このような状態では，胎児発育遅延などの悪影響が知られており，服薬により良好な呼吸管理を保つことが重要である。
- 自分の判断で服薬を中止すると，母体の健康を損ね，胎児にも悪影響を及ぼすことになりかねない。
- 薬について何か心配なことがあったら，いつでも医師・薬剤師に相談する。

処方変更のない場合
- 前述のことから判断して，本剤の服用により奇形発生の頻度や危険度が上昇するとは考えられない。
- 「処方変更の場合」の◆印について説明する。

文献
1) Tucci SM, et al：The teratogenic effect of theophylline in mice. Toxicol Lett, 1：337-341, 1978
2) Lindström P, et al：The developmental toxicity of orally administered theophylline in rats and mice. Fundam Appl toxicol, 14（1）：167-178, 1990
3) Shibata M, et al：Teratogenic and fetal toxicity following intravenous theophylline administration in pregnant rabbits is related to maternal drug plasma levels. Methods Find Exp Clin Pharmacol, 22（2）：101-107, 2000
4) Heinonen OP, et al：Birth Defects and Drugs in Pregnancy, Publishing Sciences Group, pp367-370, 1977
5) Stenius-Aarniala B, et al：Slow-release theophylline in pregnant asthmatics. Chest, 107（3）：642-647, 1995
6) Schatz M, et al：The relationship of asthma medication use to perinatal outcomes. J Allergy Clin Immunol, 113（6）：1040-1045, 2004
7) Schatz M, et al：The safety of asthma and allergy medications during pregnancy. J Allergy Clin Immunol, 100（3）：301-306, 1997
8) Briggs GG, et al：Drugs in Pregnancy and Lactation；A Reference Guide to Fetal and Neonatal Risk, Lippincott Williams & Wilkins, pp1788-1791, 2008
9) Bracken MB, et al：Asthma Symptoms, Severity, and drug therapy；a prospective study of effects on 2205 pregnancies. Obstet Gynecol, 102（4）：739-752, 2003
10) GINA 2008. p70. （http://www.ginasthma.com/Guidelineitem.asp??l1=2&l2=1&intId=60）

プロカテロール塩酸塩水和物 (*Procaterol hydrochloride hydrate*)

メプチン 顆 錠 シ シロップ用 吸入

薬剤危険度 **1点**

情報量 **±**

薬剤データ

1　添付文書

妊婦または妊娠している可能性のある婦人には，治療上の有益性が危険性を上回ると判断される場合にのみ投与する［妊娠中の投与に関する安全性は確立していない］．

2　動物(生殖発生毒性試験・変異原性試験など)

経口
- ラットの妊娠前および妊娠初期に，0.01，5，250mg/kgを投与した試験では，生殖能や胎仔の発育分化への影響は認められなかった[1]．
- ラット，ウサギの器官形成期にそれぞれ，0.01，5，250mg/kg，0.01，0.1，5，500mg/kgを投与した試験では，ラットで5mg/kg以上の用量で胎仔の軽度な骨化遅延，ウサギでは500mg/kgで骨化遅延傾向がみられたが，催奇形性，発育への影響はともに認められなかった[1]．
- ラットの周産期および授乳期に0.01，5，250mg/kgを投与した試験では，分娩および哺育への影響は認められなかった[1]．

吸入
- ラットおよびウサギの器官形成期にそれぞれ，12.8～128μg/kg/日，13～134μg/kg/日を鼻腔吸入して検討したところ，いずれも最大量を投与しても催奇形性は認められなかった[2]．

3　ヒト(疫学調査・症例報告など)

妊婦への使用に関して，胎児への催奇形性，胎児毒性との関連は認められなかったことを示す疫学調査は報告されていない．一方，ヒトにおける催奇形性，胎児毒性を示す症例報告も疫学調査もない．

4　相談事例

奇形発生の危険度が最も高い絶対過敏期に本剤を内服で服用した46例中45例，吸入で使用した28例は，奇形などのない健常児を出産した．内服1例に認められた異常は，心室中隔欠損であった．また，相対過敏期に本剤を内服で服用した4例，吸入で使用した4例はいずれも奇形などのない健常児を出産した．

限られた情報ではあるが，本剤曝露群の児の出産結果は国内における自然奇形発生率を上回る変化とは考えられない．

参考　米国心臓・肺・血液研究所(NHLBI)と世界保健機関(WHO)により作成された喘息治療ガイドラインGINA2008 (Global Initiative For Asthma)では，適切にモニターされたテオフィリンの使用，吸入の糖質コルチコステロイド，$β_2$刺激薬，およびロイコトリエン調節薬は胎児異常の発生率の増加と関連しないことが示され

ている[3]

使用後の対応

- 妊婦が使用した場合の安全性については、これを肯定する報告も否定する報告もない。ラット、ウサギで行われた生殖試験では、いずれも催奇形作用は認められなかった。相談事例では、奇形発生の危険度が高い妊娠初期に本剤を内服で服用した50例中49例，吸入で使用した32例は、奇形などのない健常児を出産した。限られた情報ではあるが、本剤曝露群の児の出産結果は国内における自然奇形発生率を上回る変化とは考えられない。

  NHLBIとWHOにより作成された喘息治療ガイドラインGINA2008では、適切にモニターされたテオフィリンの使用、吸入の糖質コルチコステロイドとともに、β_2作動薬は胎児異常の発生率の増加と関連しないことが示されている。

  以上のことから判断して、妊娠初期に本剤を使用したことにより奇形発生の頻度や危険度が上昇したとは考えられないので、心配することはないことを説明する。
- 本剤の使用を理由に妊娠を中断するような、はやまった判断はしないように指導する。
- 妊娠中は気管支喘息の発作を予防する必要がある。そのため喘息を誘発する因子を除外するよう指導する。運動誘発性の場合は過激な運動をしないように、アレルゲンが原因の場合はアレルゲンとの接触を避けるなど、日常の生活に注意するよう指導する。
- 今後は、妊娠していることを主治医に告げて相談するように指示する。

使用前の対応

1 医師への疑義照会

以下のことを説明し、患者が妊婦であっても処方通りに調剤してよいかを確認する。

- 妊婦が使用した場合の安全性については、これを肯定する報告も否定する報告もない。ラット、ウサギで行われた生殖試験では、いずれも催奇形作用は認められなかった。相談事例では、絶対過敏期に本剤を内服で服用した46例中45例，吸入で使用した28例、および相対過敏期に使用した8例（内服4例，吸入4例）は奇形などのない健常児を出産した。限られた情報ではあるが、本剤曝露群の児の出産結果は国内における自然奇形発生率を上回る変化とは考えられない。

  NHLBIとWHOにより作成された喘息治療ガイドラインGINA2008では、適切にモニターされたテオフィリンの使用、吸入の糖質コルチコステロイドとともに、β_2作動薬は胎児異常の発生率の増加と関連しないことが示されている。

意見を求められたら

- 喘息発作が頻発している状態では胎児が低酸素状態に曝される危険性があるので、どうしても発作が治まらないときは薬剤の投与が必要である。妊娠中継続して本剤を使用しても、奇形児出産の危険度が高くなることはないと考えられる。
- 本剤を妊娠中に投与したとき、副作用として母親と胎児の頻脈、母親の低血圧、うっ血性心不全、肺浮腫などが報告されているので、投与するときは注意するように説明する。

他の治療薬

妊娠中の喘息治療における長期管理薬として、吸入ステロイド薬が第一選択薬となる。吸入ステロイド薬のみでコントロールが得られない場合には、長時間作用性吸入β_2刺激薬やテオフィリン徐放製剤、

貼付用 $β_2$ 刺激薬などを追加する。

2 患者への説明・指導

以下のことを説明，指導する。

投薬中止の場合

- 処方医と相談の結果，妊娠中の母体と胎児の安全のため，投薬を中止してしばらく様子をみることになった。
- 喘息の症状が悪化した場合には，すぐに主治医に受診する。また，母体の呼吸機能が健康に保たれていることは，胎児にとってもよい発育環境が保たれていることになる。妊娠中でも安心して使用できる医薬品があるので，何か体調の変化に気づいたら，いつでも医師・薬剤師に相談するよう指導する。
- 妊娠中は気管支喘息の発作を予防する必要がある。そのため喘息を誘発する因子を除外するよう指導する。運動誘発性の場合は過激な運動をしないように，アレルゲンが原因の場合はアレルゲンとの接触を避けるなど，日常の生活に注意する。
- 妊娠中は，薬局で薬を買うとき，病院にかかるときには，必ず妊娠していることを告げるよう指導する。

処方変更の場合

- 処方医と相談の結果，妊娠中の母体と胎児の安全のため処方が変更になった。
- ◆ 本剤は医師が妊娠を確認したうえで処方した薬で，母体の健康のために有用で，胎児への悪影響が少ないと考えられる薬である。
- ◆ 指示された用法，用量通りに使用し，勝手に使用量の変更をしない。
- ◆ 喘息発作が頻発している状態では，胎児が低酸素状態に曝される。このような状態では，胎児発育遅延などの悪影響が知られており，使用により良好な呼吸管理を保つことが重要である。
- ◆ 自分の判断で使用を中止すると，母体の健康を損ね，胎児にも悪影響を及ぼすことになりかねない。
- ◆ 薬について何か心配なことがあったら，いつでも医師・薬剤師に相談する。

処方変更のない場合

- 前述のことから判断して，本剤の服用により奇形発生の頻度や危険度が上昇するとは考えられない。
- 「処方変更の場合」の◆印について説明する。

文献

1) 大塚製薬株式会社：メプチン，インタビューフォーム(第15版)
2) 大塚製薬株式会社：メプチン(吸入)，インタビューフォーム(第12版)
3) GINA 2008．p70．（http://www.ginasthma.com/Guidelineitem.asp??l1=2&l2=1&intId=60）

ホルモテロールフマル酸塩水和物 （*Formoterol fumarate hydrate*）

アトック錠

薬剤危険度 1点

情報量 ±〜＋

薬剤データ

1 添付文書

妊婦または妊娠している可能性のある婦人には，治療上の有益性が危険性を上回ると判断される場合にのみ投与する［動物試験で周産期に大量（6mg/kg/日以上）経口投与したときに死産仔数の増加および哺育率の低下が報告されている］。

2 動物（生殖発生毒性試験・変異原性試験など）

- ラットを用いて，0.2, 6, 30, 60mg/kg/日を経口投与した受胎能および着床までの初期胚発生に関する試験では繁殖能および胎仔に対する影響は認められなかった[1]。
- ラットおよび日本白色ウサギを用いた周産期・授乳期投与試験では，出生前および出生後の発生ならびに母体の機能に関する検討が行われ，6mg/kg/日以上の経口投与で，母動物の心重量増加，死産仔数増加，出生仔の生存率の低下および出生仔体重の軽度増加抑制が認められた[1]。
- ラットを用いた器官形成期投与試験において，胚・胎仔発生について検討された。6mg/kg/日以上の経口投与で母動物の心重量の増加，胎仔ラットの体重減少が認められたが催奇形性は認められなかった[1]。
- ウサギを用いた器官形成期投与試験において，胚・胎仔発生について検討された。500mg/kg/日の経口投与で母動物の心重量の増加および胎仔の24時間後の生存率低下が認められたが，催奇形性は認められなかった[1]。

3 ヒト（疫学調査・症例報告など）

- National Institute of Child Health and Human Development の Maternal-Fetal Medicine Units Network に登録した喘息妊婦に関するコホート研究が報告された。抗喘息薬の使用と有害な妊娠転帰（妊娠高血圧，早産，低出生体重，SGA）について非曝露群と比較され，β刺激薬使用の1,828例中，先天奇形は2.0%，非使用295例でも2.0%であり，その他の妊娠転帰においても差はなかった[2]。
- β刺激薬の吸入剤を使用した喘息妊婦259例と，β刺激薬の吸入を使用していない喘息妊婦101例，および喘息のない妊婦295例を比較したプロスペクティブ研究が報告された。先天奇形の発生頻度の上昇は，β刺激薬の使用の有無に関係なかった。妊娠中に喘息治療の一つとして吸入β刺激薬の使用を支持すると結論している[3]。
- 英国で処方イベントモニタリングの手法を用いてホルモテロールの市販後調査が行われ，3〜96歳まで5,777例のデータが収集された。33例の婦人が妊娠中の服薬が判明した。妊娠第1三半期にホルモテロールを使用した31例中3例は自然流産で，3例は人工妊娠中絶を選択した。出産に至った25例中5例は早産であった。1例に幽門狭窄が認められ，1例に心拍数の異常がみられた[4]。

| 4 | 相談事例 |

　奇形発生の危険度が最も高い絶対過敏期に本剤を服用した 4 例はいずれも奇形などのない健常児を出産した。

服用後の対応

- 　動物の生殖試験では，催奇形作用は認められていない。英国の市販後調査では妊娠第 1 三半期にホルモテロールを使用した妊婦が出産した 31 例のうち 1 例に幽門狭窄がみられたが，他の妊婦はいずれも健常児を出産したことが報告されている。一般に，妊娠中の喘息管理における β 刺激薬の吸入使用は，胎児のリスクと関連しないと考えられている。相談事例では，奇形発生の危険度が高い妊娠初期に本剤を服用した 4 例はいずれも奇形などのない健常児を出産した。
　以上のことから判断して，妊娠初期に本剤を服用したことにより，奇形発生の頻度や危険度が上昇したとは考えられないので，心配することはないことを説明する。
- 　本剤の服用を理由に妊娠を中断するような，はやまった判断はしないように指導する。
- 　妊娠中は気管支喘息の発作を予防する必要がある。そのため喘息を誘発する因子を除外するよう指導する。運動誘発性の場合は過激な運動をしないように，アレルゲンが原因の場合はアレルゲンとの接触を避けるなど，日常生活に注意するよう指導する。
- 　本剤は，妊婦使用例に関する児のデータはごく限られている。現在までに得られている情報は，胎児の先天異常の危険度の上昇を示していない。また，吸入 β 刺激薬は胎児の異常の増加と関連しないことが専門家のガイドラインで示されている。
- 　今後は，妊娠していることを主治医に告げて相談するように指示する。

服用前の対応

| 1 | 医師への疑義照会 |

以下のことを説明し，患者が妊婦であっても処方通りに調剤してよいかを確認する。
- 　動物の生殖試験では，催奇形作用は認められていない。英国の市販後調査では妊娠第 1 三半期にホルモテロールを使用した妊婦が出産した 31 例のうち 1 例に幽門狭窄がみられたが，他の妊婦はいずれも健常児を出産したことが報告されている。一般に，妊娠中の喘息管理における β 刺激薬の吸入使用は，胎児のリスクと関連しないと考えられている。相談事例では，絶対過敏期に本剤を服用した 4 例はいずれも奇形などのない健常児を出産した。

意見を求められたら
- 　喘息発作が頻発している状態では胎児が低酸素状態に曝される危険性があるので，どうしても発作が治まらないときは薬剤の投与が必要である。妊娠中継続して本剤を服用しても，奇形児出産の危険度が高くなることはないと考えられる。
- 　本剤を妊娠中に投与したとき，副作用として母体と胎児の頻脈，母体の低血圧，うっ血性心不全，肺浮腫などが報告されているので，投与するときは注意するように説明する。

他の治療薬
- 　内服よりも影響が少ないと考えられる吸入剤として次のものがある。β_2 刺激作用をもつ気管支拡

張薬にプロカテロール吸入剤，ツロブテロール，サルメテロールなどがある．また，吸入ステロイド薬にはブデソニド，ベクロメタゾン，フルチカゾンがある．

- 気管支拡張薬の内服薬に次のものがある．妊婦に用いてもよいと考えられている気管支拡張薬にテオフィリンがある(テオフィリンの項参照)．動物試験で催奇形作用が認められず，切迫早産の治療に使用した報告の多い薬剤にテルブタリンがある．
- 米国心臓・肺・血液研究所(NHLBI)と世界保健機関(WHO)により作成された喘息治療ガイドラインGINA2008 (Global Initiative For Asthma)では，適切にモニターされたテオフィリンの使用，吸入の糖質コルチコステロイド，β_2刺激薬，およびロイコトリエン調節薬は胎児異常の発生率の上昇と関連しないことが示されている[5]．

2 患者への説明・指導

以下のことを説明，指導する．

投薬中止の場合

- 処方医と相談の結果，喘息のコントロールに本剤が不可欠というほどではないことと，妊娠中の母体と胎児の安全を考慮して投薬を中止して，しばらく様子をみることになった．
- 喘息の症状が悪化した場合には，すぐに主治医に受診する．また，母体の呼吸機能が健康に保たれていることは，胎児にとってもよい発育環境が保たれていることになる．妊娠中でも安心して使用できる医薬品があるので，何か体調の変化に気づいたら，いつでも医師・薬剤師に相談するよう指導する．
- 妊娠中は，薬局で薬を買うとき，病院にかかるときには，必ず妊娠していることを告げるよう指導する．

処方変更の場合

- 処方医と相談の結果，妊娠中の母体と胎児の安全のため処方が変更になった．
- ◆ 本剤は医師が妊娠を確認したうえで処方した薬で，母体の健康のために有用で，胎児への悪影響が少ないと考えられる薬である．
- ◆ 指示された用法，用量通りに服用し，勝手に服用量の変更をしない．
- ◆ 喘息発作が頻発している状態では，胎児が低酸素状態に曝される．このような状態では，胎児発育遅延などの悪影響が知られており，服薬により良好な呼吸管理を保つことが重要である．
- ◆ 自分の判断で服薬を中止すると，母体の健康を損ね，胎児にも悪影響を及ぼすことになりかねない．
- ◆ 薬について何か心配なことがあったら，いつでも医師・薬剤師に相談する．

処方変更のない場合

- 前述のことから判断して，本剤の服用により奇形発生の頻度や危険度が上昇するとは考えられない．
- 「処方変更の場合」の◆印について説明する．

文献

1) アステラス製薬株式会社：アトック，インタビューフォーム(第8版)
2) Schatz M, et al：The relationship of asthma medication use to perinatal outcomes. J Allergy Clin Immunol, 113(6)：1040-1045, 2004
3) Schatz M, et al：The safety of inhaled beta-agonist bronchohodilators during pregnancy. J Allergy Clin Immunol, 82(4)：686-695, 1988
4) Wilton LV, et al：A post-marketing surveillance study of formoterol (Foradil)．its use in general practice

in England. Drug Saf, 25(3): 213-223, 2002
5) GINA 2008. p70. (http://www.ginasthma.com/Guidelineitem.asp??l1=2&l2=1&intId=60)

V-2. 吸入ステロイド薬

ブデソニド（Budesonide）

パルミコート 吸入

薬剤危険度 1点
情報量 ++

薬剤データ

1 添付文書

妊婦または妊娠している可能性のある婦人には，治療上の有益性が危険性を上回ると判断される場合にのみ投与する［動物実験で催奇形作用が報告されている］。

2 動物（生殖発生毒性試験・変異原性試験など）

- ラットの妊娠前および妊娠初期に0.8，4，20 μg/kg/日を皮下投与した試験では，20 μg/kgを投与した群で有意な死亡胚・胎仔数の増加，胎仔の化骨遅延がみられた[1]。
- ラットの器官形成期に4，20，100 μg/kg/日を皮下投与した試験では，20 μg/kg以上で胎仔体重の減少，化骨遅延，100 μg/kg群で生存胎仔数の減少がみられたが，催奇形作用は認められなかった[1]。
- ラットの周産期および授乳期に0.8，4，20 μg/kg/日を皮下投与した試験では，分娩および哺育への影響は認められなかった[1]。
- ラットの器官形成期に24，64，340 μg/kg/日を吸入投与した試験では，胎仔発達に及ぼす影響，催奇形作用は認められなかった[2]。
- ウサギの器官形成期に5，25，125 μg/kg/日を皮下投与した試験では，胎仔体重の低下，25 μg/kg以上で発育遅延による骨格異常の増加が認められた。ただし，この報告では，みられた催奇形性に関して母動物の毒性による影響も考えられるが，薬物の催奇形性を完全に排除することはできないと考察している[3]。

3 ヒト（疫学調査・症例報告など）

- スウェーデンのMedical Birth Registryのデータに基づくコホート研究が報告されている。妊娠初期に喘息のためブデソニドの吸入剤を使用した2,014例中75例（3.8％）［95%CI：2.9-4.6］に奇形が認められた。一方，1995～1997年の間に生まれた全新生児における先天奇形は3.5％であり両者は類似していると述べている。報告の著者らは，臨床的に意義のある催奇形リスクは存在するとは思えないと考察している[4]。
- 2003年に上記報告に関連した追加調査（1995～1998年）を含む結果が報告された。ブデソニドの吸入剤を妊娠初期に使用していた2,968例と妊娠全期間を通じて使用していた207例，あるいは内服の副腎皮質ステロイド剤を併用していた103例に関して，喘息の妊婦を含めた同期間に生まれた全新

生児と比較して，多胎産，帝王切開率，出生児体重，出生児身長について検討した結果が報告された。ブデソニドの使用例を含めて，喘息薬を使用していた母親で帝王切開の割合がやや高かった。吸入ブデソニドの使用は，妊娠転帰に関して臨床的に重要な影響はみられなかったと結論づけている[5]。

- 新たに診断された中等度持続性の喘息妊婦を対象に多施設共同のプラセボ対照無作為化比較試験が実施された。313例の妊婦は，通常の喘息治療に加えて，1日1回400μgのブデソニドの吸入群とプラセボ群に割り付けられ，妊娠転帰が比較検討された。ブデソニド群196例中158例（81%）が健常児で，プラセボ群では117例中90例（77%）が健常児であった。先天奇形はブデソニド群3例，プラセボ群4例に認められた。この結果は2,500例以上のスウェーデン出生登録データと同様のものであり，一般集団の児と比較して妊娠第1三半期にブデソニドに曝露された児の奇形発生率に違いはみられなかったと報告している[6]。

- スウェーデンの出生登録に基づくケースコントロール研究が報告されている。スウェーデンの3種の出生登録から同定された心血管系欠損を有する児5,015例をケース群とし，1995～2001年の期間にスウェーデンで生まれたすべての児577,730例をコントロール群として検討された。妊娠初期にブデソニドの吸入剤を使用した6,557例中，心血管系欠損は62例，ORは1.12［95%CI：0.87-1.44］であった。なお，喘息治療ではなく点鼻剤としてブデソニドを妊娠初期に使用した2,230例中の心血管系欠損は28例に認められ，ORは1.45［95%CI：0.99-2.10］であったと報告されている。こうしたリスクの増加は，特に重篤ではない心血管系欠損に限定されているものと思われ，ORは1.58［95%CI：1.02-2.46］と，非常に弱いが統計学的に有意な関連がみられたと報告されている[7]。

参考 米国心臓・肺・血液研究所（NHLBI）と世界保健機関（WHO）により作成された喘息治療ガイドラインGINA2008（Global Initiative For Asthma）では，適切にモニターされたテオフィリンの使用，吸入の糖質コルチコステロイド，β₂刺激薬，およびロイコトリエン調節薬は胎児異常の発生率の増加と関連しないことが示されている[8]。

| 4 | 相談事例 |

奇形発生の危険度が最も高い絶対過敏期に本剤を吸入した5例はいずれも健常児を出産した。また相対過敏期に本剤を吸入した1例も健常児を出産した。

吸入後の対応

- 妊娠初期に本剤を吸入剤として使用した2,014例の喘息治療中の妊婦の出産結果は一般国民と比較してリスクの増加と関連しなかったとのコホート調査をはじめとして，妊娠初期に本剤を吸入使用したことに関連した児への胎児毒性，先天異常との関連はみられなかったとする複数のコホート調査，ケースコントロール研究が報告されている。NHLBIとWHOにより作成され医学専門家の間で世界的に信頼されている喘息治療ガイドラインGINAでは，吸入の糖質コルチコステロイド剤の使用は胎児の異常発生率の増加と関連しないとまとめられている。相談事例では，奇形発生の危険度が高い妊娠初期に本剤を吸入剤として使用した6例はいずれも健常児を出産した。ラットの器官形成期吸入投与試験では仔への影響はみられなかったが，ウサギの器官形成期吸入投与試験では高用量で仔の骨格異常の増加がみられている。この生殖試験では母動物の毒性の関与も示唆されている。

　以上のことから判断して，妊娠中に本剤を吸入したことにより，必ずしも奇形発生の頻度や危険度が高くなるとは考えられないことを説明する。

- 本剤の吸入を理由に妊娠を中断するような，はやまった判断はしないように指導する。
- 妊娠中の気管支喘息のコントロールが良好な場合，妊娠経過や出生児のリスクは通常の妊婦と変わらないとの報告がある。一方，妊娠中の喘息のコントロールが不良な場合は，周産期の死亡率の増加や低出生体重，早産などの胎児への影響が懸念されることが指摘されており，発作を予防し喘息をよい状態にコントロールする必要がある。下記の生活面の指導に加えて，治療上の必要性があれば本剤を使用することは児の異常の増加と関連しないことを指導する。
- 生活面の指導：喘息を誘発する因子を除外するよう指導する。運動誘発性の場合は過激な運動をしないように，アレルゲンが原因の場合はアレルゲンとの接触を避けるなど，日常の生活に注意するよう指導する。
- 今後は，妊娠していることを主治医に告げて相談するように指示する。

相談後の喘息管理について

妊娠中の気管支喘息のコントロールが良好な場合，妊娠経過や出生児のリスクは通常の妊婦と変わらないとの報告がある。一方，妊娠中の喘息のコントロールが不良な場合は，周産期の死亡率の増加や低出生体重，早産などの胎児への影響が懸念されることが指摘されており，発作を予防し喘息をよい状態にコントロールする必要がある。

吸入前の対応

1 医師への疑義照会

妊娠中の喘息のコントロールが不良な場合は，周産期の死亡率の増加や低出生体重，早産などの胎児への影響が懸念される。一方，妊娠中の気管支喘息のコントロールが良好な場合，妊娠経過や出生児のリスクは通常の妊婦と変わらないとの報告がある。したがって，発作を予防し喘息をよい状態にコントロールする必要がある。本剤を投薬された妊婦が医師から妊娠を前提に処方を受けている場合は，必ずしも疑義照会の必要はない。

なお，妊婦自身が妊娠中の喘息コントロールと本剤による治療の重要性，ならびに実在するリスクが認められないとのヒトデータが存在することについて主治医から説明を受けていない場合，あるいは主治医の上記説明を理解・納得していない場合は，投薬の必要性や妊婦指導方針について医師に問い合わせを行う。

以下のことを説明し，患者が妊婦であっても処方通りに調剤してよいか，処方意図と指導方針を確認する。

- 妊娠初期に本剤を吸入剤として使用した2,014例の喘息治療中の妊婦の出産結果は一般の妊婦と比較してリスクの増加と関連しなかったとのコホート調査をはじめとして，妊娠初期に本剤を吸入使用したことに関連した児への胎児毒性，先天異常との関連はみられなかったとする複数のコホート調査，ケースコントロール研究が報告されている。NHLBIとWHOにより作成され医学専門家の間で世界的に信頼されている喘息治療ガイドラインGINAでは，吸入の糖質コルチコステロイド剤の使用は胎児の異常発生率の増加と関連しないとまとめられている。相談事例では，絶対過敏期に吸入した5例，相対過敏期に吸入した1例はいずれも健常児を出産した。ラットの器官形成期吸入投与試験では仔への影響はみられなかったが，ウサギの器官形成期吸入投与試験では高用量で仔の骨格異常の増加がみられている。この生殖試験では母動物の毒性の関与も示唆されている。

意見を求められたら

- 妊娠中の気管支喘息のコントロールが良好な場合，妊娠経過や出生児のリスクは通常の妊婦と変わらないとの報告がある。一方，妊娠中の喘息のコントロールが不良な場合は，周産期の死亡率の増加や低出生体重，早産などの胎児への影響が懸念されることが指摘されており発作を予防し喘息をよい状態にコントロールする必要がある。
- NHLBIとWHOにより作成され医学専門家の間で世界的に信頼されている喘息治療ガイドラインGINAでは，吸入の糖質コルチコステロイド剤の使用は胎児の異常発生率の増加と関連しないとまとめられている。
- 日本アレルギー学会が2009年に作成した「喘息予防・管理ガイドライン2009」では，妊娠中の喘息治療に関連して，長期管理薬として吸入ステロイドが第一選択として推奨されること，ヒトに対する安全性のエビデンスはブデソニドが最も豊富であることを示している[9]。

2 患者への説明・指導

以下のことを説明，指導する。

投薬中止の場合

- 妊娠中の喘息は，1/3が悪化し，1/3が不変であり，妊娠期に軽快するものは一部である。通例，喘息の良好なコントロールのために吸入ステロイドを継続することも多い。このため，「投薬中止」は，喘息が緩解状態にあり，主治医が投薬は必要ないと判断した場合に限る。
- 現在までの治療経過から判断して，治療上の必要性がないと処方医が判断したため，投薬を中止して，しばらく様子をみることになった。
- 喘息の症状が少しでも気になったら我慢せずにすぐに主治医に受診する。また，母体の呼吸機能が健康に保たれていることは，胎児にとってもよい発育環境が保たれていることになる。妊娠中でも安心して使用できる医薬品があるので，何か体調の変化に気づいたら，いつでも医師・薬剤師に相談するよう指導する。
- 妊娠中は気管支喘息の発作を予防する必要がある。そのため喘息を誘発する因子を除外するよう指導する。運動誘発性の場合は過激な運動をしないように，アレルゲンが原因の場合はアレルゲンとの接触を避けるなど，日常生活に注意する。
- 妊娠中は，薬局で薬を買うとき，病院にかかるときには，必ず妊娠していることを告げるよう指導する。

処方変更のない場合

- 前述のことから判断して，本剤の吸入により奇形発生の頻度や危険度が上昇するとは考えられない。
- 本剤は医師が妊娠を確認したうえで処方した薬で，母体の健康のために有用で，胎児への悪影響が少ないと考えられる薬である。
- 指示された用法，用量通りに吸入し，勝手に吸入量の変更をしない。
- 喘息発作が頻発している状態では，胎児が低酸素状態に曝される。このような状態では，胎児発育遅延などの悪影響が知られており，服薬により良好な呼吸管理を保つことが重要である。
- 自分の判断で服薬を中止すると，母体の健康を損ね，胎児にも悪影響を及ぼすことになりかねない。
- 薬について何か心配なことがあったら，いつでも医師・薬剤師に相談する。

文献

1) 迫野勲,他:Budesonideの毒性試験(第6報);生殖試験.基礎と臨床,19(10):5093-5118,1985
2) アストラゼネカ株式会社:パルミコート,インタビューフォーム(第6版)
3) Kihlström I, et al:Teratogenicity study of the new glucocorticosteroid budesonide in rabbits. Arzneimittelforschung, 37(1):43-46, 1987
4) Källén B, et al:Congenital malformations after the use of inhaled budesonide in early pregnancy. Obstet Gynecol, 93(3):392-395, 1999
5) Norjavaara E, et al:Normal pregnancy outcomes in a population-based study including 2,968 pregnant women exposed to budesonide. J Allergy Clin Immunol, 111(4):736-742, 2003
6) Silverman M, et al:Prospective pregnancy outcome data in patients with newly diagnosed, mild persistent asthma treated with once-daily budesonide:5-year results from the START Study. Am J Respir Crit Care Med, 169(7):A91, 2004
7) Källén BA, et al:Maternal drug use in early pregnancy and infant cardiovascular defect. Reprod Toxicol, 17(3):255-261, 2003
8) GINA 2008. p70.(http://www.ginasthma.com/Guidelineitem.asp??l1=2&l2=1&intId=60)
9) 社団法人日本アレルギー学会喘息ガイドライン専門部会・監:喘息予防・管理ガイドライン2009,協和企画,pp174-175,2009

フルチカゾンプロピオン酸エステル (Fluticasone propionate)

フルタイド[吸入]，フルナーゼ[点鼻液]

薬剤危険度 1点　情報量 ＋

薬剤データ

1　添付文書

妊婦または妊娠している可能性のある婦人には治療上の有益性が危険性を上回ると判断される場合にのみ投与する［皮下投与による動物実験（ラット，ウサギ）で副腎皮質ステロイド剤に共通した奇形発生，胎仔の発育抑制がみられ，これらの所見はウサギにおいて低い用量で出現することが報告されている］。

2　動物（生殖発生毒性試験・変異原性試験など）

- ラットの妊娠前および妊娠初期に5，15，50μg/kg/日を皮下投与した試験では，母動物の体重増加抑制，副腎・リンパ系組織の萎縮などがみられたが，生殖能への影響は認められなかった[1]。
- ラットの器官形成期に10，30，100μg/kg/日を皮下投与した試験では，母動物の体重増加抑制，副腎・リンパ系組織の萎縮などがみられ，30μg/kg群で胎仔に臍帯ヘルニア，矮小体，100μg/kg群では臍帯ヘルニア，矮小体，口蓋裂などがみられた。
- ラットの周産期および授乳期に5，15，50μg/kg/日を皮下投与した試験では，生殖能への影響，胎仔への影響は認められなかった。
- ウサギの器官形成期に0.08，0.57，4μg/kg/日を吸入投与した試験では，4μg/kgで母動物の体重増加減少，脂肪肝の増加傾向が認められ，0.57，4μg/kg以上で胎仔体重の減少，4μg/kgで頭蓋裂，口蓋裂，臍帯ヘルニアなどが認められた。

3　ヒト（疫学調査・症例報告など）

喘息を合併し，妊娠中に吸入ステロイド薬を使用していた妊婦396例の出産結果が報告された。吸入ステロイド薬を使用していた妊婦の児における体内発育遅延児の発生頻度は7.1％［95%CI：5.0-10.1］と，一般の妊婦の頻度（10％）と比較して高くはなかった。また先天奇形は4例（1％）に認められたが，先天異常の発現頻度は一般の妊婦と比較して高くはなかった。フルチカゾンを吸入していた妊婦は132例含まれていた[2]。

4　相談事例

奇形発生の危険度が最も高い絶対過敏期に本剤を吸入した30例はいずれも健常児を出産した。また相対過敏期に本剤を吸入した4例はいずれも健常児を出産した。また，点鼻で使用した23例中22例は健常児を出産した。1例に認められた先天異常は白皮症であった。

使用後の対応

吸入後

- 喘息の治療・予防のために妊娠中に吸入ステロイド剤を使用していた妊婦396例の妊娠転帰を一般の妊婦と比較した調査が報告されており，体内発育遅延児の発生頻度，先天異常の発現頻度ともに，一般の妊婦と比較して高くなかったと報告されている。フルチカゾンを吸入していた妊婦は132例含まれていた。米国心臓・肺・血液研究所（NHLBI）と世界保健機関（WHO）により作成され医学専門家の間で世界的に信頼されている喘息治療ガイドラインGINA 2008（Global Initiative For Asthma）[3]では，吸入の糖質コルチコステロイド剤の使用は胎児の異常発生率の増加と関連しないことまとめられている。相談事例では，奇形発生の危険度が高い妊娠初期に本剤を吸入剤として使用した34例はいずれも健常児を出産した。ラットの器官形成期吸入投与試験では仔への影響はみられなかったが，ウサギの器官形成期吸入投与試験では高用量で仔の異常の増加がみられているが，副腎皮質ステロイド共通の影響と考察されている。

  以上のことから判断して，妊娠中に本剤を吸入したことにより，奇形発生の頻度や危険度が高くなるとは考えられないことを説明する。

- 本剤の吸入を理由に妊娠を中断するような，はやまった判断はしないように指導する。
- 妊娠中の気管支喘息のコントロールが良好な場合，妊娠経過や出生児のリスクは通常の妊娠と変わらないとの報告がある。一方，妊娠中の喘息のコントロールが不良な場合は，周産期の死亡率の増加や低出生体重，早産などの胎児への影響が懸念されることが指摘されており，発作を予防し喘息をよい状態にコントロールする必要がある。下記の生活面の指導に加えて，治療上の必要性があれば本剤を使用することは児の異常の増加と関連しないことを指導する。
- 生活面の指導：喘息を誘発する因子を除外するよう指導する。運動誘発性の場合は過激な運動をしないように，アレルゲンが原因の場合はアレルゲンとの接触を避けるなど，日常の生活に注意するよう指導する。
- 今後は，妊娠していることを主治医に告げて相談するように指示する。

点鼻後

- 点鼻剤として本剤を使用した妊婦に関しては，胎児への催奇形性，胎児毒性を示唆する症例も疫学調査も報告されていない。また，本剤と催奇形性，胎児毒性の因果関係を否定する疫学調査も報告されていない。一方，妊婦の局所薬物療法としてフルチカゾンプロピオン酸エステルの母体全身曝露量ならびに胎児の曝露量は吸入剤と点鼻剤で大きな違いがあるとは考えにくい。したがって，吸入剤で得られた妊婦使用データを点鼻剤使用妊婦に置き換えてリスク評価を行う。

  以上のことから判断して，妊娠初期に本剤を点鼻したことにより，奇形発生の頻度や危険度が上昇したとは考えられないので，心配することはないことを説明する。

- 本剤の点鼻を理由に妊娠を中断するような，はやまった判断はしないように指導する。
- 妊娠中の気管支喘息のコントロールが良好な場合，妊娠経過や出生児のリスクは通常の妊娠と変わらないとの報告がある。一方，妊娠中の喘息のコントロールが不良な場合は，周産期の死亡率の増加や低出生体重，早産などの胎児への影響が懸念されることが指摘されており，発作を予防し喘息をよい状態にコントロールする必要がある。下記の生活面の指導に加えて，治療上の必要性があれば本剤を使用することは児の異常の増加と関連しないことを指導する。
- 生活面の指導：喘息を誘発する因子を除外するよう指導する。運動誘発性の場合は過激な運動をし

- ないように，アレルゲンが原因の場合はアレルゲンとの接触を避けるなど，日常の生活に注意するよう指導する。
- 今後は，妊娠していることを主治医に告げて相談するように指示する。

相談後の喘息管理について

　妊娠中の気管支喘息のコントロールが良好な場合，妊娠経過や出生児のリスクは通常の妊婦と変わらないとの報告がある。一方，妊娠中の喘息のコントロールが不良な場合は，周産期の死亡率の増加や低出生体重，早産などの胎児への影響が懸念されることが指摘されており，発作を予防し喘息をよい状態にコントロールする必要がある。

使用前の対応

1 医師への疑義照会

　妊娠中の喘息のコントロールが不良な場合は，周産期の死亡率の増加や低出生体重，早産などの胎児への影響が懸念される。一方，妊娠中の気管支喘息のコントロールが良好な場合，妊娠経過や出生児のリスクは通常の妊婦と変わらないとの報告がある。したがって，発作を予防し喘息をよい状態にコントロールする必要がある。本剤を投薬された妊婦が医師から妊娠を前提に処方を受けている場合は，必ずしも疑義照会の必要はない。

　なお，妊婦自身が妊娠中の喘息コントロールと本剤による治療の重要性，ならびに実在するリスクが認められないとのヒトデータが存在することについて主治医から説明を受けていない場合，あるいは主治医の上記説明を理解・納得していない場合は，投薬の必要性や妊婦指導方針について医師に問い合わせを行う。

　以下のことを説明し，患者が妊婦であっても処方通りに調剤してよいか，処方意図と指導方針を確認する。

- 　喘息の治療・予防のために妊娠中に吸入ステロイド薬を使用していた妊婦396例の妊娠転帰を一般の妊婦と比較した調査が報告されており，体内発育遅延児の発生頻度，先天異常の発現頻度ともに，一般の妊婦と比較して高くなかったと報告されている。フルチカゾンを吸入していた妊婦は132例含まれていた。NHLBIとWHOにより作成され医学専門家の間で世界的に信頼されている喘息治療ガイドラインGINAでは，吸入の糖質コルチコステロイド剤の使用は胎児の異常発生率の増加と関連しないとまとめられている。相談事例では，絶対過敏期に吸入剤として使用した30例，相対過敏期に吸入剤として使用した4例はいずれも健常児を出産した。ラットの器官形成期吸入投与試験では仔への影響はみられなかったが，ウサギの器官形成期吸入投与試験では高用量で仔の異常の増加がみられているが，副腎皮質ステロイド共通の影響と考察されている。

意見を求められたら

喘息

- 　妊娠中の気管支喘息のコントロールが良好な場合，妊娠経過や出生児のリスクは通常の妊婦と変わらないとの報告がある。一方，妊娠中の喘息のコントロールが不良な場合は，周産期の死亡率の増加や低出生体重，早産などの胎児への影響が懸念されることが指摘されており発作を予防し喘息をよい状態にコントロールする必要がある。
- 　NHLBIとWHOにより作成され医学専門家の間で世界的に信頼されている喘息治療ガイドラインGINAでは，吸入の糖質コルチコステロイド剤の使用は胎児の異常発生率の増加と関連しないとまと

- 日本アレルギー学会が2009年に作成した「喘息予防・管理ガイドライン2009」では，妊娠中の喘息治療に関連して，長期管理薬として吸入ステロイドが第一選択として推奨されること，ヒトに対する安全性のエビデンスはブデソニドが最も豊富であることを示している[4]。

鼻炎・花粉症

- 妊婦の花粉症対策では，花粉の飛散状況を把握し接触を避けることが特に重要となる。花粉の飛散が多い時期は，日中の外出を控え窓や戸を閉めておくこと，外出時には予防グッズ(マスク・ゴーグル・帽子・コート[毛織物など花粉が付きやすいものは避ける])を使用し，帰宅時には衣服・髪をよく払い入室し，「洗顔・うがい・鼻をかむ」ことを励行することで症状進展を防止する。また布団や洗濯物は屋内に干し，掃除もこまめに行うよう指導する。

- 薬物療法以外の治療法として，耳鼻咽喉科の専門医の指導のもと行う局所温熱療法があげられる。43℃に加温した蒸留水を鼻から吸入するサーモライザー治療で，専用の医療機器が販売されている。1回10～15分程度で1日3回の使用を継続することで鼻閉・鼻汁などの鼻アレルギー症状を軽減できることが報告されている。こうした生活面指導，非薬物療法ではコントロール困難で，薬物による治療が必要となった場合には，点鼻・点眼などの局所療法，次いで経口投与による薬物療法が選択される。

- 妊婦はホルモンレベルの変化，生理機能の変化により「うっ血性鼻炎」の傾向となり妊娠性鼻炎とよばれる状態になることがあるので，病状の評価に際して留意する必要がある。

- 上気道の過敏性を反映して，気管支喘息患者では鼻アレルギーを合併することが多い。こうした患者では，鼻アレルギーの悪化が喘息悪化の引き金となることがあり，一体的に病態をコントロールする必要がある。しかし，患者の中には，喘息を内科疾患，鼻アレルギーを耳鼻咽喉科疾患と分けて考えて，治療が疎かになるケースが見受けられる。妊娠中は約1/3の患者で喘息の悪化がみられることが知られており，コントロール不良の喘息は児の発育に悪影響を及ぼしうるので，注意が必要である。

他の治療薬

妊婦に対する使用経験が多数研究されている吸入ステロイド薬としてブデソニドがある。

2 患者への説明・指導

以下のことを説明，指導する。

投薬中止の場合

- 妊娠中の喘息は，1/3が悪化し，1/3が不変であり，妊娠期に軽快するものは一部である。通例，喘息の良好なコントロールのために吸入ステロイドを継続することも多い。このため，「投薬中止」は，喘息が緩解状態にあり，主治医が投薬は必要ないと判断した場合に限る。

- 現在までの治療経過から判断して，治療上の必要性がないと処方医が判断したため，投薬を中止して，しばらく様子をみることになった。

- 喘息の症状が少しでも気になったら我慢せずにすぐに主治医に受診する。また，母体の呼吸機能が健康に保たれていることは，胎児にとってもよい発育環境が保たれていることになる。妊娠中でも安心して使用できる医薬品があるので，何か体調の変化に気づいたら，いつでも医師・薬剤師に相談するよう指導する。

- 妊娠中は気管支喘息の発作を予防する必要がある。そのため喘息を誘発する因子を除外するよう指導する。運動誘発性の場合は過激な運動をしないように，アレルゲンが原因の場合はアレルゲンとの

- 接触を避けるなど，日常生活に注意する。
- 妊娠中は，薬局で薬を買うとき，病院にかかるときには，必ず妊娠していることを告げるよう指導する。

処方変更の場合
- 処方医と相談の結果，妊娠中の母体と胎児の安全を考慮して妊婦使用実績の多数報告されている薬剤に処方が変更になった。
- 本剤は医師が妊娠を知ったうえで処方した薬で，母体の治療のために有用で，胎児への悪影響が少ないと考えられる薬である。
- 指示された用法，用量通りに吸入し，勝手に吸入量の変更をしない。
- 喘息発作が頻発している状態では，胎児が低酸素状態に曝される。このような状態では，胎児発育遅延などの悪影響が知られており，吸入により良好な呼吸管理を保つことが重要である。
- 自分の判断で服薬を中止すると，母体の健康を損ね，胎児にも悪影響を及ぼすことになりかねない。
- 薬について何か心配なことがあったら，いつでも医師・薬剤師に相談する。

処方変更のない場合
- 前述のことから判断して，本剤の吸入により奇形発生の頻度や危険度が上昇するとは考えられない。
- 本剤は医師が妊娠を確認したうえで処方した薬で，母体の健康のために有用で，胎児への悪影響が少ないと考えられる薬である。
- 「処方変更の場合」の◆印について説明する。

文献
1) グラクソ・スミスクライン株式会社：フルタイド，インタビューフォーム（第12版）
2) Namazy J, et al：Use of inhaled steroids by pregnant asthmatic women does not reduce intrauterine growth. J Allergy Clin Immunol, 113（3）：427-432, 2004
3) GINA 2008. p 70.（http://www.ginasthma.com/Guidelineitem.asp??l1=2&l2=1&intId=60）
4) 社団法人日本アレルギー学会喘息ガイドライン専門部会・監：喘息予防・管理ガイドライン2009, 協和企画, pp174-175, 2009

ベクロメタゾンプロピオン酸エステル (Beclometasone dipropionate)

アルデシンAQ [点鼻液],
キュバール [吸入], サルコート [外用末],
リノコート [点鼻液] [外用末]

薬剤危険度　1点

情報量　＋〜＋＋

薬剤データ

1　添付文書

妊婦または妊娠している可能性のある婦人には，治療上の有益性が危険性を上回ると判断される場合にのみ投与する［動物実験で催奇形作用が報告されている］。

2　動物（生殖発生毒性試験・変異原性試験など）

吸入（キュバール）

- マウスの妊娠前および妊娠初期に約70，190，370 μg/kg/日を噴霧曝露投与した試験では，交尾能力，妊娠の成立への影響は認められなかったが，胎仔の死亡増加，発育の遅延，口蓋・脊椎および肋骨異常が認められた[1]。
- マウスの器官形成期に約70，190，370 μg/kg/日を噴霧曝露投与した試験では，胎仔の発育遅延，口蓋裂の多発，脊椎骨への影響がみられた[2]。
- マウスの周産期および授乳期に約70，190，370 μg/kg/日を噴霧曝露投与した試験では，生殖能への影響は認められなかった[3]。
- サルの器官形成期に50，200 μg/kg/日を口腔内に噴霧吸入した試験では，胎仔に異常は認められなかった[4]。

点鼻

該当資料なし。

3　ヒト（疫学調査・症例報告など）

- 妊娠中に重症喘息の治療のためベクロメタゾンの吸入剤を使用した40例の母親の45回の妊娠に関する結果が報告された。38例は妊娠時にベクロメタゾン吸入を使用しており，4例は妊娠第1三半期に使用開始した。ベクロメタゾンの吸入量は1日あたり4から16吸入で，平均9.5吸入（336 μg）であった。37例は妊娠期間中にプレドニゾロン治療が必要であった。また，5例に喘息重積発作が起こったが母児の死亡はなかった。43例の出生児のうち42例は先天奇形のない健常児であった。1例の児に認められた異常は，動脈管開存，大動脈狭窄，心室中隔欠損であった。この児の母親は統合失調症と糖尿病を合併しており，妊娠中期には糖尿性ケトアシドーシス，後期には喘息重積状態を合併していた。報告の著者は，この児にみられた異常にベクロメタゾンが関与していたかは明らかでなく，むしろ新生児43例中1例という先天異常の発現頻度は一般妊婦における自然発生の範囲内であり，通常用量のベクロメタゾン吸入療法は妊娠期間中も安全であることを示していると結論している[5]。
- 喘息妊婦を対象に多施設共同でダブルダミーによる二重盲検比較試験が行われた。米国の母児薬物療法部門ネットワークに所属する13施設において26週以前に医師が中等度以上の喘息と診断された妊婦に対してインフォームドコンセントを取得したうえで無作為に2群に割り付けられた。ベクロメ

タゾンの吸入で治療した妊婦の児194例とテオフィリンの経口投与で治療した妊婦の児190例が比較された。2群に割り付けたのは妊娠20週であった点は考慮すべきだが，出生児の体重，身長，先天異常の発生頻度に違いはなかった。また，喘息の増悪の発現頻度に関してもベクロメタゾン吸入群194例中18.0％，テオフィリン群191例中20.4％で，RR：0.9［95％CI：0.6-1.3］と両薬剤に差異は認められなかった。児の先天性形態異常が認められたのは，ベクロメタゾン吸入群では193例中6例（3.1％），テオフィリン群では189例中5例（2.6％）で，RR：1.2［95％CI：0.4-3.8］と両薬剤の発現頻度に統計学的な差異は認められなかった[6]。

参考 米国心臓・肺・血液研究所(NHLBI)と世界保健機関(WHO)により作成された喘息治療ガイドラインGINA2008 (Global Initiative For Asthma)では，適切にモニターされたテオフィリンの使用，吸入の糖質コルチコステロイド，β_2刺激薬，およびロイコトリエン調節薬は胎児異常の発生率の増加と関連しないことが示されている[7]。

4　相談事例

- 奇形発生の危険度が最も高い絶対過敏期に本剤を吸入した45例中44例が奇形などのない健常児を出産した。1例に認められた異常は左心低形成症候群であった。また相対過敏期に本剤を吸入で使用した1例の児に母斑が認められた。限られたデータではあるが，先天異常の発現頻度は一般妊婦における自然発生の範囲内と考えられた。
- 奇形発生の危険度が最も高い絶対過敏期に本剤を点鼻で使用した54例はいずれも健常児を出産した。また相対過敏期に本剤を点鼻で使用した2例はいずれも健常児を出産した。

使用後の対応

吸入後

- 妊娠中に重症喘息の治療にベクロメタゾン吸入療法を行った40例母親の45回の妊娠結果が報告され，43例中42例は健常児を出産しており，先天異常の発現頻度は一般妊婦と類似していたと結論されている。中等度以上の喘息と診断された妊婦を対象に，ベクロメタゾンの吸入妊婦194例とテオフィリン内服妊婦の児190例が比較された。出生児の体重，身長に違いはなく，児の先天性形態異常に関してもベクロメタゾン吸入群で193例中6例（3.1％），テオフィリン群で189例中5例（2.6％），RR：1.2［95％CI：0.4-3.8］と両薬剤の発現頻度に統計学的な差異は認められなかった。また，喘息の増悪の発現頻度に関しても両薬剤に差異は認められなかった。NHLBIとWHOにより作成され，医学専門家の間で世界的に信頼されている喘息治療ガイドラインGINAでは，吸入の糖質コルチコステロイド剤の使用は胎児の異常発生率の増加と関連しないと勧告されている。相談事例では，奇形発生の危険度が高い妊娠初期に本剤を吸入使用した46例中44例は健常児を出産した。なお，マウスの器官形成期に噴霧曝露した試験では，胎仔の発育遅延，口蓋裂の多発，脊椎骨への影響がみられたが，サルの器官形成期に口腔内に噴霧吸入した試験では，胎仔に異常は認められなかった。妊婦の使用実績が十分にあり，種差，曝露量の差が明らかな動物データよりヒト疫学調査をもとに評価することが妥当と考えられている。
- 本剤の使用を理由に妊娠を中断するような，はやまった判断はしないように指導する。
- 妊娠中の気管支喘息のコントロールが良好な場合，妊娠経過や出生児のリスクは通常の妊娠と変わ

らないとの報告がある。一方，妊娠中の喘息のコントロールが不良な場合は，周産期の死亡率の増加や低出生体重，早産などの胎児への影響が懸念されることが指摘されており，発作を予防し喘息をよい状態にコントロールする必要がある。下記の生活面の指導に加えて，治療上の必要性があれば本剤を使用することは児の異常の増加と関連しないことを指導する。
- 生活面の指導：喘息を誘発する因子を除外するよう指導する。運動誘発性の場合は過激な運動をしないように，アレルゲンが原因の場合はアレルゲンとの接触を避けるなど，日常の生活に注意するよう指導する。
- 今後は，妊娠していることを主治医に告げて相談するように指示する。

点鼻後
- 点鼻剤として本剤を使用した妊婦に関しては，胎児への催奇形性，胎児毒性を示唆する症例も疫学調査も報告されていない。また，本剤と催奇形性，胎児毒性の因果関係を否定する疫学調査も報告されていない。一方，妊婦の局所薬物療法としてベクロメタゾンの母体全身曝露量ならびに胎児の曝露量は，吸入剤と点鼻剤で大きな違いがあるとは考えにくい。したがって，吸入剤で得られた妊婦使用データを点鼻剤使用妊婦に置き換えてリスク評価を行う。
  　以上のことから判断して，妊娠初期に本剤を点鼻したことにより奇形発生の頻度や危険度が上昇したとは考えられないので，心配することはないことを説明する。
- 本剤の使用を理由に妊娠を中断するような，はやまった判断はしないように指導する。
- 妊娠中の気管支喘息のコントロールが良好な場合，妊娠経過や出生児のリスクは通常の妊娠と変わらないとの報告がある。一方，妊娠中の喘息のコントロールが不良な場合は，周産期の死亡率の増加や低出生体重，早産などの胎児への影響が懸念されることが指摘されており，発作を予防し喘息をよい状態にコントロールする必要がある。下記の生活面の指導に加えて，治療上の必要性があれば本剤を使用することは児の異常の増加と関連しないことを指導する。
- 生活面の指導：喘息を誘発する因子を除外するよう指導する。運動誘発性の場合は過激な運動をしないように，アレルゲンが原因の場合はアレルゲンとの接触を避けるなど，日常の生活に注意するよう指導する。
- 今後は，妊娠していることを主治医に告げて相談するように指示する。

相談後の喘息管理について
　妊娠中の気管支喘息のコントロールが良好な場合，妊娠経過や出生児のリスクは通常の妊娠と変わらないとの報告がある。一方，妊娠中の喘息のコントロールが不良な場合は，周産期の死亡率の増加や低出生体重，早産などの胎児への影響が懸念されることが指摘されており，発作を予防し喘息をよい状態にコントロールする必要がある。

使用前の対応

1　医師への疑義照会

吸入前
- 妊娠中の喘息のコントロールが不良な場合は，周産期の死亡率の増加や低出生体重，早産などの胎児への影響が懸念される。一方，妊娠中の気管支喘息のコントロールが良好な場合，妊娠経過や出生児のリスクは通常の妊娠と変わらないとの報告がある。したがって，発作を予防し喘息をよい状態にコントロールする必要がある。本剤を投薬された妊婦が医師から妊娠を前提に処方を受けている場合

は，必ずしも疑義照会の必要はない。

なお，妊婦自身が妊娠中の喘息コントロールと本剤による治療の重要性，ならびに実在するリスクが認められないとのヒトデータが存在することについて主治医から説明を受けていない場合，あるいは主治医の上記説明を理解・納得していない場合は，投薬の必要性や妊婦指導方針について医師に問い合わせを行う。

以下のことを説明し，患者が妊婦であっても処方通りに調剤してよいか，処方意図と指導方針を確認する。

- 妊娠中に重症喘息の治療にベクロメタゾン吸入療法を行った40例母親の45回の妊娠結果が報告され，43例中42例は健常児を出産しており，先天異常の発現頻度は一般妊婦と類似していたと結論されている。中等度以上の喘息と診断された妊婦を対象に，ベクロメタゾンの吸入妊婦194例とテオフィリン内服妊婦の児190例が比較された。出生児の体重，身長に違いはなく，児の先天性形態異常に関してもベクロメタゾン吸入群で193例中6例（3.1％），テオフィリン群で189例中5例（2.6％），RR：1.2［95％ CI：0.4-3.8］と両薬剤の発現頻度に統計学的な差異は認められなかった。また，喘息の増悪の発現頻度に関しても両薬剤に差異は認められなかった。NHLBIとWHOにより作成され，医学専門家の間で世界的に信頼されている喘息治療ガイドライン（GINA：Global Initiative For Asthma）では，吸入の糖質コルチコステロイド剤の使用は胎児の異常発生率の増加と関連しないと勧告されている。相談事例では，絶対過敏期に本剤を吸入使用した45例中44例は健常児を出産した。なお，マウスの器官形成期に噴霧曝露した試験では，胎仔の発育遅延，口蓋裂の多発，脊椎骨への影響がみられたが，サルの器官形成期に口腔内に噴霧吸入した試験では，胎仔に異常は認められなかった。妊婦の使用実績が十分にあり，種差，曝露量の差が明らかな動物データよりヒト疫学調査をもとに評価することが妥当と考えられている。

点鼻前

- 点鼻剤として本剤を使用した妊婦に関しては，胎児への催奇形性，胎児毒性を示唆する症例も疫学調査も報告されていない。また，本剤と催奇形性，胎児毒性の因果関係を否定する疫学調査も報告されていない。一方，妊婦の局所薬物療法としてベクロメタゾンの母体全身曝露量ならびに胎児の曝露量は，吸入剤と点鼻剤で大きな違いがあるとは考えにくい。したがって，吸入剤で得られた妊婦使用データを点鼻剤使用妊婦に置き換えて疑義照会を行う。

意見を求められたら

喘息

- 妊娠中の気管支喘息のコントロールが良好な場合，妊娠経過や出生児のリスクは通常の妊婦と変わらないとの報告がある。一方，妊娠中の喘息のコントロールが不良な場合は，周産期の死亡率の増加や低出生体重，早産などの胎児への影響が懸念されることが指摘されており，発作を予防し喘息をよい状態にコントロールする必要がある。

- NHLBIとWHOにより作成され医学専門家の間で世界的に信頼されている喘息治療ガイドラインGINAでは，吸入の糖質コルチコステロイド剤の使用は胎児の異常発生率の増加と関連しないとまとめられている。

- 日本アレルギー学会が2009年に作成した「喘息予防・管理ガイドライン2009」では，妊娠中の喘息治療に関連して，長期管理薬として吸入ステロイドが第一選択として推奨されること，ヒトに対する安全性のエビデンスはブデソニドが最も豊富であることを示している[8]。

鼻炎・花粉症

- 妊婦の花粉症対策では，花粉の飛散状況を把握し接触を避けることが特に重要となる。花粉の飛散が多い時期は，日中の外出を控え窓や戸を閉めておくこと，外出時には予防グッズ（マスク・ゴーグル・帽子・コート［毛織物など花粉が付きやすいものは避ける］）を使用し，帰宅時には衣服・髪をよく払い入室し，「洗顔・うがい・鼻をかむ」ことを励行することで症状進展を防止する。また布団や洗濯物は屋内に干し，掃除もこまめに行うよう指導する。
- 薬物療法以外の治療法として，耳鼻咽喉科の専門医の指導のもと行う局所温熱療法があげられる。43℃に加温した蒸留水を鼻から吸入するサーモライザー治療で，専用の医療機器が販売されている。1回10〜15分程度で1日3回の使用を継続することで鼻閉・鼻汁などの鼻アレルギー症状を軽減できることが報告されている。こうした生活面指導，非薬物療法ではコントロール困難で，薬物による治療が必要となった場合には，点鼻・点眼などの局所療法，次いで経口投与による薬物療法が選択される。
- 妊婦はホルモンレベルの変化，生理機能の変化により「うっ血性鼻炎」の傾向となり妊娠性鼻炎とよばれる状態になることがあるので，病状の評価に際して留意する必要がある。
- 上気道の過敏性を反映して，気管支喘息患者では鼻アレルギーを合併することが多い。こうした患者では，鼻アレルギーの悪化が喘息悪化の引き金となることがあり，一体的に病態をコントロールする必要がある。しかし，患者の中には，喘息を内科疾患，鼻アレルギーを耳鼻咽喉科疾患と分けて考えて，治療が疎かになるケースが見受けられる。妊娠中は約1/3の患者で喘息の悪化がみられることが知られており，コントロール不良の喘息は児の発育に悪影響を及ぼしうるので，注意が必要である。

他の治療薬

妊婦に対する使用経験が多数研究されている吸入ステロイド剤としてブデソニドがある。

2　患者への説明・指導

以下のことを説明，指導する。

投薬中止の場合

- 妊娠中の喘息は，1/3が悪化し，1/3が普遍であり，妊娠期に軽快するものは一部である。通例，喘息の良好なコントロールのために吸入ステロイドを継続することも多い。このため，「投薬中止」は，喘息が緩解状態にあり，主治医が投薬は必要ないと判断した場合に限る。
- 現在までの治療経過から判断して，治療上の必要性がないと処方医が判断したため，投薬を中止して，しばらく様子をみることになった。
- 喘息の症状が少しでも気になったら我慢せずにすぐに主治医に受診する。また，母体の呼吸機能が健康に保たれていることは，胎児にとってもよい発育環境が保たれていることになる。妊娠中でも安心して使用できる医薬品があるので，何か体調の変化に気づいたら，いつでも医師・薬剤師に相談するよう指導する。
- 妊娠中は気管支喘息の発作を予防する必要がある。そのため喘息を誘発する因子を除外するよう指導する。運動誘発性の場合は過激な運動をしないように，アレルゲンが原因の場合はアレルゲンとの接触を避けるなど，日常の生活に注意する。
- 妊娠中は，薬局で薬を買うとき，病院にかかるときには，必ず妊娠していることを告げるよう指導する。

処方変更の場合

- 処方医と相談の結果,妊娠中の母体と胎児の安全を考慮して妊婦使用実績の多数報告されている薬剤に処方が変更になった。
- 本剤は医師が妊娠を確認したうえで処方した薬で,母体の健康のために有用で,胎児への悪影響が少ないと考えられる薬である。
- 指示された用法,用量通りに吸入し,勝手に吸入量の変更をしない。
- 喘息発作が頻発している状態では,胎児が低酸素状態に曝される。このような状態では,胎児発育遅延などの悪影響が知られており,吸入により良好な呼吸管理を保つことが重要である。
- 自分の判断で服薬を中止すると,母体の健康を損ね,胎児にも悪影響を及ぼすことになりかねない。
- 薬について何か心配なことがあったら,いつでも医師・薬剤師に相談する。

処方変更のない場合

- 前述のことから判断して,本剤の吸入により奇形発生の頻度や危険度が上昇するとは考えられない。
- 「処方変更の場合」の◆印について説明する。

文献

1) 江崎孝三郎, 他:Beclomethasone Dipropionate の噴霧投与がマウスの生殖におよぼす影響(第1報);妊娠前および妊娠初期投与試験. 実中研・前臨床研究報, 2(3):201-212, 1976
2) 江崎孝三郎, 他:Beclomethasone Dipropionate の噴霧投与がマウスの生殖におよぼす影響(第2報);胎仔の器官形成期投与試験. 実中研・前臨床研究報, 2(3):213-222, 1976
3) 江崎孝三郎, 他:Beclomethasone Dipropionate の噴霧投与がマウスの生殖におよぼす影響(第3報);周産期および授乳期投与試験. 実中研・前臨床研究報, 2(3):223-228, 1976
4) 谷岡功邦:アカゲザル胎児に及ぼす Beclomethasone Dipropionate の影響. 実中研・前臨床研究報, 2(2):155-164, 1976
5) Greenberger PA, et al:Beclomethasone diproprionate for severe asthma during pregnancy. Ann Intern Med, 98(4):478-480, 1983
6) Dombrowski MP, et al:Randomized trial of inhaled beclomethasone dipropionate versus theophylline for moderate asthma during pregnancy. Am J Obstet Gynecol, 190(3):737-744, 2004
7) GINA 2008. p70. (http://www.ginasthma.com/Guidelineitem.asp??l1=2&l2=1&intId=60)
8) 社団法人日本アレルギー学会喘息ガイドライン専門部会・監:喘息予防・管理ガイドライン 2009, 協和企画, pp174-175, 2009

V-3. 鎮咳薬

コデインリン酸塩水和物　(Codein phosphate hydrate)

| コデインリン酸塩 末 散 錠 | 薬剤危険度 2点 | 情報量 ++～+++ |

薬剤データ

1　添付文書

- 妊婦または妊娠している可能性のある婦人には，治療上の有益性が危険性を上回ると判断される場合にのみ投与する［動物試験（マウス）で催奇形作用が報告されている］。
- 分娩前に投与した場合，出産後新生児に退薬症候（多動，神経過敏，不眠，振戦など）が現れることがある。
- 分娩時の投与により，新生児に呼吸抑制が現れるとの報告がある。

2　動物（生殖発生毒性試験・変異原性試験など）

- マウスを用いて0，37.5，75，150，300mg/kgを妊娠6～15日目に経口投与した生殖試験では，300mg/kg投与群において母動物の19％が死亡したが，いずれの群においても仔に構造的な奇形の増加は認められなかった[1]。
- ハムスターを用いて0，10，50，150mg/kgを妊娠5～13日目に経口投与した生殖試験では，50，150mg/kg投与群のハムスターにおいて髄膜脳瘤の奇形がみられたが，対照群と比較して統計学的な有意差はなかった[1]。
- ラットを用いて10，35，120mg/kgを妊娠6～15日目に経口投与した生殖試験では，催奇形性は認められなかった[2]。
- ウサギを用いて5，12.5，30mg/kgを妊娠6～18日目に経口投与した生殖試験では，催奇形性は認められなかった[2]。
- ハムスターに73～360mg/kgを皮下注射した生殖試験では，奇形発生率は6～8％で対照群と比較して統計学的な有意差はなかった[3]。
- マウスの器官形成期である妊娠7～12日に硫酸コデイン100mg/kg単回皮下注射または妊娠8，9両日の2回投与試験で胎仔での骨格形成の遅延が認められた[4]。

3　ヒト（疫学調査・症例報告など）

疫学調査
- 妊娠第1三半期に563例の胎児が胎内でコデインに曝露された。このうち32例に奇形が認められ，一般の妊婦と比較して本剤を使用した妊婦の児の奇形発想のRRは，1.15（95%CI：0.84-1.57）であ

- ったと報告されている。呼吸器系の奇形との関係はわずかであるが統計的に有意差があった[5]。
- いくつかの研究では，妊娠初期のコデインの使用は呼吸器奇形，幽門狭窄，鼠径ヘルニア，心循環系奇形および口蓋裂などの奇形と関連があると報告されている。しかしこれらの研究ではコデインを原因因子として明言していない[5-7]。
- 妊娠第1三半期にコデインを含有する薬剤を服用した630例の婦人を対象としたコホート研究では，本剤に曝露された児に先天奇形の増加は認められなかったと報告されている[8]。
- 妊娠中のいずれかの時期にコデインを服用した婦人の児2,522例を対象としたコホート研究では，先天奇形の頻度の増加はみられなかった[9]。

症例報告
- 妊娠後期（分娩数日前）にコデインを服用した母親から生まれた新生児に退薬症状が現れたとの症例報告がある[10]。

参考 オーストラリア医薬品評価委員会の先天異常部会による評価基準では，コデインは「妊婦または妊娠可能な年齢層の女性多数例に使用されてきたが，奇形発現頻度の増加はなく，胎児に対する他の直接，間接的有害作用も観察されていない薬剤」に分類されている[11]。

4　相談事例

　奇形発生の危険度が最も高い絶対過敏期に本剤を服用した108例中101例は奇形などのない健常児を出産している。また，相対過敏期に服用した8例はいずれも奇形などのない健常児を出産している。

　7例に認められた異常は，初期嘔吐症・胃食道逆流症・外耳瘻孔，腹壁破裂，大血管転移・肺動脈閉鎖，鼠径ヘルニア，ファロー四徴症，総肺静脈還流異常症，口唇口蓋裂が各1例ずつであった。相談事例の出生児に関して，健康な妊婦における自然奇形発生率2～3％との比較して大きく上回る変化とは考えられない。

服用後の対応

- 　妊婦への使用に関して，胎児への催奇形性，発育毒性との関連は認められなかったことを示す疫学調査が報告されている。一方，児の呼吸器系異常をはじめいくつかの異常との関連を示唆する調査結果も報告されているが，母体の疾病や他の要因については十分検討は行われておらず関連を明確にしたものはない。動物の生殖試験では奇形発生頻度は増加しなかった。相談事例では，奇形発生の危険度が高い妊娠初期に服用した116例中109例は奇形などのない健常児を出産している。
　以上のことから判断して，妊娠初期に本剤を服用したことにより，奇形発生の頻度や危険度が上昇したとは考えられないので，心配することはないことを説明する。
- 本剤の服用を理由に妊娠を中断するような，はやまった判断はしないように指導する。
- 今後は，妊娠していることを主治医に告げて相談するように指示する。

服用前の対応

1　医師への疑義照会

　以下のことを説明し，患者が妊婦であっても処方通りに調剤してよいかを確認する。
- 妊婦への使用に関して，胎児への催奇形性，発育毒性との関連は認められなかったことを示す疫学

調査が報告されている。一方，児の呼吸器系異常をはじめいくつかの異常との関連を示唆する調査結果も報告されているが，母体の疾病や他の要因については十分な検討は行われておらず関連を明確にしたものはない。動物の生殖試験では奇形発生頻度は増加しなかった。相談事例では，絶対過敏期に服用した108例中101例，ならびに相対過敏期に服用した8例は奇形などのない健常児を出産している。

意見を求められたら

- 激しい咳が続く場合は，ときに流早産を引き起こす危険性があるので，どうしても治まらないときは鎮咳薬の投与が必要である。妊娠中に本剤を短期間服用しても危険度が上昇するとは考えにくいが，長期間の使用は避けるように説明する。
- コデインは容易に胎盤を通過し，胎児に移行する。このため本剤を投与すると胎児に呼吸抑制を起こすことがあるので投与するときは注意する。また，分娩前のコデインの使用により，出産後新生児に離脱症状を起こした例があるので分娩前は投与しないように説明する。

他の治療薬

臨床使用歴が長く，安全性が高いと考えられている薬剤にデキストロメトルファンがある。漢方薬では，小青龍湯，麦門冬湯，柴朴湯を紹介する。

2 患者への説明・指導

以下のことを説明，指導する。

投薬中止の場合

- 処方医と相談の結果，妊娠中の母体と胎児の安全のため，投薬を中止してしばらく様子をみることになった。
- 激しい咳が続く場合は，ときに流早産を引き起こす危険性があるので，どうしても咳が治まらないときは，すぐ主治医に受診する。
- 妊娠中は，薬局で薬を買うとき，病院にかかるときには，必ず妊娠していることを告げるよう指導する。

処方変更の場合

- 処方医と相談の結果，妊娠中の母体と胎児の安全のため処方が変更になった。
- ◆ 本剤は医師が妊娠を確認したうえで処方した薬で，母体の健康のために有用で，胎児への悪影響が少ないと考えられる薬である。
- ◆ 指示された用法，用量通りに服用し，勝手に服用量の変更をしない。
- ◆ 自分の判断で服薬を中止すると，母体の健康を損ね，胎児にも悪影響を及ぼすことになりかねない。
- ◆ 薬について何か心配なことがあったら，いつでも医師・薬剤師に相談する。

処方変更のない場合

- 前述のことから判断して，本剤の服用により奇形発生の頻度や危険度が上昇するとはほとんど考えられない。
- 「処方変更の場合」の◆印について説明する。

文献

1) Williams J, et al：Codeine；developmental toxicity in hamsters and mice. Fundam Appl Toxicol, 16(3)：401-413, 1991

2) Lehmann H：[Teratologic studies in rabbits and rats with the morphine derivative codeine]. Arzneimittelforschung, 26（4）：551-554, 1976
3) Geber WF, et al：Congenital malformations of the central nervous system produced by narcotic analgesics in the hamster. Am J Obstet Gynecol, 123（7）：705-713, 1975
4) Zellers JE, et al：Evaluation of Teratogenic Potential of Codeine Sulfate in CF-1 Mice, J Pharm Sci, 66（12）：1727, 1977
5) Heinonen OP, et al：Birth Defects and Drugs in Pregnancy, Publishing Sciences Group, pp286-295, 1977
6) Bracken MB, et al：Exposure to prescribed drugs in pregnancy and association with congenital malformations. Obstet Gynecol 58（3）：336-344, 1981
7) Saxén I：Associations between oral clefts and drugs taken during pregnancy. Int J Epidemiol, 4（1）：37-44, 1975
8) Aselton P, et al：First-trimester drug use and congenital disorders. Obstet Gynecol, 65（4）：451-455, 1985
9) Jick H, et al：First-trimester drug use and congenital disorders. JAMA, 246（4）：343-346, 1981
10) Khan K, et al：Neonatal abstinence syndrome due to codeine. Arch Dis Child Fetal Neonatal Ed, 76（1）：F59-F60, 1997
11) Australian Drug Evaluation Committee：Prescribing medicines in Pregnancy 4th, 38, 1999

ジメモルファンリン酸塩 (Dimemorfan phosphate)

アストミン 散 錠

薬剤危険度 1点
情報量 ＋

薬剤データ

1 添付文書

妊婦または妊娠している可能性のある婦人には治療上の有益性が危険性を上回ると判断される場合にのみ投与する[妊娠中の投与に関する安全性は確立していない]。

2 動物(生殖発生毒性試験・変異原性試験など)

生後12週齢以上のICR/SLCマウスおよびSD/SLCラットを用いて、器官形成期にジメモルファンリン酸塩を10～100mg/kg/日経口投与し、母動物および胎仔に対する影響を検討した。その結果、マウスではいずれの投与量においても母動物の一般状態および部検所見、胎仔に対する発育抑制作用、胎仔致死作用、催奇形作用は認められなかった。ラットでは25～100mg/kg投与群の母動物に摂餌量の低下に伴う体重増加の抑制がみられたが、一般状態および部検所見に異常は認められなかった。胎仔では100mg/kg投与群で平均体重が減少したが、胎仔致死作用、催奇形性作用は認められなかった[1]。

3 ヒト(疫学調査・症例報告など)

妊婦への使用に関して、胎児への催奇形性、胎児毒性との関連は認められなかったことを示す疫学調査は報告されていない。一方、ヒトにおける催奇形性、胎児毒性を示す症例報告も疫学調査もない。

4 相談事例

奇形発生の危険度が高い絶対過敏期に本剤を服用した50例、相対過敏期に服用した3例はいずれも奇形などのない健常児を出産している。

服用後の対応

- 動物による生殖試験では催奇形作用は認められていない。ヒトの妊娠中に服用した場合の安全性については、これを肯定する報告も否定する報告もない。使用歴の長い薬剤であるが、胎児に対する有害作用の報告はない。相談事例では、奇形発生の危険度が高い妊娠初期に服用した53例は、いずれも奇形などのない健常児を出産している。
  以上のことから判断して、妊娠初期に本剤を服用したことにより、奇形発生の頻度や危険度が上昇するとは考えられないので、心配することはないことを説明する。
- 本剤の服用を理由に妊娠を中断するような、はやまった判断はしないように指導する。
- 今後は、妊娠していることを主治医に告げて相談するように指示する。

服用前の対応

1 医師への疑義照会

以下のことを説明し，患者が妊婦であっても処方通りに調剤してよいかを確認する。
- 動物の生殖試験では催奇形作用は認められていない。妊婦に投与した場合の催奇形性や胎児毒性などの有害性に関する報告はない。相談事例では，絶対過敏期に服用した50例，および相対過敏期に服用した3例は，いずれも奇形などのない健常児を出産している。

意見を求められたら

激しい咳が続いた場合は，ときに流早産を引き起こす危険性があるので，どうしても治まらないときは，鎮咳薬の投与が必要であり，妊娠中に本剤を服用しても危険度が高くならないことを説明する。

他の治療薬

本剤を妊婦に投与した場合の安全性に関する疫学調査は報告されていない。臨床使用歴が長く，安全と考えられているデキストロメトルファン臭化水素酸塩水和物がすすめられる。漢方薬では，小青龍湯，麦門冬湯，柴朴湯を紹介する。

2 患者への説明・指導

以下のことを説明，指導する。

投薬中止の場合
- 処方医と相談の結果，妊娠中の母体と胎児の安全のため，投薬を中止してしばらく様子をみることになった。
- 激しい咳が続いた場合は，ときに流早産を引き起こす危険性があるのでどうしても咳が治まらないときは，すぐに主治医に受診する。
- 妊娠中は，薬局で薬を買うとき，病院にかかるときには，必ず妊娠していることを告げるよう指導する。

処方変更の場合
- 処方医と相談の結果，妊娠中の母体と胎児の安全のため処方が変更になった。
- ◆ 本剤は医師が妊娠を確認したうえで処方した薬で，母体の健康のために有用で，胎児への悪影響が少ないと考えられる薬である。
- ◆ 指示された用法，用量通りに服用し，勝手に服用量の変更をしない。
- ◆ 自分の判断で服薬を中止すると，母体の健康を損ね，胎児にも悪影響を及ぼすことになりかねない。
- ◆ 薬について何か心配なことがあったら，いつでも医師・薬剤師に相談する。

処方変更のない場合
- 前述のことから判断して，本剤の服用により奇形発生の頻度や危険度が上昇するとは考えられない。
- 「処方変更の場合」の◆印について説明する。

文献
1) 大島稔彦，他：新鎮咳薬 d-3-methyl-N-methylmorphinan phosphate（AT-17）の毒性に関する研究．基礎と臨床，6：29，1972

チペピジンヒベンズ酸塩 （Tipepidine hibenzate）

アスベリン 散 錠 シ シロップ用

薬剤危険度 1点

情報量 ＋

薬剤データ

1 添付文書

妊婦または妊娠している可能性のある婦人には，治療上の有益性が危険性を上回ると判断される場合にのみ投与する［妊婦への投与に関する安全性は確立していない］。

2 動物（生殖発生毒性試験・変異原性試験など）

器官形成期のマウス・ラットに本剤 20 および 50mg/kg を経口投与した結果，胎仔致死作用，催奇形作用，胎仔発育抑制作用および新生仔の生後発育抑制作用などは認められなかった。ラットの器官形成期に 30〜1,000mg/kg を経口投与したところ，1,000mg/kg で母動物の死亡と胎仔体重の低下が認められたが，胎仔致死作用および催奇形作用は認められなかった。妊娠前から妊娠全期間において本剤 30，300mg/kg を経口投与したウサギにおいて，300mg/kg 投与群で哺育能の低下による出産仔の生存率低下が認められたが，催奇形性および体重増加抑制などは認められなかった[1]。

3 ヒト（疫学調査・症例報告など）

妊婦への使用に関して，胎児への催奇形性，胎児毒性との関連は認められなかったことを示す疫学調査は報告されていない。一方，ヒトにおける催奇形性，胎児毒性を示す症例報告も疫学調査もない。

4 相談事例

奇形発生の危険度が最も高い絶対過敏期に本剤を使用した 77 例中 75 例は奇形などのない健常児を出産した。2 例に認められた異常は，先天性心奇形と副耳・母斑であった。

相対過敏期に本剤を服用した 8 例中 7 例は奇形などのない健常児を出産し，1 例に認められた異常は心室中隔欠損であった。限られたデータではあるが，本剤曝露群の児の出産結果は国内における自然奇形発生率を上回る変化とは考えられない。

服用後の対応

● 動物による生殖試験では催奇形作用は認められていない。妊婦が本剤を服用した場合の安全性については，これを肯定する報告も否定する報告もない。使用歴の長い薬剤であるが，胎児に対する有害作用の報告はない。相談事例では，奇形発生の危険度が高い妊娠初期に服用した 85 例中 82 例が健常児を出産している。本剤曝露群の児の出産結果は国内における自然奇形発生率を上回る変化とは考えられない。

以上のことから判断して，妊娠初期に本剤を服用したことにより，奇形発生の頻度や危険度が上昇したとは考えられないので，心配することはないことを説明する。

- 本剤の服用を理由に妊娠を中断するような，はやまった判断はしないように指導する。
- 今後は，妊娠していることを主治医に告げて相談するように指示する。

服用前の対応

1　医師への疑義照会

以下のことを説明し，患者が妊婦であっても処方通りに調剤してよいかを確認する。

- 動物の生殖試験では催奇形作用は認められていない。妊婦に投与した場合の催奇形性や胎児毒性などの有害性に関する報告はない。相談事例では，絶対過敏期に服用した77例中75例，相対過敏期に服用した8例中7例が健常児を出産している。

意見を求められたら

　激しい咳が続く場合は，ときに流早産を引き起こす危険性があるので，どうしても咳が治まらないときは，鎮咳薬の投与が必要であり，妊娠中に本剤を服用しても危険度が高くならないことを説明する。

他の治療薬

　臨床使用歴が長く，安全と考えられている薬剤にデキストロメトルファンがある。漢方薬では，小青龍湯，麦門冬湯，柴朴湯を紹介する。

2　患者への説明・指導

以下のことを説明，指導する。

投薬中止の場合

- 処方医と相談の結果，妊娠中の母体と胎児の安全のため，投薬を中止してしばらく様子をみることになった。
- 激しい咳が続く場合は，ときに流早産を引き起こす危険性があるので，どうしても咳が治まらないときは，すぐに主治医に受診する。
- 妊娠中は，薬局で薬を買うとき，病院にかかるときには，必ず妊娠していることを告げるよう指導する。

処方変更の場合

- 処方医と相談の結果，妊娠中の母体と胎児の安全のため処方が変更になった。
- ◆ 本剤は医師が妊娠を確認したうえで処方した薬で，母体の健康のために有用で，胎児への悪影響が少ないと考えられる薬である。
- ◆ 指示された用法，用量通りに服用し，勝手に服用量の変更をしない。
- ◆ 自分の判断で服薬を中止すると，母体の健康を損ね，胎児にも悪影響を及ぼすことになりかねない。
- ◆ 薬について何か心配なことがあったら，いつでも医師・薬剤師に相談すること。

処方変更のない場合

- 前述のことから判断して，本剤の服用により奇形発生の頻度や危険度が上昇するとは考えられない。
- 「処方変更の場合」の◆印について説明する。

文献
1) 田辺三菱製薬株式会社：アスベリン，インタビューフォーム(第7版)

デキストロメトルファン臭化水素酸塩水和物
（Dextromethorphan hydrobromide hydrate）

メジコン 散 錠　　薬剤危険度 1点　　情報量 ++

薬剤データ

1　添付文書
妊婦または妊娠している可能性のある婦人には，治療上の有益性が危険性を上回ると判断される場合にのみ投与する［妊娠中の投与に関する安全性は確立していない］。

2　動物（生殖発生毒性試験・変異原性試験など）
該当資料なし。

参考　ひよこ胚に5，50，500nmol/日を連続して3日間与えたところ，500nmol/日では半数以上に胚の死や神経堤・神経管の先天異常を引き起こしたとの報告がある[1]。しかし閉鎖系（ひよこ胚）と母子間相互作用のある哺乳類の妊娠には相違があることや，致死量を使用していることから，ヒトには当てはめられないとの意見もある[2]。

3　ヒト（疫学調査・症例報告など）
疫学調査
- デキストロメトルファン含有の鎮咳薬を妊娠第1三半期に服用した妊婦の奇形発生の調査では，300例の婦人から24例の奇形児が生まれた。この頻度はこの調査における母集団の奇形発生率と統計的に有意差はなく，本剤と催奇形性の関連性は認められなかった。また，いずれかの時期に本剤を服用した580例に本剤服用と催奇形性の関連性は認められなかった[3]。
- 器官形成期（妊娠4～14週）に本剤を服用した128例が出産した児における奇形発生率は1～3%であり，対照群との有意差はなく本剤と催奇形性の関連性は認められなかった[4]。

4　相談事例
奇形発生の危険度が最も高い絶対過敏期に，本剤を服用した211例中201例は奇形などのない健常児を出産している。また，相対過敏期に服用した13例はいずれも奇形などのない健常児を出産している。

10例に認められた異常は，心室中隔欠損3例，耳介異常，肺動脈弁閉鎖・エプスタイン奇形，軽度左腎盂拡大，口蓋裂，多脂症，先天性耳瘻孔，停留睾丸が各1例ずつであった。相談事例の出生児に関して，健常な妊婦における自然奇形発生率2～3%と比較して大きく上回る変化とは考えられない。

服用後の対応

- 本剤は，これまで多くの妊婦に使用されてきて，妊娠中の使用は安全と考えられている。また，妊娠初期に本剤を使用した妊婦に関する疫学調査では，薬剤と児のリスクに関連は認められていない。相談事例では，奇形発生の危険度が高い妊娠初期に本剤を服用した224例中214例は奇形などのない健常児を出産している。

以上のことから判断して，妊娠初期に本剤を服用したことにより，奇形発生の頻度や危険度が上昇したとは考えられないので，心配することはないことを説明する。
- 本剤の服用を理由に妊娠を中断するような，はやまった判断はしないように指導する。
- 今後は，妊娠していることを主治医に告げて相談するように指示する。

服用前の対応

1 医師への疑義照会

以下のことを説明し，患者が妊婦であっても処方通りに調剤してよいかを確認する。
- 動物の生殖試験は行われていない。ヒトに投与した場合の安全性については，本剤と奇形発生の因果関係を認める報告はなく，妊娠中に投与できる鎮咳薬である。相談事例では，絶対過敏期に本剤を服用した211例中201例，また相対過敏期に服用した13例はいずれも奇形などのない健常児を出産している。

意見を求められたら
　激しい咳が続く場合は，ときに流早産を引き起こす危険性があるので，どうしても治まらないときは鎮咳薬の投与が必要であり，妊娠中に本剤を服用しても危険度が高くならないことを説明する。

他の治療薬
　妊婦の本剤服用と催奇形の関連は認められなかったという疫学調査があり，母体と胎児への有害作用が報告されていないので本剤をすすめる。

2 患者への説明・指導

以下のことを説明，指導する。

投薬中止の場合
- 処方医と相談の結果，妊娠中の母体と胎児の安全のため投薬を中止してしばらく様子をみることになった。
- 激しい咳が続く場合は，ときに流早産を引き起こす危険性があるので，どうしても咳が治まらないときは，すぐ主治医に受診する。
- 妊娠中は，薬局で薬を買うとき，病院にかかるときには，必ず妊娠していることを告げるよう指導する。

処方変更の場合
- 処方医と相談の結果，妊娠中の母体と胎児の安全のため処方が変更になった。
- ◆ 本剤は医師が妊娠を確認したうえで処方した薬で，母体の健康に有用で，胎児への悪影響が少ないと考えられる薬である。
- ◆ 指示された用法，用量通りに服用し，勝手に服用量の変更をしない。
- ◆ 自分の判断で服薬を中止すると，母体の健康を損ね，胎児にも悪影響を及ぼすことになりかねない。
- ◆ 薬について何か心配なことがあったら，いつでも医師・薬剤師に相談する。

処方変更のない場合
- 前述のことから判断して，本剤の服用により奇形発生の頻度や危険度が上昇するとは考えられない。
- 「処方変更の場合」の◆印について説明する。

文献

1) Andaloro VJ, et al：Dextromethorphan and other N-methyl-D-aspartate receptor antagonists are teratogenic in the avian embryo model. Pediatr Res, 43（1）：1-7, 1998
2) Brent RL：Studies of the feral effects of dextromethorphan in ovo. Teratology, 60（2）：57-58, 1999
3) Heinonen OP, et al：Birth Defects and Drugs in Pregnancy, Publishing Sciences Group, pp379, 496, 1977
4) Einarson A, et al：The safety of dextromethorphan in pregnancy：results of a controlled study. Chest, 119（2）：466-469, 2001

ペントキシベリンクエン酸塩 （Pentoxyverine citrate）

| トクレススパンスール 徐放力 | 薬剤危険度 1点 | 情報量 ＋ |

薬剤データ

1 添付文書
妊婦に関する使用上の注意の記載なし。

2 動物（生殖発生毒性試験・変異原性試験など）
マウス，ラット，ウサギに投与した試験では催奇形性は認められなかった[1]。

3 ヒト（疫学調査・症例報告など）
　妊婦への使用に関して，胎児への催奇形性，胎児毒性との関連は認められなかったことを示す疫学調査は報告されていない。一方，ヒトにおける催奇形性，胎児毒性を示す症例報告も疫学調査もない。

4 相談事例
　奇形発生の危険度が最も高い絶対過敏期に本剤を服用した51例中48例で奇形などのない健常児を出産している。また，相対過敏期に服用した3例中2例が健常児を出産している。
　絶対過敏期に使用した3例に認められた異常は，重複腟，鼠径ヘルニア，ファロー四徴症，相対過敏期に使用した1例にみられた異常は母斑であった。相談事例の出生児に関して，健常な妊婦における自然奇形発生率2～3％との統計学的な検討は行っていないが，自然奇形発生率を大きく上回る変化とは考えられない。

服用後の対応

- 動物による生殖試験では催奇形作用は認められていない。妊婦が本剤を服用した場合の安全性については，これを肯定する報告も否定する報告もない。使用歴の長い薬剤であるが，胎児に対する有害作用は報告されていない。相談事例では，奇形発生の危険度が高い妊娠初期に本剤を服用した54例中50例は奇形などのない健常児を出産している。4例に生じた奇形に一貫性はなく，健常な妊婦における自然奇形発生率と比較して明らかな催奇形の危険度の増加はみられていない。
　以上のことから判断して，妊娠初期に本剤を服用したことにより，奇形発生の頻度や危険度が上昇したとは考えられないので，心配することはないことを説明する。
- 本剤の服用を理由に妊娠を中断するような，はやまった判断はしないように指導する。
- 今後は，妊娠していることを主治医に告げて相談するように指示する。

服用前の対応

1 医師への疑義照会

以下のことを説明し，患者が妊婦であっても処方通りに調剤してよいかを確認する。

- 動物の生殖試験では催奇形作用は認められていない。妊婦に投与した場合の催奇形性や胎児毒性などの有害性に関する報告はない。相談事例では，絶対過敏期に本剤を服用した51例中48例，相対過敏期に本剤を服用した3例中2例は奇形などのない健常児を出産している。

意見を求められたら

激しい咳が続く場合は，ときに流早産を引き起こす危険性があるので，どうしても咳が治まらないときは，鎮咳薬の投与が必要であり，妊娠中に本剤を服用しても危険度が高くはならないことを説明する。

他の治療薬

臨床使用歴が長く，安全性が高いと考えられている薬剤にデキストロメトルファンがある。漢方薬では，小青龍湯，麦門冬湯，柴朴湯を紹介する。

2 患者への説明・指導

以下のことを説明，指導する。

投薬中止の場合

- 処方医と相談の結果，妊娠中の母体と胎児の安全のため，投薬を中止してしばらく様子をみることになった。
- 激しい咳が続く場合は，ときに流早産を引き起こす危険性があるので，どうしても咳が治まらないときは，すぐ主治医に受診する。
- 妊娠中は，薬局で薬を買うとき，病院にかかるときには，必ず妊娠していることを告げるよう指導する。

処方変更の場合

- 処方医と相談の結果，妊娠中の母体と胎児の安全のため処方が変更になった。
- ◆ 本剤は医師が妊娠を確認したうえで処方した薬で，母体の健康のために有用で，胎児への悪影響が少ないと考えられる薬である。
- ◆ 指示された用法，用量通りに服用し，勝手に服用量の変更をしない。
- ◆ 自分の判断で服薬を中止すると，母体の健康を損ね，胎児にも悪影響を及ぼすことになりかねない。
- ◆ 薬について何か心配なことがあったら，いつでも医師・薬剤師に相談する。

処方変更のない場合

- 前述のことから判断して，本剤の服用により奇形発生の頻度や危険度が上昇するとは考えられない。
- 「処方変更の場合」の◆印について説明する。

文献

1) 大日本住友製薬株式会社：トクレス，インタビューフォーム(第1版)

ベンプロペリンリン酸塩 （Benproperine phosphate）

| フラベリック錠 | 薬剤危険度 1点 | 情報量 ±～+ |

薬剤データ

1 添付文書
妊娠中の投与に関する安全性は確立していないので，妊婦または妊娠している可能性のある婦人には，治療上の有益性が危険性を上回ると判断される場合にのみ投与する。

2 動物（生殖発生毒性試験・変異原性試験など）
ラットおよびウサギに 10 ～ 100mg/kg/日を投与した試験では，催奇形作用は認められていない[1]。

3 ヒト（疫学調査・症例報告など）
妊婦への使用に関して，胎児への催奇形性，胎児毒性との関連は認められなかったことを示す疫学調査は報告されていない。一方，ヒトにおける催奇形性，胎児毒性を示す症例報告も疫学調査もない。

4 相談事例
奇形発生の危険度が最も高い絶対過敏期に本剤を服用した 39 例中 37 例は奇形などのない健常児を出産した。2 例に認められた異常は，両側唇裂・口蓋裂・牛眼・左上腕骨遠位部欠損と母斑が 1 例ずつであった。また相対過敏期に本剤を服用した 1 例は健常児を出産した。2 例に認められた異常に共通性はなく，限られたデータではあるが，本剤曝露群の児の出産結果は国内における自然奇形発生率を大きく上回る変化とは考えられない。

服用後の対応

- 動物による生殖試験では催奇形作用は認められていない。妊婦が本剤を服用した場合の安全性については，これを肯定する報告も否定する報告もない。本剤は使用歴の長い薬剤であるが，胎児に対する有害作用はみられていない。相談事例では，奇形発生の危険度が高い妊娠初期に本剤を服用した 40 例中 38 例は奇形などのない健常児を出産している。本剤曝露群の児の出産結果は国内における自然奇形発生率を大きく上回る変化とは考えられない。
  以上のことから判断して，妊娠初期に本剤を服用したことにより，奇形発生の頻度や危険度が上昇したとは考えられないので，心配することはないことを説明する。
- 本剤の服用を理由に妊娠を中断するような，はやまった判断はしないように指導する。
- 今後は，妊娠していることを主治医に告げて相談するように指示する。

鎮咳薬

服用前の対応

1 医師への疑義照会

以下のことを説明し，患者が妊婦であっても処方通りに調剤してよいかを確認する。

- 動物による生殖試験では催奇形作用は認められていない。妊婦が本剤を服用した場合の安全性については，これを肯定する報告も否定する報告もない。本剤は使用歴の長い薬剤であるが，胎児に対する有害作用はみられていない。相談事例では，絶対過敏期に本剤を服用した39例中37例，相対過敏期に本剤を服用した1例は奇形などのない健常児を出産している。

意見を求められたら

激しい咳が続く場合は，ときに流早産を引き起こす危険性があるので，どうしても咳が治まらないときは鎮咳薬の投与が必要であり，妊娠中に本剤を服用しても危険度が高くならないことを説明する。

他の治療薬

臨床使用歴が長く，安全性が高いと考えられている薬剤にデキストロメトルファンがある。漢方薬では，小青龍湯，麦門冬湯，柴朴湯を紹介する。

2 患者への説明・指導

以下のことを説明，指導する。

投薬中止の場合

- 処方医と相談の結果，妊娠中の母体と胎児の安全のため，投薬を中止してしばらく様子をみることになった。
- 激しい咳が続く場合は，ときに流早産を引き起こす危険性があるので，どうしても咳が治まらないときは，すぐ主治医に受診する。
- 妊娠中は，薬局で薬を買うとき，病院にかかるときには，必ず妊娠していることを告げるよう指導する。

処方変更の場合

- 処方医と相談の結果，妊娠中の母体と胎児の安全のため処方が変更になった。
- ◆ 本剤は医師が妊娠を確認したうえで処方した薬で，母体の健康のために有用で，胎児への悪影響が少ないと考えられる薬である。
- ◆ 指示された用法，用量通りに服用し，勝手に服用量の変更をしない。
- ◆ 自分の判断で服薬を中止すると，母体の健康を損ね，胎児にも悪影響を及ぼすことになりかねない。
- ◆ 薬について何か心配なことがあったら，いつでも医師・薬剤師に相談する。

処方変更のない場合

- 前述のことから判断して，本剤の服用により奇形発生の頻度や危険度が上昇するとは考えられない。
- 「処方変更の場合」の◆印について説明する。

文献
1) ファイザー株式会社：フラベリック，インタビューフォーム（第2版）

V-4. 去痰薬

アンブロキソール塩酸塩 (Ambroxol hydrochloride)

ムコソルバン錠 内用液 シロップ用，ムコソルバンL 徐放力

薬剤危険度 1点
情報量 +〜++

薬剤データ

1 添付文書

妊娠中の投与に関する安全性は確立していないので，妊婦または妊娠している可能性のある婦人には，治療上の有益性が危険性を上回ると判断される場合にのみ投与する。

2 動物（生殖発生毒性試験・変異原性試験など）

ラットの妊娠前，妊娠初期，胎仔器官形成期に経口投与した試験では，500mg/kg 以下の投与量で特に異常は認められなかった。周産期および授乳期に経口投与した試験では，50mg/kg 以下の投与量では特に異常は認められなかった。また，ウサギを用いた胎仔器官形成期に経口投与した試験では，40mg/kg 以下の投与量で特に異常は認められず，催奇形作用も認められなかった[1]。

3 ヒト（疫学調査・症例報告など）

- 妊婦への使用に関して，胎児への催奇形性，胎児毒性との関連は認められなかったことを示す疫学調査は報告されていない。一方，ヒトにおける催奇形性，胎児毒性を示す症例報告も疫学調査もない。
- アンブロキソールは，早産リスクに対して胎児サーファクタント産生を誘導する目的で妊婦に使用されてきている。こうした適応に使用した場合，アンブロキソールでは，ステロイド剤使用に関連した免疫系への有害作用を示すことなく，グルココルチコステロイドと同様またはそれ以上の効果を示したことが報告されている[2]。

4 相談事例

奇形発生の危険度が最も高い絶対過敏期に本剤を服用した150例中141例は，奇形などのない健常児を出産した。9例に認められた異常は，左心低形成症候群，先天性心臓奇形，両側口唇・口蓋裂・手振・左上腕骨遠位部欠損，大血管転移・肺動脈閉鎖，母斑，低位鎖肛，陰嚢水腫・外耳介左右差，心房中隔欠損4型・WPW症候群，完全大血管転換症が各1例ずつであった。

相対過敏期に本剤を服用した12例は，いずれも奇形などのない健常児を出産した。

参考 本剤は，去痰薬として使用歴の長いブロムヘキシンのN-脱メチルおよびシクロヘキシル環の水酸化され

た代謝物と位置づけることができる[3]。

相談事例では，ブロムヘキシンを絶対過敏期に使用した146例中145例は奇形などのない健常児を出産した。詳細はブロムヘキシン塩酸塩参照。

服用後の対応

- 動物による生殖試験では催奇形作用は認められていない。ヒトで妊娠初期に服用した場合の安全性に関する報告はなく，胎児に対する有害作用も報告されていない。早産児におけるサーファクタントの誘導目的で母体に投与された報告では，ステロイド剤と同様の有効性が得られたことが報告されている。相談事例では，奇形発生の危険度が高い妊娠初期に本剤を服用した162例中153例は奇形などのない健常児を出産している。9例にみられた奇形に共通性はなく健常な妊婦における自然奇形発生率と比較して明らかな催奇形の危険度の上昇はみられていない。

　アンブロキソールは，類薬ブロムヘキシンの代謝物の一つであることが知られている。したがって胎児の薬物曝露情報としてブロムヘキシン使用例の情報は，アンブロキソールの曝露例として評価しうると考えられる。相談事例では，ブロムヘキシンを絶対過敏期に使用した146例中145例は奇形などのない健常児を出産した。

　以上のことから判断して，妊娠初期に本剤を服用したことにより，奇形発生の頻度や危険度が大きく上昇したとは考えられない。
- 本剤の服用を理由に妊娠を中断するような，はやまった判断はしないように指導する。
- 今後は，妊娠していることを主治医に告げて相談するように指示する。

服用前の対応

1　医師への疑義照会

以下のことを説明し，患者が妊婦であっても処方通り調剤してよいかを確認する。
- 動物の生殖試験では催奇形作用は認められていない。ヒトに投与した場合の催奇形性や胎児毒性などの有害性に関する報告はない。相談事例では，絶対過敏期に本剤を服用した150例中141例が健常児を出産している。相対過敏期に本剤を服用した12例は，いずれも奇形などのない健常児を出産した。健常な妊婦における自然奇形発生率2～3％との統計学的な検討は行われていないが，9例に生じた奇形に一貫性はなく，また明らかな催奇形の危険度の上昇も見いだされていない。

　アンブロキソールは，類薬ブロムヘキシンの代謝物の一つであることが知られている。したがって胎児の薬物曝露情報としてブロムヘキシン使用例の情報は，アンブロキソールに曝露例として評価しうると考えられる。相談事例では，ブロムヘキシンを絶対過敏期に使用した146例中145例は奇形などのない健常児を出産した。

　妊娠末期の使用例として，早産児におけるサーファクタントの誘導目的で母体に投与された報告では，ステロイド剤と同様の有効性が得られたことが報告されている。ステロイド剤使用に関連した免疫系への有害作用を示すことがなく，児への他の有害作用も指摘されていない。

意見を求められたら
本剤の服用により奇形児出産の危険性が必ずしも高くなることはないことを説明する。

他の治療薬
動物の生殖試験で催奇形作用が認められず，ヒトでも催奇形との関連を示唆した報告がなく，臨床使

用経験が長い去痰薬にブロムヘキシンがある。漢方薬では小青龍湯，麦門冬湯を紹介する。

2 患者への説明・指導

以下のことを説明，指導する。

投薬中止の場合

- 処方医と相談の結果，妊娠中の母体と胎児の安全のため，投薬を中止してしばらく様子をみることになった。
- 痰がからんでつらいなど，呼吸器の症状が悪化した場合はすぐに主治医に受診する。
- 妊娠中は，薬局で薬を買うとき，病院にかかるときには，必ず妊娠していることを告げるよう指導する。

処方変更の場合

- 処方医と相談の結果，妊娠中の母体と胎児の安全のため処方が変更になった。
- 変更になった薬は医師が妊娠を知ったうえで処方した薬で，母体の治療のため有用で，胎児への悪影響が少ないと考えられる薬である。
- ◆ 指示された用法，用量通りに服用し，勝手に服用量の変更をしない。
- ◆ 自分の判断で服薬を中止すると，母体の健康を損ね，胎児にも悪影響を及ぼすことになりかねない。
- ◆ 薬について何か心配なことがあったら，いつでも医師・薬剤師に相談する。

処方変更のない場合

- 前述のことから判断して，本剤の服用により奇形発生の頻度や危険度が上昇するとは考えられない。
- 本剤は医師が妊娠を知ったうえで処方した薬で，母体の治療のために有用で，胎児への悪影響が少ないと考えられる薬である。
- 「処方変更の場合」の◆印について説明する。

文献

1) 帝人ファーマ株式会社：ムコソルバン，インタビューフォーム(第5版)
2) Luerti M, et al：An alternative to steroids for prevention of respiratory distress syndrome (RDS): multicenter controlled study to compare ambroxol and betamethasone. J Perinat Med, 15：227-238, 1987
3) 日本ベーリンガーインゲルハイム株式会社：ビソルボン，インタビューフォーム(第5版)

去痰薬

L-カルボシステイン （L-carbocisteine）

ムコダイン 細 錠 シロップ用

薬剤危険度 1点

情報量 ＋〜＋＋

薬剤データ

1 添付文書
妊婦または妊娠している可能性のある婦人には投与しないことが望ましい［妊娠中の投与に関する安全性は確立していない］。

2 動物（生殖発生毒性試験・変異原性試験など）
ラットの妊娠前・妊娠初期，胎仔器官形成期，周産期および授乳期に本薬25〜500mg/kgを経口投与した試験では，本薬による母動物への影響は認められなかった。また着床数，死亡胎仔数，外表奇形，内臓異常，骨格異常に及ぼす影響は認められなかった。一方，ウサギを用いて25〜250mg/kgを経口投与した催奇形性試験でも，母動物，着床数，胎仔に何ら影響を与えず，骨格形成にも異常を認めなかった[1]。

3 ヒト（疫学調査・症例報告など）
妊婦への使用に関して，胎児への催奇形性，胎児毒性との関連は認められなかったことを示す疫学調査は報告されていない。一方，ヒトにおける催奇形性，胎児毒性を示す症例報告も疫学調査もない。

4 相談事例
奇形発生の危険度が最も高い絶対過敏期に本剤を服用した187例中186例は，奇形などのない健常児を出産している。また，相対過敏期に服用した11例はいずれも奇形などのない健常児を出産している。1例に認められた異常は卵円孔開存であった。限られたデータではあるが，本剤曝露群の児の出産結果は国内における自然奇形発生率を上回る変化とは考えられない。

服用後の対応

- 動物による生殖試験では催奇形作用は認められていない。妊婦が本剤を服用した場合の安全性については，これを肯定する報告も否定する報告もない。使用歴の長い薬剤であるが，胎児に対する有害作用の報告はない。相談事例では，奇形発生の危険度が高い妊娠初期に本剤を服用した198例中197例は，奇形などのない健常児を出産している。
  以上のことから判断して，妊娠初期に本剤を服用したことにより，奇形発生の頻度や危険度が上昇したとは考えられないので，心配することはないことを説明する。
- 本剤の服用を理由に妊娠を中断するような，はやまった判断はしないように指導する。
- 今後は，妊娠していることを主治医に告げて相談するように指示する。

服用前の対応

1 医師への疑義照会

以下のことを説明し，患者が妊婦であっても処方通りに調剤してよいかを確認する。

- 本剤の添付文書では妊婦に「投与しないことが望ましい」と記載されている。動物による生殖試験では催奇形作用は認められていない。ヒトの妊娠中に服用した場合の安全性については，これを肯定する報告も否定する報告もない。使用歴の長い薬剤であるが，胎児に対する有害作用の報告はない。相談事例では，絶対過敏期に本剤を服用した187例中186例は，奇形などのない健常児を出産している。また，相対過敏期に服用した11例はいずれも奇形などのない健常児を出産している。

意見を求められたら

どうしても本剤の投与が必要なら，本剤の服用により奇形児出産の危険性が必ずしも高くなることはないことを説明する。

他の治療薬

動物の生殖試験で催奇形作用が認められず，ヒトでも催奇形との関連を示唆した報告がなく，臨床使用経験が長い去痰薬にブロムヘキシンがある。漢方薬では小青龍湯，麦門冬湯を紹介する。

2 患者への説明・指導

以下のことを説明，指導する。

投薬中止の場合

- 処方医と相談の結果，妊娠中の母体と胎児の安全のため，投薬を中止してしばらく様子をみることになった。
- 痰がからんでつらいなど，呼吸器の症状が悪化した場合はすぐに主治医に受診する。
- 妊娠中は，薬局で薬を買うとき，病院にかかるときには，必ず妊娠していることを告げるよう指導する。

処方変更の場合

- 処方医と相談の結果，妊娠中の母体と胎児の安全のため処方が変更になった。
- ◆ 本剤は医師が妊娠を確認したうえで処方した薬で，母体の健康のために有用で，胎児への悪影響が少ないと考えられる薬である。
- ◆ 指示された用法，用量通りに服用し，勝手に服用量の変更をしない。
- ◆ 自分の判断で服薬を中止すると，母体の健康を損ね，胎児にも悪影響を及ぼすことになりかねない。
- ◆ 薬について何か心配なことがあったら，いつでも医師・薬剤師に相談すること。

処方変更のない場合

- 前述のことから判断して，本剤の服用により奇形発生の頻度や危険度が上昇するとは考えられない。
- 「処方変更の場合」の◆印について説明する。

文献
1) 杏林製薬株式会社：ムコダイン，インタビューフォーム（第11版）

去痰薬

ブロムヘキシン塩酸塩 （Bromhexine hydrochloride）

ビソルボン 細 錠 シ 注

薬剤危険度 1点

情報量 ＋〜＋＋

薬剤データ

1 添付文書

妊婦または妊娠している可能性のある婦人には治療上の有益性が危険性を上回ると判断される場合にのみ投与する［妊娠中の投与に関する安全性は確立していない］。

2 動物（生殖発生毒性試験・変異原性試験など）

胎仔（ラット，ウサギ）に及ぼす影響を試験したが，薬物に起因すると考えられる催奇形作用は認められなかった[1]。

3 ヒト（疫学調査・症例報告など）

妊婦への使用に関して，胎児への催奇形性，胎児毒性との関連は認められなかったことを示す疫学調査は報告されていない。一方，ヒトにおける催奇形性，胎児毒性を示す症例報告も疫学調査もない。

4 相談事例

奇形発生の危険度が最も高い絶対過敏期に本剤を使用した146例中145例（うち内服薬142例，注射薬4例）は奇形などのない健常児を出産した。1例に認められた異常は，左趾多指症・左趾中指血管腫であった。相対過敏期に本剤を服用した9例中8例は奇形などのない健常児を出産し，1例に認められた異常は母斑であった。

相談事例の出生児に関して，健常な妊婦における自然奇形発生率2〜3％との統計学的な検討は行われていないが，明らかな催奇形の頻度の上昇は見いだされていない。

参考 ブロムヘキシンのN-脱メチルおよびシクロヘキシル環の水酸化された代謝物としてアンブロキソールがある。

相談事例では，アンブロキソールを絶対過敏期に使用した150例中141例は奇形などのない健常児を出産した。詳細はアンブロキソール塩酸塩参照。

服用後の対応

● 動物による生殖試験では催奇形作用は認められていない。ヒトの妊娠中に服用した場合の安全性に関する報告はない。これまで胎児に対する有害作用の報告はない。相談事例では，奇形発生の危険度が高い妊娠初期に本剤を使用した155例中153例が奇形などのない健常児を出産した。相談事例の出生児に関して，健常な妊婦における自然奇形発生率2〜3％との統計学的な検討は行われていないが，明らかな催奇形の頻度の上昇はみられていない。

以上のことから判断して，妊娠初期に本剤を服用したことにより，奇形発生の頻度や危険度が上昇

したとは考えられないので，心配することはないことを説明する。
- 本剤の服用を理由に妊娠を中断するような，はやまった判断はしないように指導する。
- 今後は，妊娠していることを主治医に告げて相談するように指示する。

服用前の対応

1 医師への疑義照会

以下のことを説明し，患者が妊婦であっても処方通り調剤してよいかを確認する。
- 動物の生殖試験では催奇形作用は認められていない。妊婦に投与した場合の催奇形性や胎児毒性などの有害性に関する報告はない。相談事例では，絶対過敏期および相対過敏期に本剤を使用した155例中153例が奇形などのない健常児を出産した。相談事例の出生児に関して，健常な妊婦における自然奇形発生率2〜3%との統計学的な検討は行われていないが，明らかな催奇形の頻度の上昇は見いだされていない。

意見を求められたら
　本剤の投与が必要なら，本剤の服用により，奇形児出産の危険性が高くなることはないことを説明する。

他の治療薬
　動物の生殖試験で催奇形作用が認められず，ヒトでも催奇形との関連を示唆した報告がなく，臨床使用経験が長い去痰薬が本剤である。漢方薬では，小青龍湯，麦門冬湯を紹介する。

2 患者への説明・指導

以下のことを説明，指導する。

投薬中止の場合
- 処方医と相談の結果，妊娠中の母体と胎児の安全のため，投薬を中止してしばらく様子をみることになった。
- 痰がからんでつらいなど，呼吸器の症状が悪化した場合はすぐに主治医に受診する。
- 妊娠中は，薬局で薬を買うとき，病院にかかるときには，必ず妊娠していることを告げるよう指導する。

処方変更の場合
- 処方医と相談の結果，妊娠中の母体と胎児の安全のため処方が変更になった。
- 変更になった薬は医師が妊娠を知ったうえで処方した薬で，母体の治療のため有用で，胎児への悪影響が少ないと考えられる薬である。
- 指示された用法，用量通りに服用し，勝手に服用量の変更をしない。
- 自分の判断で服薬を中止すると，母体の健康を損ね，胎児にも悪影響を及ぼすことになりかねない。
- 薬について何か心配なことがあったら，いつでも医師・薬剤師に相談する。

処方変更のない場合
- 前述のことから判断して，本剤の服用により奇形発生の頻度や危険度が上昇するとは考えられない。
- 本剤は医師が妊娠を知ったうえで処方した薬で，母体の治療のために有用で，胎児への悪影響が少ないと考えられる薬である。
- 「処方変更の場合」の◆印について説明する。

文献
1) 日本ベーリンガーインゲルハイム株式会社：ビソルボン，インタビューフォーム（第5版）

V-5. 消炎酵素薬

セラペプターゼ (Serrapeptase)

ダーゼン 顆 錠

薬剤危険度 1点

情報量 +〜++

薬剤データ

1 添付文書
妊婦に関する使用上の注意の記載なし。

2 動物(生殖発生毒性試験・変異原性試験など)
マウス，ラットの器官形成期に 6, 60, 300mg/kg/日を経口投与した試験では，それぞれ母動物，妊娠経過，胎仔の発生，生後の発育，分化に対する影響は認められていない[1]。

3 ヒト(疫学調査・症例報告など)
妊婦への使用に関して，胎児への催奇形性，胎児毒性との関連は認められなかったことを示す疫学調査は報告されていない。一方，ヒトにおける催奇形性，胎児毒性を示す症例報告も疫学調査もない。

4 相談事例
奇形発生の危険度が最も高い絶対過敏期に本剤を服用した235例中227例は奇形などのない健常児を出産した。8例に認められた異常は下記のものであった。認められた異常の頻度は，国内における自然奇形発生率を上回るとは考えられない。また薬剤と特定の奇形との間に共通性はみられていない。
口唇口蓋裂1例，左鼻涙管閉塞1例，外耳変形・頸部瘻孔1例，外耳介在右差・陰嚢水腫1例，左水腎症・多嚢胞性異形成腎1例，鼠径ヘルニア1例，臍ヘルニア1例，肛門狭窄1例。

服用後の対応

- 妊婦への使用に関して，胎児への催奇形性，胎児毒性との関連は認められなかったことを示す疫学調査は報告されていない。一方，ヒトにおける催奇形性，胎児毒性を示す症例報告も疫学調査もない。ラットで行われた動物試験では，奇形仔発生の増加は認められなかった。相談事例では，奇形発生の危険度が高い妊娠初期に本剤を服用した235例中227例は奇形などのない健常児を出産しており，国内における自然奇形発生率と比較して考慮すると顕著な有害作用があるとは考えられない。
以上のことから判断して，妊娠初期に本剤を服用したことにより，奇形発生の頻度や危険度が上昇したとは考えられないので，心配することはないことを説明する。

- 本剤の服用を理由に妊娠を中断するような，はやまった判断はしないように指導する。
- 今後は，妊娠していることを主治医に告げて相談するように指示する。

服用前の対応

1 医師への疑義照会

以下のことを説明し，患者が妊婦であっても処方通りに調剤してよいかを確認する。

- 妊婦への使用に関して，胎児への催奇形性，胎児毒性との関連は認められなかったことを示す疫学調査は報告されていない。一方，ヒトにおける催奇形性，胎児毒性を示す症例報告も疫学調査もない。ラットで行われた実験では，催奇形作用は認められなかった。相談事例では，絶対過敏期に服用した235例中227例は奇形などのない健常児を出産しており，国内における自然奇形発生率を上回る危険度の上昇は考えられない。

意見を求められたら
- 本剤の投与が不可欠というほどでもないなら，投与しないほうがよい。
- どうしても本剤の投与が必要なら，本剤の服用により奇形児出産の危険性が必ずしも高くなるとは考えられないことを説明する。

2 患者への説明・指導

以下のことを説明，指導する。

投薬中止の場合
- 処方医と相談の結果，妊娠中の母体と胎児の安全のため，投薬を中止してしばらく様子をみることになった。
- 病状や自覚症状について何か変化があった場合には，すぐに主治医に受診する。
- 妊娠中は，薬局で薬を買うとき，病院にかかるときには，必ず妊娠していることを告げるよう指導する。

処方変更の場合
- 処方医と相談の結果，妊娠中の母体と胎児の安全のため処方が変更になった。
- ◆ 本剤は医師が妊娠を確認したうえで処方した薬で，母体の健康のために有用で，胎児への悪影響が少ないと考えられる薬である。
- ◆ 指示された用法，用量通りに服用し，勝手に服用量の変更をしない。
- ◆ 自分の判断で服薬を中止すると，母体の健康を損ね，胎児にも悪影響を及ぼすことになりかねない。
- ◆ 薬について何か心配なことがあったら，いつでも医師・薬剤師に相談する。

処方変更のない場合
- 前述のことから判断して，本剤の服用により奇形発生の頻度や危険度が上昇するとは考えられない。
- 「処方変更の場合」の◆印について説明する。

文献
1) 武田薬品工業株式会社：ダーゼン，インタビューフォーム(第1版)

消炎酵素薬

プロナーゼ （Pronase）

| エンピナース・P 錠 カ | 薬剤危険度
1点 | 情報量
＋ |

薬剤データ

1 添付文書

妊婦に関する使用上の注意の記載なし。

2 動物（生殖発生毒性試験・変異原性試験など）

マウスおよびラットにおいて5，50，500mg/kg/日をそれぞれ器官形成期に6日間連続経口投与し，妊娠末期の胎仔ならびに自然分娩による出生仔を観察したところ，異常所見は観察されなかった[1]。

3 ヒト（疫学調査・症例報告など）

妊婦への使用に関して，胎児への催奇形性，胎児毒性との関連は認められなかったことを示す疫学調査は報告されていない。一方，ヒトにおける催奇形性，胎児毒性を示す症例報告も疫学調査もない。

4 相談事例

奇形発生の危険度が最も高い絶対過敏期に本剤を服用した67例はいずれも奇形などのない健常児を出産した。

服用後の対応

- 妊婦への使用に関して，胎児への催奇形性，胎児毒性との関連は認められなかったことを示す疫学調査は報告されていない。一方，ヒトにおける催奇形性，胎児毒性を示す症例報告も疫学調査もない。ラットで行われた動物試験では，奇形仔発生の増加は認められなかった。相談事例では，奇形発生の危険度が高い妊娠初期に本剤を服用した67例はいずれも奇形などのない健常児を出産した。
  以上のことから判断して，妊娠初期に本剤を服用したことにより，奇形発生の頻度や危険度が上昇したとは考えられないので，心配することはないことを説明する。
- 本剤の服用を理由に妊娠を中断するような，はやまった判断はしないように指導する。
- 今後は，妊娠していることを主治医に告げて相談するように指示する。

服用前の対応

1 医師への疑義照会

以下のことを説明し，患者が妊婦であっても処方通りに調剤してよいかを確認する。

- 妊婦への使用に関して，胎児への催奇形性，胎児毒性との関連は認められなかったことを示す疫学調査は報告されていない。一方，ヒトにおける催奇形性，胎児毒性を示す症例報告も疫学調査もない。

ラットで行われた実験では，催奇形作用は認められなかった．相談事例では，絶対過敏期に服用した67例はいずれも奇形などのない健常児を出産した．

意見を求められたら
- 本剤の投与が不可欠というほどでもないなら，投与しないほうがよい．
- どうしても本剤の投与が必要なら，本剤の服用により奇形児出産の危険性が必ずしも高くなるとは考えられないことを説明する．

2 患者への説明・指導

以下のことを説明，指導する．

投薬中止の場合
- 処方医と相談の結果，妊娠中の母体と胎児の安全のため，投薬を中止してしばらく様子をみることになった．
- 病状や自覚症状について何か変化があった場合には，すぐに主治医に受診する．
- 妊娠中は，薬局で薬を買うとき，病院にかかるときには，必ず妊娠していることを告げるよう指導する．

処方変更の場合
- 処方医と相談の結果，妊娠中の母体と胎児の安全のため処方が変更になった．
- ◆ 本剤は医師が妊娠を確認したうえで処方した薬で，母体の健康のために有用で，胎児への悪影響が少ないと考えられる薬である．
- ◆ 指示された用法，用量通りに服用し，勝手に服用量の変更をしない．
- ◆ 自分の判断で服薬を中止すると，母体の健康を損ね，胎児にも悪影響を及ぼすことになりかねない．
- ◆ 薬について何か心配なことがあったら，いつでも医師・薬剤師に相談する．

処方変更のない場合
- 前述のことから判断して，本剤の服用により奇形発生の頻度や危険度が上昇するとは考えられない．
- 「処方変更の場合」の◆印について説明する．

文献
1) 科研製薬株式会社：エンピナース・P，インタビューフォーム(第7版)

消炎酵素薬

リゾチーム塩酸塩 (Lysozyme hydrochloride)

ノイチーム 細 顆 錠

薬剤危険度　1点

情報量　＋〜＋＋

薬剤データ

1 添付文書
妊婦に関する使用上の注意の記載なし。

2 動物（生殖発生毒性試験・変異原性試験など）
SD系ラットの妊娠前・初期，器官形成期，周産期・授乳期においてリゾチーム塩酸塩50〜4,000mg/kg/日をそれぞれ経口投与したところ，催奇形性は認められず，仔の成長も順調であった[1]。

3 ヒト（疫学調査・症例報告など）
妊婦への使用に関して，胎児への催奇形性，胎児毒性との関連は認められなかったことを示す疫学調査は報告されていない。一方，ヒトにおける催奇形性，胎児毒性を示す症例報告も疫学調査もない。

4 相談事例
奇形発生の危険度が最も高い絶対過敏期に本剤を服用した318例中313例は，奇形などのない健常児を出産した。5例に認められた異常は下記のものであった。
　心室中隔欠損2例，口唇口蓋裂1例，卵円孔開存1例，多指症・左中指血管腫1例。
　認められた異常の頻度は，国内における自然奇形発生率を上回るとは考えられない。また薬剤との間に特定の関連はみられていない。

参考　リゾチームは溶菌作用，止血作用，白血球の貪食増強作用をもち，ヒトや動物の鼻汁，涙液，白血球などにもともと微量含まれている酵素の一つである。また本剤はニワトリ卵白由来の蛋白質である[1]。

服用後の対応

- 妊婦への使用に関して，胎児への催奇形性，胎児毒性との関連は認められなかったことを示す疫学調査は報告されていない。一方，ヒトにおける催奇形性，胎児毒性を示す症例報告も疫学調査もない。ラットで行われた動物試験では，奇形仔発生の増加は認められなかった。相談事例では，奇形発生の危険度が高い妊娠初期に本剤を服用した318例中313例は奇形などのない健常児を出産しており，国内における自然奇形発生率と比較して考慮すると顕著な有害作用があるとは考えられない。
　以上のことから判断して，妊娠初期に本剤を服用したことにより，奇形発生の頻度や危険度が上昇したとは考えられないので，心配することはないことを説明する。
- 本剤の服用を理由に妊娠を中断するような，はやまった判断はしないように指導する。
- 今後は，妊娠していることを主治医に告げて相談するように指示する。

服用前の対応

1 医師への疑義照会

以下のことを説明し，患者が妊婦であっても処方通りに調剤してよいかを確認する。

- 妊婦への使用に関して，胎児への催奇形性，胎児毒性との関連は認められなかったことを示す疫学調査は報告されていない。一方，ヒトにおける催奇形性，胎児毒性を示す症例報告も疫学調査もない。ラットで行われた実験では，催奇形作用は認められなかった。相談事例では，絶対過敏期に服用した318例中313例は奇形などのない健常児を出産しており，国内における自然奇形発生率を上回る危険度の上昇は考えられない。

留意点

本剤成分，または卵白に対してアレルギーのある患者には禁忌である。

意見を求められたら

- 本剤の投与が不可欠というほどでもないなら，投与しないほうがよい。
- どうしても本剤の投与が必要なら，本剤の服用により奇形児出産の危険性が必ずしも高くなるとは考えられないことを説明する。

2 患者への説明・指導

以下のことを説明，指導する。

投薬中止の場合

- 処方医と相談の結果，妊娠中の母体と胎児の安全のため，投薬を中止してしばらく様子をみることになった。
- 病状や自覚症状について何か変化があった場合には，すぐに主治医に受診する。
- 妊娠中は，薬局で薬を買うとき，病院にかかるときには，必ず妊娠していることを告げるよう指導する。

処方変更の場合

- 処方医と相談の結果，妊娠中の母体と胎児の安全のため処方が変更になった。
- ◆ 本剤は医師が妊娠を確認したうえで処方した薬で，母体の健康のために有用で，胎児への悪影響が少ないと考えられる薬である。
- ◆ 指示された用法，用量通りに服用し，勝手に服用量の変更をしない。
- ◆ 自分の判断で服薬を中止すると，母体の健康を損ね，胎児にも悪影響を及ぼすことになりかねない。
- ◆ 薬について何か心配なことがあったら，いつでも医師・薬剤師に相談する。

処方変更のない場合

- 前述のことから判断して，本剤の服用により奇形発生の頻度や危険度が上昇するとは考えられない。
- 「処方変更の場合」の◆印について説明する。

文献

1) サンノーバ株式会社：ノイチーム，インタビューフォーム（第6版）

VI-1. 消化性潰瘍用薬（プロトンポンプ阻害薬）

オメプラゾール （*Omeprazole*）

オメプラゾン錠,
オメプラール錠 注射用

薬剤危険度 **1点**

情報量 **+++**

薬剤データ

1 添付文書

- 妊婦または妊娠している可能性のある婦人には，治療上の有益性が危険性を上回ると判断される場合にのみ投与する［動物実験（ウサギ経口 138mg/kg）で胎仔毒性（死亡吸収胚率の増加）が報告されている］。

- 海外添付文書：英国においてアストラゼネカ社が発売する「Losec®」は，オメプラゾールを主成分として 10mg, 20mg, または 40mg を含有している。「Losec®」の添付文書「Pregnancy」の項には，「3件のプロスペクティブ疫学研究は，妊娠または胎児・新生児の健康への有害作用は示しておらず妊娠中にも投与可能（Results from three prospective epidemiological sudies indicate no adverse effects of omeprazole on pregnancy or on the health of the foetus/newborn child. Losec can be used during pregnancy.）」との記載がある。

2 動物（生殖発生毒性試験・変異原性試験など）

- ラットに 3.2〜320mg/kg を経口投与した妊娠前および妊娠初期，器官形成期，周産期および授乳期試験では，親動物の生殖能への影響，胎仔への影響，催奇形性は認められなかった[1]。

- ラットに 10〜100mg/kg を静脈内投与した妊娠前および妊娠初期，器官形成期，周産期および授乳期試験では，3.2mg/kg 以上の投与量で出生仔の体重増加抑制，100mg/kg で着床数の減少，生存胎仔数の減少が認められたが，催奇形性は認められなかった[2]。

- ウサギの器官形成期に 3.2〜32mg/kg を静脈内投与したところ，着床後死亡率に異常は認められなかった[2]。

- ラットに最大 138mg/kg/日まで，ウサギに最大 69mg/kg/日（ヒト体表面積あたりの 20mg 用量の約 56 倍）まで投与した生殖試験では，催奇形性は認められなかった。ただし，ウサギにおいては胎仔死亡率，胎仔吸収，流産，ラットにおいては胚／胎仔毒性，出生後の発達毒性が用量依存的に発現した[3]。

- ラット，ウサギに各々ヒト最大用量の 1〜19 倍投与したが，胎仔の奇形発生率は上昇しなかった。ウサギにヒト最大用量の 10〜19 倍投与で，胎仔の死亡率が上昇したが母動物に対する毒性の影響と考えられた[4]。

3　ヒト(疫学調査・症例報告など)

疫学調査

- 妊娠初期のプロトンポンプ阻害薬(PPIs)使用と胎児の安全性を評価する目的で，妊娠第1三半期にPPIsを服用した妊婦が出産した児の安全性に関して研究した7論文のメタアナリシスが実施された。PPIs曝露群1,530例と非曝露群133,410例の比較において，大奇形発現に関するORは1.12［95％ CI：0.86-1.45］で，リスクの増加は認められなかった。さらに，オメプラゾール単剤の曝露群1,341例と非曝露群120,137例の二次的解析では，先天性の大奇形に関するORは1.17［95％ CI：0.90-1.53］で，リスクの増大は認められなかった。また，自然流産の発生リスクに関するORは1.29［95％ CI：0.84-1.97］，早産のリスクに関するORは1.13［95％ CI：0.96-1.33］で増加は認められなかった。先天性大奇形，流産，早産とは関連しないことにより，報告の著者らはPPIsは妊娠中安全に使用できるだろうと考察している[5]。

- 英国のGeneral Practice Research Databaseとイタリアの Friuli-Venezia Giulia のHealth Databaseを用い，妊娠第1三半期にラニチジン，シメチジン，オメプラゾールなどの酸分泌抑制薬を処方された2,236例の妊婦に関するコホート調査が報告された。オメプラゾールを妊娠第1三半期に服用し，出生した妊婦の児139例のうち5例(3.6%)に先天奇形がみられたが，RRは0.9［95%CI：0.6-2.3］で，本剤の服用と先天奇形の増加に関連性は認められなかった[6]。

- ヨーロッパの奇形情報センター(ENTIS)によるプロスペクティブ調査において，オメプラゾール，ランソプラゾール，パントプラゾールを服用した妊婦の出産結果が報告された。オメプラゾールは295例の妊婦が服用し，このうち233例は妊娠第1三半期の服用であった。オメプラゾール群では生存児出産247例，死産3例，自然流産24例，人工妊娠中絶26例であった。オメプラゾールの曝露による大奇形の発生頻度は3.6%で，コントロール群3.8%と差は認められなかった[7]。

- スウェーデンのMedical Birth Registryのデータに基づくコホート研究が報告されている。妊娠初期に酸分泌抑制薬を使用した婦人547例から生まれた553例(6組の双子)の新生児について検討されている。オメプラゾールを単独で投与された262例のうち8例に，ラニチジンとオメプラゾールを併用した18例のうち1例に奇形が認められた。PPIsの使用に関するORは0.91［95％ CI：0.45-1.84］であった。オメプラゾールで示されたデータでは薬剤使用による催奇形の危険性はなかったと結論している[8]。

- スウェーデンのMedical Birth Registryのデータに基づくコホート研究が報告されている。955例の妊婦がオメプラゾールを服用し，824例が妊娠第1三半期，92例は妊娠第1三半期以降，39例は両方に曝露されていたが，薬剤による胎児への影響は認められなかったと報告している[9]。

- カナダのトロントのMotherisk Programによるプロスペクティブコホート研究で，オメプラゾール，ヒスタミン阻害薬，非催奇形薬剤を服用した妊婦の出産結果が報告された。オメプラゾールは113例の妊婦が服用し，妊娠第1三半期にオメプラゾールを使用した妊婦の児78例のうち，4例(5.1%)に大奇形がみられたが，3群に統計学的有意差はみられなかった。本研究ではオメプラゾールと大奇形の危険性の増加との関連性は認められなかったと結論している[10]。

- 妊娠第1三半期にPPIsに曝露された593例の児の5つの研究のメタアナリシスが報告された。オメプラゾールのみを抜き出した4つの試験におけるRRは1.05［95%CI：0.59-1.85］であった。PPIsの曝露，特にオメプラゾールでは催奇形の危険性を引き起こさないと結論している[11]。

- デンマークの処方薬データベースに基づくコホート研究が報告された。51例の妊婦がいずれかの

時期に PPIs を処方され，うち 35 例が妊娠第 1 三半期までにオメプラゾールを処方された。PPIs に曝露された場合の先天奇形の調整 RR は 1.6 ［95%CI：0.49-5.21］であった。先天奇形の危険性は上昇しなかったが，さらなるデータが必要であると結論している[12]。

4　相談事例

奇形発生の危険度が最も高い絶対過敏期に本剤を服用した 13 例中 12 例，相対過敏期に本剤を服用した 3 例は，奇形などのない健常児を出産した。絶対過敏期の奇形 1 例は仙骨部陥凹であった。

服用後の対応

- 本剤を服用した妊婦に関して催奇形との関連は認められなかったとの疫学調査が複数報告されている。本剤を妊娠初期に使用した妊婦の児 1,341 例に関する論文のメタアナリシスでは，大奇形，流産，早産との関連は認められなかった。ラット，ウサギの動物試験では奇形仔発生の増加は認められなかった。相談事例では，奇形発生の危険度が高い妊娠初期に本剤を服用した 16 例中 15 例は奇形などのない健常児を出産している。

　以上のことから判断して，妊娠初期に本剤を服用したことにより奇形発生の頻度や危険度が上昇したとは考えられないので，心配することはないことを説明する。
- 本剤の服用を理由に妊娠を中断するような，はやまった判断はしないように指導する。
- 今後は，妊娠していることを主治医に告げて相談するように指示する。

服用前の対応

1　医師への疑義照会

以下のことを説明し，患者が妊婦であっても処方通りに調剤してよいかを確認する。
- 本剤を服用した妊婦に関して催奇形との関連は認められなかったとの疫学調査が複数報告されている。本剤を妊娠初期に使用した妊婦の児 1,341 例に関する論文のメタアナリシスでは，大奇形，流産，早産との関連は認められなかった。ラット，ウサギの動物試験では奇形仔発生の増加は認められなかった。相談事例では，絶対過敏期に本剤を服用した 13 例中 12 例，相対過敏期に本剤を服用した 3 例は奇形などのない健常児を出産している。

意見を求められたら
- 症状が軽度で，本剤の投与が不可欠というほどでもないなら，投与しないほうがよい。
- もし他剤に変更しても差し支えないなら，下記の治療薬を紹介する。
- どうしても本剤の投与が必要なら，本剤の服用により奇形児出産の危険性が必ずしも高くなるとは考えられないことを説明する。
- PPIs による治療が疾患管理に不可欠な妊婦では，複数のコホート研究で妊婦の使用が胎児の催奇形リスクの増加と関連しないことが示されている唯一の薬剤がオメプラゾールである。

他の治療薬

非吸収性で，粘膜を被包し保護する消化性潰瘍治療薬にスクラルファートがある。また，水酸化アルミニウムゲルや水酸化マグネシウムなどを配合した非吸収性の制酸薬の頻回投与も考えられる。

2　患者への説明・指導

以下のことを説明，指導する。

投薬中止の場合

- 本剤の服用が妊娠に及ぼす影響と治療上の必要性，胎児への影響の可能性について処方医と相談の結果，投薬を中止してしばらく様子をみることになった。
- 腹痛や胃部のもたれなど病状について何か変化があった場合は，すぐに主治医に受診する。
- 妊娠中は，薬局で薬を買うとき，病院にかかるときには，必ず妊娠していることを告げるよう指導する。

処方変更のない場合

- 前述のことから判断して，本剤の服用により奇形発生の頻度や危険度が上昇するとは考えられない。
- 本剤は医師が妊娠を確認したうえで処方した薬で，母体の健康のために有用で，胎児への悪影響が少ないと考えられる薬である。
- 消化性潰瘍の治療薬は継続して服用することが大切で，症状の有無で自己判断をして調節する薬ではない。医師の指示と異なった服用をした場合，その状況を医師に報告する。
- 自分の判断で服薬を中止すると，母体の健康を損ね，胎児にも悪影響を及ぼすことになりかねない。
- 薬について何か心配なことがあったら，いつでも医師・薬剤師に相談する。

文献

1) アストラゼネカ株式会社：オメプラール錠，インタビューフォーム（第16版）
2) アストラゼネカ株式会社：オメプラール注用，インタビューフォーム（第9版）
3) American Hospital Formulary Service Drug Information，2010
4) Ekman L, et al：Toxicological studies on omeprazole. Scand J Gastroenterol Suppl，108：53-69，1985
5) Gill SK, et al：The safety of proton pump inhibitors (PPIs) in pregnancy: a meta-analysis. Am J Gastroenterol，104(6)：1541-1545，2009
6) Ruigómez A, et al：Use of cimetidine, omeprazole, and ranitidine in pregnant women and pregnancy outcomes，Am J Epidemiol，150(5)：476-481，1999
7) Diav-Citrin O, et al：The safety proton pump inhibitors in pregnancy；a multicentre prospective controlled study. Aliment Pharmacol Ther，21(3)：269-275，2005
8) Källén B：Delivery outcome after the use of acid-suppressing drugs in early pregnancy with special reference to omeprazole. Br J Obstet Gynaecol，105(8)：877-881，1998
9) Källén BA：Use of omeprazole during pregnancy--no hazard demonstrated in 955 infants exposed during pregnancy. Eur J Obstet Gynecol Reprod Biol，96(1)：63-68，2001
10) Lalkine A, et al：The safety of omeprazole during pregnancy；a multicenter prospective controlled study. Am J Obstet Gynecol，179(3 Pt 1)：727-730，1998
11) Nikfar S, et al：Use of proton pump inhibitors during pregnancy and rates of major malformations；a meta-analysis. Dig Dis Sci，47(7)：1526-1529，2002
12) Nielsen GL, et al：The safety of proton pump inhibitors in pregnancy. Aliment Pharmacol Ther, 13(8)：1085-1089，1999

ランソプラゾール （Lansoprazole）

タケプロン カ，タケプロン OD 口腔内崩壊錠

薬剤危険度 1点
情報量 ＋

薬剤データ

1 添付文書

妊婦または妊娠している可能性のある婦人には治療上の有益性が危険性を上回ると判断される場合にのみ投与する［動物試験（ラット）において胎仔血漿中濃度は母動物の血漿中濃度より高いことが認められている。また，ウサギ（経口 30mg/kg/日）で胎仔死亡率の増加が認められている。また，ラットに本剤（50mg/kg/日），アモキシシリン水和物（500mg/kg/日）およびクラリスロマイシン（160mg/kg/日）を併用投与した試験で，母動物での毒性の増強とともに胎仔の発育抑制の増強が認められている］。

2 動物（生殖発生毒性試験・変異原性試験など）

- ラットを用いた器官形成期投与試験では，30，100，300mg/kg/日を経口投与したが，催奇形性は認められなかった。高用量群で親動物の体重の増加抑制，摂餌量の減少が認められ 300mg/kg/日群で肝重量の増加が認められた。母動物毒性の認められた 300mg/kg/日群で胎仔に頸肋の軽度増加が認められているが，これは母動物に対する影響の二次的な変化と考えられている[1]。

- ウサギを用いた器官形成期投与試験では，3，10，30mg/kg/日を経口投与したが，催奇形性は認められなかった。30mg/kg/日群で胎仔死亡の軽度な増加が認められているが，この変化は，母動物における体重の増加抑制，摂餌量の減少などに起因した二次的な変化と考えられている[1]。

- ラットを用いた周産期および授乳期投与試験では，15，50，150 mg/kg/日を経口投与したが，150mg/kg/日群で哺育期間中の生存率の軽度な低下，および 50mg/kg/日以上の群で哺育中期から離乳時までの仔の体重増加抑制が認められている。胎仔，出生仔とも，上記以外には特記すべき変化は認められていない[1]。

- ランソプラゾール，アモキシシリン水和物，クラリスロマイシン併用時の生殖発生毒性試験：器官形成期（妊娠 6～17 日）のラットにランソプラゾール 50mg/kg/日，アモキシシリン 500mg/kg/日およびクラリスロマイシン 160mg/kg/日を，それぞれ単独あるいは 3 剤併用して経口投与した結果，いずれの投与群においても母動物に死亡例は認められなかった。胎仔および胎盤観察では，胎仔体重の低値がみられたが，胚・胎仔死亡率，生存胎仔数，性比，胎盤・羊水および胎仔の外形に投薬の影響はみられなかった。内臓観察あるいは骨格観察においても，投薬の影響と考えられる異常あるいは変異は認められなかった。

以上の結果，3 剤を併用投与すると投薬の影響は増強されるが，胎仔に対して致死作用あるいは催奇形作用は示さないと考えられた[1]。

3 ヒト（疫学調査・症例報告など）

疫学調査

- ヨーロッパの奇形情報センター（ENTIS）によるプロスペクティブ調査において，オメプラゾール，

消化性潰瘍用薬（プロトンポンプ阻害薬）

ランソプラゾール，パントプラゾールを服用した妊婦の出産結果が報告された。ランソプラゾールは62例の妊婦が服用し，このうち55例は妊娠第1三半期の服用であった。ランソプラゾール群では生存児出産50例（うち1組は双子），死産0例，自然流産6例，人工妊娠中絶7例であった。ランソプラゾールの曝露による大奇形の発生頻度は3.9%で，コントロール群3.8%と差は認められなかった[2]。

- スウェーデンのMedical Birth Registryのデータに基づくコホート研究が報告されている。妊娠初期に酸分泌抑制薬を使用した婦人547例から生まれた553例（6組の双子）の新生児について検討されている。ランソプラゾールを単独で投与された13例のうち2例に奇形が認められた。PPIの使用に関するORは0.91［95% CI：0.45-1.84］であった。妊娠中のランソプラゾール使用による胎児への影響に関する考察は記載されていない[3]。

4　相談事例

奇形発生の危険度が最も高い絶対過敏期に本剤を服用した20例，および相対過敏期に本剤を服用した5例は，いずれも奇形などのない健常児を出産した。

服用後の対応

- 本剤を服用した妊婦に関して催奇形との関連は認められなかったとの疫学調査が報告されている。ラット，ウサギの動物試験では奇形仔発生の増加は認められなかった。相談事例では，奇形発生の危険度が高い妊娠初期に本剤を服用した25例は，いずれも奇形などのない健常児を出産している。

   以上のことから判断して，妊娠初期に本剤を服用したことにより奇形発生の頻度や危険度が上昇したとは考えられないので，心配することはないことを説明する。
- 本剤の服用を理由に妊娠を中断するような，はやまった判断はしないように指導する。
- 今後は，妊娠していることを主治医に告げて相談するように指示する。

服用前の対応

1　医師への疑義照会

以下のことを説明し，患者が妊婦であっても処方通りに調剤してよいかを確認する。
- 本剤を服用した妊婦に関して催奇形との関連は認められなかったとの疫学調査が報告されている。ラット，ウサギの動物試験では奇形仔発生の増加は認められなかった。相談事例では，絶対過敏期に本剤を服用した20例および相対過敏期に本剤を服用した5例は，いずれも奇形などのない健常児を出産している。

意見を求められたら
- 症状が軽度で，本剤の投与が不可欠というほどでもないなら，投与しないほうがよい。
- もし他剤に変更しても差し支えないなら，下記の治療薬を紹介する。
- どうしても本剤の投与が必要なら，本剤の服用により奇形児出産の危険性が必ずしも高くなるとは考えられないことを説明する。

他の治療薬
- 非吸収性で，粘膜を被包し保護する消化性潰瘍治療薬にスクラルファートがある。また，水酸化アルミニウムゲルや水酸化マグネシウムなどを配合した非吸収性の制酸薬の頻回投与も考えられる。

- PPIによる治療が疾患管理に不可欠な妊婦では，複数のコホート研究で妊婦の使用が胎児の催奇形リスクの増加と関連しないことが示されている唯一の薬剤としてオメプラゾールがある。

2 患者への説明・指導

以下のことを説明，指導する。

投薬中止の場合

- 本剤の服用が妊娠に及ぼす影響と治療上の必要性，胎児への影響の可能性について処方医と相談の結果，投薬を中止してしばらく様子をみることになった。
- 腹痛や胃部のもたれなど病状について何か変化があった場合は，すぐに主治医に受診する。
- 妊娠中は，薬局で薬を買うとき，病院にかかるときには，必ず妊娠していることを告げるよう指導する。

処方変更の場合

- 処方医と相談の結果，妊娠中の母体と胎児の安全のため処方が変更になった。
- ◆ 本剤は医師が妊娠を確認したうえで処方した薬で，母体の健康のために有用で，胎児への悪影響が少ないと考えられる薬である。
- ◆ 消化性潰瘍の治療薬は継続して服用することが大切で，症状の有無で自己判断をして調節する薬ではない。医師の指示と異なった服用をした場合，その状況を医師に報告する。
- ◆ 自分の判断で服薬を中止すると，母体の健康を損ね，胎児にも悪影響を及ぼすことになりかねない。
- ◆ 薬について何か心配なことがあったら，いつでも医師・薬剤師に相談する。

処方変更のない場合

- 前述のことから判断して，本剤の服用により奇形発生の頻度や危険度が上昇するとは考えられない。
- 「処方変更の場合」の◆印について説明する。

文献

1) 武田薬品工業株式会社：タケプロン，インタビューフォーム(第9版)
2) Diav-Citrin O, et al：The safety of proton pump inhibitors in pregnancy；a multicentre prospective controlled study. Aliment Pharmacol Ther, 21(3)：269-275, 2005
3) Källén B：Delivery outcome after the use of acid-suppressing drugs in early pregnancy with special reference to omeprazole. Br J Obstet Gynaecol, 105(8)：877-881, 1998

Ⅵ-2. 消化性潰瘍用薬（H₂受容体拮抗薬）

シメチジン （Cimetidine）

タガメット 細 錠 注

薬剤危険度 **1点**
情報量 **＋～＋＋**

薬剤データ

1 添付文書

妊婦または妊娠している可能性のある婦人には治療上の有益性が危険性を上回ると判断される場合にのみ投与する［妊娠中の投与に関する安全性は確立していない］。

2 動物（生殖発生毒性試験・変異原性試験など）

- ラットの妊娠前および妊娠初期投与試験，器官形成期投与試験，周産期および授乳期投与試験では，1日2,000mg/kgまで経口投与したが，何ら異常は認められなかった[1]。
- ウサギの器官形成期投与試験では100mg/kgまで静脈内投与したが，何ら異常は認められなかった[1]。
- ラット，ウサギ，マウスの生殖試験では，ヒトの常用量の40倍を投与したが，生殖に及ぼす影響および胎仔への有害作用は認められなかった[2]。

3 ヒト（疫学調査・症例報告など）

疫学調査

- スウェーデンのMedical Birth Registryが発表したコホート研究において，妊娠初期に酸分泌抑制薬を使用した婦人547例から生まれた553例（6組の双子）の出産結果が報告された。シメチジンを単独で投与された妊婦が35例，シメチジンとファモチジンまたはオメプラゾールを併用した妊婦が3例含まれていた。この論文では，シメチジン単独に関する言及はないが，H₂ブロッカーの使用妊婦の児に先天異常がみられるORは0.46［95％ CI：0.17-1.2］であった。催奇形に関する危険性を完全に否定することはできないが，妊娠第1三半期の曝露による危険性は無視してよい程度であると結論している[3]。
- ヨーロッパの奇形情報センター（ENTIS）によるプロスペクティブ調査においてH₂ブロッカーを服用した553例の出産結果が報告された。553例のうち501例は妊娠第1三半期に服用し，うち48例は妊娠全期間にわたって服用した。また，51例は妊娠第2あるいは第3三半期の服用であった。本調査ではH₂ブロッカー服用群における新生児の奇形発現リスクの上昇は確認されなかった［RR：0.78，CI：0.42-1.44］。113例がシメチジンを服用しており，3例に大奇形がみられた[4]。
- 英国のGeneral Practice Research Databaseとイタリアの Friuli-Venezia Giulia の Health Database を用い，妊娠第1三半期にラニチジン，シメチジン，オメプラゾールなどの酸分泌抑制薬

を処方された2,236例の妊婦に関するコホート調査が報告された。シメチジンを服用し出生した妊婦の児237例のうち9例（3.8％）に先天奇形がみられたが、RRは1.2［95％CI：0.6-2.3］で、本剤の服用と先天奇形の増加に関連性は認められなかった[5]。

症例報告
- 出産前の1カ月間、出血性の潰瘍のために1日1,200mgのシメチジンを服用した母親から、一過性だが明らかな肝障害の認められる児が生まれたと報告されている。出産時の検査では、肋骨縁下に肝臓の腫脹が触知され、総ビリルビン値が3.7mg/dL、直接ビリルビン値が1.5mg/dLと上昇していた。肝機能検査値は4日目が最大となり、GOTが265で、GPTが115であった。62日目の検査では肝臓は通常の大きさに戻り、総ビリルビンも正常範囲の0.8mg/dLとなり、黄疸は消失した[6]。
- 33歳の出血性潰瘍の妊婦が、21週で早産するまでの4週間の間、1日1gのシメチジンの投与を受けたが解剖学的にも代謝障害もない、2,500gの男児を出産した[6]。
- 妊娠第1三半期に本剤を服用した9例の母親の追跡調査が報告されている。私的理由および主治医の判断で人工妊娠中絶をした2例を除く7例が健常児を出産した[7]。
- シメチジン服用後に起こる重篤な不整脈の危険性について報告されてきている。また、血中プロラクチン値の上昇も報告されている。したがって、産科の麻酔処置に日常的に使用するほど十分な安全性が確認されてはいないと結論した報告がある[8]。

4 相談事例

奇形発生の危険度が最も高い絶対過敏期に本剤を服用した61例と注射を受けた1例、相対過敏期に本剤を服用した15例はいずれも奇形などのない健常児を出産した。

服用後の対応

- 本剤を服用した妊婦に関して催奇形との関連は認められなかったとの疫学調査が複数報告されている。ラット、マウス、ウサギの動物試験では奇形仔発生の増加は認められなかった。相談事例では、奇形発生の危険度が高い妊娠初期に本剤を使用した77例は奇形などのない健常児を出産している。

  以上のことから判断して、妊娠初期に本剤を服用したことにより奇形発生の頻度や危険度が上昇したとは考えられないので、心配することはないことを説明する。
- 本剤の服用を理由に妊娠を中断するような、はやまった判断はしないように指導する。
- 今後は、妊娠していることを主治医に告げて相談するように指示する。

服用前の対応

1 医師への疑義照会

以下のことを説明し、患者が妊婦であっても処方通りに調剤してよいかを確認する。
- 本剤を服用した妊婦に関して催奇形との関連は認められなかったとの疫学調査が報告されている。ラット、マウス、ウサギの生殖試験で催奇形作用や発育障害などは認められていない。相談事例では、絶対過敏期に本剤を使用した62例、ならびに相対過敏期に本剤を服用した15例はいずれも健常児を出産している。

意見を求められたら

- 症状が軽度で，本剤の投与が不可欠というほどでもないなら，投与しないほうがよい。
- 妊娠後期の使用により，胎児肝障害を来したとの症例報告が1例ある。
- 本剤服用後に起こる重篤な不整脈の危険性を指摘した報告がある。また，本剤は血中プロラクチンを上昇させる作用を有している。こういった作用が妊娠へどういった影響を及ぼすかはまだ明らかにされていないため，妊婦に日常的に使用するには安全性が不十分であるとの意見がある。
- もし他剤に変更しても差し支えないなら，下記の治療薬を紹介する。
- どうしても本剤の投与が必要なら，本剤の服用により奇形児出産の危険性が必ずしも高くなるとは考えられないことを説明する。その場合，胎児肝障害あるいは心機能に注意すべきと考えられる。

他の治療薬

非吸収性で，粘膜を被包し保護する消化性潰瘍治療薬にスクラルファートがある。また，水酸化アルミニウムゲルや水酸化マグネシウムなどを配合した非吸収性の制酸薬の頻回投与も考えられる。

2 患者への説明・指導

以下のことを説明，指導する。

投薬中止の場合

- 本剤の服用が妊娠に及ぼす影響と治療上の必要性，胎児への影響の可能性について処方医と相談の結果，投薬を中止してしばらく様子をみることになった。
- 腹痛や胃部のもたれなど病状について何か変化があった場合には，すぐに主治医に受診する。
- 妊娠中は，薬局で薬を買うとき，病院にかかるときには，必ず妊娠していることを告げるよう指導する。

処方変更の場合

- 処方医と相談の結果，妊娠中の母体と胎児の安全のため処方が変更になった。
- 本剤は医師が妊娠を確認したうえで処方した薬で，母体の健康のために有用で，胎児への悪影響が少ないと考えられる薬である。
- 消化性潰瘍の治療薬は継続して服用することが大切で，症状の有無で自己判断をして調節する薬ではない。医師の指示と異なった服用をした場合は，その状況を医師に報告する。
- 自分の判断で服薬を中止すると，母体の健康を損ね，胎児にも悪影響を及ぼすことになりかねない。
- 薬について何か心配なことがあったら，いつでも医師・薬剤師に相談する。

処方変更のない場合

- 前述のことから判断して，本剤の服用により奇形発生の頻度や危険度が上昇するとは考えられない。
- 「処方変更の場合」の◆印について説明する。

文献

1) 大日本住友製薬株式会社：タガメット，インタビューフォーム(第1版)
2) Smithkline Beecham Pharmaceuticals：Tagamet, Product information, 2000
3) Källén B：Delivery outcome after the use of acid-suppressing drugs in early pregnancy with special reference to omeprazole. Br J Obstet Gynaecol, 105(8)：877-881, 1998
4) Garbis H, et al：Pregnancy outcome after exposure to ranitidine and other H_2-blockers. A collaborative study of the European Netwok of Teratology Information Services. Reprod Toxicol, 19(4)：453-458, 2005

5) Ruigómez A, et al：Use of cimetidine, omeprazole, and ranitidine in pregnant women and pregnancy outcomes. Am J Epidemiol, 150(5)：476-481, 1999
6) Glade G, et al：Cimetidine in pregnancy ; apparent transient liver impairment in the newborn. Am J Dis Child, 134(1)：87, 1980
7) Gideon K, et al：Outcome of pregnancy after first trimester exposure to H_2 receptor antagonists. Am J Perinatol, 8(1)：37, 1991
8) Drugdex DC Cimetidine use in pregnancy

ニザチジン　(*Nizatidine*)

アシノン錠

薬剤危険度　1点
情報量　±〜＋

薬剤データ

1　添付文書

妊婦または妊娠している可能性のある婦人には治療上の有益性が危険性を上回ると判断される場合にのみ投与する［妊娠中の投与に関する安全性は確立していない。また，妊娠ウサギへの1,500mg/kg投与群において，流産，胎仔体重の低下および生存胎仔数の減少がみられている］。

2　動物（生殖発生毒性試験・変異原性試験など）

- ラットを用いて1,500mg/kg/日まで経口投与した器官形成期試験では，催奇形作用および出生仔の生後発育に対して影響を及ぼさなかった[1]。
- ウサギを用いて1,500mg/kg/日まで経口投与した器官形成期試験では，催奇形作用は認められなかった。ただし，1,500mg/kg/日の投与群において，流産，胎仔体重の低下および生存胎仔数の減少がみられている[1]。
- ラットの交配前から分娩および授乳期を通して混餌経口投与した結果，母動物に対する毒性学的無影響量は約125mg/kg/日，次世代に対しては約28mg/kg/日，生殖能に対する無影響量は559mg/kg/日であった[1]。

3　ヒト（疫学調査・症例報告など）

- 妊婦への使用に関して，胎児への催奇形性，胎児毒性との関連は認められなかったことを示す疫学調査は報告されていない。一方，ヒトにおける催奇形性，胎児毒性を示す症例報告も疫学調査もない。
- ヨーロッパの奇形情報センター（ENTIS）によるプロスペクティブ調査においてH₂ブロッカーを服用した553例の出産結果が報告された。553例のうち501例は妊娠第1三半期に服用し，うち48例は妊娠全期間にわたって服用した。また，51例は妊娠第2あるいは第3三半期の服用であった。本調査ではH₂ブロッカー服用群における新生児の奇形発現リスクの上昇は確認されなかった。服用時期は不明だが本剤を服用した妊婦15例に奇形は認められなかった[2]。

症例報告

- 受胎後14〜16週の間に本剤を服用した妊婦は37週に7ポンド13オンスの健康な男児を出産し，児は1カ月後も健康であった[3]。

4　相談事例

奇形発生の危険度が最も高い絶対過敏期に本剤を服用した11例，相対過敏期に本剤を服用した7例はいずれも奇形などのない健常児を出産した。

服用後の対応

- 本剤に関して催奇形性に関する疫学調査はない。なお，H_2ブロッカーを服用した妊婦に関して催奇形との関連は認められなかったとの疫学調査が報告されている。動物の生殖試験では，本剤による催奇形作用や発育障害などは認められていない。相談事例では，奇形発生の危険度が高い妊娠初期に本剤を服用した18例はいずれも奇形などのない健常児を出産している。
  以上のことから判断して，妊娠初期に本剤を服用したことにより奇形発生の頻度や危険度が上昇したとは考えられないので，心配することはないことを説明する。
- 本剤の服用を理由に妊娠を中断するような，はやまった判断はしないように指導する。
- 今後は，妊娠していることを主治医に告げて相談するように指示する。

服用前の対応

1 医師への疑義照会

以下のことを説明し，患者が妊婦であっても処方通りに調剤してよいかを確認する。

- 本剤に関して催奇形性に関する疫学調査はない。なお，H_2ブロッカーを服用した妊婦に関して催奇形との関連は認められなかったとの疫学調査が報告されている。動物の生殖試験では，本剤による催奇形作用や発育障害などは認められていない。相談事例では，絶対過敏期に本剤を服用した11例，ならびに相対過敏期に本剤を服用した7例はいずれも奇形などのない健常児を出産している。

意見を求められたら

- 症状が軽度で，本剤の投与が不可欠というほどでもないなら，投与しないほうがよい。
- もし他剤に変更しても差し支えないなら，下記の治療薬を紹介する。
- どうしても本剤の投与が必要なら，本剤の服用により奇形児出産の危険性が必ずしも高くなるとは考えられないことを説明する。

他の治療薬

非吸収性で粘膜を被包し保護する消化性潰瘍治療薬にスクラルファートがある。また，水酸化アルミニウムゲルや水酸化マグネシウムなどを配合した非吸収性の制酸薬の頻回投与も考えられる。

2 患者への説明・指導

以下のことを説明，指導する。

投薬中止の場合

- 本剤の服用が妊娠に及ぼす影響と治療上の必要性，胎児への影響の可能性について処方医と相談の結果，投薬を中止してしばらく様子をみることになった。
- 腹痛や胃部のもたれなど病状について何か変化があった場合には，すぐに主治医に受診する。
- 妊娠中は，薬局で薬を買うとき，病院にかかるときには，必ず妊娠していることを告げるよう指導する。

処方変更の場合

- 処方医と相談の結果，妊娠中の母体と胎児の安全のため処方が変更になった。
- 本剤は医師が妊娠を確認したうえで処方した薬で，母体の健康のために有用で，胎児への悪影響が少ないと考えられる薬である。

消化性潰瘍用薬（H_2受容体拮抗薬）

- ◆ 消化性潰瘍の治療薬は継続して服用することが大切で，症状の有無で自己判断をして調節する薬ではない。医師の指示と異なった服用をした場合は，その状況を医師に報告する。
- ◆ 自分の判断で服薬を中止すると，母体の健康を損ね，胎児にも悪影響を及ぼすことになりかねない。
- ◆ 薬について何か心配なことがあったら，いつでも医師・薬剤師に相談する。

処方変更のない場合
- 前述のことから判断して，本剤の服用により奇形発生の頻度や危険度が上昇するとは考えられない。
- 「処方変更の場合」の◆印について説明する。

文献
1) ゼリア新薬工業株式会社：アシノン，インタビューフォーム（第2版）
2) Garbis H, et al：Pregnancy outcome after exposure to ranitidine and other H_2-blockers. A collaborative study of the European Netwok of Teratology Information Services. Reprod Toxicol, 19(4)：453-458, 2005
3) TM Gardner, personal communication, Jefferson Medical College, 1996

ファモチジン （*Famotidine*）

ガスター 散 錠 注，ガスターD 口腔内崩壊錠

薬剤危険度　**1 点**

情報量　**++**

薬剤データ

1　添付文書

妊婦または妊娠している可能性のある婦人には治療上の有益性が危険性を上回ると判断される場合にのみ投与する［妊娠中の投与に関する安全性は確立していない］。

2　動物（生殖発生毒性試験・変異原性試験など）

- ラットの妊娠前および妊娠初期試験，器官形成期投与試験，周産期および授乳期投与試験は，1日2,000mg/kg まで経口投与したが，何ら異常は認められなかった[1]。
- ウサギの器官形成期投与試験では，500mg/kg まで経口投与したが，催奇形作用は認められなかった[2]。
- 2g/kg/日の経口投与は妊娠ラットの体重増加を抑制し，0.5〜2g/kg/日を妊娠7〜17日目に投与したところ，胎仔体重が減少し，出生仔胸骨の骨化が遅延した[3]。
- ラットおよびウサギの器官形成期に1日200mg/kg まで静脈内投与した試験では，何ら異常は認められなかった[1]。

3　ヒト（疫学調査・症例報告など）

疫学調査

- ヨーロッパの奇形情報センター（ENTIS）によるプロスペクティブ調査において H_2 ブロッカーを服用した553例の出産結果が報告された。553例のうち501例は妊娠第1三半期に服用し，うち48例は妊娠全期間にわたって服用した。また，51例は妊娠第2あるいは第3三半期の服用であった。本調査では H_2 ブロッカー服用群における新生児の奇形発現リスクの上昇は確認されなかった［RR：0.78，CI：0.42-1.44］。75例がファモチジンを服用しており3例に大奇形がみられた。2例は出生前診断で神経管障害が確認され人工妊娠中絶したが，1例は無影響期の服用と考えられるため，神経管障害とファモチジン服用との関連は不明と考察されている[4]。
- スウェーデンの Medical Birth Registry が発表したコホート研究において，妊娠初期に酸分泌抑制薬を使用した婦人547例から生まれた553例（6組の双子）の出産結果が報告された。ファモチジンを投与された58例の婦人の児に先天異常は認められなかった。この論文では，ファモチジン単独に関する言及はないが，H_2 ブロッカーの使用に関する OR は 0.46［95％CI：0.17-1.2］であった。催奇形に関する危険性を完全に否定することはできないが，妊娠第1三半期の曝露による危険性は無視してよい程度であると結論している[5]。
- カナダのトロントの Motherisk Program によるプロスペクティブコホート研究において，H_2 ブロッカーを服用した妊婦178例の出産結果が報告された。ファモチジンを服用していた妊婦が8％含まれていた。妊娠第1三半期に H_2 ブロッカーを使用した妊婦の児142例では，大奇形の発生頻度はコ

ントロール群と相違はなかった[2.1% vs 3.5%（コントロール群）][6]。

症例報告
- 急性膵炎のため23週に本剤40mgを投与された妊婦は，正常分娩で出産したとの報告がある[7]。
- 帝王切開時の麻酔前投薬に本剤を使用した15例において，新生児への影響は特になかったとの報告がある[8]。

4　相談事例

奇形発生の危険度が最も高い絶対過敏期に本剤を服用した126例と注射を受けた6例，相対過敏期に本剤を服用した20例はいずれも奇形などのない健常児を出産した。

服用後の対応

- 本剤を含むH_2ブロッカーを服用した妊婦に関して催奇形との関連は認められなかったとの疫学調査が複数報告されている。ラットとウサギで行われた動物試験では，奇形仔発生の増加は認められなかった。相談事例では，奇形発生の危険度が高い妊娠初期に本剤を使用した152例は奇形などのない健常児を出産している。
  以上のことから判断して，妊娠初期に本剤を服用したことにより奇形発生の頻度や危険度が上昇したとは考えられないので，心配することはないことを説明する。
- 本剤の服用を理由に妊娠を中断するような，はやまった判断はしないように指導する。
- 今後は，妊娠していることを主治医に告げて相談するように指示する。

服用前の対応

1　医師への疑義照会

以下のことを説明し，患者が妊婦であっても処方通りに調剤してよいかを確認する。
- 本剤を含むH_2ブロッカーを服用した妊婦に関して催奇形との関連は認められなかったとの疫学調査が複数報告されている。ラットとウサギの生殖試験では，本剤による直接的な催奇形作用や発育障害などは認められていない。多量を投与した動物の生殖試験では，散発的な流産や骨化遅延がみられている。これらの影響は大量投与による母動物の摂餌量減少や体重低下による二次的影響と考えられている。相談事例では，絶対過敏期に本剤を使用した132例，ならびに相対過敏期に本剤を服用した20例はいずれも奇形などのない健常児を出産している。

意見を求められたら
- 症状が軽度で，本剤の投与が不可欠というほどでもないなら，投与しないほうがよい。
- もし他剤に変更しても差し支えないなら，下記の治療薬を紹介する。
- どうしても本剤の投与が必要なら，本剤の服用により奇形児出産の危険性が必ずしも高くなるとは考えられないことを説明する。

他の治療薬
非吸収性で，粘膜を被包し保護する消化性潰瘍治療薬にスクラルファートがある。また，水酸化アルミニウムゲルや水酸化マグネシウムなどを配合した非吸収性の制酸薬の頻回投与も考えられる。

2　患者への説明・指導

以下のことを説明，指導する。

投薬中止の場合

- 本剤の服用が妊娠に及ぼす影響と治療上の必要性，胎児への影響の可能性について処方医と相談の結果，投薬を中止してしばらく様子をみることになった。
- 腹痛や胃部のもたれなど病状について何か変化があった場合には，すぐに主治医に受診する。
- 妊娠中は，薬局で薬を買うとき，病院にかかるときには，必ず妊娠していることを告げるよう指導する。

処方変更の場合

- 処方医と相談の結果，妊娠中の母体と胎児の安全のため処方が変更になった。
- ◆ 本剤は医師が妊娠を確認したうえで処方した薬で，母体の健康のために有用で，胎児への悪影響が少ないと考えられる薬である。
- ◆ 消化性潰瘍の治療薬は継続して服用することが大切で，症状の有無で自己判断をして調節する薬ではない。医師の指示と異なった服用をした場合は，その状況を医師に報告する。
- ◆ 自分の判断で服薬を中止すると，母体の健康を損ね，胎児にも悪影響を及ぼすことになりかねない。
- ◆ 薬について何か心配なことがあったら，いつでも医師・薬剤師に相談する。

処方変更のない場合

- 前述のことから判断して，本剤の服用により奇形発生の頻度や危険度が上昇するとは考えられない。
- 「処方変更の場合」の◆印について説明する。

文献

1) アステラス製薬株式会社：ガスター，インタビューフォーム(第9版)
2) 内田孝：Famotidine (YM-11170) のウサギにおける器官形成期の経口投与試験. 応用薬理，26(4)：565-571, 1983
3) American Hospital Formulary Service Drug Information, 2010
4) Garbis H, et al：Pregnancy outcome after exposure to ranitidine and other H_2-blockers. A collaborative study of the European Network of Teratology Information Services. Reprod Toxicol, 19(4)：453-458, 2005
5) Källén B：Delivery outcome after the use of acid-suppressing drugs in early pregnancy with special reference to omeprazole. Br J Obstet Gynaecol, 105(8)：877-881, 1998
6) Magee LA, et al：Safety of first trimester exposure to histamine H_2 blockers. A prospective cohort study. Dig Dis Sci, 41(6)：1145-1149, 1996
7) 森政樹：妊娠のたびに急性膵炎を繰り返した症例. 鳥取医学雑誌, 18(1)：52-55, 1990
8) 松山明美：ファモチジンの胎盤への移行率と子宮収縮ならびに新生児への影響. 日本産婦人科神奈川会誌, 26(2)：86, 1990

ラニチジン塩酸塩 （*Ranitidine hydrochloride*）

| ザンタック 錠 注 | 薬剤危険度 1点 | 情報量 ++〜+++ |

薬剤データ

1　添付文書

妊婦または妊娠している可能性のある婦人には治療上の有益性が危険性を上回ると判断される場合にのみ投与する［妊娠中の投与に関する安全性は確立していない］。

2　動物（生殖発生毒性試験・変異原性試験など）

- ラットで行われた妊娠初期，器官形成期投与試験では，経口で800mg/kg/日の高用量群においても何ら異常は認められなかった。また，周産期および授乳期投与試験では200mg/kg/日以下の投与量で影響を及ぼさなかった[1]。
- ウサギで行われた器官形成期試験では，経口で400mg/kg/日以下の投与量において異常は認められなかった[1]。
- ラットで行われた妊娠前および妊娠初期，器官形成期，周産期および授乳期投与試験では，いずれも40mg/kg/日以下の静脈内投与で影響を及ぼさなかった[2]。
- ラットとウサギの妊娠動物に，ヒトの常用量の160倍という大量を投与したが，生殖能および胎仔に対する有害性は認められなかった[3]。

3　ヒト（疫学調査・症例報告など）

疫学調査

- 英国のGeneral Practice Research Databaseとイタリアの Friuli-Venezia Giulia の Health Database を用い，妊娠第1三半期にラニチジン，シメチジン，オメプラゾールなどの酸分泌抑制薬を処方された2,236例の妊婦に関するコホート調査が報告された。ラニチジンを服用し出生した妊婦の児330例のうち20例（6.1%）に先天奇形がみられたが，RRは1.4［95%CI：0.8-2.4］で，本剤の服用と先天奇形の増加に関連性は認められなかった[4]。
- カナダのトロントのMotherisk Programによるプロスペクティブコホート研究において，H₂ブロッカーを服用した妊婦の178例の出産結果が報告された。ラニチジンを服用していた妊婦が71%含まれていた。妊娠第1三半期にH₂ブロッカーを使用した妊婦の児142例では，大奇形の発生頻度はコントロール群と相違はなかった［2.1% vs 3.5%（コントロール群）］[5]。
- スウェーデンの Medical Birth Registry のデータに基づくコホート研究が報告されている。妊娠初期に酸分泌抑制薬を使用した婦人547例から生まれた553例（6組の双子）の新生児について検討されている。このうちラニチジンを単独で投与された妊婦が156例，ラニチジンとファモチジンまたはオメプラゾールを併用した妊婦が20例含まれていた。この論文では，ラニチジン単独に関する言及はないが，H₂ブロッカーの使用に関するORは0.46［95%CI：0.17-1.2］であった。催奇形に関する危険性を完全に否定することはできないが，妊娠第1三半期の曝露による危険性は無視してよい程度

であると結論している[6]。

- ヨーロッパの奇形情報センター（ENTIS）によるプロスペクティブ調査においてH_2ブロッカーを服用した553例の出産結果が報告された。553例のうち501例は妊娠第1三半期に服用し，うち48例は妊娠全期間にわたって服用した。また，51例は妊娠第2あるいは第3三半期の服用であった。本調査ではH_2ブロッカー服用群における新生児の奇形発現リスクの上昇は確認されなかった[RR：0.78，95%CI：0.42-1.44]。335例がラニチジンを服用しており7例（2.08 %）に大奇形がみられた[7]。
- 妊娠第1三半期に本剤を使用した13例の母親のうち2例は自然流産し，1例は右の上眼瞼に手術による除去の必要な大きな血管腫のある児を出産した。残りの10例はいずれも健常児を出産したとの報告がある[4]。

4　相談事例

奇形発生の危険度が最も高い絶対過敏期に本剤を服用した74例と注射を受けた2例，相対過敏期に本剤を服用した13例は，いずれも奇形などのない健常児を出産した。

服用後の対応

- 本剤を服用した妊婦に関して催奇形との関連は認められなかったとの疫学調査が複数報告されている。ラット，ウサギの動物試験では奇形仔発生の増加は認められなかった。相談事例では，奇形発生の危険度が高い妊娠初期に本剤を使用した89例は奇形などのない健常児を出産している。
以上のことから判断して，妊娠初期に本剤を服用したことにより奇形発生の頻度や危険度が上昇したとは考えられないので，心配することはないことを説明する。
- 本剤の服用を理由に妊娠を中断するような，はやまった判断はしないように指導する。
- 今後は，妊娠していることを主治医に告げて相談するように指示する。

服用前の対応

1　医師への疑義照会

以下のことを説明し，患者が妊婦であっても処方通りに調剤してよいかを確認する。
- 本剤を服用した妊婦に関して催奇形との関連は認められなかったとの疫学調査が複数報告されている。ラット，ウサギの動物試験では奇形仔発生の増加は認められなかった。相談事例では，絶対過敏期に本剤を使用した76例，相対過敏期に本剤を服用した13例は奇形などのない健常児を出産している。

意見を求められたら
- 症状が軽度で，本剤の投与が不可欠というほどでもないなら，投与しないほうがよい。
- 本剤の投与の必要性が高い症例では，本剤は，複数のコホート調査で催奇形性との関連がみられないと報告されている薬剤であり，妊婦であっても選択しうる薬剤であることを説明する。

他の治療薬
症状が軽度で，H_2ブロッカーの投薬が不可欠でない場合，非吸収性で粘膜を被包し保護する消化性潰瘍治療薬にスクラルファートがある。また，水酸化アルミニウムゲルや水酸化マグネシウムなどを配合した非吸収性の制酸薬の頻回投与も考えられる。

2 患者への説明・指導

以下のことを説明，指導する．

投薬中止の場合

- 本剤の服用が妊娠に及ぼす影響と治療上の必要性，胎児への影響の可能性について処方医と相談の結果，投薬を中止してしばらく様子をみることになった．
- 腹痛や胃部のもたれなど病状について何か変化があった場合には，すぐに主治医に受診する．
- 妊娠中は，薬局で薬を買うとき，病院にかかるときには，必ず妊娠していることを告げるよう指導する．

処方変更の場合

- 処方医と相談の結果，妊娠中の母体と胎児の安全のため処方が変更になった．
- ◆ 本剤は医師が妊娠を確認したうえで処方した薬で，母体の健康のために有用で，胎児への悪影響が少ないと考えられる薬である．
- 消化性潰瘍の治療薬は継続して服用することが大切で，症状の有無で自己判断をして調節する薬ではない．医師の指示と異なった服用をした場合，その状況を医師に報告する．
- 自分の判断で服薬を中止すると，母体の健康を損ね，胎児にも悪影響を及ぼすことになりかねない．
- 薬について何か心配なことがあったら，いつでも医師・薬剤師に相談する．

処方変更のない場合

- 前述のことから判断して，本剤の服用により奇形発生の頻度や危険度が上昇するとは考えられない．
- 「処方変更の場合」の◆印について説明する．

文献

1) グラクソ・スミスクライン株式会社：ザンタック錠，インタビューフォーム(第6版)
2) グラクソ・スミスクライン株式会社：ザンタック注射液，インタビューフォーム(第4版)
3) American Hospital Formulary Service Drug Information, 2010
4) Ruigómez A, et al：Use of cimetidine, omeprazole, and ranitidine in pregnant women and pregnancy outcomes. Am J Epidemiol, 150(5)：476-481, 1999
5) Magee LA, et al：Safety of first trimester exposure to histamine H_2 blockers. Dig Dis Sci, 41(6)：1145-1149, 1996
6) Källén B：Delivery outcome after the use of acid-suppressing drugs in early pregnancy with special reference to omeprazole. Br J Obstet Gynaecol, 105(8)：877-881, 1998
7) Garbis H, et al：Pregnancy outcome after exposure to ranitidine and other H_2-blockers. A collaborative study of the European Network of Teratology Information Services. Reprod Toxicol, 19(4)：453-458, 2005

ロキサチジン酢酸エステル塩酸塩 （Roxatidine acetate hydrochloride）

アルタット 力 注射用

薬剤危険度 1点

情報量 ±

薬剤データ

1 添付文書

妊婦または妊娠している可能性のある女性には，治療上の有益性が危険性を上回ると判断される場合にのみ投与する［妊娠中の投与に関する安全性は確立していない。また，内服ではラットおよびウサギの器官形成期投与試験でラットの400mg/kg投与群に分娩異常，ウサギの400mg/kg投与群の少数例に流早産が，ラットの周産期・授乳期投与試験で200mg/kg投与群の少数例に分娩異常がみられている。注射ではラットおよびウサギの器官形成期投与試験におけるラットの63mg/kg投与群およびウサギの32mg/kg投与群，ラットの周産期・授乳期投与試験における60mg/kg投与群の少数例に死亡がみられている］。

2 動物（生殖発生毒性試験・変異原性試験など）

- ラットの器官形成期に400mg/kg/日まで経口投与した試験では，400mg/kg/日投与群に分娩異常が，100mg/kg/日以上の投与群に胎盤重量の増加がみられたが，催奇形作用は認められず，出生仔の成長および分化にも影響はみられなかった[1]。
- ウサギの器官形成期に400mg/kg/日まで経口投与した試験では，400mg/kg/日投与群の少数例に流早産が認められたが，催奇形作用は認められず胎仔の成長も正常であった。
- ラットの妊娠前および妊娠初期に400mg/kg/日まで経口投与した試験では，100mg/kg以上の投与群で性周期あるいは交配期間の延長が認められたが，妊娠能に異常は認められず，胎仔の成長も正常であった[1]。
- ラットの周産期および授乳期に200mg/kg/日まで経口投与した試験では，200mg/kg投与群の少数例に分娩異常がみられたが，出生仔の成長分化および生殖能には影響はみられなかった[1]。
- ラットおよびウサギの器官形成期に，ラットに63mg/kg，ウサギに32mg/kgを静注投与した試験では，胎仔毒性および催奇形作用は認められなかった[2]。

3 ヒト（疫学調査・症例報告など）

- 妊婦への使用に関して，胎児への催奇形性，胎児毒性との関連は認められなかったことを示す疫学調査は報告されていない。一方，ヒトにおける催奇形性，胎児毒性を示す症例報告も疫学調査もない。
- ヨーロッパの奇形情報センター（ENTIS）によるプロスペクティブ調査においてH$_2$ブロッカーを服用した553例の出産結果が報告された。553例のうち501例は妊娠第1三半期に服用し，うち48例は妊娠全期間にわたって服用した。また，51例は妊娠第2あるいは第3三半期の服用であった。本調査ではH$_2$ブロッカー服用群における新生児の奇形発現リスクの上昇は確認されなかった。服用時期は不明だが本剤を服用した妊婦15例に奇形は認められなかった[3]。

症例報告

- 帝王切開時の嚥下性肺炎(Mendelson症候群)の予防に本剤を服用した妊婦40例では,胎児への悪影響はなく有効であった[4]。
- 帝王切開患者に75mgを手術前2回経口投与した結果,臍帯血漿中濃度は母体静脈血漿中濃度の約60%であり,羊水への移行量は投与量の0.3%以下であった。

4　相談事例

奇形発生の危険度が最も高い絶対過敏期に本剤を服用した7例,相対過敏期に本剤を服用した1例はいずれも奇形などのない健常児を出産した。

服用後の対応

- 本剤に関して催奇形性に関する疫学調査はない。なお,H₂ブロッカーを服用した妊婦に関して催奇形との関連は認められなかったとの疫学調査が報告されている。ラットとウサギで行われた動物試験では,奇形仔発生の増加は認められなかった。相談事例では,奇形発生の危険度が高い妊娠初期に本剤を服用した8例はいずれも奇形などのない健常児を出産している。

  情報量は少ないが,以上のことから判断して,妊娠初期に本剤を服用したことにより奇形発生の頻度や危険度が上昇したとは考えられないので,心配することはないことを説明する。
- 本剤の服用を理由に妊娠を中断するような,はやまった判断はしないように指導する。
- 今後は,妊娠していることを主治医に告げて相談するように指示する。

服用前の対応

1　医師への疑義照会

以下のことを説明し,患者が妊婦であっても処方通りに調剤してよいかを確認する。

- 本剤に関して催奇形性に関する疫学調査はなく情報量は限られている。なお,H₂ブロッカーを服用した妊婦に関して催奇形との関連は認められなかったとの疫学調査が報告されている。ラットとウサギで行われた動物試験では,奇形仔発生の増加は認められなかった。相談事例では,絶対過敏期に本剤を服用した7例,相対過敏期に本剤を服用した1例はいずれも奇形などのない健常児を出産している。

意見を求められたら

- 症状が軽度で,本剤の投与が不可欠というほどでもないなら,投与しないほうがよい。
- もし他剤に変更しても差し支えないなら,下記の治療薬を紹介する。
- どうしても本剤の投与が必要なら,本剤の服用により奇形児出産の危険性が必ずしも高くなるとは考えられないことを説明する。

他の治療薬

非吸収性で粘膜を被包し保護する消化性潰瘍治療薬にスクラルファートがある。また,水酸化アルミニウムゲルや水酸化マグネシウムなどを配合した非吸収性の制酸薬の頻回投与も考えられる。

2　患者への説明・指導

以下のことを説明，指導する。

投薬中止の場合
- 本剤の服用が妊娠に及ぼす影響と治療上の必要性，胎児への影響の可能性について処方医と相談の結果，投薬を中止してしばらく様子をみることになった。
- 腹痛や胃部のもたれなど病状について何か変化があった場合には，すぐに主治医に受診する。
- 妊娠中は，薬局で薬を買うとき，病院にかかるときには，必ず妊娠していることを告げるよう指導する。

処方変更の場合
- 処方医と相談の結果，妊娠中の母体と胎児の安全のため処方が変更になった。
- ◆ 本剤は医師が妊娠を確認したうえで処方した薬で，母体の健康のために有用で，胎児への悪影響が少ないと考えられる薬である。
- ◆ 消化性潰瘍の治療薬は継続して服用することが大切で，症状の有無で自己判断をして調節する薬ではない。医師の指示と異なった服用をした場合，その状況を医師に報告する。
- ◆ 自分の判断で服薬を中止すると，母体の健康を損ね，胎児にも悪影響を及ぼすことになりかねない。
- ◆ 薬について何か心配なことがあったら，いつでも医師・薬剤師に相談する。

処方変更のない場合
- 前述のことから判断して，本剤の服用により奇形発生の頻度や危険度が上昇するとは考えられない。
- 「処方変更の場合」の◆印について説明する。

文献
1) あすか製薬株式会社：アルタットカプセル，インタビューフォーム（第4版）
2) あすか製薬株式会社：アルタット注，インタビューフォーム（第2版）
3) Garbis H, et al：Pregnancy outcome after exposure to ranitidine and other H₂-blockers. A collaborative study of the European Netwok of Teratology Information Services. Reprod Toxicol, 19（4）：453-458, 2005
4) 大沢政巳：帝王切開時のアルタットカプセル75投与の有効性および胎児に対する安全性の検討．診療と新薬, 25（4）：85, 1988

VI-3. 消化性潰瘍用薬(その他)

アズレンスルホン酸ナトリウム・L-グルタミン
(*Azulene sulfonate sodium・L-glutamine*)

マーズレンS[顆]，マーズレン配合錠ES[錠]

薬剤危険度 1点　情報量 ＋

薬剤データ

1 添付文書

妊婦または妊娠している可能性のある婦人には，治療上の有益性が危険性を上回ると判断される場合にのみ投与する［妊娠中の投与に関する安全性は確立していない］。

2 動物(生殖発生毒性試験・変異原性試験など)

- アズレンスルホン酸ナトリウム・L-グルタミンの合剤としての生殖試験は行われていない。
- アズレンスルホン酸ナトリウム水和物をラット・ウサギの器官形成期に400mg/kg/日まで経口投与した試験では，母動物，胎仔への影響および新生仔の発育に対する影響を検討した結果，いずれの項目についても特記すべき異常所見を示さず，催奇形性作用は認められなかった[1]。
- L-グルタミンをラット・マウスの器官形成期に2,586.3mg/kg/日を経口投与した試験では，催奇形性作用は認められなかった[2]。

3 ヒト(疫学調査・症例報告など)

妊婦への使用に関して，胎児への催奇形性，胎児毒性との関連は認められなかったことを示す疫学調査は報告されていない。一方，ヒトにおける催奇形性，胎児毒性を示す症例報告も疫学調査もない。

4 相談事例

奇形発生の危険度が最も高い絶対過敏期に本剤を服用した125例中119例は奇形などのない健常児を出産した。6例に認められた異常は，左鼻涙管閉塞症，右耳形成不全，左眼斜視，あざ，ファロー四徴症，内反足であった。また，相対過敏期に本剤を服用した22例はいずれも奇形などのない健常児を出産した。

限られた情報ではあるが，本剤曝露群の児の出産結果は国内における自然奇形発生率を上回る変化とは考えられない。

服用後の対応

- 妊婦が服用した場合の安全性については，これを肯定する報告も否定する報告もない。本剤は，

1969 年に発売され国内で汎用されているが，催奇形性を疑わせる症例は報告されていない。マウス・ラットおよびウサギの生殖試験では催奇形作用は認められなかった。相談事例では，奇形発生の危険度が高い妊娠初期に本剤を服用した 147 例中 141 例は奇形などのない健常児を出産した。限られた情報ではあるが，本剤曝露群の児の出産結果は国内における自然奇形発生率を上回る変化とは考えられない。

以上のことから判断して，妊娠初期に本剤を服用したことにより奇形発生の頻度や危険度が上昇したとは考えられないので，心配することはないことを説明する。
- 本剤の服用を理由に妊娠を中断するような，はやまった判断はしないように指導する。
- 今後は，妊娠していることを主治医に告げて相談するように指示する。

服用前の対応

1 医師への疑義照会

以下のことを説明し，患者が妊婦であっても処方通りに調剤してよいかを確認する。
- 妊婦が服用した場合の安全性については，これを肯定する報告も否定する報告もない。本剤は，1969 年に発売され国内で汎用されているが，催奇形性を疑わせる症例は報告されていない。マウス・ラットおよびウサギの生殖試験では催奇形作用は認められなかった。相談事例では，絶対過敏期に服用した 125 例中 119 例，相対過敏期に服用した 22 例は，奇形などのない健常児を出産した。限られた情報ではあるが，本剤曝露群の児の出産結果は国内における自然奇形発生率を上回る変化とは考えられない。

意見を求められたら
- 症状が軽度で，本剤の投与が不可欠というほどでもないなら，投与しないほうがよい。
- もし他剤に変更しても差し支えないなら，下記の治療薬を紹介する。
- どうしても本剤の投与が必要なら，本剤の服用により奇形児出産の危険性が必ずしも高くなるとは考えられないことを説明する。

他の治療薬
非吸収性で粘膜を被包し保護する消化性潰瘍治療薬にスクラルファートがある。また，水酸化アルミニウムゲルや水酸化マグネシウムなどを配合した非吸収性の制酸薬の頻回投与も考えられる。

2 患者への説明・指導

以下のことを説明，指導する。

投薬中止の場合
- 処方医と相談の結果，妊娠中の母体と胎児の安全のため，投薬を中止してしばらく様子をみることになった。
- 腹痛や胃部のもたれなど病状について何か変化があった場合は，すぐに主治医に受診する。
- 妊娠中は，薬局で薬を買うとき，病院にかかるときには，必ず妊娠していることを告げるよう指導する。

処方変更の場合
- 処方医と相談の結果，妊娠中の母体と胎児の安全のため処方が変更になった。
- 本剤は医師が妊娠を確認したうえで処方した薬で，母体の健康のために有用で，胎児への悪影響が

少ないと考えられる薬である。
- ◆ 消化性潰瘍の治療薬は継続して服用することが大切で，症状の有無で自己判断をして調節する薬ではない。医師の指示と異なった服用をした場合，その状況を医師に報告する。
- ◆ 自分の判断で服薬を中止すると，母体の健康を損ね，胎児にも悪影響を及ぼすことになりかねない。
- ◆ 薬について何か心配なことがあったら，いつでも医師・薬剤師に相談する。

処方変更のない場合
- 前述のことから判断して，本剤の服用により奇形発生の頻度や危険度が上昇するとは考えられない。
- 「処方変更の場合」の◆印について説明する。

文献
1) 日本新薬株式会社：アズノール，インタビューフォーム（第2版）
2) 一木彦三：L-Glutamine の妊娠動物の胚・胎仔に及ぼす影響．先天異常，5（1）：29-33，1965

アルジオキサ (*Aldioxa*)

アランタSP 細, イサロン 顆 錠	薬剤危険度 1点	情報量 ＋

薬剤データ

1　添付文書

妊婦に関する使用上の注意の記載なし。

2　動物(生殖発生毒性試験・変異原性試験など)

ラット(第一世代)にイサロン 2.5，5，10％濃度を含む飼料を与えて飼育した。第二世代の仔ラットは生後 21 日目に離乳させ，同様にイサロンを含む飼料を与えた。さらに第三世代に対しても同様な検討を行った結果，対照群(飼料のみ投与)と比べて何ら異常所見は認められなかった[1]。

3　ヒト(疫学調査・症例報告など)

- 妊婦への使用に関して，胎児への催奇形性，胎児毒性との関連は認められなかったことを示す疫学調査は報告されていない。一方，ヒトにおける催奇形性，胎児毒性を示す症例報告も疫学調査もない。
- 貧血治療のためいずれかの時期に鉄剤を服用し，消化器症状防止のため本剤を併用内服した妊婦 31 例の報告があるが，出生児への有害作用については記載されていない[2]。

4　相談事例

奇形発生の危険度が最も高い絶対過敏期に本剤を服用した 80 例中 79 例は奇形などのない健常児を出産した。1 例に認められた異常は，左眼強度の斜視であった。また，相対過敏期に本剤を服用した 4 例はいずれも奇形などのない健常児を出産した。

限られた情報ではあるが，本剤曝露群の児の出産結果は国内における自然奇形発生率を上回る変化とは考えられない。

服用後の対応

- 妊婦が服用した場合の安全性については，これを肯定する報告も否定する報告もない。本剤は，1971 年に発売され国内で使用されているが，催奇形性を疑わせる症例は報告されていない。マウスおよびラットの生殖試験では催奇形作用は認められなかった。相談事例では，奇形発生の危険度が高い妊娠初期に本剤を服用した 84 例中 83 例が，奇形などのない健常児を出産した。本剤曝露群の児の出産結果は国内における自然奇形発生率を上回る変化とは考えられない。

  以上のことから判断して，妊娠初期に本剤を服用したことにより奇形発生の頻度や危険度が上昇したとは考えられないので，心配することはないことを説明する。
- 本剤の服用を理由に妊娠を中断するような，はやまった判断はしないように指導する。
- 今後は，妊娠していることを主治医に告げて相談するように指示する。

服用前の対応

1 医師への疑義照会

以下のことを説明し，患者が妊婦であっても処方通りに調剤してよいか確認する。

- 妊婦が服用した場合の安全性については，これを肯定する報告も否定する報告もない。本剤は，1971年に発売され国内で使用されているが，催奇形性を疑わせる症例は報告されていない。マウスおよびラットの生殖試験では催奇形作用は認められなかった。相談事例では，絶対過敏期に服用した80例中79例，相対過敏期に服用した4例は，奇形などのない健常児を出産した。限られた情報ではあるが，本剤曝露群の児の出産結果は国内における自然奇形発生率を上回る変化とは考えられない。

意見を求められたら

- 症状が軽度で，本剤の投与が不可欠というほどでもないなら，投与しないほうがよい。
- もし他剤に変更しても差し支えないなら，下記の治療薬を紹介する。
- どうしても本剤の投与が必要なら，本剤の服用により奇形児出産の危険性が必ずしも高くなるとは考えられないことを説明する。

他の治療薬

非吸収性で粘膜を被包し保護する消化性潰瘍治療薬にスクラルファートがある。また，水酸化アルミニウムゲルや水酸化マグネシウムなどを配合した非吸収性の制酸薬の頻回投与も考えられる。

2 患者への説明・指導

以下のことを説明，指導する。

投薬中止の場合

- 処方医と相談の結果，母体と胎児の安全のため，投薬を中止してしばらく様子をみることになった。
- 腹痛や胃部のもたれなど病状について何か変化があった場合は，すぐに主治医に受診する。
- 妊娠中は，薬局で薬を買うとき，病院にかかるときには，必ず妊娠していることを告げるよう指導する。

処方変更の場合

- 処方医と相談の結果，妊娠中の母体と胎児の安全のため処方が変更になった。
- ◆ 本剤は医師が妊娠を確認したうえで処方した薬で，母体の健康のために有用で，胎児への悪影響が少ないと考えられる薬である。
- ◆ 消化性潰瘍の治療薬は継続して服用することが大切で，症状の有無で自己判断をして調節する薬ではない。医師の指示と異なった服用をした場合，その状況を医師に報告する。
- ◆ 自分の判断で服薬を中止すると，母体の健康を損ね，胎児にも悪影響を及ぼすことになりかねない。
- ◆ 薬について何か心配なことがあったら，いつでも医師・薬剤師に相談する。

処方変更のない場合

- 前述のことから判断して，本剤の服用により奇形発生の頻度や危険度が上昇するとは考えられない。
- 「処方変更の場合」の◆印について説明する。

文献

1) あすか製薬株式会社：イサロン，インタビューフォーム(第11版)
2) 堂地勉，他：妊婦貧血に対する徐放性鉄剤とアルジオキサ製剤(イサロン®)併用療法．基礎と臨床，22(9)：2855-2859，1988

エカベトナトリウム水和物 （*Ecabet sodium hydrate*）

ガストローム 顆

薬剤危険度　1点

情報量　±

薬剤データ

1　添付文書

妊婦または妊娠している可能性のある婦人には治療上の有益性が危険性を上回ると判断される場合にのみ投与する［妊娠中の投与に関する安全性は確立していない］。

2　動物（生殖発生毒性試験・変異原性試験など）

- ラットの妊娠前および妊娠初期に3,000mg/kg/日まで経口投与した試験では，生殖能や催奇形性，発育への影響は認められなかった[1]。
- ラットおよびウサギの器官形成期にそれぞれ3,000mg/kg/日，600mg/kg/日まで経口投与した試験では，発育抑制作用や催奇形作用は認められなかった[1]。
- ラットの周産期および授乳期に3,000mg/kg/日まで経口投与した試験では，分娩および哺育，発育への影響は認められなかった[1]。

3　ヒト（疫学調査・症例報告など）

- 妊婦への使用に関して，胎児への催奇形性，胎児毒性との関連は認められなかったことを示す疫学調査は報告されていない。一方，ヒトにおける催奇形性，胎児毒性を示す症例報告も疫学調査もない。
- 習慣・反復流産に対して低用量アスピリン療法を行っていた妊婦6例に，アスピリンの胃粘膜障害に対して本剤を3g/日，妊娠5〜27週から30〜120日間継続投与した。出産後7カ月の経過報告では異常が認められた新生児はいないとの報告がある[2]。
- 妊娠による子宮の圧迫に起因した胃食道逆流症の治療に，妊娠31週から本剤2〜3g/日を継続服用していた妊婦2例の報告で，3例の新生児（2例は双子）に異常はみられなかった[3]。

参考　本剤の吸収率は低く，ヒトにおいて約3%と推定されている[1]。

4　相談事例

奇形発生の危険度が最も高い絶対過敏期に本剤を服用した22例，相対過敏期に本剤を服用した3例はいずれも奇形などのない健常児を出産した。

服用後の対応

- 妊婦が服用した場合の安全性については，これを肯定する報告も否定する報告もない。本剤は，1993年から発売され国内で使用されているが，催奇形性を疑わせる症例は報告されていない。ラットおよびウサギの生殖試験では催奇形作用は認められなかった。相談事例では，奇形発生の危険度が

高い妊娠初期に本剤を服用した 25 例はいずれも奇形などのない健常児を出産した。
　以上のことから判断して，妊娠初期に本剤を服用したことにより奇形発生の頻度や危険度が上昇したとは考えられないので，心配することはないことを説明する。
- 本剤の服用を理由に妊娠を中断するような，はやまった判断はしないように指導する。
- 今後は，妊娠していることを主治医に告げて相談するように指示する。

服用前の対応

1 医師への疑義照会

以下のことを説明し，患者が妊婦であっても処方通りに調剤してよいかを確認する。
- 妊婦が服用した場合の安全性については，これを肯定する報告も否定する報告もない。本剤は，1993 年から発売され国内で使用されているが，催奇形性を疑わせる症例は報告されていない。ラットおよびウサギの生殖試験では催奇形作用は認められなかった。相談事例では，絶対過敏期に服用した 22 例，相対過敏期に服用した 3 例はいずれも奇形などのない健常児を出産した。

意見を求められたら
- 症状が軽度で，本剤の投与が不可欠というほどでもないなら，投与しないほうがよい。
- 本剤の吸収率は低く，ヒトにおいて約 3% と推定されている。
- もし他剤に変更しても差し支えないなら，下記の治療薬を紹介する。
- どうしても本剤の投与が必要なら，本剤の服用により奇形児出産の危険性が必ずしも高くなるとは考えられないことを説明する。

他の治療薬
　非吸収性で粘膜を被包し保護する消化性潰瘍治療薬にスクラルファートがある。また，水酸化アルミニウムゲルや水酸化マグネシウムなどを配合した非吸収性の制酸薬の頻回投与も考えられる。

2 患者への説明・指導

以下のことを説明，指導する。

投薬中止の場合
- 処方医と相談の結果，妊娠中の母体と胎児の安全のため，投薬を中止してしばらく様子をみることになった。
- 腹痛や胃部のもたれなど病状について何か変化があった場合は，すぐに主治医に受診する。
- 妊娠中は，薬局で薬を買うとき，病院にかかるときには，必ず妊娠していることを告げるよう指導する。

処方変更の場合
- 処方医と相談の結果，妊娠中の母体と胎児の安全のため処方が変更になった。
- 本剤は医師が妊娠を確認したうえで処方した薬で，母体の健康のために有用で，胎児への悪影響が少ないと考えられる薬である。
- 消化性潰瘍の治療薬は継続して服用することが大切で，症状の有無で自己判断をして調節する薬ではない。医師の指示と異なった服用をした場合，その状況を医師に報告する。
- 自分の判断で服薬を中止すると，母体の健康を損ね，胎児にも悪影響を及ぼすことになりかねない。
- 薬について何か心配なことがあったら，いつでも医師・薬剤師に相談する。

処方変更のない場合

- 前述のことから判断して，本剤の服用により奇形発生の頻度や危険度が上昇するとは考えられない。
- 「処方変更の場合」の◆印について説明する。

文献

1) 田辺三菱製薬株式会社：ガストローム，インタビューフォーム（第6版）
2) 豊福彩，他：低用量アスピリン療法の胃粘膜障害予防におけるエカベトナトリウムの使用経験．産婦人科治療，84（1）：121-123，2002
3) 種部恭子，他：妊娠子宮による圧迫に起因した胃食道逆流症に対するエカベトナトリウムの使用経験．新薬と臨床，50（10）：1067-1070，2001

消化性潰瘍用薬（その他）

ゲファルナート （*Gefarnate*）

ゲファニール 細 カ

薬剤危険度　1点

情報量　±

薬剤データ

1　添付文書

妊婦または妊娠している可能性のある婦人には投与しないことが望ましい［妊娠中の投与に関する安全性は確立していない］。

2　動物（生殖発生毒性試験・変異原性試験など）

マウスおよびラットに1日40〜1,000mg/kg妊娠後連続6日間経口投与した試験では，胎仔に対して薬剤によると考えられる異常所見は認められなかった[1]。

3　ヒト（疫学調査・症例報告など）

妊婦への使用に関して，胎児への催奇形性，胎児毒性との関連は認められなかったことを示す疫学調査は報告されていない。一方，ヒトにおける催奇形性，胎児毒性を示す症例報告も疫学調査もない。

4　相談事例

奇形発生の危険度が最も高い絶対過敏期に本剤を服用した8例，相対過敏期に本剤を服用した2例はいずれも奇形などのない健常児を出産した。

服用後の対応

- 妊婦が服用した場合の安全性については，これを肯定する報告も否定する報告もない。本剤は，1970年から発売され国内で使用されているが，催奇形性を疑わせる症例は報告されていない。ラットおよびマウスの生殖試験では催奇形作用は認められなかった。相談事例では，奇形発生の危険度が高い妊娠初期に本剤を服用した10例はいずれも奇形などのない健常児を出産した。
情報量は少ないが，以上のことから判断して，妊娠初期に本剤を服用したことにより奇形発生の頻度や危険度が上昇したとは考えられないので，心配することはないことを説明する。
- 本剤の服用を理由に妊娠を中断するような，はやまった判断はしないように指導する。
- 今後は，妊娠していることを主治医に告げて相談するように指示する。

服用前の対応

1　医師への疑義照会

以下のことを説明し，患者が妊婦であっても処方通りに調剤してよいかを確認する。

- 添付文書には「妊婦または妊娠している可能性のある婦人には投与しないことが望ましい」と記載

されている。
- 妊婦が服用した場合の安全性については，これを肯定する報告も否定する報告もなく，妊婦への投薬の可否を考慮するための情報量は少ない。本剤は，1970年から発売され国内で使用されているが，催奇形性を疑わせる症例は報告されていない。ラットおよびマウスの生殖試験では催奇形作用は認められなかった。相談事例では，絶対過敏期に服用した8例，相対過敏期に服用した2例は，いずれも奇形などのない健常児を出産した。

意見を求められたら
- 症状が軽度で，本剤の投与が不可欠というほどでもないなら，投与しないほうがよい。
- もし他剤に変更しても差し支えないなら，下記の治療薬を紹介する。
- どうしても本剤の投与が必要なら，本剤の服用により奇形児出産の危険性が必ずしも高くなるとは考えられないことを説明する。

他の治療薬
非吸収性で粘膜を被包し保護する消化性潰瘍治療薬にスクラルファートがある。また，水酸化アルミニウムゲルや水酸化マグネシウムなどを配合した非吸収性の制酸薬の頻回投与も考えられる。

2 患者への説明・指導
以下のことを説明，指導する。

投薬中止の場合
- 処方医と相談の結果，妊娠中の母体と胎児の安全のため，投薬を中止してしばらく様子をみることになった。
- 腹痛や胃部のもたれなど病状について何か変化があった場合は，すぐに主治医に受診する。
- 妊娠中は，薬局で薬を買うとき，病院にかかるときには，必ず妊娠していることを告げるよう指導する。

処方変更の場合
- 処方医と相談の結果，妊娠中の母体と胎児の安全のため処方が変更になった。
- ◆ 本剤は医師が妊娠を確認したうえで処方した薬で，母体の健康のために有用で，胎児への悪影響が少ないと考えられる薬である。
- ◆ 消化性潰瘍の治療薬は継続して服用することが大切で，症状の有無で自己判断をして調節する薬ではない。医師の指示と異なった服用をした場合，その状況を医師に報告する。
- ◆ 自分の判断で服薬を中止すると，母体の健康を損ね，胎児にも悪影響を及ぼすことになりかねない。
- ◆ 薬について何か心配なことがあったら，いつでも医師・薬剤師に相談する。

処方変更のない場合
- 前述のことから判断して，本剤の服用により奇形発生の頻度や危険度が上昇するとは考えられない。
- 「処方変更の場合」の◆印について説明する。

文献
1) 大日本住友製薬株式会社：ゲファニール，インタビューフォーム(第2版)

消化性潰瘍用薬(その他)

スクラルファート水和物 （*Sucralfate hydrate*）

アルサルミン 細 錠 内用液

薬剤危険度 1点

情報量 ＋＋

薬剤データ

1 添付文書

妊婦に関する使用上の注意の記載なし。

2 動物（生殖発生毒性試験・変異原性試験など）

- マウスの器官形成期に1，3，4g/kg/日を経口投与した試験では，生殖能や催奇形性，発育への影響は認められなかった。
- ラットの器官形成期に0.06，1，2，3g/kg/日を経口投与した試験では，生殖能や催奇形性，発育への影響は認められなかった。
- マウス，ラット，ウサギの妊娠動物にヒトの臨床量の50倍を投与しても催奇形性は認められなかった[1]。

3 ヒト（疫学調査・症例報告など）

- 妊婦への使用に関して，胎児への催奇形性，胎児毒性との関連は認められなかったことを示す疫学調査は報告されていない。一方，ヒトにおける催奇形性，胎児毒性を示す症例報告も疫学調査もない。
- ミシガンメディケイド受給者のデータベースを用いた疫学調査において，妊娠第1三半期に本剤を服用した妊婦の児183例のうち5例(2.7％)にメジャーな奇形がみられた。一般集団の予測値は，8例と推定されている[2]。

参考 本剤の吸収率は低く，ヒトにおいて2.2％であったとの報告がある[3]。

4 相談事例

奇形発生の危険度が最も高い絶対過敏期に本剤を服用した57例中56例は健常児を出産した。1例に認められた異常は，左足内反足であった。また，相対過敏期に本剤を服用した9例はいずれも健常児を出産した。

限られた情報ではあるが，本剤曝露群の児の出産結果は国内における自然奇形発生率を上回る変化とは考えられない。

服用後の対応

- 妊婦が服用した場合の安全性については，これを肯定する報告も否定する報告もない。本剤は，1968年に発売され国内で汎用されているが，催奇形性を疑わせる症例は報告されていない。海外の医療保険データベースを用いた疫学調査で妊娠初期に本剤を服用した妊婦の児183例に奇形発生の増

加はみられなかったことが報告されている。マウス・ラットおよびウサギの生殖試験では催奇形作用は認められなかった。相談事例では，奇形発生の危険度が高い妊娠初期に本剤を服用した 66 例中 65 例が，奇形などのない健常児を出産した。限られた情報ではあるが，本剤曝露群の児の出産結果は国内における自然奇形発生率を上回る変化とは考えられない。

以上のことから判断して，妊娠初期に本剤を服用したことにより奇形発生の頻度や危険度が上昇したとは考えられないので，心配することはないことを説明する。
- 本剤の服用を理由に妊娠を中断するような，はやまった判断はしないように指導する。
- 今後は，妊娠していることを主治医に告げて相談するように指示する。

服用前の対応

1　医師への疑義照会

以下のことを説明し，患者が妊婦であっても処方通りに調剤してよいか確認する。
- 妊婦が服用した場合の安全性については，これを肯定する報告も否定する報告もない。本剤は，1968 年に発売され国内で汎用されているが，催奇形性を疑わせる症例は報告されていない。マウス・ラットおよびウサギの生殖試験では催奇形作用は認められなかった。相談事例では，絶対過敏期に本剤を服用した 57 例中 56 例，相対過敏期に服用した 9 例は，奇形などのない健常児を出産した。限られた情報ではあるが，本剤曝露群の児の出産結果は国内における自然奇形発生率を上回る変化とは考えられない。

意見を求められたら
- 症状が軽度で，本剤の投与が不可欠というほどでもないなら，投与しないほうがよい。
- どうしても本剤の投与が必要なら，本剤の服用により奇形児出産の危険性が必ずしも高くなるとは考えられないことを説明する。

2　患者への説明・指導

以下のことを説明，指導する。

投薬中止の場合
- 処方医と相談の結果，妊娠中の母体と胎児の安全のため，投薬を中止してしばらく様子をみることになった。
- 腹痛や胃部のもたれなど病状について何か変化があった場合は，すぐに主治医に受診する。
- 妊娠中は，薬局で薬を買うとき，病院にかかるときには，必ず妊娠していることを告げるよう指導する。

処方変更のない場合
- 前述のことから判断して，本剤の服用により奇形発生の頻度や危険度が明らかに上昇するとは考えられない。
- 本剤は医師が妊娠を確認したうえで処方した薬で，母体の健康のために有用で，胎児への悪影響が少ないと考えられる薬である。
- 消化性潰瘍の治療薬は継続して服用することが大切で，症状の有無で自己判断をして調節する薬ではない。医師の指示と異なった服用をした場合，その状況を医師に報告する。
- 自分の判断で服薬を中止すると，母体の健康を損ね，胎児にも悪影響を及ぼすことになりかねない。

- 薬について何か不安なことがあったら，いつでも医師・薬剤師に相談する。

文献

1) Hoechst Marion Roussel：Carafate，Product information
2) Briggs GG, et al：Drugs in Pregnancy and Lactation；A Reference Guide to Fetal and Neonatal Risk, Lippincott Williams & Wilkins, pp1711-1713, 2008
3) Giesing D, et al：Absorption of sucralfate in man (abstract). Gastroenterology, 82：1066, 1982

セトラキサート塩酸塩 （Cetraxate hydrochloride）

ノイエル 細 カ

薬剤危険度　1点

情報量　±〜＋

薬剤データ

1　添付文書

妊婦または妊娠している可能性のある婦人には治療上の有益性が危険性を上回ると判断される場合にのみ投与する［妊娠中の投与に関する安全性は確立していない］。

2　動物（生殖発生毒性試験・変異原性試験など）

- ラットの妊娠前および妊娠初期に本薬を経口投与した試験では，1,200mg/kgで雄雌ラットに体重増加抑制が認められたが，生殖能への影響は認められなかった[1]。
- ラットの器官形成期に本薬を経口投与した試験では，1,600mg/kgで母体重の増加抑制と胎仔の発育抑制が認められたが，致死作用，催奇形作用，哺育時の生後発育抑制作用は認められなかった[1]。
- ウサギの器官形成期に本薬を経口投与した試験では，800mg/kgで母動物の死亡，体重増加抑制が認められたが，胎仔の致死作用，催奇形作用，発育抑制作用は認められなかった[1]。
- ラットの周産期・授乳期に本薬を経口投与した試験では，1,200mg/kgで母動物の体重増加抑制が認められたが，分娩および哺育への影響に異常は認められなかった[1]。

3　ヒト（疫学調査・症例報告など）

妊婦への使用に関して，胎児への催奇形性，胎児毒性との関連は認められなかったことを示す疫学調査は報告されていない。一方，ヒトにおける催奇形性，胎児毒性を示す症例報告も疫学調査もない。

4　相談事例

奇形発生の危険度が最も高い絶対過敏期に本剤を服用した53例中51例は健常児を出産した。2例に認められた異常は，肛門狭窄，仙骨部陥凹であった。また，相対過敏期に本剤を服用した5例はいずれも健常児を出産した。

限られた情報ではあるが，本剤曝露群の児の出産結果は国内における自然奇形発生率を上回る変化とは考えられない。

服用後の対応

- 妊婦が服用した場合の安全性については，これを肯定する報告も否定する報告もない。本剤は，1979年に発売され国内で汎用されているが，催奇形性を疑わせる症例は報告されていない。ラットおよびウサギの生殖試験では催奇形作用は認められなかった。相談事例では，奇形発生の危険度が高い妊娠初期に本剤を服用した58例中56例は奇形などのない健常児を出産した。限られた情報ではあるが，本剤曝露群の児の出産結果は国内における自然奇形発生率を上回る変化とは考えられない。

- 以上のことから判断して，妊娠初期に本剤を服用したことにより奇形発生の頻度や危険度が上昇したとは考えられないので，心配することはないことを説明する．
- 本剤の服用を理由に妊娠を中断するような，はやまった判断はしないように指導する．
- 今後は，妊娠していることを主治医に告げて相談するように指示する．

服用前の対応

1 医師への疑義照会

以下のことを説明し，患者が妊婦であっても処方通りに調剤してよいかを確認する．
- 妊婦が服用した場合の安全性については，これを肯定する報告も否定する報告もない．本剤は，1979年に発売され国内で汎用されているが，催奇形性を疑わせる症例は報告されていない．ラットおよびウサギの生殖試験では催奇形作用は認められなかった．相談事例では，絶対過敏期に服用した53例中51例，相対過敏期に服用した5例は奇形などのない健常児を出産した．限られた情報ではあるが，本剤曝露群の児の出産結果は国内における自然奇形発生率を上回る変化とは考えられない．

意見を求められたら
- 症状が軽度で，本剤の投与が不可欠というほどでもないなら，投与しないほうがよい．
- もし他剤に変更しても差し支えないなら，下記の治療薬を紹介する．
- どうしても本剤の投与が必要なら，本剤の服用により奇形児出産の危険性が必ずしも高くなるとは考えられないことを説明する．

他の治療薬
非吸収性で粘膜を被包し保護する消化性潰瘍治療薬にスクラルファートがある．また，水酸化アルミニウムゲルや水酸化マグネシウムなどを配合した非吸収性の制酸薬の頻回投与も考えられる．

2 患者への説明・指導

以下のことを説明，指導する．

投薬中止の場合
- 処方医と相談の結果，妊娠中の母体と胎児の安全のため，投薬を中止してしばらく様子をみることになった．
- 腹痛や胃部のもたれなど病状について何か変化があった場合は，すぐに主治医に受診する．
- 妊娠中は，薬局で薬を買うとき，病院にかかるときには，必ず妊娠していることを告げるよう指導する．

処方変更の場合
- 処方医と相談の結果，妊娠中の母体と胎児の安全のため処方が変更になった．
- ◆ 本剤は医師が妊娠を確認したうえで処方した薬で，母体の健康のために有用で，胎児への悪影響が少ないと考えられる薬である．
- ◆ 消化性潰瘍の治療薬は継続して服用することが大切で，症状の有無で自己判断をして調節する薬ではない．医師の指示と異なった服用をした場合，その状況を医師に報告する．
- ◆ 自分の判断で服薬を中止すると，母体の健康を損ね，胎児にも悪影響を及ぼすことになりかねない．
- ◆ 薬について何か心配なことがあったら，いつでも医師・薬剤師に相談する．

処方変更のない場合
- 前述のことから判断して，本剤の服用により奇形発生の頻度や危険度が上昇するとは考えられない。
- 「処方変更の場合」の◆印について説明する。

文献
1) 第一三共株式会社：ノイエル，インタビューフォーム（第6版）

消化性潰瘍用薬(その他)

ソファルコン （*Sofalcone*）

ソロン 細 錠 力

薬剤危険度 1点

情報量 ±〜＋

薬剤データ

1 添付文書

妊婦または妊娠している可能性のある婦人には治療上の有益性が危険性を上回ると判断される場合にのみ投与する［妊娠中の投与に関する安全性は確立していない］。

2 動物（生殖発生毒性試験・変異原性試験など）

- ラットの妊娠前および妊娠初期に1,000mg/kg/日まで経口投与した試験では，妊娠の維持，発育への影響は認められなかった[1]。
- ラットの器官形成期に1,000mg/kg/日，ウサギの器官形成期に400mg/kg/日まで経口投与した試験では，胎仔に催奇形作用は認められなかった[2,3]。
- ラットの周産期および授乳期に1,000mg/kg/日まで経口投与した試験では，生殖能力への影響は認められなかった[3]。

3 ヒト（疫学調査・症例報告など）

妊婦への使用に関して，胎児への催奇形性，胎児毒性との関連は認められなかったことを示す疫学調査は報告されていない。一方，ヒトにおける催奇形性，胎児毒性を示す症例報告も疫学調査もない。

4 相談事例

奇形発生の危険度が最も高い絶対過敏期に本剤を服用した33例中31例は奇形などのない健常児を出産した。2例に認められた異常は，重複腟，卵円孔開存であった。前者は17薬剤を併用しており，後者は9薬剤を併用していた。

また，相対過敏期に本剤を服用した3例はいずれも奇形などのない健常児を出産した。

本剤を服用した妊婦の児にみられた異常に共通性はなく，限られた情報ではあるが，本剤曝露群の児の出産結果は国内における自然奇形発生率を上回る変化とは考えられない。

服用後の対応

- 妊婦が服用した場合の安全性については，これを肯定する報告も否定する報告もない。本剤は，1984年に発売され国内で使用されているが，催奇形性を疑わせる症例は報告されていない。ラットおよびウサギの生殖試験では催奇形作用は認められなかった。相談事例では，奇形発生の危険度が高い妊娠初期に本剤を服用した36例中34例は奇形などのない健常児を出産した。本剤を服用した妊婦の児にみられた異常に共通性はなく，限られた情報ではあるが，本剤曝露群の児の出産結果は国内における自然奇形発生率を上回る変化とは考えられない。

以上のことから判断して，妊娠初期に本剤を服用したことにより奇形発生の頻度や危険度が上昇したとは考えられないので，心配することはないことを説明する。
- 本剤の服用を理由に妊娠を中断するような，はやまった判断はしないように指導する。
- 今後は，妊娠していることを主治医に告げて相談するように指示する。

服用前の対応

1 医師への疑義照会

以下のことを説明し，患者が妊婦であっても処方通りに調剤してよいかを確認する。
- 妊婦が服用した場合の安全性については，これを肯定する報告も否定する報告もない。本剤は，1984年に発売され国内で汎用されているが，催奇形性を疑わせる症例は報告されていない。ラットおよびウサギの生殖試験では催奇形作用は認められなかった。相談事例では，絶対過敏期に服用した33例中31例，相対過敏期に服用した3例は，奇形などのない健常児を出産した。本剤を服用した妊婦の児にみられた異常に共通性はなく，限られた情報ではあるが，本剤曝露群の児の出産結果は国内における自然奇形発生率を上回る変化とは考えられない。

意見を求められたら
- 症状が軽度で，本剤の投与が不可欠というほどでもないなら，投与しないほうがよい。
- もし他剤に変更しても差し支えないなら，下記の治療薬を紹介する。
- どうしても本剤の投与が必要なら，本剤の服用により奇形児出産の危険性が必ずしも高くなるとは考えられないことを説明する。

他の治療薬
　非吸収性で粘膜を被包し保護する消化性潰瘍治療薬にスクラルファートがある。また，水酸化アルミニウムゲルや水酸化マグネシウムなどを配合した非吸収性の制酸薬の頻回投与も考えられる。

2 患者への説明・指導

以下のことを説明，指導する。

投薬中止の場合
- 処方医と相談の結果，妊娠中の母体と胎児の安全のため，投薬を中止してしばらく様子をみることになった。
- 腹痛や胃部のもたれなど病状について何か変化があった場合は，すぐに主治医に受診する。
- 妊娠中は，薬局で薬を買うとき，病院にかかるときには，必ず妊娠していることを告げるよう指導する。

処方変更の場合
- 処方医と相談の結果，妊娠中の母体と胎児の安全のため処方が変更になった。
- 本剤は医師が妊娠を確認したうえで処方した薬で，母体の健康のために有用で，胎児への悪影響が少ないと考えられる薬である。
- 消化性潰瘍の治療薬は継続して服用することが大切で，症状の有無で自己判断をして調節する薬ではない。医師の指示と異なった服用をした場合，その状況を医師に報告する。
- 自分の判断で服薬を中止すると，母体の健康を損ね，胎児にも悪影響を及ぼすことになりかねない。
- 薬について何か心配なことがあったら，いつでも医師・薬剤師に相談する。

処方変更のない場合

- 前述のことから判断して，本剤の服用により奇形発生の頻度や危険度が上昇するとは考えられない。
- 「処方変更の場合」の◆印について説明する。

文献

1) 山田隆，他：2′-Carboxymethoxy-4,4′-bis（3-methyl-2-butenyloxy）-chalcone（SU-88）の生殖試験（第1報）；ラットにおける妊娠前および妊娠初期投与試験．応用薬理，19（4）：515，1980
2) 山田隆，他：2′-Carboxymethoxy-4,4′-bis（3-methyl-2-butenyloxy）-chalcone（SU-88）の生殖試験（第2報）；ラットにおける器官形成期投与試験．応用薬理，19（4）：525，1980
3) 大正製薬株式会社：ソロン，インタビューフォーム（第12版）

テプレノン （Teprenone）

セルベックス 細 力　　　薬剤危険度 1点　　　情報量 ++

薬剤データ

1　添付文書

妊婦または妊娠している可能性のある婦人には，治療上の有益性が危険性を上回ると判断される場合にのみ投与する［妊娠中の投与に関する安全性は確立していない］。

2　動物（生殖発生毒性試験・変異原性試験など）

- ラットの妊娠前および妊娠初期に 4,000mg/kg/日まで経口投与した試験では，生殖能ならびに胎仔発生への影響は認められなかった[1]。
- ラットの器官形成期に 4,000mg/kg/日まで経口投与した試験では，500mg/kg 以上で副腎の組織変化が認められたが，催奇形性，発育抑制作用は認められなかった[2]。
- ウサギの器官形成期に 2,000mg/kg/日まで経口投与した試験では，催奇形性作用は認められなかった[3]。
- ラットの周産期・授乳期に 4,000mg/kg/日まで経口投与した試験では，500mg/kg 以上で新生仔に発育遅延が認められたが，分娩および哺育への影響は認められなかった[1]。

3　ヒト（疫学調査・症例報告など）

- 妊婦への使用に関して，胎児への催奇形性，胎児毒性との関連は認められなかったことを示す疫学調査は報告されていない。一方，ヒトにおける催奇形性，胎児毒性を示す症例報告も疫学調査もない。
- 鉄欠乏貧血のため鉄剤を服用した妊婦が，消化管障害防止のため本剤を併用内服した。服用量は1日あたり 150mg と報告されている。妊娠週数は9週までが1例，19週までが4例，29週までが20例，39週までが16例であった。本剤を服用した41例の妊婦では，新生児に本剤の影響と考えられる異常は認められなかった[4]。

4　相談事例

奇形発生の危険度が最も高い絶対過敏期に本剤を服用した286例中278例は奇形などのない健常児を出産した。8例(2.8%)に認められた異常は，胎児仮死・両大血管右室起始症，右手多指症，肛門狭窄，心室中隔欠損，総肺静脈還流異常症，心室中隔欠損4型・WPW症候群，左鼻涙管閉塞症，白皮症の疑いが各1例であった。また，相対過敏期に本剤を服用した41例中40例は奇形などのない健常児を出産した。1例(2.4%)に水頭症が認められた。

本剤曝露群の児の出産結果は国内における自然奇形発生率を上回る変化とは考えられない。

消化性潰瘍用薬（その他）

服用後の対応

- 妊婦が服用した場合の安全性については，これを肯定する報告も否定する報告もない．本剤は，1984年に発売され国内で汎用されているが，催奇形性を疑わせる症例は報告されていない．ラットおよびウサギの生殖試験では催奇形作用は認められなかった．相談事例では，奇形発生の危険度が高い妊娠初期に本剤を服用した327例中318例は，奇形などのない健常児を出産した．本剤曝露群の児の出産結果は国内における自然奇形発生率を上回る変化とは考えられない．
　以上のことから判断して，妊娠初期に本剤を服用したことにより奇形発生の頻度や危険度が上昇したとは考えられないので，心配することはないことを説明する．
- 本剤の服用を理由に妊娠を中断するような，はやまった判断はしないように指導する．
- 今後は，妊娠していることを主治医に告げて相談するように指示する．

服用前の対応

1 医師への疑義照会
以下のことを説明し，患者が妊婦であっても処方通りに調剤してよいかを確認する．

- 妊婦が本剤を服用した場合の安全性については，これを肯定する報告も否定する報告もない．本剤は，1984年に発売され国内で汎用されているが，催奇形性を疑わせる症例は報告されていない．ラットおよびウサギの生殖試験では催奇形作用は認められなかった．相談事例では，絶対過敏期に服用した286例中278例，相対過敏期に服用した41例中40例は，奇形などのない健常児を出産した．限られた情報ではあるが，本剤曝露群の児の出産結果は国内における自然奇形発生率を上回る変化とは考えられない．

意見を求められたら
- 症状が軽度で，本剤の投与が不可欠というほどでもないなら，投与しないほうがよい．
- もし他剤に変更しても差し支えないなら，下記の治療薬を紹介する．
- どうしても本剤の投与が必要なら，本剤の服用により奇形児出産の危険性が必ずしも高くなるとは考えられないことを説明する．

他の治療薬
　非吸収性で粘膜を被包し保護する消化性潰瘍治療薬にスクラルファートがある．また，水酸化アルミニウムゲルや水酸化マグネシウムなどを配合した非吸収性の制酸薬の頻回投与も考えられる．

2 患者への説明・指導
以下のことを説明，指導する．

投薬中止の場合
- 処方医と相談の結果，妊娠中の母体と胎児の安全のため，投薬を中止してしばらく様子をみることになった．
- 腹痛や胃部のもたれなど病状について何か変化があった場合は，すぐに主治医に受診する．
- 妊娠中は，薬局で薬を買うとき，病院にかかるときには，必ず妊娠していることを告げるよう指導する．

処方変更の場合

- 処方医と相談の結果，妊娠中の母体と胎児の安全のため処方が変更になった。
- 本剤は医師が妊娠を確認したうえで処方した薬で，母体の健康のために有用で，胎児への悪影響が少ないと考えられる薬である。
- 消化性潰瘍の治療薬は継続して服用することが大切で，症状の有無で自己判断をして調節する薬ではない。医師の指示と異なった服用をした場合，その状況を医師に報告する。
- 自分の判断で服薬を中止すると，母体の健康を損ね，胎児にも悪影響を及ぼすことになりかねない。
- 薬について何か心配なことがあったら，いつでも医師・薬剤師に相談する。

処方変更のない場合

- 前述のことから判断して，本剤の服用により奇形発生の頻度や危険度が上昇するとは考えられない。
- 「処方変更の場合」の◆印について説明する。

文献

1) エーザイ株式会社：セルベックス，インタビューフォーム(第6版)
2) 岡田文弘，他：Tetraprenylacetone (TPA) のラットにおける器官形成期投与試験. PROGRESS IN MEDICINE, 3 (suppl)：1103-1130, 1983
3) 松原孝雄，他：Tetraprenylacetone (TPA) のウサギにおける器官形成期投与試験. PROGRESS IN MEDICINE, 3 (suppl)：1131-1138, 1983
4) 沖利通，他：鉄欠乏性貧血の経口鉄剤治療における胃粘膜防御系薬剤(セルベックス®)併用効果. 産婦人科治療, 72 (6)：995-1000, 1996

消化性潰瘍用薬(その他)

トロキシピド （Troxipide）

アプレース 細 錠

薬剤危険度 1点
情報量 ±

薬剤データ

1 添付文書

妊婦または妊娠している可能性のある婦人には，治療上の有益性が危険性を上回ると判断される場合にのみ投与する［妊娠中の投与に関する安全性は確立していない］。

2 動物（生殖発生毒性試験・変異原性試験など）

- ラットの妊娠前および妊娠初期に300mg/kg/日まで経口投与した試験では，催奇形作用や発育分化への影響は認められなかった[1]。
- マウスおよびラットの器官形成期に800mg/kg/日，ウサギの器官形成期に200mg/kg/日まで経口投与した試験では，胎仔に催奇形作用や発育分化への影響は認められなかった[2-4]。
- ラットの周産期および授乳期に1,000mg/kg/日まで経口投与した試験では，哺育および生殖能力への影響は認められなかった[5]。

3 ヒト（疫学調査・症例報告など）

妊婦への使用に関して，胎児への催奇形性，胎児毒性との関連は認められなかったことを示す疫学調査は報告されていない。一方，ヒトにおける催奇形性，胎児毒性を示す症例報告も疫学調査もない。

4 相談事例

奇形発生の危険度が最も高い絶対過敏期に本剤を服用した23例，相対過敏期に本剤を服用した6例はいずれも奇形などのない健常児を出産した。

服用後の対応

- 妊婦が服用した場合の安全性については，これを肯定する報告も否定する報告もない。本剤は，1986年に発売され国内で汎用されているが，催奇形性を疑わせる症例は報告されていない。マウス，ラットおよびウサギの生殖試験では催奇形作用は認められなかった。相談事例では，奇形発生の危険度が高い妊娠初期に本剤を服用した29例はいずれも奇形などのない健常児を出産した。
  情報は限られているが，以上のことから判断して，妊娠初期に本剤を服用したことにより奇形発生の頻度や危険度が上昇したとは考えられないので，心配することはないことを説明する。
- 本剤の服用を理由に妊娠を中断するような，はやまった判断はしないように指導する。
- 今後は，妊娠していることを主治医に告げて相談するように指示する。

服用前の対応

1 医師への疑義照会

以下のことを説明し，患者が妊婦であっても処方通りに調剤してよいかを確認する。

- 妊婦が服用した場合の安全性については，これを肯定する報告も否定する報告もない。本剤は，1986年に発売され国内で汎用されているが，催奇形性を疑わせる症例は報告されていない。マウス，ラットおよびウサギの生殖試験では催奇形作用は認められなかった。相談事例では，絶対過敏期に服用した23例，相対過敏期に服用した6例はいずれも奇形などのない健常児を出産した。

意見を求められたら

- 症状が軽度で，本剤の投与が不可欠というほどでもないなら，投与しないほうがよい。
- もし他剤に変更しても差し支えないなら，下記の治療薬を紹介する。
- どうしても本剤の投与が必要なら，本剤の服用により奇形児出産の危険性が必ずしも高くなるとは考えられないことを説明する。

他の治療薬

非吸収性で粘膜を被包し保護する消化性潰瘍治療薬にスクラルファートがある。また，水酸化アルミニウムゲルや水酸化マグネシウムなどを配合した非吸収性の制酸薬の頻回投与も考えられる。

2 患者への説明・指導

以下のことを説明，指導する。

投薬中止の場合

- 処方医と相談の結果，妊娠中の母体と胎児の安全のため，投薬を中止してしばらく様子をみることになった。
- 腹痛や胃部のもたれなど病状について何か変化があった場合は，すぐに主治医に受診する。
- 妊娠中は，薬局で薬を買うとき，病院にかかるときには，必ず妊娠していることを告げるよう指導する。

処方変更の場合

- 処方医と相談の結果，妊娠中の母体と胎児の安全のため処方が変更になった。
- ◆ 本剤は医師が妊娠を確認したうえで処方した薬で，母体の健康のために有用で，胎児への悪影響が少ないと考えられる薬である。
- ◆ 消化性潰瘍の治療薬は継続して服用することが大切で，症状の有無で自己判断をして調節する薬ではない。医師の指示と異なった服用をした場合，その状況を医師に報告する。
- ◆ 自分の判断で服薬を中止すると，母体の健康を損ね，胎児にも悪影響を及ぼすことになりかねない。
- ◆ 薬について何か心配なことがあったら，いつでも医師・薬剤師に相談する。

処方変更のない場合

- 前述のことから判断して，本剤の服用により奇形発生の頻度や危険度が上昇するとは考えられない。
- 「処方変更の場合」の◆印について説明する。

文献

1) 今井繁，他：3, 4, 5-Trimethpxy-N-（3-piperidyl）benzamide（KU-54）のラットにおける妊娠前および妊娠初期投与試験. 基礎と臨床, 18（1）: 39-49, 1984

服用前の対応

1 医師への疑義照会

以下のことを説明し，患者が妊婦であっても処方通りに調剤してよいかを確認する。

- 妊婦が服用した場合の安全性については，これを肯定する報告も否定する報告もない。本剤は，1986年から発売され国内で使用されているが，催奇形性を疑わせる症例は報告されていない。ラットおよびウサギの生殖試験では催奇形作用は認められなかった。相談事例では，絶対過敏期に服用した11例，相対過敏期に服用した4例はいずれも奇形などのない健常児を出産した。

意見を求められたら

- 症状が軽度で，本剤の投与が不可欠というほどでもないなら，投与しないほうがよい。
- もし他剤に変更しても差し支えないなら，下記の治療薬を紹介する。
- どうしても本剤の投与が必要なら，本剤の服用により奇形児出産の危険性が必ずしも高くなるとは考えられないことを説明する。

他の治療薬

非吸収性で粘膜を被包し保護する消化性潰瘍治療薬にスクラルファートがある。また，水酸化アルミニウムゲルや水酸化マグネシウムなどを配合した非吸収性の制酸薬の頻回投与も考えられる。

2 患者への説明・指導

以下のことを説明，指導する。

投薬中止の場合

- 処方医と相談の結果，妊娠中の母体と胎児の安全のため，投薬を中止してしばらく様子をみることになった。
- 腹痛や胃部のもたれなど病状について何か変化があった場合は，すぐに主治医に受診する。
- 妊娠中は，薬局で薬を買うとき，病院にかかるときには，必ず妊娠していることを告げるよう指導する。

処方変更の場合

- 処方医と相談の結果，妊娠中の母体と胎児の安全のため処方が変更になった。
- ◆ 本剤は医師が妊娠を確認したうえで処方した薬で，母体の健康のために有用で，胎児への悪影響が少ないと考えられる薬である。
- ◆ 消化性潰瘍の治療薬は継続して服用することが大切で，症状の有無で自己判断をして調節する薬ではない。医師の指示と異なった服用をした場合，その状況を医師に報告する。
- ◆ 自分の判断で服薬を中止すると，母体の健康を損ね，胎児にも悪影響を及ぼすことになりかねない。
- ◆ 薬について何か心配なことがあったら，いつでも医師・薬剤師に相談する。

処方変更のない場合

- 前述のことから判断して，本剤の服用により奇形発生の頻度や危険度が上昇するとは考えられない。
- 「処方変更の場合」の◆印について説明する。

文献

1) 第一三共株式会社：ケルナック，インタビューフォーム(第4版)

レバミピド (Rebamipide)

ムコスタ 顆 錠

薬剤危険度 1点
情報量 ＋～＋＋

薬剤データ

1 添付文書

妊婦または妊娠している可能性のある婦人には治療上の有益性が危険性を上回ると判断される場合にのみ投与する［妊娠中の投与に関する安全性は確立していない］。

2 動物（生殖発生毒性試験・変異原性試験など）

- ラットの妊娠前および妊娠初期に1,000mg/kg/日まで経口投与した試験では、生殖能や胎仔への影響は認められなかった[1]。
- ラット、ウサギの器官形成期にそれぞれ1,000mg/kg/日、300mg/kg/日まで経口投与した試験では、催奇形性、発育抑制作用は認められなかった[1]。
- ラットの周産期および授乳期に1,000mg/kg/日まで経口投与した試験では、分娩および発育への影響は認められなかった[1]。

3 ヒト（疫学調査・症例報告など）

妊婦への使用に関して、胎児への催奇形性、胎児毒性との関連は認められなかったことを示す疫学調査は報告されていない。一方、ヒトにおける催奇形性、胎児毒性を示す症例報告も疫学調査もない。

4 相談事例

奇形発生の危険度が最も高い絶対過敏期に本剤を服用した143例中141例は、奇形などのない健常児を出産した。2例に認められた異常は、肛門狭窄、心房中隔欠損・ビリルビン異常であった。また、相対過敏期に本剤を服用した18例はいずれも奇形などのない健常児を出産した。

限られた情報ではあるが、本剤曝露群の児の出産結果は国内における自然奇形発生率を上回る変化とは考えられない。

服用後の対応

- 妊婦が服用した場合の安全性については、これを肯定する報告も否定する報告もない。本剤は、1990年に発売され国内で汎用されているが、催奇形性を疑わせる症例は報告されていない。ラットおよびウサギの生殖試験では催奇形作用は認められなかった。相談事例では、奇形発生の危険度が高い妊娠初期に本剤を服用した161例中159例は奇形などのない健常児を出産した。限られた情報ではあるが、本剤曝露群の児の出産結果は国内における自然奇形発生率を上回る変化とは考えられない。

以上のことから判断して、妊娠初期に本剤を服用したことにより奇形発生の頻度や危険度が上昇したとは考えられないので、心配することはないことを説明する。

- 本剤の服用を理由に妊娠を中断するような，はやまった判断はしないように指導する．
- 今後は，妊娠していることを主治医に告げて相談するように指示する．

服用前の対応

1 医師への疑義照会

以下のことを説明し，患者が妊婦であっても処方通りに調剤してよいかを確認する．

- 妊婦が服用した場合の安全性については，これを肯定する報告も否定する報告もない．本剤は，1990年に発売され国内で汎用されているが，催奇形性を疑わせる症例は報告されていない．ラットおよびウサギの生殖試験では催奇形作用は認められなかった．相談事例では，絶対過敏期に服用した143例中141例，相対過敏期に服用した18例は奇形などのない健常児を出産した．限られた情報ではあるが，本剤曝露群の児の出産結果は国内における自然奇形発生率を上回る変化とは考えられない．

意見を求められたら

- 症状が軽度で，本剤の投与が不可欠というほどでもないなら，投与しないほうがよい．
- もし他剤に変更しても差し支えないなら，下記の治療薬を紹介する．
- どうしても本剤の投与が必要なら，本剤の服用により奇形児出産の危険性が必ずしも高くなるとは考えられないことを説明する．

他の治療薬

非吸収性で粘膜を被包し保護する消化性潰瘍治療薬にスクラルファートがある．また，水酸化アルミニウムゲルや水酸化マグネシウムなどを配合した非吸収性の制酸薬の頻回投与も考えられる．

2 患者への説明・指導

以下のことを説明，指導する．

投薬中止の場合

- 処方医と相談の結果，妊娠中の母体と胎児の安全のため，投薬を中止してしばらく様子をみることになった．
- 腹痛や胃部のもたれなど病状について何か変化があった場合は，すぐに主治医に受診する．
- 妊娠中は，薬局で薬を買うとき，病院にかかるときには，必ず妊娠していることを告げるよう指導する．

処方変更の場合

- 処方医と相談の結果，妊娠中の母体と胎児の安全のため処方が変更になった．
- 本剤は医師が妊娠を確認したうえで処方した薬で，母体の健康のために有用で，胎児への悪影響が少ないと考えられる薬である．
- 消化性潰瘍の治療薬は継続して服用することが大切で，症状の有無で自己判断をして調節する薬ではない．医師の指示と異なった服用をした場合，その状況を医師に報告する．
- 自分の判断で服薬を中止すると，母体の健康を損ね，胎児にも悪影響を及ぼすことになりかねない．
- 薬について何か心配なことがあったら，いつでも医師・薬剤師に相談する．

処方変更のない場合
- 前述のことから判断して，本剤の服用により奇形発生の頻度や危険度が上昇するとは考えられない。
- 「処方変更の場合」の◆印について説明する。

文献
1) 大塚製薬株式会社：ムコスタ，インタビューフォーム（第8版）

制吐薬

VI-4. 制吐薬

ドンペリドン （Domperidone）

ナウゼリン 細 錠 坐

薬剤危険度 2点

情報量 ++

薬剤データ

1 添付文書

妊婦または妊娠している可能性のある婦人には投与しない［動物試験（ラット）で骨格，内臓異常などの催奇形作用が報告されている］。

2 動物（生殖発生毒性試験・変異原性試験など）

- ラットに0.3～10mg/kgを経口投与，あるいは0.04～1.0mg/kgを腹腔内投与した妊娠前，妊娠初期投与試験では，1mg/kg以上の経口投与および0.2mg/kg以上の腹腔内投与で雌の発情期の遅れに基づく交配率の低下がみられた。妊娠率および胎仔検査などに異常は認められなかった[1]。
- ラットに10～200mg/kgを経口投与，あるいは2～30mg/kgを腹腔内投与，10～200mgを直腸内投与した器官形成期投与試験では，200mg/kg経口投与，15mg/kg以上の腹腔内投与で胎仔の骨格および内臓検査で異常が認められた。また30mg/kg腹腔内投与で生胎仔数の減少および新生仔の発育抑制が認められた。直腸内投与では，70mg/kg以上で母動物の体重増加が認められた。直腸内投与では，催奇形作用および胎仔，新生仔に及ぼす影響は認められなかった[1]。
- ウサギに4～120mg/kgを経口投与，あるいは5～25mg/kgを静脈内投与した器官形成期投与試験では，25mg/kg静脈内投与で軽度の生胎仔数の減少が認められた[1]。
- ラットに10～120mg/kgを経口投与，あるいは2～15mg/kgを腹腔内投与した周産期，授乳期投与試験では，70mg/kg以上の経口投与で若干の早産傾向および新生仔性器の軽度の発育遅延，15mg/kgの腹腔内投与でごく軽度の発育抑制が認められた[1]。

3 ヒト（疫学調査・症例報告など）

妊婦への使用に関して，催奇形性，胎児毒性を示す疫学調査はない。

- 妊娠初期にドンペリドンを服用した176例とコントロール群として非催奇形物質を服用した352例の妊婦について比較された。ドンペリドン服用群のうち自然流産10例，妊娠中12例，子宮内胎児死亡1例，人工妊娠中絶1例であった。146例中5例（3.4％）に先天奇形が認められ，コントロール群では6例（2.0％）であった。ORは1.77［95％CI：0.53-5.91］，p=0.262で有意差はなかった[2]。
- 妊娠中に本剤を服用した母親の児に奇形が認められた1例の報告がある。両裂手症と両脛骨列形成不全症を合併した男児の母親は，最終月経から49日目より5日間本剤を服用していた。この報告の

著者らはラットにマイレランを投与した催奇形試験で，裂手症と脛骨列形成不全症が単一の催奇形因子により合併して出現する可能性が報告されていることより，ヒトでも単一薬剤に起因して両奇形が合併しうる臨界期があると述べている。本症例の投与時期がこの臨界期と一致し，さらに家族歴，血族結婚などの他の催奇形因子がないことから，本剤による催奇形の可能性を示唆している[3]。

4 相談事例

- 奇形発生の危険度が最も高い絶対過敏期に本剤の錠剤または坐剤を使用した263例中257例は奇形などのない健常児を出産した。6例に認められた異常は，重複腟1例，上大動脈位置異常・十二指腸閉塞1例，ファロー四徴症1例，仙骨部皮膚陥凹1例，左鼻涙管閉塞症1例，心室中隔欠損1例であった。6例に認められた異常に共通性はなく，国内における自然奇形発生率を上回る変化とは考えられない。
- 相対過敏期に本剤を服用した44例中43例は奇形などのない健常児を出産した。1例に認められた異常は，心室中隔欠損であった。
- 相談事例のうち，最終月経から49日目から53日目までの期間を含む妊娠期間に本剤を使用していた39例は，いずれも奇形などのない健常児を出産した。この服用時期は前項に記載した，両裂手症と両脛骨列形成不全症を合併した1例の男児の母親が，本剤を服用していた時期を含むものである。

服用後の対応

- 妊娠初期にドンペリドンを服用した176例と非催奇形物質を服用したコントロール群352例の児について比較検討した研究が報告されている。ドンペリドン服用は先天異常リスクの増加に関与しなかった。一方，妊娠中に本剤を服用した母親の児に奇形が認められたとの症例報告がある。しかし，症例報告であり薬剤との関連を考察しうるものではない。この催奇形症例報告と同じ期間を含む時期に本剤を服用した相談事例が39例あり，奇形などのない健常児を出産した。ウサギを用いた生殖試験では催奇形作用は認められなかったが，ラットを用いた生殖試験で催奇形作用が認められている。相談事例では，奇形発生の危険度が高い妊娠初期に本剤を使用した307例において奇形の頻度は通常の妊婦にみられる奇形の発生頻度(ベースライン)と比べ上昇する結果ではなかった。300例は，いずれも奇形などのない健常児を出産しており，国内における一般妊婦の自然奇形発生率を上回る変化とは考えられていない。
  以上のことから判断して，妊娠初期に本剤を服用したことにより奇形発生の頻度や危険度が上昇したとは考えられないので，心配することはないことを説明する。
- 本剤の服用を理由に妊娠を中断するような，はやまった判断はしないように指導する。
- 今後は，妊娠していることを主治医に告げて相談するように指示する。

服用前の対応

1 医師への疑義照会

以下のことを説明し，患者が妊婦であるため処方を他剤に変更するか中止すべきでないか確認する。

- 本剤の添付文書では，妊婦への使用は「禁忌」と記載されている。妊娠中の吐き気に対して使用しうる代替薬としてメトクロプラミドがある(次頁，「他の治療薬」の項参照)。

制吐薬

- 本剤の動物の生殖試験では，ウサギの器官形成期投与試験で軽度の生胎仔数の減少が認められている。一方，ラットの器官形成期投与試験では内臓，骨格奇形などの催奇形性が認められている。なお，特段の必要性があるなど事情があり，本剤を妊婦に使用した場合に実在するリスクについて医師から尋ねられた場合は下記について説明する。
- 妊娠初期にドンペリドンを服用した176例と非催奇形物質を服用したコントロール群352例の児について比較検討した研究が報告されている。ドンペリドン服用群とコントロール群の出生児の先天異常リスクに統計学的な差異はなかった［OR：1.77，95％CI：0.53-5.91］。妊娠中に本剤を服用した母親の児に奇形が認められたとの症例報告があるが，1例の症例報告で薬剤との関連は明らかでない。相談事例では，絶対過敏期あるいは相対過敏期に本剤を使用した307例の妊婦のうち300例が奇形などのない健常児を出産した。7例に認められた異常に共通性はなく，国内における一般妊婦の自然奇形発生率を上回る変化とは考えられていない。

留意点

- 本剤が妊娠に合併した肝炎や胃・十二指腸潰瘍のために処方されているのか，妊娠を気づかずに受診したために単なる吐き気止めとして処方されたのかを本人および医師に確認し，このことを把握したうえで患者の指導あるいは医師への問い合わせを行う。
- 妊娠悪阻の治療では，制吐薬の使用は第一選択とはならない。精神療法，食事療法，入院安静，輸液法などの各治療法と併せて，症例ごとに制吐薬の投与の必要性が判断される。

意見を求められたら

- 本剤は添付文書では妊婦への使用は「禁忌」と記載されており，投与しないほうがよい。
- 制吐作用および消化管運動改善作用を有し，妊娠中の使用に関する有害作用が報告されていない薬剤があるので，他剤に変更しても差し支えないなら下記の治療薬を紹介する。

他の治療薬

- ヒトでの催奇形性に関して，症例も疫学調査も報告されておらず，動物の生殖試験で催奇形作用を示さないことが確認されている薬剤で，妊娠中も悪心，嘔吐に対して比較的安全に使用できると考えられる制吐薬にメトクロプラミドがある。
- 症例により，漢方薬の小半夏加茯苓湯を冷やした溶液や，五苓散あるいはビタミン剤の補給などが有効な場合がある。

2　患者への説明・指導

以下のことを説明，指導する。

投薬中止の場合

- 処方医と相談の結果，妊娠中の母体と胎児の安全のため，投薬を中止してしばらく様子をみることになった。
- 吐き気が妊娠悪阻によるものであれば，よほどひどい吐き気でない限り吐き気止めは使用しない。したがって本剤も治療に不可欠というほどではないので，服用しないほうがより安心である。
- 妊婦の吐き気は誰もが経験する妊娠の経過の一部で，病気ではないのであまり深刻に考えずに，なるべく安静にしてすごす。
- 妊娠したからといって，児の分までたくさん栄養をとらなければとの義務感で無理に食事をとる必要はない。食べたいときに，食べたい物を少量ずつ食べる。また，嘔吐による脱水状態を防ぐため冷やしたスープなど消化のよいものから摂取し，だんだん慣らすよう試みる。

- ◆ 頻回の嘔吐で水分も摂取できない，動悸がする，眠れないなど，病状や自覚症状が重くなる場合には，すぐに主治医に受診する．
- ● 妊娠中は，薬局で薬を買うとき，病院にかかるときには，必ず妊娠していることを告げるよう指導する．

処方変更の場合

- ● 処方医と相談の結果，妊娠中の母体と胎児の安全のため処方が変更になった．
- ◆ 本剤は医師が妊娠を確認したうえで処方した薬で，母体の健康のために有用で，胎児への悪影響が少ないと考えられる薬である．
- ◆ 処方された薬は継続服用する必要があるのか，吐き気がひどいときだけ服用すればよいのかは，薬の性質だけでなく病状によっても決まるので，今後は医師にあらかじめ確認するようにする．
- ◆ 服薬の調節はあらかじめ医師に相談した範囲で行い，医師の指示と異なった服用をした場合はその状況を医師に報告する．
- ◆ 自分の判断で服薬を中止すると，母体の健康を損ね，胎児にも悪影響を及ぼすことになりかねない．
- ◆ 妊娠悪阻について尋ねられたら，「投薬中止の場合」の◆印について説明する．
- ◆ 薬について何か心配なことがあったら，いつでも医師・薬剤師に相談する．

処方変更のない場合

- ● 前述のことから判断して，本剤の服用により奇形発生の頻度や危険度が上昇するとは考えられない．
- ● 「処方変更の場合」の◆印について説明する．

文献

1) 協和発酵キリン株式会社：ナウゼリン，インタビューフォーム（第9版）
2) Choi JS, et al：Fetal outcome after exposure to domperidone during early pregnancy (abs). Birth Defects Research (part A)
3) 舛田和之，他：脛骨列形成不全症における足部再建術の小経験．整形外科，39（1）：109，1988

メトクロプラミド （Metoclopramide）

プリンペラン 細 錠 シ 注

薬剤危険度 1点

情報量 ++〜+++

薬剤データ

1　添付文書

妊婦または妊娠している可能性のある婦人には，治療上の有益性が危険性を上回ると判断される場合にのみ投与する［妊娠中の投与に関する安全性は確立していない］。

2　動物（生殖発生毒性試験・変異原性試験など）

- マウスを用いた生殖試験では，器官形成期に200mg/kgまで経口投与したところ，催奇形作用や発育毒性は認められなかった[1]。
- ラットを用いた生殖試験では，器官形成期に200mg/kgまで経口投与したところ，200mg/kg群の生仔平均体重が対照群より小さいこと以外に異常所見はなく，催奇形作用は認められなかった[1]。
- ウサギを用いた生殖試験では10mg/kgを静脈注射したところ，胎仔に何ら影響を認めず，催奇形作用は認められなかった[1]。

3　ヒト（疫学調査・症例報告など）

概要

妊娠中の使用について，胎児および母体に有害作用を示さなかったとの疫学調査および症例が報告されている。以下の報告がある。

疫学調査

- 多施設の催奇形情報サービスが共同で行ったプロスペクティブ研究では，メトクロプラミドの催奇形性は認められなかった。嘔吐，吐き気の治療のために妊娠第1三半期にメトクロプラミドの治療を受けた175例の妊婦と，ライフスタイル（年齢，喫煙の有無）をマッチさせた非催奇形薬剤の曝露を受けている175例のコントロール群とが比較された。2群の比較では，早産率がメトクロプラミド服用群（8.1％）ではコントロール群（2.4％）と比べ高かった［$p = 0.02$，RR：3.37，95％CI：1.12-10.12］。出生児に関する奇形発生率は，メトクロプラミド服用群4.4％（7/158），コントロール群4.8％（8/164）であり，2つのグループに統計学的な差違はみられなかった[2]。
- デンマーク北ユトランドの1991〜1996年までの出生記録に基づく薬剤疫学データベースを使用した調査が報告されている。妊娠第1三半期に本剤を服用した190例の児について，奇形の頻度は予想値より高くなかったと報告されている。また，妊娠中のいずれかの時期にメトクロプラミドを処方された309例の妊婦と，妊娠中に薬の処方を何も受けなかった13,327例の妊婦の出産結果が比較された。先天奇形，低出生体重児，早産の頻度においてメトクロプラミドに関連した有害な結果は認められなかった[3]。
- 妊娠悪阻のために，メトクロプラミド，ジフェンヒドラミン，ヒドロキシジンを使用した80例の妊婦の出産結果に関する報告がある。治療は妊娠10.9週±3.9週に始められ，すべての妊婦は40mg/日

のメトクロプラミドの経口投与を7日間受けた。12例(15%)が吐き気や嘔吐の再発により別の治療に変更となった。3例の妊婦(すべて妊娠第2三半期の治療)の児に先天的欠損がみられた。認められた奇形は，ポーランド症候群，胎児アルコール症候群，右大脳半球発育不全であった。報告の著者らは，右大脳半球発育不全の奇形に関しては，薬剤が影響した可能性が否定できないが，むしろ最も原因として考えられるものは子宮内胎児血管障害または感染によるものであると位置づけている[4]。

- イスラエルの処方データベースと母児の入院記録データベースを連結した研究が報告されている。1998年1月1日～2007年3月31日の間に全妊婦の4.2%である3,458例が妊娠第1三半期にメトクロプラミドに曝露された。メトクロプラミド曝露群の先天奇形は5.3%(182/3,458)で非曝露群4.9%(3,834/78,245)と比較して，有意なリスクの増加はみられなかった[OR：1.04，95% CI：0.89-1.21]。また，低出生体重(8.5%曝露群 vs8.3%非曝露群，OR：1.01，95% CI：0.89-1.14)，早産(6.3% vs5.9%，OR：1.15，95% CI：0.99-1.34)，周産期死亡(1.5% vs2.2%，OR：0.87，95% CI：0.55-1.38)のリスクにおいても，非曝露群と比較して有意なリスクの増加はみられなかった[5]。

症例報告

- 本剤は出産期の胎盤を通過する。帝王切開前に静注したところ，母体と胎児臍帯血の血中濃度比は0.63であったと報告されている[6]。
- 分娩前の母親に本剤20mgを静注あるいは4日前より1日40mgを経口投与し，母体と胎児のプロラクチン濃度を調べたところ，臍帯血中のプロラクチン値に変化は認められなかった[7]。
- 無作為クリニカル研究において，それぞれ21例，31例に帝王切開直前にメトクロプラミドを使用した母親の児にはメトクロプラミドの影響はみられなかった[8,9]。
- 分娩の直前にメトクロプラミドで治療をした母親の児に，一過性の新生児ジストニア(筋緊張異常)が報告されている[10]。

4　相談事例

奇形発生の危険度が最も高い絶対過敏期に本剤の内服または注射剤を使用した131例中127例は奇形などのない健常児を出産した。4例にみられた奇形は内反足，心室中隔欠損，左鼻涙管閉塞症，心内膜床欠損であった。また，相対過敏期に本剤を服用した26例はいずれも奇形などのない健常児を出産した。

服用後の対応

- 妊娠初期の本剤服用に関して，催奇形との関連は認められなかったとの複数の疫学調査，症例報告がある。また，ラット，マウス，ウサギの生殖試験では催奇形作用は認められなかった。相談事例では，奇形発生の危険度が最も高い妊娠初期に本剤を使用した157例中153例は奇形などのない健常児を出産している。

　以上のことから判断して，妊娠初期に本剤を服用したことにより奇形発生の頻度や危険度が上昇したとは考えられないので，心配することはないことを説明する。

- 本剤の服用を理由に妊娠を中断するような，はやまった判断はしないように指導する。
- 今後は，妊娠していることを主治医に告げて相談するように指示する。

制吐薬

服用前の対応

1 医師への疑義照会

以下のことを説明し，患者が妊婦であっても処方通りに調剤してよいかを確認する。

- 妊娠中の本剤服用による催奇形性を疑わせる症例報告も疫学調査もない。一方，妊娠中の本剤使用について胎児および母体に有害作用はなかったとする複数の疫学調査，症例報告がある。ラット，マウス，ウサギの生殖試験では催奇形作用は認められなかった。相談事例では，絶対過敏期に本剤を使用した131例中127例ならびに相対過敏期に本剤を服用した26例は奇形などのない健常児を出産している。

留意点

- 本剤が妊娠に合併した肝炎や胃・十二指腸潰瘍のために処方されているのか，妊娠を気づかずに受診したために単なる吐き気止めとして処方されたのかを本人および医師に確認し把握したうえで患者の指導あるいは医師への問い合わせを行う。
- 妊娠悪阻の治療では，制吐薬の使用は第一選択とはならない。精神療法，食事療法，入院安静，輸液療法などの各治療法と併せて，症例ごとに本剤の投与の必要性が判断される。

意見を求められたら

- 症状が軽度で，本剤の投与が不可欠というほどでもないなら，投与しないほうがよい。
- 吐き気を抑えるためにどうしても本剤の投与が必要なら，本剤による治療の継続により奇形児出産の危険度が高くなるとは考えられないことを説明する。

他の治療薬

- 本剤は妊娠悪阻の吐き気に対して有効性が認められ，安全性を示唆する報告のある薬剤である。
- 症例により，漢方薬の小半夏加茯苓湯を冷やした溶液や，五苓散あるいはビタミン剤の補給などが有効な場合がある。

2 患者への説明・指導

以下のことを説明，指導する。

投薬中止の場合

- 処方医と相談の結果，治療上の必要性，妊娠中の母体と胎児の安全を総合的に評価して，投薬を中止してしばらく様子をみることになった。
- 本剤を妊娠中の吐き気止めとして使用しても，胎児および母体に有害作用はみられなかったとの症例報告が複数ある。しかし，治療に不可欠というほどではない薬剤は服用しないほうがより安全である。
- 妊婦の吐き気は誰もが経験する妊娠の経過の一部で，病気ではないのであまり深刻に考えず，なるべく安静にしてすごす。
- 妊娠したからといって児の分までたくさん栄養をとらなければならないとの義務感で無理に食事をとる必要はない。食べたいときに，食べたい物を少量ずつ食べ，嘔吐による脱水状態を防ぐため冷やしたスープなどの消化のよいものから摂取し，だんだん慣らすよう試みる。
- 頻回の嘔吐で，水分も摂取できない，動悸がする，眠れないなど，病状や自覚症状などが重くなる場合には，すぐに主治医に受診する。
- 妊娠中は，薬局で薬を買うとき，病院にかかるときには，必ず妊娠していることを告げるよう指導

する。

処方変更の場合
- 処方医と相談の結果，妊娠中の母体と胎児の安全のため処方が変更になった。
- 本剤は医師が妊娠を確認したうえで処方した薬で，母体の健康のために有用で，胎児への悪影響が少ないと考えられる薬である。
- 処方された薬を継続服用する必要があるのか，吐き気の強いときにだけ服用すればよいのかは，薬の性質だけでなく病状によっても決まるので，今後は医師にあらかじめ確認するようにする。
- 服薬の調節はあらかじめ医師に相談した範囲で行い，医師の指示と異なった服用をした場合はその状況を医師に報告する。
- 自分の判断で服薬を中止すると，母体の健康を損ね，胎児にも悪影響を及ぼすことになりかねない。
- 薬について何か心配なことがあったら，いつでも医師・薬剤師に相談する。
- 妊娠悪阻について尋ねられたら，「投薬中止の場合」の◆印について説明する。

処方変更のない場合
- 前述のことから判断して，本剤の服用により奇形発生の頻度や危険度が上昇するとは考えられない。
- 「処方変更の場合」の◆印について説明する。

文献
1) 渡辺信夫, 他：妊娠動物に適用された Metoclopramide の胎仔への影響. 薬学研究, 39(3)：92-96, 1968
2) Berkovitch M, et al：Metoclopramide for nausea and vomiting of pregnancy：a prospective multicenter international study. Am J Perinatol, 19(6)：311-316, 2002
3) Sorensen HT, et al：Birth outcomes following maternal use of metoclopramide. The Euromap study group. Br J Clin Pharmacol, 49(3)：264-268, 2000
4) Nageotte MP, et al：Droperidol and diphenhydramine in the management of hyperemesis gravidarum. Am J Obstet Gynecol, 174(6), 1801-1806, 1996
5) Matok I, et al：The safety of metoclopramide use in the first trimester of pregnancy. N Engl J Med, 360(24)：2528-2535, 2009
6) Arvela P, et al：Placental transfer and hormonal effects of metoclopramide. Eur J Clin Pharmacol, 24(3)：345-348, 1983
7) Messinis IE, et al：Effect of metoclopramide on maternal and fetal prolactin secretion during labor. Obstet gynecol, 60(6)：686-688, 1982
8) Lussos SA, et al：The antiemetic efficacy and safety of prophylactic metoclopramide for elective cesarean delivery during spinal anesthesia. Reg Anesth, 17(3)：126-130, 1992
9) Orr DA, et al：Effects of omeprazole, eith and without metoclopramide, in elective obstetric anaesthesia, Anaesthesia, 48(2)：114-119, 1993
10) Gokhale SG, et al：Maternal medication causing drug dystonia in newborn：placental transfer of drugs. J Matern Fetal Meonatal Med, 16(4)：215-217, 2004

Ⅵ-5. 消化器症状改善薬（抗コリン薬）

スコポラミン臭化水素酸塩水和物　（Scopolamine hydrobromide hydrate）

ハイスコ[注]

薬剤危険度　1点

情報量　＋〜＋＋

薬剤データ

1　添付文書
　妊婦または妊娠している可能性のある婦人には投与しないことが望ましい［妊娠中の投与に関する安全性は確立していない］。

2　動物（生殖発生毒性試験・変異原性試験など）
　ラットとウサギを用いた生殖試験では，スコポラミン臭化水素酸塩水和物をヒトにおいて経皮的投与した際の血漿中濃度の100倍以上になる用量で投与したところ，ラットにおいて催奇形性は認められなかった。一方，ウサギにおいてはわずかな胎仔毒性がみられた[1]。

3　ヒト（疫学調査・症例報告など）
- 妊娠中の本剤服用によって催奇形性は認められなかったとの疫学調査がある。一方，妊婦がスコポラミンを非経口的に使用した場合に，胎児および新生児に頻脈などの影響がみられたとの報告がある。
- 50,282組の母児の調査では，妊娠第1三半期にスコポラミン，アトロピン，ヒヨスチアミンをそれぞれ309，401，322例の妊婦が使用していた。いずれの群でも薬剤使用と催奇形の関連は認められなかった[2]。
- スコポラミンは速やかに胎盤を通過する。満期妊婦への投与により胎児に頻脈，心拍細変動の低下，心拍数減少の抑制を起こした[3]。
- 陣痛中に他剤とともにスコポラミンの投与を受けた母親1例から生まれた女児に，38℃の発熱と頻脈および嗜眠がみられた。0.1mgのフィゾスチグミンの筋肉注射により，15分後に心拍数は200/分から140/分に落ち着き，発熱も治まった[4]。

4　相談事例
　奇形発生の危険度が最も高い絶対過敏期にスコポラミンを含有するOTC薬あるいは医師の処方薬を服用した16例，相対過敏期に服用した1例は，いずれも奇形などのない健常児を出産した。

　参考　スコポラミンを主成分の一つとして含有するロートエキスを絶対過敏期に服用した163例中161例は，奇形などのない健常児を出産した。2例に認められた異常は，陰嚢水腫と心室中隔欠損であった。

相対過敏期に服用した 23 例中 22 例は奇形などのない健常児を出産した。1 例に認められた異常は心室中隔欠損であった。

本剤曝露群の児の出産結果は国内における自然奇形発生率を大きく上回る変化とは考えられない。

服用後の対応

- 妊婦の本剤服用と催奇形性との関連は認められなかったとの疫学調査が報告されている。ラットおよびウサギの生殖試験では，催奇形性は認められなかった。相談事例では，奇形発生の危険度が高い妊娠初期に本剤を服用した 17 例はいずれも奇形などのない健常児を出産している。

  以上のことから判断して，妊娠初期に本剤を服用したことにより，奇形発生の頻度や危険度が上昇したとは考えられないので，心配することはないことを説明する。
- 本剤の服用を理由に妊娠を中断するような，はやまった判断はしないように指導する。
- 今後は，妊娠していることを主治医に告げて相談するように指示する。

服用前の対応

1 医師への疑義照会

以下のことを説明し，患者が妊婦であっても処方通りに調剤してよいかを確認する。

- 妊婦の本剤服用と催奇形性との関連は認められなかったとの疫学調査がある。一方，妊婦が本剤を非経口的に使用した場合に，胎児および新生児に頻脈などの影響がみられたとの報告がある。動物の生殖試験では，ラットおよびウサギに催奇形性は認められなかった。相談事例では，絶対過敏期に本剤を服用した 16 例および相対過敏期に服用した例はいずれも奇形などのない健常児を出産している。

意見を求められたら
- 症状が軽度で，本剤の投与が不可欠というほどでもないなら，投与しないほうがよい。
- もし他剤に変更しても差し支えないなら，下記の治療薬を紹介する。
- どうしても本剤の投与が必要なら，本剤の服用により奇形児出産の危険性が必ずしも高くなるとは考えられないことを説明する。

他の治療薬
- 止瀉薬として処方する場合：乳酸菌製剤，水分および有害物質吸着作用を示す天然ケイ酸アルミニウム，腸粘膜に収斂作用を示すタンニン酸アルブミンなどがある。
- 鎮痙薬として処方する場合：ヒトでの催奇形性に関して，症例も疫学調査も報告されておらず，動物の生殖試験でも催奇形作用を示さないことが確認されている鎮痙薬で，胎盤通過性がほとんどない第 4 級アンモニウム化合物の抗コリン薬が複数ある。このうち発売後の経過年月が長く，現在まで汎用されており比較的安全と考えられる薬剤にブチルスコポラミン臭化物がある。

2 患者への説明・指導

以下のことを説明，指導する。

投薬中止の場合
- 処方医と相談の結果，妊娠中の母体と胎児の安全のため，投薬を中止してしばらく様子をみることになった。
- 腹部の痛みあるいは下痢がひどいなど，病状や自覚症状について何か変化があった場合には，すぐ

消化器症状改善薬(抗コリン薬)

に主治医に受診する。
- 妊娠中は，薬局で薬を買うとき，病院にかかるときには，必ず妊娠していることを告げるよう指導する。

処方変更の場合
- 処方医と相談の結果，妊娠中の母体と胎児の安全のため処方が変更になった。
- ◆ 本剤は医師が妊娠を確認したうえで処方した薬で，母体の健康のために有用で，胎児への悪影響が少ないと考えられる薬である。
- ◆ 処方された薬は，症状がひどいときだけ服用すればよいのか，継続服用する必要があるのかは，薬の性質だけでなく病状によっても決まるので，今後は医師にあらかじめ確認するようにする。
- ◆ 服薬の調節はあらかじめ医師に相談した範囲で行い，医師の指示と異なった服用をした場合はその状況を医師に報告する。
- ◆ 自分の判断で服薬を中止すると，母体の健康を損ね，胎児にも悪影響を及ぼすことになりかねない。
- ◆ 薬について何か心配なことがあったら，いつでも医師・薬剤師に相談する。

処方変更のない場合
- 前述のことから判断して，本剤の服用により奇形発生の頻度や危険度が明らかに上昇するとは考えられない。
- 「処方変更の場合」の◆印について説明する。

文献
1) American Hospital Formulary Service Drug Information，2010
2) Heinonen OP, et al：Birth Defect and Drugs in Pregnancy，Publishing Sciences Group，p346，1977
3) Briggs GG, et al：Drugs in Pregnancy and Lactation；A Reference Guide to Fetal and Neonatal Risk，Lippincott Williams & Wilkins，pp1652-1653，2008
4) Evens RP, et al：Scopolamine toxicity in a newborn (Letter). Pediatrics，66(2)：329-330，1980

チキジウム臭化物 （*Tiquizium bromide*）

チアトン 顆 カ　　　　　　　　　　薬剤危険度　情報量
　　　　　　　　　　　　　　　　　　　1点　　　　＋

薬剤データ

1　添付文書

妊婦または妊娠している可能性のある婦人および授乳中の婦人には，治療上の有益性が危険性を上回ると判断される場合にのみ投与する［妊娠中および授乳中の婦人への投与に関する安全性は確立していない］。

2　動物（生殖発生毒性試験・変異原性試験など）

ラットを用いた妊娠前および妊娠初期，器官形成期，周産期および授乳期投与試験では，妊娠7〜17日目まで連続経口投与（50, 100, 250, 500mg/kg/日）において母動物の生殖機能および胎仔に催奇形，異常は認められなかった[1]。ならびにウサギを用いた器官形成期投与試験では，妊娠6〜18日目まで連続経口投与（50, 100, 200, 500mg/kg/日）において，最大投与量である300mg/kg/日群で軽度の胎仔体重増加抑制傾向が認められたが，その他胎仔に対する影響は認められなかった[2]。

3　ヒト（疫学調査・症例報告など）

妊婦への使用に関して，胎児への催奇形性，胎児毒性との関連は認められなかったことを示す疫学調査は報告されていない。一方，ヒトにおける催奇形性，胎児毒性を示す症例報告も疫学調査もない。

4　相談事例

奇形発生の危険度が最も高い絶対過敏期に本剤を服用した29例中26例は，奇形などのない健常児を出産した。3例に認められた異常は，重複腟，ファロー四徴症，左鼻液管閉塞症（手術により治癒）である。重複腟がみられた児の母親は妊娠前より妊娠45日目までの絶対過敏期に連続18日間服用し，17種の併用薬があった。本剤との因果関係は明らかでない。相対過敏期に服用した4例はいずれも奇形などのない健常児を出産している。

3例に認められた異常に共通性はなく，限られたデータではあるが本剤曝露群の児の出産結果は国内における自然奇形発生率を大きく上回る変化とは考えられない。

服用後の対応

- 妊娠中の服用による催奇形性を示唆した症例報告および疫学調査は報告されていない。ラットおよびウサギの生殖試験では催奇形作用は認められなかった。相談事例では，奇形発生の危険度が高い妊娠初期に服用した33例中30例は奇形などのない健常児を出産している。限られたデータではあるが本剤曝露群の児の出産結果は国内における自然奇形発生率を大きく上回る変化とは考えられない。

　以上のことから判断して，妊娠初期に本剤を服用したことにより，奇形発生の頻度や危険度が上昇

したとは考えられないので，心配することはないことを説明する。
- 本剤の服用を理由に妊娠を中断するような，はやまった判断はしないように指導する。
- 今後は，妊娠していることを主治医に告げて相談するように指示する。

服用前の対応

1 医師への疑義照会

以下のことを説明し，患者が妊婦であっても処方通りに調剤してよいかを確認する。
- ヒトでの催奇形性に関しては，症例も疫学調査も報告されていない。動物の生殖試験では，ラットおよびウサギに催奇形作用は認められなかった。相談事例では，絶対過敏期に本剤を服用した29例中26例，および相対過敏期に服用した4例は奇形などのない健常児を出産している。限られたデータではあるが本剤曝露群の児の出産結果は国内における自然奇形発生率を大きく上回る変化とは考えられない。

意見を求められたら
- 症状が軽度で，本剤の投与が不可欠というほどでもないなら，投与しないほうがよい。
- もし他剤に変更しても差し支えないなら，下記の治療薬を紹介する。
- どうしても本剤の投与が必要なら，本剤の服用により，奇形児出産の危険性が必ずしも高くなるとは考えられないことを説明する。

他の治療薬

ヒトでの催奇形性に関して，症例も疫学調査も報告されておらず，動物の生殖試験で催奇形作用を示さないことが確認されている鎮痙薬で，胎盤通過性がほとんどない第4級アンモニウム化合物の抗コリン薬が複数ある。このうち発売後の経過年月が長く，現在まで汎用されており比較的安全と考えられる薬剤にブチルスコポラミン臭化物がある。

2 患者への説明・指導

以下のことを説明，指導する。

投薬中止の場合
- 処方医と相談の結果，妊娠中の母体と胎児の安全のため，投薬を中止してしばらく様子をみることになった。
- 腹部の痛みがひどいなど，病状や自覚症状について何か変化があった場合には，すぐに主治医に受診する。
- 妊娠中は，薬局で薬を買うとき，病院にかかるときには，必ず妊娠していることを告げるよう指導する。

処方変更の場合
- 処方医と相談の結果，妊娠中の母体と胎児の安全のため処方が変更になった。
- 本剤は医師が妊娠を確認したうえで処方した薬で，母体の健康のために有用で，胎児への悪影響が少ないと考えられる薬である。
- 処方された薬は，症状がひどいときだけ服用すればよいのか，継続服用する必要があるのかは，薬の性質だけでなく病状によっても決まるので，今後は医師にあらかじめ確認するようにする。
- 服薬の調節はあらかじめ医師に相談した範囲で行い，医師の指示と異なった服用をした場合はその

状況を医師に報告する。
- ◆ 自分の判断で服薬を中止すると，母体の健康を損ね，胎児にも悪影響を及ぼすことになりかねない。
- ◆ 薬について何か心配なことがあったら，いつでも医師・薬剤師に相談する。

処方変更のない場合
- 前述のことから判断して，本剤の服用により奇形発生の頻度や危険度が明らかに上昇するとは考えられない。
- 「処方変更の場合」の◆印について説明する。

文献
1) 鶴崎孝男,他：3-(di-2-thienylmethylene)-5-methyl-*trans*-quinolizidinium bromide（HSR-902）のラット生殖機能に及ぼす影響；胎仔の器官形成期投与試験．基礎と臨床，15（13）：pp6183-6193，1981
2) Takayama Y, et al：Teratological Evaluation of 3-(di-2-thienylmethylene)-5-methyl-*trans*-quinolizidinium bromide in Japanese White Rabbits, Acta Med Biol, 28（1）：7-16, 1980

消化器症状改善薬(抗コリン薬)

チメピジウム臭化物水和物 （Timepidium bromide hydrate）

セスデン 細 力 注

薬剤危険度 **1点**

情報量 **＋**

薬剤データ

1 添付文書

妊婦または妊娠している可能性のある婦人には，治療上の有益性が危険性を上回ると判断される場合にのみ投与する［妊娠中の投与に関する安全性は確立していない］。

2 動物(生殖発生毒性試験・変異原性試験など)

マウスを用いた生殖試験では，臨界期(妊娠7〜12日)に10，40，160mg/kgを経口投与したが催奇形作用はみられず異常変化は認められなかった[1]。

ラットを用いた生殖試験では，臨界期(妊娠9〜14日)に10，40，160mg/kgを経口投与したが催奇形作用はみられず異常変化は認められなかった[1]。

3 ヒト(疫学調査・症例報告など)

妊婦への使用に関して，胎児への催奇形性，胎児毒性との関連は認められなかったことを示す疫学調査は報告されていない。一方，ヒトにおける催奇形性，胎児毒性を示す症例報告も疫学調査もない。

4 相談事例

奇形発生の危険度が高い絶対過敏期に本剤を服用した34例(1例は注射)，相対過敏期に服用した8例は，いずれも奇形などのない健常児を出産した。

服用後の対応

- 妊娠中の服用による催奇形性を示唆した症例報告および疫学調査は報告されていない。ラットおよびマウスの生殖試験では，催奇形作用は認められなかった。相談事例では，奇形発生の危険度が高い妊娠初期に本剤を服用した42例(1例は注射)はいずれも奇形などのない健常児を出産している。

  以上のことから判断して，妊娠初期に本剤を服用したことにより，奇形発生の頻度や危険度が上昇したとは考えられないので，心配することはないことを説明する。
- 本剤の服用を理由に妊娠を中断するような，はやまった判断はしないように指導する。
- 今後は，妊娠していることを主治医に告げて相談するように指示する。

服用前の対応

1 医師への疑義照会

以下のことを説明し，患者が妊婦であっても処方通りに調剤してよいかを確認する。

● ヒトでの催奇形性に関しては，症例も疫学調査も報告されていない．動物の生殖試験では，ラットおよびマウスに催奇形性は認められなかった．相談事例では，絶対過敏期に服用した34例（1例は注射），および相対過敏期に服用した8例は，いずれも奇形などのない健常児を出産している．

意見を求められたら
● 症状が軽度で，本剤の投与が不可欠というほどでもないなら，投与しないほうがよい．
● もし他剤に変更しても差し支えないなら，下記の治療薬を紹介する．
● どうしても本剤の投与が必要なら，本剤の服用により奇形児出産の危険性が必ずしも高くなるとは考えられないことを説明する．

他の治療薬
ヒトでの催奇形性に関して，症例も疫学調査も報告されておらず，動物の生殖試験で催奇形作用を示さないことが確認されている鎮痙薬で，胎盤通過性がほとんどない第4級アンモニウム化合物の抗コリン薬が複数ある．このうち発売後の経過年月が長く，現在まで汎用されており比較的安全と考えられる薬剤にブチルスコポラミン臭化物がある．

2　患者への説明・指導

以下のことを説明，指導する．

投薬中止の場合
● 処方医と相談の結果，妊娠中の母体と胎児の安全のため，投薬を中止してしばらく様子をみることになった．
● 腹部の痛みがひどいなど，病状や自覚症状について何か変化があった場合には，すぐに主治医に受診する．
● 妊娠中は，薬局で薬を買うとき，病院にかかるときには，必ず妊娠していることを告げるよう指導する．

処方変更の場合
● 処方医と相談の結果，妊娠中の母体と胎児の安全のため処方が変更になった．
◆ 本剤は医師が妊娠を確認したうえで処方した薬で，母体の健康のために有用で，胎児への悪影響が少ないと考えられる薬である．
◆ 処方された薬は，症状がひどいときだけ服用すればよいのか，継続服用する必要があるのかは，薬の性質だけでなく病状によって決まるので，今後は医師にあらかじめ確認するようにする．
◆ 服薬の調節はあらかじめ医師に相談した範囲で行い，医師の指示と異なった服用をした場合はその状況を医師に報告する．
◆ 自分の判断で服薬を中止すると，母体の健康を損ね，胎児にも悪影響を及ぼすことになりかねない．
◆ 薬について何か心配なことがあったら，いつでも医師・薬剤師に相談する．

処方変更のない場合
● 前述のことから判断して，本剤の服用により奇形発生の頻度や危険度が上昇するとは考えられない．
● 「処方変更の場合」の◆印について説明する．

文献
1) 藤沢慶夫，他：妊娠中のマウスおよびラットに投与した1,1-Dimethyl-5-methoxy-3-（dithien-2-ylmethylene）-piperidinium Bromide（SA-504）の胎児および新生児におよぼす影響．応用薬理，7：1293，1973

消化器症状改善薬(抗コリン薬)

ブチルスコポラミン臭化物 （*Scopolamine butylbromide*）

ブスコパン錠 注

薬剤危険度 **1点**　情報量 **++**

薬剤データ

1　添付文書
　妊婦または妊娠している可能性のある婦人には，治療上の有益性が危険性を上回ると判断される場合にのみ投与する［妊娠中の投与に関する安全性は確立していない］。

2　動物(生殖発生毒性試験・変異原性試験など)
　ラット，ウサギを用いた生殖試験では，催奇形作用は認められなかった[1]。

3　ヒト(疫学調査・症例報告など)
- 妊婦への使用に関して，胎児への催奇形性，胎児毒性との関連は認められなかったことを示す疫学調査は報告されていない。一方，ヒトにおける催奇形性，胎児毒性を示す症例報告も疫学調査もない。
- 本剤の母体への投与による胎児心拍数の変化を検討した報告がある。本剤投与により胎児心拍数が激減する群は，尿中エストリオール量の低下，胎盤の異常所見，Apgar score の低値，羊水混濁例の増加，臍帯巻絡の頻発がみられた。分娩時の慎重な観察の必要性を示唆している[2]。

4　相談事例
　奇形発生の危険度が最も高い絶対過敏期に本剤を使用した 136 例(注射 34 例)中 133 例(注射 33 例)は，いずれも奇形などのない健常児を出産した。異常が認められた 3 例のうち内服 2 例で左鼻液管閉塞症(後に手術で治癒)，卵円孔開存，注射 1 例では仙骨部陥凹であった。相対過敏期に使用した 18 例(注射 11 例)は，いずれも奇形などのない健常児を出産した。
　3 例に認められた異常に共通性はなく，本剤曝露群の児の出産結果は国内における自然奇形発生率を上回る変化とは考えられない。

服用後の対応

- 妊娠中の服用による催奇形性を示唆した症例および疫学調査は報告されていない。ラットおよびマウスの生殖試験では催奇形作用は認められなかった。相談事例では，奇形発生の危険度が高い妊娠初期に本剤を使用した 154 例中 151 例は奇形などのない健常児を出産している。本剤曝露群の児の出産結果は国内における自然奇形発生率を上回る変化とは考えられない。
　以上のことから判断して，妊娠初期に本剤を服用したことにより，奇形発生の頻度や危険度が上昇したとは考えられないので，心配することはないことを説明する。
- 本剤の服用を理由に妊娠を中断するような，はやまった判断はしないように指導する。
- 今後は，妊娠していることを主治医に告げて相談するように指示する。

服用前の対応

1 医師への疑義照会

以下のことを説明し，患者が妊婦であっても処方通りに調剤してよいかを確認する。

- 妊娠中の服用による催奇形性を示唆した症例および疫学調査は報告されていない。ラットおよびマウスの生殖試験では催奇形作用は認められなかった。相談事例では，絶対過敏期に本剤を使用した136例中133例ならびに相対過敏期に使用した18例はいずれも奇形などのない健常児を出産している。本剤曝露群の児の出産結果は国内における自然奇形発生率を上回る変化とは考えられない。

意見を求められたら

- 症状が軽度で，本剤の投与が不可欠というほどでもないなら，投与しないほうがよい。
- もし他剤に変更しても差し支えないなら，下記の治療薬を紹介する。
- 本剤は，抗コリン性鎮痙薬のうちでもほとんど胎盤を通過しない第4級アンモニウム化合物で，発売後の経過年月が長く，現在まで汎用されており，短期の使用であれば妊娠中も比較的安全と考えられている。
- どうしても本剤の投与が必要なら，本剤の服用により奇形児出産の危険性が必ずしも高くなるとは考えられないことを説明する。

他の治療薬

止瀉薬として処方する場合：乳酸菌製剤，水分および有害物質吸着作用を示す天然ケイ酸アルミニウム，腸粘膜に収斂作用を示すタンニン酸アルブミンなどがある。

2 患者への説明・指導

以下のことを説明，指導する。

投薬中止の場合

- 処方医と相談の結果，妊娠中の母体と胎児の安全のため，投薬を中止してしばらく様子をみることになった。
- 腹部の痛みあるいは下痢がひどいなど，病状や自覚症状について何か変化があった場合には，すぐ主治医に受診する。
- 妊娠中は，薬局で薬を買うとき，病院にかかるときには，必ず妊娠していることを告げるよう指導する。

処方変更の場合

- 処方医と相談の結果，妊娠中の母体と胎児の安全のため処方が変更になった。
- 本剤は医師が妊娠を確認したうえで処方した薬で，母体の健康のために有用で，胎児への悪影響が少ないと考えられる薬である。
- 処方された薬は，症状がひどいときだけ服用すればよいのか，継続服用する必要があるのかは，薬の性質だけでなく病状によっても決まるので，今後は医師にあらかじめ確認するようにする。
- 服薬の調節は，あらかじめ医師に相談した範囲で行い，医師の指示と異なった服用をした場合はその状況を医師に報告する。
- 自分の判断で服薬を中止すると，母体の健康を損ね，胎児にも悪影響を及ぼすことになりかねない。
- 薬について何か心配なことがあったら，いつでも医師・薬剤師に相談する。

消化器症状改善薬（抗コリン薬）

処方変更のない場合
- 前述のことから判断して，本剤の服用により奇形発生の頻度や危険度が上昇するとは考えられない。
- 「処方変更の場合」の◆印について説明する。

文献
1) 日本ベーリンガーインゲルハイム株式会社：ブスコパン，インタビューフォーム（第3版）
2) 清藤英一・編著：催奇形性等発生毒性に関する薬品情報 第2版，東洋書店，p419, 1986

ブトロピウム臭化物 (Butropium bromide)

コリオパン 顆 錠 カ

薬剤危険度 1点

情報量 ±〜＋

薬剤データ

1 添付文書

妊婦または妊娠している可能性のある婦人には，治療上の有益性が危険性を上回ると判断される場合にのみ投与する[妊娠中の投与に関する安全性は確立していない]。

2 動物（生殖発生毒性試験・変異原性試験など）

マウスに500mg/kgまで経口投与した器官形成期投与試験では，240mg/kg以上の群に母動物の体重増加抑制と死亡がみられ，妊娠末期の生存胎仔に体重減少と化骨の遅延が認められたが，死亡吸収胚の出現頻度の増加および催奇形作用は認められなかった。またラットでは，500mg/kgで母動物の死亡がみられたが，胎仔，新生仔ともに対照群と差は認められなかった[1]。

3 ヒト（疫学調査・症例報告など）

妊婦への使用に関して，胎児への催奇形性，胎児毒性との関連は認められなかったことを示す疫学調査は報告されていない。一方，ヒトにおける催奇形性，胎児毒性を示す症例報告も疫学調査もない。

4 相談事例

奇形発生の危険度が最も高い絶対過敏期に本剤を服用した18例は，いずれも奇形などのない健常児を出産した。相対過敏期に本剤を服用した2例も奇形などのない健常児を出産した。

服用後の対応

- 妊娠中の服用による催奇形性を示唆した症例報告および疫学調査は報告されていない。ラット，マウスの生殖試験では，催奇形作用は認められなかった。相談事例では，奇形発生の危険度が高い妊娠初期に本剤を服用した20例は，いずれも奇形などのない健常児を出産している。
  以上のことから判断して，妊娠初期に本剤を服用したことにより，奇形発生の頻度や危険度が上昇したとは考えられないので，心配することはないことを説明する。
- 本剤の服用を理由に妊娠を中断するような，はやまった判断はしないように指導する。
- 今後は，妊娠していることを主治医に告げて相談するように指示する。

服用前の対応

1 医師への疑義照会

以下のことを説明し，患者が妊婦であっても処方通りに調剤してよいかを確認する。

- ヒトでの催奇形性に関しては，症例も疫学調査も報告されていない．動物の生殖試験では，ラット，マウスに催奇形作用は認められなかった．相談事例では，絶対過敏期に服用した18例，および相対過敏期に服用した2例はいずれも奇形などのない健常児を出産している．

意見を求められたら
- 症状が軽度で，本剤の投与が不可欠というほどでもないなら，投与しないほうがよい．
- もし他剤に変更しても差し支えないなら，下記の治療薬を紹介する．
- どうしても本剤の投与が必要なら，本剤の服用により奇形児出産の危険性が必ずしも高くなるとは考えられないことを説明する．

他の治療薬
ヒトでの催奇形性に関しての症例も疫学調査も報告されておらず，動物の生殖試験で催奇形作用を示さないことが確認されている鎮痙薬で，胎盤通過性が低いと考えられている第4級アンモニウム化合物の抗コリン薬が複数ある．このうち発売後の経過年月が長く，現在まで汎用されており比較的安全と考えられる薬剤にブチルスコポラミン臭化物がある．

2 患者への説明・指導
以下のことを説明，指導する．

投薬中止の場合
- 処方医と相談の結果，妊娠中の母体と胎児の安全のため，投薬を中止してしばらく様子をみることになった．
- 腹部の痛みがひどいなど，病状や自覚症状について何か変化があった場合には，すぐに主治医に受診する．
- 妊娠中は，薬局で薬を買うとき，病院にかかるときには，必ず妊娠していることを告げるよう指導する．

処方変更の場合
- 処方医と相談の結果，妊娠中の母体と胎児の安全のため処方が変更になった．
- ◆ 本剤は医師が妊娠を確認したうえで処方した薬で，母体の健康のために有用で，胎児への悪影響が少ないと考えられる薬である．
- ◆ 処方された薬は，症状がひどいときだけ服用すればよいのか，継続服用する必要があるのかは，薬の性質だけでなく病状によっても決まるので，今後は医師にあらかじめ確認するようにする．
- ◆ 服薬の調節はあらかじめ医師に相談した範囲で行い，医師の指示と異なった服用をした場合はその状況を医師に報告する．
- ◆ 自分の判断で服薬を中止すると，母体の健康を損ね，胎児にも悪影響を及ぼすことになりかねない．
- ◆ 薬について何か心配なことがあったら，いつでも医師・薬剤師に相談する．

処方変更のない場合
- 前述のことから判断して，本剤の服用により奇形発生の頻度や危険度が上昇するとは考えられない．
- 「処方変更の場合」の◆印について説明する．

文献
1) エーザイ株式会社：コリオパン，インタビューフォーム(第5版)

メペンゾラート臭化物 (*Mepenzolate bromide*)

トランコロン錠

薬剤危険度 1点

情報量 ±

薬剤データ

1 添付文書

妊婦または妊娠している可能性のある婦人には，治療上の有益性が危険性を上回ると判断される場合にのみ投与する［妊娠中の投与に関する安全性は確立していない］。

2 動物（生殖発生毒性試験・変異原性試験など）

マウス，ウサギに500mg/kgまで，ラットに1,000mg/kgまで経口投与した器官形成期投与試験では，催奇形作用は認められなかった[1]。

3 ヒト（疫学調査・症例報告など）

妊婦への使用に関して，胎児への催奇形性，胎児毒性との関連は認められなかったことを示す疫学調査は報告されていない。一方，ヒトにおける催奇形性，胎児毒性を示す症例報告も疫学調査もない。

4 相談事例

奇形発生の危険度が最も高い絶対過敏期に本剤を服用した11例は，いずれも奇形などのない健常児を出産した。

服用後の対応

- 妊娠中の服用により催奇形性を疑わせる症例報告および疫学調査は報告されていない。ラット，マウスおよびウサギの生殖試験では催奇形作用は認められなかった。相談事例では，奇形発生の危険度が高い妊娠初期に本剤を服用した11例は，いずれも奇形などのない健常児を出産している。
  以上のことから判断して，妊娠初期に本剤を服用したことにより，奇形発生の頻度や危険度が上昇したとは考えられないので，心配することはないことを説明する。
- 本剤の服用を理由に妊娠を中断するような，はやまった判断はしないように指導する。
- 今後は，妊娠していることを主治医に告げて相談するように指示する。

服用前の対応

1 医師への疑義照会

以下のことを説明し，患者が妊婦であっても処方通りに調剤してよいかを確認する。

- ヒトでの催奇形性に関しては，症例も疫学調査も報告されていない。動物の生殖試験では，ラット，マウスおよびウサギに催奇形作用は認められなかった。相談事例では，絶対過敏期に本剤を服用した

11例は、いずれも奇形などのない健常児を出産している。

意見を求められたら
- 症状が軽度で、本剤の投与が不可欠というほどでもないなら、投与しないほうがよい。
- もし他剤に変更しても差し支えないなら、下記の治療薬を紹介する。
- どうしても本剤の投与が必要なら、本剤の服用により奇形児出産の危険性が必ずしも高くなるとは考えられないことを説明する。

他の治療薬
　ヒトでの催奇形性に関しての症例も疫学調査も報告されておらず、動物の生殖試験で催奇形作用を示さないことが確認されている鎮痙薬で、胎盤通過性がほとんどない第4級アンモニウム化合物の抗コリン薬が複数ある。このうち発売後の経過年月が長く、現在まで汎用されており比較的安全と考えられる薬剤にブチルスコポラミン臭化物がある。

2　患者への説明・指導

　以下のことを説明、指導する。

投薬中止の場合
- 処方医と相談の結果、妊娠中の母体と胎児の安全のため、投薬を中止してしばらく様子をみることになった。
- 腹部の痛みが強いなど、病状や自覚症状について何か変化があった場合には、すぐに主治医に受診する。
- 妊娠中は、薬局で薬を買うとき、病院にかかるときには、必ず妊娠していることを告げるよう指導する。

処方変更の場合
- 処方医と相談の結果、妊娠中の母体と胎児の安全のため処方が変更になった。
- ◆ 本剤は医師が妊娠を確認したうえで処方した薬で、母体の健康のために有用で、胎児への悪影響が少ないと考えられる薬である。
- ◆ 処方された薬は、症状がひどいときだけ服用すればよいのか、継続服用する必要があるのかは、薬の性質だけでなく病状によっても決まるので、今後は医師にあらかじめ確認するようにする。
- ◆ 服薬の調節はあらかじめ医師に相談した範囲で行い、医師の指示と異なった服用をした場合はその状況を医師に報告する。
- ◆ 自分の判断で服薬を中止すると、母体の健康を損ね、胎児にも悪影響を及ぼすことになりかねない。
- ◆ 薬について何か心配なことがあったら、いつでも医師・薬剤師に相談する。

処方変更のない場合
- 前述のことから判断して、本剤の服用により奇形発生の頻度や危険度が明らかに上昇するとは考えられない。
- 「処方変更の場合」の◆印について説明する。

文献
1) アステラス製薬株式会社：トランコロン、インタビューフォーム（第3版）

ロートエキス (Scopolia extract)

| ロートエキス散 | 薬剤危険度 **1点** | 情報量 **++** |

薬剤データ

1 添付文書

胎児または新生児に頻脈などを起こすことがあるので，妊婦または妊娠している可能性のある婦人および授乳中の婦人には投与しないことが望ましい。また，乳汁分泌が抑制されることがある。

2 動物（生殖発生毒性試験・変異原性試験など）

- ラットとウサギを用いた生殖試験では，本薬に起因すると考えられる異常所見および催奇形作用は認められなかった[1]。
- スコポラミン臭化水素酸塩水和物をラットとウサギに対してヒトにおける経皮的な至適濃度の100倍以上の血漿中濃度になる用量で投与すると，ラットにおいては催奇形性はなかった。ウサギにおいては最低限の胎仔毒性がみられた[2]。

3 ヒト（疫学調査・症例報告など）

- 50,282組の母児の調査では，本剤の主要成分であるスコポラミン，アトロピン，ヒヨスチアミンを，それぞれ309，401，322例の妊婦が妊娠第1三半期に使用していた。いずれの群でも薬剤使用と催奇形の関連は認められなかった[3]。
- スコポラミンは速やかに胎盤を通過する。満期妊婦への投与により胎児に頻脈，心拍細変動の低下，心拍数減少の抑制を起こした[4]。
- 陣痛中に他剤とともにスコポラミンの投与を受けた母親1例から生まれた女児に，38℃の発熱と頻脈および嗜眠がみられた。0.1mgのフィゾスチグミンの筋肉注射により，15分後に心拍数は200/分から140/分におちつき，発熱も治まった[5]。

4 相談事例

奇形発生の危険度が高い絶対過敏期にロートエキスを含有するOTC薬あるいは医師の処方薬を服用した163例中161例は，奇形などのない健常児を出産した。ロートエキスを含有するOTC薬でみられた奇形の2例は陰嚢水腫と心室中隔欠損であった。相対過敏期にロートエキスを含有するOTC薬あるいは医師の処方薬を服用した23例中22例は奇形などのない健常児を出産した。ロートエキスを含有するOTC薬でみられた奇形1例は心室中隔欠損であった。

妊娠初期にロートエキスを服用した妊婦186例の児に先天性の奇形がみられたのは3例（1.6％）であり，国内における一般的な先天異常の発現率（1～3％）を大きく上回る変化はみられていない。

国内における出生統計で，心室中隔欠損は最も高頻度にみられる異常である。

消化器症状改善薬(抗コリン薬)

服用後の対応

- 妊婦がロートエキスを服用した場合の安全性については，これを肯定する報告も否定する報告もない。一方，ロートエキスの主成分であるスコポラミン，アトロピン，ヒヨスチアミンを妊娠第1三半期に使用した妊婦の調査では催奇形性との関連は認められなかった。本剤は，長年使用されているが，催奇形性を疑わせる症例は報告されていない。ラットとウサギの生殖試験では催奇形作用は認められなかった。相談事例では，奇形発生の危険度が高い妊娠初期に本剤を服用した186例中183例は奇形などのない健常児を出産した。限られた情報ではあるが，本剤曝露群の児の出産結果は国内における自然奇形発生率を上回る変化とは考えられない。

  以上のことから判断して，妊娠初期に本剤を服用したことにより，奇形発生の頻度や危険度が上昇したとは考えられないので，心配することはないことを説明する。
- 本剤の服用を理由に妊娠を中断するような，はやまった判断はしないように指導する。
- 今後は，妊娠していることを主治医に告げて相談するように指示する。

服用前の対応

1 医師への疑義照会

以下のことを説明し，患者が妊婦であっても処方通りに調剤してよいかを確認する。

- 妊婦がロートエキスを服用した場合の安全性については，これを肯定する報告も否定する報告もない。一方，ロートエキスの主成分であるスコポラミン，アトロピン，ヒヨスチアミンを妊娠第1三半期に使用した妊婦の調査では催奇形性との関連は認められなかった。本剤は，長年使用されているが，催奇形性を疑わせる症例は報告されていない。ラットとウサギの生殖試験では催奇形作用は認められなかった。相談事例では，絶対過敏期に本剤を服用した163例中161例は奇形などのない健常児を出産した。限られた情報ではあるが，本剤曝露群の児の出産結果は国内における自然奇形発生率を上回る変化とは考えられない。

意見を求められたら

- 症状が軽度で，本剤の投与が不可欠というほどでもないなら，投与しないほうがよい。
- もし他剤に変更しても差し支えないなら，下記の治療薬を紹介する。
- どうしても本剤の投与が必要なら，本剤の服用により奇形児出産の危険性が必ずしも高くなるとは考えられないことを説明する。

他の治療薬

- 止瀉薬として処方する場合：乳酸菌製剤，水分および有害物質吸着作用を示す天然ケイ酸アルミニウム，腸粘膜に収斂作用を示すタンニン酸アルブミンなどがある。
- 鎮痙薬として処方する場合：ヒトでの催奇形性に関して，症例も疫学調査も報告されておらず，動物の生殖試験でも催奇形作用を示さないことが確認されている鎮痙薬で，胎盤通過性がほとんどない第4級アンモニウム化合物の抗コリン薬が複数ある。このうち発売後の経過年月が長く，現在まで汎用されており比較的安全と考えられる薬剤にブチルスコポラミン臭化物がある。

2 患者への説明・指導

以下のことを説明，指導する。

投薬中止の場合
- 処方医と相談の結果，妊娠中の母体と胎児の安全のため，投薬を中止してしばらく様子をみることになった。
- 腹部の痛みあるいは下痢がひどいなど，病状や自覚症状について何か変化があった場合には，すぐに主治医に受診する。
- 妊娠中は，薬局で薬を買うとき，病院にかかるときには，必ず妊娠していることを告げるよう指導する。

処方変更の場合
- 処方医と相談の結果，妊娠中の母体と胎児の安全のため処方が変更になった。
- 本剤は医師が妊娠を確認したうえで処方した薬で，母体の健康のために有用で，胎児への悪影響が少ないと考えられる薬である。
- 処方された薬は，症状がひどいときだけ服用すればよいのか，継続服用する必要があるのかは，薬の性質だけでなく病状によっても決まるので，今後は医師にあらかじめ確認するようにする。
- 服薬の調節は，あらかじめ医師に相談した範囲で行い，医師の指示と異なった服用をした場合はその状況を医師に報告する。
- 自分の判断で服薬を中止すると，母体の健康を損ね，胎児にも悪影響を及ぼすことになりかねない。
- 薬について何か心配なことがあったら，いつでも医師・薬剤師に相談する。

処方変更のない場合
- 前述のことから判断して，本剤の服用により奇形発生の頻度や危険度が明らかに上昇するとは考えられない。
- 「処方変更の場合」の◆印について説明する。

文献
1) American Hospital Formulary Service Drug Information, 2006
2) American Hospital Formulary Service Drug Information, 2010
3) Heinonen OP, et al：Birth Defect and Drugs in Pregnancy, Publishing Sciences Group, p346, 1977
4) Briggs GG, et al：Drugs in Pregnancy and Lactation；A Reference Guide to Fetal and Neonatal Risk, Lippincott Williams & Wilkins, pp1652-1653, 2008
5) Evens RP, et al：Scopolamine toxicity in a newborn (Letter). Pediatrics 66 (2)：329-330, 1980

Ⅵ-6. 消化器症状改善薬（その他）

イトプリド塩酸塩 （*Itopride hydrochloride*）

ガナトン®錠

薬剤危険度　1点

情報量　±

薬剤データ

1　添付文書

妊婦または妊娠している可能性のある婦人には，治療上の有益性が危険性を上回ると判断される場合にのみ投与する［妊娠中の投与に関する安全性は確立していない］。

2　動物（生殖発生毒性試験・変異原性試験など）

- ラットを用いて，3，10，20，30および300mg/kg/日を経口投与した妊娠前および妊娠初期投与試験では，30mg/kg/日以上で親動物雌の性周期の延長が認められたが，いずれの用量でも親動物の交尾率および受胎率に異常はなく，胎仔の生存能および発育に対する影響も認められなかった[1]。
- ラットを用いて，10，100および300mg/kg/日を経口投与した器官形成期投与試験では，300mg/kg/日でも母動物の生殖能に異常はなく，胎仔の発育への影響および催奇形性はなかった。また出生仔の発育，発達機能および生殖能に対する影響も認められなかった[1]。
- ウサギを用いて，30，100および300mg/kg/日を経口投与した器官形成期投与試験では，300mg/kg/日群で母動物の死亡および摂餌量の減少が認められたが，いずれの用量でも催奇形性は認められなかった[1]。
- ラットを用いて，10，100および300mg/kg/日を経口投与した周産期および授乳期投与試験では，300mg/kg/日投与群で哺育期間中に母動物の摂餌量の減少が認められ，出生仔の体重増加抑制が認められたが，300mg/kg/日投与群でも出生仔の発達機能および生殖能に異常は認められなかった[1]。

3　ヒト（疫学調査・症例報告など）

妊婦への使用に関して，胎児への催奇形性，胎児毒性との関連は認められなかったことを示す疫学調査は報告されていない。一方，ヒトにおける催奇形性，胎児毒性を示す症例報告も疫学調査もない。

4　相談事例

奇形発生の危険度が最も高い絶対過敏期に本剤を服用した16例は，いずれも奇形などのない健常児を出産した。また，相対過敏期に服用した3例も奇形などのない健常児を出産した。

服用後の対応

- ラットおよびウサギの生殖試験では催奇形作用は認められなかった。ヒトの妊娠中の服用による催奇形性を示唆した症例および疫学調査は報告されていない。相談事例では，奇形発生の危険度が高い妊娠初期に本剤を服用した19例は，いずれも奇形などのない健常児を出産した。
  以上のことから判断して，妊娠初期に本剤を服用したことにより，奇形発生の頻度や危険度が上昇したとは考えられないので，心配することはないことを説明する。
- 本剤の服用を理由に妊娠を中断するような，はやまった判断はしないように指導する。
- 今後は，妊娠していることを主治医に告げて相談するように指示する。

服用前の対応

1 医師への疑義照会

以下のことを説明し，患者が妊婦であっても処方通りに調剤してよいか確認する。

- ヒトでの催奇形性を示唆する症例報告も疫学調査もない。動物の生殖試験において催奇形性は認められていない。相談事例では絶対過敏期に本剤を服用した16例および相対過敏期に服用した3例は，いずれも奇形などのない健常児を出産した。

意見を求められたら

- 症状が軽度で，本剤の投与が不可欠というほどでもないなら，投与しないほうがよい。
- もし他剤に変更しても差し支えないなら，下記の治療薬を紹介する。
- どうしても本剤の投与が必要なら，本剤の服用により奇形児出産の危険性が必ずしも高くなるとは考えられないことを説明する。

他の治療薬

- 慢性胃炎に伴う種々の消化器症状の治療に際して，本剤とまったく同じ消化管運動促進作用を示す薬剤で妊婦使用に関する大規模疫学調査で安全性が確立している薬剤はない。
- 妊娠中の慢性胃炎に伴う悪心，嘔吐に対して比較的安全に使用できると考えられる制吐薬にメトクロプラミドがある。

2 患者への説明・指導

以下のことを説明，指導する。

投薬中止の場合

- 処方医と相談の結果，妊娠中の母体と胎児の安全のため，投薬を中止してしばらく様子をみることになった。
- 腹部膨満感，上腹部疼痛，胸やけ，悪心など，病状や自覚症状について何か変化があった場合には，すぐに主治医に受診する。
- 妊娠中は，薬局で薬を買うとき，病院にかかるときには，必ず妊娠していることを告げるよう指導する。

処方変更の場合

- 処方医と相談の結果，妊娠中の母体と胎児の安全のため処方が変更になった。
- 処方された薬は，症状がひどいときだけ服用すればよいのか，継続服用する必要があるのかは，薬

- ◆ 本剤は医師が妊娠を確認したうえで処方した薬で，母体の健康のために有用で，胎児への悪影響が少ないと考えられる薬である．
- ● 腹部膨満感，上腹部疼痛，胸やけ，悪心・嘔吐など，病状や自覚症状について何か変化があった場合にはすぐ主治医に受診する．
- ● 妊娠中は，薬局で薬を買うとき，病院にかかるときには，必ず妊娠していることを告げるよう指導する．
- ◆ 薬について何か心配なことがあったら，いつでも医師・薬剤師に相談する．

処方変更のない場合
- ● 前述のことから判断して，本剤の服用により奇形発生の頻度や危険度が明らかに上昇するとは考えられない．
- ● 本剤の消化管運動の賦活作用によって症状が軽快しても，服用を中止せずに消化管の機能が回復するまで医師の指示通り服用する．
- ● 「処方変更の場合」の◆印について説明する．

文献
1) アボット ジャパン株式会社：ガナトン，インタビューフォーム(第5版)

オキセサゼイン （Oxethazaine）

| ストロカイン 顆 錠 | 薬剤危険度 1点 | 情報量 ＋ |

薬剤データ

1 添付文書

妊婦または妊娠している可能性のある婦人には，治療上の有益性が危険性を上回ると判断される場合にのみ投与する［妊娠中の投与に関する安全性は確立していない］。

2 動物（生殖発生毒性試験・変異原性試験など）

- ラットを用い20，40mg/kg/日を妊娠前・初期，器官形成期および周産・授乳期に経口投与した生殖試験では，生殖能への影響，発育抑制，催奇形性は認められなかった[1]。
- ウサギを用い10，20mg/kg/日を器官形成期に経口投与した生殖試験では，生殖能への影響，発育抑制，催奇形性は認められなかった[1]。

3 ヒト（疫学調査・症例報告など）

- 妊婦への使用に関して，胎児への催奇形性，胎児毒性との関連は認められなかったことを示す疫学調査は報告されていない。一方，ヒトにおける催奇形性，胎児毒性を示す症例報告も疫学調査もない。
- 本剤は1962年に国内で販売され，台湾・韓国をはじめアジア8カ国で販売されて長年使用されてきており，妊娠可能年齢女性では胃炎・食道炎（主訴；悪心，嘔吐，胃部不快感）などに処方されることが少なからずあるが，妊婦使用例の出生児に奇形発現の報告はない。

4 相談事例

奇形発生の危険度が最も高い絶対過敏期に本剤を服用した51例中49例は，奇形などのない健常児を出産した。異常の認められた2例はそれぞれ陰嚢水腫，仙骨部陥凹であった。相対過敏期に服用した9例はいずれも奇形などのない健常児を出産した。

異常の認められた2例に共通性はなく，限られたデータではあるが本剤曝露群の児の出産結果は国内における自然奇形発生率を大きく上回る変化とは考えられない。

服用後の対応

- ラットおよびウサギの生殖試験では催奇形作用は認められなかった。ヒトの妊娠中の服用による催奇形性を示唆した症例報告および疫学調査は報告されていない。相談事例では，奇形発生の危険度が高い妊娠初期に本剤を服用した60例中58例は，奇形などのない健常児を出産した。
  以上のことから判断して，妊娠初期に本剤を服用したことにより，奇形発生の頻度や危険度が上昇したとは考えられないので，心配することはないことを説明する。
- 本剤の服用を理由に妊娠を中断するような，はやまった判断はしないように指導する。
- 今後は，妊娠していることを主治医に告げて相談するように指示する。

服用前の対応

1 医師への疑義照会

以下のことを説明し，患者が妊婦であっても処方通りに調剤してよいかを確認する。

- ヒトでの催奇形性を示唆する症例報告も疫学調査もない。動物の生殖試験において催奇形性は認められていない。相談事例では絶対過敏期に本剤を服用した51例中49例，ならびに相対過敏期に服用した9例は，いずれも奇形などのない健常児を出産した。

意見を求められたら

- 症状が軽度で，本剤の投与が不可欠というほどでもないなら，投与しないほうがよい。
- もし他剤に変更しても差し支えないなら，下記の治療薬を紹介する。
- どうしても本剤の投与が必要なら，本剤の服用により奇形児出産の危険性が必ずしも高くなるとは考えられないことを説明する。

他の治療薬

胃炎・胃部不快感に対する治療薬として，非吸収性で粘膜を被包し保護するスクラルファートがある。また，水酸化アルミニウムゲルや水酸化マグネシウムなどを配合した非吸収性の制酸薬の投与も考えられる。

2 患者への説明・指導

以下のことを説明，指導する。

投薬中止の場合

- 本剤の服用が妊娠に及ぼす影響と治療上の必要性について，処方医と相談の結果，母体と胎児の安全のために投薬を中止してしばらく様子をみることになった。
- 腹痛や胃部のもたれなど病状について何か変化があった場合は，すぐに主治医に受診する。
- 妊娠中は，薬局で薬を買うとき，病院にかかるときには，必ず妊娠していることを告げるよう指導する。

処方変更の場合

- 処方医と相談の結果，妊娠中の母体と胎児の安全のため処方が変更になった。
- ◆ 本剤は医師が妊娠を確認したうえで処方した薬で，母体の健康のために有用で，胎児への悪影響が少ないと考えられる薬である。
- ◆ 消化性潰瘍の場合は，治療薬は継続して服用することが大切で，症状の有無で自己判断をして調節する薬ではない。医師の指示と異なった服用をした場合，その状況を医師に報告する。
- ◆ 自分の判断で服薬を中止すると，母体の健康を損ね，胎児にも悪影響を及ぼすことになりかねない。
- ◆ 薬について何か心配なことがあったら，いつでも医師・薬剤師に相談する。

処方変更のない場合

- 前述のことから判断して，本剤の服用により奇形発生の頻度や危険度が上昇するとは考えられない。
- 「処方変更の場合」の◆印について説明する。

文献

1) サンノーバ株式会社：ストロカイン，インタビューフォーム(第5版)

トリメブチンマレイン酸塩　（Trimebutine maleate）

| セレキノン 細 錠 | 薬剤危険度 1点 | 情報量 ＋ |

薬剤データ

1　添付文書

妊婦または妊娠している可能性のある婦人には，治療上の有益性が危険性を上回ると判断される場合にのみ投与する［妊娠中の投与に関する安全性は確立していない］。

2　動物（生殖発生毒性試験・変異原性試験など）

- ラットに250〜1,000mg/kg/日を経口投与した妊娠前および妊娠初期投与試験において，雌雄ラットの生殖能力，生殖細胞の形成，妊娠の成立ならびに胚および胎仔の発育への悪影響はみられず，催奇形作用も認められなかった[1]。
- ラットおよびウサギに250〜1,000mg/kg/日を経口投与した器官形成期投与試験では催奇形作用は認められなかった[1]。
- ラットに120〜500mg/kg/日を経口投与した周産期および授乳期投与において，母動物，分娩，哺育および出生仔の生後の分化，行動ならびに生殖機能に異常は認められなかった[1]。

3　ヒト（疫学調査・症例報告など）

妊婦への使用に関して，胎児への催奇形性，胎児毒性との関連は認められなかったことを示す疫学調査は報告されていない。一方，ヒトにおける催奇形性，胎児毒性を示す症例報告も疫学調査もない。

4　相談事例

奇形発生の危険度が最も高い絶対過敏期に本剤を服用した54例と，相対過敏期に本剤を服用した11例はいずれも奇形などのない健常児を出産した。

服用後の対応

- 妊婦の服用に関する症例および疫学調査は報告されていない。ラットおよびウサギに1,000mg/kg/日まで投与した試験では催奇形作用は認められなかった。相談事例では，奇形発生の危険度が高い妊娠初期に本剤を服用した65例はいずれも奇形などのない健常児を出産している。
  以上のことから判断して，妊娠初期に本剤を服用したことにより，奇形発生の頻度や危険度が上昇したとは考えられないので，心配することはないことを説明する。
- 本剤の服用を理由に妊娠を中断するような，はやまった判断はしないように指導する。
- 今後は，妊娠していることを主治医に告げて相談するように指示する。

消化器症状改善薬（その他）

服用前の対応

1 医師への疑義照会

以下のことを説明し，患者が妊婦であっても処方通りに調剤してよいかを確認する。

- 妊婦への使用に関して，胎児への催奇形性，胎児毒性との関連は認められなかったことを示す疫学調査は報告されていない。一方，ヒトにおける催奇形性，胎児毒性を示す症例報告も疫学調査もない。動物の生殖試験では，ラットおよびウサギに 1,000mg/kg/日の大量投与でも催奇形作用は認められなかった。相談事例では，絶対過敏期に本剤を服用した 54 例ならびに相対過敏期に服用した 11 例はいずれも奇形などのない健常児を出産している。

意見を求められたら

- 症状が軽度で，本剤の投与が不可欠というほどでもないなら，投与しないほうがよい。
- どうしても本剤の投与が必要なら，本剤の服用により奇形児出産の危険性が必ずしも高くなるとは考えられないことを説明する。

他の治療薬

- 慢性胃炎に伴う種々の消化器症状，あるいは過敏性腸症候群の治療に際して，本剤とまったく同じ消化管運動調節作用を示す薬剤で妊婦使用に関する大規模疫学調査で安全性が確立している薬剤はない。
- 妊娠中の慢性胃炎に伴う悪心，嘔吐に対して比較的安全に使用できると考えられる制吐薬にメトクロプラミドがある。
- 妊娠中の過敏性腸症候群に使用する薬剤のうち，ポリカルボフィルカルシウムは高分子で消化管から吸収されないため，比較的安全に使用できると考えられる。

2 患者への説明・指導

以下のことを説明，指導する。

投薬中止の場合

- 処方医と相談の結果，妊娠中の母体と胎児の安全のため，投薬を中止してしばらく様子をみることになった。
- 腹部膨満感，腹部疼痛，悪心など，病状や自覚症状について何か変化があった場合には，すぐに主治医に受診する。
- 妊娠中は，薬局で薬を買うとき，病院にかかるときには，必ず妊娠していることを告げるよう指導する。

処方変更の場合

- 処方医と相談の結果，妊娠中の母体と胎児の安全のため処方が変更になった。
- 処方された薬は，症状がひどいときだけ服用すればよいのか，継続服用する必要があるのかは，薬の性質だけでなく病状によっても決まるので，今後は医師にあらかじめ確認するようにする。
- 本剤は医師が妊娠を確認したうえで処方した薬で，母体の健康のために有用で，胎児への悪影響が少ないと考えられる薬である。
- 服薬の調節はあらかじめ医師に相談した範囲で行い，医師の指示と異なった服用をした場合はその状況を医師に報告する。
- 自分の判断で服薬を中止すると，母体の健康を損ね，胎児にも悪影響を及ぼすことになりかねない。

- 薬について何か心配なことがあったら，いつでも医師・薬剤師に相談する。

処方変更のない場合
- 前述のことから判断して，本剤の服用により奇形発生の頻度や危険度が上昇するとは考えられない。
- 本剤の消化管運動の賦活作用によって症状が軽快しても，服用を中止せずに消化管の機能が回復するまで医師の指示通り服用する。
- 「処方変更の場合」の◆印について説明する。

文献
1) 浅野裕三, 他：Trimebutine Maleate のラットおよびウサギを用いた生殖試験. 基礎と臨床, 16（2）：209-226, 1982

消化器症状改善薬（その他）

ポリカルボフィルカルシウム （*Polycarbophil calcium*）

コロネル 細 錠，
ポリフル 細 錠

薬剤危険度
1点

情報量
＋

薬剤データ

1 添付文書

妊婦または妊娠している可能性のある婦人には，治療上の有益性が危険性を上回ると判断される場合にのみ投与する［妊娠中の投与に関する安全性は確立していない］。

2 動物（生殖発生毒性試験・変異原性試験など）

- ラットの妊娠前および妊娠初期に500, 1,000, 2,000mg/kg/日を経口投与した試験では，生殖能や胎仔への影響は認められなかった[1]。
- ラット，ウサギの器官形成期に500, 1,000, 2,000mg/kg/日を経口投与した試験では，ウサギに2,000mg/kgを投与した群で親動物の死亡，早産が認められたが，胎仔における催奇形性，発育抑制作用は認められなかった[1]。
- ラットの周産期および授乳期に500, 1,000, 2,000mg/kg/日を経口投与した試験では，分娩および哺育への影響は認められなかった[1]。

3 ヒト（疫学調査・症例報告など）

- 妊婦への使用に関して，胎児への催奇形性，胎児毒性との関連は認められなかったことを示す疫学調査は報告されていない。一方，ヒトにおける催奇形性，胎児毒性を示す症例報告も疫学調査もない。
- 妊娠16週から33週まで便秘の治療のため本剤を使用した10例の妊婦の報告があるが，出生児への有害作用については記載されていない[2]。

参考　本剤は，合成高分子化合物であり消化管から吸収されることなく多量の水を吸収し，膨満・ゲル化することにより腸管内容物の輸送を改善する。

4 相談事例

奇形発生の危険度が最も高い絶対過敏期に本剤を服用した8例はいずれも奇形などのない健常児を出産した。また，相対過敏期に本剤を服用した1例は奇形などのない健常児を出産した。

服用後の対応

- 本剤は，海外では市販の便秘薬として使用されている。国内では2000年に発売され使用されているが，海外・国内ともに妊婦への使用について胎児への催奇形性，胎児毒性を示唆する症例も疫学調査も報告されていない。また，本剤と催奇形性，胎児毒性の因果関係を否定する疫学調査も報告されていない。ラットおよびウサギの生殖試験では催奇形作用は認められなかった。相談事例では，奇形発生の危険度が高い妊娠初期に本剤を服用した9例は，奇形などのない健常児を出産した。

なお，本剤は，高分子化合物で消化管から吸収されることなく水を吸収し，膨満・ゲル化することにより薬効を発現するため胎児への曝露は考えにくい。
　以上のことから判断して，妊娠中に本剤を服用したことにより奇形発生の頻度や危険度が上昇したとは考えられないので，心配することはないことを説明する。
- 本剤の服用を理由に妊娠を中断するような，はやまった判断はしないように指導する。
- 今後は，妊娠していることを主治医に告げて相談するように指示する。

服用前の対応

1 医師への疑義照会

以下のことを説明し，患者が妊婦であっても処方通りに調剤してよいかを確認する。
- 本剤は，海外では市販の便秘薬として使用されている。国内では2000年に発売され使用されているが，海外・国内ともに妊婦への使用について胎児への催奇形性，胎児毒性を示唆する症例も疫学調査も報告されていない。また，本剤と催奇形性，胎児毒性の因果関係を否定する疫学調査も報告されていない。ラットおよびウサギの生殖試験では催奇形作用は認められなかった。相談事例では，絶対過敏期に服用した8例，相対過敏期に服用した1例は，いずれも奇形などのない健常児を出産した。
　なお，本剤は，高分子化合物で消化管から吸収されることなく水を吸収し，膨満・ゲル化することにより薬効を発現するため胎児への曝露は考えにくい。

意見を求められたら
- 症状が軽度で，本剤の投与が不可欠というほどでもないなら，投与しないほうがよい。
- 本剤は，合成高分子化合物で消化管から吸収されないため，胎児への直接的な影響は考えられない。このため，本剤の投薬が適応となる過敏性腸症候群における便通異常がある妊婦では，選択しうる薬剤である。
- 本剤の投与が必要なら，本剤の服用により，奇形を有する児を出産する危険性が高くなるとは考えられないことを説明する。

2 患者への説明・指導

以下のことを説明，指導する。
投薬中止の場合
- 本剤の治療上の必要性について，処方医と相談の結果，投薬を中止してしばらく様子をみることになった。
- 下痢・便秘・腹痛など，病状について何か変化があった場合は，すぐに主治医に受診する。
- 妊娠中は，薬局で薬を買うとき，病院にかかるときには，必ず妊娠していることを告げるよう指導する。

処方変更のない場合
- 前述のことから判断して，本剤の服用により奇形発生の頻度や危険度が上昇するとは考えられない。

文献
1) アボット ジャパン株式会社：ポリフル，インタビューフォーム（第6版）
2) 杉山隆：産婦人科における便通異常に対するポリカルボフィルカルシウムの使用経験. 診療新社，1：67-72，2002

消化器症状改善薬（その他）

モサプリドクエン酸塩水和物（Mosapride citrate hydrate）

ガスモチン 散 錠

薬剤危険度 1点
情報量 ＋

薬剤データ

1 添付文書

妊婦または妊娠している可能性のある婦人には，治療上の有益性が危険性を上回ると判断される場合にのみ投与する［妊娠中の投与に関する安全性は確立していない］。

2 動物（生殖発生毒性試験・変異原性試験など）

- ラットの雄に10，100，1,000mg/kg/日を，雌に3，30，300mg/kg/日を経口投与した妊娠前および妊娠初期投与試験では，最大投与量である雄親動物1,000mg/kg/日投与群，雌親動物の300mg/kg/日投与群でも生殖能力および胎仔の発生に影響は認められなかった[1]。
- ラットを用いて，3，30，300mg/kg/日を経口投与した器官形成期投与試験において，300mg/kg/日投与群で胎仔に過剰14肋骨の発生率の増加と化骨遅延が認められた。その他には胎仔および出生仔に影響は認められず，催奇形性は認められなかった[2]。
- ウサギを用いて，5，25，125mg/kg/日を経口投与した胎仔の器官形成期投与試験において，25mg/kg/日で1例に流産の徴候と考えられる腟口からの血液様物の排泄，125mg/kg/日で1例に流産が認められたが，胎仔への影響はなく，催奇形性は認められなかった[3]。
- ラットを用いて，3，30，300mg/kgを経口投与した周産期および授乳期投与試験において，300mg/kg/日で出生仔の体重増加抑制，眼瞼開裂および精巣下降のわずかな遅延が認められた。その他には妊娠，分娩，哺育，出生仔の成長，発達に影響は認められなかった[4]。

3 ヒト（疫学調査・症例報告など）

妊婦への使用に関して，胎児への催奇形性，胎児毒性との関連は認められなかったことを示す疫学調査は報告されていない。一方，ヒトにおける催奇形性，胎児毒性を示す症例報告も疫学調査もない。

4 相談事例

奇形発生の危険度が最も高い絶対過敏期に本剤を服用した52例中51例は，奇形などのない健常児を出産した。1例に認められた異常は，左鼻涙管閉塞症であった。相対過敏期に服用した7例はいずれも奇形などのない健常児を出産した。

限られたデータではあるが本剤曝露群の児の出産結果は国内における自然奇形発生率を上回る変化とは考えにくい。

参考 本剤は，選択的なセロトニン5-HT₄受容体アゴニストであり，消化管内在神経叢に存在する5-HT₄受容体を刺激し，アセチルコリン遊離の増大を介して消化管運動促進作用および胃排出促進作用を示すと考えられている[5]。本剤と類似の薬理作用を有していると考えられているシサプリドに関して，妊娠初期の使用例の出産結

果が報告されている。器官形成期にシサプリドを服用した88例を含む妊娠初期に服用した妊婦113例では，出生時に認められる大奇形・小奇形，出生時体重，流産率などを含む妊娠転帰に関して，対照群との間に有意差はなかったと報告されている[6]。

服用後の対応

- ラットおよびウサギの生殖試験では催奇形作用は認められなかった。ヒトの妊娠中の服用による催奇形性を示唆した症例報告および疫学調査は報告されていない。相談事例では，奇形発生の危険度が高い妊娠初期に本剤を服用した59例中58例は，奇形などのない健常児を出産した。

  以上のことから判断して，妊娠初期に本剤を服用したことにより，奇形発生の頻度や危険度が上昇したとは考えられないので，心配することはないことを説明する。
- 本剤の服用を理由に妊娠を中断するような，はやまった判断はしないように指導する。
- 今後は，妊娠していることを主治医に告げて相談するように指示する。

服用前の対応

1 医師への疑義照会

以下のことを説明し，患者が妊婦であっても処方通りに調剤してよいかを確認する。

- ヒトでの催奇形性を示唆する症例報告も疫学調査もない。動物の生殖試験において催奇形性は認められていない。相談事例では絶対過敏期に本剤を服用した52例中51例ならびに相対過敏期に服用した7例はいずれも奇形などのない健常児を出産した。

意見を求められたら

- 症状が軽度で，本剤の投与が不可欠というほどでもないなら，投与しないほうがよい。
- もし他剤に変更しても差し支えないなら，下記の治療薬を紹介する。
- どうしても本剤の投与が必要なら，本剤の服用により奇形児出産の危険性が必ずしも高くなるとは考えられないことを説明する。

他の治療薬

- 慢性胃炎に伴う種々の消化器症状の治療に際して，本剤とまったく同じ消化管運動促進作用を示す薬剤で妊婦使用に関する大規模疫学調査で安全性が確立している薬剤はない。
- 妊娠中の慢性胃炎に伴う悪心，嘔吐に対して比較的安全に使用できると考えられる制吐薬にメトクロプラミドがある。

2 患者への説明・指導

以下のことを説明，指導する。

投薬中止の場合

- 処方医と相談の結果，妊娠中の母体と胎児の安全のため，投薬を中止してしばらく様子をみることになった。
- 腹部膨満感，腹部疼痛，悪心など，病状や自覚症状について何か変化があった場合には，すぐに主治医に受診する。
- 妊娠中は，薬局で薬を買うとき，病院にかかるときには，必ず妊娠していることを告げるよう指導する。

消化器症状改善薬(その他)

処方変更の場合

- 処方医と相談の結果，妊娠中の母体と胎児の安全のため処方が変更になった。
- 処方された薬は，症状がひどいときだけ服用すればよいのか，継続服用する必要があるのかは，薬の性質だけでなく病状によっても決まるので，今後は医師にあらかじめ確認するようにする。
- ◆ 本剤は医師が妊娠を確認したうえで処方した薬で，母体の健康のために有用で，胎児への悪影響が少ないと考えられる薬である。
- 胸やけ，悪心・嘔吐など，病状や自覚症状について何か変化があった場合にはすぐ主治医に受診する。
- 妊娠中は，薬局で薬を買うとき，病院にかかるときには，必ず妊娠していることを告げるよう指導する。
- ◆ 薬について何か心配なことがあったら，いつでも医師・薬剤師に相談する。

処方変更のない場合

- 前述のことから判断して，本剤の服用により奇形発生の頻度や危険度が明らかに上昇するとは考えられない。
- 本剤の消化管運動の賦活作用によって症状が軽快しても，服用を中止せずに消化管の機能が回復するまで医師の指示通り服用する。
- 「処方変更の場合」の◆印について説明する。

文献

1) 船橋斉，他：Mosapride Citrate の生殖・発生毒性試験(第1報)；ラットにおける妊娠前および妊娠初期投与試験. 薬理と治療，21(10)：3411-3422，1993
2) 船橋斉，他：Mosapride Citrate の生殖・発生毒性試験(第2報)；ラットにおける胎児の器官形成期投与試験. 薬理と治療，21(10)：3423-3445，1993
3) 船橋斉，他：Mosapride Citrate の生殖・発生毒性試験(第4報)；ウサギにおける胎児の器官形成期投与試験. 薬理と治療，21(10)：3469-3479，1993
4) 船橋斉，他：Mosapride Citrate の生殖・発生毒性試験(第3報)；ラットにおける周産期および授乳期投与試験. 薬理と治療，21(10)：3447-3468，1993
5) 大日本住友製薬株式会社：ガスモチン，インタビューフォーム(第15版)
6) Bailey B, et al：Cisapride use during human pregnancy：a prospective, controlled multicenter study. Dig Dis Sci, 42(9)：1848-1852, 1997

Ⅵ-7. 止しゃ薬，整腸薬

塩酸ロペラミド （*Loperamide hydrochloride*）

ロペミン 細 力

薬剤危険度 **1点**

情報量 **＋〜＋＋**

薬剤データ

1 添付文書

妊婦または妊娠している可能性のある婦人には，治療上の有益性が危険性を上回ると判断される場合にのみ投与する［妊娠中の投与に関する安全性は確立していない］。

2 動物（生殖発生毒性試験・変異原性試験など）

ラットに2.5〜40mg/kg/日を経口投与した妊娠前および妊娠初期，器官形成期，周産期および授乳期投与試験，ならびにウサギに5〜40mg/kg/日を経口投与した器官形成期投与試験では，ラット，ウサギともに薬物による奇形発生は認められなかった。ラットにおいて，40mg/kg/日投与の母動物に対する毒性量で妊娠率の低下，次世代の生存率の低下および体重増加の抑制が認められた[1]。

3 ヒト（疫学調査・症例報告など）

- 妊婦への使用に関して，胎児への催奇形性，胎児毒性を示す症例報告も疫学調査もない。
- 海外の催奇形情報サービスが他施設共同で行ったプロスペクティブコホート研究では，ロペラミドの妊娠中の服用は催奇形性のリスク上昇との関連は認められなかったと報告されている。急性または慢性症状のために妊娠中にロペラミドの治療を受けた105例の妊婦と，ライフスタイル（年齢，喫煙，アルコールの有無）をマッチさせたコントロール群105例とが比較された（コントロール群はロペラミド非服用またはシサプリド：非催奇形物質服用群）。
  ロペラミド服用群のうち89例が妊娠第1三半期の服用であった。また，21例が妊娠中継続して服用していた。両群の出産結果は，ロペラミド服用群で大奇形0例，小奇形3例，コントロール群で大奇形1例，小奇形3例であり，両群に統計学的な違いは見られなかった。また，他の出産結果，自然流産率，出生時平均体重においても両群に差はなかった。ただし，ロペラミドを継続服用した21例では，コントロール群と比べ，出生時の平均体重が200g少なかったと報告されている[2]。
- ミシガンメディケイド受給における調査では妊娠第1三半期に本剤を使用した108例において奇形発生は6例（5.6%）にみられたとの報告がある。このうち心血管系の奇形が3例であった。この研究は論文として公表されていないため，一部の専門家は統計上の意義，奇形の特徴，交絡因子の影響の可能性を決定することはできないと位置づけている[3]。
- 過敏性大腸症候群による下痢のため，本剤2mg/日を妊娠前より分娩まで継続して服用した24歳

の妊婦が正常分娩であったとの報告がある[4]。

4　相談事例

　奇形発生の危険度が最も高い絶対過敏期に本剤を服用した44例と，相対過敏期に服用した4例は，いずれも奇形などのない健常児を出産した。1例の児に1カ月検診の際に陰嚢水腫がみつかった。服用期間は45〜47日目までの絶対過敏期で，13種の併用薬があった。本剤との因果関係は明らかでない。

服用後の対応

- 妊娠中の服用による催奇形性を疑わせる症例および疫学調査は報告されていない。妊娠初期に本剤を服用した89例を含む妊婦服薬105例に関するコホート研究では催奇形性との関連はみられていない。ラットおよびウサギに40mg/kgまで投与した試験では，催奇形作用は認められなかった。相談事例では，奇形発生の危険度が高い妊娠初期に本剤を服用した48例はいずれも奇形などのない健常児を出産している。

　以上のことから判断して，妊娠初期に本剤を服用したことにより奇形発生の頻度や危険度が上昇したとは考えられないので，心配することはないことを説明する。
- 本剤の服用を理由に妊娠を中断するような，はやまった判断はしないように指導する。
- 今後は，妊娠していることを主治医に告げて相談するように指示する。

服用前の対応

1　医師への疑義照会

以下のことを説明し，患者が妊婦であっても処方通りに調剤してよいかを確認する。
- 妊娠中の服用による催奇形性を疑わせる症例および疫学調査は報告されていない。妊娠初期に本剤を服用した89例を含む妊婦服薬105例に関するコホート研究では催奇形性との関連はみられていない。ラットの生殖試験では，母動物の中毒量である40mg/kgの投与により妊娠率，次世代の生存率の低下および体重増加の抑制が認められたが，40mg/kgを投与したラットおよびウサギに催奇形作用は認められなかった。相談事例では，絶対過敏期に本剤を服用した44例と，相対過敏期に服用した4例はいずれも健常児を出産している。

意見を求められたら
- 症状が軽度で，本剤の投与が不可欠というほどでもないなら，投与しないほうがよい。
- 下痢の原因が明らかで，もし他剤に変更しても差し支えないなら，下記の治療薬を紹介する。
- 他剤が無効で，どうしても本剤の投与が必要なら，本剤の服用を継続することにより，奇形児出産の危険性が必ずしも高くなるとは考えられないことを説明する。

他の治療薬
- 乳酸菌製剤，総合消化酵素剤，水分および有害物質吸着作用を有する天然ケイ酸アルミニウム，腸粘膜に収斂作用を示すタンニン酸アルブミンなどがある。
- 抗コリン薬のロートエキス，ブチルスコポラミン臭化物などを配合することもあるが，妊娠後期の非経口投与では胎児に頻脈を起こすことが報告されている（詳細は各項参照）。

2 患者への説明・指導

以下のことを説明，指導する。

投薬中止の場合

- 処方医と相談の結果，妊娠中の母体と胎児の安全のため，投薬を中止してしばらく様子をみることになった。
- 消化のよい食事をとり，安静にしていてもなお下痢が治まらず，体力低下や脱水傾向が現れるなど，病状や自覚症状について何か変化があった場合には，すぐ主治医に受診する。
- 妊娠中は，薬局で薬を買うとき，病院にかかるときには，必ず妊娠していることを告げるよう指導する。

処方変更の場合

- 処方医と相談の結果，妊娠中の母体と胎児の安全のため処方が変更になった。
- 本剤は医師が妊娠を確認したうえで処方した薬で，母体の健康のために有用で，胎児への悪影響が少ないと考えられる薬である。
- 処方された薬は，少なくとも症状が治まるまで服用する。下痢が治まった後は，急に服薬を中止するのでなく，便通の回数と便の性状が正常になるように量や服用回数を減らすなど，ある程度調節してもよい。
- 服用量や服用方法を調節した場合は，次回受診時にその状況を医師に報告する。
- 下痢といっても原因はさまざまなので，自己判断で通院をやめたりせずに医師の指示に従う。下痢がひどい場合，流早産の原因となることもあり，脱水症状が強い場合，母体の健康ばかりでなく，胎児にも悪影響を及ぼす可能性がある。
- 薬について何か心配なことがあったら，いつでも医師・薬剤師に相談する。

処方変更のない場合

- 前述のことから判断して，本剤の服用により奇形発生の頻度や危険度が明らかに上昇するとは考えられない。
- 「処方変更の場合」の◆印について説明する。

文献

1) ヤンセンファーマ株式会社：ロペミン，インタビューフォーム(第12版)
2) Einarson A, et al：Prospective, controlled, multicentre study of loperamide in pregnancy. Can J Gastroenterol, 14：185-187, 2000
3) Briggs GG, et al：Drugs in Pregnancy and Lactation：A Reference Guide to Fetal and Neonatal Risk, Lippincott Williams & Wilkins,：pp1068-1069, 2008
4) 笹川力, 他：止瀉剤 Loperamide の使用経験の薬理と治療. 7(5)：1465, 1979

Ⅵ-8. 緩下薬

センナ・センナ実 （Senna leaf・Senna pod）

アローゼン®

薬剤危険度 **1点**

情報量 **＋～＋＋**

■ 薬剤データ

1　添付文書

妊婦または妊娠している可能性のある婦人には，治療上の有益性が危険性を上回ると判断される場合にのみ投与する［妊娠中の投与に関する安全性は確立していない］。なお，妊婦または妊娠している可能性のある婦人には大量に服用しないよう指導する［投与した場合，子宮収縮を誘発して，流早産の危険性がある］。

参考　1996 年 1 月から妊婦または妊娠している可能性のある婦人は「原則禁忌」と追記されている。

2　動物（生殖発生毒性試験・変異原性試験など）

ラットの器官形成期に 0，1，0.5，1，2g/kg/日を経口投与した試験では，生殖能や催奇形性，発育への影響は認められなかった[1]。

3　ヒト（疫学調査・症例報告など）

- 妊婦への使用に関して，胎児への催奇形性，胎児毒性との関連は認められなかったことを示す疫学調査は報告されていない。一方，ヒトにおける催奇形性，胎児毒性を示す症例報告も疫学調査もない。
- 先天奇形に関する Hungarian Case-Control Surveillance System のデータをもとに先天奇形を有する 22,843 例の児と，健康なコントロール群 38,151 例が比較された。妊娠中に便秘のためセンナを服用していた母親は，先天奇形群では 506 例（2.2％），健康なコントロール群では 937 例（2.5％）であった。506 例中 260 例は妊娠第 2 三半期と第 3 三半期またはどちらか一方で服用していた。妊娠中いずれかの時期の便秘に対するセンナの使用は，催奇形のリスクの増加とは関連しないと結論づけている[2]。
- 妊娠 2～10 カ月の妊婦に便秘の治療のため本剤を使用した 32 例および 19 例の妊婦の報告があるが，出生児への有害作用について特段の指摘は記載されていない[3,4]。

4　相談事例

奇形発生の危険度が最も高い絶対過敏期に本剤を服用した 85 例中 82 例は奇形などのない健常児を出産した。3 例に認められた異常は，右手多指症，右鼠径ヘルニア，股関節開排制限であった。また相対過敏期に本剤を服用した 6 例はいずれも健常児を出産した。

服用後の対応

- 本剤は1967年から発売され、国内で医療用・一般用の便秘薬として汎用されているが、催奇形性、胎児毒性、流早産を疑わせる症例および疫学調査は報告されていない。ラットの生殖試験では催奇形作用は認められなかった。妊娠2～10カ月の妊婦に便秘の治療のため本剤を使用した32例および19例の妊婦の報告があるが、出生児への有害作用について特段の指摘は記載されていない。相談事例では、奇形発生の危険度が高い妊娠初期に本剤を服用した91例中88例が、奇形などのない健常児を出産した。限られた情報ではあるが、本剤曝露群の児の出産結果は国内における自然奇形発生率を上回る変化とは考えられない。
  以上のことから判断して、妊娠初期に本剤を服用したことにより奇形発生の頻度や危険度が上昇したとは考えられないので、心配することはないことを説明する。
- 本剤の服用を理由に妊娠を中断するような、はやまった判断はしないように指導する。
- 妊娠中は、腸管の運動を促進する神経の変調や増大した子宮による腸の圧迫が起こり、便秘が助長される状態にある。規則正しい食事と排便習慣を心がけ食物繊維の多い野菜や果物を十分摂取する。
- 今後は、妊娠していることを主治医に告げて相談するように指示する。

服用前の対応

1 医師への疑義照会

以下のことを説明し、患者が妊婦であっても処方通りに調剤してよいかを確認する。

- 本剤は、1967年から発売され、国内で医療用・一般用の便秘薬として汎用されているが、催奇形性、胎児毒性、流早産を疑わせる症例および疫学調査は報告されていない。ラットの生殖試験では催奇形作用は認められなかった。妊娠2～10カ月の妊婦に便秘の治療のため本剤を使用した32例および19例の妊婦の報告があるが、出生児への有害作用について特段の指摘は記載されていない。相談事例では、絶対過敏期に服用した85例中82例、相対過敏期に服用した6例は奇形などのない健常児を出産した。限られた情報ではあるが、本剤曝露群の児の出産結果は国内における自然奇形発生率を上回る変化とは考えられない。

意見を求められたら

本剤の添付文書では「原則禁忌」との記載があり、子宮の収縮を刺激し、流早産を起こすおそれがあるので慎重に使用し、大量に服用しないよう指導するよう注意が喚起されている。しかし、一般的使用量を守り、適切な排便管理が行えれば、こういった危険はまずないと考えられている。

他の治療薬

妊娠中は、腸管の運動を促進する神経の変調や増大した子宮による腸の圧迫が起こり、便秘が助長される状態にある。汎用されている便秘薬のうち、妊娠中の便通コントロールは、産婦人科の主治医の指導のもと、必要に応じて酸化マグネシウム、カルメロースなどの緩下剤をはじめ、下記の薬剤が使用されることがある。

ピコスルファートナトリウムは添付文書では妊婦に対して「治療上の有益性が危険性を上回ると判断される場合にのみ投与すること」とされており、センナ（センノシド）製剤は添付文書では妊婦に対して「原則禁忌」と位置づけられているが、産科医療においては必要性の高い症例があり、処方されている

実態がある。

2　患者への説明・指導

以下のことを説明，指導する。

処方変更の場合
- 処方医と相談の結果，妊娠中の母体と胎児の安全のため処方が変更になった。
- ◆ 本剤は医師が妊娠を確認したうえで処方した薬で，母体の健康のために有用で，胎児への悪影響が少ないと考えられる薬である。
- ◆ 薬について何か心配なことがあったら，いつでも医師・薬剤師に相談する。

処方変更のない場合
- 前述のことから判断して，本剤の服用により奇形発生の頻度や危険度が上昇するとは考えられない。
- 「処方変更の場合」の◆印について説明する。

文献

1) 松本朋徳，他：アローゼン（Alosenn）のラットにおける生殖試験；器官形成期投与試験．基礎と臨床，15（1）：36-53，1981
2) Acs N, et al：Senna treatment in pregnant women and congenital abnormalities in their offspring—a population-based case-control study. Reprod Toxicol, 28（1）：100-104, 2009
3) 林義夫，他：産婦人科領域における便秘症に対するアローゼンの効果．臨床婦人科産科，22（3）：95-99，1968
4) 山本政太郎：便秘治療剤アローゼンの産科における使用経験．新薬と臨床，17（10）：1449-1451，1968

センノシド （*Sennoside*）

プルゼニド錠

薬剤危険度 **1点**　情報量 **＋**

薬剤データ

1　添付文書

妊婦または妊娠している可能性のある婦人には，治療上の有益性が危険性を上回ると判断される場合にのみ投与する［妊娠中の投与に関する安全性は確立していない］。なお，投与した場合，子宮収縮を誘発して，流早産の危険性があるので，妊婦または妊娠している可能性のある婦人には大量に服用しないよう指導する。

参考　1996年1月から妊婦または妊娠している可能性のある婦人は「原則禁忌」と追記されている。

2　動物（生殖発生毒性試験・変異原性試験など）

- ラットの妊娠前および妊娠初期に10，30，90mg/kg/日を経口投与した試験では，生殖能や胎仔への影響は認められなかった[1]。
- ラットの器官形成期に0，30，90mg/kg/日を経口投与した試験では，生殖能や催奇形性，発育への影響は認められなかった[1]。

3　ヒト（疫学調査・症例報告など）

- 妊婦への使用に関して，胎児への催奇形性，胎児毒性との関連は認められなかったことを示す疫学調査は報告されていない。一方，ヒトにおける催奇形性，胎児毒性を示す症例報告も疫学調査もない。
- 先天奇形に関するHungarian Case-Control Surveillance Systemのデータをもとに先天奇形を有する22,843例の児と，健康なコントロール群38,151例が比較された。妊娠中に便秘のためセンナを服用していた母親は，先天奇形群では506例（2.2%），健康なコントロール群では937例（2.5%）であった。506例中260例は妊娠第2三半期と第3三半期またはどちらか一方で服用していた。妊娠中いずれかの時期の便秘に対するセンナの使用は，催奇形のリスクの増加とは関連しないと結論づけている[2]。
- 妊娠2〜10カ月の妊婦に便秘の治療のため本剤を使用した12例の妊婦の報告があるが，出生児への有害作用について特段の指摘は記載されていない[3]。

4　相談事例

奇形発生の危険度が最も高い絶対過敏期に本剤を服用した125例中120例は奇形などのない健常児を出産した。5例に認められた異常は，右鼠径ヘルニア，卵円孔開存，仙骨部陥凹，尿管腟瘻・単一腎，心奇形であった。また，相対過敏期に本剤を服用した11例はいずれも健常児を出産した。

緩下薬

服用後の対応

- 本剤は1961年から発売され，国内で医療用・一般用の便秘薬として汎用されているが，催奇形性，胎児毒性，流早産を疑わせる症例および疫学調査は報告されていない。ラットの生殖試験では催奇形作用は認められなかった。妊娠2～10カ月の妊婦に便秘の治療のため本剤を使用した12例の妊婦の報告があるが，出生児への有害作用について特段の指摘は記載されていない。相談事例では，奇形発生の危険度が高い妊娠初期に本剤を服用した136例中131例が，奇形などのない健常児を出産した。限られた情報ではあるが，本剤曝露群の児の出産結果は国内における自然奇形発生率を上回る変化とは考えられない。

  以上のことから判断して，妊娠初期に本剤を服用したことにより奇形発生の頻度や危険度が上昇したとは考えられないので，心配することはないことを説明する。
- 本剤の服用を理由に妊娠を中断するような，はやまった判断はしないように指導する。
- 妊娠中は，腸管の運動を促進する神経の変調や増大した子宮による腸の圧迫が起こり，便秘が助長される状態にある。規則正しい食事と排便習慣を心がけ食物繊維の多い野菜や果物を十分摂取する。
- 今後は，妊娠していることを主治医に告げて相談するように指示する。

服用前の対応

1 医師への疑義照会

以下のことを説明し，患者が妊婦であっても処方通りに調剤してよいかを確認する。

- 本剤は1961年から発売され，国内で医療用・一般用の便秘薬として汎用されているが，催奇形性，胎児毒性，流早産を疑わせる症例および疫学調査は報告されていない。ラットの生殖試験では催奇形作用は認められなかった。妊娠2～10カ月の妊婦に便秘の治療のため本剤を使用した12例の妊婦の報告があるが，出生児への有害作用について特段の指摘は記載されていない。相談事例では，絶対過敏期に本剤を服用した125例中120例，相対過敏期に服用した11例はいずれも奇形などのない健常児を出産した。限られた情報ではあるが，本剤曝露群の児の出産結果は国内における自然奇形発生率を上回る変化とは考えられない。

意見を求められたら

本剤の添付文書では「原則禁忌」との記載があり，子宮の収縮を刺激し，流早産を起こすおそれがあるので慎重に使用し，大量に服用しないよう指導するよう注意が喚起されている。しかし，一般的使用量を守り，適切な排便管理が行えれば，こういった危険はまずないと考えられている。

他の治療薬

妊娠中は，腸管の運動を促進する神経の変調や増大した子宮による腸の圧迫が起こり，便秘が助長される状態にある。汎用されている便秘薬のうち，妊娠中の便通コントロールは，産婦人科の主治医の指導のもと，必要に応じて酸化マグネシウム，カルメロースなどの緩下剤をはじめ，下記の薬剤が使用されることがある。

ピコスルファートナトリウムは添付文書では妊婦に対して「治療上の有益性が危険性を上回ると判断される場合にのみ投与すること」とされており，センナ（センノシド）製剤は添付文書では妊婦に対して「原則禁忌」と位置づけられているが，産科医療においては必要性の高い症例があり，処方されている実態がある。

2 患者への説明・指導

以下のことを説明，指導する。

処方変更の場合
- 処方医と相談の結果，妊娠中の母体と胎児の安全のため処方が変更になった。
- 本剤は医師が妊娠を確認したうえで処方した薬で，母体の健康のために有用で，胎児への悪影響が少ないと考えられる薬である。
- 薬について何か心配なことがあったら，いつでも医師・薬剤師に相談する。

処方変更のない場合
- 前述のことから判断して，本剤の服用により奇形発生の頻度や危険度が上昇するとは考えられない。
- 「処方変更の場合」の◆印について説明する。

文献
1) 水谷正寛，他：ラットの繁殖機能および胎児の発生・分化に及ぼす Sennaglucosides の影響の検討．基礎と臨床，14（3）：380-396，1980
2) Acs N, et al：Senna treatment in pregnant women and congenital abnormalities in their offspring―a population-based case-control study. Reprod Toxicol, 28（1）：100-104, 2009
3) 街風喜雄：便秘時の Pursennid 臨床経験．臨床婦人科産科，14（5）：503-506，1960

緩下薬

ピコスルファートナトリウム水和物 （Sodium picosulfate hydrate）

ラキソベロン 錠 内用液

薬剤危険度 **1点**
情報量 **＋**

薬剤データ

1 添付文書

妊婦または妊娠している可能性のある婦人には，治療上の有益性が危険性を上回ると判断される場合にのみ投与する［妊娠中の投与に関する安全性は確立していない］。

2 動物（生殖発生毒性試験・変異原性試験など）

- ラットの妊娠前および妊娠初期に1, 10, 100mg/kgを経口投与した試験では，10mg/kg以上の投与で吸収胚数の若干の増加がみられたが，生殖機能や胎仔への影響は認められなかった[1]。
- ラットの器官形成期に1, 10, 100, 1,000, 10,000mg/kgを経口投与した試験では，1,000mg/kgで胎仔体重の低下が認められたが，催奇形性作用は認められなかった[1]。
- ウサギの器官形成期に1, 100, 1,000mg/kgを経口投与した試験では，1,000mg/kgで胎仔死亡の増加が認められたが，催奇形性作用は認められなかった[1]。
- ラットの周産期および授乳期に，1, 10, 100mg/kgを経口投与した試験では，10mg/kg以上で胎仔体重の低下，母動物の栄養障害による哺育率の低下，100mg/kgで死産仔数の増加がみられた[1]。

参考 妊娠ラットに本薬の放射能ラベル体を投与し，胎盤通過および新生仔への移行をみた実験では，胎仔への放射能移行あるいは乳汁を介しての新生仔への放射能移行がほとんど認められなかった[2]。

3 ヒト（疫学調査・症例報告など）

- 妊婦への使用に関して，胎児への催奇形性，胎児毒性との関連は認められなかったことを示す疫学調査は報告されていない。一方，ヒトにおける催奇形性，胎児毒性を示す症例報告も疫学調査もない。
- 妊娠初期15例，妊娠中期58例，妊娠末期45例の計118例の妊婦に便秘の治療のため本剤を使用した報告がある。その後の追跡調査が可能であった新生児58例のうち3例（5.2%）に異常がみられた。3例に認められた異常は，口唇・口蓋裂1例，貧血1例，大腸菌感染1例であった。報告の著者らは薬剤との関連性はないと考察している[3]。
- 妊娠8～33週の妊婦に便秘の治療のため本剤を使用した16例の妊婦の報告がある。出生児への有害作用について特段の指摘は記載されていない[4]。

4 相談事例

奇形発生の危険度が最も高い絶対過敏期に本剤を服用した29例中28例は奇形などのない健常児を出産した。1例に認められた異常は，完全大血管転換であった。また相対過敏期に本剤を服用した2例はいずれも奇形などのない健常児を出産した。

服用後の対応

- 本剤は1980年から発売され，国内で医療用・一般用の便秘薬として汎用されているが，催奇形性，胎児毒性，流早産を疑わせる症例および疫学調査は報告されていない。ラットおよびウサギの生殖試験では催奇形作用は認められなかった。118例の妊婦の便秘治療に使用した報告があるが，出生児の異常との関連はみられていない。相談事例では，奇形発生の危険度が高い妊娠初期に本剤を服用した31例中30例は，奇形などのない健常児を出産した。

  以上のことから判断して，妊娠初期に本剤を服用したことにより奇形発生の頻度や危険度が上昇したとは考えられないので，心配することはないことを説明する。
- 本剤の服用を理由に妊娠を中断するような，はやまった判断はしないように指導する。
- 妊娠中は，腸管の運動を促進する神経の変調や増大した子宮による腸の圧迫が起こり，便秘が助長される状態にある。規則正しい食事と排便習慣を心がけ食物繊維の多い野菜や果物を十分摂取する。
- 今後は，妊娠していることを主治医に告げて相談するように指示する。

服用前の対応

1 医師への疑義照会

以下のことを説明し，患者が妊婦であっても処方通りに調剤してよいかを確認する。

- 本剤は1980年から発売され，国内で医療用・一般用の便秘薬として汎用されているが，催奇形性，胎児毒性，流早産を疑わせる症例および疫学調査は報告されていない。ラットおよびウサギの生殖試験では催奇形作用は認められなかった。118例の妊婦の便秘治療に使用した報告があるが，出生児の異常との関連はみられていない。相談事例では，絶対過敏期に服用した29例中28例，相対過敏期に服用した2例は奇形などのない健常児を出産した。

意見を求められたら

本剤の添付文書では「妊婦または妊娠している可能性のある婦人には，治療上の有益性が危険性を上回ると判断される場合にのみ使用」と記載されている。一般に他の腸管蠕動促進作用のある緩下剤については，「子宮の収縮を刺激し，流早産を起こすおそれがあるので慎重に使用し，大量に服用しないよう指導する」との注意が喚起されている。本剤に関しては，一般的使用量を守り，適切な排便管理が行えれば，こういった危険はまずないと考えられている。

他の治療薬

妊娠中は，腸管の運動を促進する神経の変調や増大した子宮による腸の圧迫が起こり，便秘が助長される状態にある。汎用されている便秘薬のうち，妊娠中の便通コントロールは，産婦人科の主治医の指導のもと，必要に応じて酸化マグネシウム，カルメロースなどの緩下剤をはじめ，下記の薬剤が使用されることがある。

本剤は添付文書では妊婦に対して「治療上の有益性が危険性を上回ると判断される場合にのみ投与すること」とされており，センナ（センノシド）製剤は添付文書では妊婦に対して「原則禁忌」と位置づけられているが，産科医療においては必要性の高い症例があり，処方されている実態がある。

2　患者への説明・指導

以下のことを説明，指導する。

処方変更の場合

- 処方医と相談の結果，妊娠中の母体と胎児の安全のため処方が変更になった。
- ◆ 本剤は医師が妊娠を確認したうえで処方した薬で，母体の健康のために有用で，胎児への悪影響が少ないと考えられる薬である。
- ◆ 薬について何か心配なことがあったら，いつでも医師・薬剤師に相談する。

処方変更のない場合

- 前述のことから判断して，本剤の服用により奇形発生の頻度や危険度が上昇するとは考えられない。
- 「処方変更の場合」の◆印について説明する。

文献

1) 西村美知代：Sodium Picosulfate（DA-1773；Laxoberon）のラットおよびウサギにおける生殖試験．医薬品研究，8（3）：366-396，1977
2) 帝人ファーマ株式会社：ラキソベロン，インタビューフォーム（第5版）
3) 真田幸一：妊婦の便秘に対する滴下型下剤ピコスルファートナトリウムの使用経験．産婦人科の世界，34（11）：1237-1245，1982
4) 古谷博：妊婦の便秘に対するラキソベロン液の使用経験．産婦人科の世界，33（7）：891-894，1981

ビサコジル (Bisacodyl)

テレミンソフト坐	薬剤危険度 1点	情報量 +

薬剤データ

1 添付文書
- 妊婦または妊娠している可能性のある婦人には治療上の有益性が危険性を上回ると判断される場合にのみ投与する［妊娠中の投与に関する安全性は確立していない］。
- 妊婦または妊娠している可能性のある婦人には大量投与を避ける［子宮収縮を誘発して，流早産の危険性がある］。

2 動物(生殖発生毒性試験・変異原性試験など)
妊娠後期ラットに本薬 30mg/kg 混入飼料を毎日投与したが，分娩・出生仔ともすべて正常であった[1]。

3 ヒト(疫学調査・症例報告など)
妊婦への使用に関して，胎児への催奇形性，胎児毒性との関連は認められなかったことを示す疫学調査は報告されていない。一方，ヒトにおける催奇形性，胎児毒性を示す症例報告も疫学調査もない。

参考
- 本剤は直接結腸・直腸に作用し結腸からの吸収率は 7.7～14.0% であった[1]。
- 本剤は 1993 年 5 月まで一般用医薬品のビサコジル内服剤に「妊産婦便秘」の効能があったが，その後適応から削除された。これは妊婦の安易な服薬を助長しないようにとの製薬企業の判断による自主改訂であった。

4 相談事例
奇形発生の危険度が最も高い絶対過敏期に本剤を服用した 122 例中 119 例は奇形などのない健常児を出産した。3 例に認められた異常は，右足小指多指症，軟骨が薄く左耳の形がいびつ，股関節開排制限であった。また相対過敏期に本剤を服用した 5 例はいずれも奇形などのない健常児を出産した。

服用後の対応

- 本剤は 1968 年から発売され，国内で医療用・一般用の便秘薬として汎用されているが，催奇形性，胎児毒性，流早産を疑わせる症例および疫学調査は報告されていない。ラットの生殖試験では催奇形作用は認められなかった。相談事例では，奇形発生の危険度が高い妊娠初期に本剤を服用した 127 例中 124 例が，奇形などのない健常児を出産した。限られた情報ではあるが，本剤曝露群の児の出産結果は国内における自然奇形発生率を上回る変化とは考えられない。
  以上のことから判断して，妊娠初期に本剤を服用したことにより奇形発生の頻度や危険度が上昇したとは考えられないので，心配することはないことを説明する。
- 本剤の服用を理由に妊娠を中断するような，はやまった判断はしないように指導する。

緩下薬

- 妊娠中は，腸管の運動を促進する神経の変調や増大した子宮による腸の圧迫が起こり，便秘が助長される状態にある。規則正しい食事と排便習慣を心がけ食物繊維の多い野菜や果物を十分摂取する。
- 今後は，妊娠していることを主治医に告げて相談するように指示する。

服用前の対応

1 医師への疑義照会

以下のことを説明し，患者が妊婦であっても処方通りに調剤してよいかを確認する。

- 本剤は1968年から発売され，国内で医療用・一般用の便秘薬として汎用されているが，催奇形性，胎児毒性，流早産を疑わせる症例報告および疫学調査は報告されていない。ラットの生殖試験では催奇形作用は認められなかった。相談事例では，絶対過敏期に服用した122例中119例，相対過敏期に服用した5例は奇形などのない健常児を出産した。限られた情報ではあるが，本剤曝露群の児の出産結果は国内における自然奇形発生率を上回る変化とは考えられない。

意見を求められたら

本剤は大量投与した場合に子宮の収縮を刺激し，流早産を起こすおそれがあるので慎重に使用するよう添付文書で注意が喚起されている。しかし，一般的使用量を守り，適切な排便管理が行えれば，こういった危険はまずないと考えられている。

他の治療薬

妊娠中は，腸管の運動を促進する神経の変調や増大した子宮による腸の圧迫が起こり，便秘が助長される状態にある。汎用されている便秘薬のうち，妊娠中の便通コントロールは，産婦人科の主治医の指導のもと，必要に応じて酸化マグネシウム，カルメロースなどの緩下剤をはじめ，下記の薬剤が使用されることがある。

ピコスルファートナトリウムは添付文書では妊婦に対して「治療上の有益性が危険性を上回ると判断される場合にのみ投与すること」とされており，センナ（センノシド）製剤は添付文書では妊婦に対して「原則禁忌」と位置づけられているが，産科医療においては必要性の高い症例があり，処方されている実態がある。

2 患者への説明・指導

以下のことを説明，指導する。

処方変更の場合

- 処方医と相談の結果，妊娠中の母体と胎児の安全のため処方が変更になった。
- ◆ 本剤は医師が妊娠を確認したうえで処方した薬で，母体の健康のために有用で，胎児への悪影響が少ないと考えられる薬である。
- ◆ 薬について何か心配なことがあったら，いつでも医師・薬剤師に相談する。

処方変更のない場合

- 前述のことから判断して，本剤の服用により奇形発生の頻度や危険度が上昇するとは考えられない。
- 「処方変更の場合」の◆印について説明する。

文献
1) 味の素製薬株式会社：テレミンソフト，インタビューフォーム（第1版）

Ⅵ-9. 利胆薬

ウルソデオキシコール酸 （Ursodeoxycholic acid）

ウルソ 顆 錠

薬剤危険度　1点
情報量　＋

薬剤データ

1　添付文書

妊婦または妊娠している可能性のある婦人には投与しないことが望ましい［動物実験（ラット）で妊娠前および妊娠初期の大量（2,000mg/kg/日）投与により胎仔毒性（胎仔吸収）が報告されている］。

2　動物（生殖発生毒性試験・変異原性試験など）

- ラットの妊娠前・妊娠初期投与試験では，250，1,000，2,000mg/kg を交配前の雌雄ラットに経口投与し，交配成立後は雌ラットに妊娠7日まで連続経口投与したところ，2,000mg/kg で交配率と妊娠率に低下傾向が認められた。黄体数，着床総数には異常がみられなかったが，2,000mg/kg で生仔数が有意な減少を示した[1]。
- ラットの器官形成期投与試験では，250，1,000，2,000mg/kg を妊娠7〜17日目まで経口投与したところ，2,000mg/kg で吸収胚を主とする死亡胎仔の有意な増加がみられた。新生仔のその後の発育，一般分化，機能的所見，自発運動，学習能力，生殖能力およびその胎仔所見など次世代に対しては 2,000mg/kg でも異常所見は認められなかった[1]。
- ウサギの器官形成期投与試験では，5，10，20mg/kg を経口投与したところ，母動物に対する影響は認められなかった。また胎仔の発生および催奇性の発現などにおいても異常所見は認められなかった[1]。
- ラットの周産期・授乳期投与試験では，250，1,000，2,000mg/kg を経口投与したところ，2,000mg/kg 投与群の母動物の体重増加の停滞がみられたが，母動物の妊娠所見，新生仔の所見，新生仔の生殖能力，次世代などに対する影響は認められなかった[1]。

3　ヒト（疫学調査・症例報告など）

妊婦への使用に関して，胎児への催奇形性，胎児毒性との関連は認められなかったことを示す疫学調査は報告されていない。一方，ヒトにおける催奇形性，胎児毒性を示す症例報告も疫学調査もない。

- 妊娠中の肝内胆汁うっ滞（以下，ICP）治療のため，妊娠18〜34週の妊婦20例に1.5〜2g/日の本剤を投与し，非投与群10例と比較した報告では，併せて32例の児が生まれ，平均分娩週数は本剤投与群36週，非投与群33週であった（p<0.05）。また平均 Apgar score はそれぞれ 8.31，7.9 であった（p=NS）。著者は，妊婦への高用量の本剤治療は，ICP の改善に効果があり，胎児にも安全であると

- ICPの妊婦を対象とした二重盲検試験では，妊娠30週以降の妊婦8例に本剤を600mg/日，20日間投与し，プラセボ群と比較した。平均分娩週数は本剤群38週であったのに対しプラセボ群では34週，平均出生体重は本剤群2,935g，プラセボ群2,025gであった（p<0.01）。Apgar scoreは本剤群で高かった。5カ月間の追跡調査でも全例において正常な発達がみられた[3]。
- ICPの妊婦に対する小規模な二重盲検プラセボ対照試験では，妊娠33週の前から分娩まで本剤を1g/日経口投与した女性8例において，瘙痒と血清肝機能検査値の改善が示され，また児に副作用は認められなかった[4]。
- ICPの治療で妊娠25週から本剤1g/日を経口投与した8例の妊婦において，新生児のApgar scoreはすべて7以上であり，5カ月間のフォローアップでも全例正常であった[5]。
- ICPの妊婦3例が本剤を妊娠31週以降に750または1,000mg/日服用し，全例健常児を出産した[6]。
- 妊娠第2三半期から本剤450mg/日を服用していた妊婦3例の新生児8例にいずれも異常はみられなかった[7]。
- 妊娠初期（5〜15週）の妊婦40例に対して，つわりの治療に本剤100mg/日を静脈内投与した報告では，副作用は認められなかった。出生児への影響については記載されていない[8]。
- 妊婦22例のつわりに対して，本剤50〜100mg/日を毎日または隔日で静脈内投与，あるいは150mg/日を経口投与したところ，副作用は認められなかった。出産結果については述べられていない[9]。
- 臨床試験において，4例の婦人が妊娠第1三半期に本剤に曝露されたが，胎児および新生児への影響はみられなかった[10]。
- その他，主に妊娠中のICPに対して本剤を使用した症例が多数報告されている。

4 　相談事例

　奇形発生の危険度が最も高い絶対過敏期に本剤を服用した45例中44例は奇形などのない健常児を出産した。1例に認められた異常は，陰嚢水腫であった。限られた情報ではあるが，本剤曝露群の児の出産結果は国内における自然奇形発生率を上回る変化とは考えられない。相対過敏期に本剤を服用した3例はいずれも奇形などのない健常児を出産した。

服用後の対応

- 妊婦が服用した場合の安全性について，催奇形性を示唆した報告はない。妊婦が服用し健常児を出産した症例が多数報告されている。ラット，ウサギで行われた生殖試験では，いずれも催奇形作用は認められなかった。相談事例では，奇形発生の危険度が高い妊娠初期に本剤を服用した48例中47例は奇形などのない健常児を出産した。限られた情報ではあるが，本剤曝露群の児の出産結果は国内における自然奇形発生率を上回る変化とは考えられない。

　以上のことから判断して，妊娠初期に本剤を服用したことにより，奇形発生の頻度や危険度が上昇したとは考えられないので，心配することはないことを説明する。
- 本剤の服用を理由に妊娠を中断するような，はやまった判断はしないように指導する。
- 今後は，妊娠していることを主治医に告げて相談するように指示する。

服用前の対応

1 医師への疑義照会

以下のことを説明し，患者が妊婦であっても処方通りに調剤してよいかを確認する．

- 本剤の添付文書の使用上の注意「妊婦・産婦・授乳婦への投与」の項には，「妊婦には投与しないことが望ましい」と記載されている．妊婦が服用した場合の安全性について，催奇形性を示唆した報告はない．妊婦が服用し健常児を出産した症例が多数報告されている．ラット，ウサギで行われた生殖試験では，いずれも催奇形作用は認められなかった．相談事例では，絶対過敏期に本剤を服用した45例中44例は奇形などのない健常児を出産した．また，相対過敏期に本剤を服用した3例はいずれも奇形などのない健常児を出産した．限られた情報ではあるが，本剤曝露群の児の出産結果は国内における自然奇形発生率を上回る変化とは考えられない．

2 患者への説明・指導

以下のことを説明，指導する．

投薬中止の場合

- 処方医と相談の結果，妊娠中の母体と胎児の安全のため，投薬を中止してしばらく様子をみることになった．
- 病状や自覚症状について何か変化があった場合には，すぐに主治医に受診する．
- 妊娠中は，薬局で薬を買うとき，病院にかかるときには，必ず妊娠していることを告げるよう指導する．

処方変更の場合

- 処方医と相談の結果，妊娠中の母体と胎児の安全のため処方が変更になった．
- ◆ 本剤は医師が妊娠を確認したうえで処方した薬で，母体の健康のために有用で，胎児への悪影響が少ないと考えられる薬である．
- ◆ 処方された薬は症状がひどいときだけ服用すればよいのか，継続服用する必要があるのかは，薬の性質だけでなく病状によっても決まるので，今後は医師にあらかじめ確認するようにする．
- ◆ 服薬の調節はあらかじめ医師に相談した範囲で行い，医師の指示と異なった服用をした場合はその状況を医師に報告する．
- ◆ 薬について何か心配なことがあったら，いつでも医師・薬剤師に相談する．

処方変更のない場合

- 前述のことから判断して，本剤の服用により奇形発生の頻度や危険度が上昇するとは考えられない．
- 「処方変更の場合」の◆印について説明する．

文献

1) 田辺三菱製薬株式会社：ウルソ，インタビューフォーム（第9版）
2) Mazzella G, et al：Ursodeoxycholic acid administration in patients with cholestasis of pregnancy ; effects on primary bile acids in babies and mothers. Hepatology, 33（3）：504-508, 2001
3) Diaferia A, et al：Ursodeoxycholic acid therapy in pregnant women with cholestasis. Int J Gynaecol Obstet, 52（2）：133-140, 1996
4) Palma J, et al：Ursodeoxycholic acid in the treatment of cholestasis of pregnancy : a randomized, double-blind study controlled with placebo. J Hepatol, 27（6）：1022-1028, 1997

5) Palma J, et al : Effects of ursodeoxycholic acid in patients with intrahepatic cholestasis of pregnancy. Hepatology, 15 (6) : 1043-1047, 1992
6) Davies MH, et al : Fetal mortality associated with cholestasis of pregnancy and the potential benefit of therapy with ursodeoxycholic acid. Gut, 37 (4) : 580-584, 1995
7) Floreani A, et al : Ursodeoxycholic acid in intrahepatic cholestasis of pregnancy. Br J Obstet Gynaecol, 101 (1) : 64-65, 1994
8) 一宮勝也, 他：妊娠初期の嘔吐に対する Urso の使用経験. 臨婦産, 15 (11) : 49-51, 1961
9) 岡本栄, 他：妊娠悪阻に対する Ursodesoxychol 酸の使用経験. 産婦人科の世界, 13 (2) : 169-171, 1961
10) Actigall®, 米国添付文書

VI-10. 炎症性腸疾患治療薬

サラゾスルファピリジン（スルファサラジン）
（Salazosulfapyridine（Sulfasalazine））

サラゾピリン錠坐，
アザルフィジンEN腸溶錠（関節リウマチ）

薬剤危険度　1点
情報量　++

Ⅰ 薬剤データ

1 添付文書

　妊婦または妊娠している可能性のある婦人には投与しないことが望ましい［本剤の動物実験では催奇形作用は認められていないが，他のサルファ剤（スルファメトピラジンなど）では催奇形作用が認められている。また，本剤の代謝物の胎盤通過により新生児に高ビリルビン血症を起こすことがある］。

2 動物（生殖発生毒性試験・変異原性試験など）

- 妊娠ラットを用いて200～800mg/kg/日を経口投与した器官形成期試験では，200mg/kg/日以上で第1指節骨の化骨遅延が認められたため，無毒性量を明らかにすることはできなかった[1]。
- 妊娠ウサギを用いて200～800mg/kg/日を経口投与した器官形成期試験では，催奇形性は認められず無毒性量は800mg/kg/日以上であった[1]。

3 ヒト（疫学調査・症例報告など）

概要

　妊娠中に本剤を使用した母親の児に先天奇形がみられたとの症例報告がある。しかし，これらの症例報告は，原疾患など他の要因との関連性の有無を明らかにすることはできないので，先天奇形と本剤の因果関係を結論づけるものではない。一方，妊婦の本剤使用について催奇形性を認めなかったという複数の大規模な薬剤疫学研究や症例調査が報告されている。さらに，妊娠後期の継続使用についても，新生児黄疸の危険度は上昇しなかったとの症例調査が複数ある。

　また，本剤服用中の男性に，精子数の減少および精子の運動性の低下がみられたとの報告がある。薬剤中止後に正常値に戻るまで2カ月あるいはそれ以上の期間を要した[2]。

疫学調査

- 本剤を含む葉酸拮抗薬と神経管欠損の関連を指摘したケースコントロール研究がある。しかし，この研究ではアミノプテリン，メトトレキサートなどの抗腫瘍薬あるいは抗てんかん薬であるカルバマゼピンと同様の群として本剤を集計していること，本剤に曝露された例数と本剤固有の胎児リスクが明示されていないことがあり，本剤による胎児リスクを正確に評価することは困難と考えられた[3-5]。
- サラゾスルファピリジンまたは副腎皮質ホルモンによる治療を受けていた287例の妊婦（潰瘍性大腸炎172例，クローン病115例）を244例の対照妊婦（潰瘍性大腸炎137例，クローン病107例）と比

較したレトロスペクティブな調査では，潰瘍性大腸炎妊婦においてはいずれの薬剤も，クローン病妊婦においてはサラゾスルファピリジンで，対照群の炎症性腸疾患の妊婦に対して胎児の併発症の増加なしに投与可能であったと報告されている[6]。

- 潰瘍性大腸炎の97例の婦人の妊娠の経過に関する調査報告がある。先天奇形および新生児高ビリルビン血症の発生頻度は，健康な母親の児に比して増加しなかった。また，サラゾスルファピリジン，サラゾスルファジミジンおよび糖質ステロイドによる治療は，妊娠の経過と結果に何ら影響を及ぼすことはなかった。この報告の著者らは，妊娠により潰瘍性大腸炎に対する通常の治療手順を変更する必要はないと結論している[7]。

- 潰瘍性大腸炎およびクローン病治療中の妊婦のサラゾスルファピリジン服用は安全であると示唆した報告がある。また，本剤の母乳移行はわずかなので，核黄疸を起こす危険度は非常に小さいと結論している。また，必要であれば妊娠期間を通して，あるいは授乳中も本剤使用が支持されるとしている。しかし，早産児および溶血性疾患児などのハイリスク群においては前述の結論はあてはまらず，今後の調査が必要であると述べている[8]。

- 本剤を服用した209例の妊婦に関する調査では，新生児黄疸の危険度は増加しなかったと報告されている。また，核黄疸の兆候もみられなかった[4]。

- 複数の報告を併合解析したレビュー論文では，潰瘍性大腸炎妊婦とクローン病妊婦における転帰はそれぞれ先天異常が 13/1,155 例（1.1%）と 4/388 例（1.2%）で，一般的集団における期待値と類似していた[9]。

その他

出産直後の新生児のスルファサラジンとスルファピリジンの濃度は各々 $4.6 \pm 3.1\,\mu g/mL$，$18.2 \pm 8.7\,\mu g/mL$ であったと報告されている。スルファサラジンの最終投与から血液採取までの時間間隔は24時間以内であった。スルフォアミド系薬物（特に長時間作用型）は，新生児においてアルブミン結合するビリルビンと競合し核黄疸を引き起こすおそれがあることが知られている。しかし，新生児におけるスルファサラジンとスルファピリジンの濃度ではビリルビンの置換を著しく起こす結果に至らなかった。それゆえ，スルファサラジンは新生児に対するリスクなしに分娩時まで投与できる可能性がある[10]。

4 相談事例

妊娠中の全期間を通じて本剤を使用した6例と，奇形発生の危険度が最も高い絶対過敏期に本剤を使用した10例は，いずれも奇形などのない健常児を出産している。

使用後の対応

- 妊婦の本剤使用について催奇形性との関連を認めなかったとする多数の疫学調査が報告されている。本剤をはじめとした葉酸代謝拮抗薬に関する検討で奇形との関連を指摘したものがあるが，抗腫瘍薬あるいは抗てんかん薬であるカルバマゼピンと同様の群として本剤を集計していること，本剤に曝露された例数と本剤固有の胎児リスクが明示されていないことがあり，本剤による胎児リスクを正確に評価することは困難である。したがって，妊娠中の使用が，妊娠の経過および胎児に有害な作用を及ぼすとは考えられない。

また，妊娠末期に使用した場合，新生児の黄疸を増強するおそれがあるとの意見がある。一方，本剤は黄疸の原因となるビリルビンを増加させる働きは弱いので，黄疸を増強する危険性は少ないとの

報告がある。実際に，妊娠後期の継続使用例について，新生児黄疸の危険度は上昇しなかったとの症例調査が複数ある。ラットとウサギを用いた生殖試験では，催奇形性は認められなかった。相談事例では，妊娠全期間を通じて本剤を使用した6例と，奇形発生の危険度が高い妊娠初期に本剤を使用した10例は，いずれも奇形などのない健常児を出産している。

　以上のことから判断して，妊娠初期に本剤を使用したことにより，奇形発生の頻度や危険度が上昇したとは考えられないので，心配することはないことを説明する。
- 本剤の使用を理由に妊娠を中断するような，はやまった判断はしないように指導する。
- 今後は，妊娠していることを主治医に告げて相談するように指示する。

使用前の対応

1 医師への疑義照会

以下のことを説明し，患者が妊婦であっても処方通りに調剤してよいかを確認する。
- 妊婦の本剤使用について催奇形性との関連を認めなかったとする多数の疫学調査が報告されている。本剤をはじめとした葉酸代謝拮抗薬に関する検討で奇形との関連を指摘したものがあるが，抗腫瘍薬あるいは抗てんかん薬であるカルバマゼピンと同様の群として本剤を集計していること，本剤に曝露された例数と本剤固有の胎児リスクが明示されていないことがあり，本剤による胎児リスクを正確に評価することは困難である。したがって，妊娠中の使用が，妊娠の経過および胎児に有害な作用を及ぼすとは考えられない。

　また，妊娠末期に使用した場合，新生児の黄疸を増強するおそれがあるとの意見がある。一方，本剤は黄疸の原因となるビリルビンを増加させる働きは弱いので，黄疸を増強する危険性は少ないとの報告がある。実際に，妊娠後期の継続使用例について，新生児黄疸の危険度は上昇しなかったとの症例調査が複数ある。ラットとウサギを用いた生殖試験では，催奇形作用は認められなかった。相談事例では，妊娠全期間を通じて本剤を使用した6例と，絶対過敏期に本剤を使用した10例は，いずれも奇形などのない健常児を出産している。

意見を求められたら
- 症状が軽度で，本剤の投与が不可欠というほどでもないなら，投与しないほうがよい。
- 妊娠中の本剤による治療は，母体の妊娠経過および胎児に対する危険度を上昇させないと考えられている。また，潰瘍性大腸炎の治療に本剤が必要であれば，妊娠の有無により治療手順を変更する必要はないと考えられている。
- 満期分娩の場合，本剤は出産直前でも安全に投与することが可能であるとした報告が多い。これは，本剤の分解物スルファピリジンのアルブミン結合部位でのビリルビン置換効果が極端に弱いこと，および妊娠後期に本剤を服用した100例規模の妊婦に関する調査で，新生児黄疸の危険度は上昇しないことが報告されているためである。

他の治療薬
　本剤服用例の児に奇形が生じたとの報告があるが，併発症なしに治療可能であったとの疫学調査が複数ある。したがって，臨床上の必要が高い潰瘍性大腸炎の妊婦に対して，本剤は危険度の上昇なしに投与しうる薬剤であると考えられている。

2　患者への説明・指導

以下のことを説明，指導する．

投薬中止の場合

- 処方医と相談の結果，妊娠中の母体と胎児の安全のため，投薬を中止してしばらく様子をみることになった．
- 病状や自覚症状について何か変化があった場合には，すぐに主治医に受診する．
- 妊娠中は，薬局で薬を買うとき，病院にかかるときには，必ず妊娠していることを告げるよう指導する．

処方変更の場合

- 処方医と相談の結果，妊娠中の母体と胎児の安全のため処方が変更になった．
- ◆ 本剤は医師が妊娠を確認したうえで処方した薬で，母体の健康のために有用で，胎児への悪影響が少ないと考えられる薬である．
- ◆ 服薬の調節は，あらかじめ医師に相談した範囲で行い，医師の指示と異なった服用をした場合はその状況を医師に報告する．
- ◆ 自分の判断で服薬を中止すると，母体の健康を損ね，胎児にも悪影響を及ぼすことになりかねない．
- ◆ 薬について何か心配なことがあったら，いつでも医師・薬剤師に相談する．

処方変更のない場合

- 前述のことから判断して，本剤の服用により奇形発生の頻度や危険度が明らかに上昇するとは考えられない．
- 本剤の効果により自覚症状が軽快しても，自分の判断で服用を中止せず医師の指示通り服用する．
- 「処方変更の場合」の◆印について説明する．

文献

1) ファイザー株式会社：サラゾピリン，インタビューフォーム（第3版）
2) Toovey S, et al：Sulphasalazine and male infertility；reversibility and possible mechanism. Gut, 22（6）：445-451, 1981
3) Hernández-Díaz S, et al：Folic acid antagonists during pregnancy and the risk of birth defects. N Engl J Med, 343（22）：1608-1614, 2000
4) Hernández-Díaz S, et al：Neural tube defects in relation to use of folic acid antagonists during pregnancy. Am J Epidemiol, 153（10）：961-968, 2001
5) Chambers C, et al：Are new agents used to treat rheumatoid arthritis safe to take during pregnancy? Organization of Teratology Information Specialists (OTIS) study. Can Fam Physician, 53（3）：409-412, 2007
6) Mogadam M, et al：Pregnancy in inflammatory bowel disease；Effect of Sulfasalazine and corticosteroids on fetal outcome. Gastroenterology, 80（1）：72-76, 1981
7) Nielsen OH, et al：Pregnancy in ulcerative colitis. Scand J Gastroenterol, 18（6）：735-742, 1983
8) Esbjörner E, et al：Sulphasalazine and sulphapyridine serum levels in children to mothers treated with sulphasalazine during pregnancy and lactation. Acta Paediatr Scand, 76（1）：137-142, 1987
9) Järnerot G：Fertility, sterility, and pregnancy in chronic inflammatory bowel disease. Scand J Gastroenterol, 17（1）：1-4, 1982
10) Järnerot G, et al：Placental transfer of sulphasalazine and sulphapyridine and some of its metabolites. Scand J Gastroenterol, 16（5）：693-697, 1981

メサラジン　(*Mesalazine*)

アサコール[錠],
ペンタサ[錠][注腸]

薬剤危険度　1点

情報量　＋＋

薬剤データ

1　添付文書

妊婦または妊娠している可能性のある婦人には治療上の有益性が危険性を上回ると判断される場合にのみ投与する［海外において新生児に血液疾患（白血球減少症，血小板減少症，貧血）が起きることが報告されており，妊娠中の投与に関する安全性は確立していない。なお，動物実験では催奇形性は認められていない］。

2　動物（生殖発生毒性試験・変異原性試験など）

- 経口投与により，ラットを用いた妊娠前，妊娠期および授乳期投与試験，ラットおよびウサギを用いた器官形成期投与試験，ラットを用いた周産期および授乳期投与試験を行い，さらにラットを用いた器官形成期，周産期および授乳期投与試験を実施した。その結果，雌雄の生殖能力，胎仔の発育・次世代への影響はなく，催奇形性も認められなかった[1]。
- ラットに妊娠6日から分娩後21日まで100，200，400mg/kg/日を経口投与した器官形成期，周産期および授乳期投与試験では，400mg/kg/日で母動物に体重増加抑制傾向あるいは低値傾向がみられたが，胎仔において異常はみられなかった[2]。

3　ヒト（疫学調査・症例報告など）

- トロントの Motherisk Program が行ったプロスペクティブ研究では，メサラジンを妊娠中に服用した165例の妊婦とコントロール群165例の追跡調査結果が検討されている。メサラジンを服用した母親の児は対照群の児と比較して，出生児（146例 vs 148例），自然流産（11例 vs 14例），人工妊娠中絶（7例 vs 3例），大奇形（1例 vs 5例），帝王切開（28例 vs 32例）に関して差異はみられなかった。165例の妊婦のうち145例が妊娠第1三半期の服用であった[3]。
- フランスで行われたコホート研究では，メサラジンを妊娠中に服用した123例の妊婦の出生児126例のうち4例（3.1%）に奇形がみられたと報告されている。この報告の著者らは，フランスの一般的な先天異常の出生頻度1.7〜3.4%と類似していると考察している。低用量群（3g/日未満）86例と高用量群（3g/日以上）37例で比較したところ，子宮外妊娠（1例 vs 0例），自然流産（1例 vs 1例），胎児死亡（0例 vs 1例），早産（3例 vs 5例，P<0.05），奇形（3例 vs 1例）および致死的シュウ酸症1例（因果関係は否定されている）であった。これらの結果より，妊娠中におけるメサラジンの投与量は2g/日以下は安全であり，3g/日も多分安全であると考察している[4]。
- デンマークで行われたコホート研究では，クローン病を治療していた900例の妊婦のうち，179例が妊娠中にメサラジンもしくはスルファサラジンを使用していた。無投薬群628例と比較すると，低出生体重児が7/179例（3.9%）vs 31/628例（4.9%）［RR：1.7，95%CI：0.6-4.8］，早産7/179例（3.9%）vs 41/628例（6.5%）［RR：0.5，95%CI：0.2-1.2］，満期低出生体重児4/179例（2.2%）vs 9/628例

（1.4%）［RR：1.9，95%CI：0.6-6.4］，先天異常 9/157 例（5.7%）vs 36/628 例（5.7%）［RR：1.0，95%CI：0.5-2.1］であり，統計学的に有意な危険度の上昇は認められなかった[5]。

4　相談事例

奇形発生の危険度が最も高い絶対過敏期に本剤を服用した 2 例はいずれも奇形などのない健常児を出産した。

参考
1) 単回投与（内服）：健康成人にペンタサ錠 1,000mg を空腹時に単回投与したときの未変化体の最高血漿中濃度は，1448.6 ± 586.4ng/mL であった。
2) 単回投与（注腸）：潰瘍性大腸炎患者 9 例にペンタサ 1g/100mL を，経直腸投与したときの最高血漿中濃度は，未変化体 350ng/mL（100 ～ 1,770）であった。

服用後の対応

- 本剤を服用した妊婦に関して催奇形性との関連は認められなかったとの疫学調査が複数報告されている。ラット，ウサギの動物試験では奇形仔発生の増加は認められなかった。相談事例では，奇形発生の危険度が高い妊娠初期に本剤を服用した 2 例は奇形などのない健常児を出産している。
  以上のことから判断して，妊娠中に本剤を服用したことにより奇形発生の頻度や危険度が上昇したとは考えられないので，心配することはないことを説明する。
- 本剤の服用を理由に妊娠を中断するような，はやまった判断はしないように指導する。
- 今後は，妊娠していることを主治医に告げて相談するように指示する。

服用前の対応

1　医師への疑義照会

以下のことを説明し，患者が妊婦であっても処方通りに調剤してよいかを確認する。
- 本剤を服用した妊婦に関して催奇形性との関連は認められなかったとの疫学調査が複数報告されている。ラット，ウサギの動物試験では奇形仔発生の増加は認められなかった。相談事例では，絶対過敏期に本剤を服用した 2 例は奇形などのない健常児を出産している。

意見を求められたら
- 症状が軽度で，本剤の投与が不可欠というほどでもないなら，投与しないほうがよい。
- 妊娠中の本剤による治療は，母体の妊娠経過および胎児に対する危険度を増加させないと考えられている。また，潰瘍性大腸炎の治療に本剤が必要であれば，妊娠の有無により治療手順を変更する必要はないと考えられている。

他の治療薬
本剤あるいはサラゾスルファピリジンを服用した妊婦に関する調査では，母児の併発症なしに治療可能であったとの疫学調査が複数ある。したがって，治療上の必要が高い潰瘍性大腸炎の妊婦に対して，本剤あるいはサラゾスルファピリジンは，薬剤による胎児への危険度の増加なしに投与しうる薬剤であると考えられている。

2　患者への説明・指導

以下のことを説明，指導する。

投薬中止の場合

- 処方医と相談の結果，妊娠中の母体と胎児の安全のため，投薬を中止してしばらく様子をみることになった。
- 病状や自覚症状について何か変化があった場合には，すぐに主治医に受診する。
- 妊娠中は，薬局で薬を買うとき，病院にかかるときには，必ず妊娠していることを告げるよう指導する。

処方変更の場合

- 処方医と相談の結果，妊娠中の母体と胎児の安全のため処方が変更になった。
- ◆ 本剤は医師が妊娠を確認したうえで処方した薬で，母体の健康のために有用で，胎児への悪影響が少ないと考えられる薬である。
- ◆ 服薬の調節はあらかじめ医師に相談した範囲で行い，医師の指示と異なった服用をした場合はその状況を医師に報告する。
- ◆ 自分の判断で服薬を中止すると，母体の健康を損ね，胎児にも悪影響を及ぼすことになりかねない。
- ◆ 薬について何か心配なことがあったら，いつでも医師・薬剤師に相談する。

処方変更のない場合

- 前述のことから判断して，本剤の服用により奇形発生の頻度や危険度が明らかに上昇するとは考えられない。
- 本剤の効果により自覚症状が軽快しても，自分の判断で服用を中止せずに医師の指示通り服用する。
- 「処方変更の場合」の◆印について説明する。

文献

1) 杏林製薬株式会社：ペンタサ，インタビューフォーム(第9版)
2) 太田隆雄，他：Mesalazine のラット器官形成期；周産期および授乳期経口投与試験1. 応用薬理，47(6): 505-507, 1994
3) Diav-Citrin O, et al：The safety of mesalamine in human pregnancy；a prospective controlled cohort study. Gastroenterology, 114(1): 23-28, 1998
4) Marteau P, et al：Foetal outcome in women with inflammatory bowel disease treated during pregnancy with oral mesalazine microgranules. Aliment Pharmacol Ther, 12(11): 1101-1108, 1998
5) Nørgård B, et al：Therapeutic drug use in women with Crohn's disease and birth outcomes；a Danish nationalwide cohort study. Am Journal Gastroenterol, 102(7): 1406-1413, 2007

VI-11. 痔疾用薬

大腸菌死菌・ヒドロコルチゾン

ポステリザン*㊟, ポステリザンF㊤,
強力ポステリザン㊟

薬剤危険度　0〜1点*
情報量　＋

薬剤データ

1　添付文書

- ポステリザン㊟：妊娠中の投与に関する安全性は確立していない。
- 強力ポステリザン㊟・ポステリザンF㊤：妊婦に対する安全性は確立していないので、妊婦または妊娠している可能性のある婦人に対しては大量または長期にわたる使用を避ける。

2　動物（生殖発生毒性試験・変異原性試験など）

- 大腸菌死菌：報告なし。
- ヒドロコルチゾン：マウスの妊娠7〜14日まで、ヒドロコルチゾンの連続皮下投与を行ったところ、60mg/kgでは13.3％の口蓋裂と97.2％の胚致死、120mg/kgでは100％の口蓋裂仔と99.1％胚致死を認めた。妊娠11日目の1回投与では、60mg/kgで15％の、120mg/kgでは61.9％の口蓋裂仔を認めたが、胚致死は認められなかった[1]。
- ヒドロコルチゾン（酢酸）：コルチコステロイドは、低用量でも全身的に投与されるときは、試験動物に対して催奇形作用がある。作用の強いコルチコステロイドは、動物試験で皮膚に適用されたときでも催奇形作用があると報告されている[2]。

3　ヒト（疫学調査・症例報告など）

- 大腸菌死菌：ヒトでの催奇形性あるいは胎児毒性に関する症例報告はない。また、安全性を示唆する報告もない。大腸菌はヒトの常在菌で、胎児に悪影響を及ぼさない。
- デンマークの処方データベースと出生登録データベースを使用して、局所的なコルチコステロイド投与と低出生体重、先天奇形と早産との関連が調査されている。妊娠前30日もしくは妊娠中に局所コルチコステロイド薬を処方された363例の婦人の妊娠結果について、薬剤をまったく処方されなかった9,263例の対照と比較した。妊娠第1三半期に局所ステロイド薬に曝露された170例のうち先天奇形の発生率は2.9%で、薬剤曝露のない対照群では3.6%であった。なお、本研究では妊娠中の局所コルチコステロイド使用を、ウィーク／ミディアム程度ステロイド（W/M）群と、ストロング／ベリーストロングステロイド（S/V）群に区分けしてオッズ比の解析をしているが、W/M群では低出生

＊ポステリザン㊟はヒドロコルチゾンを含有しない。ポステリザン㊟は0点、強力ポステリザン㊟とポステリザンF㊤はヒドロコルチゾンを含有するので1点とする。

重 0.7［95% CI：0.17-2.85］，先天奇形 0.93［95% CI：0.23-3.80］，早産 1.04［95% CI：0.56-1.92］と，いずれとの関連もみられなかった。また，S/V 群に関しても，低出生体重 1.23［95% CI：0.45-3.37］，先天奇形 0.56［95% CI：0.14-2.28］，早産 0.99［95% CI：0.54-1.84］と関連は認められなかったことが報告されている[3]。

- コルチコステロイドに関するケースコントロール研究が報告されている。奇形を有する 20,830 例の児のうち，母親が妊娠中に経口でコルチコステロイドを使用していた頻度は 1.55 %，奇形のない対照群 35,727 例の児のうち母親が妊娠中にコルチコステロイドを経口で使用していた頻度は 1.41 %であった。また，コルチコステロイド軟膏を使用していたのは奇形群で 0.35 %（73 例），対照群で 0.33 %（118 例）であった。なお，ヒドロコルチゾン軟膏については奇形群で 24 例，対照群で 32 例の使用があった。コルチコステロイド使用と奇形発生リスクの関係は認められず，妊娠 2～3 カ月の使用率に関しても差はなかったと報告されている[4]。

- 共同周産期のプロジェクトによる大規模プロスペクティブ研究において，妊娠初期の 4 カ月間にヒドロコルチゾンによる治療を受けた婦人 21 例の児で，奇形の頻度は上昇しなかったと報告されている。同様に，妊娠中のいずれかの時期にヒドロコルチゾンによる治療を受けた婦人の 74 例の児で，奇形の頻度は予想を超えなかったと報告されている[5]。

4　相談事例

- 奇形発生の危険度が最も高い絶対過敏期に強力ポステリザン軟膏を使用した 5 例はいずれも奇形などのない健常児を出産した。相対過敏期に本剤を使用した 1 例は，奇形などのない健常児を出産した。
- 奇形発生の危険度が最も高い絶対過敏期にポステリザン F 坐薬を使用した 1 例は奇形などのない健常児を出産した。
- 奇形発生の危険度が最も高い絶対過敏期にポステリザン軟膏を使用した 2 例はいずれも奇形などのない健常児を出産した。

使用後の対応

- デンマークの処方データベースと出生登録データベースを使用して，局所的なコルチコステロイド投与と低出生体重，先天奇形と早産との関連は認められていない。また，妊娠中のコルチコステロイド使用に関するケースコントロール研究が報告されており，コルチコステロイド軟膏ならびにヒドロコルチゾン軟膏の使用と，児の異常の関連は認められていない。

　本外用配合剤に関する動物生殖試験は報告がない。大腸菌はヒトの腸内常在菌で，その死菌を塗布あるいは肛門内に注入したとしても胎児へ悪影響を及ぼすことは考えられない。ヒドロコルチゾンは，動物では催奇形作用があるものの，ヒトでは内服した場合であっても催奇形性を示唆する報告はない。外用で使用した場合のヒトでの安全性は確立されていないが，奇形発生の報告はない。ステロイドを含有しないポステリザン軟膏は胎児への影響は考えられない。現時点で得られる情報を総合すると，ヒドロコルチゾンを含有する強力ポステリザン軟膏，ポステリザン F 坐薬の肛門周辺への塗布あるいは挿肛において，胎児の危険度が増加するとは考えられない。相談事例では，奇形発生の危険度が高い妊娠初期に強力ポステリザン軟膏使用が 6 例，ポステリザン F 坐薬使用が 1 例，ポステリザン軟膏使用が 2 例あり，いずれも奇形などのない健常児を出産している。

　以上のことから判断して，妊娠中に本外用配合剤を使用したことにより奇形発生の頻度や危険度が

痔疾用薬

上昇したとは考えられないので，心配することはないことを説明する。
- 本外用配合剤の使用を理由に，妊娠を中断するようなはやまった判断はしないように指導する。
- 今後は，妊娠していることを主治医に告げて相談するように指示する。
- 妊娠中，特に妊娠後期はうっ血が起こりやすく痔になりやすいので，適度に身体を動かして血液の循環をよくするようにする。

使用前の対応

1 医師への疑義照会

以下のことを説明し，患者が妊婦であっても処方通りに調剤してよいかを確認する。
- デンマークの処方データベースと出生登録データベースを使用して，局所的なコルチコステロイド投与と低出生体重，先天奇形と早産との関連は認められていない。また，妊娠中のコルチコステロイド使用に関するケースコントロール研究が報告されており，コルチコステロイド軟膏ならびにヒドロコルチゾン軟膏の使用と，児の異常の関連は認められていない。

  本外用配合剤に関する動物生殖試験は報告がない。大腸菌はヒトの腸内常在菌で，その死菌を塗布あるいは肛門内に注入したとしても胎児へ悪影響を及ぼすことは考えられない。ヒドロコルチゾンは，動物では催奇形作用があるものの，ヒトでは内服した場合であっても催奇形性を示唆する報告はない。外用で使用した場合のヒトでの安全性は確立されていないが，奇形発生の報告はない。ステロイドを含有しないポステリザン軟膏は胎児への影響は考えられない。現時点で得られる情報を総合すると，ヒドロコルチゾンを含有する強力ポステリザン軟膏，ポステリザンF坐薬の肛門周辺への塗布あるいは挿肛において，胎児の危険度が増加するとは考えられない。相談事例では，絶対過敏期の強力ポステリザン軟膏使用5例，ポステリザンF坐薬使用1例，ポステリザン軟膏使用2例，および相対過敏期の強力ポステリザン軟膏使用1例は，いずれも奇形などのない健常児を出産している。

意見を求められたら
- 症状が軽度で，本外用配合剤の投与が不可欠というほどでもないなら，投与しないほうがよい。
- どうしても本外用配合剤の投与が必要なら，強力ポステリザン軟膏かポステリザンF坐薬またはポステリザン軟膏を妊娠初期に短期間使用したことにより，奇形発生の頻度や危険度が上昇するとは考えられないことを説明する。大量または長期にわたらないよう主治医と相談するよう指導する。

2 患者への説明・指導

以下のことを説明，指導する。

投薬中止の場合
- 処方医と相談の結果，妊娠中の母体と胎児の安全のため，投薬を中止してしばらく様子をみることになった。
- 症状が悪化したような場合には，すぐに主治医に受診する。
- 妊娠中は，薬局で薬を買うとき，病院にかかるときには，必ず妊娠していることを告げるよう指導する。
- 妊娠中，特に妊娠後期はうっ血が起きやすく，痔になりやすいので適度に身体を動かして血液の循環をよくするようにする。
- 便秘も痔を悪化させるので，繊維質の多い食物をとり便通をつけるようにする。

- 患部を清潔に保つようにする。

処方変更の場合
- 処方医と相談の結果，妊娠中の母体と胎児の安全のため処方が変更になった。
- 本外用配合剤は医師が妊娠を確認したうえで処方した薬で，母体の健康のために有用で，胎児への悪影響が少ないと考えられる薬である。
- 指示された用法，用量通りに使用し，勝手に使用量の変更をしない。
- 薬について何か心配なことがあったら，いつでも医師・薬剤師に相談する。

処方変更のない場合
- 前述のことから判断して，本外用配合剤の使用により奇形発生の頻度や危険度が上昇するとは考えられない。
- 「処方変更の場合」の◆印について説明する。

文献
1) 清藤英一・編著：催奇形性等発生毒性に関する薬品情報 第2版，東洋書店，p778，1986
2) PDR, p1141, 2009
3) Mygind H, et al：Risk of intrauterine growth retardation, malformations and other birth outcomes in children after topical use of corticosteroid in pregnancy. Acta Obstet Gynecol Scand, 81(3)：234-239, 2002
4) Czeizel AE, et al：Population-based case-control study of teratogenic potential of corticosteroids. Teratology, 56(5)：335-340, 1997
5) Heinonen OP, et al：Birth Defects and Drugs in Pregnancy, Publishing Sciences Group, pp389, 391, 443, 1977

ヒドロコルチゾン・フラジオマイシン・ジブカイン塩酸塩・エスクロシド配合剤

プロクトセディル 坐 軟

薬剤危険度 **1点**　情報量 **＋**

薬剤データ

1　添付文書

妊娠中の投与に関する安全性は確立していないので，妊婦または妊娠している可能性のある婦人には，大量または長期にわたる使用は避ける。

2　動物（生殖発生毒性試験・変異原性試験など）

- ヒドロコルチゾン：マウスの妊娠7〜14日まで，ヒドロコルチゾンの連続皮下投与を行ったところ，60mg/kgでは13.3％の口蓋裂と97.2％の胚致死，120mg/kgでは100％の口蓋裂仔と99.1％胚致死を認めた。妊娠11日目の1回投与では，60mg/kgで15％の，120mg/kgでは61.9％の口蓋裂仔を認めたが胚致死は認められなかった[1]。
- ヒドロコルチゾン（酢酸）：コルチコステロイドは，低用量でも全身的に投与されるときは，試験動物に対して催奇形作用がある。作用の強いコルチコステロイドは動物試験で皮膚に適用されたときでも催奇形性がある[2]。
- フラジオマイシン硫酸塩（ネオマイシン）：4g/Lのフラジオマイシンを含む水を10日間摂取した妊娠マウスの仔に奇形の頻度は増加しなかった[3]。
  100mg/日のフラジオマイシンを経口投与された妊娠ラットの仔に催奇形作用はみられなかった[4]。
  100mg/kg/日のフラジオマイシンを筋肉内注射にて投与された妊娠ラットの仔に聴覚障害が認められた[5]。
- ジブカイン塩酸塩，エスクロシド：報告なし。

3　ヒト（疫学調査・症例報告など）

ヒドロコルチゾン

- デンマークの処方データベースと出生登録データベースを使用して，局所的なコルチコステロイド投与と低出生体重，先天奇形と早産との関連が調査されている。妊娠前30日もしくは妊娠中に局所コルチコステロイド薬を処方された363例の婦人の妊娠結果について，薬剤をまったく処方されなかった9,263例の対照と比較した。妊娠第1三半期に局所ステロイド薬に曝露された170例のうち先天奇形の発生率は2.9％で，薬剤曝露のない対照群では3.6％であった。なお，本研究では妊娠中の局所コルチコステロイド使用を，ウィーク／ミディアム程度ステロイド（W/M）群と，ストロング／ベリーストロングステロイド（S/V）群に区分けしてオッズ比の解析をしているが，W/M群では低出生体重0.7［95%CI：0.17-2.85］，先天奇形0.93［95%CI：0.23-3.80］，早産1.04［95%CI：0.56-1.92］と，いずれとの関連もみられなかった。また，S/V群に関しても，低出生体重1.23［95%CI：0.45-3.37］，先天奇形0.56［95%CI：0.14-2.28］，早産0.99［95%CI：0.54-1.84］と関連は認められなかったこと

が報告されている[6]。

- コルチコステロイドに関するケースコントロール研究が報告されている。奇形を有する20,830例の児のうち，母親が妊娠中に経口でコルチコステロイドを使用していた頻度は1.55％，奇形のない対照群35,727例の児のうち母親が妊娠中にコルチコステロイドを経口で使用していた頻度は1.41％であった。また，コルチコステロイド軟膏を使用していたのは奇形群で0.35％（73例），対照群で0.33％（118例）であった。なお，ヒドロコルチゾン軟膏については奇形群で24例，対照群で32例の使用があった。コルチコステロイド使用と奇形発生リスクの関係は認められず，妊娠2～3カ月の使用率に関しても差はなかったと報告されている[7]。
- 共同周産期のプロジェクトによる大規模プロスペクティブスタディにおいて，妊娠初期の4カ月間にヒドロコルチゾンによる治療を受けた婦人21例の児で，奇形の頻度は上昇しなかったと報告されている。同様に，妊娠中のいずれかの時期にヒドロコルチゾンによる治療を受けた婦人の74例の児で，奇形の頻度は予想を超えなかったと報告されている[8]。

フラジオマイシン硫酸塩（ネオマイシン）

- 共同周産期のプロジェクトによる大規模プロスペクティブスタディにおいて，妊娠初期の4カ月間にフラジオマイシンよる治療を受けた婦人30例の児で，奇形の頻度は上昇しなかったと報告されている[9]。
- ハンガリーのケースコントロール研究において，奇形を有する22,865例の症例群と奇形のない38,151例の対照群が含まれていた。アミノグリコシド（非経口のゲンタマイシン，ストレプトマイシン，トブラマイシン，経口フラジオマイシン）を使用していたのは症例群38例，対照群42例で，うち経口フラジオマイシンを使用していたのは症例群12例（0.05％），対照群14例（0.04％）であった［OR：1.4，95％CI：0.7-3.1］。妊娠2～3カ月目の母親の非経口ゲンタマイシン，ストレプトマイシン，トブラマイシンや経口フラジオマイシンによる治療と催奇形性のリスクに関連は認められなかったと報告されている[10]。

ジブカイン塩酸塩，エスクロシド

- ヒトでの催奇形性あるいは胎児毒性に関する症例報告はない。また，安全性を示唆する報告もない。

参考　薬物体内動態
- フラジオマイシン硫酸塩：痔疾患者5例に対しプロクトセディル坐薬1個を直腸内に挿入し，挿入前，挿入後15分，30分，1時間，2時間，4時間および6時間目に採取した各血清中に，フラジオマイシン硫酸塩は検出されなかった[11]。
- ヒドロコルチゾン：痔疾患者5例に対しプロクトセディル坐薬1個を直腸内に挿入し，挿入前，挿入後15分，30分，1時間，2時間，4時間および6時間目に採取した各血清中のヒドロコルチゾン濃度を測定した。その結果，投与前値に比していずれも低値であり，試験時間内に有意な吸収はみられなかった（健常人の正常範囲：4.5～24μg/dL）[11]。
- ジブカイン塩酸塩，エスクロシドに関して，プロクトセディル坐薬使用時の体内動態は解析されていない。

4　相談事例

　奇形発生の危険度が最も高い絶対過敏期にプロクトセディル軟膏を使用した5例はいずれも奇形などのない健常児を出産した。

　奇形発生の危険度が最も高い絶対過敏期にプロクトセディル坐薬を使用した4例はいずれも奇形などのない健常児を出産した。

痔疾用薬

使用後の対応

- 本外用配合剤としての生殖試験は報告されていない。ヒドロコルチゾンは，動物では催奇形作用がある。一方，ヒトではヒドロコルチゾンを内服した妊婦に関して児の催奇形性を指摘した報告はなく，外用で使用した妊婦の児に関して催奇形との関連は認められなかったとの報告がある。また妊娠中のフラジオマイシン経口または外用使用と児の先天異常の関連を指摘した報告はない。ジブカイン塩酸塩とエスクロシドは，ヒトでの催奇形性あるいは胎児毒性に関する症例報告がない。本外用配合剤は軟膏および坐剤で各々の成分の含有量も少なく，軟膏・坐薬を肛門内部に挿入した場合でも血中に有意な薬物濃度は検出されていない。また，ジブカイン塩酸塩とエスクロシドに関しては測定もされていない。

  本外用配合剤による奇形発生の報告はこれまでない。相談事例では，妊娠初期に軟膏を使用した5例，坐薬を使用した4例はいずれも奇形などのない健常児を出産している。

  以上のことから判断して，妊娠中に本外用配合剤を使用したことにより奇形発生の頻度や危険度が上昇したとは考えられないので，心配することはないことを説明する。
- 本外用配合剤の使用を理由に妊娠を中断するような，はやまった判断はしないように指導する。
- 今後は，妊娠していることを主治医に告げて相談するように指示する。
- 妊娠中，特に妊娠後期はうっ血が起こりやすく痔になりやすいので，適度に身体を動かして血液の循環をよくするようにする。

使用前の対応

1 医師への疑義照会

以下のことを説明し，患者が妊婦であっても処方通りに調剤してよいかを確認する。

- 本外用配合剤としての生殖試験は報告されていない。ヒドロコルチゾンは，動物では催奇形作用がある。一方，ヒトではヒドロコルチゾンを内服した妊婦に関して児の催奇形性を指摘した報告はなく，外用で使用した妊婦の児に関して催奇形との関連は認められなかったとの報告がある。また妊娠中のフラジオマイシン経口または外用使用と児の先天異常の関連を指摘した報告はない。ジブカイン塩酸塩とエスクロシドは，ヒトでの催奇形性あるいは胎児毒性に関する症例報告がない。本外用配合剤は軟膏および坐剤で各々の成分の含有量も少なく，軟膏・坐薬を肛門内部に挿入した場合でも血中に有意な薬物濃度は検出されていない。また，ジブカイン塩酸塩とエスクロシドに関しては測定もされていない。

  本外用配合剤による奇形発生の報告はこれまでない。相談事例は絶対過敏期の軟膏使用例が5例，坐薬使用例が4例あり，いずれも奇形などのない健常児を出産している。

意見を求められたら

- 症状が軽度で，本外用配合剤の投与が不可欠というほどでもないなら，投与しないほうがよい。
- どうしても本外用配合剤の投与が必要なら，妊娠初期に短期間本外用配合剤を使用したことにより奇形発生の頻度や危険度が上昇するとは考えられないが，大量または長期にわたる投与は添付文書でも避けるよう注意喚起されていることを説明する。

2　患者への説明・指導

以下のことを説明，指導する。

投薬中止の場合

- 処方医と相談の結果，妊娠中の母体と胎児の安全のため，投薬を中止してしばらく様子をみることになった。
- 症状が悪化したような場合には，すぐに主治医に受診する。
- 妊娠中は，薬局で薬を買うとき，病院にかかるときには，必ず妊娠していることを告げるよう指導する。
- 妊娠中，特に妊娠後期はうっ血が起きやすく，痔になりやすいので適度に身体を動かして血液の循環をよくするようにする。
- 便秘も痔を悪化させるので，繊維質の多い食物をとり便通をつけるようにする。
- 患部を清潔に保つようにする。

処方変更の場合

- 処方医と相談の結果，妊娠中の母体と胎児の安全のため処方が変更になった。
- ◆本外用配合剤は医師が妊娠を確認したうえで処方した薬で，母体の健康のために有用で，胎児への悪影響が少ないと考えられる薬である。
- ◆指示された用法，用量通りに使用し，勝手に使用量の変更をしない。
- ◆薬について何か心配なことがあったら，いつでも医師・薬剤師に相談する。

処方変更のない場合

- 前述のことから判断して，本外用配合剤の使用により奇形発生の頻度や危険度が上昇するとは考えられない。
- 「処方変更の場合」の◆印について説明する。

文献

1) 清藤英一・編著：催奇形性等発生毒性に関する薬品情報 第2版，東洋書店，p778，1986
2) Physicians' Desk Reference, Thomson Reuters, 1141, 2009
3) Skalko RG, et al：Teratogenicity of methotrexate in mice. Teratology, 9(2)：159-163, 1974
4) Takeno S, et al：Involvement of the intestinal microflora in nitrazepam-induced teratogenicity in rats and its relationship to nitroreduction. Teratology, 44(2)：209-214, 1991
5) 亀山勉，他：母体へ投与した薬物による次世代の聴覚機能障害の検出法．日薬理誌(Folia Pharmacol Japon), 80(6)：525-535, 1982
6) Mygind H, et al：Risk of intrauterine growth retardation, malformations and other birth outcomes in children after topical use of corticosteroid in pregnancy. Acta Obstet Gynecol Scand, 81(3)：234-239, 2002
7) Czeizel AE, et al：Population-based case-control study of teratogenic potential of corticosteroids. Teratology, 56(5)：335-340, 1997
8) Heinonen OP, et al：Birth Defects and Drugs in Pregnancy, Publishing Sciences Group, pp389, 391, 443, 1977
9) Heinonen OP, et al：Birth Defects and Drugs in Pregnancy, Publishing Sciences Group, pp297-301, 1977
10) Czeizel AE, et al：A teratological study of aminoglycoside antibiotic treatment during pregnancy. Scand J Infect Dis, 32(3)：309-313, 2000
11) 味の素製薬株式会社：プロクトセディル，インタビューフォーム(第2版)

Ⅶ-1. 抗甲状腺薬

チアマゾール （Thiamazole）

メルカゾール®錠

薬剤危険度 2～3点
情報量 ++

薬剤データ

1 添付文書

- 妊婦または妊娠している可能性のある婦人には，治療上の有益性が危険性を上回ると判断される場合にのみ投与する［本剤はヒト胎盤を通過することが報告されている］。
- 妊婦または妊娠している可能性のある婦人に投与する場合には，定期的に甲状腺機能検査を実施し，甲状腺機能を適切に維持するよう投与量を調節する。
- 妊娠中の投与により，胎児に甲状腺機能抑制，甲状腺腫を起こすことがある。
- 妊娠中の投与により，新生児に頭皮欠損症・頭蓋骨欠損症，臍帯ヘルニア，臍腸管の完全または部分的な遺残（臍腸管瘻，メッケル憩室など），気管食道瘻を伴う食道閉鎖症，後鼻孔閉鎖症などが現れたとの報告がある。
- 新生児に出生後しばらくは，甲状腺機能抑制，甲状腺機能亢進が現れることがあるので，観察を十分に行う。

2 動物（生殖発生毒性試験・変異原性試験など）

- マウスに90，180mg/kgを交配後腟栓確認時，皮下投与した。その結果，90mg/kg投与群では，排卵，受精，分割，着床への影響は認められなかった。180mg/kg投与群では排卵数，発育状態でコントロール群との間に有意差は認められなかった。受精および着床の低下がみられた[1]。
- チアマゾール（MMI）の0（蒸留水），25，50，100，および200mg/kg/日をSD系ラットの胎仔器官形成期に経口投与し，母動物，胎仔の発生ならびに出生仔（F_1）に及ぼす影響を検討した。母動物所見としては，200mg/kg群で20例中3例が死亡，その他の個体にも削痩，流涎，立毛，脱毛などの一般状態の悪化が認められた。また，100mg/kg群でも削痩，流涎が認められた。体重および摂餌量は，投与翌日よりすべての投薬群において減少が認められた。また，妊娠期間の延長が200mg/kg群で認められた。胎仔所見として，すべての投薬群で体重の低下が認められた。一方，黄体数，着床数，胎仔死亡率および性比については投薬の影響はなかった。胎仔骨格検査において，200mg/kg群で骨格異常の発生率が6.8％，骨格変異の発生率は95.8％と，それぞれ有意に増加した。胎仔外形および内臓への影響は認められなかった。出生仔（F_1）では，離乳後にすべての投薬群で体重増加抑制がみられた。一方，諸機能，行動，性周期，妊娠維持，帝王切開所見には投薬の影響はなかった。また，生殖機能検査に用いた200mg/kg群の雄3例中2例に精巣萎縮および精巣上体形成不全

が認められた。以上の結果より，胚致死作用は認められなかったものの，胎仔発育および形態形成への影響が示唆された。母動物における一般毒性学的な無影響量は25mg/kg以下，生殖機能に対する無影響量は100mg/kg，胎仔および出生仔の発達に対する無影響量は25mg/kg以下と結論づけた[2]。

3　ヒト（疫学調査・症例報告など）

疫学調査

- 甲状腺亢進症と先天性の大奇形の関連について643例の新生児が調査された。妊娠中，甲状腺機能が亢進していた母親から167例の新生児が出生し，そのうちの117例は子宮内でMMIに曝露されていた。残りの50例の新生児の母親は妊娠前あるいは妊娠中，甲状腺切除術以外に何も治療を受けなかった。これらの二つのグループの奇形の発生頻度は，薬物療法を受けたグループでは117例中2例（1.7％），切除術以外の治療を受けなかったグループでは50例中3例（6.0％）であった。一方，甲状腺機能が正常域内に保たれていた母親から476例の新生児が出生した。そのうち126例の母親はMMIで治療され，残り350例の母親は切除術以外の治療を受けなかったが，奇形発生率は，前者では0％，後者では0.3％であった。MMIに曝露されなかった新生児で，母親が甲状腺機能亢進と甲状腺機能正常のグループに分けた奇形発生率は6.0％と0.3％で有意差があった。全体の比較でも甲状腺機能亢進グループの奇形発生率は3.0％（167例中5例）で，正常の場合は0.2％（476例中1例）であった[3]。

  （注）「バセドウ病薬物治療のガイドライン2006[4]」では，本文献に関して「その後これに否定的な成績が出されている」と記載されている。

- MMIを使用した妊婦36例と，プロピルチオウラシル（PTU）を使用した妊婦99例を対象に，母体の甲状腺機能正常化までの期間，奇形発生率，児の甲状腺機能低下症発症率に両薬剤で差があるかどうかを調査している。遊離サイロキシン指数を指標としてMMI服用群，PTU服用群において母体が正常機能になるまでの期間は，それぞれ8週，7週であった。一方，大奇形発生率はMMI服用群2.7％，PTU服用群3.0％であった。PTU（100mgを1日3回）服用妊婦の出生児1例に，甲状腺機能低下症が認められた。頭皮欠損の児は認められなかった。妊娠中の甲状腺機能亢進症治療においてMMIとPTUは等しく効果的で安全であると結論づけている[5]。

- 妊娠第1三半期にMMI（5～50mg/日）を使用したことに関して催奇形情報サービスを利用しカウンセリングを受けた241例の婦人の妊娠結果について報告されている。催奇形性のない薬剤の使用に関連して催奇形情報サービスを利用した1,089例の妊娠女性を対照群として，MMI服用群の大奇形発生率を比較したところ，MMI使用群3.3％，対照群2.1％（p=0.19）と大奇形の発現頻度は増加していなかった。なお，MMIを使用した母親の児に後鼻孔閉鎖症，食道閉鎖症が各1例みられた。MMIの服用は，前者では4～7週に30mg/日，後者では0～16週に50mg/日であった。妊娠3～7週にMMIに曝露した胎児では後鼻孔閉鎖症，食道閉鎖症と関連する可能性があるので，さらなるデータが得られるまで，妊娠中の使用が安全とされているPTUで甲状腺中毒症は治療されるべきであると結論づけている[6]。

- ケース群として，後鼻孔閉鎖の児61例と，マッチされたコントロール群183例において，甲状腺機能亢進症のため妊娠中にMMIで治療された頻度が比較検討されている。ケース群61例中MMIで治療された母親は10例（16.4％），コントロール群183例中MMIで治療された母親は2例（1.1％）であった［OR：17.75，95％CI：3.49-121.40］。ケース群の曝露例の児の顔立ちには類似性がみられると指摘している。報告の著者らは，調査結果は，甲状腺機能亢進症のため妊娠中にMMIに曝露する

ことが後鼻孔閉鎖と関係していることを示唆するとしている．一方，著者らは考察の中で，リコールバイアス，セレクションバイアスの可能性を否定できないこと，後鼻孔閉鎖と関係しうる*CHD7*遺伝子の変異が関与した可能性を除外できていないため，さらなる疫学的研究が実施されるべきと提言している[7]．

症例報告

- 甲状腺機能亢進症のためMMIとプロプラノロールを妊娠期間を通して使用していた母親が出産した女児（46,XX）に，出生時に後鼻孔閉鎖が認められ外科的に治療されたことが報告されている．生後6カ月の時点で，顕著な運動発達の遅延を含む発育遅延が認められた．また，両側性の軽度の感覚神経難聴と再発性の涙嚢炎を合併していた．3歳半の時点でも，成長は著しく遅延しており，身長と体重は3パーセンタイルより低かった．頭皮は正常であったが，正中の近くの頭頂部に小さな脱毛の領域がみられた．胸は対称形であったが両側無乳頭であった．この他，顔貌に関して，前傾鼻孔をもつ幅広い鼻橋などの特徴的な所見がみられた[8]．

- 妊娠の全期間を通じてMMIを使用していた母親が分娩した新生児2例に食道閉鎖と気管食道瘻が認められたことが報告されている．妊娠中の母親の甲状腺機能は正常であった．新生児はいずれも低出生体重児であり，甲状腺機能低下症の検査所見と甲状腺腫が認められた．手術が行われたが，両方の新生児は敗血症と腎不全で生後1週目に死亡した．剖検では，1例の乳児は心室中隔欠損とメッケル憩室が認められた[9]．

- MMIによる治療を受けた甲状腺機能亢進症の婦人から生まれた新生児に多発奇形が報告されている．メトプロロール（150mg/日）とMMI（30mg/日）が，妊娠2カ月目まで投与された．その後メトプロロールは中止され，甲状腺亜全摘術が18週に施行されるまで，MMI用量は段階的に漸減された．レボチロキシンも妊娠中の大部分で投与された．早産となり27週に生まれた750gの男児は，後鼻孔閉鎖，気管食道瘻をもつ食道閉鎖，臍小腸接続と多発性心室中隔欠損をもっていた．新生児は，手術に併発した重篤な感染症のため，生後6週目で死亡した[10]．

- 新生児の先天異常について49,091例を調査した報告では，皮膚異常が25例発見され，そのうちの13例が頭皮に限定されていた．この中に抗甲状腺薬を服用していた母親はいなかった．また，48,057例の調査では24例が妊娠第1三半期にMMIあるいはカルビマゾール（体内でチアマゾールに代謝される）を服用していて，全員皮膚異常のない児を出産した．報告者は治療と皮膚異常の因果関係はまったくないとはいえないが，たとえ，あったとしても非常に少ないだろうと結論している[11]．

- 子宮内でMMI40〜140mg/週に曝露された15例の児，ならびにPTU250〜1,400mg/週に曝露された16例の児を併せた31例（4〜23歳）と，子宮内で抗甲状腺薬に曝露されなかった26例を比較した調査が報告されている．抗甲状腺薬に曝露された児と曝露されなかった児の間で知能指数（IQ）に差はなく，MMI，PTUの間にも差異はみられなかった．母親の甲状腺機能をコントロールするために必要な量のMMIもしくはPTUへの胎児曝露は，児の知的能力に悪影響を及ぼさないと結論している[12]．

- 妊娠中に5〜20mg/日のMMIで治療を受けていた母親の児23例（3〜11歳）とコントロール30例を比較し，MMI治療が児の甲状腺機能と知的発達に影響を与えるか否か検討した報告がある．T_4，T_3，TSHは正常であり，身長，体重は正常，MMIを内服していた母親の児のIQはコントロールと有意差がなかった．20mg/日以下のMMIを妊娠中に内服した母親の児に関して，甲状腺機能と身体的・知的発達に影響はみられなかったと結論づけている[13]．

- 妊娠中に抗甲状腺薬による治療が必要であったバセドウ病女性70例の出産時の母体血および臍帯

血中 FT_3, FT_4, TSH が調査された。うち, 出産までに服用した者 43 例, 妊娠中に服用を中止した者 27 例であった。出産まで服用した者も, 妊娠中に服用を中止した者も, 母児の遊離サイロキシン (FT_4) 濃度が有意に相関した ($p<0.001$)。妊娠中に服用を中止した者では母児の FT_4 レベルがほぼ一致していたが, 出産まで服用した者では母の FT_4 が正常値の例では 54 ％の児が FT_4 低値, あるいは TSH 高値であった。TSH 受容体抗体の陽性率, 抗体価は出産まで服用した母およびその臍帯血のほうが高かった。妊娠中に服用を中止した者では, 母体血の TSH 受容体抗体価と臍帯血の FT_3, FT_4 値に相関を認めたが, 出産まで服用した者では相関がなかった。母体の FT_4 高値, TSH 受容体抗体陽性は胎児にとって抗甲状腺薬が必要であることの指標になり, 胎児の機能を正常にするために母体の甲状腺機能を正常よりやや高値に維持することを推奨している[14]。

- 抗甲状腺薬を服用して母体の FT_4 値が正常であったバセドウ病患者の出産時臍帯血を用いて, 母体の PTU 服用 (34 例) と MMI 服用 (43 例) が胎児の甲状腺機能に及ぼす影響の比較が報告されている。薬剤間で有意差がなく, 服用量と胎児の甲状腺機能に有意な関係を認めなかった。著者らは, 胎児の甲状腺機能低下症のリスクに関して, MMI より PTU のほうがよいという証拠はなく, 抗甲状腺薬量がただ少なければよいというわけではないと結論づけている[15]。

参考「バセドウ病薬物治療のガイドライン 2006[4]」より
- 抗甲状腺薬で適切に治療すれば, 母児に生じるバセドウ病に関連した問題を回避することができる。バセドウ病患者の妊娠継続は十分可能である。
- 妊娠を計画している患者には, これまでに催奇形性に関する勧告がある MMI は避け, PTU を選択するほうが無難である。薬効, 副作用の観点からは PTU より MMI のほうが好ましいので, 近い将来妊娠の予定のない患者には MMI がすすめられる。
- MMI 内服中に妊娠が判明した場合, すでに妊娠 8 週を過ぎていれば必ずしも PTU に変更する必要はない。また PTU が副作用で服用できない場合は, MMI を服用して妊娠, 出産は可能である。
- 胎盤通過性は MMI と PTU の間に差はない。
- PTU であれ MMI であれ, 抗甲状腺薬投与による胎児の甲状腺機能低下は, 妊娠後半に FT_4 が非妊娠時の通常の基準値の上限前後を下回らないようにすることで避けられる。

4 相談事例

奇形発生の危険度が最も高い絶対過敏期に本剤を服用した 11 例はいずれも奇形などのない健常児を出産した。

服用後の対応

- 抗甲状腺薬で適切に治療し甲状腺機能を正常に保つことにより, 母児に生じうるバセドウ病に関連した問題を回避することができる。妊娠中に MMI を服用した母親の出産した新生児に後鼻孔閉鎖症, 食道閉鎖症, 気管食道瘻などの異常が認められたことが報告されている。一方, MMI 曝露例のコホート調査では, 大奇形との関連は認められていない。マウス, ラットで実施された生殖試験では, 催奇形性は認められていない。相談事例では, 奇形発生の危険度が高い妊娠初期に服用した 11 例は, いずれも奇形などのない健常児を出産している。
  以上のことから判断して, 妊娠中に本剤を服用したことにより, 奇形発生の頻度や危険度が必ずしも上昇したとは考えられないことを説明する。
- 本剤の服用を理由に妊娠を中断するような, はやまった判断はしないように指導する。

- 今後は，妊娠していることを主治医に告げて相談するように指示する。

服用前の対応

1 医師への疑義照会

以下のことを説明し，患者が妊婦であっても処方通りに調剤してよいかを確認する。

- 抗甲状腺薬で適切に治療し甲状腺機能を正常に保つことにより，母児に生じうるバセドウ病に関連した問題を回避することができる。妊娠中にMMIを服用した母親の出産した新生児に後鼻孔閉鎖症，食道閉鎖症，気管食道瘻などの異常が認められたことが報告されている。一方，MMI曝露例のコホート調査では，大奇形との関連は認められていない。マウス，ラットで実施された生殖試験では，催奇形性は認められていない。相談事例では，絶対過敏期に服用した11例は，いずれも奇形などのない健常児を出産している。

留意点

甲状腺機能亢進症の妊婦では，正常妊婦と比較して流産率が上昇するといわれている。また，妊娠高血圧との関連，甲状腺クリーゼのおそれもあり妊娠中も抗甲状腺薬を使用し，母体の甲状腺機能を正常域に管理することが重要と考えられている。したがって，処方医が妊娠を承知したうえで処方している場合は，必ずしも疑義照会する必要はない。

他の治療薬

出生児の頭皮欠損，後鼻孔閉鎖症，食道閉鎖症，気管食道瘻などに関する報告がないため，日本甲状腺学会は妊娠8週までは抗甲状腺薬としてPTUが推奨されるとガイドラインで勧告している。

2 患者への説明・指導

以下のことを説明，指導する。

投薬中止の場合

- 処方医と相談の結果，現在の病状と投薬の必要性，ならびに妊娠中の母体と胎児の安全のため，投薬を中止してしばらく様子をみることになった。
- 病状や自覚症状について何か変化があった場合には，すぐに主治医に受診する。
- 妊娠中は，薬局で薬を買うとき，病院にかかるときには，必ず妊娠していることを告げるよう指導する。

処方変更の場合

- 処方医と相談の結果，現在の病状と妊娠中の母体と胎児の安全性，有効性を考慮して処方が変更になった。
- 本剤は医師が妊娠を確認したうえで処方した薬で，母体の健康のために有用で，胎児への悪影響が少ないと考えられる薬である。
- 指示された用法，用量通りに服用し，勝手に服用量の変更をしない。
- 自分の判断で服薬を中止すると，母体の健康を損ね，胎児にも悪影響を及ぼすことになりかねない。
- 薬について何か心配なことがあったら，いつでも医師・薬剤師に相談する。

処方変更のない場合

- 前述のことから判断して，本剤の服用により奇形発生の頻度や危険度が必ずしも上昇するとは考えられない。

● 「処方変更の場合」の◆印について説明する。

文献

1) 清藤英一・編著：催奇形性等発生毒性に関する薬品情報 第2版，東洋書店，p750，1986
2) 中外製薬株式会社：メルカゾール，インタビューフォーム(第8版)
3) Momotani N, et al：Maternal hyperthyroidism and congenital malformation in the offspring. Clin Endocrinol (Oxf), 20(6)：695-700, 1984
4) 日本甲状腺学会・編：バセドウ病薬物治療のガイドライン2006, 南江堂, pp117-126, 2006
5) Wing DA, et al：A comparison of propylthiouracil versus methimazole in the treatment of hyperthyroidism in pregnancy. Am J Obstet Gynecol, 170(1 Pt 1)：90-95, 1994
6) Di Gianantonio E, et al：Adverse effects of prenatal methimazole exposure. Teratology, 64(5)：262-266, 2001
7) Barbero P, et al：Choanal atresia associated with maternal hyperthyroidism treated with methimazole；a case-control study. Am J Med Genet A, 146A(18)：2390-2395, 2008
8) Greenberg F：Choanal atresia and athelia；methimazole teratogenicity or a new syndrome? Am J Med Genet, 28(4)：931-934, 1987
9) Ramírez A, et al：Esophageal atresia and tracheoesophageal fistula in two infants born to hyperthyroid women receiving methimazole (Tapazol) during pregnancy. Am J Med Genet, 44(2)：200-202, 1992
10) Johnsson E, et al：Severe malformations in infant born to hyperthyroid woman on methimazole. Lancet, 350(9090)：1520, 1997
11) Van Dijke CP, et al：Methimazole, carbimazole and congenital skin defects. Ann Intern Med, 106(1)：60-61, 1987
12) Eisenstein Z, et al：Intellectual capacity of subjects exposed to methimazole or propylthiouracil in utero. Eur J Pediatr, 151(8)：558-559, 1992
13) Azizi F, et al：Thyroid function and intellectual development of children of mothers taking methimazole during pregnancy. J Endocrinol Invest, 25(7)：586-589, 2002
14) Momotani N, et al：Antithyroid drug therapy for Graves' disease during pregnancy. Optimal regimen for fetal thyroid status. N Engl J Med, 315(1)：24-28, 1986
15) Momotani N, et al：Effects of propylthiouracil and methimazole on fetal thyroid status in mothers with Graves' hyperthyroidism. J Clin Endocrinol Metab, 82(11)：3633-3636, 1997

プロピルチオウラシル （Propylthiouracil）

プロパジール錠

薬剤危険度 **2点**

情報量 **＋〜＋＋**

薬剤データ

1 添付文書

- 妊娠中の投与に関する安全性は確立していないが，胎児に甲状腺腫，甲状腺機能抑制を起こすとの報告がある。
- 妊婦または妊娠している可能性のある婦人に投与する場合には，定期的に甲状腺機能検査を実施し，甲状腺機能を適切に維持するよう投与量を調節する。
- 新生児に出生後しばらくは，甲状腺機能抑制，甲状腺機能亢進が現れることがあるので，観察を十分に行う。

2 動物（生殖発生毒性試験・変異原性試験など）

ウサギにプロピルチオウラシル（PTU）（22mg/kg）を妊娠11〜25日まで連日経口投与して胎仔の甲状腺，外形異常を調べた成績では，胎仔の甲状腺肥大，組織学的変化，体重減少がみられたが，外形異常は観察されなかった。また，ラットの妊娠末期，生後4日間の新生仔期あるいは周産期にPTUを処置することによって，持続的な甲状腺肥大，下垂体および視床下部中TSH量の増加，TSH生成の低下，血中甲状腺ホルモン濃度の若干の低下がみられ，性周期期間の延長が観察された[1]。

3 ヒト（疫学調査・症例報告など）

疫学調査

- チアマゾール（MMI）を使用した妊婦36例とPTUを使用した妊婦99例を対象に，母体の甲状腺機能正常化までの期間，奇形発生率，児の甲状腺機能低下症発症率に両薬剤で差があるかどうかを調査している。遊離サイロキシン指数を指標としてMMI服用群，PTU服用群において母体が正常機能になるまでの期間は，それぞれ8週，7週であった。一方，大奇形発生率はMMI服用群2.7％，PTU服用群3.0％であった。PTU（100mgを1日3回）服用妊婦の出生児1例に，甲状腺機能低下症が認められた。頭皮欠損の児は認められなかった。妊娠中の甲状腺機能亢進症治療においてMMIとPTUは等しく効果的で安全であると結論づけている[2]。
- バセドウ病合併妊婦の治療と708例の児への影響について検討した論文が報告されている。

  甲状腺機能が正常にコントロールされていた妊婦516例のうち，MMIで治療されていた妊婦が126例，PTUで治療されていた妊婦が40例，薬物を使用していなかった妊婦が350例であった。MMIとPTUを使用していた妊婦はすべて健常児を出産した。薬物を使用していなかった妊婦のうち1例（0.3％）に奇形が認められた。

  一方，甲状腺機能が亢進状態であった妊婦192例のうち，6例（3.1％）に奇形が認められた。奇形発現例の内訳は，MMIで治療されていた妊婦が117例中2例（1.7％），PTUで治療されていた妊婦が25例中1例（4.0％），薬物を使用していなかった妊婦が50例中3例（6.0％）であった。

- PTU で治療されていた妊婦は合計 65 例であったが，奇形発現率の増加は認められていない[3]。
- Heinonen らの実施した The Collaborative Perinatal Project では，50,282 組の母児に関する調査を行っている。25 例の妊婦が妊娠第 1 三半期にヨード以外の抗甲状腺薬を使用しており，PTU を使用していた妊婦は 16 例であった。25 例中 4 例の児に奇形がみられたが，報告の著者らは個々の薬剤のうち 2 例以上に奇形が認められ RR が 1.5 を超える薬物として PTU を指摘していない[4]。

症例報告
- PTU に曝露された新生児に後鼻孔閉鎖の 1 例[5]を含め先天異常が認められたとの論文が複数報告されている。しかし，こうした症例報告のみで薬物の催奇形性を推定することはできない。
- 子宮内で MMI40～140mg/週に曝露された 15 例の児，ならびに PTU250～1,400mg/週に曝露された 16 例の児を併せた 31 例（4～23 歳）と，子宮内で抗甲状腺薬に曝露されなかった 26 例を比較した調査が報告されている。抗甲状腺薬に曝露された児と曝露されなかった児の間で知能指数（IQ）に差はなく，MMI，PTU の間にも差異はみられなかった。母親の甲状腺機能をコントロールするために必要な量の MMI もしくは PTU への胎児曝露は，児の知的能力に悪影響を及ぼさないと結論している[6]。
- 抗甲状腺薬を服用して母体の遊離サイロキシン（FT_4）値が正常であったバセドウ病患者の出産時臍帯血を用いて，母体の PTU 服用（34 例）と MMI 服用（43 例）が胎児の甲状腺機能に及ぼす影響の比較が報告されている。薬剤間で有意差がなく，服用量と胎児の甲状腺機能に有意な関係を認めなかった。著者らは，胎児の甲状腺機能低下症のリスクに関して，MMI より PTU のほうがよいという証拠はなく，抗甲状腺薬量がただ少なければよいというわけではないと結論づけている[7]。
- 妊娠中に抗甲状腺薬治療による治療が必要であったバセドウ病女性 70 例の出産時の母体血および臍帯血中 FT_3，FT_4，TSH が調査された。うち，出産までに服用した者 43 例，妊娠中に服用を中止した者 27 例であった。出産まで服用した者も，妊娠中に服用を中止した者も，母児の FT_4 濃度が有意に相関した（$p < 0.001$）。妊娠中に服用を中止した者では母児の FT_4 レベルがほぼ一致していたが，出産まで服用した者では母の FT_4 が正常値の例では 54 ％の児が FT_4 低値，あるいは TSH 高値であった。TSH 受容体抗体の陽性率，抗体価は出産まで服用した母およびその臍帯血のほうが高かった。妊娠中に服用を中止した者では，母体血の TSH 受容体抗体価と臍帯血の FT_3，FT_4 値に相関を認めたが，出産まで服用した者では相関がなかった。母体の FT_4 高値，TSH 受容体抗体陽性は胎児にとって抗甲状腺薬が必要であることの指標になり，胎児の機能を正常にするために母体の甲状腺機能を正常よりやや高値に維持することを推奨している[8]。

参考　「バセドウ病薬物治療のガイドライン 2006[9]」より
- 抗甲状腺薬で適切に治療すれば，母児に生じるバセドウ病に関連した問題を回避することができる。バセドウ病患者の妊娠継続は十分可能である。
- 妊娠を計画している患者には，これまでに催奇形性に関する報告がある MMI は避け，PTU を選択するほうが無難である。薬効，副作用の観点からは PTU より MMI のほうが好ましいので，近い将来妊娠の予定のない患者には MMI がすすめられる。
- MMI 内服中に妊娠が判明した場合，すでに妊娠 8 週を過ぎていれば必ずしも PTU に変更する必要はない。また PTU が副作用で服用できない場合は，MMI を服用して妊娠，出産は可能である。
- 胎盤通過性は MMI と PTU の間に差はない。
- PTU であれ MMI であれ，抗甲状腺薬投与による胎児の甲状腺機能低下は，妊娠後半に FT_4 が非妊娠時の通常の基準値の上限前後を下回らないようにすることで避けられる。

4　相談事例

奇形発生の危険度が最も高い絶対過敏期に本剤を服用した8例はいずれも奇形などのない健常児を出産した。

相対過敏期に本剤を服用した2例はいずれも奇形などのない健常児を出産した。

服用後の対応

- 甲状腺機能亢進症を合併した妊婦の児に関する疫学調査が複数報告されており，本剤を服用した99例，あるいは40例に関して奇形の発現頻度の増加は認められていない。日本甲状腺学会がまとめたガイドラインは，「抗甲状腺薬で適切に治療すれば，母児に生じるバセドウ病に関連した問題を回避することができる。バセドウ病患者の妊娠継続は十分可能である。」と勧告している。ウサギで実施された試験では，奇形発生の増加は認められていない。相談事例では，奇形発生の危険度が高い妊娠初期に服用した10例は，いずれも奇形などのない健常児を出産している。

  以上のことから判断して，妊娠中に本剤を服用したことにより，奇形発生の頻度や危険度が必ずしも上昇したとは考えられないことを説明する。
- 本剤の服用を理由に妊娠を中断するような，はやまった判断はしないように指導する。
- 今後は，妊娠していることを主治医に告げて相談するように指示する。

服用前の対応

1　医師への疑義照会

以下のことを説明し，患者が妊婦であっても処方通りに調剤してよいかを確認する。

- 甲状腺機能亢進症を合併した妊婦の児に関する疫学調査が複数報告されており，本剤を服用した99例，あるいは40例に関して奇形の発現頻度の増加は認められていない。日本甲状腺学会がまとめたガイドラインは，「抗甲状腺薬で適切に治療すれば，母児に生じるバセドウ病に関連した問題を回避することができる。バセドウ病患者の妊娠継続は十分可能である。」と勧告している。ウサギで実施された試験では，奇形発生の増加は認められていない。相談事例では，絶対過敏期に服用した8例ならびに相対過敏期に服用した2例は，いずれも奇形などのない健常児を出産している。

留意点

甲状腺機能亢進症の妊婦では，正常妊婦と比較して流産率が上昇するといわれている。また，妊娠高血圧との関連，甲状腺クリーゼのおそれもあり妊娠中も抗甲状腺薬を使用し，母体の甲状腺機能を正常域に管理することが重要と考えられている。したがって，処方医が妊娠を確認したうえで処方している場合は，必ずしも疑義照会する必要はない。

他の治療薬

日本甲状腺学会がまとめたガイドラインを参考にして，本剤またはMMIを選択する。

な量が胎盤を通過することを発見した。ヨウ素化甲状腺タンパクが完全に機能せず，そのためT_4合成のできない新生児25例の研究において，T_4の胎盤通過性について確認している。この報告で，少なくとも胎児が重篤な先天性甲状腺機能低下症をもつとき，満期近くの胎児へ相当量のT_4胎盤通過が存在することを証明している。胎児甲状腺機能低下症の度合いを緩和するのに重要であると結論している[6]。

- 妊娠中に甲状腺機能低下症の治療をしなかった母親の児について調査した報告がある。妊娠中に甲状腺機能低下状態の母親62例の児は，マッチされた対照女性124例の児と比較して，7〜9歳の知能，注意力，言語能力，読解力，学校成績と視覚的な運動行為に関してより低い得点の結果となったことが示されている。報告の著者らは，妊婦に未診断の甲状腺機能低下症があった場合に，児の発育に影響する可能性があるので，スクリーニング検査を実施すべきと勧告している[7]。

4　相談事例

奇形発生の危険度が最も高い絶対過敏期に本剤を服用した15例はいずれも奇形などのない健常児を出産した。

参考
- 甲状腺ホルモンは胎盤をほとんど通過しないため，胎児への副作用はない。母体の甲状腺ホルモンが不足していると間接的に（胎盤の発育が悪くなるために）胎児に影響し，流産，早産，胎児発育不全などを起こしやすい。このため，妊娠を維持させるためにも，適正量の甲状腺ホルモン剤の投与による補充療法が大切である[8]。
- 正常満期出産母児の遊離T_4，遊離T_3およびTBG（サイロキシン結合グロブリン）について，母体血と臍帯血との間に明らかな濃度差が存在していること，ならびに両血液間でまったく相関がみられないことから，これらの物質の胎盤通過はきわめて低いと考えられている[8]。

服用後の対応

- 妊婦に甲状腺機能低下があった場合に，児の発育に影響する可能性があるとの指摘があり，妊娠中の本剤補充療法は先天異常の増加と関連しなかったことを示す疫学調査が報告されている。マウス，ラットで実施された生殖試験では，催奇形性は認められていない。相談事例では，奇形発生の危険度が高い妊娠初期に服用した15例は，いずれも奇形などのない健常児を出産している。

  以上のことから判断して，妊娠中に本剤を服用したことにより，奇形発生の頻度や危険度が上昇したとは考えられないので，心配することはないことを説明する。
- 本剤の服用を理由に妊娠を中断するような，はやまった判断はしないように指導する。
- 今後は，妊娠していることを主治医に告げて相談するように指示する。

服用前の対応

1　医師への疑義照会

以下のことを説明し，患者が妊婦であっても処方通りに調剤してよいかを確認する。
- 妊婦に甲状腺機能低下があった場合に，児の発育に影響する可能性があるとの指摘があり，妊娠中の本剤補充療法は先天異常の増加と関連しなかったことを示す疫学調査が報告されている。マウス，ラットで実施された生殖試験では，催奇形性は認められていない。相談事例では，絶対過敏期に服用した15例は，いずれも奇形などのない健常児を出産している。

2 患者への説明・指導

以下のことを説明，指導する．

処方変更のない場合

- 前述のことから判断して，本剤の服用により奇形発生の頻度や危険度が上昇するとは考えられない．
- 本剤は医師が妊娠を確認したうえで処方した薬で，母体の健康のために有用で，胎児への悪影響が少ないと考えられる薬である．
- 指示された用法，用量通りに服用し，勝手に服用量の変更をしない．
- 自分の判断で服薬を中止すると，母体の健康を損ね，胎児にも悪影響を及ぼすことになりかねない．
- 薬について何か心配なことがあったら，いつでも医師・薬剤師に相談する．

文献

1) Lamb JC IV, et al：Effects of thyroid hormones on the induction of cleft palate by 2, 3, 7, 8-tetrachlorodibenzo-p-dioxin (TCDD) in C57BL/6N mice. Toxicol Appl Pharmacol, 84 (1)：115-124, 1986
2) Baksi SN：Effect of dichlorvos on embryonal and fetal development in thyroparathyroidectomized, thyroxine-treated and euthyroid rats. Toxicol Lett, 2 (4)：213-216, 1978
3) Heinonen OP, et al：Birth Defects and Drugs in Pregnancy. Publishing Sciences Group, pp397-398, 443, 1977
4) Wikner BN, et al：Maternal use of thyroid hormones in pregnancy and neonatal outcome. Acta Obstet Gynecol Scand, 87 (6)：617-627, 2008
5) Barkai G, et al：In utero thyroxine therapy for the induction of fetal lung maturity；long term effects. J Perinat Med, 16 (2)：145-148, 1988
6) Vulsma T, et al：Maternal-fetal transfer of thyroxine in congenital hypothyroidism due to a total organification defect or thyroid agenesis. N Engl J Med, 321 (1)：13-16, 1989
7) Haddow JE, et al：Maternal thyroid deficiency during pregnancy and subsequent neuropsychological development of the child. N Engl J Med, 341 (8)：549-555, 1999
8) あすか製薬株式会社：チラーヂンS，インタビューフォーム（第6版）

VII-3. 副腎皮質ホルモン

プレドニゾロン　(Prednisolone)

プレドニン錠

薬剤危険度 3点　　情報量 ++

薬剤データ

1　添付文書

妊婦または妊娠している可能性のある婦人には治療上の有益性が危険性を上回ると判断される場合にのみ投与する［動物試験（ラット，マウス，ウサギ，ハムスター）で催奇形作用が報告されており，また，新生児に副腎不全を起こすことがある］。

2　動物（生殖発生毒性試験・変異原性試験など）

- 妊娠マウスにプレドニゾロンを1回静注したものは，胎仔に口蓋裂の発生はなく，4回の皮下注射では低率に発生した。口蓋裂誘発作用は持続的投与を必要とする[1]。
- 動物試験では母動物にコルチコステロイドを高用量投与すると胎仔の口蓋裂が増加する。そのためコルチゾンは口蓋裂と口唇裂のメカニズムの調査に使用される[2]。

3　ヒト（疫学調査・症例報告など）

- 母親がプレドニゾロンを妊娠中に使用した184例（うち138例は妊娠第1三半期）の出生児に関するプロスペクティブコホート研究では，奇形発生率の増加は認められなかった[3]。
- 妊娠中におけるコルチコステロイドの使用に関するプロスペクティブコホート研究において，プレドニゾロン服用群187例と催奇形と関連しない外用薬・抗ヒスタミン薬を服用したコントロール群188例の妊娠の転帰が比較検討された。プレドニゾロン服用群では，コントロール群と比較して早産の割合の増加（17％ vs 5％）と，出生児体重の減少（3,112g vs 3,429g）がみられた。大奇形の発現頻度に有意な違いはみられなかった（3.6％ vs 2％）[4]。
- スウェーデンで実施されたコホート研究では，妊娠中にプレドニゾロンで治療した母親204例から生まれた児において大奇形発生率の増加はみられなかった[5]。
- 妊娠第1三半期にコルチコステロイドを使用した6つのコホート研究のメタ分析の結果，コルチコステロイドの使用により大奇形発生のリスクは全体として上昇しなかった［OR：1.45，95%CI：0.81-2.60］。

　口唇裂のリスクについて検討した4つのケースコントロール研究をメタ分析すると，コルチコステロイドの使用によって口唇裂のリスクが上昇することが示された［OR：3.35，95%CI：1.97-5.69］。ただし，報告の著者らは，薬物と関連しない口唇裂のリスクが1,000例に1例程度あり，この頻度が

3倍程度になったとしても，自然発生的な新生児の異常の発現頻度3％を変化させるほどではないので，治療上の必要性を配慮して治療すべきと考察している[4]。
- コルチコステロイドに関するケースコントロール研究が報告されている。奇形を有する20,830例の児のうち，母親が妊娠中にコルチコステロイドを使用していた（局所使用を含む）頻度は1.55％であった。一方，奇形のない対照群では母親が妊娠中にコルチコステロイドを使用していた頻度は1.41％で，コルチコステロイド使用と奇形発生リスクの関係は認められなかった。妊娠2〜3カ月の使用率に関しても差はなかった[6]。

4　相談事例

奇形発生の危険度が最も高い絶対過敏期に服用した71例中69例は奇形などのない健常児を出産した。2例に認められた奇形はファロー四徴症と心房中隔欠損であった。また，相対過敏期に服用した5例はいずれも奇形などのない健常児を出産した。限られた情報ではあるが，本剤曝露群の児の出産結果は国内における自然奇形発生率を上回る変化とは考えられない。

服用後の対応

- ウサギ，マウスの生殖試験では口蓋裂などの先天奇形が観察されている。
  一方，ヒトではプロスペクティブコホート研究によって本剤服用と奇形発生の因果関係はないことが報告されている。ケースコントロール研究では，妊娠初期の使用による口唇・口蓋裂のリスクの増加が認められるという報告がある。しかし，口唇・口蓋裂はもともとの発生率が1,000例に1例程度と少ない奇形であり，仮にリスクの増加が存在したとしても現実的な奇形発生率とほとんど変わらないと考えられている。相談事例では，奇形発生の危険度が高い妊娠初期に服用した76例中74例は奇形などのない健常児を出産している。限られた情報ではあるが，本剤曝露群の児の出産結果は国内における自然奇形発生率を上回る変化とは考えられない。
  以上のことから判断して，妊娠中に本剤を服用したことにより，奇形発生の頻度や危険度が上昇したとは考えられないので，心配することはないことを説明する。
- 本剤の服用を理由に妊娠を中断するような，はやまった判断はしないように指導する。
- 今後は，妊娠していることを主治医に告げて相談するように指示する。

服用前の対応

1　医師への疑義照会

以下のことを説明し，患者が妊婦であっても処方通りに調剤してよいかを確認する。
- ウサギ，マウスの生殖試験では口蓋裂などの先天奇形が観察されている。
  一方，ヒトではプロスペクティブコホート研究によって本剤服用と奇形発生の因果関係はないことが報告されている。ケースコントロール研究では，妊娠初期の使用による口唇・口蓋裂のリスクの増加が認められるという報告がある。しかし，口唇・口蓋裂はもともとの発生率が1,000例に1例程度と少ない奇形であり，仮にリスクの増加が存在したとしても現実的な奇形発生率とほとんど変わらないと考えられている。相談事例では，絶対過敏期に服用した71例中69例，および相対過敏期に服用した5例は奇形などのない健常児を出産している。限られた情報ではあるが，本剤曝露群の児の出産

副腎皮質ホルモン

結果は国内における自然奇形発生率を上回る変化とは考えられない。

意見を求められたら

副腎皮質ステロイド薬が治療に不可欠でないなら投与しないほうがよい。投与が必要ならば，本剤は胎盤通過性が他の副腎皮質ステロイド薬より少ないので胎児への影響も少なくなることと，本剤による治療を継続しても奇形児出産の危険度が必ずしも高くなるとは考えられないことを説明する。

他の治療薬

- 吸入剤，点鼻剤，外用剤など，全身曝露の少ない外用剤で治療可能であれば，局所療法のステロイド薬を考慮する。
- 妊婦に副腎皮質ステロイド薬を内服する必要がある場合は，他の副腎皮質ステロイド薬よりも胎盤通過性が少なく，ヒトでの疫学研究で児のリスクが増大しないことが報告されている本剤をすすめる。

2　患者への説明・指導

以下のことを説明，指導する。

投薬中止の場合

- 処方医と相談の結果，妊娠中の母体と胎児の安全のため，投薬を中止してしばらく様子をみることになった。
- 病状や自覚症状について何か変化があった場合には，すぐに主治医に受診する。
- 妊娠中は，薬局で薬を買うとき，病院にかかるときには，必ず妊娠していることを告げるよう指導する。

処方変更の場合

- 処方医と相談の結果，妊娠中の母体と胎児の安全のため処方が変更になった。
- ◆ 本剤は医師が妊娠を確認したうえで処方した薬で，母体の健康のために有用で，胎児への悪影響が少ないと考えられる薬である。
- ◆ 指示された用法，用量通りに服用し，勝手に服用量の変更をしない。
- ◆ 自分の判断で服薬を中止すると，母体の健康を損ね，胎児にも悪影響を及ぼすことになりかねない。
- ◆ 薬について何か心配なことがあったら，いつでも医師・薬剤師に相談する。

処方変更のない場合

- 前述のことから判断して，本剤の服用により奇形発生の頻度や危険度が上昇するとは考えられない。
- 「処方変更の場合」の◆印について説明する。

文献

1) 清藤英一・編著：催奇形性発生毒性に関する薬品情報 第2版，東洋書店，p784，1986
2) Martindale W：The Extra Pharmacopoeia 29th ed，Pharmaceutical Press，p875，1989
3) Gur C, et al：Pregnancy outcome after first trimester exposure to corticosteroids ; a prospective controlled study. Reprod Toxicol, 18(1)：93-101, 2004
4) Park-Wyllie L, et al：Birth defects after maternal exposure to corticosteroids ; prospective cohort study and meta-analysis of epidemiological studies. Teratology, 62(6)：385-392, 2000
5) Källén B：Drug treatment of rheumatic diseases during pregnancy. The teratogenicity of antirheumatic drugs—what is the evidence?. Scand J Rheumatol 27 (Suppl 107)：119-124, 1998
6) Czeizel AE, et al：Population-based case-control study of teratogenic potential of corticosteroids. Teratology, 56(5)：335-340, 1997

ベタメタゾン (Betamethasone)

リンデロン 散 錠 シ

薬剤危険度 **3点**

情報量 **＋〜＋＋**

薬剤データ

1 添付文書

妊婦または妊娠している可能性のある婦人には，治療上の有益性が危険性を上回ると判断される場合にのみ投与する［動物試験（マウス，ラット）で催奇形作用が報告されており，また，新生児に副腎不全を起こすことがある］。

2 動物（生殖発生毒性試験・変異原性試験など）

- マウスおよびラットにリン酸ベタメタゾンを投与した生殖試験では，胎仔の口蓋裂がみられた（投与量はマウス：0.1，0.2mg，ラット：0.05，0.2，0.3mg）[1]。
- ウサギにジプロピオン酸ベタメタゾンを 10μg/kg/日投与した生殖試験では，胎仔生存率の低下，子宮内発育遅延および口蓋裂，脳異常，腹壁裂，内反手・指骨欠損などの異常発現が認められた[2]。

3 ヒト（疫学調査・症例報告など）

- 妊婦へのベタメタゾン使用に関して，胎児への催奇形性，胎児毒性との関連は認められなかったことを示す疫学調査は報告されていない。一方，ヒトにおける催奇形性，胎児毒性を示す症例報告も疫学調査もない。
- 妊娠第1三半期にコルチコステロイド剤を使用した6つのコホート研究のメタ分析の結果，コルチコステロイド剤の使用により大奇形発生のリスクは全体として上昇しなかった［OR：1.45，95%CI：0.81-2.60］。

  口唇裂のリスクについて検討した4つのケースコントロール研究をメタ分析すると，コルチコステロイドの使用によって口唇裂のリスクが上昇することが示された［OR：3.35，95%CI：1.97-5.69］。ただし，報告の著者らは，薬物と関連しない口唇裂のリスクが1,000例に1例程度あり，この頻度が3倍程度になったとしても，自然発生的な新生児の異常の発現頻度3％を変化させるほどではないので，治療上の必要性を配慮して治療すべきと考察している[3]。

- 妊娠中のコルチコステロイド剤の使用に関するコホート研究では，胎児の大奇形発生のリスクは有意ではなかった［RR：1.24，95%CI：0.97-1.60］。同様の結果はケースコントロール研究においてもみられた［RR：1.20，95%CI：0.93-1.56］。コルチコステロイドの使用と奇形の発生率を評価するためのケースコントロール研究では，わずかではあるが口蓋裂において有意な増加がみられた［RR：3.19，95%CI：0.93-1.56］[4]。

- コルチコステロイド剤に関するケースコントロール研究が報告されている。奇形を有する20,830例の児のうち，母親が妊娠中にコルチコステロイドを使用していた（局所使用を含む）頻度は1.55％であった。一方，奇形のない対照群では母親が妊娠中にコルチコステロイドを使用は1.41％で，コルチコステロイド使用と奇形発生リスクの関係は認められなかった。妊娠2〜3カ月の使用率に関し

ても差はなかった[5]。

4　相談事例

　奇形発生の危険度が最も高い絶対過敏期に本剤を服用した255例中246例は奇形などのない健常児を出産した。9例に認められた奇形は鼠径ヘルニア，心室中隔欠損，肛門狭窄，心房中隔欠損，臍帯ヘルニア，肺動脈狭窄，イチゴ状血管腫，両大血管右室起始症，毛巣洞，重度尿道下裂であった。
　また，相対過敏期に服用した14例はいずれも奇形などのない健常児を出産した。9例に認められた異常に共通性はなく，限られた情報ではあるが，本剤曝露群の児の出産結果は国内における自然奇形発生率を上回る変化とは考えられない。

服用後の対応

- 妊婦へのベタメタゾン使用に関して，胎児への催奇形性，胎児毒性との関連は認められなかったことを示す疫学調査は報告されていない。一方，ヒトにおける催奇形性，胎児毒性を示す症例報告も疫学調査もない。ウサギ，ラット，マウスの生殖試験では口蓋裂などの先天奇形が観察されている。
　一方，ヒトではコルチコステロイド剤服用妊婦のプロスペクティブコホート研究によって副腎皮質ホルモン薬服用と奇形発生の因果関係はないことが報告されている。ケースコントロール研究では，妊娠初期のコルチコステロイド使用による口唇・口蓋裂のリスクの上昇が認められるという報告がある。しかし，口唇・口蓋裂はもともとの発生率が1,000例に1例程度と少ない奇形であり，仮にリスクの増加が存在したとしても現実的な奇形発生率とほとんど変わらないと考えられている。相談事例では，奇形発生の危険度が高い妊娠初期に服用した269例中260例は奇形などのない健常児を出産している。9例に認められた異常に共通性はなく，限られた情報ではあるが，本剤曝露群の児の出産結果は国内における自然奇形発生率を上回る変化とは考えられない。
　以上のことから判断して，妊娠中に本剤を服用したことにより，奇形発生の頻度や危険度が上昇したとは考えられないので，心配することのないことを説明する。
- 本剤の服用を理由に妊娠を中断するような，はやまった判断はしないように指導する。
- 今後は，妊娠していることを主治医に告げて相談するように指示する。

服用前の対応

1　医師への疑義照会

以下のことを説明し，患者が妊婦であっても処方通りに調剤してよいかを確認する。
- 妊婦へのベタメタゾン使用に関して，胎児への催奇形性，胎児毒性との関連は認められなかったことを示す疫学調査は報告されていない。一方，ヒトにおける催奇形性，胎児毒性を示す症例報告も疫学調査もない。
- ウサギ，ラット，マウスの生殖試験では口蓋裂などの先天奇形が観察されている。
　一方，ヒトではプロスペクティブコホート研究によって本剤服用と奇形発生の因果関係はないことが報告されている。ケースコントロール研究では，妊娠初期のコルチコステロイド使用による口唇・口蓋裂のリスクの上昇が認められるという報告がある。しかし，口唇・口蓋裂はもともとの発生率が1,000例に1例程度と少ない奇形であり，仮にリスクの上昇が存在したとしても現実的な奇形発生率

とほとんど変わらないと考えられている．相談事例では，絶対過敏期に服用した255例中246例，相対過敏期に服用した14例は奇形などのない健常児を出産している．9例に認められた異常に共通性はなく，限られた情報ではあるが，本剤曝露群の児の出産結果は国内における自然奇形発生率を上回る変化とは考えられない．

意見を求められたら
- 副腎皮質ホルモン薬が治療に不可欠でないなら，投与しないように説明する．
- どうしても本剤の投与が必要なら，本剤の服用により奇形児出産の頻度や危険性が必ずしも高くなるとは考えられないことを説明する．

他の治療薬
- 吸入剤，点鼻剤，外用剤など，全身曝露の少ない外用薬で治療可能であれば，局所療法の副腎皮質ホルモン薬を考慮する．
- 妊婦に副腎皮質ホルモン薬を内服する必要がある場合は，他の副腎皮質ホルモン薬よりも胎盤通過性が少なく，ヒトでの疫学研究で児のリスクが増大しないことが報告されているプレドニゾロンを紹介する．

2 患者への説明・指導

以下のことを説明，指導する．

投薬中止の場合
- 処方医と相談の結果，妊娠中の母体と胎児の安全のため，投薬を中止してしばらく様子をみることになった．
- 妊娠中は，薬局で薬を買うとき，病院にかかるときには，必ず妊娠していることを告げるよう指導する．

処方変更の場合
- 処方医と相談の結果，妊娠中の母体と胎児の安全のため処方が変更になった．
- ◆ 本剤は医師が妊娠を確認したうえで処方した薬で，母体の健康のために有用で，胎児への悪影響が少ないと考えられる薬である．
- ◆ 指示された用法，用量通りに服用し，勝手に服用量の変更をしない．
- ◆ 自分の判断で服薬を中止すると，母体の健康を損ね，胎児にも悪影響を及ぼすことになりかねない．
- ◆ 薬について何か心配なことがあったら，いつでも医師・薬剤師に相談する．

処方変更のない場合
- 前述のことから判断して，本剤の服用により奇形発生の頻度や危険度が上昇するとは考えられない．
- 「処方変更の場合」の◆印について説明する．

文献
1) Walker BE：Induction of cleft palate in rats with antiinflammatory drugs. Teratology, 4(1)：39-42, 1971
2) 長谷川靖彦，他：ウサギにおけるBetamethasone 17, 21-dipropionate (S-3440)の催奇形性．基礎と臨床, 11(6)：1977
3) Park-Wyllie L, et al：Birth defects after maternal exposure to corticosteroids ; prospective cohort study and meta-analysis of epidemiological studies. Teratology, 62(6)：385-392, 2000
4) Magee LA, et al：Evidence-based view of safety and effectiveness of pharmacologic therapy for nausea

and vomiting of pregnancy (NVP). Am J Obstet Gynecol, 186 (5 Suppl Understanding) : S256-261, 2002
5) Czeizel AE, et al : Population-based case-control study of teratogenic potential of corticosteroids. Teratology, 56 (5) : 335-340, 1997

ベタメタゾン・*d*-クロルフェニラミンマレイン酸塩
（Betamethasone・d-Chlorpheniramine maleate）

| セレスタミン配合錠シ | 薬剤危険度 3点 | 情報量 +〜++ |

薬剤データ

1 添付文書

妊婦または妊娠している可能性のある婦人には，治療上の有益性が危険性を上回ると判断される場合にのみ投与する［動物試験（マウス）で催奇形作用が報告されており，また，新生仔に副腎不全を起こすことがある］．

2 動物（生殖発生毒性試験・変異原性試験など）

ベタメタゾン

- マウスおよびラットにリン酸ベタメタゾンを投与した生殖試験では，胎仔の口蓋裂がみられた（投与量はマウス：0.1，0.2mg，ラット：0.05，0.2，0.3mg）[1]．

クロルフェニラミン

- ウサギとラットにヒト通常用量のそれぞれ50倍と85倍までの量を投与したところ，胎仔への有害作用を示す証拠は得られなかった[2]．
- マウスにヒト通常用量の65〜650倍を投与したところ，胚，胎仔および新生仔の死亡率増加が報告されている[3]．
- 妊娠前の雌雄ラットに10mg/kgおよび20mg/kgのクロルフェニラミンを8週間食餌中に混ぜて与えた試験では，受精率は10mg/kg投与群と対照群との間で差は認められなかったが，20mg/kg投与群では対照群と比較して有意に低かった（p=0.05）．なお，両群とも新生仔の異常は認められなかった[4]．

3 ヒト（疫学調査・症例報告など）

ベタメタゾン

- 妊娠第1三半期にコルチコステロイドを使用した6つのコホート研究のメタ分析の結果，コルチコステロイドの使用により大奇形発生のリスクは全体として増加しなかった［OR：1.45，95%CI：0.81-2.60］．

口唇裂のリスクについて検討した4つのケースコントロール研究をメタ分析すると，コルチコステロイドの使用によって口唇裂のリスクが上昇することが示された［OR：3.35，95%CI：1.97-5.69］．ただし，報告の著者らは，薬物と関連しない口唇裂のリスクが1,000例に1例程度あり，この頻度が3倍程度になったとしても，自然発生的な新生児の異常の発現頻度3%を変化させるほどではないので，治療上の必要性を配慮して治療すべきと考察している[5]．

- 妊娠中のコルチコステロイドの使用に関するコホート研究では，胎児の大奇形発生のリスクは有意ではなかった［RR：1.24，95%CI：0.97-1.60］．同様の結果はケースコントロール研究においてもみられた［RR：1.20，95%CI：0.93-1.56］．コルチコステロイドの使用と奇形の発生率を評価するため

のケースコントロール研究では，わずかではあるが口蓋裂において有意な増加がみられた［RR：3.19，95%CI：0.93-1.56］[6]。

- コルチコステロイドに関するケースコントロール研究が報告されている。奇形を有する 20,830 例の児のうち，母親が妊娠中にコルチコステロイドを使用していた（局所使用を含む）頻度は 1.55 ％であった。一方，奇形のない対照群では母親が妊娠中にコルチコステロイド使用は 1.41 ％で，コルチコステロイド使用と奇形発生リスクの関係は認められなかった。妊娠 2～3 カ月の使用率に関しても差はなかった[7]。

クロルフェニラミン

- 妊婦への使用について，催奇形性あるいは胎児毒性との関連を示唆した症例も疫学調査も報告されていない。妊婦の本剤服用と，催奇形の危険度の上昇に関連は認められなかったという以下の報告がある。
- 50,282 組の母児に関する調査では，妊娠第 1 三半期に 1,070 例が本剤に曝露されていた。また，妊娠中のいずれかの時期に本剤に曝露された母児は 3,931 組であった。いずれの群でも催奇形との関連を示す証拠は認められなかった。数種の奇形と関連している可能性がみられたが，統計的に有意であるかどうかは明らかではない[8]。
- 奇形を有する児に関する 1971 年の調査では，妊娠第 1 三半期の抗ヒスタミン薬使用により児に奇形の生じる頻度は，対照群と比較してむしろ少なかったと報告されている。この調査ではクロルフェニラミンは 6 番目に汎用されていた[9]。
- Boston Collaborative Drug Surveillance Program の報告では，妊娠第 1 三半期に本剤に曝露された母親の児 275 例において先天奇形の発生頻度は増加しなかった[10,11]。
- 妊娠中にロラタジンに曝露された 210 例および他の抗ヒスタミン薬に曝露された 267 例（OAH 群）のプロスペクティブコホート調査では，催奇形性のない薬剤に曝露されたコントロール群 929 例（NTC 群）と比較して奇形発生率の増加は認められなかった（ロラタジン群 175 例中 4 例（2.3 %），OAH 群 247 例中 10 例（4.0 %），NTC 群 844 例中 25 例（3.0 %），p=0.553）。また，妊娠第 1 三半期に服用した女性の解析においても，3 群間で奇形発生率に差はみられなかった。この調査では 68 例がクロルフェニラミンを服用しており，1 例に奇形が認められたが，妊娠第 1 三半期に服用した 23 例では奇形はみられなかった[12]。

4　相談事例

奇形発生の危険度が最も高い絶対過敏期に本剤を服用した例が 205 例中 197 例は奇形などのない健常児を出産した。8 例に認められた奇形は心室中隔欠損（3 例），鼠径ヘルニア，肛門狭窄，イチゴ状血管腫，重度尿道下裂，両大血管右室起始症であった。8 例に認められた異常に共通性はなく，国内における自然奇形発生率を上回る変化とは考えられない。

また，相対過敏期に服用した 6 例はいずれも奇形などのない健常児を出産した。限られた情報ではあるが，本剤曝露群の児の出産結果は国内における自然奇形発生率を上回る変化とは考えられない。

服用後の対応

- クロルフェニラミンに関しては，妊娠初期の器官形成期であっても，妊婦の服用が児の奇形の発生増加と関連しなかったと結論する複数の疫学調査が報告されている。一方，胎児への有害性を指摘し

た妊婦症例に関する報告はない。ラットとウサギで行われた生殖試験では奇形発生の増加は認められなかった。

ベタメタゾンに関しては，ウサギ，ラット，マウスの生殖試験では口蓋裂などの先天奇形が観察されている。一方，ヒトではプロスペクティブコホート研究によってコルチコステロイド服用と大奇形の発生増加に関連は認められないことが報告されている。ケースコントロール研究では，妊娠初期のコルチコステロイド使用による口唇・口蓋裂のリスクの増加が認められるという報告がある。しかし，口唇・口蓋裂はもともとの発生率が1,000例に1例程度と少ない奇形であり，仮にリスクの増加が存在したとしても現実的な奇形発生率とほとんど変わらないと考えられている。

セレスタミンを服用した相談事例では，奇形発生の危険度が高い妊娠初期に服用した211例中203例は奇形などのない健常児を出産している。8例に認められた異常に共通性はなく，限られた情報ではあるが，本剤曝露群の児の出産結果は国内における自然奇形発生率を上回る変化とは考えられない。

以上のことから判断して，妊娠中に本剤を服用したことにより，奇形発生の頻度や危険度が上昇したとは考えられないので，心配することのないことを説明する。

- 本剤の服用を理由に，妊娠を中断するようなはやまった判断はしないように指導する。
- 今後は，妊娠していることを主治医に告げて相談するように指示する。

服用前の対応

1 医師への疑義照会

以下のことを説明し，患者が妊婦であっても処方通りに調剤してよいかを確認する。

- 添付文書，妊婦，産婦，授乳婦等の項では，「妊婦または妊娠している可能性のある婦人には，治療上の有益性が危険性を上回ると判断される場合にのみ投与する」と記載されている。

クロルフェニラミンに関しては，妊娠初期の器官形成期であっても，妊婦の服用が児の奇形の発生増加と関連しなかったと結論する複数の疫学調査が報告されている。一方，胎児への催奇形性を指摘した妊婦症例に関する報告はない。ラットとウサギで行われた生殖試験では奇形発生の増加は認められなかった。

ベタメタゾンに関しては，ウサギ，ラット，マウスの生殖試験では口蓋裂などの先天奇形が観察されている。一方，ヒトではプロスペクティブコホート研究によって本剤服用と大奇形の発生増加に関連は認められないことが報告されている。ケースコントロール研究では，妊娠初期のコルチコステロイド使用による口唇・口蓋裂のリスクの増加が認められるという報告がある。しかし，口唇・口蓋裂はもともとの発生率が1,000例に1例程度と少ない奇形であり，仮にリスクの増加が存在したとしても現実的な奇形発生率とほとんど変わらないと考えられている。

セレスタミンを服用した相談事例では，絶対過敏期に服用した205例中197例，相対過敏期に服用した6例は奇形などのない健常児を出産している。8例に認められた異常に共通性はなく，限られた情報ではあるが，本剤曝露群の児の出産結果は国内における自然奇形発生率を上回る変化とは考えられない。

意見を求められたら

内服の副腎皮質ステロイド薬，ならびに抗ヒスタミン薬の併用が治療に不可欠でないなら，妊婦に対して投与しないほうが望ましいことを説明する。投与が不可欠ならば，本剤の服用により，奇形児出産の頻度や危険度が必ずしも高くならないことを説明する。

他の治療薬

- 患者の症状により全身曝露の少ない外用剤で治療可能であれば，吸入剤，点鼻剤，外用剤などを考慮する．
- 妊婦に副腎皮質ステロイド薬を内服する必要がある場合は，他の副腎皮質ステロイド薬よりも使用経験が多く，人での疫学研究で児のリスクが増大しないことが報告されているプレドニゾロンを紹介する．
- クロルフェニラミンは，1週間程度の常用量での使用であれば妊婦に使用しても安全と考えられている抗ヒスタミン薬である．その他，ロラタジンもあげられる．

2 患者への説明・指導

以下のことを説明，指導する．

投薬中止の場合

- 処方医と相談の結果，妊娠中の母体と胎児の安全のため，投薬を中止してしばらく様子をみることになった．
- 妊娠中は，薬局で薬を買うとき，病院にかかるときには，必ず妊娠していることを告げるよう指導する．

処方変更の場合

- 処方医と相談の結果，妊娠中の母体と胎児の安全のため処方が変更になった．
- 本剤は医師が妊娠を確認したうえで処方した薬で，母体の健康のために有用で，胎児への悪影響が少ないと考えられる薬である．
- 指示された用法，用量通りに服用し，勝手に服用量の変更をしない．
- 自分の判断で服薬を中止すると，母体の健康を損ね，胎児にも悪影響を及ぼすことになりかねない．
- 薬について何か心配なことがあったら，いつでも医師・薬剤師に相談する．

処方変更のない場合

- 前述のことから判断して，本剤の服用により奇形発生の頻度や危険度が上昇するとは考えられない．
- 「処方変更の場合」の◆印について説明する．

文献

1) Walker BE：Induction of cleft palate in rats with antiinflammatory drugs. Teratology, 4（1）：39-42, 1971
2) American Hospital Formulary Service Drug Information 2006
3) Naranjo P, et al：Embryotoxic effects of antihistamines. Arzneimittelforschung, 18（2）：188-194, 1968
4) シェリング・プラウ株式会社（現：MSD 株式会社）：社内資料
5) Park-Wyllie L, et al：Birth defects after maternal exposure to corticosteroids；prospective cohort study and meta-analysis of epidemiological studies. Teratology, 62（6）：385-392, 2000
6) Magee LA, et al：Evidence-based view of safety and effectiveness of pharmacologic therapy for nausea and vomiting of pregnancy（NVP）. Am J Obstet Gynecol, 186（5 Suppl Understanding）：S256-261, 2002
7) Czeizel AE, et al：Population-based case-control study of teratogenic potential of corticosteroids. Teratology, 56（5）：335-340, 1997
8) Heinonen OP, et al：Birth Defects and Drugs in Pregnancy, Publishing Sciences Gourp, pp322-334, 437, 1977
9) Nelson MM, et al：Associations between drugs administered during pregnancy and congenital

abnormalities of the fetus. Br Med J, 1（5748）: 523-527, 1971
10) Aselton P, et al : First-trimester drug use and congenital disorders. Obstet Gynecol, 65（4）: 451-455, 1985
11) Jick H, et al : First-trimester drug use and congenital disorders. JAMA, 246（4）: 343-346, 1981
12) Diav-Citrin O, et al : Pregnancy outcome after gestational exposure to loratadine or antihistamines ; a prospective controlled cohort study. J Allergy Clin Immunol, 111（6）: 1239-1243, 2003

Ⅶ-4. 高プロラクチン血症治療薬

ブロモクリプチンメシル酸塩 （Bromocriptine mesilate）

パーロデル錠

薬剤危険度　1点
情報量　++

薬剤データ

1 添付文書

- 長期連用する場合には，プロラクチン分泌が抑制され，婦人科的異常が起こる可能性があるので，定期的に一般的な婦人科検査を実施する。［動物実験（ラット）で，長期大量投与により，子宮腫瘍を起こした例があるとの報告がある］
- 妊娠を望まない患者には，避妊の方法を指導する。
- 妊娠希望の患者に投与中は，妊娠を早期に発見するため定期的に妊娠反応などの検査を実施する。
- 高プロラクチン血性排卵障害で投与中に妊娠が確認された場合は，ただちに中止する。なお，下垂体腺腫のある患者では妊娠中に下垂体腺腫の拡大が起こることがあるので，中止後も観察を十分に行い，腺腫の拡大を示す症状（頭痛，視野狭窄など）に注意する。
- 妊婦または妊娠している可能性のある婦人には，治療上の有益性が危険性を上回ると判断される場合にのみ投与する［妊娠中の投与に関する安全性は確立していない］。

2 動物（生殖発生毒性試験・変異原性試験など）

ラット雌雄交配前，交配後，器官形成期および周産期投与（1，2，3，10，30，50 mg/kg経口），ウサギ器官形成期投与（3，10，30，100，300 mg/kg経口），サル交配前および器官形成期投与（0.15，2 mg/kg経口）において，いずれの試験においても胎仔毒性・催奇形性作用はみられず，仔の発育・成長・繁殖率に影響を及ぼさなかった[1]。

3 ヒト（疫学調査・症例報告など）

- 1973～1980年に妊娠中ブロモクリプチンの投与を受けた1,335例の婦人の児1,410例の情報が集められた。このうち82％にあたる女性が高プロラクチン血症の治療目的で本剤を使用し，残り18％は下垂体腫瘍と末端肥大症の治療目的であった。1日服用量は1～40mgの範囲で平均5mgであった。ほとんどのケースで妊娠8週までに治療が中止されており，受胎後の曝露は平均21日間であった。9例については妊娠全期間服用していた。妊娠転帰は自然流産11.1％（157例），人工妊娠中絶1.8％（25例），子宮外妊娠0.9％（12例），先天異常は大奇形1％（12例），小奇形2.5％（31例）であった。これらの結果は一般集団にみられる発生率と比べ変わらなかった。この報告では妊娠中のブロモクリプチン治療は胎児のリスク増加と関係していないことを示唆すると結論している[2]。

- 1979～1980年に33の施設で妊娠中ブロモクリプチンの投与を受けた668例の婦人の743回の妊娠転帰について調査された。受胎後の曝露は平均24日間であった。妊娠転帰は自然流産9.0％(67例)，出生児687例のうち先天異常は2.5％(17例)であり，これらの結果は一般集団にみられる発生率と比べ変わらなかった[3]。
- 国内の高プロラクチン血症研究会に所属する20大学の産婦人科で，ブロモクリプチンの治療を受けた434例の婦人の448回の出産例についての調査が行われた。受胎後の曝露は平均16.8±19.7日間であった。外表奇形は1.8％(8例)で，対照群は同一施設で同時期に調査した自然排卵後の妊娠46,304例にみられた外表奇形1.6％(755例)と有意差はなかった。さらに，出生児満1歳の身長体重，運動機能，発達，知能・感覚機能の発達は標準の範囲内であった[4]。
- 妊娠中プロラクチノーマを主とする下垂体腫瘍のためブロモクリプチンの投与を受けた26例の報告。排卵誘発時から妊娠中にかけて投与を受けた12例中10例は妊娠のほぼ全期間の服用であった。また妊娠中に腫瘍の増大症状が発症し投与を受けたのは14例であった。出生児27例中1例に停留睾丸がみられたが他は正常であった[5]。

4　相談事例

奇形発生の危険度が最も高い絶対過敏期に本剤を服用した13例と，相対過敏期に服用した2例は，いずれも奇形などのない健常児を出産した。

服用後の対応

- 妊娠中の服用により催奇形性を疑わせる疫学調査は報告されていない。また，妊娠中の本剤服用に関して，複数の妊婦使用例の出産結果調査があり催奇形の危険度の上昇を疑わせる所見はみられていない。また，妊娠初期から分娩まで服用した報告があり健常児を出産している。ラット，ウサギ，サルの生殖試験では催奇形作用は認められなかった。相談事例では，奇形発生の危険度が高い妊娠初期に本剤を服用した15例は，いずれも奇形などのない健常児を出産した。

  以上のことから判断して，妊娠中に本剤を服用したことにより奇形発生の頻度や危険度が上昇したとは考えられないので，心配することはないことを説明する。
- 本剤の服用を理由に妊娠を中断するような，はやまった判断はしないように指導する。
- 今後は，妊娠していることを主治医に告げて相談するように指示する。

服用前の対応

1　医師への疑義照会

以下のことを説明し，患者が妊婦であっても処方通りに調剤してよいかを確認する。
- 妊娠中の服用により催奇形性を疑わせる疫学調査は報告されていない。また，妊娠中の本剤服用に関して，複数の妊婦使用例の出産結果調査があり催奇形の危険度の上昇を疑わせる所見はみられていない。また，妊娠初期から分娩まで服用した報告があり健常児を出産している。ラット，ウサギ，サルの生殖試験では催奇形作用は認められなかった。相談事例では，絶対過敏期に本剤を服用した13例と相対過敏期に服用した2例は，いずれも奇形などのない健常児を出産した。

意見を求められたら

- 本剤の投与が不可欠というほどでないなら，投与しないほうがよい．

2　患者への説明・指導

以下のことを説明，指導する．

投薬中止の場合

- 処方医と相談の結果，投薬を中止してしばらく様子をみることになった．
- 病状について何か変化があった場合は，すぐに主治医に受診する．
- 妊娠中は，薬局で薬を買うとき，病院にかかるときには，必ず妊娠していることを告げるよう指導する．

処方変更のない場合

- 前述のことから判断して，本剤の服用により奇形発生の頻度や危険度が増加するとは考えられない．
- 本剤は医師が妊娠を確認したうえで処方した薬で，母体の健康や妊娠の維持に有用で，胎児への悪影響が少ないと考えられる薬である．
- 指示された用法，用量通りに服用し，勝手に服用量の変更をしない．
- 自分の判断で服薬を中止すると，母体の健康を損ね，あるいは妊娠経過，胎児にも悪影響を及ぼすことになりかねない．
- 薬について何か心配なことがあったら，いつでも医師・薬剤師に相談する．

文献

1) ノバルティス ファーマ株式会社：パーロデル，インタビューフォーム(第1版)
2) Turkalj I, et al：Surveillance of bromocriptine in pregnancy. JAMA, 247(11)：1589-1591, 1982
3) Krupp P, et al：Bromocriptine in pregnancy：safety aspects. Klin Wochenschr, 65(17)：823-827, 1987
4) 倉智敬一，他：Bromocriptine 投与により出生した448例の新生児所見および生後発育．産科と婦人科，53(11)：1758-1764, 1986
5) 倉智敬一，他：妊娠中にブロモクリプチンの投与を受けたプロラクチノーマを主とする下垂体腫瘍症例における妊娠の転帰と新生児所見．産科と婦人科，52(10)：1689-1695, 1985

Ⅶ-5. 卵胞・黄体ホルモン

卵胞・黄体ホルモン配合剤 (combination of progesterone and estrogens)

ソフィア-C錠, ソフィア-A錠, ビホープA錠, プラノバール錠

薬剤危険度 **3点**　情報量 **＋〜＋＋**

薬剤データ

1 添付文書

- ソフィア-C, ソフィア-A, ビホープA：妊娠期間中は投与しない［妊娠初期・中期に投与した場合には，まれに新生女児の外性器の男性化が起こることがある］。
- プラノバール：妊娠中の投与に関する安全性は確立していないので，妊婦または妊娠している可能性のある婦人には投与しない。

2 動物（生殖発生毒性試験・変異原性試験など）

ラットおよびマウスの妊娠初期試験で0.11mg/kg, 器官形成期試験および妊娠後半期試験にノルゲストレル・エチニルエストラジオール（10：1）配合剤1.1mg/kg（ヒト常用量の100倍）を投与した結果，母動物および胎仔に障害を起こすと考えられる有意な結果は得られなかった[1]（他の製剤の生殖試験は報告されていない）。

3 ヒト（疫学調査・症例報告など）

卵胞ホルモン

〈エチニルエストラジオール〉

- エチニルエストラジオールを妊娠第1三半期に服用した婦人89例，または妊娠時のいずれかの時期に服用した婦人98例において，先天異常の発生頻度は上昇しなかった[2]。
- プロスペクティブ研究において，大奇形の児194例の母親と小奇形の児551例の母親で，妊娠2カ月目にエチニルエストラジオールとノルエチステロンを妊娠検査で服用した頻度は上昇しなかった[3]。

〈メストラノール〉

- メストラノールを妊娠第1三半期に服用した婦人179例または妊娠時のいずれかの時期に服用した婦人206例において，先天異常の発生頻度は上昇しなかった[2]。

黄体ホルモン

〈ノルゲストレル〉

- ノルゲストレル単剤における疫学調査は報告されていない。

〈ノルエチステロン〉

- ノルエチステロン単剤における疫学調査は報告されていない。

〈レボノルゲストレル〉
- 緊急避妊のため性交後72時間以内にレボノルゲストレル単剤を服用した979例および，レボノルゲストレルとエチニルエストラジオールを服用した976例において，結果として出産に至った婦人の児に関して，児の奇形は報告されなかった[4]。

＜卵胞・黄体ホルモン配合剤一覧＞

ノルエチステロン・メストラノール	ソフィア-C配合錠
	ソフィア-A配合錠
	ビホープA錠
	ノアルテンD錠(発売中止)
ノルエチステロン・エチニルエストラジオール	ルナベル配合錠
ノルゲストレル・エチニルエストラジオール	プラノバール配合錠
	ドオルトン錠(発売中止)
クロルマジノン酢酸エステル・メストラノール	ルテジオン配合錠
エストラジオール・レボノルゲストレル	ウェールナラ配合錠
メチルエストレノロン・エチニルエストラジオール	新EP錠(発売中止)

経口避妊薬
- 65,567例の婦人を含む14報の研究のメタアナリシスでは，妊娠第1三半期に女性ホルモンに曝露した曝露群5,755例と非曝露群59,812例において，外性器の奇形との有意な関連はなかった［OR：1.09，95%CI：0.90-1.32］。うち，経口避妊薬の服用について調査した2報のコホート研究と3報のケースコントロール研究のサブ解析で，経口避妊薬の曝露群1,931例と非曝露群42,660例においても，外性器の奇形との関連はみられなかった［OR：0.98，95%CI：0.24-3.94］[5]。
- 12報のプロスペクティブ研究のメタアナリシスでは，妊娠初期における経口避妊薬服用とすべての奇形のRRは0.99［95%CI：0.83-1.19］で薬剤の影響は認められなかった。また，このうちの8報に基づく先天性心奇形の解析ではRRは1.06［95%CI：0.72-1.56］で薬剤の影響は認められず，6報に基づく四肢の異常に関するRRは1.04［95%CI：0.3-3.55］で薬剤の影響は認められなかった[6]。
- スペイン先天奇形共同研究における尿道下裂を有する児を出産した母親734例のうち4例(コントロール群734例の3倍)とスウェーデンのMedical Birth Registry研究における尿道下裂を有する児を出産した母親631例のうち10例(予測値10例)において妊娠初期に経口避妊薬の服用をしていた。ケース群とコントロール群で妊娠初期の経口避妊薬曝露に有意な差はなかった[7]。

4　相談事例

　奇形発生の危険度が最も高い絶対過敏期に卵胞・黄体ホルモン配合剤を服用した97例中94例は奇形などのない健常児を出産したが，1例は心雑音，心電図異常のある児(新EP錠)，1例は完全大血管転換症(ドオルトン錠)，1例は停留精巣(E.Pホルモンデポー注)であった。限られた情報ではあるが，本剤曝露群の児の出産結果は国内における自然奇形発生率を上回る変化とは考えられない。

　薬剤別にみると，プラノバールでは絶対過敏期の服用19例中19例，相対過敏期の服用1例は，いずれも奇形などのない健常児を出産している。ドオルトンでは絶対過敏期の服用27例中26例，相対過敏期の服用1例は，いずれも奇形などのない健常児を出産している。

服用後の対応

- 妊娠初期に黄体ホルモンを使用して先天異常を有する児を出産した症例が報告されている．また，先天異常児を出産した母親では，対照群に比して妊娠初期に黄体ホルモン，卵胞・黄体ホルモン配合剤を使用した率が高いという疫学調査がある．一方，妊娠初期に女性ホルモン配合剤，経口避妊薬を使用した妊婦に関する疫学調査が複数あり，卵胞・黄体ホルモン配合剤と催奇形性のリスクの上昇は認められていない．相談事例では，妊娠に気づかずに奇形発生の危険度が高い妊娠初期に卵胞・黄体ホルモン配合剤を服用した97例中94例は奇形などのない健常児を出産した．限られた情報ではあるが，本剤曝露群の児の出産結果は国内における自然奇形発生率を上回る変化とは考えられない．

  以上のことから判断して，妊娠中に本配合剤を服用しても奇形の発生頻度は必ずしも上昇するとは考えられないので，心配することはないことを説明する．
- 本配合剤の服用を理由に妊娠を中断するような，はやまった判断はしないように指導する．
- 今後は，妊娠していることを主治医に告げて相談するように指示する．

服用前の対応

1 医師への疑義照会

本配合剤の添付文書では，妊婦は「禁忌」とされており妊娠中の適応症はない．必要に応じ患者が妊娠していないことを本人または医師に確認し，妊娠している場合は投薬を中止するように説明する．

2 患者への説明・指導

以下のことを説明，指導する．

投薬中止の場合

- 処方医との相談の結果，本配合剤は妊娠したら服用しても意味がないので，投薬を中止することになった．今後，妊娠中は絶対服用しないこと．
- 妊娠中は，薬局で薬を買うとき，病院にかかるときには，必ず妊娠していることを告げるよう指導する．

文献

1) 日本シエーリング株式会社（現：バイエル薬品株式会社）：ドオルトン，インタビューフォーム（現在販売中止）
2) Heinonen OP, et al：Birth Defects and Drugs in Pregnancy, Publishing Sciences Group, pp389-391, 443, 1977
3) Kullander S, et al：A prospective study of drugs and pregnancy. 3. Hormones. Acta Obstet Gynecol Scand, 55(3)：221-224, 1976
4) Anon：Plan B：a progestin-only emergency contraceptive. Med Lett Drugs Ther, 42(1070)：10, 2000
5) Raman-Wilms L, et al：Fetal genital effects of first-trimester sex hormone exposure；a meta-analysis. Obstet Gynecol, 85(1)：141-149, 1995
6) Bracken MB：Oral contraception and congenital malformations in offspring：a review and meta-analysis of the prospective studies. Obstet Gynecol, 76(3 Pt 2)：552-557, 1990
7) Källén B, et al：Oral contraceptives in the etiology of isolated hypospadias. Contraception, 44(2)：173-182, 1991

卵胞・黄体ホルモン

ジドロゲステロン　（*Dydrogesterone*）

デュファストン錠　　　薬剤危険度 3点　　　情報量 ＋〜＋＋

薬剤データ

1　添付文書

妊婦に関する使用上の注意の記載なし。

2　動物（生殖発生毒性試験・変異原性試験など）

- 経口投与による試験では，マウス3mg/kg，ラット30mg/kgの用量で，平均産仔数，胎仔発育率，催奇形作用などの異常は認められていない[1]。
- ノルエチステロン，リネストレノール，ジドロゲステロンの胎仔雄性化作用を比較した結果，ジドロゲステロンには胎仔性管系の分化に対する雄性化作用がまったくないと報告されている[2]。

3　ヒト（疫学調査・症例報告など）

- 本剤は，国内では1965年に発売され，切迫流早産，習慣性流早産を含む適応で使用されてきている。切迫流早産の治験では1,072例の妊婦に投与され827例77.1％に有効であったことが報告されている。習慣性流産の治験では59例の妊婦に投与され52例83.3％に有効であったことが報告されている。また，流早産に関する適応について再評価により有用性が認められており，本剤による催奇形性，胎児毒性に関して具体的な指摘はなされていない。
- 1977〜2005年にSolvay Pharmaceuticals社のGlobal Drug Safety and Surveillance Unitに報告された先天奇形の症例で，妊娠中に母親がジドロゲステロンを使用した症例は28例（うち，妊娠第1三半期の使用が22例）だった。販売実績から推定すると，この28年間にジドロゲステロンを使用した婦人は約3,800万例で，子宮内曝露した胎児は1,000万例以上と考えられることから，これと比較すると28例の奇形報告は少ないため，先天奇形とジドロゲステロンの使用が関連したとは考えられないと報告の著者らは述べている[3]。
- 本剤20mg/日を妊娠8〜20週まで，それ以降分娩まで10mg/日投与されていた母親から出産した児に泌尿生殖器の異常がみられた。この母親は，男性化作用のあるヒドロキシプロゲステロンも併せて妊娠8〜20週まで250mg/週の投与を受けていた[4]。

4　相談事例

奇形発生の危険度が最も高い絶対過敏期に本剤を服用した12例は，いずれも奇形などのない健常児を出産した。相対過敏期に服用した3例は，いずれも奇形などのない健常児を出産した。

服用後の対応

- 本剤は，国内では1965年に発売され，切迫流早産，習慣性流早産を含む適応で使用されてきてい

るが，本剤による催奇形性，胎児毒性に関して具体的な指摘はなされていない。また，海外でも本剤と同成分の薬剤に関して，使用実態と市販後調査による催奇形報告数を比較すると先天異常の増加はみられないとの報告がある。
- 妊娠初期に黄体ホルモンを使用して先天異常児を出産した症例が報告されている。また，先天異常児を出産した母親では対照群に比して妊娠初期に黄体ホルモン，黄体・卵胞ホルモンを使用した率が高いという疫学調査がある。一方，黄体ホルモンを使用した場合と使用しなかった場合の先天異常の発生率に有意差がなかったという疫学調査がある。
- 本剤での奇形発生報告はこれまで1例あり，この母親は同時にヒドロキシプロゲステロンも投与されていて，本剤と催奇形との因果関係は明確でない。
- 19-ノルステロイド系の合成黄体ホルモンにみられる女性胎児の男性化作用は本剤にはない。相談事例では，奇形発生の危険度が高い妊娠初期に服用した15例は，いずれも奇形などのない健常児を出産している。

　以上のことから判断して，妊娠中本剤を服用したことにより奇形の発生頻度や危険度が必ずしも上昇したとは考えられないので，心配することはないことを説明する。
- 本剤の服用を理由に妊娠を中断するような，はやまった判断はしないように指導する。
- 今後は，妊娠していることを主治医に告げて相談するように指示する。

服用前の対応

1　医師への疑義照会

以下のことを説明し，患者が妊婦であっても処方通りに調剤してよいかを確認する。
- 本剤は，国内では1965年に発売され，切迫流早産，習慣性流早産を含む適応で使用されてきているが，本剤による催奇形性，胎児毒性に関して具体的な指摘はなされていない。また，海外でも本剤と同成分の薬剤に関して，使用実態と市販後調査による催奇形報告数を比較すると先天異常の増加はみられないとの報告がある。妊娠初期に黄体ホルモンを使用して先天異常児を出産した症例が報告されている。また，先天異常児を出産した母親では対照群に比して妊娠初期に黄体ホルモン，黄体・卵胞ホルモンを使用した率が高いという疫学調査がある。一方，黄体ホルモンを使用した場合と使用しなかった場合の先天異常の発生率に有意差がなかったという疫学調査がある。本剤での奇形発生報告はこれまで1例あり，この母親は同時にヒドロキシプロゲステロンも投与されていて，本剤と催奇形との因果関係は明確でない。19-ノルステロイド系の合成黄体ホルモンにみられる女性胎児の男性化作用は本剤にはない。相談事例では，絶対過敏期に服用した12例，相対過敏期に服用した3例は，いずれも奇形などのない健常児を出産している。

意見を求められたら
- 黄体ホルモンは妊娠中の使用により生殖器異常や尿道下裂が発生する可能性が指摘されている。本剤による事例は報告がなく，本剤の投与が不可欠な妊婦では常用量を短期間投与する。
- 切迫流産の治療に黄体ホルモン剤が投与されてきたが，現在ではその効果を疑問視する指摘があり，米国では流早産への適応は認められていない。

2　患者への説明・指導

以下のことを説明，指導する。

投薬中止の場合
- 処方医と相談の結果，妊娠中の母体と胎児の安全のため，投薬を中止してしばらく様子をみることになった．
- もし身体に異常を感じたら，すぐに主治医に受診し指示を受ける．
- 妊娠中は，薬局で薬を買うとき，病院にかかるときには，必ず妊娠していることを告げるよう指導する．

処方変更の場合
- 処方医と相談の結果，妊娠中の母体と胎児の安全のため処方が変更になった．
- 本剤は医師が妊娠を確認したうえで処方した薬で，母体の健康のために必要で，胎児への悪影響が少ないと考えられる薬である．
- 指示された用法，用量通りに服用し，勝手に服用量の変更をしない．
- 自分の判断で服薬を中止すると，母体の健康を損ね，胎児にも悪影響を及ぼすことになりかねない．
- 薬について何か心配なことがあったら，いつでも医師・薬剤師に相談する．

処方変更のない場合
- 前述のことから判断して，本剤の服用により奇形発生の頻度や危険度が，服用しなかった場合に比べ大幅に上昇するとは考えられない．
- 「処方変更の場合」の◆印について説明する．

文献
1) 第一三共株式会社：デュファストン，インタビューフォーム(第6版)
2) 清藤英一・編著：催奇形性等発生毒性に関する薬品情報 第2版，東洋書店，p894，1986
3) Queisser-Luft A：Dydrogesterone use during pregnancy；overview of birth defects reported since 1977. Early Hum Dev，85(6)：375-377，2009
4) Roberts IF, et al：Teratogenesis and maternal progesterone. Lancet，2(8045)：982，1977

VII-6. 排卵誘発薬

クロミフェンクエン酸塩 （*Clomifene citrate*）

| クロミッド錠 | 薬剤危険度
排卵誘発：1点
妊娠初期の偶発使用：3点 | 情報量
＋＋〜＋＋＋
±〜＋ |

薬剤データ

1　添付文書
妊婦には投与しない。

2　動物（生殖発生毒性試験，変異原性試験など）
　雌ラット（SD系）に 2, 10, 50, 200 mg/kg を妊娠 6, 8, 10, 12, 14, 16 日目に単回皮下投与した試験では，2mg/kg 以上の投与で羊水過多がみられ，50mg/kg 以上の投与で白内障が発現した。また，ウサギにおいて，交尾後1日目に 7.5mg/kg を投与すると腹壁破裂，頭蓋裂，四肢の萎縮，口蓋裂が認められ，交尾後2日目に 20mg/kg を投与すると水頭症が認められた[1]。

3　ヒト（疫学調査・症例報告など）

概要

　クロミフェンを用いた排卵誘発あるいは関連した妊娠初期の使用に関して，いくつかの点で胎児の奇形発現リスクの増加を指摘した疫学調査あるいは症例報告がある。一方，クロミフェンを用いた排卵誘発（あるいは妊娠初期の使用）に関して，ヒト生殖に関連したベースラインリスクを増加させないとの疫学調査が複数ある。

疫学調査

- 神経管欠損のある児の母親群と他の奇形のある児の母親群と健常児の母親群の3群について，それぞれのクロミフェン服用状況を調査した。神経管欠損のある児の母親群のクロミフェン服用頻度は他の母親群より低かった。母親のクロミフェンの服用と神経管欠損との相関の証拠は認められなかった[2]。
- 米国 NIH の JL.Milles らは，ケースコントロール研究に基づきクロミフェンを用いた婦人が神経管欠損を有する児を出産するリスクは高くないことを報告している。神経管欠損を有する児の母親群では 571 例中 5 例（0.88 %）がクロミフェンを使用していたが，コントロール群である他の異常を有する児の母親では 546 例中 5 例（0.92 %），コントロール群の正常児の母親では 573 例中 9 例（1.57%）と差異は無かった[2,3]。
- 北カリフォルニアで実施したネステッド・ケースコントロール研究に基づき，不妊症あるいはクロミフェン療法と，児の二分脊椎の潜在的な可能性が指摘されている。著者らは，二分脊椎を有する児を電子的に抽出しカルテの診断名調査で確認する方式をとっている。コントロール群の 1,608 例は，

出生児の集団から無作為に抽出された。不妊症の判定は，①医師の診断，②排卵誘発剤の処方歴，③不妊外来の受診歴から特定された。二分脊椎を有する18例中4例が不妊症と判定されたのに対して，コントロール群1,608例中96例が不妊症と判定されORは4.3［95%CI：1.01-14.0］であった。また，受精前60日から受精後15日までの期間にクロミフェンが処方されていたのは，18例中3例と1,608例中96例でORは11.7［95%CI：2.0-44.8］と報告されている[4]。

- デンマークのデータベースをもとに行われたケースコントロール研究では，母親のクロミフェン療法と児の尿道下裂に関連はみられなかった。319例の尿道下裂を有する男児を出産した母親のうちクロミフェン療法を受けていたのは3例（0.9%）で，コントロール群3,190例の母親のうちクロミフェン療法を受けていたのは59例（1.8%）で，補正後のORは0.48［95%CI：0.15-1.54］と報告されている[5]。

- ヨーロッパの先天異常登録データベースをもとに行われたケースコントロール研究では，母親のクロミフェン療法と児の尿道下裂に関連はみられなかった。392例の尿道下裂を有する男児を出産した母親のうちクロミフェン療法を受けていたのは7例（1.8%）で，染色体異常を有するが尿道下裂のないコントロール群4,538例の母親のうちクロミフェン療法を受けていたのは64例（1.4%）で，ORは0.48［95%CI：0.15-1.54］であったと報告されている。ただし，陰茎陰嚢尿道下裂のORは6.08［95%CI：1.40-26.33］と増加がみられたことが報告されている[6]。

- 妊娠1カ月目あるいは2カ月目に不注意に行われたクロミフェン療法と，児の先天異常について，Hungarian Congenital Abnormality Registryから得られた先天異常を有する群と，National Birth Registryから得られたコントロール群について比較した研究が報告されている。クロミフェン療法と神経管欠損，口唇裂・口蓋裂，尿道下裂，心血管系異常に関するORは，それぞれ4.5［95%CI：0.7-26.7］，2.3［95%CI：0.6-8.9］，1.7［95%CI：0.7-4.2］，1.3［95%CI：0.6-2.8］で，いずれに関しても統計学的なリスクの上昇は認められなかったと報告されている[7]。

- クロミフェン療法により妊娠した婦人から出生した児の外表奇形発生率を1,034例について調査した。このうち児の奇形の有無を観察できた935例のうち21例（2.2%）に外表奇形が認められた。この発生率は対照とした自然排卵群の30,033例中の外表奇形発生率1.7%と優位な差はなく，奇形の内容においても対照に比し特定の奇形が多発する傾向はなかった。これらのことから，使用されたクロミフェンの投与量では新生児の奇形発生に影響を与えないことが示唆された[8]。

症例報告

- クロミフェン療法により妊娠した母親から生まれた多発奇形の一卵双胎男児のうち1児は死産，もう1児は出生時，両側口唇・口蓋裂，両眼隔離，左耳介変形などを有し特異な顔貌を呈した。そして1歳をすぎても体重が5kgと少なく，高度の運動障害および知能障害があった[9,10]。

- 27歳の女性が2クールのクロミフェンの投与を受けたところ，新生児に指や手の先天奇形，明らかな胸腰部側弯症，感覚機能の欠如などの奇形が発生した[11]。

- 妊娠第1三半期に，妊娠に気づかずにクロミフェンを服用して新生児に奇形が発生した2例が報告されている。1例は妊娠4週目に服用し，新生児に腰仙髄膜脊髄ヘルニアが発生した．他の1例は食道閉鎖，心臓奇形，尿道下裂の奇形があり，この母親は妊娠中継続してα-メチルドパも服用していた[12]。

4　相談事例

奇形発生の危険度が最も高い絶対過敏期に服用した9例はいずれも奇形などのない健常児を出産した。

服用後の対応

- クロミフェンを用いた排卵誘発あるいは関連した妊娠初期の使用に関して，いくつかの点で胎児の奇形発現リスクの上昇を指摘した疫学調査あるいは症例報告がある．一方，クロミフェンを用いた排卵誘発（あるいは妊娠初期の使用）に関して，ヒト生殖に関連したベースラインリスクを上昇させないとの疫学調査が複数ある．相談事例では，奇形発生の危険度が高い妊娠初期に服用した9例はいずれも奇形などのない健常児を出産した．

  以上のことから判断して，妊娠初期に本剤を服用したことにより，奇形発生の頻度や危険度が必ずしも上昇したとは考えられないので，心配することはないことを説明する．
- 本剤の服用を理由に妊娠を中断するような，はやまった判断はしないように指導する．
- 今後は，妊娠していることを主治医に告げて相談するように指示する．

服用前の対応

1 医師への疑義照会

本剤のヒト受精卵に対する安全性は確立されていないので，必要に応じ患者が妊娠していないことを本人または医師に確認し，妊娠している場合は投薬を中止するように説明する．

2 患者への説明・指導

以下のことを説明，指導する．

処方変更のない場合

- 妊娠が確認された後はこの薬は絶対服用しない．
- 妊娠していない場合は，排卵させるためにこの薬の服用が必要なことと，この薬で排卵を誘発しても胎児に異常が起こることはないので心配しないで服用するよう指導する．
- 指示された用法，用量通りに服用し，勝手に服用時期と服用量の変更をしない．
- 1クールの服用が終わったら，次のクールの服用前に医師の診察を受け妊娠したかどうかを確認してもらう．
- 妊娠中は，薬局で薬を買うとき，病院にかかるときには，必ず妊娠していることを告げるよう指導する．

文献

1) 塩野義製薬株式会社：クロミッド，インタビューフォーム（第10版）
2) Mills JL：Clomiphene and neural-tube defects. Lancet, 337（8745）：853, 1991
3) Mills JL, et al：Risk of neural tube defects in relation to maternal fertility and fertility drug use. Lancet, 336（8707）：103-104, 1990
4) Wu YW, et al：Potential association between infertility and spinal neural tube defects in offspring. Birth Defects Res A Clin Mol Teratol, 76（10）：718-722, 2006
5) Sørensen HT, et al：Use of clomifene during early pregnancy and risk of hypospadias；population based case-control study. BMJ, 330（7483）：126-127, 2005
6) Meijer WM, et al：Clomiphene and hypospadias on a detailed level；signal or chance？ Birth Defects Res A Clin Mol Teratol, 76（4）：249-252, 2006
7) Bánhidy F, et al：Ovarian cysts, clomiphene therapy, and the risk of neural tube defects. Int J

Gynaecol Obstet, 100(1):86-88, 2008
8) 倉智敬一：Clomiphene 療法により出生した新生児の奇形に関する全国調査成績. 日本不妊学会雑誌, 27：454, 1982
9) 清藤英一・編著：催奇形性等発生毒性に関する薬品情報 第2版, 東洋書店, p930, 1986
10) 砂川佐知子：Clomiphene 投与と児の奇形. 産婦人科の世界, 29(12)：1373-1378, 1977
11) Berman P：Congenital abnormalities associated with maternal clomiphene ingestion, Lancet, 2(7940)：878, 1975
12) Singh M, et al：Possible relationship between clomiphene and neural tube defects, J Pediatr, 93(1)：152, 1978

Ⅷ-1. 抗真菌薬

クロトリマゾール （*Clotrimazole*）

エンペシド 腟錠 クリーム 外用液

薬剤危険度　1点
情報量　+++

薬剤データ

1　添付文書

妊婦（3 カ月以内）または妊娠している可能性のある婦人には，治療上の有益性が危険性を上回ると判断される場合にのみ使用する［妊娠中の使用に関する安全性は確立していない］。

2　動物（生殖発生毒性試験・変異原性試験など）

マウスでは妊娠第 7〜12 日，ラットでは妊娠 9〜14 日の 6 日間連続的にクロトリマゾール 0, 10, 25, 100mg/kg/日をそれぞれ皮下投与した試験が行われている。母動物に影響の認められる皮下大量投与群（100mg/kg/日）では，マウス胎仔の骨格とラット出産仔の死亡率に軽度の影響を認めたが，それ以下の量ではマウスおよびラットの胎仔の発生と生後の発育に対する影響は認められなかった[1]。

3　ヒト（疫学調査・症例報告など）

- ハンガリーの Congenital Abnormality Registry に基づいた研究において，妊娠中のクロトリマゾールの経腟もしくは局所使用と催奇形性の関連が検討されている。18,515 例の妊娠症例（奇形を有するケース群）と 32,804 例の対照妊娠（コントロール群）が比較されており，ケース群の婦人の 7.1% とコントロール群の対照女性の 7.7% が妊娠中にクロトリマゾールを使用していた。妊娠 2 ないし 3 カ月目の母親のクロトリマゾール治療と大奇形との関連はみられず，妊娠中いずれの時期においても母親のクロトリマゾール治療と先天性異常との明らかな関連はみられなかった。なお，妊娠中のクロトリマゾール使用と停留睾丸の有病率の減少との関連が示唆された（有病率 OR：0.72［95%CI：0.54-0.95］）と報告されている[2]。

- ハンガリーの Congenital Abnormality Registry に基づいた研究において，妊娠中の局所もしくは経腟投与によるクロトリマゾール治療例において，早産との関連が検討されている。母親が妊娠中に局所もしくは経腟クロトリマゾールを使用した児 2,539 例において，平均出生時体重と在胎齢の増加との関連が示唆された。クロトリマゾールを使用しなかった母親では 38.8 週であったのに対し，クロトリマゾールを使用した母親では 39.5 週であり（p＜0.001），低出生体重児の発生率は，それぞれ 4.9%，6% であった（p＜0.002）。妊娠中のクロトリマゾールの使用が妊娠した婦人でカンジダ症に起因する性器感染の有効な治療となるため，有意に早産の比率を低下させたと推察されると報告されている[3]。

抗真菌薬

4　相談事例

奇形発生の危険度が最も高い絶対過敏期に本剤を使用した17例中16例(腟錠9例，クリーム7例)は奇形などのない健常児を出産した。腟錠とクリームを使用していた1例の児に認められた異常は，軽度の外反踵足であった。相対過敏期に本剤を使用した3例(1例クリーム，2例腟錠)はいずれも，奇形などのない健常児を出産した。母体血中に薬物が検出されないことより1例にみられた異常は薬剤との関連より偶発的な異常の可能性が考えられた。

参考
- 健康成人，患者に1日1回1錠(100mg)を7日間経腟投与し，投与中および投与終了後7日目に血中濃度を測定した場合，いずれの時点においても測定限界($0.006\,\mu\mathrm{g/mL}$)以下であった[1]。
- 健康成人で前腕手掌側の無傷皮膚表面200cm^2に^{14}C-クロトリマゾールの1％含有クリーム800mgを塗布し，6時間密封包帯した後洗浄し，48時間にわたって血中濃度を測定した場合，いずれの時点においても測定限界($0.001\,\mu\mathrm{g/mL}$)以下である[1]。

服用後の対応

- 本剤を使用した妊婦に関して催奇形性との関連は認められなかったとの疫学調査が報告されている。また，ラット，ウサギの動物試験では奇形仔発生の増加は認められなかった。妊婦の腟カンジダを本剤により治療した場合，早産や低出生体重の頻度が低下したとの報告もある。なお，クロトリマゾールを腟錠あるいはクリーム剤として使用した場合，血中濃度は測定限界以下であったことが報告されている。相談事例では，奇形発生の危険度が高い妊娠初期に本剤を使用した20例中19例は奇形などのない健常児を出産している。

　以上のことから判断して，妊娠初期に本剤を使用したことにより奇形発生の頻度や危険度が上昇したとは考えられないので，心配することはないことを説明する。
- 本剤の使用を理由に妊娠を中断するような，はやまった判断はしないように指導する。
- 今後は，妊娠していることを主治医に告げて相談するように指示する。

服用前の対応

1　医師への疑義照会

以下のことを説明し，患者が妊婦であっても処方通りに調剤してよいかを確認する。
- 本剤を使用した妊婦に関して催奇形性との関連は認められなかったとの疫学調査が報告されている。また，ラット，ウサギの動物試験では奇形仔発生の増加は認められなかった。妊婦の腟カンジダを本剤により治療した場合，早産や低出生体重の頻度が低下したとの報告もある。なお，クロトリマゾールを腟錠あるいはクリーム剤として使用した場合，血中濃度は測定限界以下であったことが報告されている。相談事例では，奇形発生の危険度の最も高い絶対過敏期に本剤を使用した16例と，相対過敏期に本剤を使用した3例は奇形などのない健常児を出産している。

意見を求められたら
　本剤は使用実績が長い外用抗真菌薬で，妊婦の腟カンジダ治療により早産や低出生体重の頻度が減少したこと，胎児の異常と関連しないことの疫学調査が報告されており，治療上の必要性に応じて妊娠中

も選択可能な薬剤と考えられている。

2 患者への説明・指導

以下のことを説明，指導する。

処方変更のない場合
- 前述のことから判断して，本剤の使用により奇形発生の頻度や危険度が増加するとは考えられない。
- 本剤は医師が妊娠を確認したうえで処方した薬で，新生児への感染予防の観点や母体の治療の観点で有用で，胎児への悪影響が少ないと考えられる薬である。
- 指示された用法，用量通りに使用し，勝手に使用量を変更したり中断しない。
- 自分の判断で使用を中止すると，母体の健康を損ね，胎児にも悪影響を及ぼすことになりかねない。
- 薬について何か心配なことがあったら，いつでも医師・薬剤師に相談する。

文献
1) バイエル薬品株式会社：エンペシド，インタビューフォーム(腟錠：第4版，クリーム・外用液：第3版)
2) Czeizel AE, et al：No teratogenic effect after clotrimazole therapy during pregnancy. Epidemiology，10(4)：437-440，1999
3) Czeizel AE, et al：A lower rate of preterm birth after clotrimazole therapy during pregnancy. Paediatr Perinat Epidemiol，13(1)：58-64，1999

Ⅷ-2. 頻尿治療薬

オキシブチニン塩酸塩 （*Oxybutynin hydrochloride*）

ポラキス錠

薬剤危険度	情報量
1点	±

薬剤データ

1 添付文書

妊娠中の投与に関する安全性は確立していないので，妊婦または妊娠している可能性のある婦人には投与しないことが望ましい。

2 動物（生殖発生毒性試験・変異原性試験など）

- ラットを用いた妊娠前および妊娠初期投与試験では，3，15，75mg/kg/日の経口投与により投与期間中雌雄の親動物とも15mg/kg/日以上で唾液分泌亢進，散瞳，75mg/kg/日で摂餌量，摂水量の増加，同群雄で体重増加抑制と3例の死亡がみられた。交尾能，妊娠率および剖検所見では異常はみられていない。胎仔に対しては75mg/kg/日群で過剰肋骨の発生の軽度増加がみられた以外は対照群と差がなく，無毒性量は親動物では3mg/kg/日，胎仔に対しては15mg/kg/日と推察された[1]。
- ラットを用いた器官形成期投与試験では，4，20，100mg/kg/日を妊娠7〜17日目まで母動物に経口投与した。20mg/kg/日以上で唾液分泌亢進，散瞳，摂餌量低下，体重増加抑制，100mg/kg/日で鎮静状態，摂水量増加，妊娠期間の延長および難産が4例みられた。胎仔に対しては100mg/kg/日で心室中隔欠損が別々の腹より3例みられたが，再試験の結果，心室中隔欠損発生頻度の軽度の増加はバックグラウンドデータとほぼ同等であり偶発的なものと考えられた。出生仔（F_1）に対しては，100mg/kg/日投与で耳介展開ならびに飛び上がり反応の遅延と死亡率の上昇がみられた以外は異常はみられていない。
  これらの結果より無毒性量は母動物に対しては4mg/kg/日，胎仔およびF_1に対しては20mg/kg/日と推察された[1]。
- ウサギを用いた器官形成期投与試験では，3，20，48mg/kg/日を妊娠6〜18日目まで母動物に経口投与した。12mg/kg/日以上で散瞳，嗜眠，48mg/kg/日で便秘，摂餌量低下，軽度の体重増加抑制がみられたが，投与終了後に回復がみられている。胎仔に対しては48mg/kg/日で平均体重が低い傾向であった。その他の検査項目には異常がみられず，無毒性量は母動物に対しては3mg/kg/日，胎仔に対しては48mg/kg/日と推察された[1]。
- ラットを用いた周産期および授乳期投与試験では，4，20，50mg/kg/日を妊娠17日目から分娩21日目まで経口投与した。母動物に対しては20mg/kg/日以上で唾液分泌，散瞳，体重増加抑制，出産後に摂水量の軽度減少がみられた。妊娠率，妊娠期間，分娩などには影響はなかった。出生仔

（F_1）に対しては，50mg/kg/日以上で体重増加の軽度抑制，生後4日後の死亡率が軽度上昇，耳介展開，飛び上がり反応ならびに開眼の遅延傾向，同群雄で体重増加の軽度抑制と Hole board 試験にて運動性とリアリングの低下が6週齢時でみられたが，9週齢時で回復が認められている。これらの結果より無毒性量は，母動物に対してはほとんど異常のみられなかった 4mg/kg/日，F_1 に対しては 20mg/kg/日と推察された[1]。

3　ヒト（疫学調査・症例報告など）

妊婦への使用に関して，胎児への催奇形性，胎児毒性との関連は認められなかったことを示す疫学調査は報告されていない。一方，ヒトにおける催奇形性，胎児毒性を示す症例報告も疫学調査もない。

参考
- 本剤は，抗ムスカリン作用および膀胱平滑筋直接作用（カルシウム拮抗作用：細胞内カルシウムの遊離および細胞外カルシウムの流入の阻害作用）を有しており，膀胱の過緊張状態を抑制すると考えられている[1]。
- 米国で販売されている本剤と同成分を含有している医薬品 Ditropan XL の添付文書では，FDA Pregnancy category B との記載がある。

4　相談事例

奇形発生の危険度が最も高い絶対過敏期に本剤を服用した5例はいずれも奇形などのない健常児を出産した。

服用後の対応

- 妊婦が服用した場合の安全性については，これを肯定する報告も否定する報告もない。ラット，ウサギの生殖試験では，催奇形作用は認められなかった。相談事例では，奇形発生の危険度が高い妊娠初期に本剤を服用した5例はいずれも奇形などのない健常児を出産している。
  情報量は極めて少ないが，得られた情報をもとに判断すると，妊娠初期に本剤を服用したことにより奇形発生の頻度や危険度が上昇したとは考えられないので，心配することはないことを説明する。
- 本剤の服用を理由に妊娠を中断するような，はやまった判断はしないように指導する。
- 今後は，妊娠していることを主治医に告げて相談するように指示する。

服用前の対応

1　医師への疑義照会

以下のことを説明し，患者が妊婦であっても処方通りに調剤してよいかを確認する。
- 妊婦が服用した場合の安全性については，これを肯定する報告も否定する報告もない。ラット，ウサギの生殖試験では，催奇形作用は認められなかった。相談事例では，絶対過敏期に本剤を服用した5例はいずれも奇形などのない健常児を出産している。
  国内の添付文書では，「妊婦または妊娠している可能性のある婦人には投与しないことが望ましい」と記載されている。

意見を求められたら
- 本剤の投与が不可欠というほどでもないなら，投与しないほうがよい。

- どうしても本剤の投与が必要なら，本剤の服用により奇形児出産の危険性が必ずしも高くなるとは考えられないことを説明する．

2 患者への説明・指導

以下のことを説明，指導する．

投薬中止の場合
- 処方医と相談の結果，妊娠中の母体と胎児の安全のため，投薬を中止してしばらく様子をみることになった．
- 頻尿が続くなど，病状や自覚症状について改善がみられない場合には，主治医に受診する．
- 妊娠中は，薬局で薬を買うとき，病院にかかるときには，必ず妊娠していることを告げるよう指導する．

処方変更の場合
- 処方医と相談の結果，妊娠中の母体と胎児の安全のため処方が変更になった．
- ◆ 本剤は医師が妊娠を確認したうえで処方した薬で，母体の健康のために有用で，胎児への悪影響が少ないと考えられる薬である．
- ◆ 服薬の調節は，あらかじめ医師に相談した範囲で行い，医師の指示と異なった服用をした場合はその状況を医師に報告する．
- ◆ 自分の判断で服薬を中止すると，母体の健康を損ね，胎児にも悪影響を及ぼすことになりかねない．
- ◆ 薬について何か心配なことがあったら，いつでも医師・薬剤師に相談する．

処方変更のない場合
- 前述のことから判断して，本剤の服用により奇形発生の頻度や危険度が明らかに上昇するとは考えられない．
- 「処方変更の場合」の◆印について説明する．

文献
1) サノフィ・アベンティス株式会社：ポラキス，インタビューフォーム(第4版)

フラボキサート塩酸塩 （*Flavoxate hydrochloride*）

ブラダロン 顆 錠

薬剤危険度 1点

情報量 ±

薬剤データ

1 添付文書

動物実験（マウス，ラット）で胎仔毒性が認められているので，妊婦または妊娠している可能性のある婦人には投与しないことが望ましい。

2 動物（生殖発生毒性試験・変異原性試験など）

- 妊娠マウスおよびラットを用い，器官形成期を含む一定期間，本薬をそれぞれ100〜1,500mg/kg，100〜750mg/kg経口投与し妊娠動物，胎仔，新生仔に対する影響を検討した。その結果，母動物の中毒症状発現用量（マウス：1,500mg/kg，ラット：750mg/kg）において，胚発育抑制などの非特異的な所見がみられた。しかし他の用量では外形，内臓，骨格に催奇形作用を示さず，胎仔，新生仔の発育に対しても影響を及ぼさなかった[1]。
- マウスに1,500mg/kg，ラットに750mg/kg投与で，死胚率が増加し，母動物の死亡および流産がみられた。外形，骨格異常，内臓奇形は認められなかった[2]。
- ラットとウサギを用いた生殖試験では，本薬をヒト常用量の34倍まで投与したが，胎仔および生殖能に障害を与えないことが報告されている[3]。

3 ヒト（疫学調査・症例報告など）

妊婦への使用に関して，胎児への催奇形性，胎児毒性との関連は認められなかったことを示す疫学調査は報告されていない。一方，ヒトにおける催奇形性，胎児毒性を示す症例報告も疫学調査もない。

4 相談事例

奇形発生の危険度が最も高い絶対過敏期に本剤を服用した19例，および相対過敏期に本剤を服用した2例はいずれも奇形などのない健常児を出産した。

服用後の対応

- 妊婦の本剤服用による催奇形性を示唆した症例報告や疫学調査はない。マウス，ラット，ウサギの生殖試験では，催奇形作用は認められなかった。母動物に中毒の発現する大量を投与すると，死胚率が増加し，母動物の致死および流産が起こった。しかし，外形，骨格異常および内臓奇形は認められなかった。相談事例では，奇形発生の危険度が高い妊娠初期に本剤を服用した21例はいずれも奇形などのない健常児を出産している。

以上のことから判断して，妊娠初期に本剤を服用したことにより，奇形発生の頻度や危険度が上昇したとは考えられないので，心配することのないことを説明する。

- 本剤の服用を理由に妊娠を中断するような，はやまった判断はしないように説明する。
- 今後は，妊娠していることを主治医に告げて相談するように指示する。

服用前の対応

1 医師への疑義照会

以下のことを説明し，患者が妊婦であっても処方通りに調剤してよいかを確認する。

- 妊婦への使用について催奇形性を疑わせる症例も疫学調査も報告されていない。また，本剤と催奇形の因果関係を否定する疫学調査も報告されていない。ラット，マウス，ウサギの生殖試験では，催奇形作用は認められなかった。母動物に毒性が認められる，マウスに1,500mg/kg，ラットに750mg/kg投与で死胚率が増加し，母動物の死亡および流産がみられた。相談事例では，絶対過敏期に本剤を服用した19例および相対過敏期に本剤を服用した2例はいずれも奇形などのない健常児を出産している。

意見を求められたら

- 本剤の投与が不可欠というほどでもないなら，投与しないほうがよい。
- どうしても本剤の投与が必要なら，本剤の服用により奇形児出産の危険性が必ずしも高くなるとは考えられないことを説明する。

2 患者への説明・指導

以下のことを説明，指導する。

投薬中止の場合

- 処方医と相談の結果，妊娠中の母体と胎児の安全のため，投薬を中止してしばらく様子をみることになった。
- 頻尿が続くなど，病状や自覚症状について改善がみられない場合には主治医に受診する。
- 妊娠中は，薬局で薬を買うとき，病院にかかるときには，必ず妊娠していることを告げるよう指導する。

処方変更の場合

- 処方医と相談の結果，妊娠中の母体と胎児の安全のため処方が変更になった。
- ◆ 本剤は医師が妊娠を確認したうえで処方した薬で，母体の健康のために有用で，胎児への悪影響が少ないと考えられる薬である。
- ◆ 服薬の調節はあらかじめ医師に相談した範囲で行い，医師の指示と異なった服用をした場合はその状況を医師に報告する。
- ◆ 自分の判断で服薬を中止すると，母体の健康を損ね，胎児にも悪影響を及ぼすことになりかねない。
- ◆ 薬について何か心配なことがあったら，いつでも医師・薬剤師に相談する。

処方変更のない場合

- 前述のことから判断して，本剤の服用により奇形発生の頻度や危険度が明らかに上昇するとは考えられない。
- 「処方変更の場合」の◆印について説明する。

文献

1) 日本新薬株式会社：ブラダロン，インタビューフォーム（第3版）
2) 清藤英一・編著：催奇形性等発生毒性に関する薬品情報 第2版, 東洋書店, p946, 1986
3) American Hospital Formulary Service Drug Information, 1992

IX-1. 外皮用薬

アシクロビル （Aciclovir）

ゾビラックス 眼軟膏 軟 クリーム

薬剤危険度 **1点**

情報量 **±〜＋**

薬剤データ

1　添付文書

　妊婦または妊娠している可能性のある婦人には，治療上の有益性が危険性を上回ると判断される場合にのみ投与する［動物試験（ラット）の妊娠10日目に，母動物に腎障害の現れる大量（200mg/kg/日以上）を皮下投与した試験では，胎仔に頭部および尾の異常が認められたと報告されている］。

2　動物（生殖発生毒性試験・変異原性試験など）

- ラットの妊娠前・妊娠初期に12.5, 25, 50mg/kg/日を1日2回皮下投与した試験では，50mg/kg群の着床後胚および胎仔死亡が軽度増加した以外には異常所見はみられず，器官形成期および周産期・授乳期に投与した試験においても，特記すべき異常所見はみられなかった。ウサギの器官形成期に12.5, 25, 50mg/kg/日を1日2回静脈内投与した試験では，特記すべき異常所見はみられなかった[1]。
- 非標準的手法でラットの器官形成期（妊娠10日目）に，母動物に腎障害の現れる大量（200mg/kg/日以上）を皮下投与した試験では，胎仔に頭部および尾の異常が認められた[1]。

3　ヒト（疫学調査・症例報告など）

- アシクロビル全身投与において，ヒトが妊娠中に使用した場合の胎児の先天奇形と本剤との関係を肯定する報告はない。妊娠中の本剤内服治療例に関する調査では，自然奇形発生率を上回らないことが確認されている。また，水痘肺炎のような重篤な感染症では治療により死亡率を低下させることが確認されている。
- 軟膏などの製剤としては，ヒトでの催奇形性あるいは胎児毒性に関する症例報告はない。また，安全性を示唆する報告もない。
- 健康成人の正常皮膚に本剤100mgを単回塗布または1日5回5日間連続塗布した場合の血漿中および尿中アシクロビル濃度は，いずれも検出限界以下（血漿中：＜0.007μg/mL，尿中：＜0.11μg/mL）であった[2]。

4　相談事例

　奇形発生の危険度が最も高い絶対過敏期に本剤（軟膏）を使用した5例はいずれも奇形などのない健常

児を出産した。

相対過敏期に本剤（軟膏）を使用した2例はいずれも奇形などのない健常児を出産した。

使用後の対応

- 本外用剤での動物による生殖試験は報告されていない。ラット，ウサギの器官形成期に母動物に腎障害の現れる大量（200mg/kg/日以上）を皮下投与した試験では，胎仔に頭部および尾の異常が認められたが，ラットに12.5，25，50mg/kg/日を1日2回皮下投与した試験，ウサギに12.5，25，50mg/kg/日を1日2回静脈内投与した試験では，特記すべき異常所見はみられていない。相談事例では，奇形発生の危険度が高い妊娠初期に本剤（軟膏）を使用した7例はいずれも奇形などのない健常児を出産している。

  以上のことから判断して，妊娠中に本外用剤を使用したことにより奇形発生の頻度や危険度が上昇したとは考えられないので，心配することはないことを説明する。
- 本外用剤の使用を理由に妊娠を中断するような，はやまった判断はしないように指導する。
- 今後は，妊娠していることを主治医に告げて相談するように指示する。

使用前の対応

1　医師への疑義照会

以下のことを説明し，患者が妊婦であっても処方通りに調剤してよいかを確認する。

- 本外用剤での動物による生殖試験は報告されていない。ラット，ウサギの器官形成期に母動物に腎障害の現れる大量（200mg/kg/日以上）を皮下投与した試験では，胎仔に頭部および尾の異常が認められたが，ラットに12.5，25，50mg/kg/日を1日2回皮下投与した試験，ウサギに12.5，25，50mg/kg/日を1日2回静脈内投与した試験では，特記すべき異常所見はみられていない。相談事例では，絶対過敏期に本剤（軟膏）を使用した5例，相対過敏期に使用した2例はいずれも奇形などのない健常児を出産している。

意見を求められたら

- 本剤の投与が不可欠というほどでもないなら，投与しないほうがよい。
- 性器ヘルペスの治療に本剤の投与が必要なら，本剤による治療の継続により奇形児出産の危険性が高くなるとは考えられないことを説明する。

2　患者への説明・指導

以下のことを説明，指導する。

投薬中止の場合

- 処方医と相談の結果，妊娠中の母体と胎児の安全のため，投薬を中止してしばらく様子をみることになった。
- 症状や自覚症状について何か変化があった場合には，すぐに主治医に受診する。
- 妊娠中は，薬局で薬を買うとき，病院にかかるときには，必ず妊娠していることを告げるよう指導する。

処方変更の場合
- 処方医と相談の結果,妊娠中の母体と胎児の安全のため処方が変更になった.
- ◆ 本剤は医師が妊娠を確認したうえで処方した薬で,母体の健康のために有用で,胎児への悪影響が少ないと考えられる薬である.
- ◆ 指示された用法,用量通りに使用し,勝手に使用量の変更をしない.
- ◆ 薬について何か心配なことがあったら,いつでも医師・薬剤師に相談する.

処方変更のない場合
- 前述のことから判断して,本外用剤の使用により奇形発生の頻度や危険度が上昇するとは考えられない.
- 「処方変更の場合」の◆印について説明する.

文献
1) グラクソ・スミスクライン株式会社:ゾビラックス軟膏,インタビューフォーム(第3版)
2) 新村眞人,他:健常人におけるアシクロビル軟膏(5%)の単回塗布時および連続塗布時の安全性および薬物動態学的検討.臨床医薬,6(1):15-22,1990

外皮用薬

ゲンタマイシン硫酸塩 （Gentamicin sulfate）

ゲンタシン注軟クリーム，
ゲンタロール点眼液

薬剤危険度
外用剤：1点
注射剤：2〜3点

情報量
外用剤：＋〜＋＋
注射剤：＋＋

薬剤データ

1 添付文書

- 軟クリーム点眼液妊婦・授乳婦に関する使用上の注意の記載なし。
- 注妊婦または妊娠している可能性のある婦人には，治療上の有益性が危険性を上回ると判断される場合にのみ投与する［新生児に第8脳神経障害が現れるおそれがある。また，動物試験（モルモット）で新生仔に外有毛細胞の消失がみられたとの報告がある］。

2 動物（生殖発生毒性試験・変異原性試験など）

- ラットおよびマウスに80mg/kgまでの量を皮下投与した試験で催奇形作用は認められなかった[1]。
- ラットに6，12.5，25mg/kg/日，ウサギに3，7.5，18mg/kg/日を筋注または静注した生殖試験において，親動物の生殖能，胎仔の器官形成，出生仔の成長，発育に影響は認められなかった[1]。
- ラット，マウスに経口投与，皮下投与で胎仔に及ぼす影響を調べた調査では，外形異常として口蓋裂が対照群を含むマウスに認められたが，対照群と薬剤投与群との間に有意差はなく，胎仔の生存率，体重についても有意差は認められなかった[1]。

3 ヒト（疫学調査・症例報告など）

- 妊婦への使用に関して，胎児への催奇形性，胎児毒性との関連は認められなかったことを示す疫学調査は報告されていない。一方，ヒトにおける催奇形性，胎児毒性を示す症例報告も疫学調査もない。
- 妊婦へのゲンタマイシン注射剤の使用と聴覚障害を含む先天異常の関係を示唆する疫学調査，症例報告はない。
- 妊婦のアミノグリコシド系抗結核薬カナマイシン，あるいはストレプトマイシン使用と児の先天異常の関連はみられなかったとの報告がある[2]。一方で妊娠中にカナマイシン，あるいはストレプトマイシンを使用した妊婦の児に聴力障害，第8脳神経障害が認められたことが報告されている[3,4]。
- 妊婦の腎盂腎炎治療について検討のため3種の抗生物質の無作為化比較試験が行われた。妊娠第1三半期または妊娠第2三半期にゲンタマイシンを使用した57例の妊婦の児に治療に関連した副作用は認められなかった[5]。
- ハンガリーの22,865例の先天異常サーベイランス事例に基づくケースコントロール研究では，妊娠中のゲンタマイシン療法と児の先天異常の関連はみられなかった［OR：1.7，95％CI：0.9-3.2][6]。
- 妊婦にゲンタマイシンを注射した場合，胎盤を通過して胎児に移行し臍帯血中濃度は母体血中濃度の約40％であったことが報告されている[7]。
- 体表面積の22〜88％の熱傷を有する患者22例において，外用剤としてゲンタマイシンを3日間塗布し尿中ゲンタマイシン濃度を測定することにより経皮吸収が検討された。0.1％クリーム剤使用

患者が14例，0.1％軟膏剤使用患者が8例であった。

ゲンタマイシンの総吸収率は，クリーム剤では1日で2.1～17.2％，3日間で5.1～30.3％であった。一方，軟膏剤では1日で0～3.6％，3日間で0.4～5.2％であった。

受傷後10日以内の症例では，ゲンタマイシンクリーム塗布時の平均吸収率は13％で，受傷後20～24日が経過し痂皮形成後は8％と低値であった。一方，軟膏剤からの吸収は低値で痂皮が剥離するまでは0.5％以下で，受傷後20～28日目が最大で平均3％となり，その後はまた低値となった[8]。

4　相談事例

奇形発生の危険度が最も高い絶対過敏期に外用剤として使用した36例の妊婦は，いずれも奇形などのない健常児を出産した。また相対過敏期に外用剤として使用した3例も奇形などのない健常児を出産した。

使用後の対応

- 本剤を注射剤として使用した場合，胎児への移行が報告されており，潜在的なリスクとして胎児の第8脳神経障害，聴覚障害，腎障害の可能性が指摘されている。一方，本剤を外用剤として使用した場合の経皮吸収は限られており，注射剤使用と比較して母児の曝露量ははるかに少なく聴覚障害，腎障害を引き起こす可能性はまずないと考えられている。本剤を妊娠初期から中期にかけて使用した57例の妊婦に関する調査では児の副作用との関連はみられていない。外用として行った，動物の生殖試験は報告されていない。相談事例では，奇形発生の危険度が高い妊娠初期に本外用剤を使用した39例は，いずれも奇形などのない健常児を出産している。

   以上のことから判断して，妊娠初期に本外用剤を使用したことにより奇形発生の頻度や危険度が上昇したとは考えられないので，心配することはないことを説明する。
- 本外用剤の使用を理由に妊娠を中断するような，はやまった判断はしないように指導する。
- 今後は，妊娠していることを主治医に告げて相談するように指示する。

使用前の対応

1　医師への疑義照会

以下のことを説明し，患者が妊婦であっても処方通りに調剤してよいかを確認する。
- 本剤を注射剤として使用した場合，胎児への移行が報告されており，潜在的なリスクとして胎児の第8脳神経障害，聴覚障害，腎障害の可能性が指摘されている。一方，本剤を外用剤として使用した場合の経皮吸収は限られており，注射剤使用と比較して母児の曝露量ははるかに少なく聴覚障害，腎障害を引き起こす可能性はまずないと考えられている。本剤を妊娠初期から中期にかけて使用した57例の妊婦に関する調査では児の副作用との関連はみられていない。外用として行った，動物の生殖試験は報告されていない。相談事例では，絶対過敏期に本外用剤を使用した36例，および相対過敏期に使用した3例は，いずれも奇形などのない健常児を出産している。

意見を求められたら

どうしても本剤の投与が必要なら，本外用剤の使用により奇形児出産の危険性が必ずしも高くなるとは考えられないことを説明する。

2 患者への説明・指導

以下のことを説明，指導する。

投薬中止の場合

- 処方医と相談の結果，妊娠中の投薬は必要最小限にすることが原則のため，母体と胎児の安全を考慮して投薬を中止してしばらく様子をみることになった。
- 病状や自覚症状について何か変化があった場合には，すぐに主治医に受診する。
- 妊娠中は，薬局で薬を買うとき，病院にかかるときには，必ず妊娠していることを告げるよう指導する。

処方変更の場合

- 処方医と相談の結果，妊娠中の母体と胎児の安全のため処方が変更になった。
- ◆ 本剤は医師が妊娠を確認したうえで処方した薬で，母体の健康のために有用で，胎児への悪影響が少ないと考えられる薬である。
- ◆ 指示された用法，用量通りに使用し，勝手に使用量の変更をしない。
- ◆ 薬について，何か心配なことがあったら，いつでも医師・薬剤師に相談する。

処方変更のない場合

- 前述のことから判断して，本外用剤の使用により奇形発生の頻度や危険度が上昇するとは考えられない。
- 「処方変更の場合」の◆印について説明する。

文献

1) 清藤英一・編著：催奇形性等発生毒性に関する薬品情報 第2版，東洋書店，pp1409-1410，1986
2) Heinonen OP, et al：Birth Defects and Drugs in Pregnancy. Publishing Sciences Group, pp296-313, 1977
3) Snider DE Jr, et al：Treatment of tuberculosis during pregnancy. Am Rev Respir Dis, 122(1)：65-79, 1980
4) Varpela E, et al：Streptomycin and dihydrostreptomycin medication during pregnancy and their effect on the child's inner ear. Scand J Respir Dis, 50(2)：101-109, 1969
5) Wing DA, et al：A randomized trial of three antibiotic regimens for the treatment of pyelonephritis in pregnancy. Obstet Gynecol, 92(2)：249-253, 1998
6) Czeizel AE, et al：A teratological study of aminoglycoside antibiotic treatment during pregnancy. Scand J Infect Dis, 32(3)：309-313, 2000
7) Yoshioka H, et al：Placental transfer of gentamicin. J Pediatr, 80(1)：121-123, 1972
8) Stone HH：Systemic absorption of antibiotic (gentamycin) from the burn wound. Med Proc, 14：562-564, 1968

ジフェンヒドラミン (Diphenhydramine)

ベナパスタ[軟],
レスタミンコーワ[クリーム]

薬剤危険度　1点
情報量　＋〜＋＋

薬剤データ

1 添付文書

妊婦・授乳婦に関する使用上の注意の記載なし。

2 動物（生殖発生毒性試験・変異原性試験など）

ラットを用いて妊娠6〜15日目に3.9, 19.2mg/kgを経口投与した生殖試験，あるいはウサギを用いて妊娠6〜18日目に3, 15mg/kgを経口投与した生殖試験では，催奇形作用は認められていない[1]。

3 ヒト（疫学調査・症例報告など）

- 妊婦への使用に関して，胎児への催奇形性，胎児毒性との関連は認められなかったことを示す疫学調査は報告されていない。一方，ヒトにおける催奇形性，胎児毒性を示す症例報告も疫学調査もない。
- 妊娠初期にジフェンヒドラミンを内服した妊婦に関する複数のコホート研究では，本剤の服用と先天異常の関連は認められていない[2]。先天異常を有する児に関するケースコントロール研究で，口唇裂などの個別の奇形との関連が調査され関連する可能性が報告されている。こうした個別奇形との関連は，未確立な段階だが仮に統計的な差異があるとしても，先天異常全般に関する発生確率2〜3%を数値で増大させるほどのリスクは実在していない（詳細は内用剤のジフェンヒドラミン参照）。本剤を外用した場合の母体の全身循環への薬物移行量ならびに胎児の薬物曝露量は，内服した場合を上回ることはないと考えられることより，児への影響もより小さいと推察される。

4 相談事例

奇形発生の危険度が最も高い絶対過敏期に本剤を外用剤として使用した27例はいずれも奇形などのない健常児を出産した。また，相対過敏期に本剤を外用剤として使用した3例もいずれも奇形などのない健常児を出産した。

使用後の対応

- 妊婦への本外用剤使用について，催奇形性を示唆する症例報告も疫学調査もない。妊娠初期にジフェンヒドラミンを内服した妊婦に関する複数のコホート研究では，本剤の服用と先天異常の関連は認められていない。先天異常を有する児に関するケースコントロール研究で，口唇裂などの個別の奇形との関連が調査され関連する可能性が報告されている。こうした個別奇形との関連は，未確立な段階だが仮に統計的な差異があるとしても，先天異常全般に関する発生確率2〜3%を数値で増大させるほどのリスクは実在していない（詳細は内用剤のジフェンヒドラミン参照）。本剤を外用した場合の母体の全身循環への薬物移行量ならびに胎児の薬物曝露量は，内服した場合より少ないと考えられるこ

とより，児への影響も小さいと推察される。相談事例では，奇形発生の危険度が高い妊娠初期に本外用剤を使用した30例は，いずれも奇形などのない健常児を出産した。

以上のことから判断して，妊娠初期に本剤を使用したことにより奇形発生の頻度や危険度が上昇したとは考えられないので，心配することはないことを説明する。

- 本剤の使用を理由に妊娠を中断するような，はやまった判断はしないように指導する。
- 今後は，妊娠していることを主治医に告げて相談するように指示する。

使用前の対応

1 医師への疑義照会

以下のことを説明し，患者が妊婦であっても処方通りに調剤してよいかを確認する。

- 妊婦への本外用剤使用について，催奇形性を示唆する症例報告も疫学調査もない。
- 妊娠初期にジフェンヒドラミンを内服した妊婦に関する複数のコホート研究では，本剤の服用と先天異常の関連は認められていない。先天異常を有する児に関するケースコントロール研究で，口唇裂などの個別の奇形との関連が調査され関連する可能性が報告されている。こうした個別奇形との関連は，未確立な段階だが仮に統計的な差異があるとしても，先天異常全般に関する発生確率2〜3％を数値で上昇させるほどのリスクは実在していない（詳細は内用剤のジフェンヒドラミン参照）。本剤を外用した場合の母体の全身循環への薬物移行量ならびに胎児の薬物曝露量は，内服した場合より少ないと考えられることより，児への影響も小さいと推察される。奇形発生の危険度が高い絶対過敏期に本外用剤を使用した27例，相対過敏期に使用した3例はいずれも奇形などのない健常児を出産した。

意見を求められたら

- 症状が軽度で，本剤の使用が不可欠というほどでもないなら，投与しないほうがよい。
- もし他剤に変更しても差し支えないなら，下記の治療薬を紹介する。
- 本剤を外用した場合の母体の全身循環への薬物移行量ならびに胎児の薬物曝露量は，内服した場合より少ないと考えられることより，児への影響も小さいと推察される。
- どうしても本剤の投与が必要なら，本剤の使用により奇形児出産の危険性が必ずしも高くなるとは考えられないことを説明する。

他の治療薬

- 常用量での1週間程度の使用であれば，妊婦へ使用しても安全と考えられている抗ヒスタミン薬にクロルフェニラミンがある。
- 患者の症状により，点眼，点鼻，吸入剤などの外用剤での治療も考えられる。

2 患者への説明・指導

以下のことを説明，指導する。

投薬中止の場合

- 処方医と相談の結果，妊娠中の母体と胎児の安全のため，投薬を中止してしばらく様子をみることになった。
- 痒みがひどく眠れないなど，病状や自覚症状について何か変化があった場合には，すぐに主治医に受診する。
- 妊娠中は，薬局で薬を買うとき，病院にかかるときには，必ず妊娠していることを告げるよう指導

する。

処方変更の場合
- 処方医と相談の結果，妊娠中の母体と胎児の安全のため処方が変更になった。
- 本剤は医師が妊娠を確認したうえで処方した薬で，母体の健康のために有用で，胎児への悪影響が少ないと考えられる薬である。
- 処方された薬は症状がひどいときだけ使用すればよいのか，継続使用する必要があるのかは，薬の性質だけでなく病状によっても決まるので，今後は医師にあらかじめ確認するようにする。
- 薬について何か心配なことがあったら，いつでも医師・薬剤師に相談する。

処方変更のない場合
- 前述のことから判断して，本剤の使用により奇形発生の頻度や危険度が明らかに上昇するとは考えられない。
- 「処方変更の場合」の◆印について説明する。

文献
1) 佐藤製薬株式会社：ベナ，インタビューフォーム（第1版）
2) Heinonen OP, et al：Birth Defects and Drugs in Pregnancy, Publishing Sciences Group, pp322-334, 1977

外皮用薬

ヒドロコルチゾン酢酸エステル・フラジオマイシン硫酸塩・ジフェンヒドラミン塩酸塩
（Hydrocortisone acetate・Fradiomycin sulfate・Diphenhydramine hydrochloride）

強力レスタミンコーチゾンコーワ［軟］

薬剤危険度　1点

情報量　＋〜＋＋

薬剤データ

1 添付文書

妊婦または妊娠している可能性のある婦人に対しては大量または長期にわたる広範囲の使用を避ける［妊婦などに対する安全性は確立していない］。

2 動物（生殖発生毒性試験・変異原性試験など）

ヒドロコルチゾン酢酸エステル

マウスの妊娠7〜14日目までヒドロコルチゾンの連続皮下投与を行ったところ，60mg/kgでは13.3％の口蓋裂と97.2％の胚致死，120mg/kgでは100％の口蓋裂，99.1％胚致死を認めた。妊娠11日目の1回投与では，60mg/kgで15％，120mg/kgでは61.9％の口蓋裂を認めたが，胚致死は認められなかった[1]。

フラジオマイシン硫酸塩

- ラットを用いて妊娠10〜19日目の期間に100mg/kgを筋肉内注射した生殖試験では，仔の聴力の低下がみられたことが報告されている[2]。
- マウスを用いて本薬を4mg/mLの濃度で含有する水溶液による生殖試験では，先天異常の増加は認められなかった（なお，成人ではフラジオマイシンの経口投与時の吸収率は1％に満たない）。

ジフェンヒドラミン塩酸塩

ジフェンヒドラミン塩酸塩の項参照。

3 ヒト（疫学調査・症例報告など）

ヒドロコルチゾン酢酸エステル

妊娠第1三半期にヒドロコルチゾンを使用した21例の妊婦，あるいは妊娠中のいずれかの時期にヒドロコルチゾンを使用した74例の妊婦に関する調査では，一般集団と比較して先天異常の増加はみられなかった[3]。

フラジオマイシン硫酸塩

妊娠第1三半期にフラジオマイシンを使用した30例の妊婦に関する検討では，一般集団と比較して先天異常の増加はみられなかった[3]。

外用フラジオマイシンの経皮吸収は限定的で，血中濃度・尿中濃度ともに検出限界以下であった[4]。

類似のアミノグリコシド系抗生物質カナマイシン，ストレプトマイシンでは注射剤としての使用により聴力障害，第8脳神経障害が胎児に起こることが知られている。本剤でも大量・長期に使用した場合に起こる可能性を完全に否定することはできない。

ジフェンヒドラミン塩酸塩

妊娠初期に本剤を内服した妊婦に関するコホート研究，ケースコントロール研究が報告されており，先天異常の発生率を増大させることはないと考えられている（ジフェンヒドラミン塩酸塩の項参照）。

4　相談事例

奇形発生の危険度が最も高い絶対過敏期に使用した2例と，受精から期間形成期の間に使用した1例は，いずれも奇形などのない健常児を出産している。妊娠前から妊娠40日目までの期間（受精後25日以上）本剤を外用した母親は2,996gの健康な女児を出産した。妊娠前から妊娠39日目までの期間（受精後25日以上）本剤を外用した母親は3,266gの健康な女児を出産した。妊娠20～24日目までの5日間本剤を外用した母親は3,016gの健康な男児を出産した。

使用後の対応

- 本配合剤としての生殖試験は報告されていない。フラジオマイシンに関連する先天異常は報告されていない。ヒドロコルチゾンは，動物では催奇形作用がみられている。妊婦が内服した場合であっても催奇形リスクの増大を示唆した報告はない（類薬プレドニゾロンの項参照）。ジフェンヒドラミンの妊婦内服使用に関して，妊娠初期に本剤を服用した妊婦に関する複数のコホート研究では，本剤の使用と先天異常の関連は認められていない。一方，ケースコントロール研究で，口唇裂などの個別の奇形との関連が調査され関連する可能性が報告されているが，大きな増加でないこと，調査方法にも限界があり明らかな増加を示す根拠とは考えられていない（ジフェンヒドラミン塩酸塩の項参照）。妊娠初期の相談事例は3例（うち絶対過敏期2例）あり，本配合剤を25日以上連続使用した妊婦はいずれも奇形などのない健常児を出産している。

　以上のことから判断して，妊娠初期に本配合剤を使用したことにより奇形発生の頻度や危険度が上昇したとは考えられないので，心配することはないことを説明する。
- 本配合剤の使用を理由に妊娠を中断するような，はやまった判断はしないように指導する。
- 今後は，妊娠していることを主治医に告げて相談するように指示する。

使用前の対応

1　医師への疑義照会

以下のことを説明し，患者が妊婦であっても処方通りに調剤してよいかを確認する。

- 本配合剤としての生殖試験は報告されていない。フラジオマイシンに関連する先天異常は報告されていない。ヒドロコルチゾンは，動物では催奇形作用がみられている。妊婦が内服した場合であっても催奇形リスクの増大を示唆した報告はない（類薬プレドニゾロンの項参照）。ジフェンヒドラミンを妊婦内服使用に関して，妊娠初期に本剤を服用した妊婦に関する複数のコホート研究では，本剤の使用と先天異常の関連は認められていない。一方，ケースコントロール研究で，口唇裂などの個別の奇形との関連が調査され関連する可能性が報告されているが，大きな増加でないこと，調査方法にも限界があり明らかな増加を示す根拠とは考えられていない（ジフェンヒドラミン塩酸塩の項参照）。妊娠初期の相談事例は3例（うち絶対過敏期2例）あり，本配合剤を25日以上連続使用した妊婦はいずれも奇形などのない健常児を出産している。

意見を求められたら
- 本配合外用剤が必要というほどの症状でない場合は，ステロイド薬を含有しない製剤に切り替える。
- 本配合外用剤の投与が必要ならば，妊娠初期に短期間使用したことにより奇形発生の頻度や危険度が増加するとは考えられないが，大量または長期にわたる投与はしないように説明する。

2　患者への説明・指導

以下のことを説明，指導する。

投薬中止の場合
- 処方医と相談の結果，妊娠中の母体と胎児の安全のため，投薬を中止してしばらく様子をみることになった。
- 症状が悪化したような場合には，すぐに主治医に受診する。
- 妊娠中は，薬局で薬を買うとき，病院にかかるときには，必ず妊娠していることを告げるよう指導する。

処方変更の場合
- 処方医と相談の結果，妊娠中の母体と胎児の安全のため処方が変更になった。
- ◆本剤は医師が妊娠を確認したうえで処方した薬で，母体の健康のために有用で，胎児への悪影響が少ないと考えられる薬である。
- ◆指示された用法，用量通りに使用し，勝手に使用量の変更をしない。
- ◆薬について何か心配なことがあったら，いつでも医師・薬剤師に相談する。

処方変更のない場合
- 前述のことから判断して，本配合剤の使用により奇形発生の頻度や危険度が上昇するとは考えられない。
- 「処方変更の場合」の◆印について説明する。

文献
1) 清藤英一・編著：催奇形性等発生毒性に関する薬品情報 第2版，東洋書店，p778，1986
2) Kameyama T, et al : Measurement of an auditory impairment induced by prenatal administration of aminoglycosides using a shuttle box method. Folia Pharmacol Jpn, 80 (6) : 525-535, 1982
3) Heinonen OP, et al : Birth Defects and Drugs in Pregnancy, Publishing & Sciences Group, p297, 1977
4) Panzer JD, et al : Percutaneous absorption following topical application of neomycin. Arch Dermatol, 102 (5) : 536-539, 1970

プレドニゾロン吉草酸エステル酢酸エステル
（*Prednisolone valerate acetate*）

| リドメックスコーワ 軟 クリーム 外用液 | 薬剤危険度
1点
（大量長期：2点） | 情報量
＋〜＋＋ |

薬剤データ

1 添付文書

妊娠中の使用に関する安全性は確立していないので，妊婦または妊娠している可能性のある婦人には大量または長期にわたる広範囲の使用を避ける。

2 動物（生殖発生毒性試験・変異原性試験など）

マウス，ラットおよびウサギを用い，皮下投与による生殖試験が行われた。高用量の投与において，胎仔死亡，奇形発生率の上昇，育成児の発育抑制などが生じたが，量的，質的にも一般的なコルチコイドに類似するものであった[1]。

3 ヒト（疫学調査・症例報告など）

- 妊婦への使用に関して，胎児への催奇形性，胎児毒性との関連は認められなかったことを示す疫学調査は報告されていない。一方，ヒトにおける催奇形性，胎児毒性を示す症例報告も疫学調査もない。
- 妊娠第1三半期にコルチコステロイドを服用した妊婦に関するコホート研究のメタ解析の結果，コルチコステロイドの使用により大奇形発生のリスクは増加しなかった［OR：1.45，95％CI：0.81-2.60］ことが報告されている。一方，口唇裂のリスクについて検討したケースコントロール研究をメタ解析すると，コルチコステロイドの使用によって口唇裂のリスクが上昇することが示された［OR：3.35，95％CI：1.97-5.69］。ただし，報告の著者らは，薬物と関連しない口唇裂の自然発生頻度が1,000例に1例程度あり，この頻度が仮に3倍程度になったとしても，自然発生的な新生児の先天異常の発現頻度全体を増加させるものではない。したがって，治療上の必要性を考慮して治療すべきと考察している[1]（詳細は内用剤のプレドニゾロン参照）。
- 妊娠中にプレドニゾロンを使用した妊婦が出産した児に関する複数のコホート研究が報告されており，催奇形との関連は認められていない（詳細は内用剤のプレドニゾロン参照）。

4 相談事例

奇形発生の危険度が最も高い絶対過敏期に本外用剤を使用した10例中9例は奇形などのない健常児を出産している。1例に認められた異常は心室中隔欠損であった。

心室中隔欠損は，新生児に認められる自然発生的な先天奇形の中で比較的頻度が高いことが先天異常モニタリングで知られている。また，プレドニゾロンの内用剤に関する複数のコホート研究で，プレドニゾロンの内服と心室中隔欠損を含む先天異常との関連はみられていないことより，本事例は自然発生的な先天異常の一部である可能性が考えられる。

外皮用薬

参考 奇形発生の危険度が最も高い絶対過敏期にプレドニゾロンを内服した妊婦が71例あり，このうち69例が奇形のない健常児を出産した。相対過敏期に服用した5例は全例が奇形のない健常児を出産した。限られた情報ではあるが，本剤曝露群の児の出産結果は国内における自然奇形発生率を上回る変化とは考えられない（詳細は内用剤のプレドニゾロン参照）。

使用後の対応

- 妊婦への本外用剤使用について，催奇形性を示唆する症例報告も疫学調査もない。本外用剤を用いた動物の生殖試験は報告されていない。マウス，ラットおよびウサギを用い，本剤を皮下投与した生殖試験では，高用量の投与において，胎児死亡，奇形発生率の上昇，育成児の発育抑制などがみられたが，量的，質的に一般的なコルチコイドに類似するものであった。妊娠中にプレドニゾロンを服用した妊婦が出産した児に関する複数のコホート研究が報告されており，催奇形との関連は認められていない（詳細は内用剤のプレドニゾロン参照）。相談事例では，奇形発生の危険度が高い妊娠初期に本外用剤を使用した10例中9例は奇形などのない健常児を出産している。また，奇形発生の危険度が高い妊娠初期にプレドニゾロンを内服した76例中74例が奇形などのない健常児を出産した。本剤曝露群の児の出産結果は国内における自然奇形発生率を上回る変化とは考えられない。

  以上のことから判断して，妊娠初期に本外用剤を使用したことにより奇形発生の頻度や危険度が上昇したとは考えられないので，心配することはないことを説明する。

- 本外用剤の使用を理由に妊娠を中断するような，はやまった判断はしないように指導する。
- 今後は，妊娠していることを主治医に告げて相談するように指示する。

使用前の対応

1 医師への疑義照会

以下のことを説明し，患者が妊婦であっても処方通りに調剤してよいかを確認する。

- 妊婦への本外用剤使用について，催奇形性を示唆する症例報告も疫学調査もない。本外用剤を用いた動物の生殖試験は報告されていない。マウス，ラットおよびウサギを用い，本剤を皮下投与した生殖試験では，高用量の投与において，胎仔死亡，奇形発生率の上昇，育成児の発育抑制などがみられたが，量的，質的に一般的なコルチコイドに類似するものであった。妊娠中にプレドニゾロンを使用した妊婦が出産した児に関する複数のコホート研究が報告されており，催奇形との関連は認められていない（詳細は内用剤のプレドニゾロン参照）。相談事例では奇形発生の危険度が最も高い絶対過敏期に本外用剤を使用した10例中9例は奇形などのない健常児を出産している。また，絶対過敏期にプレドニゾロンを内服した71例中69例，相対過敏期に服用した5例は奇形のない健常児を出産した。限られた情報ではあるが，本剤曝露群の児の出産結果は国内における自然奇形発生率を上回る変化とは考えられない。

意見を求められたら

- ステロイド成分による治療が必要な場合，内用剤と比較して外用剤のほうが胎児曝露量が少ないと考えられる。
- ステロイド成分が必ずしも治療上必要でない状態であればステロイド成分を含有していない製剤に切り替える。
- どうしても本外用剤の投与が必要なら，妊娠初期に短期間使用したことにより奇形発生の頻度や危

険度が上昇するとは考えられないが，大量または長期にわたる投与は避けることが望ましいことを説明する．

2 患者への説明・指導

以下のことを説明，指導する．

投薬中止の場合
- 処方医と相談の結果，妊娠中の母体と胎児の安全のため，投薬を中止してしばらく様子をみることになった．
- 症状が悪化したような場合には，すぐに主治医に受診する．
- 妊娠中は，薬局で薬を買うとき，病院にかかるときには，必ず妊娠していることを告げるよう指導する．

処方変更の場合
- 処方医と相談の結果，妊娠中の母体と胎児の安全のため処方が変更になった．
- ◆ 本剤は医師が妊娠を確認したうえで処方した薬で，母体の健康のために有用で，胎児への悪影響が少ないと考えられる薬である．
- ◆ 指示された用法，用量通りに使用し，勝手に使用量の変更をしない．
- ◆ 薬について何か心配なことがあったら，いつでも医師・薬剤師に相談する．

処方変更のない場合
- 前述のことから判断して，本外用剤の使用により奇形発生の頻度や危険度が上昇するとは考えられない．
- 「処方変更の場合」の◆印について説明する．

文献
1) 興和株式会社：リドメックスコーワ，インタビューフォーム(第2版)

外皮用薬

ベタメタゾン吉草酸エステル （Betamethasone valerate）

トクダーム[貼],
ベトネベート[軟][クリーム],
リンデロンV[軟][クリーム][外用液]

薬剤危険度　1点

情報量　＋～＋＋

薬剤データ

1　添付文書

　妊婦または妊娠している可能性のある婦人に対しては大量または長期にわたる広範囲の使用を避ける［妊娠中の使用に関する安全性は確立していない］。

2　動物（生殖発生毒性試験・変異原性試験など）

- ベタメタゾン吉草酸エステル：ウサギ（日本白色種）の器官形成期（妊娠7～18日）に0.025％および0.125％ベタメタゾン吉草酸エステル外用剤の0.5g/kg/日を塗布したところ，胎仔生存性の低下および口蓋裂が観察された[1]。
- ベタメタゾンリン酸エステル：マウスおよびラットに皮下投与した生殖試験では，胎仔の口蓋裂がみられた[2]。
- ベタメタゾンジプロピオン酸エステル：ウサギに皮下投与した生殖試験では，胎仔生存率の低下，子宮内発育遅延および口蓋裂，脳異常，腹壁裂，内反手，指骨欠損などの異常発現が10μg/kg/日投与で認められた。2.5mg/kg/日でも催奇形作用があった[3]。

3　ヒト（疫学調査・症例報告など）

- 妊婦への使用に関して，胎児への催奇形性，胎児毒性との関連は認められなかったことを示す疫学調査は報告されていない。一方，ヒトにおける催奇形性，胎児毒性を示す症例報告も疫学調査もない。
- 妊娠第1三半期にコルチコステロイドを服用した妊婦に関するコホート研究のメタ解析の結果，コルチコステロイドの使用により大奇形発生のリスクは増加しなかった［OR：1.45，95％CI：0.81-2.60］ことが報告されている。一方，口唇裂のリスクについて検討したケースコントロール研究をメタ解析すると，コルチコステロイドの使用によって口唇裂のリスクが上昇することが示された［OR：3.35，95％CI：1.97-5.69］。ただし，報告の著者らは，薬物と関連しない口唇裂の自然発生頻度が1,000例に1例程度あり，この頻度が仮に3倍程度になったとしても，自然発生的な新生児の先天異常の発現頻度全体をを増加させるものではない。したがって，治療上の必要性を考慮して治療すべきと考察している[1]（詳細は内用剤のベタメタゾン参照）。

4　相談事例

　奇形発生の危険度が最も高い絶対過敏期にベタメタゾン外用剤を使用した25例はいずれも奇形などのない健常児を出産している。軟膏剤19例，クリーム剤4例，ローション剤1例，テープ剤1例であった。また，相対過敏期に使用した1例も奇形などのない健常児を出産している。

参考 奇形発生の危険度が最も高い絶対過敏期にベタメタゾンを内服した255例中246例が奇形などのない健常児を出産した。9例（3.5%）に認められた先天異常に共通性はなく，国内における自然奇形発生率を上回る変化とは考えられない（詳細は内用剤のベタメタゾン参照）。

使用後の対応

- 妊婦への本外用剤使用について，催奇形性を示唆する症例報告も疫学調査もない。本外用剤を用いた動物の生殖試験は報告されていない。ベタメタゾン吉草酸エステルをマウス，ラットに皮下投与した生殖試験では催奇形性はみられていない。相談事例では，奇形発生の危険度が高い妊娠初期に本成分を外用剤として使用した26例はいずれも奇形などのない健常児を出産している。なお，相談事例には本成分を妊娠初期に内服した255例の妊婦の妊娠転帰に関する集計があり，246例が健常児を出産している。薬を服用していない一般的な妊婦と比較して胎児への危険度の上昇はみられていない。
　以上のことから判断して，妊娠初期に本外用剤を使用したことにより奇形発生の頻度や危険度が上昇したとは考えられないので，心配することはないことを説明する。
- 本外用剤の使用を理由に，妊娠を中断するようなはやまった判断はしないように指導する。
- 今後は，妊娠していることを主治医に告げて相談するように指示する。

使用前の対応

1　医師への疑義照会

以下のことを説明し，患者が妊婦であっても処方通りに調剤してよいかを確認する。

- 妊婦への本外用剤使用について，催奇形性を示唆する症例報告も疫学調査もない。本外用剤を用いた動物の生殖試験は報告されていない。ベタメタゾン吉草酸エステルをマウス，ラットに皮下投与した生殖試験では催奇形性はみられていない。相談事例では，絶対過敏期に本成分を外用剤として使用した25例，および相対過敏期に使用した1例はいずれも奇形などのない健常児を出産している。なお，相談事例には本成分を妊娠初期に内服した255例の妊婦の妊娠転帰に関する集計があり，246例が健常児を出産しており薬を服用していない一般的な妊婦と比較して胎児への危険度の上昇はみられていない。

意見を求められたら

- ステロイド成分による治療が必要な場合，内用剤より外用剤のほうが胎児曝露量が少ないと考えられる。
- ステロイド成分が必ずしも治療上必要でない状態であればステロイド成分を含有していない製剤に切り替える。
- どうしても本剤の投与が必要なら，妊娠初期に短期間使用したことにより奇形発生の頻度や危険度が増加するとは考えられないが，大量または長期にわたる投与は避けることが望ましいことを説明する。

2　患者への説明・指導

以下のことを説明，指導する。

投薬中止の場合

- 処方医と相談の結果，妊娠中の母体と胎児の安全のため，投薬を中止してしばらく様子をみること

- 症状や自覚症状について何か変化があった場合には，すぐに主治医に受診する。
- 妊娠中は，薬局で薬を買うとき，病院にかかるときには，必ず妊娠していることを告げるよう指導する。

処方変更の場合
- 処方医と相談の結果，妊娠中の母体と胎児の安全のため処方が変更になった。
- 本剤は医師が妊娠を確認したうえで処方した薬で，母体の健康のために有用で，胎児への悪影響が少ないと考えられる薬である。
- 指示された用法，用量通りに使用し，勝手に使用量の変更をしない。
- 薬について何か心配なことがあったら，いつでも医師・薬剤師に相談する。

処方変更のない場合
- 前述のことから判断して，本外用剤の使用により奇形発生の頻度や危険度が上昇するとは考えられない。
- 「処方変更の場合」の◆印について説明する。

文献
1) 塩野義製薬株式会社：リンデロンV，インタビューフォーム（第7版）
2) 富士製薬工業株式会社：ハイコート，インタビューフォーム（第11版）
3) Park-Wyllie L, et al : Birth defects after maternal exposure to corticosteroids ; prospective cohort study and meta-analysis of epidemiological studies. Teratology, 62 (6) : 385-392, 2000

ベタメタゾン酪酸エステルプロピオン酸エステル
(*Betamethasone butyrate propionate*)

アンテベート 軟 クリーム 外用液

薬剤危険度　1点
（大量長期：2点）

情報量　＋〜＋＋

薬剤データ

1　添付文書

妊婦または妊娠している可能性のある婦人に対しては大量または長期にわたる広範囲の使用を避ける［動物実験で催奇形作用が報告されている］。

2　動物（生殖発生毒性試験・変異原性試験など）

- ラットを用いて，妊娠7〜17日目に本薬0.05mg/kg/日，0.40mg/kg/日，3.20mg/kg/日を皮下投与した器官形成期投与試験では，0.40mg/kg/日以上の投与群で胎仔の発育抑制と致死作用がみられたが催奇形性は認められなかった。なお，母動物では，0.05mg/kg/日投与群で副腎，胸腺，脾臓重量の低下，0.40mg/kg/日投与群で体重の増加抑制，3.20mg/kg/日投与群で妊娠期間の延長が認められたが副腎皮質ホルモン剤共通の反応と報告されている。母動物の生殖機能，ならびに胎仔および出生仔への無毒性量は0.05mg/kg/日と報告されている[1]。
- ウサギを用いて，妊娠6〜18日目に本薬を0.1μg/kg/日，1μg/kg/日，3μg/kg/日，10μg/kg/日を皮下投与した器官形成期投与試験では，10μg/kg/日投与群において口蓋裂，手関節の屈曲拘縮の増加傾向がみられたが対照群と比較して有意な差ではなかった。報告の著者らは副腎皮質ホルモン剤による外表異常は本剤固有のものではなく類薬と共通のものと考えられると報告している。親動物への無毒性量，胎仔への無毒性量は3μg/kg/日と報告されている[2]。

3　ヒト（疫学調査・症例報告など）

- 妊婦への使用に関して，胎児への催奇形性，胎児毒性との関連は認められなかったことを示す疫学調査は報告されていない。一方，ヒトにおける催奇形性，胎児毒性を示す症例報告も疫学調査もない。
- 妊娠第1三半期にコルチコステロイドを服用した妊婦に関するコホート研究のメタ解析の結果，コルチコステロイドの使用により大奇形発生のリスクは上昇しなかった［OR：1.45，95%CI：0.81-2.60］ことが報告されている。一方，口唇裂のリスクについて検討したケースコントロール研究をメタ解析すると，コルチコステロイドの使用によって口唇裂のリスクが上昇することが示された［OR：3.35，95%CI：1.97-5.69］。ただし，報告の著者らは，薬物と関連しない口唇裂の自然発生頻度が1,000例に1例程度あり，この頻度が仮に3倍程度になったとしても，自然発生的な新生児の先天異常の発現頻度全体を増加させるものではない。したがって，治療上の必要性を考慮して治療すべきと考察している[1]（詳細は内用剤のベタメタゾン参照）。

参考

- 健常成人男性の胸背部に，本剤軟膏5gまたは10gを1日14時間で3日間密封塗付したとき，塗布期間中

血中には 2ng/mL 前後の未変化体が検出された。血中未変化体は 6 β- ヒドロキシベタメタゾン 17- ブチレート，6 β-ヒドロキシベタメタゾンなどに代謝され速やかに尿中へ排泄された[3]。
- 本剤 1g は，ベタメタゾン酪酸エステルプロピオン酸エステルを 0.5mg 含有している。
- 本剤を内服投与した際の体内動態データはない。本剤に類似の副腎皮質ステロイドホルモンであるデキサメタゾンを健康成人 6 例に 1mg 経口投与した際の最高血中濃度は，20.9 ± 2.9 ng/mL であった[4]。

4　相談事例

奇形発生の危険度が最も高い絶対過敏期に本外用剤を使用した 5 例はいずれも奇形などのない健常児を出産している。

参考　奇形発生の危険度が最も高い絶対過敏期にベタメタゾンを内服した 255 例中 246 例が奇形のない健常児を出産した。9 例（3.5 %）に認められた先天異常に共通性はなく，国内における自然奇形発生率を上回る変化とは考えられない（詳細は内用剤のベタメタゾン参照）。

使用後の対応

- 妊婦への本外用剤使用について，催奇形性を示唆する症例報告も疫学調査もない。本外用剤を用いた動物の生殖試験は報告されていない。ベタメタゾン吉草酸エステルをマウス，ラットに皮下投与した器官形成期投与試験では催奇形性はみられていない。ウサギに皮下投与した器官形成期投与試験では外表異常の増加がみられたが対照群と比較して有意差はなかった。相談事例では，奇形発生の危険度が高い妊娠初期に本成分を外用剤として使用した 5 例は，いずれも奇形などのない健常児を出産している。なお，相談事例には本成分と類似のベタメタゾンを妊娠初期に内服した 255 例の妊婦の妊娠転帰に関する集計があり，246 例は奇形などのない健常児を出産しており，薬を服用していない一般的な妊婦と比較して胎児への危険度の上昇はみられていない。

　以上のことから判断して，妊娠初期に本外用剤を使用したことにより奇形発生の頻度や危険度が上昇したとは考えられないので，心配することはないことを説明する。
- 本外用剤の使用を理由に妊娠を中断するような，はやまった判断はしないように指導する。
- 今後は，妊娠していることを主治医に告げて相談するように指示する。

使用前の対応

1　医師への疑義照会

以下のことを説明し，患者が妊婦であっても処方通りに調剤してよいかを確認する。
- 妊婦への本外用剤使用について，催奇形性を示唆する症例報告も疫学調査もない。本外用剤を用いた動物の生殖試験は報告されていない。ベタメタゾン吉草酸エステルをマウス，ラットに皮下投与した生殖試験では催奇形性はみられていない。相談事例では，絶対過敏期に本成分を外用剤として使用した 26 例は，いずれも奇形などのない健常児を出産している。なお，相談事例には本成分を妊娠初期に内服した 255 例の妊婦の妊娠転帰に関する集計があり，246 例は奇形などのない健常児を出産しており薬を服用していない一般的な妊婦と比較して胎児への危険度の上昇はみられていない。

意見を求められたら
- ステロイド成分による治療が必要な場合，内用剤と比較して外用剤のほうが胎児曝露量が少ないと考えられる。

- ステロイド成分が必ずしも治療上必要でない状態であればステロイド成分を含有していない製剤に切り替える。
- どうしても本剤の使用が必要なら，妊娠初期に短期間使用したことにより奇形発生の頻度や危険度が上昇するとは考えられないが，大量または長期にわたる投与は避けることが望ましいことを説明する。

2 患者への説明・指導

以下のことを説明，指導する。

投薬中止の場合
- 処方医と相談の結果，妊娠中の母体と胎児の安全のため，投薬を中止してしばらく様子をみることになった。
- 症状や自覚症状について何か変化があった場合には，すぐに主治医に受診する。
- 妊娠中は，薬局で薬を買うとき，病院にかかるときには，必ず妊娠していることを告げるよう指導する。

処方変更の場合
- 処方医と相談の結果，妊娠中の母体と胎児の安全のため処方が変更になった。
- 本外用剤は医師が妊娠を確認したうえで処方した薬で，母体の健康のために有用で，胎児への悪影響が少ないと考えられる薬である。
- 指示された用法，用量通りに使用し，勝手に使用量の変更をしない。
- 薬について何か心配なことがあったら，いつでも医師・薬剤師に相談する。

処方変更のない場合
- 前述のことから判断して，本外用剤の使用により奇形発生の頻度や危険度が上昇するとは考えられない。
- 「処方変更の場合」の◆印について説明する。

文献

1) 竹島勉，他：Betamethason Butyrate Propionate（BBP）の生殖試験（第2報）；ラット皮下投与による器官形成期投与試験．基礎と臨床，24（11）：5747-5763，1990
2) 西条敬，他：Betamethason Butyrate Propionate（BBP）の生殖試験（第4報）；ウサギ皮下投与による器官形成期投与試験．基礎と臨床，24（11）：5779-5787，1990
3) 鳥居薬品株式会社：アンテベート軟膏・クリーム，医療用医薬品添付文書（第5版）
4) 万有製薬株式会社（現：MSD株式会社）：デカドロン，インタビューフォーム（第7版）

X-1. ビタミンA

ビタミンA （*Vitamin A*）

ザーネ[軟],
チョコラA[末][錠]

薬剤危険度　0〜5*点

情報量　＋〜＋＋

薬剤データ

1 添付文書

[末][錠]妊娠3カ月以内または妊娠を希望する婦人には，ビタミンA欠乏症の治療に用いる場合を除いて投与しない[外国において，妊娠前3カ月から妊娠初期3カ月までにビタミンAを10,000IU/日以上摂取した女性から出生した児に，頭蓋神経堤などを中心とする奇形発現の増加が推定されたとする疫学調査結果がある]。なお，ビタミンAの補給を目的として用いる場合は食品などからの摂取量に注意し，本剤による投与は5,000IU/日未満にとどめるなど必要な注意を行う。

[軟]妊婦または妊娠している可能性のある婦人には，治療上の有益性が危険性を上回ると判断される場合にのみ投与する[大量投与による動物実験で催奇形性が報告されている]。

2 動物（生殖発生毒性試験・変異原性試験など）

- ヒト1日所要量（RDA）の750倍から数千倍に相当するビタミンAを妊娠中のラット，マウス，ハムスター，ネコに投与した実験では，胎仔の死亡と先天異常の発生頻度の上昇が認められた。奇形は主に頭蓋，顔面，中枢神経系，骨格にみられたが，その他の奇形も多数認められた[1-4]。ブタとイヌに投与した実験では，ブタの胎仔に心臓および眼に異常が，イヌの胎仔に口蓋裂がみられた[5,6]。RDAの18〜35倍のレチノールをウサギに投与した実験では胎仔に奇形が発生している[7]。
- ラットの妊娠2〜16日目にビタミンA 35,000IU/日を投与したところ，胎仔吸収，無脳症，口蓋裂，白内障などがみられた[8]。
- カニクイザルの妊娠初期に20,000〜80,000IU/kg/日のビタミンAを投与した実験では，胎仔死亡と奇形の発生頻度の上昇が認められた。80,000IU/kg/日を投与されたサルの仔11匹中5匹に，頭蓋・顔面・心奇形，さらにイソトレチノインの胎仔障害と類似の奇形が認められた。20,000IU/kg/日を投与された21匹のサルの仔にはこういった奇形は認められなかったが，1匹にマイナーな奇形が認められた[9]。

*相談外来では，5,000IU未満を0点（＋＋），5,000IU以上〜10,000IU未満を1点（＋＋），10,000IU以上〜25,000IU未満を2〜4点（＋），25,000IU以上の大量を3〜5点（±）と評価している。

3 ヒト（疫学調査・症例報告など）

概要

　ビタミンAの大量投与やビタミンA誘導体（イソトレチノイン，エトレチナートなど）には催奇形性があることが多くの症例報告で示唆されている。これらの症例報告で認められたビタミンA類による奇形は，動物実験で認められた奇形と相同性を有し，頭蓋神経堤（cranial-neural-crest：CNC）を起源とする組織（頭蓋顔面，中枢神経系，胸腺，心臓など）に起こると報告されている。

　FDAの研究員がまとめた奇形に関連した症例報告は，ビタミンAの服用量がすべて25,000IU/日以上であった。1995年に発表された米国における疫学調査では，ビタミンAを補給剤として10,001IU/日以上服用した群ではCNCを起源とする奇形の発生率が2.21％で，5,000IU/日以下を服用した対照群の0.46％と比較して4.8倍に増加したと指摘されている。しかし，この報告の著者が結論している10,001IU/日以上を奇形発生の閾値とすることには，米国疾病予防管理センター（CDC）をはじめ複数の専門家から疑問がなげかけられている。さらにヨーロッパの奇形情報センター（ENTIS）に属する専門機関が多施設共同で行ったプロスペクティブコホート研究では，器官形成期を含む妊娠初期に1週間以上大量ビタミンAを服用した妊婦と対照群を比較しているが，50,000IU/日以上を服薬した120例の妊婦の群においても催奇形の危険度の上昇はみられていない。

　このため，ヒトで催奇形性の危険度を上昇させる大量ビタミンAの閾値が，何単位であるのか現時点では明らかでない。

疫学調査

- ハンガリー家族計画プログラムの1992年の報告では，妊娠第1三半期にビタミンAを6,000IU/日を服用した母親の児1,203例において，奇形発生頻度の上昇はみられなかった[10]。
- 1976～1987年にスペインで行われたケースコントロール研究では，先天奇形をもった11,293例のケース群の児のうち，母親が10,000IU/日以上のビタミンAを摂取していたのは16例，一方コントロール群11,193例では14例で，ORは1.1と有意差は認められなかった。しかし，このうちビタミンAを40,000IU/日以上妊娠初期に摂取していたのはケース群11例，コントロール群4例で，ORは2.7と統計学的に有意差は認められなかったが，奇形との関連傾向が報告されている[11]。
- 1999年ENTISの調査では，妊娠9週までに1週間以上，10,000IU/日以上のビタミンAを服用した妊婦423例について報告されている。コントロール群は2群で①妊娠9週以降にビタミンA 10,000IU/日以上を服用した群（n=116），②非催奇形物質服用群（n=679）であった。423例中，妊娠転帰判明394例，このうち生児311例の母親の平均ビタミンA服用量は50,000IU（10,000～300,000IU）/日であった。50,000IU/日以上の服用は120例いたが奇形は認められなかった。奇形発生頻度は0.96％（3/311例）であり，コントロール群①は3.45％（4/116例），コントロール群②は1.91％（13/679例）であった[12]。
- Rothmanらが米国で行った22,748例の妊婦を対象とした調査では，母親が妊娠第1三半期に補給剤としてビタミンA 10,000IU/日を超えて服用した群では，ビタミンA類に特有のCNC奇形が増加することが認められた。ビタミンA 5,000IU/日以下を服用した対照群ではCNC奇形の発生率が0.46％であったのに対し，10,001IU/日以上を服用した群ではCNC奇形の発生率が2.21％と4.8倍に増加していたと指摘している。10,001IU/日以上を服用した母親群の平均ビタミンA服用量は21,675IU/日であった。個々の症例の服用量は明らかにはされていない。ビタミンAの服用とCNC奇形以外の奇形発生には明らかな関連は認められなかった。また，この報告では食事と補給剤の総和としてビタ

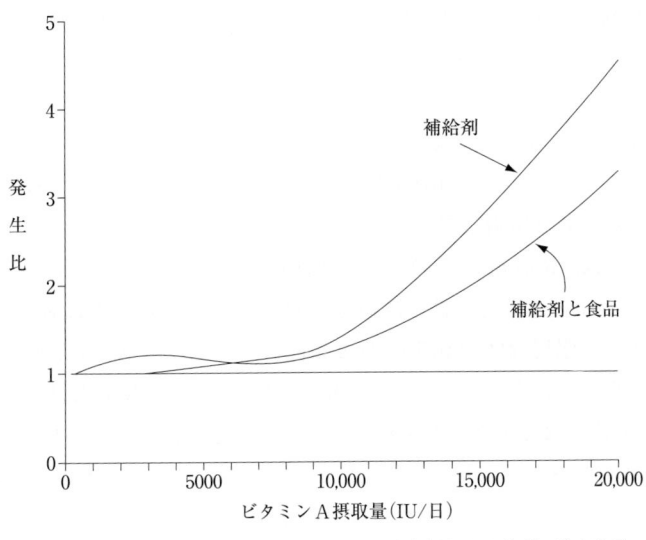

図 第1三半期のビタミンA摂取によるCNCを起源とした奇形の発生比[13]

ミンA摂取量として15,000IU/日以上の群では5,000IU/日以下の群と比較してCNC奇形の発生率が3.5倍になることも指摘している。以上の調査結果をもとに、報告の著者らはビタミンAを10,000IU/日を超えて服用した場合には、対照群の奇形発生頻度に加えて、ビタミンAによると考えられるCNCを起源とする奇形が約57例に1例へ増加すると結論づけている(図は、妊娠第1三半期の補給剤および補給剤と食品からのビタミンA摂取量とCNC奇形の発生比をRothmanらがグラフにしたものである)。

また、ビタミンAの服用時期が最終月経から妊娠7週までの妊婦では、CNC奇形の発生頻度が高く、妊娠6週以後にのみ服用した妊婦では、10,001IU/日以上の服用であってもCNC奇形の発生は1例も認められなかったと報告している[13]。

Rothmanらの疫学調査に対する反論

- 上記疫学調査に対して、CDCのOakleyらは、10,000IU/日を閾値としてCNC奇形の発生率が上昇するというRothmanらの調査報告に基づいて、ビタミンAを高用量服用した妊婦にアドバイスすることはすすめられないとコメントしている。その理由として、個々の症例がビタミンAを何単位服用して奇形が起こったかが明らかにされておらず、CNC奇形の頻度が上昇したという10,001IU/日以上の服用群の平均服用量が21,675IU/日であり、25,000IU/日以上服用していた症例もあると考えられると指摘している。CDCとしては、1987年の勧告(「勧告と所要量」の項参照)と何ら変わることはないが、妊娠中のビタミンAの大量服用に関しては引き続き注意が必要であると述べている[14]。

- Rothmanらと同じボストン大学のWerlerとMitchellおよびオークランド小児病院のLammerらは、この疫学調査の情報の信用性に疑問をなげかけている。まず、ビタミンAが原因と考えられる奇形の分類において、集計に中枢神経系、眼、心臓の奇形が含まれていることに関し、ビタミンAの動物実験で報告されているこれら組織の奇形は、髄膜、眼の色素細胞、心流出路、鰓弓動脈周の間葉を起源とするもので、Rothmanらが分類したCNCを起源とするすべての奇形ではないと述べている。

また、ビタミンA 10,000IU/日を閾値としてCNC奇形の発生頻度が上昇したとする今回の報告は、10,001IU/日以上の服用群で発生した7例のCNC奇形児に基づいているが、少なくともこの7例の児

のうちの4例は，母親のビタミンA服用量，奇形の診断，あるいはその両方で誤って分類されている可能性があると指摘している（2例はビタミンA摂取におけるデータのミス，4例は診断の不適当あるいは不明瞭）。

妊娠中の高用量ビタミンAが奇形を誘発させることは明らかであるが，Rothmanらの疫学調査が，臨床医や市民に対してビタミンAを10,000IU/日を超えて服用すると危険であると警告する十分な根拠になるとは考えられないと結論している[15]。

- CDCのWatkinsらは，Rothmanらの疫学調査に対し，彼らの結論は次の点で注意深く解釈する必要があると論じている。①催奇形性の閾値を10,000IU/日としたことに対しては，10,000IU/日以上服用した317例の平均服用量は21,675IU/日と報告しているが，CNC奇形児を出産した7例の母親が服用した具体的な用量は報告されておらず，彼女たちが実際に服用した量によっては催奇形性の閾値は10,000IU/日より高くなる可能性があること，②奇形発生率に対しては，対照群の奇形発生率が1.5%と低いが，これはすべての奇形を確認していないことに基づく可能性があることと，高用量群における奇形発生率の3%は一般的に認められている3～4%という自然発生率に近い数字であること，③CNC奇形の定義を広範にとったためCNC奇形発生率が上昇したことなどを指摘した。Watkinsらは，これらの疫学的な事実を考慮すると催奇形性の閾値を10,000IU/日とするRothmanらの結論には疑問があると結論している[16]。

症例の総括

- 母親が高用量のビタミンAを摂取していて奇形が発生した18例についてFDAの研究員が総説している。いずれもビタミンAの服用量は25,000IU/日以上であり，奇形の内容は，小耳，脳・頭蓋・顔面の異常，顔面裂，無眼球症，尿路異常，短肢，顔面麻痺，消化管閉鎖であった[16]。

- ヒトで奇形発生の危険性が高まるビタミンAの量は明らかではないが，ヒトでの薬物動態試験や霊長類での動物実験より，30,000IU/日以上の摂取でその危険性が高まる可能性があると報告されている[17,18]。

勧告と所要量

- 1987年，CDCと米国先天異常学会は個別に妊娠中のビタミンA服用に関して勧告している。それによると，妊娠中の補給剤としてのビタミンAの服用は，FDAが定めている推奨1日許容量（U. S. Recommended Daily Allowance）を最大許容量と考え，8,000IU/日を超えないようにとすすめている[19,20]。

- 1989年にThe National Academiesが勧告した通常の妊娠中のビタミンA推奨1日許容量は約2,700IUである[21,22]。

- 厚生労働省は「日本人の食事摂取基準」（2010年版）を公表し，ビタミン類の摂取量についても言及している。ビタミンA推奨量は成人女性で650～700μgRE/日（2,165～2,331IU/日）としている。（中略）妊娠初期・中期は同量で，妊娠末期は付加量として＋80μgRE/日（+266IU/日）としている。（中略）妊婦の場合には，ビタミンA過剰摂取による胎児奇形の報告をもとに，健康障害非発現量を4,500μgRE/日（14,985IU/日）とし，不確実性因子を1.5として付加量も含めた耐容上限量を3,000μgRE/日（9,990IU/日）としている[23]。

その他

- β-カロチンは植物由来のプロビタミンAであり，ビタミンAが不足した場合，体内でビタミンAに変換される。β-カロチンをラット，ウサギに用いた動物実験では催奇形作用はみられず[24-26]，また，

ヒトにおいても催奇形性を示唆した報告はない。

ビタミンA欠乏症

ビタミンAの極度の不足により発生したと考えられる奇形が3例報告されている。3例の内訳は、眼球乾燥症と口唇裂，小頭症と無眼球症，両側小眼症であった[27-29]。

4　相談事例

奇形発生の危険度が最も高い絶対過敏期に本剤を服用した87例中83例は、奇形などのない健常児を出産した。奇形がみられた4例の詳細は以下の通りである。

- 妊娠22～41日まで服用した母親の児に陰嚢水腫，外耳介左右差がみられた。併用薬剤は10薬剤であった。
- 妊娠前～妊娠37日まで服用した母親の児に副耳，瞼・項部に母斑がみられた。併用薬剤は7薬剤であった。
- 妊娠前～妊娠36日まで服用した母親の児に心室中隔欠損，心房中隔欠損，レックリングハウゼン病，鼻涙管狭窄がみられた。併用薬剤は1薬剤であった。
- 妊娠46～52日まで尋常性乾癬のためビタミンAを10,000IU/日服用した母親の児に重度尿道下裂が認められた。併用薬剤は6薬剤であった。

服用後の対応

- ビタミンA大量投与やビタミンA誘導体（イソトレチノイン，エトレチナートなど）には催奇形性があることが疫学調査，症例報告，動物実験で指摘されている。これら大量のビタミンA類によってヒトに生じる奇形のタイプは、動物実験でみられるようにある特定の細胞群から分化する組織、具体的には頭部，顔面，耳，眼，心臓などの奇形であると指摘されている。それらの奇形がヒトでどの程度の投与量から起こるかはいまだ明らかではない。従来は、奇形が発生した症例報告の再評価により胎児に影響が現れる量は25,001IU/日以上と考えられていた。最近の調査では、10,000IU/日を超えて服用した場合、ビタミンAに特定の奇形が増えたと指摘する報告がある。しかし、この報告では奇形の生じた妊婦が実際にビタミンAを何単位、どの位の期間服用していたのかが明らかにされておらず、また、10,001IU/日以上を服用した群の平均服用量は21,675IU/日であり、奇形発生例は25,000IU/日以上服用していたことも考えられ、10,000IU/日を閾値とすることが正確ではないと指摘している専門家も複数いる。

ENTISに属する専門機関が多施設共同で行ったプロスペクティブコホート研究では、器官形成期を含む妊娠初期に1週間以上大量ビタミンAを服用した妊婦と対照群を比較しているが50,000IU/日以上を服薬した120例の妊婦の群においても催奇形の危険度の上昇はみられていない。

ビタミンAは食事から摂取している成分なので、正確な摂取量は通常把握しにくい。このため、大量ビタミンAが胎児に有害であることは明らかだが、奇形発生に関連するビタミンAの量が何単位なのかは現時点でも特定されているわけではない。

薬剤からの摂取だけと考えると、一般の保険薬でビタミンAを含有する製剤は1日最大量が4,000IUと規制されているので、指示された用量通りに服用していれば胎児への問題は生じない。医療用のビタミンA製剤は角化性皮膚疾患の治療に2,000～100,000IU/日使用されることがあり、催奇形性の危険性を有する大量に相当する可能性がある。相談事例では、奇形発生の危険度が高い妊娠

ビタミンA

初期に本剤を服用した87例中83例は，奇形などのない健常児を出産した。4例にみられた先天異常に共通性はない。

1日の服用量により以下の表現を基本として，服用期間，服用時期により補正して説明する。

① 1日5,000IU未満の場合：

今回服用したビタミンAは，含有量は食事からの摂取量と同程度であり危険度は通常の妊婦と変わらない。逆に，ビタミンAが不足することによって奇形が発生したと考えられる症例報告もあるので，適度の摂取であれば心配する必要はない。

→ 本剤の服用を理由に妊娠を中断するような，はやまった判断はしないように指導する。

② 1日5,000IU以上，10,000IU未満の場合：

厚生労働省で指導している1日5,000IUを上回っているが，この量はこれから服用する場合の目安であり，明確に危険といえる境界線ではない。胎児に奇形がある確率は薬剤を服用しなかった人と同じかそれとほとんど差はない。

→ 本剤の服用を理由に妊娠を中断するような，はやまった判断はしないように指導する。

③ 1日10,000IU以上，25,000IU未満の場合：

前述のように，ビタミンA大量服用は胎児に催奇形の危険度の上昇を招くおそれがある。しかし，何単位からヒトで奇形が生じるという境界値はまだ確定していない。通常の妊婦と比較して胎児に奇形が生じる危険度が上昇する可能性はある。薬剤を服用していない場合で，胎児に奇形がある確率を1％とすると，今回服用したビタミンA 10,000〜25,000IU/日の範囲ではこの危険性が1〜3％程度と服用量が増えるとともに上昇すると指摘している専門家もいる。しかし，50,000IU/日で1週間以上の服薬であっても，先天異常の上昇は認められなかったとの疫学報告もあり，大量投与の評価には1日服用量とともに，服薬期間も重要な判断材料となる。このため危険度上昇を数値にするほどの証拠はないと指摘する専門家も多い。専門家は人工妊娠中絶を考慮する対象とは考えない。

→ 本剤の服用を理由に妊娠を中断するような，はやまった判断はしないように指導する。

④ 大量服用の場合：

大量のビタミンAを継続投与された場合，ビタミンA類に特有の頭蓋，顔面，心臓などの奇形が上昇する可能性が通常の妊婦の4〜5倍，奇形全体として2〜3倍程度に上昇すると指摘している専門家がいる。服用していた量や服用時期，服用期間により個々の妊婦の危険度を考慮して指導する。

ただし，50,000IU/日で1週間以上の服薬期間であっても，先天異常の増加は認められなかったとの疫学報告もあり，大量投与の評価には1日服用量とともに，服薬期間も重要な判断材料となる。

- ビタミンAの摂取は必要であるが，過量にならないようにする。たとえば，豚レバー100gには43,000IUのビタミンAが含まれるので，不足するからといってレバー類を毎日食べるのではなく適当に日をおいて食べるように指導する。
- 今後は，妊娠していることを主治医に告げて相談するように指示する。

服用前の対応

1 医師への疑義照会

以下のことを説明し，患者が妊婦であっても処方通りに調剤してよいかを確認する。

- ビタミンA大量投与やビタミンA誘導体（イソトレチノイン，エトレチナートなど）には催奇形性のあることが多くの症例報告や動物実験で示唆されている。これらのビタミンA類による奇形の特徴としては，動物実験でみられるように頭蓋神経堤を起源とする組織（頭蓋顔面，中枢神経系，胸腺，心臓など）の奇形であることが示唆されている。1995年に発表された米国における疫学調査では，ビタミンAを補給剤として10,001IU/日以上の服用で頭蓋神経堤を起源とする奇形の発生率が上昇したと報告されている。添付文書の記載では，妊娠3カ月以内のビタミンA 5,000IU/日以上の投与は，ビタミンA欠乏症の婦人を除いて禁忌である。

意見を求められたら
- ビタミンA欠乏症の治療のために8,000IU/日まで投与しても問題はない。
- 角化性皮膚疾患の治療に10,000IU/日以上投与すると奇形発生の危険度が高くなる可能性があることを説明し，少なくとも妊娠3カ月以内の本剤による治療を中断するよう話す。

2 患者への説明・指導

以下のことを説明，指導する。

投薬中止の場合
- 処方医と相談の結果，妊娠中の母体と胎児の安全のため，投薬を中止してしばらく様子をみることになった。
- ビタミンAの摂取は妊娠中も必要なので，食事に注意して不足しないようにする。しかし，レバーのように大量のビタミンAを含む食物は過量に摂らないようにする。
- 妊娠中は，薬局で薬を買うとき，病院にかかるときには，必ず妊娠していることを告げるように指導する。

処方変更の場合
- 処方医と相談の結果，妊娠中の母体と胎児の安全のため処方が変更になった。
- ◆ 本剤は医師が妊娠を確認したうえで処方した薬で，母体の健康のために有用で，胎児への悪影響が少ないと考えられる薬である。
- ◆ ビタミンAの摂取は妊娠中も必要なので，食事に注意して不足しないようにする。しかし，レバーのように大量のビタミンAを含む食物は過量に摂らないようにする。
- ◆ 指示された用法，用量通りに服用し，勝手に服用量の変更をしない。
- ◆ 自分の判断で服薬を中止すると，母体の健康を損ね，胎児に悪影響を及ぼすことになりかねない。
- ◆ 薬について何か心配なことがあったら，いつでも医師・薬剤師に相談する。

処方変更のない場合
- 前述のことから判断して，ビタミンAの摂取量は通常の食事からの摂取量と同等で本剤の服用により奇形発生の頻度や危険度の上昇は考えられない。
- 指示された用法，用量通りに服用する。勝手に2〜3倍と服用量を増すとビタミンAの過量服用による胎児への危険度が上昇するおそれがある。
- 「処方変更の場合」の◆印について説明する。

文献
1) Kochhar DM, et al：Retinoids and fetal malformations. In：Sharma RP (ed). Dietary Factors and Birth

X-2. ビタミンD

ビタミンD（アルファカルシドール [1]，カルシトリオール [2]，エルゴカルシフェロール）
（*Vitamin D（Alfacalcidol, Calcitriol, Ergocalciferol）*）

[1] アルファロール 散 カ 内用液，
[2] ロカルトロール カ 注

薬剤危険度	情報量
推奨許容量以内：0点 推奨許容量を超えた場合*：1点	＋

薬剤データ

1 添付文書

アルファカルシドール

妊婦または妊娠している可能性のある婦人には，治療上の有益性が危険性を上回ると判断される場合にのみ投与する［ヒト妊娠中の投与に関する安全性は確立していない。動物試験（ラット）で大量投与の場合，胎仔化骨遅延などがみられている］。

カルシトリオール

カ 動物試験で催奇形作用が報告されているので，妊婦または妊娠している可能性のある婦人には，治療上の有益性が危険性を上回ると判断される場合にのみ投与する［ラットで，胎仔の化骨遅延（5.0 μg/kg/日），新生仔の骨格異常（0.02 μg/kg/日），骨格変異（0.3 μg/kg/日）が，ウサギで，胎仔の臍ヘルニア（0.04 μg/kg/日以上），四肢異常などの複合奇形（0.08 μg/kg/日以上）が報告されている］。

注 動物試験で胎仔毒性が報告されているので，妊婦または妊娠している可能性のある婦人には，治療上の有益性が危険性を上回ると判断される場合にのみ投与する［ラットで，早期胚死亡率の増加，生存胎仔体重の軽度減少（0.15 μg/kg/日），授乳中および離乳後の摂食抑制，眼瞼開裂および精巣下降の遅延（0.45 μg/kg/日）が，ウサギで，生存胎仔体重の減少（0.09 μg/kg/日）が報告されている］。

2 動物（生殖発生毒性試験・変異原性試験など）

アルファカルシドール

ラットでの妊娠前および妊娠初期，器官形成期，周産期および授乳期に2.5 μg/kgまでの量を，ウサギでの器官形成期に0.5 μg/kgまでの量をそれぞれ経口投与した試験において，ラットでは0.5 μg/kg，ウサギでは0.02 μg/kgの投与で特記すべき異常は認められていない。なお，大量投与群では化骨遅延，性腺への影響がみられ，妊娠率の低下，胎仔死亡率の上昇，胎仔の発育抑制および授乳力の低下などが

＊ The National Academies が勧告した妊婦におけるビタミンDの1日推奨許容量は5.0 μgであり，厚生労働省は成人女性の摂取目安量を1日5.5 μg，妊婦の場合は1日7.0 μgとしている。推奨許容量以内を服用した場合は0点とし，この用量を超えて服用した場合の危険度については，推奨許容量以内とは区別して1点とした。

認められている[1]。

カルシトリオール

- 妊娠前・妊娠初期投与試験：ラット（SD系）に0.02，0.08，0.3 μg/kg/日を連続経口投与したとき，母動物の生殖能および胎仔に異常は認められなかった。なお，0.02 μg/kg以上で新生仔のBUNの上昇，0.08 μg/kg以上で母動物の血清カルシウム値の上昇，新生仔の血清リン値の低下が認められた[2]。
- 器官形成期投与試験：ラット（SD系）に0.04，0.2，1.0，5.0 μg/kg/日を連続経口投与したとき，1.0 μg/kg以上で母動物の体重増加抑制および新生仔の化骨促進がみられた。5.0 μg/kgで生存胎仔重量の減少および胎仔の化骨遅延が認められた。ウサギ（日本白色在来種）に0.008，0.04，0.2 μg/kg/日を連続経口投与したとき，0.04 μg/kg以上で母動物の死亡および体重減少と，胎仔に臍ヘルニアが認められた[2]。

  外国での試験においては，ラット（SD系）に0.02，0.08，0.3 μg/kg/日を連続投与したとき，0.02 μg/kgで母動物の体重増加抑制，新生仔の骨格異常（1例），0.3 μg/kgで骨格変異（1例）が認められた。また，ウサギ（New Zealand White系）に0.02，0.08，0.3 μg/kg以上の3母動物の胎仔に四肢異常などの複合奇形が認められたが，本薬との関連は明らかではなかった[2]。
- 周産期・授乳期投与試験：ラット（SD系）に0.02，0.08，0.3 μg/kg/日を連続投与したとき，0.08 μg/kg以上で新生仔の血清カルシウム値の上昇が認められた。なお，0.08 μg/kg以上で母動物の血清カルシウム値，血清リン値の各低下，0.3 μg/kgでBUNの上昇が認められた[2]。

3　ヒト（疫学調査・症例報告など）

- 妊娠中の母親の副甲状腺機能低下症の治療に高用量のビタミンDが使用されてきている。血中カルシウム濃度の正常値を維持するため，副甲状腺機能低下症の母親15例が妊娠期間中平均107,000 IU/日のビタミンDを投与された。出生した27例の児は16歳まで追跡調査され，異常は認められなかった[3,4]。
- 1960年代の報告で妊婦のビタミンD摂取とウィリアムス症候群との関連が指摘されていた。ウィリアムス症候群は大動脈弁狭窄や異常顔貌，乳児高カルシウム血症を特徴とし，母動物の大量ビタミンD摂取やカルシウム代謝の異常との関連が指摘されていたが[5]，現在ではほとんどのケースで遺伝子欠損によるものだと報告されている[6]。
- 副甲状腺機能低下症の治療のため，妊娠中にカルシトリオール1日0.25～1.0 μgを投与された29歳婦人は，2度の妊娠でどちらも健常な女児を出産した。同じ報告で，カルシトリオールを妊娠中に摂取し，製薬会社に報告された10例の婦人についても記載されている。このうち8例は異常のない健常児を出産している。カルシトリオールの摂取量は1日0.25～3.25 μgであった。残る2例のうち1例は健常児を出産したが，その後前頭泉門の未閉鎖がみられた（カルシトリオール摂取量1日1～5 μg）。もう1例は妊娠20週で死産した（カルシトリオール摂取量1日0.5 μg）。この児に口蓋と左腎に奇形がみられた。報告の著者は，これらの次世代毒性とビタミンDとの関連はかなり疑問の余地があると評価している。また，副甲状腺機能低下症の妊婦においては必要なビタミンDを投与し，血清カルシウム濃度を適切に維持することが重要だと報告している[7]。
- カルシトリオール1日17～36 μgを投与された婦人の児に，出生後2日間は高カルシウム血症がみられたが先天異常はみられなかった[8]。
- 副甲状腺機能低下症の治療のために，カルシトリオール3 μg/日を投与された婦人の児に明らかに有害な影響はみられなかった[9]。

- 妊娠初期の1月間にビタミンDを600,000 IU/日，ビタミンAを40,000 IU/日服用した母親が泌尿，生殖器系に異常のある児を出産したが，これはおそらくビタミンAの過剰摂取によるものと報告されている[10]。

勧告と所要量
- 妊娠中のビタミンD推奨としてThe National Academiesが勧告している1日許容量は5 μgである。またヒトへの有害作用の危険がない最高用量は50 μg/日と報告している[11]。
- 厚生労働省は「日本人の食事摂取基準」（2010年版）を公表し，ビタミン類の摂取量についても言及している。ビタミンDは目安量が設定されており，成人女性では1日5.5 μgであり，妊婦の付加量（目安量）は1.5 μg/日としている。一方，健康障害非発現量は60 μg/日とされ，不確実性因子を考慮して成人における耐容上限量を50 μg/日としている。妊婦においても非妊婦と同じ50 μg/日を耐容上限量としている[12]。

ビタミンD欠乏症
- 妊娠中のビタミンDの欠乏は，新生児の低カルシウム血症，新生児けいれん，歯や骨の形成異常との関連があることが指摘されている[13-15]。

4 相談事例

- 絶対過敏期にビタミンDを服用した32例中30例は，奇形などのない健常児を出産した。残る2例中1例は副耳，母斑（瞼・項部），もう1例は心室中隔欠損，心房中隔欠損，レックリングハウゼン病，鼻涙管狭窄がみられた。相対過敏期にビタミンDを服用した2例は，いずれも奇形などのない健常児を出産した。
- 絶対過敏期にアルファカルシドールを服用した5例は，いずれも奇形などのない健常児を出産した。

服用後の対応

- 副甲状腺機能低下症のため大量のビタミンDを投与された27例の母親が出産した児に異常が発生しなかった報告がある。1960年代の報告で妊婦のビタミンD服薬とウィリアムス症候群との関連が指摘されていた。ウィリアムス症候群は大動脈弁狭窄や異常顔貌，乳児高カルシウム血症を特徴とし，母体の大量ビタミンD摂取やカルシウム代謝の異常との関連が指摘されていたが，現在ではほんとんどのケースで遺伝子欠損によるものだと報告されている。現在までに，妊娠中にビタミンDあるいはカルシトリオールを使用した妊婦の報告が複数あるが，奇形との関連性を指摘したものはない。相談事例では，妊娠初期にアルファカルシドールを服用した例が5例あり，いずれも奇形などのない健常児を出産している。
   以上のことから判断して，妊娠中に本剤を服用したことにより，奇形発生の頻度や危険度が上昇したとは考えられないので心配することはない。
- 本剤の服用を理由に妊娠を中断するような，はやまった判断はしないように指導する。
- 妊娠中にビタミンDが不足した場合も新生児に低カルシウム血症や骨の形成異常が起きた例が報告されているので，食事に注意して不足しないように指導する。
- 今後は，妊娠していることを主治医に告げて相談するように指示する。

服用前の対応

1 医師への疑義照会

以下のことを説明し，患者が妊婦であっても処方通りに調剤してよいかを確認する。

- 副甲状腺機能低下症のため大量のビタミンDを投与された27例の母親が出産した児に異常が発生しなかった報告がある。1960年代の報告で妊婦のビタミンD服薬とウィリアムス症候群との関連が指摘されていた。ウィリアムス症候群は大動脈弁狭窄や異常顔貌，乳児高カルシウム血症を特徴とし，母体の大量ビタミンD摂取やカルシウム代謝の異常との関連が指摘されていたが，現在ではほとんどのケースで遺伝子欠損によるものだと報告されている。現在までに，妊娠中にビタミンDあるいはカルシトリオールを使用した妊婦の報告が複数あるが，奇形との関連性を指摘したものはない。相談事例では，妊娠初期にアルファカルシドールを服用した5例は，いずれも奇形などのない健常児を出産している。

意見を求められたら

- 症状が軽度で，本剤の投与が不可欠というほどでもないなら，投与しないほうがよい。
- どうしても本剤の投与が必要なら，本剤の服用により奇形児出産の危険性が必ずしも高くなるとは考えられないことを説明する。

2 患者への説明・指導

以下のことを説明，指導する。

投薬中止の場合

- 処方医と相談の結果，妊娠中の母体と胎児の安全のため，投薬を中止してしばらく様子をみることになった。
- 病状や自覚症状について，何か変化があった場合には，すぐに主治医に受診する。
- 妊娠中にビタミンDが不足した場合も新生児に低カルシウム血症や骨の形成異常が起きた例が報告されているので，食事に注意して不足しないように指導する。
- 妊娠中は，薬局で薬を買うとき，病院にかかるときには，必ず妊娠していることを告げるよう指導する。

処方変更の場合

- 処方医と相談の結果，妊娠中の母体と胎児の安全のため処方が変更になった。
- ◆ 本剤は医師が妊娠を確認したうえで処方した薬で，母体の健康のために有用で，胎児への悪影響が少ないと考えられる薬である。
- ◆ 指示された用法，用量通りに服用し，勝手に服用量の変更をしない。
- ◆ 自分の判断で服薬を中止すると，母体の健康を損ね，胎児にも悪影響を及ぼすことになりかねない。
- ◆ 薬について何か心配なことがあったら，いつでも医師・薬剤師に相談する。

処方変更のない場合

- 前述のことから判断して，本剤の服用により奇形発生の頻度や危険度が上昇するとは考えられない。
- 「処方変更の場合」の◆印について説明する。

文献
1) 帝人ファーマ株式会社：ワンアルファ，インタビューフォーム（第3版）

2) 中外製薬株式会社：ロカルトロール，インタビューフォーム（第3版）
3) Goodenday LS, et al：Fetal safety of vitamin D during pregnancy. Clin Res, 19：200, 1971
4) Goodenday LS, et al：No risk from vitamin D in pregnancy. Ann Intern Med, 75（5）：807-808, 1971
5) Friedman WF：Vitamin D and the supravalvular aortic stenosis syndrome. Adv Teratol, 3：85-96, 1968
6) Schubert C：The genomic basis of the Williams-Beuren syndrome. Cell Mol Life Sci, 66（7）：1178-1197, 2009
7) Callies F, et al：Management of hypoparathyroidism during pregnancy-report of twelve cases. Eur J Endocrinol, 139（3）：284-289, 1998
8) Marx SJ, et al：Normal intrauterine development of the fetus of a woman receiving extraordinarily high doses of 1, 25-dihydroxy vitamin D3. J Clin Endocrinol Metab, 51（5）：1138-1142, 1980
9) Sadeghi-Nejad A, et al：Hypoparathyroidism and pregnancy；Treatment with calcitriol. JAMA, 243（3）：254-255, 1980
10) Pilotti G, et al：Ipervitaminosi A gravidica e malformazioni neonatali dell'apparato urinaria. Minerva Ginecol, 17：1103-1108, 1965. As cited in Nishimura H, et al：Clinical aspects of the teratogenicity of drugs. New York, NY, American Elsevier, pp251-252, 1976
11) Food and Nutrition Board, Institute of Medicine：Dietary Reference Intakes for Calcium, Phosphorus, Magnesium, Vitamin D, and Fluoride. Washington, D.C, National Academy of Sciences, p276 (openbook online), 1997
12) 厚生労働省「日本人の食事摂取基準」（2010年版）(http：//www.mhlw.go.jp/bunya/kenkou/sessyu-kijun.html)
13) Dawodu A, et al：Mother-child vitamin D deficiency：an international perspective. Arch Dis Child, 92（9）：737-740, 2007
14) Pérez-López FR：Vitamin D；the secosteroid hormone and human reproduction. Gynecol Endocrinol, 23（1）：13-24, 2007
15) Kovacs CS：Vitamin D in pregnancy and lactation：maternal, fetal, and neonatal outcomes from human and animal studies. Am J Clin Nutr 88（2）：520S-528S, 2008

X-3. ビタミンE

トコフェロール酢酸エステル （*Tocopherol acetate*）

ユベラ 顆 錠

薬剤危険度
推奨許容量以内：0点
大量長期：1～3点

情報量
＋
±

薬剤データ

1 添付文書

妊婦・授乳婦に関する使用上の注意の記載なし。

2 動物（生殖発生毒性試験・変異原性試験など）

- Wistar系ラットに妊娠後14日目から分娩後21日目まで0.1％のトコフェロール酢酸エステルを飼料に混入して投与したが，胎仔に対する致死，発育抑制，催奇形性および新生仔の形態的・機能的分化，発育に及ぼす影響は認められなかった[1]。
- ヒトRDAの数百倍～数千倍のビタミンEを投与したラット，マウスの試験では，奇形発生の危険性は上昇しなかった[2-6]。

  一方，ヒトRDAの500～1,000倍を投与したマウスの試験では口蓋裂の発生率が上昇した[7]。また5～15％のビタミンEを食餌として摂取したラットに胎仔吸収が頻繁にみられた[8]。またヒトRDAの500倍以上のビタミンEを継続的に投与したマウスに，受精率の低下や生存胎仔数の減少がみられた[9]。

3 ヒト（疫学調査・症例報告など）

- 先天性心疾患(CHD)のある児の母親276例と，コントロール群324例のケースコントロールスタディでは，ビタミンEの摂取とCHDとの関連が指摘されている。ケース群のビタミンE摂取量は13.3mg（8.1～20.4mg），コントロール群は12.6mg（8.5～19.8mg）であった。このうちケース群のビタミンE摂取量12.6～14.9mg群でCHDのORが9.1［95%CI：2.0～41.4］，14.9～33.8mg群でのORは4.8［95%CI：1.1-20.2］であった[10]。
- トロントのMotherisk Programで，ビタミンEの大量（≧400IU/日）を妊娠初期に摂取した妊婦82例をコントロール群と比較したプロスペクティブ調査が報告されている。ビタミンEの摂取量は

＊ The National Academiesが勧告した妊婦におけるトコフェロールの1日推奨許容量は15mgであり，厚生労働省は成人女性の摂取目安量を1日6.5mgとしている。1日15mg以下の量を服用した場合は0点とした。この用量を超えて服用した場合の危険度については，推奨許容量とは区別して1～3点とした。

- 400～1,200IU/日であった。ビタミンE摂取群に1例の奇形（臍ヘルニア）がみられた。またビタミンE摂取群ではコントロール群に比べ，児の平均体重は有意に低かったが（3,173 ± 467 vs 3,417 ± 565g, p=0.0015），出生児・早流産・死産の発生率に有意差はなかった[11]。
- 妊娠中のビタミンEは，子癇前症の進行予防に使用されてきている。妊娠第2・3三半期にビタミンEのRDAの10～30倍を投与された女性に関する試験では，胎児・新生児死亡，出生体重，早産において共通した影響はみられていない[12-15]。

勧告と所要量
- The National Academiesが勧告している妊娠中のビタミンE推奨1日許容量は15mgである。またヒトへの有害作用の危険性がない最高用量は1,000mg/日と報告している[16]。
- 厚生労働省は「日本人の食事摂取基準」（2010年版）を公表し，ビタミン類の摂取量についても言及している。ビタミンEは目安量が設定されており，成人女性では1日6.5mgであり，妊婦の目安量は妊娠していない女性と同じとしている[17]。

ビタミンE欠乏症
- ビタミンEが欠乏したラットで胎仔死亡が高頻度でみられた。しかしヒトでは通常の食事をしている限り，ビタミンE欠乏症はまれである[18-20]。

4　相談事例

奇形発生の危険度が最も高い絶対過敏期に本剤を服用した118例は，いずれも奇形などのない健常児を出産した。また，相対過敏期に本剤を服用した3例もいずれも奇形などのない健常児を出産した。

服用後の対応

- ラットで行われた動物実験では，催奇形作用や発育に及ぼす影響は認められなかった。トコフェロールはビタミンの1種であり，本来ヒトに必須なものである。ヒトでトコフェロールが不足した場合，あるいは過剰に摂取された場合の母親と胎児に対する影響があることは確認されていない。

  ビタミンEの高用量摂取とCHDとの関連を指摘したケースコントロール研究があるが，もともとマルチビタミンの使用例に関する解析であること，用量別のビタミンE使用例はケース群，コントロール群ともに数例から十数例で信頼区間の幅が広くビタミンEと先天性心疾患の関連性を結論づけるには至らないと考えられる。一方，ビタミンEの高用量使用と児の異常との関連はみられなかったとの研究も報告されている。相談事例では奇形発生の危険度が高い妊娠初期に本剤を服用した121例はいずれも奇形などのない健常児を出産している。

  以上のことから判断して，妊娠初期に本剤を服用したことにより奇形発生の頻度や危険度が上昇したとは考えられないので，心配することはないことを説明する。
- 本剤の服用を理由に妊娠を中断するような，はやまった判断はしないように指導する。
- 今後は，妊娠していることを主治医に告げて相談するように指示する。

服用前の対応

1　医師への疑義照会

以下のことを説明し，患者が妊婦であっても処方通りに調剤してよいかを確認する。
- ラットで行われた動物実験では，催奇形作用や発育に及ぼす影響は認められなかった。トコフェロ

ールはビタミンの1種であり，本来ヒトに必須なものである。ヒトでトコフェロールが不足した場合，あるいは過剰に摂取された場合の母親と胎児に対する影響があることは確認されていない。

ビタミンEの高用量摂取とCHDとの関連を指摘したケースコントロール研究があるが，もともとマルチビタミンの使用例に関する解析であること，用量別のビタミンE使用例はケース群，コントロール群ともに数例から十数例で信頼区間の幅が広くビタミンEと先天性心疾患の関連性を結論づけるには至らないと考えられる。一方，ビタミンEの高用量使用と児の異常との関連はみられなかったとの研究も報告されている。相談事例では，絶対過敏期に服用した118例，相対過敏期に服用した3例はいずれも奇形などのない健常児を出産している。

意見を求められたら
- 症状が軽度で，本剤の投与が不可欠というほどでもないなら，投与しないほうがよい。
- どうしても本剤の投与が必要なら，本剤の服用により奇形児出産の危険性が必ずしも高くなるとは考えられないことを説明する。

2 患者への説明・指導

以下のことを説明，指導する。

投与中止の場合
- 処方医と相談の結果，妊娠中の母体と胎児の安全のため，投薬を中止してしばらく様子をみることになった。
- 病状や自覚症状について何か変化があった場合には，すぐに主治医に受診する。
- 妊娠中は，薬局で薬を買うとき，病院にかかるときには，必ず妊娠していることを告げるよう指導する。

処方変更の場合
- 処方医と相談の結果，妊娠中の母体と胎児の安全のため処方が変更になった。
- ◆ 本剤は医師が妊娠を確認したうえで処方した薬で，母体の健康のために有用で，胎児への悪影響が少ないと考えられる薬である。
- ◆ 指示された用法，用量通りに服用し，勝手に服用量の変更をしない。
- ◆ 自分の判断で服薬を中止すると，母体の健康を損ね，胎児に悪影響を及ぼすことになりかねない。
- ◆ 薬について何か心配なことがあったら，いつでも医師・薬剤師に相談する。

処方変更のない場合
- 前述のことから判断して，本剤の服用により奇形発生の頻度や危険度が上昇するとは考えられない。
- 「処方変更の場合」の◆印について説明する。

文献
1) サンノーバ株式会社：ユベラ，インタビューフォーム（第5版）
2) Kappus H, et al：Tolerance and safety of vitamin E；a toxicological position report. Free Radic Biol Med, 13（1）：55-74, 1992
3) Hassoun EA, et al：Modulation of TCDD induced fetotoxicity and oxidative stress in embryonic and placental tissues of C57BL/6J mice by vitamin E succinate and ellagic acid. Toxicology, 124（1）：27-37, 1997
4) Siman CM, et al：Vitamin E decreases the occurrence of malformations in the offspring of diabetic rats. Diabetes, 46（6）：1054-1061, 1997

5) Al Deeb S, et al : Vitamin E decreases valproic acid induced neural tube defects in mice. Neurosci Lett, 292 (3) : 179-182, 2000
6) Wentzel P, et al : Antioxidative treatment diminishes ethanol-induced congenital malformations in the rat. Alcohol Clin Exp Res, 30 (10) : 1752-1760, 2006
7) Momose Y, et al : [On teratogenicity of vitamin E.] Mie Kenritsu Daigaku Igakubu Kaibogaku Kyoshitsu Gyosekishu, 20 : 27-35, 1972
8) Cederberg J, et al : Antioxidative treatment of pregnant diabetic rats diminishes embryonic dysmorphogenesis. Birth Defects Res A Clin Mol Teratol, 73 (7) : 498-505, 2005
9) Tarin JJ, et al : Oral administration of pharmacological doses of vitamins C and E reduces reproductive fitness and impairs the ovarian and uterine functions of female mice. Theriogenology, 57 (5) : 1539-1550, 2002
10) Smedts HP, et al : High maternal vitamin E intake by diet or supplements is associated with congenital heart defects in the offspring. BJOG, 116 (3) : 416-423, 2009
11) Boskovic et al : Pregnancy outcome following high doses of Vitamin E supplementation. Reprod Toxicol, 20 (1) : 85-88, 2005
12) Fraser WD, et al : The vitamin E debate ; implications for ongoing trials of pre-eclampsia prevention. BJOG, 112 (6) : 684-688, 2005
13) Rumbold A, et al : Vitamin E supplementation in pregnancy. Cochrane Database Syst Rev, 18 (2) : CD004069, 2005
14) Jeyabalan A, et al : Antioxidants and the prevention of preeclampsia ; unresolved issues. N Engl J Med, 354 (17) : 1841-1843, 2006
15) Polyzos NP, et al : Combined vitamin C and E supplementation during pregnancy for preeclampsia prevention : a systematic review. Obstet Gynecol Surv, 62 (3) : 202-206, 2007
16) Food and Nutrition Board : Dietary Reference Intakes for Vitamin C, Vitamin E, Selenium, and Carotenoids. Washington, D.C. : National Academy of Sciences, 2000, pp186-283, (openbook online)
17) 厚生労働省：「日本人の食事摂取基準」(2010年版)(http://www.mhlw.go.jp/bunya/kenkou/sessyu-kijun.html)
18) Thomas BH, et al : Congenital abnormalities associated with vitamin E malnutrition. Proc Iowa Acad Sci, 59 : 218-225, 1952
19) Cheng DW, et al : Gross observations on developing abnormal embryos induced by maternal vitamin E deficiency. Anat Rec, 129 (2) : 167-185, 1957
20) King DW : Effect of d-gamma-tocopherol on the incidence of teratogeny in vitamin E-deficient rats. Nature, 204 (4760) : 785-786, 1964

XI-1. 止血薬

カルバゾクロムスルホン酸ナトリウム水和物
（Carbazochrome sodium sulfonate hydrate）

アドナ 散 錠 注　　薬剤危険度 1点　　情報量 ＋

I 薬剤データ

1 添付文書
妊婦に関する使用上の注意の記載なし。

2 動物（生殖発生毒性試験・変異原性試験など）
- ICR-JCL系マウスの器官形成期に本薬1,000または3,000mg/kgを経口投与した試験、および800または1,600mg/kgを腹腔内投与した試験では、催奇形作用は認められなかった[1]。
- Wistar系ラットの器官形成期に本薬1,000または3,000mg/kgを経口投与した試験、および160または800mg/kgを腹腔内投与した試験では、催奇形作用は認められなかった[1]。

3 ヒト（疫学調査・症例報告など）
- 妊婦への使用に関して、胎児への催奇形性、胎児毒性との関連は認められなかったことを示す疫学調査は報告されていない。一方、ヒトにおける催奇形性、胎児毒性を示す症例報告も疫学調査もない。
- 晩期妊娠中毒症の尿蛋白に対する本剤の有効性を検討した症例が複数報告されている。それぞれの論文における本剤を使用した妊婦症例数と使用量は、44例が1日300mgを14日間服用[2]、41例が1日100〜200mgを7〜14日間服用[3]、32例が本剤10％散3gを6週間服用[4]、18例が本剤1日200〜300mgを3〜60日間服用[5]している。
　44例を含む論文では、結論において「副作用は認められなかった」と記載されている。また、32例の論文では、考察において「（中略）アドナは直接血圧を低下させるものではないので胎児への影響を最小限にするといえる。」と考察している。他の論文では胎児に言及していると考えられる記載がなく、いずれの論文も出産結果と胎児の異常の有無については記載されていない。
- 分娩時出血に対する本剤の有効性を検討した症例が複数報告されている。それぞれの論文における本剤を使用した妊婦症例数と使用量は、分娩時863例に本剤30mgを投与[6]、100例に本剤100mgとトラネキサム酸500mgを静脈内投与[7]、分娩第2期に本剤25または50mgを静脈内投与（47例）あるいは分娩開始3〜7日前に本剤30〜45mg/日を服用した後妊娠第2期に25mg静脈内投与（17例）[8]、分娩直前の33例に本剤25mgを静脈内投与[9]している。一方、47例および17例の論文では、対照群と比較して胎児の仮死が増加したと報告されているが、863例の論文では、「児の仮死が特に増加する傾向はみられなかった」と記載されている。

4 　相談事例

奇形発生の危険度が最も高い絶対過敏期に本剤を使用した31例（内服24例，注射7例）中30例は奇形などのない健常児を出産した。1例（内服）に認められた異常は，口唇・口蓋裂であった。限られた情報ではあるが，本剤曝露群の児の出産結果は，国内における自然奇形発生率を上回る変化とは考えられない。また，相対過敏期に本剤を使用した4例（内服3例，注射1例）はいずれも奇形などのない健常児を出産した。

服用後の対応

- マウス，ラットで行われた生殖試験では催奇形作用は認められなかった。本剤は晩期妊娠中毒症や分娩時の出血に対して使用されることがある薬剤である。臨床経験の長い薬剤であるが，催奇形性を示唆する報告はない。相談事例では，奇形発生の危険度が高い妊娠初期に本剤を使用した35例中34例は奇形などのない健常児を出産した。限られた情報ではあるが，本剤曝露群の児の出産結果は国内における自然奇形発生率を上回る変化とは考えられない。
  以上のことから判断して，妊娠初期に本剤を服用したことにより，奇形発生の頻度や危険度が上昇したとは考えられないので，心配することはないことを説明する。
- 本剤の服用を理由に妊娠を中断するような，はやまった判断はしないように指導する。
- 今後は，妊娠していることを主治医に告げて相談するように指示する。

服用前の対応

1 　医師への疑義照会

以下のことを説明し，患者が妊婦であっても処方通りに調剤してよいかを確認する。
- 臨床経験の長い薬剤であるが，催奇形性を示唆する報告はない。マウス，ラットで行われた生殖試験では催奇形作用は認められなかった。本剤は晩期妊娠中毒症や分娩時の出血に対して使用されることがある薬剤である。相談事例では，絶対過敏期に本剤を使用した31例中30例は奇形などのない健常児を出産した。また，相対過敏期に本剤を使用した4例はいずれも奇形などのない健常児を出産した。

意見を求められたら
- 症状が軽度で，本剤の投与が不可欠というほどでもないなら，投与しないほうがよい。
- もし他剤に変更しても差し支えないなら，下記の治療薬を紹介する。
- どうしても本剤の投与が必要なら，本剤の服用により奇形児出産の危険性が必ずしも高くなるとは考えられないことを説明する。

他の治療薬
- 妊婦であっても常用量での1週間程度の使用であれば，比較的安全と考えられている出血傾向治療薬として，トラネキサム酸があげられる。

2 　患者への説明・指導

以下のことを説明，指導する。

投薬中止の場合

- 処方医と相談の結果，妊娠中の母体と胎児の安全のため，投薬を中止してしばらく様子をみることになった．
- 病状や自覚症状について何か変化があった場合には，すぐに主治医に受診する．
- 妊娠中は，薬局で薬を買うとき，病院にかかるときには，必ず妊娠していることを告げるよう指導する．

処方変更の場合

- 処方医と相談の結果，妊娠中の母体と胎児の安全のため処方が変更になった．
- ◆ 本剤は医師が妊娠を確認したうえで処方した薬で，母体の健康のために有用で，胎児への悪影響が少ないと考えられる薬である．
- ◆ 処方された薬は症状がひどいときだけ服用すればよいのか，継続服用する必要があるのかは，薬の性質だけでなく病状によっても決まるので，今後は医師にあらかじめ確認するようにする．
- ◆ 服薬の調節はあらかじめ医師に相談した範囲で行い，医師の指示と異なった服用をした場合はその状況を医師に報告する．
- ◆ 薬について何か心配なことがあったら，いつでも医師・薬剤師に相談する．

処方変更のない場合

- 前述のことから判断して，本剤の服用により奇形発生の頻度や危険度が上昇するとは考えられない．
- 「処方変更の場合」の◆印について説明する．

文献

1) 藤井建男，他：発生毒性．応用薬理，4（1）：39-46，1970
2) 橘高祥次，他：Adona（AC-17）の晩期妊娠中毒症蛋白尿に対する効果．現代の臨床，3（11）：702-706，1969
3) 吉岡靖雄，他：妊娠中毒症と毛細血管抵抗について．産科と婦人科，42（5）：733-737，1967
4) 中村隆一：晩期妊娠中毒症の尿蛋白消長に及ぼすAdona（AC-17）の影響．臨床と研究，56（2）：643-645，1979
5) 成田太，他：晩期妊娠中毒症の蛋白尿に対するAdona（AC-17）の改善効果．産婦人科の世界，21（5）：531-532，1969
6) 馬場太郎，他：分娩第3期をめぐる出血について．産科と婦人科，33（9）：1357，1966
7) 伊藤裕，他：分娩時出血に対するアドレノクロムとトラネキサム酸の効果．逓信医学，26（7）：463，1974
8) 本橋博文：アドレノクロム誘導体の子宮出血阻止作用に関する研究（II臨床的研究）．東京慈恵会医科大学雑誌，75（5）：1017，1959
9) 相馬広明，他：分娩時出血に対する薬剤の効果．臨床婦人科産科，23（9）：767，1969

止血薬

トラネキサム酸　(Tranexamic acid)

トランサミン 散 錠 カ シ 注　　薬剤危険度 1点　　情報量 ++

薬剤データ

1　添付文書

妊婦に関する使用上の注意の記載なし。

2　動物(生殖発生毒性試験・変異原性試験など)

妊娠マウス(ICR系)およびラット(Wistar系)の器官形成期に0.3または1.5g/kgを経口投与した結果，胎仔ならびに新生仔に対する致死，発育抑制および催奇形作用は認められなかった[1]。

3　ヒト(疫学調査・症例報告など)

- 妊婦への使用に関して，胎児への催奇形性，胎児毒性との関連は認められなかったことを示す疫学調査は報告されていない。一方，ヒトにおける催奇形性，胎児毒性を示す症例報告も疫学調査もない。

- 妊娠中の止血薬としてトラネキサム酸を投与することに関連した血栓形成リスクを検討したレトロスペクティブ調査が報告されている。さまざまな出血性疾患を有する妊婦を対象に，トラネキサム酸を投与(平均46日間)された256例と，投与されていない1,846例を比較している。この研究の目的は，トラネキサム酸投与による胎児や新生児への影響の検討ではないが，報告の著者は，血栓形成リスクがない場合は，妊娠中の使用を変更する理由にはならないと結論づけている[2]。

- 妊娠中に出血の治療に本剤を使用した146例の報告では，うち98例(67%)が妊娠2〜3カ月の妊娠早期に本剤を使用していた。生児を得たのは83例(56.8%)で，多指症1例，やや強い黄疸1例が認められたが，本剤との因果関係は見いだし得ず，その他には特別な異常例はなかったと報告されている[3]。

- 胎盤早期剥離のため加療が必要な73例に対するトラネキサム酸の使用について検討した結果が報告されている。このうち67例はすぐに帝王切開術により分娩したが，残る6例は1〜12週間トラネキサム酸4g/日を投与されていた。73例中6例(8.2%)の新生児が死産あるいは分娩後すぐに死亡したが，このときの予測値33〜37%と比較して死亡率が著しく減少した。薬剤に起因した死亡例はなかった。出血や血栓症の増加，母親が死亡した症例は認められなかった[4]。

- 妊娠24〜36週に腟出血のあった12例の妊婦が本剤1gを8時間ごとに7日間経口投与された。4例が帝王切開(前置胎盤3例，逆子1例)，残りは経腟分娩であり，全例健常児を出産した[5]。

- 帝王切開直前に10mg/kgを静脈内投与された12例の妊婦の報告では，分娩後すぐに臍帯血と母親の血液を採取(投与から平均13分後)したところ，臍帯血中と母体血清中の薬物濃度はそれぞれ19 μg/mL(範囲4〜31 μg/mL)および26 μg/mL(範囲10〜53 μg/mL)であり，比率は0.7であった[6]。

- 胎盤早期剥離の妊婦に対して，妊娠26週から本剤が使用され，妊娠33週で帝王切開術が行われるまで継続投与された。健康な1,430gの男児を出産した[7]。

- 　Glanzmann 血小板無力症の 35 歳婦人に対して本剤を使用した症例が報告されている。妊娠 24 週から開始され，妊娠 42 週に男児を自発分娩するまで継続された[8]。
- 21 歳初妊婦に対して，腟出血のために妊娠 26 週にトラネキサム酸 4g/日が使用された。妊娠 28 週に 1,140g の男児を自発分娩し，胎児および新生児に薬物治療に関連した有害作用はみられなかった[9]。

4　相談事例

　奇形発生の危険度が最も高い絶対過敏期に本剤を使用した 177 例（内服 169 例，注射 8 例）中 170 例は奇形などのない健常児を出産した。7 例（内服）に認められた異常は，心室中隔欠損症が 2 例，腹壁破裂，右小耳症・外耳道閉鎖，肛門狭窄，口唇口蓋裂，重度尿道下裂が各 1 例であった。7 例に認められた異常に共通性はなく，国内における自然奇形発生率を上回る変化とは考えられない。また，相対過敏期に本剤を使用した 12 例（内服 11 例，注射 1 例）はいずれも奇形などのない健常児を出産した。

服用後の対応

- 　妊娠中の止血薬としてトラネキサム酸を投与された 256 例，あるいは 146 例の報告では，本剤の使用と関連した母児の異常は報告されていない。マウス，ラットで行われた生殖試験では催奇形作用は認められなかった。本剤は妊娠中の出血に対して使用されることがある薬剤である。臨床経験の長い薬剤であるが，催奇形性を示唆する報告はない。相談事例では，奇形発生の危険度が高い妊娠初期に本剤を使用した 189 例中 182 例はいずれも奇形などのない健常児を出産した。7 例に認められた異常に共通性はなく，国内における自然奇形発生率を上回る変化とは考えられない。
　以上のことから判断して，妊娠初期に本剤を服用したことにより，奇形発生の頻度や危険度が上昇したとは考えられないので，心配することはないことを説明する。
- 　本剤の服用を理由に妊娠を中断するような，はやまった判断はしないように指導する。
- 　今後は，妊娠していることを主治医に告げて相談するように指示する。

服用前の対応

1　医師への疑義照会

以下のことを説明し，患者が妊婦であっても処方通りに調剤してよいかを確認する。
- 　妊娠中の止血薬としてトラネキサム酸を投与された 256 例，あるいは 146 例の報告では，本剤の使用と関連した母児の異常は報告されていない。マウス，ラットで行われた生殖試験では催奇形性は認められなかった。本剤は妊娠中の出血に対して使用されることがある薬剤である。臨床経験の長い薬剤であるが，催奇形性を示唆する報告はない。相談事例では，絶対過敏期に本剤を使用した 177 例中 170 例は奇形などのない健常児を出産した。7 例に認められた異常に共通性はなく，国内における自然奇形発生率を上回る変化とは考えられない。また，相対過敏期に本剤を使用した 12 例はいずれも奇形などのない健常児を出産した。

意見を求められたら
- 　症状が軽度で，本剤の投与が不可欠というほどでもないなら，投与しないほうがよい。
- 　どうしても本剤による治療が必要なら，本剤の服用により奇形児出産の危険性が必ずしも高くなる

とは考えられないことを説明する。

他の治療薬

　本剤は，妊婦であっても常用量での1週間程度の使用であれば，比較的安全と考えられている出血傾向治療薬である。

2　患者への説明・指導

　以下のことを説明，指導する。

投薬中止の場合

- 処方医と相談の結果，妊娠中の母体と胎児の安全のため，投薬を中止してしばらく様子をみることになった。
- 病状や自覚症状について何か変化があった場合には，すぐに主治医に受診する。
- 妊娠中は，薬局で薬を買うとき，病院にかかるときには，必ず妊娠していることを告げるよう指導する。

処方変更の場合

- 処方医と相談の結果，妊娠中の母体と胎児の安全のため処方が変更になった。
- ◆ 本剤は医師が妊娠を確認したうえで処方した薬で，母体の健康のために有用で，胎児への悪影響が少ないと考えられる薬である。
- ◆ 処方された薬は症状がひどいときだけ服用すればよいのか，継続服用する必要があるのかは，薬の性質だけでなく病状によっても決まるので，今後は医師にあらかじめ確認するようにする。
- ◆ 服薬の調節はあらかじめ医師に相談した範囲で行い，医師の指示と異なった服用をした場合はその状況を医師に報告する。
- ◆ 薬について何か心配なことがあったら，いつでも医師・薬剤師に相談する。

処方変更のない場合

- 前述のことから判断して，本剤の服用により奇形発生の頻度や危険度が上昇するとは考えられない。
- 「処方変更の場合」の◆印について説明する。

文献

1) 第一三共株式会社：トランサミン，インタビューフォーム（第6版）
2) Lindoff C, et al：Treatment with tranexamic acid during pregnancy, and the risk of thrombo-embolic complications. Thromb Haemost, 70（2）：238-240, 1993
3) 奥山通雄，他：t-AMCHA の妊娠母体と胎児に及ぼす影響．産婦人科の世界，26（4）：487-489, 1974
4) Svanberg L, et al：Abruptio placentae-treatment with the fibrinolytic inhibitor tranexamic acid. Acta Obstet Gynecol Scand, 59（2）：127-130, 1980
5) Walzman M, et al：Effects of tranexamic acid on the coagulation and fibrinolytic systems in pregnancy complicated by placental bleeding. Arch Toxicol, 5（Suppl）：214-220, 1982
6) Kullander S, et al：Human placental transfer of an antifibrinolytic agent（AMCA）. Acta Obstet Gynecol Scand, 49（3）：241-242, 1970
7) Astedt B, et al：Recurrent abruptio placentae treated with the fibrinolytic inhibitor tranexamic acid. Br Med J, 1（6115）：756-757, 1978
8) Sundqvist SB, et al：Pregnancy and Parturition in a Patient with Severe Glanzmann's Thrombasthenia. Scand J Haematol, 27（3）：159-164, 1981
9) Fagher B, et al：Acute massive pulmonary embolism treated with streptokinase during labor and the early puerperium. Acta Obstet Gynecol Scand, 69（7-8）：659-661, 1990

XII-1. 抗ヒスタミン薬

アリメマジン酒石酸塩 (*Alimemazine tartrate*)

アリメジン シ

薬剤危険度　1点

情報量　±〜＋

薬剤データ

1 添付文書

妊婦または妊娠している可能性のある婦人には投与しないことが望ましい［妊娠中の投与に関する安全性は確立していない］。

2 動物（生殖発生毒性試験・変異原性試験など）

生殖試験は行われていない。

3 ヒト（疫学調査・症例報告など）

- 妊婦への使用に関して、催奇形性、胎児毒性を示す症例報告も疫学調査もない。
- 妊娠初期に抗ヒスタミン薬を服用した17,266例の母親の17,776回の出産における、18,197例の児に対するレトロスペクティブ調査では、抗ヒスタミン薬使用群の奇形発生率は3.17％で、一般集団の3.16％と比較して増加していなかった。この研究では、本剤は35例の妊婦が服用し、うち30例は単剤使用であった。本剤を服用した母親の出生児に催奇形性が認められたとの記載はない[1]。
- 50,282組の母児に関する調査では、妊娠第1三半期に本剤に曝露された14例において奇形発生頻度の増加はみられなかった。また、妊娠いずれかの時期に曝露された140例では5例に奇形がみられた。数値のうえで相対危険度のわずかな増加がみられたが、統計的に有意ではなく明らかなリスクを示すものではなかった[2]。
- 奇形を有する児に関する1971年の調査では、妊娠第1三半期の抗ヒスタミン薬使用により児に奇形の生じる頻度は、対照群と比較してむしろ少なかったと報告されている。この調査では本剤は8番目に汎用されていた[3]。

4 相談事例

奇形発生の危険度が最も高い絶対過敏期に本剤を服用した6例、および相対過敏期に本剤を服用した1例はいずれも奇形などのない健常児を出産した。

抗ヒスタミン薬

服用後の対応

- 妊婦が服用した場合の安全性について，これを肯定する報告も否定する報告もない。動物の生殖試験は行われていない。本剤と類薬を使用した妊婦の出産結果に関する疫学調査が報告されており，症例数は少ないものの統計学的に意味のある催奇形性との関連はみられなかった。また，相談事例では，奇形発生の危険度が高い妊娠初期に本剤を服用した7例は，奇形などのない健常児を出産した。

  以上のことから判断して，妊娠初期に本剤を服用したことにより奇形発生の頻度や危険度が上昇したとは考えられないので，心配することはないことを説明する。
- 本剤の服用を理由に妊娠を中断するような，はやまった判断はしないように指導する。
- 今後は，妊娠していることを主治医に告げて相談するように指示する。

服用前の対応

1 医師への疑義照会

以下のことを説明し，患者が妊婦であっても処方通りに調剤してよいかを確認する。

- 本剤の添付文書の使用上の注意「妊婦・産婦・授乳婦への投与」の項には，「妊婦には投与しないことが望ましい」と記載されている。ヒトでの催奇形性を示す疫学調査も症例報告もない。本剤の化学構造がフェノチアジン系に属するため，同系統の薬剤で報告されていた，催奇形性や胎児毒性の発現を危惧する意見がある。しかし，その後の研究では，フェノチアジン系薬剤と胎児毒性，催奇形性との関連はみられない。一方，本剤と類薬を使用した妊婦の出産結果に関する疫学調査が報告されており，症例数は少ないものの統計学的に意味のある催奇形性との関連はみられなかった。動物の生殖試験は行われていない。また，相談事例では，絶対過敏期に本剤を服用した6例と相対過敏期に本剤を服用した1例は，いずれも健常児を出産している。

意見を求められたら

- 本剤は，添付文書において妊婦には「投与しないことが望ましい」と記載されており，他に使用可能な抗ヒスタミン薬が存在するので，妊婦に対しては投与しないほうがよい。
- 症状が軽度で，本剤の投与が不可欠というほどでもないなら，投与しないほうがよい。
- もし他剤に変更しても差し支えないなら，下記の治療薬を紹介する。
- どうしても本剤の投与が必要なら，本剤の服用により奇形児出産の危険度が必ずしも高くなるとは考えられないことを説明する。

他の治療薬

- 常用量での1週間程度の使用であれば，妊婦に使用しても安全と考えられている抗ヒスタミン薬にクロルフェニラミン，ロラタジンがある。
- 患者の症状により，点眼，点鼻，吸入剤などの外用剤での代替も考えられる。

2 患者への説明・指導

以下のことを説明，指導する。

投薬中止の場合

- 処方医と相談の結果，妊娠中の母体と胎児の安全のため，投薬を中止してしばらく様子をみることになった。

- 病状や自覚症状について何か変化があった場合には，すぐに主治医に受診する。
- 妊娠中は，薬局で薬を買うとき，病院にかかるときには，必ず妊娠していることを告げるよう指導する。

処方変更の場合
- 処方医と相談の結果，妊娠中の母体と胎児の安全のため処方が変更になった。
- 本剤は医師が妊娠を確認したうえで処方した薬で，母体の健康のために有用で，胎児への悪影響が少ないと考えられる薬である。
- 処方された薬は症状がひどいときだけ服用すればよいのか，継続服用する必要があるのかは，薬の性質だけでなく病状によっても決まるので，今後は医師にあらかじめ確認するようにする。
- 服薬の調節はあらかじめ医師に相談した範囲で行い，医師の指示と異なった服用をした場合はその状況を医師に報告する。
- 薬について何か心配なことがあったら，いつでも医師・薬剤師に相談する。

処方変更のない場合
- 前述のことから判断して，本剤の服用により奇形発生の頻度や危険度が上昇するとは考えられない。
- 「処方変更の場合」の◆印について説明する。

文献
1) Kallén B：Use of antihistamine drugs in early pregnancy and delivery outcome. J Matern Fetal Neonatal Med, 11(3): 146-152, 2002
2) Heinonen OP, et al：Birth Defect and Drugs in Pregnancy, Publishing Sciences Group, pp323, 437
3) Nelson MM et al：Associations between drugs anministered during pregnancy and congenital abnormalities of the fetus. Br Med J, 1(5748): 523-527, 1971

抗ヒスタミン薬

クレマスチンフマル酸塩 （*Clemastine fumarate*）

タベジール 散 錠

薬剤危険度　1点
情報量　++ ～ +++

薬剤データ

1　添付文書

　妊婦または妊娠している可能性のある婦人には治療上の有益性が危険性を上回ると判断される場合にのみ投与する［妊娠中の投与に関する安全性は確立していない］。

2　動物（生殖発生毒性試験・変異原性試験など）

- マウスの妊娠第2～10日に，30mg/kgまで経口投与した試験では，催奇形作用は認められなかった[1)]。
- ラットの妊娠第1～20日に，100mg/kgまで経口投与した試験では，催奇形作用は認められなかった[1)]。
- ウサギの妊娠第2～14日に，30mg/kgまで経口投与した試験では，催奇形作用は認められなかった[1)]。

3　ヒト（疫学調査・症例報告など）

　妊婦への使用に関して，催奇形性を示唆する症例報告も疫学調査もない。妊婦の本剤服用において，催奇形の危険度を上昇させないことを示唆した以下の報告がある。

疫学調査

- 妊娠初期に抗ヒスタミン薬を服用した17,266例の母親の17,776回の出産における，18,197例の出生児に対するレトロスペクティブ調査では，奇形発生の危険率は増加していなかった。この研究では，本剤は1,230例の妊婦が服用し，うち1,017例では本剤を単剤で使用していた。本剤を服用した母親の出生児における奇形発生率は3.20％であった[2)]。
- 1985～1992年のミシガンメディケイド受給による私的調査では，妊娠第1三半期に本剤に曝露された児1,617例において奇形は71例（4.4%）にみられた（予測値68例，4.2％）。四肢欠損の頻度がやや高く，関連性が示唆されているが，他の因子（母親の疾患，併用薬など）についても検討すべきであり，また，この調査は臨床的な評価ができる形式で報告されていないことから，統計学的な有意差を決定することはできない[3)]。

4　相談事例

　奇形発生の危険度が最も高い絶対過敏期に本剤を服用した112例は，いずれも奇形などのない健常児を出産した。また，相対過敏期に本剤を服用した13例も，いずれも奇形などのない健常児を出産した。

服用後の対応

- 本剤を含む抗ヒスタミン薬を使用した妊婦の出産結果に関する疫学調査が報告されており，本剤と催奇形との関連はみられなかった。マウス，ラット，ウサギで行われた生殖試験では催奇形作用は認められなかった。相談事例では，奇形発生の危険度が高い妊娠初期に本剤を服用した125例は，いずれも奇形などのない健常児を出産した。

  以上のことから判断して，妊娠初期に本剤を服用したことにより奇形発生の頻度や危険度が上昇したとは考えられないので，心配することはないことを説明する。
- 本剤の服用を理由に妊娠を中断するような，はやまった判断はしないように指導する。
- 今後は，妊娠していることを主治医に告げて相談するように指示する。

服用前の対応

1 医師への疑義照会

以下のことを説明し，患者が妊婦であっても処方通りに調剤してよいかを確認する。

- 本剤を含む抗ヒスタミン薬を使用した妊婦の出産結果に関する疫学調査が報告されており，本剤と催奇形との関連はみられなかった。マウス，ラット，ウサギで行われた生殖試験では催奇形作用は認められなかった。相談事例では，絶対過敏期に本剤を服用した112例，および相対過敏期に本剤を服用した13例は，いずれも奇形などのない健常児を出産した。

意見を求められたら

- 症状が軽度で，本剤の投与が不可欠というほどでもないなら，投与しないほうがよい。
- もし他剤に変更しても差し支えないなら，下記の治療薬を紹介する。
- どうしても本剤の投与が必要なら，本剤の服用により奇形児出産の危険性が必ずしも高くなるとは考えられないことを説明する。

他の治療薬

- 常用量での1週間程度の使用であれば，妊婦に使用しても安全と考えられている抗ヒスタミン薬にクロルフェニラミン，ロラタジンがある。
- 患者の症状により，点眼，点鼻，吸入剤などの外用剤での代替も考えられる。

2 患者への説明・指導

以下のことを説明，指導する。

投薬中止の場合

- 処方医と相談の結果，妊娠中の母体と胎児の安全のため，投薬を中止してしばらく様子をみることになった。
- 病状や自覚症状について何か変化があった場合には，すぐに主治医に受診する。
- 妊娠中は，薬局で薬を買うとき，病院にかかるときには，必ず妊娠していることを告げるよう指導する。

処方変更の場合

- 処方医と相談の結果，妊娠中の母体と胎児の安全のため処方が変更になった。
- 本剤は医師が妊娠を確認したうえで処方した薬で，母体の健康のために有用で，胎児への悪影響が

少ないと考えられる薬である。
- ◆ 処方された薬は症状がひどいときだけ服用すればよいのか，継続服用する必要があるのかは，薬の性質だけでなく病状によっても決まるので，今後は医師にあらかじめ確認するようにする。
- ◆ 服薬の調節はあらかじめ医師に相談した範囲で行い，医師の指示と異なった服用をした場合はその状況を医師に報告する。
- ◆ 薬について何か心配なことがあったら，いつでも医師・薬剤師に相談する。

処方変更のない場合
- 前述のことから判断して，本剤の服用により奇形発生の頻度や危険度が明らかに上昇するとは考えられない。
- 「処方変更の場合」の◆印について説明する。

文献
1) ノバルティス ファーマ株式会社：タベジール，インタビューフォーム（第1版）
2) Källén B：Use of antihistamine drugs in early pregnancy and delivery outcome. J Matern Fetal Neonatal Med, 11(3)：146-152, 2002
3) Briggs GG, et al：Drugs in Pregnancy and Lactation：A Reference Guide to Fetal and Neonatal Risk, Lippincott Williams & Wilkins, pp382-383, 2008

クロルフェニラミンマレイン酸塩 （Chlorpheniramine maleate）

ポララミン 散 錠 シ シロップ用 注　　薬剤危険度 **1点**　　情報量 **＋＋＋**

薬剤データ

1　添付文書

妊婦または妊娠している可能性のある婦人には，治療上の有益性が危険性を上回ると判断される場合にのみ投与する［妊娠中の投与に関する安全性は確立していない］。

2　動物（生殖発生毒性試験・変異原性試験など）

- ウサギとラットにヒト通常用量のそれぞれ 50 倍と 85 倍までの量を投与したところ，胎仔への有害作用を示す証拠は得られなかった[1]。
- マウスにヒト通常用量の 65〜650 倍を投与したところ，胚，胎仔および新生仔の死亡率増加が報告されている[2]。
- 妊娠前の雌雄ラットに 10mg/kg および 20mg/kg のクロルフェニラミンを 8 週間食餌中に混ぜて与えた試験では，受精率は 10mg/kg 投与群と対照群との間で差は認められなかったが，20mg/kg 投与群では対照群と比較して有意に低かった（p=0.05）。なお，両群とも新生仔の異常は認められなかった[3]。

3　ヒト（疫学調査・症例報告など）

- 妊婦への使用に関して，催奇形性を示唆する症例報告も疫学調査もない。妊婦の本剤服用において，催奇形の危険度を上昇させないことを示唆した以下の報告がある。

疫学調査

- 50,282 組の母児に関する調査では，妊娠第 1 三半期に 1,070 例が本剤に曝露されていた。また，妊娠中のいずれかの時期に本剤に曝露された母児は 3,931 組であった。いずれの群でも催奇形との関連を示す証拠は認められなかった。数種の奇形と関連している可能性がみられたが，統計的に有意であるかどうかは明らかではない[4]。
- 奇形を有する児に関する 1971 年の調査では，妊娠第 1 三半期の抗ヒスタミン薬使用により児に奇形の生じる頻度は，対照群と比較してむしろ少なかったと報告されている。この調査ではクロルフェニラミンは 6 番目に汎用されていた[5]。
- Boston Collaborative Drug Surveillance Program の報告では，妊娠第 1 三半期に本剤に曝露された母親の児 275 例において先天奇形の発生頻度は増加しなかった[6,7]。
- 妊娠中にロラタジンに曝露された 210 例および他の抗ヒスタミン薬に曝露された 267 例（OAH 群）のプロスペクティブコホート調査では，催奇形性のない薬剤に曝露されたコントロール群（NTC 群）929 例と比較して奇形発生率の増加は認められなかった（ロラタジン群 175 例中 4 例（2.3 %），OAH 群 247 例中 10 例（4.0 %），NTC 群 844 例中 25 例（3.0 %），p=0.553）。また，妊娠第 1 三半期に服用した女性の解析においても，3 群間で奇形発生率に差はみられなかった。この調査では 68 例

がクロルフェニラミンを服用しており，1例に奇形が認められたが，妊娠第1三半期に服用した23例では奇形はみられなかった[8]。

4　相談事例

　奇形発生の危険度が最も高い絶対過敏期に本剤を使用（内服，注射）した985例中956例は奇形などのない健常児を出産した。29例に認められた異常に共通性はなく，国内における自然奇形発生率を上回る変化とは考えられない。

　29例に認められた異常は，心室中隔欠損，ファロー四徴症が各3例，鼠径ヘルニア，腎盂軽度拡大，重複腟，口蓋裂，右足第4趾屈趾症・肺動脈狭窄が各2例，右手多指症，腹壁破裂，左目斜視，右小耳症・外耳道閉鎖，心室および心房中隔欠損・動脈管開存・甲状腺ホルモン異常，肛門狭窄，陰嚢水腫・外耳介在，仙骨部陥凹，舌癒着症，イチゴ状血管腫，両大血管右室起始症・クレチン症・水腎症，完全大血管転換症，心臓瘤（心房）が各1例であった。

　また，相対過敏期に本剤を使用（内服）した40例中38例は奇形などのない健常児を出産した。2例に認められた異常は，心房中隔欠損・三尖弁閉鎖不全，心室中隔欠損が各1例であった。

服用後の対応

- 妊婦の服用が，奇形の発生の増加と関連しなかったと結論する複数の報告がある。胎児への有害性を指摘した報告はない。ラットとウサギで行われた生殖試験では奇形発生の増加は認められなかった。相談事例では，奇形発生の危険度が高い妊娠初期に本剤を使用（内服，注射）した1,025例中994例は奇形などのない健常児を出産した。31例に認められた異常に共通性はなく，国内における自然奇形発生率を上回る変化とは考えられない。

　以上のことから判断して，妊娠初期に本剤を服用したことにより奇形発生の頻度や危険度が上昇したとは考えられないので，心配することはないことを説明する。
- 本剤の服用を理由に妊娠を中断するような，はやまった判断はしないように指導する。
- 今後は，妊娠していることを主治医に告げて相談するように指示する。

服用前の対応

1　医師への疑義照会

以下のことを説明し，患者が妊婦であっても処方通りに調剤してよいかを確認する。
- 妊婦の服用が奇形の発生と関連しないことを示唆する疫学調査が報告されている。胎児への有害性に関する報告はない。ウサギとラットで行われた生殖試験では，催奇形作用は認められなかった。相談事例では，絶対過敏期に本剤を使用（内服，注射）した985例中956例は奇形などのない健常児を出産した。29例に認められた異常に共通性はなく，国内における自然奇形発生率を上回る変化とは考えられない。また，相対過敏期に本剤を使用（内服）した40例中38例は奇形などのない健常児を出産した。

意見を求められたら
- 症状が軽度で，本剤の投与が不可欠というほどでもないなら，投与しないほうがよい。
- もし他剤に変更しても差し支えないなら，下記の治療薬を紹介する。

- どうしても本剤の投与が必要なら，本剤の服用により奇形児出産の危険性が必ずしも高くなるとは考えられないことを説明する。

他の治療薬
- 本剤は1週間程度の常用量での使用であれば，妊婦に使用しても安全と考えられている抗ヒスタミン薬である。その他，ロラタジンもあげられる。
- 患者の症状により，点眼，点鼻，吸入剤などの外用剤での代替も考えられる。

2 患者への説明・指導

以下のことを説明，指導する。

投薬中止の場合
- 処方医と相談の結果，妊婦中の母体と胎児の安全のため，投薬を中止してしばらく様子をみることになった。
- 病状や自覚症状について何か変化があった場合には，すぐに主治医に受診する。
- 妊娠中は，薬局で薬を買うとき，病院にかかるときには，必ず妊娠していることを告げるよう指導する。

処方変更の場合
- 処方医と相談の結果，妊娠中の母体と胎児の安全のため処方が変更になった。
- ◆ 本剤は医師が妊娠を確認したうえで処方した薬で，母体の健康のために有用で，胎児への悪影響が少ないと考えられる薬である。
- ◆ 処方された薬は症状がひどいときだけ服用すればよいのか，継続服用する必要があるのかは，薬の性質だけでなく病状によっても決まるので，今後は医師にあらかじめ確認するようにする。
- ◆ 服薬の調節はあらかじめ医師に相談した範囲で行い，医師の指示と異なった服用をした場合はその状況を医師に報告する。
- ◆ 薬について何か心配なことがあったら，いつでも医師・薬剤師に相談する。

処方変更のない場合
- 前述のことから判断して，本剤の服用により奇形発生の頻度や危険度が明らかに上昇するとは考えられない。
- 「処方変更の場合」の◆印について説明する。

文献
1) American Hospital Formulary Service Drug Information, p12, 2010
2) Naranjo P, et al：Embryotoxic effects of antihistamines. Arzneimittelforschung, 18（2）：188-194, 1968
3) シェリング・プラウ株式会社（現：MSD株式会社）：社内資料
4) Heinonen OP, et al：Birth Defects and Drugs in Pregnancy, Publishing Sciences Group, pp322-334, 437, 1977
5) Nelson MM, et al：Associations between drugs administered during pregnancy and congenital abnormalities of the fetus. Br Med J, 1（5748）：523, 1971
6) Aselton P, et al：First-trimester drug use and congenital disorders. Obstet Gynecol, 65（4）：451-455, 1985
7) Jick H, et al：First-trimester drug use and congenital disorders. JAMA, 246（4）：343-346, 1981
8) Diav-Citrin O, et al：Pregnancy outcome after gestational exposure to loratadine or antihistamines；a prospective controlled cohort study. J Allergy Clin Immunol, 111（6）：1239-1243, 2003

抗ヒスタミン薬

ジフェンヒドラミン塩酸塩 （Diphenhydramine hydrochloride）

ベナ錠

薬剤危険度 2～3点*

情報量 ++

薬剤データ

1 添付文書

妊婦または妊娠している可能性のある婦人には投与しないことが望ましい［抗ヒスタミン剤を投与された患者群で，奇形児の出産率が高いことを疑わせる疫学調査結果がある］。

2 動物（生殖発生毒性試験・変異原性試験など）

- ラットを用いて妊娠6～15日目に3.9，19.2mg/kgを経口投与した生殖試験，あるいはウサギを用いて妊娠6～18日目に3，15mg/kgを経口投与した生殖試験では，催奇形作用は認められていない[1]。

3 ヒト（疫学調査・症例報告など）

- 妊娠初期に本剤を服用した妊婦に関する複数のコホート研究では，本剤の使用と先天異常の関連は認められていない。先天異常を有する児に関するケースコントロール研究で，口唇裂などの個別の奇形との関連が調査され関連する可能性が報告されている。一般の健康な妊婦の児にみられる先天異常の確率を，妊娠初期の本剤使用が増加させることはまずないと考える複数の証拠がある。一方，個別の奇形との関連については疑わしいとの報告もある。こうした個別奇形との関連は，未確立な段階だが仮に統計的な差異があるとしても，先天異常全般に関する発生確率2～3％を数値で増大させるほどのリスクは実在していない。また，妊娠末期に本剤を連用すると，出生児の鎮静がみられる可能性が指摘されている。

- 50,282組の母児に関する調査では，妊娠第1三半期に595組の母児が本剤に曝露された。また，妊娠中の何らかの時期に本剤に曝露された母児が2,948組あった。いずれの群でも奇形との関連は認められなかった。個別の奇形に関する検討では数種の奇形と関連する可能性は否定できないが，統計的に有意であるかどうかは明らかではないデータである[2]。

- 妊娠第1三半期に本剤を使用した631例の妊婦の児に関するコホート調査では，先天異常の発現頻度は増加していなかった[3,4]。

- 599例の口蓋裂を有する児の群と，590例の口蓋裂のない児の群を比較した調査では，妊娠第1三半期に子宮内でジフェンヒドラミンに曝露されたのは，前者では20例，後者では6例と有意差がみられた。母親のジフェンヒドラミン服用と口蓋裂の発生に統計的に有意な関連が認められたと報告されている[5]。

*2点…先天性形態異常全般，3点…個別の奇形

- 神経管欠損を有する802例の児の母親に関する調査では，妊娠第1三半期に本剤を使用していた頻度が一般集団の推定値より高かった[OR：1.7，95%CI：1.0-2.9]こと，口唇裂を有する1,150例の児の母親に関する調査では，妊娠第1三半期に本剤を使用していた頻度が一般集団の推定値より高かった[OR：1.73，95%CI：1.12-2.68]ことをはじめ，いくつかの個別の奇形を有する児の母親に関するケースコントロール研究において，個別の奇形と関連する可能性が報告された[6]。
- 1971年の奇形を有する児に関する調査では，妊娠第1三半期に抗ヒスタミン薬に曝露された児に奇形のみられる頻度は対照群と比較してむしろ少なかったと報告されている。この調査ではジフェンヒドラミンは2番目に繁用されていた[7]。
- 6,509例の母親の調査で，妊娠第1三半期に本剤を使用した270例では，薬剤の使用と催奇形に関連性は認められなかった[4]。
- 妊娠中に本剤を毎日150mg/kg服用していた母親から生まれた児に，離脱症状として，全身の震えと下痢が発生したとの報告がある。フェノバルビタールによる治療で症状は改善した[8]。
- 妊娠末期に慢性的に本剤を連用した母親の児に，一過性だが顕著な鎮静が認められたことが報告されている[9]。
- 痒疹のために50mgのジフェンヒドラミンを服用し，1時間半後に眠剤として30mgのテマゼパムを服用したところ，3時間後に激しい胎動があり，4時間後に満期産の女児が死産となった症例が報告されている。ウサギの生殖試験では個々の薬剤投与は胎仔毒性を示さないが，併用すると81%が死産または出産後すぐに死亡した。示唆された相互作用に対する作用機序は解明されていない[6]。

4　相談事例

奇形発生の危険度が最も高い絶対過敏期に本剤を服用した70例中68例は奇形などのない健常児を出産した。2例に認められた異常は，外耳変形・頸部瘻孔1例と鎖肛1例であった。相対過敏期に本剤を服用した6例はいずれも奇形などのない健常児を出産した。限られた情報量ではあるが，国内における自然奇形発生率を大きく上回る変化はみられていない。

服用後の対応

- 妊娠初期に本剤を服用した妊婦に関する複数のコホート研究では，本剤の使用と先天異常の関連は認められていない。先天異常を有する児に関するケースコントロール研究で，口唇裂などの個別の奇形との関連が調査され関連する可能性が報告されている。一般の健康な妊婦の児にみられる先天異常の確率を，妊娠初期の本剤使用が増加させることはまずないと考える複数の証拠がある。一方，個別の奇形との関連については疑わしいとの報告もある。こうした個別奇形との関連は，未確立な段階だが仮に統計的な差異があるとしても，先天異常全般に関する発生確率2〜3%を数値で増大させるほどのリスクは実在していない。また，妊娠末期に本剤を連用すると，出生児の鎮静がみられる可能性が指摘されている。ラット，あるいはウサギを用いた生殖試験では，催奇形作用は認められていない。相談事例では，奇形発生の危険度が高い妊娠初期に本剤を服用した76例中74例は奇形などのない健常児を出産した。限られた情報量ではあるが，国内における自然奇形発生率を大きく上回る変化はみられていない。

　以上のことから判断して，妊娠初期に本剤を服用したことにより奇形発生の頻度や危険度が上昇したとは考えられないので，心配することはないことを説明する。

- 本剤の服用を理由に妊娠を中断するような，はやまった判断はしないように指導する。
- 今後は，妊娠していることを主治医に告げて相談するように指示する。

服用前の対応

1 医師への疑義照会

以下のことを説明し，患者が妊婦であっても処方通りに調剤してよいかを確認する。

- 妊娠初期に本剤を服用した妊婦に関する複数のコホート研究では，本剤の使用と先天異常の関連は認められていない。先天異常を有する児に関するケースコントロール研究で，口唇裂などの個別の奇形との関連が調査され関連する可能性が報告されている。一般の健康な妊婦の児にみられる先天異常の確率を，妊娠初期の本剤使用が増加させることはまずないと考える複数の証拠がある。一方，個別の奇形との関連については疑わしいとの報告もある。こうした個別奇形との関連は，未確立な段階だが仮に統計的な差異があるとしても，先天異常全般に関する発生確率2〜3％を数値で増大させるほどのリスクは実在していない。また，妊娠末期に本剤を連用すると，出生児の鎮静がみられる可能性が指摘されている。ラット，あるいはウサギを用いた生殖試験では，催奇形作用は認められていない。相談事例では，絶対過敏期に本剤を服用した70例中68例および相対過敏期に本剤を服用した6例は奇形などのない健常児を出産した。限られた情報量ではあるが，国内における自然奇形発生率を大きく上回る変化はみられていない。

意見を求められたら

- 症状が軽度で，本剤の投与が不可欠というほどでもないなら，投与しないほうがよい。
- もし他剤に変更しても差し支えないなら，下記の治療薬を紹介する。
- どうしても本剤の投与が必要なら，本剤の服用により奇形児出産の危険性が必ずしも高くなるとは考えられないことを説明する。
- 妊娠末期に本剤を連用すると，出生児の鎮静がみられる可能性が指摘されている。

他の治療薬

- 常用量での1週間程度の使用であれば，妊婦へ使用しても安全と考えられている抗ヒスタミン薬にクロルフェニラミン，ロラタジンがある。
- 患者の症状により，点眼，点鼻，吸入などの外用剤での代替も考えられる。

2 患者への説明・指導

以下のことを説明，指導する。

投薬中止の場合

- 処方医と相談の結果，妊娠中の母体と胎児の安全のため，投薬を中止してしばらく様子をみることになった。
- 息苦しい（花粉症の呼吸器症状），痒みがひどく眠れないなど，病状や自覚症状について何か変化があった場合には，すぐに主治医に受診する。
- 妊娠中は，薬局で薬を買うとき，病院にかかるときには，必ず妊娠していることを告げるよう指導する。

処方変更の場合

- 処方医と相談の結果，妊娠中の母体と胎児の安全のため処方が変更になった。

- 本剤は医師が妊娠を確認したうえで処方した薬で，母体の健康のために有用で，胎児への悪影響が少ないと考えられる薬である．
- 処方された薬は症状がひどいときだけ服用すればよいのか，継続服用する必要があるのかは，薬の性質だけでなく病状によっても決まるので，今後は医師にあらかじめ確認するようにする．
- 服薬の調節はあらかじめ医師に相談した範囲で行い，医師の指示と異なった服用をした場合はその状況を医師に報告する．
- 薬について何か心配なことがあったら，いつでも医師・薬剤師に相談する．

処方変更のない場合
- 前述のことから判断して，本剤の服用により奇形発生の頻度や危険度が明らかに上昇するとは考えられない．
- 「処方変更の場合」の◆印について説明する．

文献
1) 佐藤製薬株式会社：ベナ，インタビューフォーム（第1版）
2) Heinonen OP, et al：Birth Defects and Drugs in Pregnancy, Publishing Sciences Group, p323, 1977
3) Jick H, et al：First-trimester drug use and congenital disorders. JAMA, 246(4)：343-346, 1981
4) Aselton P, et al：First trimester drug use and congenital disorders. Obstet Gynecol, 65(4)：451-455, 1985
5) Saxén I：Letter：Cleft palate and maternal diphenhydramine intake. Lancet, 1(7854)：407-408, 1974
6) Gilboa SM, et al：Use of antihistamine medications during early pregnancy and isolated major malformations. Birth Defects Res A Clin Mol Teratol, 85(2)：137-150, 2009
7) Nelson MM, et al：Associations between drugs administered during pregnancy and congenital abnormalities of the fetus. Br Med J, 1(5748)：523-527, 1971
8) Parkin DE：Probable Benadryl withdrawal manifestations in a newborn infant. J Pediatr, 85(4)：580, 1974
9) Miller AA：Diphenhydramine toxicity in a newborn；a case report. J Perinatol, 20(6)：390-391, 2000

抗ヒスタミン薬

ヒドロキシジン （Hydroxyzine）

アタラックス錠，アタラックス-P 散 カ シ シロップ用

薬剤危険度 2点

情報量 ++

薬剤データ

1 添付文書

妊婦または妊娠している可能性のある婦人には投与しない［妊娠初期（約3カ月）に本剤を投与された婦人が，口蓋裂などの奇形を有する児を出産したとの報告がある。また，妊娠中の投与により，出産後新生児に傾眠，筋緊張低下，離脱症状，錐体外路障害，間代性運動，中枢神経抑制などの精神神経系症状，新生児低酸素症が現れたとの報告がある］。

2 動物（生殖発生毒性試験・変異原性試験など）

- ラットの生殖試験において催奇形作用が認められた。60mg/kg 投与時の奇形発生頻度は20％であった[1]。
- 器官形成期投与試験では，本薬 200mg/kg の大量投与時に顔面破裂の発生増加が認められた[2]。
- マウス，ラット，ウサギを用いた生殖試験では，ラットおよびマウスにおいてヒト常用量をはるかに超える大量投与により催奇形作用が認められた[3]。

3 ヒト（疫学調査・症例報告など）

- 妊娠第1三半期に本剤を服用した100例は，胎児喪失および奇形発生に関して対照群と有意差は認められなかった。患者は吐気，嘔吐のため1日50mgの本剤を服用していた[4]。
- 50,282組の母児に関する調査では，50例が妊娠第1三半期に本剤を服用しており，5例の児に奇形が認められた。妊娠第1三半期の本剤服用が奇形発生と関連する可能性が示唆された[5]。しかし，統計的に有意な確認を行うにはこの報告の症例数はあまりに少ないとの指摘がある[6]。同様に，この報告で示された奇形発生の相対危険度は 1.55 であり，特別に強い関連性ではないと考えられている[2]。
- 1985～1992年の間に行われた 229,101 例の妊婦の調査では，828 例の新生児が妊娠第1三半期にヒドロキシジンに曝露しており 48 例（5.8％）に奇形がみられた（予測値 5.1％）。6種の奇形の分類の中で口蓋裂について薬剤と奇形発生との関連を疑わせるが母親の疾患や併用薬についての他の因子が影響しているかもしれない[7]。
- 1997年に発表されたプロスペクティブコントロール研究では120例の曝露群（ヒドロキシジン 81例，セチリジン 39例）と110例のコントロール群が比較された。ヒドロキシジンは 53 例（65％）が妊娠第1三半期の服用だった。ヒドロキシジンは自然流産3例，大奇形2例（心室中隔欠損，複合先天心欠損），小奇形4例だった。
  各グループ間で出産結果に統計学的な有意差は認められなかった[8]。
- 80 例の妊娠悪阻の婦人への薬物療法と出産結果に関する調査が報告されている。使用されていた薬剤は，ヒドロキシジン，ドロペリドール，ジフェンヒドラミン，メトクロプラミドであった。治療開始の平均週数は 10.9 ± 3.9 週で，すべての婦人が退院後1週間までヒドロキシジンの投与を受けて

いた。このうち3例の母親が出産した児に奇形が認められた。認められた異常は，ポーランド症候群，胎児アルコール症候群，水頭症と右脳形成不全であった。報告の著者らは，最後の1例は薬剤との関連の可能性があるが，最も考えられる原因は子宮内における胎児の血管障害や感染と考えられると述べている[9]。

離脱症状

- 妊娠35週に不安のために本剤を1日150mg服用しはじめた36歳の婦人は4週間後に帝王切開で4,120gの男児を出産した。出生4時間後に児は上肢から全身に広がる間代性の動きに続いて4分間の強直・間代発作を起こした。精密検査では発作の原因はわからなかった。母親の血漿中ヒドロキシジン濃度は出産6時間後で7.3ng/mL，児の出生後6時間，24時間の血漿中薬物濃度は7.4ng/mL，2.3ng/mLだった[10]。
- 湿疹治療のために妊娠全期間を通じて本剤を1日600mg服用した29歳の母親の出生児に，神経過敏，哺乳困難，不随意痙攣，頻呼吸などの離脱症状がみられた。出生児の血漿薬物濃度は，成人の治療域の3倍以上にあたる180μg/mLであった[2]。

4　相談事例

奇形発生の危険度が最も高い絶対過敏期に本剤を服用した62例中60例は奇形などのない健常児を出産した。2例に認められた異常は，心室中隔欠損1例，右足指の奇形1例であった。限られたデータではあるが本剤曝露群の児の出産結果は国内における自然奇形発生率を大きく上回る変化とは考えにくい。相対過敏期に本剤を服用した6例はいずれも奇形などのない健常児を出産した。

服用後の対応

- 添付文書では，「妊娠初期（約3カ月）に本剤を投与された婦人が，口蓋裂などの奇形を有する児を出産したとの報告がある」との記載がある。この記載の根拠となった情報は，ミシガンメディケイドのデータ解析に基づくもので，文献として公表されていないこと，統計的な処理が行われていないこと，交絡因子を排除し得ないことなどから確定的なものではないとの指摘がある[11]。一方，妊娠初期の奇形発生の危険度が高い時期に本剤を服用した100例，81例，80例の報告があり催奇形との関連性はみられなかった。なお，妊娠初期に本剤を服用した50例に関する調査では，本剤服用が奇形発生と関連する可能性があると指摘されている。しかし，この報告については症例数が少なく催奇形性を結論づけるほどの統計的な意義をもつものではないとの指摘がある。マウス，ラット，ウサギで行われた生殖試験では，マウスとラットにヒトの常用量をはるかに超える大量投与した際に催奇形作用が認められた。相談事例では，奇形発生の危険度が高い妊娠初期に本剤を服用した68例中66例は奇形などのない健常児を出産している。

　以上のことから判断して，妊娠初期に本剤を服用したことにより，奇形発生の頻度や危険度が上昇したとは考えられないので，心配することはないことを説明する。

- 本剤の服用を理由に妊娠を中断するような，はやまった判断はしないように指導する。
- 今後は妊娠していることを主治医に告げて相談するように指示する。

抗ヒスタミン薬

服用前の対応

1　医師への疑義照会

以下のことを説明し、患者が妊婦であっても処方通りに調剤してよいかを確認する。

- 添付文書では、「妊娠初期（約3カ月）に本剤を投与された婦人が、口蓋裂などの奇形を有する児を出産したとの報告がある」との記載がある。この記載の根拠となった情報は、ミシガンメディケイドのデータ解析に基づくもので、文献として公表されていないこと、統計的な処理が行われていないこと、交絡因子を排除し得ないことなどから確定的なものではないとの指摘がある。一方、妊娠初期の奇形発生の危険度が高い時期に本剤を服用した100例、81例、80例の報告があり催奇形との関連性はみられなかった。なお、妊娠初期に本剤を服用した50例に関する調査では、本剤服用が奇形発生と関連する可能性があると指摘されている。しかし、この報告については症例数が少なく催奇形性を結論づけるほどの統計的な意義をもつものではないとの指摘がある。マウス、ラット、ウサギで行われた生殖試験では、マウスとラットにヒトの常用量をはるかに超える大量投与した際に催奇形作用が認められた。相談事例では、絶対過敏期に本剤を服用した62例中60例および相対過敏期に本剤を服用した6例は奇形などのない健常児を出産している。

意見を求められたら

- 症状が軽度で、本剤の投与が不可欠というほどでもないなら、投与しないほうがよい。
- もし他剤に変更しても差し支えないなら、下記の治療薬を紹介する。
- どうしても本剤の投与が必要なら、本剤の服用により奇形児出産の危険性が必ずしも高くなるとは考えられないことを説明する。
- 妊娠中の継続服用例では、出生児に離脱症状がみられたとの報告がある。

他の治療薬

（皮膚疾患に用いる場合）

- 常用量で1週間程度の使用であれば、妊婦へ使用しても安全と考えられている抗ヒスタミン薬にクロルフェニラミン、ロラタジンがある。
- 患者の症状により、軟膏剤などの外用剤での代替も考えられる。

2　患者への説明・指導

以下のことを説明、指導する。

投薬中止の場合

- 処方医と相談の結果、妊娠中の母体と胎児の安全のため、投薬を中止してしばらく様子をみることになった。
- 痒みがひどく眠れないなど、病状や自覚症状について何か変化があった場合には、主治医に受診する。
- 妊娠中は、薬局で薬を買うとき、病院にかかるときには、必ず妊娠していることを告げるよう指導する。

処方変更の場合

- 処方医と相談の結果、妊娠中の母体と胎児の安全のため処方が変更になった。
- 本剤は医師が妊娠を確認したうえで処方した薬で、母体の健康のために有用で、胎児への悪影響が少ないと考えられる薬である。

- 処方された薬は症状がひどいときだけ服用すればよいのか，継続服用する必要があるのかは，薬の性質だけでなく病状によっても決まるので，今後は医師にあらかじめ確認するようにする。
- 服用の調節は，あらかじめ医師に相談した範囲で行い，医師の指示と異なった服用をした場合はその状況を医師に報告する。
- 薬について何か心配なことがあったら，いつでも医師・薬剤師に相談する。

処方変更のない場合

- 前述のことから判断して，本剤の服用により奇形発生の頻度や危険度が明らかに上昇するとは考えられない。
- 「処方変更の場合」の◆印について説明する。

文献

1) 清藤英一・編著：催奇形性等発生毒性に関する薬品情報 第2版，東洋書店，p356，1986
2) 柳沼忞・訳：妊娠・授乳女性の薬ハンドブック第3版．メディカル・サイエンス・インターナショナル，p276，2000
3) ファイザー株式会社：アタラックス，インタビューフォーム（第2版）
4) Erez S, et al：Double-blind evaluation of hydroxyzine as an antiemetic in pregnancy. J Reprod Med，7 (1)：35-37，1971
5) Heinonen OP, et al：Birth Defects and Drugs in Pregnancy, Publishing Sciences Group, pp335-344, 1977
6) Briggs GG, et al：Drugs in Pregnancy and Lactation；A Reference Guide to Fetal and Neonatal Risk, Lippincott Williams & Wilkins, p899, 2008
7) Rosa F：Personal communication, FDA, 1993
8) Einarson A, et al：Prospective controlled study of hydoroxyzine and cetirizine in pregnancy. Ann Allergy Asthma Immunol, 78 (2)：183-186, 1997
9) Nageotte MP, et al：Droperidol and diphenhydramine in the management of hyperemesis gravidarum. Am J Obstet Gynecol, 174 (6)：1801-1806, 1996
10) Serreau R, et al：Neonatal seizures associated with maternal hydroxyzine hydrochloride in late pregnancy. Reprod Toxicol, 20 (4)：573-574, 2005
11) Teratogen Information System (TERIS) vol.139

抗ヒスタミン薬

プロメタジン （Promethazine）

ヒベルナ[散][錠][注],
ピレチア[細][錠]

薬剤危険度 1点

情報量 ++ ～ +++

薬剤データ

1 添付文書

妊婦または妊娠している可能性のある婦人には投与しないことが望ましい［妊娠中の投与に関する安全性は確立していない］。

2 動物（生殖発生毒性試験・変異原性試験など）

ラット混餌試験では，母動物にプロメタジン塩酸塩を 6.25 および 12.5mg/kg を投与したが，催奇形作用は認められなかった。これらの用量は，ヒト最大推奨用量のそれぞれ約 2.1 ～ 4.2 倍に相当する。ラットに 25mg/kg/日を腹腔内投与したとき，胎仔死亡がみられた[1]。

3 ヒト（疫学調査・症例報告など）

- 妊婦への使用に関して，催奇形性を示唆する症例報告も疫学調査もない。妊婦の本剤服用において，催奇形の危険度を上昇させないことを示唆した以下の報告がある。
- 妊娠初期に抗ヒスタミン薬を服用した 17,266 例の母親の 17,776 回の出産における，18,197 例の出生児に対するレトロスペクティブ調査では，抗ヒスタミン薬使用群の奇形発生率は 3.17 ％で，一般集団の 3.16 ％と比較して増加していなかった。この研究では，2,764 例の妊婦が本剤を服用し，うち 1,883 例では本剤を単剤で使用していた。本剤を服用した母親の出生児における奇形発生率は 3.14 ％であった[2]。
- 先天性の奇形を有する 836 例の児と，奇形などのない 836 例の児に関する調査では，妊娠第 1 三半期に母親が本剤を使用した例数は，両群間に有意な差はみられなかった[3]。
- 50,282 組の母児に関する調査では，妊娠第 1 三半期に本剤に曝露された 114 例，および妊娠中のいずれかの時期に本剤に曝露された 746 例の新生児に奇形発生の危険度の増加はみられなかった[4]。
- 妊娠第 1 三半期に本剤に曝露された 165 例に関する調査では，奇形発生との相関は認められなかった[5]。
- ハンガリーケースコントロールサーベイランスに基づく調査（1980 ～ 1996 年）では，奇形を有する児 22,843 例のうち，3,648 例（16.0 ％）の母親が妊娠中に本剤を服用していた。一方，奇形のない児 38,151 例の対照群では，6,025 例（15.8 ％）の母親が本剤を服用しており，妊娠中の本剤使用と先天奇形発生率増加との関連はみられなかった[6]。
- 奇形を有する 175 例の児を対象とした調査では，母親が妊娠第 1 三半期に制吐薬を服用した割合は，対照群と比較してむしろ有意に少なかった。制吐薬としては，本剤が最も汎用されていた[7]。
- 子宮内で本剤に曝露された新生児の体重，身長および頭囲を出生時（127 例）と生後 8 カ月（100 例）で測定したところ，本剤を服用しなかった母親の新生児と比較して違いはみられなかった[8]。
- 陣痛期の 12 例の母親にプロメタジンとペチジンが投与され，母体の血小板機能に影響はみられな

かったものの，9例の新生児に血小板凝集能の障害が観察された[9]。

4　相談事例

奇形発生の危険度が最も高い絶対過敏期に本剤を服用した342例中333例は奇形などのない健常児を出産した。9例に認められた異常は，大血管転移・肺動脈閉鎖症，左眼強度斜視，先天性心奇形，鼠径ヘルニア，心室中隔欠損症，停留睾丸，総肺静脈還流異常症，左鼻液管閉鎖症，卵円孔開存が各1例であった。9例に認められた異常に共通性はなく，国内における自然奇形発生率を上回る変化とは考えられない。また，相対過敏期に本剤を服用した23例中22例は奇形などのない健常児を出産した。1例に認められた異常は，口蓋破裂であった。

服用後の対応

- 妊娠中の服用が奇形の発生と関連しないことを示唆した疫学調査が複数ある。相談事例では，奇形発生の危険度が高い妊娠初期に本剤を服用した365例中355例は奇形などのない健常児を出産した。
  以上のことから判断して，妊娠初期に本剤を服用したことにより奇形発生の頻度や危険度が上昇したとは考えられないので，心配することはないことを説明する。
- 本剤の服用を理由に妊娠を中断するような，はやまった判断はしないように指導する。
- 今後は，妊娠していることを主治医に告げて相談するように指示する。

服用前の対応

1　医師への疑義照会

以下のことを説明し，患者が妊婦であっても処方通りに調剤してよいかを確認する。
- 妊婦の服用が奇形の発生と関連しないことを示唆した疫学調査が複数ある。本剤と催奇形の関連を示唆する報告はない。動物の生殖試験は行われていない。相談事例では，絶対過敏期に本剤を服用した342例中333例は健常児を出産している。また，相対過敏期に本剤を服用した23例中22例は奇形などのない健常児を出産した。

意見を求められたら
- 症状が軽度で，本剤の投与が不可欠というほどでもないなら，投与しないほうがよい。
- もし他剤に変更しても差し支えないなら，下記の治療薬を紹介する。
- どうしても本剤の投与が必要なら，本剤の服用により奇形児出産の危険性が必ずしも高くなるとは考えられないことを説明する。
- 制吐薬の投与が必要な場合，下記の制吐薬を紹介する。

他の治療薬
- 常用量での1週間程度の使用であれば，妊婦に使用しても安全と考えられている抗ヒスタミン薬にクロルフェニラミン，ロラタジンがある。
- 患者の症状により，点眼，点鼻，吸入剤などの外用剤での代替も考えられる。
- ヒトでの催奇形性に関して，症例も疫学調査も報告されておらず，動物の生殖試験で催奇形作用を示さないことが確認されている薬剤で，妊娠中も悪心，嘔吐に対して比較的安全に使用できると考えられる制吐薬にメトクロプラミドがある。

- 症例により，漢方薬の小半夏加茯苓湯を冷やした溶液や，五苓散あるいはビタミン剤の補給などが妊娠の悪心，嘔吐に対して有効な場合がある。

2 患者への説明・指導

以下のことを説明，指導する。

投薬中止の場合
- 処方医と相談の結果，妊娠中の母体と胎児の安全のため，投薬を中止してしばらく様子をみることになった。
- 病状や自覚症状について何か変化があった場合には，すぐに主治医に受診する。
- 妊娠中は，薬局で薬を買うとき，病院にかかるときには，必ず妊娠していることを告げるよう指導する。

処方変更の場合
- 処方医と相談の結果，妊娠中の母体と胎児の安全のため処方が変更になった。
- 本剤は医師が妊娠を確認したうえで処方した薬で，母体の健康のために有用で，胎児への悪影響が少ないと考えられる薬である。
- 処方された薬は症状がひどいときだけ服用すればよいのか，継続服用する必要があるのかは，薬の性質だけでなく病状によっても決まるので，今後は医師にあらかじめ確認するようにする。
- 服薬の調節はあらかじめ医師に相談した範囲で行い，医師の指示と異なった服用をした場合はその状況を医師に報告する。
- 薬について何か心配なことがあったら，いつでも医師・薬剤師に相談する。

処方変更のない場合
- 前述のことから判断して，本剤の服用により奇形発生の頻度や危険度が上昇するとは考えられない。
- 「処方変更の場合」の◆印について説明する。

文献
1) Wyeth Pharmaceuticals Inc.：Phenergan，Product Information，2005
2) Källén B：Use of antihistamine drugs in early pregnancy and delivery outcome. J Matern Fetal Neonatal Med，11(3)：146-152，2002
3) Greenberg G, et al：Maternal drug histories and congenital abnormalities. Br Med J, 2(6091)：853-856，1977
4) Heinonen OP, et al：Birth Defects and Drugs in Pregnancy，Publishing Sciences Group，p323，1977
5) Wheatley D：DRUGS AND THE EMBRYO，Br Med J, 1：630，1964
6) Bártfai Z, et al：A population-based case-control teratologic study of promethazine use during pregnancy. Reprod Toxicol，25(2)：276-285，2008
7) Nelson MM, et al：Associations between drugs administered during pregnancy and congenital abnormalities of the fetus. Br Med J, 1(5748)：523-527，1971
8) Czeizel AE, et al：The effect of diazepam and promethazine treatment during pregnancy on the somatic development of human offspring. Neurotoxicol Teratol，21(2)：157-167，1999
9) Corby DG, et al：The effects of antenatal drug administration on aggregation of platelets of newborn infants. J Pediatr，79(2)：307-313，1971

ホモクロルシクリジン塩酸塩 （*Homochlorcyclizine hydrochloride*）

| ホモクロミン錠 | 薬剤危険度 1点 | 情報量 ± |

薬剤データ

1 添付文書
妊婦または妊娠している可能性のある婦人には投与しないことが望ましい[妊娠中の投与に関する安全性は確立していない]。

2 動物（生殖発生毒性試験・変異原性試験など）
マウスに100mg/kg，ラットに75mg/kg，ウサギに128mg/kgまで経口投与した器官形成期投与試験では，催奇形作用は認められなかった[1]。

3 ヒト（疫学調査・症例報告など）
妊婦への使用に関して，胎児への催奇形性，発育毒性との関連は認められなかったことを示す疫学調査は報告されていない。一方，ヒトにおける催奇形性，胎児毒性を示す症例報告も疫学調査もない。

4 相談事例
奇形発生の危険度が最も高い絶対過敏期に本剤を服用した23例と，相対過敏期に服用した4例は，いずれも奇形などのない健常児を出産した。

服用後の対応

- 妊婦が服用した場合の安全性については，これを肯定する報告も否定する報告もない。マウス，ラット，ウサギで行われた生殖試験では催奇形作用は認められなかった。相談事例では，奇形発生の危険度が高い妊娠初期に本剤を服用した27例はいずれも奇形などのない健常児を出産している。
  以上のことから判断して，妊娠初期に本剤を服用したことにより奇形発生の頻度や危険度が上昇したとは考えられないので，心配することはないことを説明する。
- 本剤の服用を理由に妊娠を中断するような，はやまった判断はしないように指導する。
- 今後は，妊娠していることを主治医に告げて相談するように指示する。

服用前の対応

1 医師への疑義照会
以下のことを説明し，患者が妊婦であっても処方通りに調剤してよいかを確認する。
- 本剤の添付文書の使用上の注意「妊婦・産婦・授乳婦への投与」の項には，「妊婦には投与しないことが望ましい」と記載されている。ヒトでの催奇形性に関しては，疫学調査も症例報告もない。動

物の生殖試験では，ラット，マウス，ウサギに大量を投与しても催奇形作用は認められなかった．相談事例では，絶対過敏期に本剤を服用した23例と相対過敏期に本剤を服用した4例はいずれも奇形などのない健常児を出産している．

意見を求められたら
- 本剤は，添付文書において妊婦には「投与しないことが望ましい」と記載されており，他に使用可能な抗ヒスタミン薬が存在するので，妊婦に対しては投与しないほうがよい．
- 症状が軽度で，本剤の投与が不可欠というほどでもないなら，投与しないほうがよい．
- もし他剤に変更しても差し支えないなら，下記の治療薬を紹介する．
- どうしても本剤の投与が必要なら，本剤の服用により奇形児出産の危険度が必ずしも高くなるとは考えられないことを説明する．

他の治療薬
- 常用量での1週間程度の使用であれば，妊婦に使用しても安全と考えられている抗ヒスタミン薬にクロルフェニラミン，ロラタジンがある．
- 患者の症状により，点眼，点鼻，吸入剤などの外用剤での代替も考えられる．

2 患者への説明・指導

以下のことを説明，指導する．

投薬中止の場合
- 処方医と相談の結果，妊娠中の母体と胎児の安全のため，投薬を中止してしばらく様子をみることになった．
- 病状や自覚症状について何か変化があった場合には，すぐに主治医に受診する．
- 妊娠中は，薬局で薬を買うとき，病院にかかるときには，必ず妊娠していることを告げるよう指導する．

処方変更の場合
- 処方医と相談の結果，妊娠中の母体と胎児の安全のため処方が変更になった．
- ◆ 本剤は医師が妊娠を確認したうえで処方した薬で，母体の健康のために有用で，胎児への悪影響が少ないと考えられる薬である．
- ◆ 処方された薬は症状がひどいときだけ服用すればよいのか，継続服用する必要があるのかは，薬の性質だけでなく病状によっても決まるので，今後は医師にあらかじめ確認するようにする．
- ◆ 服薬の調節はあらかじめ医師に相談した範囲で行い，医師の指示と異なった服用をした場合はその状況を医師に報告する．
- ◆ 薬について何か心配なことがあったら，いつでも医師・薬剤師に相談する．

処方変更のない場合
- 前述のことから判断して，本剤の服用により奇形発生の頻度や危険度が上昇するとは考えられない．
- 「処方変更の場合」の◆印について説明する．

文献
1) エーザイ株式会社：ホモクロミン，インタビューフォーム(第3版)

メキタジン (Mequitazine)

	薬剤危険度	情報量
ゼスラン®錠, ニポラジン®錠	1点	++

薬剤データ

1 添付文書

妊婦または妊娠している可能性のある婦人には投与しないことが望ましい［妊娠中の投与に関する安全性は確立していない］。

2 動物（生殖発生毒性試験・変異原性試験など）

- ラットの生殖試験では，20mg/kg/日まで経口投与したが催奇形作用は認められなかった[1]。
- ウサギの器官形成期に125mg/kg/日まで経口投与した試験では，125mg/kg群の親動物に軽度の体重増加抑制がみられた以外，異常所見はなく，催奇形作用は認められなかった[1]。

3 ヒト（疫学調査・症例報告など）

妊婦への使用に関して，胎児への催奇形性，胎児毒性との関連は認められなかったことを示す疫学調査は報告されていない。一方，ヒトにおける催奇形性，胎児毒性を示す症例報告も疫学調査もない。

4 相談事例

奇形発生の危険度が最も高い絶対過敏期に本剤を服用した177例中173例は奇形などのない健常児を出産した。4例に認められた異常は，心房中隔欠損1例，右下肢の指骨の一部短小1例，口唇裂1例，両大血管右室起始症・クレチン症・水腎症1例であった。4例に認められた異常に共通性はなく，国内における自然奇形発生率を上回る変化とは考えられない。
相対過敏期に本剤を服用した13例はいずれも奇形などのない健常児を出産した。

服用後の対応

- 妊婦が服用した場合の安全性について，これを肯定する報告も否定する報告もない。ラットとウサギで行われた生殖試験では催奇形作用は認められなかった。相談事例では，奇形発生の危険度が高い妊娠初期に本剤を服用した190例中186例は奇形などのない健常児を出産している。4例に認められた異常に共通性はなく，国内における自然奇形発生率を上回るものではない。
  以上のことから判断して，妊娠初期に本剤を服用したことにより奇形発生の頻度や危険度が上昇したとは考えられないので，心配することはないことを説明する。
- 本剤の服用を理由に妊娠を中断するような，はやまった判断はしないように指導する。
- 今後は，妊娠していることを主治医に告げて相談するように指示する。

服用前の対応

1 医師への疑義照会

以下のことを説明し，患者が妊婦であっても処方通りに調剤してよいかを確認する。

- ヒトでの催奇形性に関しては，疫学調査も症例報告もない。本剤の化学構造がフェノチアジン系に属するため，同系統の薬剤で報告されているような催奇形性や発育毒性の発現を危惧する意見がある。動物の生殖試験では，ラット，ウサギに大量投与しても催奇形作用は認められていない。相談事例では，絶対過敏期に本剤を服用した177例中173例は奇形などのない健常児を出産している。4例に認められた異常に共通性はなく，国内における自然奇形発生率を上回るものではない。また，相対過敏期に本剤を服用した13例はいずれも奇形などのない健常児を出産している。

意見を求められたら

- 症状が軽度で，本剤の投与が不可欠というほどでもないなら，投与しないほうがよい。
- もし他剤に変更しても差し支えないなら，下記の治療薬を紹介する。
- どうしても本剤の投与が必要なら，本剤の服用により奇形児出産の危険性が必ずしも高くなるとは考えられないことを説明する。

他の治療薬

- 常用量での1週間程度の使用であれば，妊婦に使用しても安全と考えられている抗ヒスタミン薬にクロルフェニラミン，ロラタジンがある。
- 患者の症状により，点眼，点鼻，吸入剤などの外用剤での代替も考えられる。

2 患者への説明・指導

以下のことを説明，指導する。

投薬中止の場合

- 処方医と相談の結果，妊娠中の母体と胎児の安全のため，投薬を中止してしばらく様子をみることになった。
- 病状や自覚症状について何か変化があった場合には，すぐに主治医に受診する。
- 妊娠中は，薬局で薬を買うとき，病院にかかるときには，必ず妊娠していることを告げるよう指導する。

処方変更の場合

- 処方医と相談の結果，妊娠中の母体と胎児の安全のため処方が変更になった。
- ◆ 本剤は医師が妊娠を確認したうえで処方した薬で，母体の健康のために有用で胎児への悪影響が少ないと考えられる薬である。
- ◆ 処方された薬は症状がひどいときだけ服用すればよいのか，継続服用する必要があるのかは，薬の性質だけでなく病状によっても決まるので，今後は医師にあらかじめ確認するようにする。
- ◆ 服薬の調節はあらかじめ医師に相談した範囲で行い，医師の指示と異なった服用をした場合はその状況を医師に報告する。
- ◆ 薬について何か心配なことがあったら，いつでも医師・薬剤師に相談する。

処方変更のない場合

- 前述のことから判断して，本剤の服用により奇形発生の頻度や危険度が上昇するとは考えられない。
- 「処方変更の場合」の◆印について説明する。

文献
1) 旭化成ファーマ株式会社：ゼスラン，インタビューフォーム(第11版)

XII-2. アレルギー疾患治療薬

アゼラスチン塩酸塩 (*Azelastine hydrochloride*)

アゼプチン 顆 錠

薬剤危険度 2点
情報量 ＋

薬剤データ

1 添付文書

妊婦または妊娠している可能性のある婦人には治療上の有益性が危険性を上回ると判断される場合にのみ投与する［動物実験（ラット）で大量投与（臨床用量の370倍以上）による催奇形作用が報告されている］。

2 動物（生殖発生毒性試験・変異原性試験など）

- ラットに68.6mg/kg/日まで経口投与した妊娠前，妊娠初期投与試験では，30mg/kg以上で生殖能への軽微な影響がみられたが，胎仔発生への影響は認められなかった[1]。
- ラットおよびウサギに68.6mg/kg/日まで経口投与した器官形成期投与試験では，ラットの30mg/kg以上（臨床用量の370倍以上）で化骨遅延，発育遅延，ウサギの30mg/kg以上で内部器官異常がみられた[1]。
- ラットに30mg/kg/日まで経口投与した周産期，授乳期投与試験では，母動物の妊娠，分娩，哺育ならびに新生仔の発育，機能発達への影響は認められなかった[1]。

遺伝毒性試験

- DNA修復能試験では，*Bacillus subtilis*（H17，M45）および*Escherichia coli*（W3110，p3478）の両指示菌で2.5mg/mL以上の濃度で抗菌性を示したが，致死感受性差は認められなかった[1]。
- 復帰変異性試験では，*Salmonella typhimurium*（TA100，TA1535，TA98，TA1537，TA1538）および*Escherichia coli*（Wp2/uvrA）でそれ自体および代謝活性化法でも復帰変異コロニー数の増加は認められなかった。したがって，変異誘起性はないものと考えられる[1]。
- ICR系マウスを用いた小核試験では，72mg/kgでも染色体異常誘起性は認められなかった[1]。

3 ヒト（疫学調査・症例報告など）

妊婦への使用に関して，胎児への催奇形性，胎児毒性との関連は認められなかったことを示す疫学調査は報告されていない。一方，ヒトにおける催奇形性，胎児毒性を示す症例報告も疫学調査もない。

4 相談事例

奇形発生の危険度が最も高い絶対過敏期に本剤を服用した64例中61例は奇形などのない健常児を出

産した。3例に認められた異常は，左心形成症候群1例，右手拇指多指症1例，心室中隔欠損・心房中隔欠損・動脈管開存症・ダウン症（21トリソミー）1例であった。限られた情報ではあるが，3例に認められた異常に共通性はなく，また本剤には変異原性はないことより染色体異常を誘発するとは考えにくい。このため本剤曝露群の児の出産結果は国内における自然奇形発生率を上回る変化とは考えられない。

相対過敏期に本剤を服用した1例は奇形などのない健常児を出産した。

服用後の対応

- 妊婦が本剤を服用した場合の安全性については，これを肯定する報告も否定する報告もない。臨床用量の370倍以上を投与した動物の生殖試験で催奇形作用が報告されている。しかし，大量投与による成績は，母動物に対する障害の二次的効果も考えられ，この成績をもってヒトの臨床用量での催奇形性を判断できるものではない。相談事例では，奇形発生の危険度が高い妊娠初期に本剤を服用した65例中62例は奇形などのない健常児を出産した。3例に認められた異常に共通性はなく国内における自然の奇形発生率を上回るものではない。

  以上のことから判断して，妊娠初期に本剤を服用したことにより奇形発生の頻度や危険度が上昇したとは考えられないので，心配することはないことを説明する。
- 本剤の服用を理由に妊娠を中断するような，はやまった判断はしないように指導する。
- 今後は，妊娠していることを主治医に告げて相談するように指示する。

服用前の対応

1 医師への疑義照会

以下のことを説明し，患者が妊婦であっても処方通りに調剤してよいかを確認する。

- ヒトでの催奇形性に関しては，疫学調査も症例報告もない。ラット，ウサギにおいて30mg/kg以上の投与で催奇形作用および発育障害が認められた。しかし，大量投与による成績は，母動物に対する障害の二次的効果も考えられ，この成績をもってヒトの臨床用量での催奇形性を判断できるものではない。相談事例では，絶対過敏期に本剤を服用した64例中61例は奇形などのない健常児を出産している。3例に認められた異常に共通性はなく国内における自然奇形発生率を上回るものではない。また，相対過敏期に本剤を服用した1例は奇形などのない健常児を出産している。

意見を求められたら

- 症状が軽度で，本剤の投与が不可欠というほどでもないなら，投与しないほうがよい。
- もし他剤に変更しても差し支えないなら，下記の治療薬を紹介する。
- どうしても本剤の投与が必要なら，本剤の服用により奇形児出産の危険性が必ずしも高くなるとは考えられないことを説明する。

他の治療薬

- 常用量での1週間程度の使用であれば，妊婦へ使用しても安全と考えられている抗ヒスタミン薬にクロルフェニラミン，ロラタジンがある。
- 患者の症状により，点眼，点鼻，吸入剤などの外用剤での代替も考えられる。

2 患者への説明・指導

以下のことを説明，指導する。

投薬中止の場合
- 処方医と相談の結果，妊娠中の母体と胎児の安全のため，投薬を中止してしばらく様子をみることになった。
- 病状や自覚症状について何か変化があった場合には，すぐに主治医に受診する。
- 妊娠中は，薬局で薬を買うとき，病院にかかるときには，必ず妊娠していることを告げるよう指導する。

処方変更の場合
- 処方医と相談の結果，妊娠中の母体と胎児の安全のため処方が変更になった。
- ◆本剤は医師が妊娠を確認したうえで処方した薬で，母体の健康のために有用で，胎児への悪影響が少ないと考えられる薬である。
- ◆処方された薬は症状がひどいときだけ服用すればよいのか，継続服用する必要があるのかは，薬の性質だけでなく病状によっても決まるので，今後は医師にあらかじめ確認するようにする。
- ◆服薬の調節はあらかじめ医師に相談した範囲で行い，医師の指示と異なった服用をした場合はその状況を医師に報告する。
- ◆薬について何か心配なことがあったら，いつでも医師・薬剤師に相談する。

処方変更のない場合
- 前述のことから判断して，本剤の服用により奇形発生の頻度や危険度が上昇するとは考えられない。
- 「処方変更の場合」の◆印について説明する。

文献
1) エーザイ株式会社：アゼプチン，インタビューフォーム(第7版)

エバスチン （Ebastine）

エバステル錠，エバステルOD 口腔内崩壊錠

薬剤危険度 1点
情報量 ±～+

薬剤データ

1 添付文書

妊婦または妊娠している可能性のある婦人には，治療上の有益性が危険性を上回ると判断される場合にのみ投与する［妊娠中の投与に関する安全性は確立していない］。

2 動物（生殖発生毒性試験・変異原性試験など）

- ラットの妊娠前および妊娠初期投与試験（15，50および150mg/kg/日）において，親動物の毒性量150mg/kg/日で生殖能力および胎仔の発生に影響は認められなかった[1]。
- ラットの器官形成期投与試験（30，100および300mg/kg/日）において，100mg/kg/日で胎仔体重低値，母動物の毒性量300mg/kg/日で胎仔体重低値と出生仔の体重増加抑制がみられたが，いずれも催奇形作用は認められなかった[1]。
- ウサギの器官形成期投与試験（30，60および120mg/kg/日）において，催奇形性は認められなかった[1]。
- ラットの周産期および授乳期投与試験（20，60および200mg/kg/日）では，母動物の毒性量60mg/kg/日でも出生仔に影響は認められなかった。200mg/kg/日では出生仔の体重増加の抑制，摂餌量の減少および腟開口の遅延がみられたが，その他には母動物の妊娠，分娩，哺育，出生仔の行動および機能発達に影響は認められなかった[1]。

3 ヒト（疫学調査・症例報告など）

妊婦への使用について，催奇形性を示唆する症例報告も疫学調査もない。妊婦の本剤服用において，催奇形の危険度を上昇させないことを示唆した以下の報告がある。

- 妊娠初期に抗ヒスタミン薬を服用した17,266例の母親の17,776回の出産における，18,197例の出生児に対するレトロスペクティブ調査では，奇形発生の危険率は増加していなかった。この研究では，本剤は39例の妊婦が服用し，うち36例では本剤を単剤で使用していた。本剤を使用した母親の出生児に催奇形性が認められたとの記載はない[2]。

4 相談事例

奇形発生の危険度が最も高い絶対過敏期に本剤を服用した38例中37例は奇形などのない健常児を出産した。1例に認められた異常は，白皮症の疑いであった。限られた情報ではあるが，本剤曝露群の児の出産結果は国内における自然奇形発生率を上回る変化とは考えられない。

相対過敏期に本剤を服用した1例は奇形などのない健常児を出産した。

参考 妊娠19日目のラットに［^{14}C］エバスチン2mg/kgを単回経口投与した試験では，投与1時間後の胎仔中濃

度は母動物血漿中濃度の約 1/4 であり，投与 24 時間後には測定信頼限界以下にまで低下した。全身オートラジオグラフィーによっても，投与 24 時間後の胎仔中に放射能は検出されなかった[1]。

服用後の対応

- 妊婦が本剤を服用した場合の安全性については，これを肯定する報告も否定する報告もない。ラット，ウサギで行われた生殖試験では催奇形作用は認められなかった。相談事例では，奇形発生の危険度が高い妊娠初期に本剤を服用した 39 例中 38 例は奇形などのない健常児を出産した。本剤曝露群の児の出産結果は国内における自然奇形発生率を上回る変化とは考えられない。

  以上のことから判断して，妊娠初期に本剤を服用したことにより奇形発生の頻度や危険度が上昇したとは考えられないので，心配することはないことを説明する。
- 本剤の服用を理由に妊娠を中断するような，はやまった判断はしないように指導する。
- 今後は，妊娠していることを主治医に告げて相談するように指示する。

服用前の対応

1 医師への疑義照会

以下のことを説明し，患者が妊婦であっても処方通りに調剤してよいかを確認する。

- ヒトでの催奇形性に関しては，疫学調査も症例報告もない。動物の生殖試験では，ラット，ウサギに大量投与しても催奇形作用は認められていない。相談事例では，絶対過敏期に本剤を服用した 38 例中 37 例は奇形などのない健常児を出産した。限られた情報ではあるが，本剤曝露群の児の出産結果は国内における自然奇形発生率を上回る変化とは考えられない。相対過敏期に本剤を服用した 1 例は奇形などのない健常児を出産した。

意見を求められたら

- 症状が軽度で，本剤の投与が不可欠というほどでもないなら，投与しないほうがよい。
- もし他剤に変更しても差し支えないなら，下記の治療薬を紹介する。
- どうしても本剤の投与が必要なら，本剤の服用により奇形児出産の危険性が必ずしも高くなるとは考えられないことを説明する。

他の治療薬

- 常用量での 1 週間程度の使用であれば，妊婦に使用しても安全と考えられている抗ヒスタミン薬にクロルフェニラミン，ロラタジンがある。
- 患者の症状により，点眼，点鼻，吸入剤などの外用剤での代替も考えられる。

2 患者への説明・指導

以下のことを説明，指導する。

投薬中止の場合

- 処方医と相談の結果，妊娠中の母体と胎児の安全のため，投薬を中止してしばらく様子をみることになった。
- 病状や自覚症状について何か変化があった場合には，すぐに主治医に受診する。
- 妊娠中は，薬局で薬を買うとき，病院にかかるときには，必ず妊娠していることを告げるよう指導する。

処方変更の場合
- 処方医と相談の結果，妊娠中の母体と胎児の安全のため処方が変更になった。
- 本剤は医師が妊娠を確認したうえで処方した薬で，母体の健康のために有用で，胎児への悪影響が少ないと考えられる薬である。
- 処方された薬は症状がひどいときだけ服用すればよいのか，継続服用する必要があるのかは，薬の性質だけでなく病状によっても決まるので，今後は医師にあらかじめ確認するようにする。
- 服薬の調節はあらかじめ医師に相談した範囲で行い，医師の指示と異なった服用をした場合はその状況を医師に報告する。
- 薬について何か心配なことがあったら，いつでも医師・薬剤師に相談する。

処方変更のない場合
- 前述のことから判断して，本剤の服用により奇形発生の頻度や危険度が上昇するとは考えられない。
- 「処方変更の場合」の◆印について説明する。

文献
1) 大日本住友製薬株式会社：エバステル，インタビューフォーム(第13版)
2) Källén B：Use of antihistamine drugs in early pregnancy and delivery outcome. J Matern Fetal Neonatal Med, 11(3)：146-152, 2002

エピナスチン塩酸塩 （*Epinastine hydrochloride*）

アレジオン®錠

薬剤危険度 1点

情報量 ＋

薬剤データ

1 添付文書

妊婦または妊娠している可能性のある婦人には治療上の有益性が危険性を上回ると判断される場合にのみ投与する［妊娠中の投与に関する安全性は確立していない。また，妊娠前および妊娠初期試験（ラット）では受胎率の低下が，器官形成期試験（ウサギ）では胎仔致死作用が，いずれも高用量で認められている］。

2 動物（生殖発生毒性試験・変異原性試験など）

- ラットに経口投与した妊娠前および妊娠初期投与試験では，生殖能，胎仔に対する催奇形性および新生仔の発育，行動への影響は認められなかった。120mg/kg/日で受胎率の軽度の減少が認められた[1]。
- ラットおよびウサギに経口投与した器官形成期投与試験では，生殖能，胎仔に対する催奇形性および新生仔の発育，行動への影響は認められなかった[1]。
- ラットに経口投与した周産期および授乳期投与試験では，生殖能，胎仔に対する催奇形性および新生仔の発育，行動への影響は認められなかった。75mg/kg/日で胎仔致死作用が認められた[1]。
- 妊娠中のラットに^{14}C-エピナスチン塩酸塩5mg/kg（臨床用量の15〜30倍量：体重60kgの場合）を単回経口投与したときの胎仔内の濃度は投与後3時間で最高となったが，母動物の血中濃度の約1/2であった[1]。

3 ヒト（疫学調査・症例報告など）

妊婦への使用に関して，胎児への催奇形性，胎児毒性との関連は認められなかったことを示す疫学調査は報告されていない。一方，ヒトにおける催奇形性，胎児毒性を示す症例報告も疫学調査もない。

4 相談事例

奇形発生の危険度が最も高い絶対過敏期に本剤を服用した59例と，相対過敏期に服用した4例は，いずれも奇形などのない健常児を出産した。

服用後の対応

- 妊婦が本剤を服用した場合の安全性については，これを肯定する報告も否定する報告もない。ラット，ウサギで行われた生殖試験では，いずれも催奇形作用は認められなかった。相談事例では，奇形発生の危険度が高い妊娠初期に本剤を服用した63例はいずれも奇形などのない健常児を出産した。
以上のことから判断して，妊娠初期に本剤を服用したことにより奇形発生の頻度や危険度が上昇し

たとは考えられないので，心配することはないことを説明する。
- 本剤の服用を理由に妊娠を中断するような，はやまった判断はしないように指導する。
- 今後は，妊娠していることを主治医に告げて相談するように指示する。

服用前の対応

1 医師への疑義照会

以下のことを説明し，患者が妊婦であっても処方通りに調剤してよいかを確認する。
- ヒトでの催奇形性に関しては，疫学調査も症例報告もない。動物の生殖試験では，ラット，ウサギに大量投与しても催奇形作用は認められていない。相談事例では，絶対過敏期に本剤を服用した59例および相対過敏期に服用した4例は，いずれも健常児を出産している。

意見を求められたら
- 症状が軽度で，本剤の投与が不可欠というほどでもないなら，投与しないほうがよい。
- もし他剤に変更しても差し支えないなら，下記の治療薬を紹介する。
- どうしても本剤の投与が必要なら，本剤の服用により奇形児出産の危険性が必ずしも高くなるとは考えられないことを説明する。

他の治療薬
- 常用量での1週間程度の使用であれば，妊婦に使用しても安全と考えられている抗ヒスタミン薬にクロルフェニラミン，ロラタジンがある。
- 患者の症状により，点眼，点鼻，吸入剤などの外用剤での代替も考えられる。

2 患者への説明・指導

以下のことを説明，指導する。

投薬中止の場合
- 処方医と相談の結果，妊娠中の母体と胎児の安全のため，投薬を中止してしばらく様子をみることになった。
- 病状や自覚症状について何か変化があった場合には，すぐに主治医に受診する。
- 妊娠中は，薬局で薬を買うとき，病院にかかるときには，必ず妊娠していることを告げるよう指導する。

処方変更の場合
- 処方医と相談の結果，妊娠中の母体と胎児の安全のため処方が変更になった。
- 本剤は医師が妊娠を確認したうえで処方した薬で，母体の健康のために有用で，胎児への悪影響が少ないと考えられる薬である。
- 処方された薬は症状がひどいときだけ服用すればよいのか，継続服用する必要があるのかは，薬の性質だけでなく病状によっても決まるので，今後は医師にあらかじめ確認するようにする。
- 服薬の調節はあらかじめ医師に相談した範囲で行い，医師の指示と異なった服用をした場合はその状況を医師に報告する。
- 薬について何か心配なことがあったら，いつでも医師・薬剤師に相談する。

処方変更のない場合
- 前述のことから判断して，本剤の服用により奇形発生の頻度や危険度が上昇するとは考えられない。

- 「処方変更の場合」の◆印について説明する。

文献
1) 日本ベーリンガーインゲルハイム株式会社：アレジオン，インタビューフォーム（第5版）

エメダスチンフマル酸塩 (Emedastine difumarate)

ダレン カ,
レミカット カ

薬剤危険度　1点
情報量　±

薬剤データ

1　添付文書

妊婦または妊娠している可能性のある婦人には治療上の有益性が危険性を上回ると判断される場合にのみ投与する［妊娠中の投与に関する安全性は確立していない］。

2　動物（生殖発生毒性試験・変異原性試験など）

- ラットを用いた妊娠前・妊娠初期投与試験では，雌雄親動物の生殖機能および胎仔の発育への影響は 140mg/kg 投与においても認められなかった[1]。
- ラットを用いた器官形成期投与試験では 40mg/kg 以上の投与で母動物の体重増加が抑制された。140mg/kg で死亡胎仔数の増加および胎仔体重低下，出生率の低下ならびに新生仔の尾椎体の異形成，離乳仔の軽度な体重増加抑制がみられたが，催奇形性は認められなかった[1]。
- ウサギを用いた器官形成期投与試験では 75mg/kg で流産および母動物の死亡が各 1 例みられたが，胎仔への影響は認められなかった[1]。
- ラットを用いた周産期および授乳期投与試験では 40mg/kg 以上の投与で母動物の体重増加が抑制されたが，分娩および哺育への影響はみられなかった。140mg/kg の投与で哺乳仔の体重増加が抑制されたが，生後の成長および発達への影響は認められなかった[1]。

3　ヒト（疫学調査・症例報告など）

- 妊婦への使用に関して，胎児への催奇形性，胎児毒性との関連は認められなかったことを示す疫学調査は報告されていない。一方，ヒトにおける催奇形性，胎児毒性を示す症例報告も疫学調査もない。
- 妊娠初期に抗ヒスタミン薬を服用した 17,266 例の母親の 17,776 回の出産における，18,197 例の出生児に対するレトロスペクティブ調査では，抗ヒスタミン薬使用群の奇形発生率は 3.17 ％で，一般集団の 3.16 ％と比較して増加していなかった[2]。

4　相談事例

奇形発生の危険度が最も高い絶対過敏期に本剤を服用した 22 例中 21 例は奇形などのない健常児を出産した。異常の認められた 1 例の母親が本剤を服用した時期は妊娠 7 〜 31 日目で，認められた異常は心室中隔欠損症あった。症例数が少なく結論することは難しいが，国内における自然奇形発生率を大きく上回る変化はみられていない。

服用後の対応

- 妊婦が服用した場合の安全性については，これを肯定する報告も否定する報告もない。妊婦の抗ヒ

スタミン薬使用に関する疫学調査では，抗ヒスタミン薬を使用した母親の児の奇形発生率は一般的な妊婦と差異はなかった．ラット，ウサギで行われた生殖試験では，いずれも催奇形作用は認められなかった．相談事例では，奇形発生の危険度が高い妊娠初期に本剤を服用した 22 例中 21 例は奇形などのない健常児を出産しており催奇形の危険度の増大はみられていない．

　以上のことから判断して，妊娠初期に本剤を服用したことにより奇形発生の頻度や危険度が上昇したとは考えられないので，心配することはないことを説明する．

- 本剤の服用を理由に妊娠を中断するような，はやまった判断はしないように指導する．
- 今後は，妊娠していることを主治医に告げて相談するように指示する．

服用前の対応

1 医師への疑義照会

以下のことを説明し，患者が妊婦であっても処方通りに調剤してよいかを確認する．

- 妊婦が服用した場合の安全性については，これを肯定する報告も否定する報告もない．妊婦の抗ヒスタミン薬使用に関する疫学調査では，抗ヒスタミン薬を使用した母親の児の奇形発生率は一般的な妊婦と差異はなかった．ラット，ウサギで行われた生殖試験では，いずれも催奇形作用は認められなかった．相談事例では，絶対過敏期に本剤を服用した 22 例中 21 例は奇形などのない健常児を出産しており催奇形の危険度の増大はみられていない．

意見を求められたら

- 症状が軽度で，本剤の投与が不可欠というほどでもないなら，投与しないほうがよい．
- 花粉症では，マスク，ゴーグルなど抗原との接触を最小限にする対策が基本となる．花粉症のみで母体の生命予後に影響することはないが，抗原対策をとっても例年重症化する症例で，著しい QOL の低下が懸念される事例で妊娠した場合，点眼・点鼻剤の使用と併せて，必要に応じて下記の抗ヒスタミン薬の使用を考慮する．
- 喘息とアレルギー性鼻炎を合併した事例では，鼻炎の悪化が喘息の悪化と関連することが知られており，喘息のコントロールとともに鼻炎の管理も適切に行うことが望ましいと考えられている．
- もし他剤に変更しても差し支えないなら，下記の治療薬を紹介する．
- どうしても本剤の投与が必要なら，本剤の服用により奇形児出産の危険性が必ずしも高くなるとは考えられないことを説明する．

他の治療薬

- 常用量の使用であれば，妊婦に使用しても比較的安全と考えられている抗ヒスタミン薬にクロルフェニラミン，ロラタジンがある．
- 患者の症状により，点眼，点鼻，吸入などの外用剤での代替も考えられる．

2 患者への説明・指導

以下のことを説明，指導する．

投薬中止の場合

- 処方医と相談の結果，妊娠中の母体と胎児の安全のため，投薬中止してしばらく様子をみることになった．
- 病状や自覚症状について何か変化があった場合には，すぐに主治医に受診する．

- 妊娠中は，薬局で薬を買うとき，病院にかかるときには，必ず妊娠していることを告げるよう指導する．

処方変更の場合
- 処方医と相談の結果，妊娠中の母体と胎児の安全のため処方が変更になった．
- 本剤は医師が妊娠を確認したうえで処方した薬で，母体の健康のために有用で胎児への悪影響が少ないと考えられる薬である．
- 処方された薬は症状がひどいときだけ服用すればよいのか，継続服用する必要があるのかは，薬の性質だけでなく病状によっても決まるので，今後は医師にあらかじめ確認するようにする．
- 服薬の調節はあらかじめ医師に相談した範囲で行い，医師の指示と異なった服用をした場合はその状況を医師に報告する．
- 薬について何か心配なことがあったら，いつでも医師・薬剤師に相談する．

処方変更のない場合
- 前述のことから判断して，本剤の服用により奇形発生の頻度や危険度が上昇するとは考えられない．
- 「処方変更の場合」の◆印について説明する．

文献
1) シェリング・プラウ株式会社（現：MSD株式会社）：ダレン，インタビューフォーム（第5版）
2) Källén B：Use of antihistamine drugs in early pregnancy and delivery outcome. J Matern Fetal Neonatal Med, 11（3）：146-152, 2002
3) Greenberg G, et al：Maternal drug histories and congenital abnormalities. Br Med J, 2（6091）：853-856, 1977

アレルギー疾患治療薬

オキサトミド （*Oxatomide*）

| セルテクト錠 | 薬剤危険度 2点 | 情報量 ＋ |

薬剤データ

1 添付文書

妊婦または妊娠している可能性のある婦人には投与しない［動物実験（ラット）で口蓋裂，合指症，指骨の形成不全などの催奇形作用が報告されている］。

2 動物（生殖発生毒性試験・変異原性試験など）

- ウサギに230mg/kg/日まで経口投与した器官形成期投与試験では，催奇形作用は認められなかった。ラットの器官形成期投与試験では，母動物に障害が認められる60mg/kg投与群の妊娠20日目の生胎仔に，口蓋裂，合指症，指骨の形成不全などの奇形が認められた。なお新生仔については催奇形作用は認められなかった[1]。

- ラットに60mg/kg/日まで経口投与した妊娠前，妊娠初期投与試験では，40mg/kg/日以上で雌の発情期発現の遅延に基づく交尾率の低下，および10mg/kg/日以上で胎仔重量の減少が認められた[1]。

- ラットに ^{14}C-オキサトミド 10mg/kg を経口投与した結果，胎仔内濃度は胎盤中濃度の1/4〜1/5であり，母動物に投与した量の0.08％であった[2]。

3 ヒト（疫学調査・症例報告など）

妊婦への使用に関して，胎児への催奇形性，胎児毒性との関連は認められなかったことを示す疫学調査は報告されていない。一方，ヒトにおける催奇形性，胎児毒性を示す症例報告も疫学調査もない。

4 相談事例

奇形発生の危険度が最も高い絶対過敏期に本剤を服用した109例中106例は奇形などのない健常児を出産した。3例に認められた異常は，心房中隔欠損1例，右下肢の指骨の一部短小1例，ダウン症候群1例であった。本剤の変異原性試験は陰性で，染色体異常を誘発するとは考えられないためダウン症候群との関連は否定的と考えられる。また，2例に認められた異常に共通性はなく，国内における自然奇形発生率を上回る変化とは考えられない。

相対過敏期に本剤を服用した4例中3例は奇形などのない健常児を出産し，残る1例の児には左鼻涙管閉鎖症が認められた。

服用後の対応

- 妊婦が服用した場合の安全性については，これを肯定する報告も否定する報告もない。臨床用量の50倍にあたる大量を投与したラットの生殖試験で催奇形作用が報告されている。同じ大量を投与してもウサギでは異常は認められていない。また，大量投与による成績は，母動物に対する障害の二次

的効果とも考えられ，その結果から，ヒトの臨床用量での催奇形性を判断できるものではない。相談事例では，奇形発生の危険度が高い妊娠初期に本剤を服用した113例中109例は奇形などのない健常児を出産している。

　以上のことから判断して，妊娠初期に本剤を服用したことにより奇形発生の頻度や危険度が上昇したとは考えられないので，心配することはないことを説明する。
- 本剤の服用を理由に妊娠を中断するような，はやまった判断はしないように指導する。
- 今後は，妊娠していることを主治医に告げて相談するように指示する。

服用前の対応

1 医師への疑義照会

以下のことを説明し，患者が妊婦であることが判明したことを伝えて協議する。
- 本剤の添付文書では，妊婦または妊娠している可能性のある女性への投与は「禁忌」とされている。
- ヒトでの催奇形性に関しては，疫学調査も症例報告もない。ラット，ウサギの動物実験では，60mg/kgまで投与したラットの高投与量群で，奇形発生の増加が認められた。相談事例では，絶対過敏期に服用した109例中106例，相対過敏期に服用した4例中3例は奇形などのない健常児を出産している。

意見を求められたら
- 症状が軽度で，本剤の投与が不可欠というほどでもないなら，投与しないほうがよい。
- もし他剤に変更しても差し支えないなら，下記の治療薬を紹介する。

他の治療薬
- 常用量での1週間程度の使用であれば，妊婦へ使用しても安全と考えられている抗ヒスタミン薬にクロルフェニラミン，ロラタジンがある。
- 患者の症状により，点眼，点鼻，吸入剤などの外用剤での代替も考えられる。
- 動物の生殖試験で，大量を投与しても，催奇形作用も発育障害もみられていない抗アレルギー薬にケトチフェンがある。

2 患者への説明・指導

以下のことを説明，指導する。

投薬中止の場合
- 処方医と相談の結果，妊娠中の母体と胎児の安全のため，投薬を中止してしばらく様子をみることになった。
- 病状や自覚症状について何か変化があった場合には，すぐに主治医に受診する。
- 妊娠中は，薬局で薬を買うとき，病院にかかるときには，必ず妊娠していることを告げるよう指導する。

処方変更の場合
- 処方医と相談の結果，妊娠中の母体と胎児の安全のため処方が変更になった。
- 外用剤の場合：外用剤は内服薬と比較して母体の全身血行に現れる薬剤の量が少ない。したがって，胎児に到達する薬剤は少なく，胎児への影響も少ないと考えられている。
- 本剤は医師が妊娠を確認したうえで処方した薬で，母体の健康のために有用で，胎児への悪影響が

少ないと考えられる薬である。
- 処方された薬は症状がひどいときだけ服用すればよいのか，継続服用する必要があるのかは，薬の性質だけでなく病状によっても決まるので，今後は医師にあらかじめ確認するようにする。
- 服薬の調節はあらかじめ医師に相談した範囲で行い，医師の指示と異なった服用をした場合はその状況を医師に報告する。
- 薬について何か心配なことがあったら，いつでも医師・薬剤師に相談する。

文献
1) 原卓司，他：KW-4354 (Oxatomide)の安全性に関する研究(第4報)．薬理と治療，12 (7)：2851-2866, 1984
2) 協和発酵キリン株式会社：セルテクト，医療用医薬品添付文書(第12版)

オロパタジン塩酸塩 （*Olopatadine hydrochloride*）

アレロック錠, パタノール点眼液	薬剤危険度 1点	情報量 ±

薬剤データ

1 添付文書

妊婦または妊娠している可能性のある婦人には，治療上の有益性が危険性を上回ると判断される場合にのみ投与する［妊娠中の投与に関する安全性は確立していない］。

2 動物（生殖発生毒性試験・変異原性試験など）

- 雌雄ラットに6，50，400mg/kgを経口投与した妊娠前および妊娠初期投与試験では，親動物では50mg/kg以上で散瞳，睾丸下垂，400mg/kgで異常呼吸音，体重増加抑制，摂食量の減少，受胎率の低下傾向，黄体数，着床数，着床率が低下したが，交尾率に異常はみられなかった。胎仔に異常は認められなかった[1]。

- ラットに60，200，600mg/kgを経口投与した器官形成期投与試験では，母動物では200mg/kg以上で異常呼吸音，摂食量の減少がみられ，600mg/kgで瞳孔散大，体重増加抑制がみられた。胎仔では，600mg/kgで体重の低下がみられたが，催奇形性は認められなかった[1]。

- ウサギに25，100，400mg/kgを経口投与した器官形成期投与試験では，母動物では400mg/kgで異常呼吸音と流涙がみられたが，胎仔に異常はみられず，催奇形性は認められなかった[1]。

- ラットに2，4，6，20，60，200，600mg/kgを経口投与した周産期および授乳期投与試験では，母動物では20mg/kg以上で摂食量減少，600mg/kgで体重増加抑制がみられた。新生仔では，4mg/kg以上で体重増加抑制がみられたが，次世代の生殖能力に異常は認められなかった[1]。

- 妊娠ラットに ^{14}C-オロパタジン塩酸塩1mg/kgを経口投与したところ，胎児血漿中および組織内の放射能濃度は，母体血漿中放射能濃度の0.07～0.38倍であった[2]。

3 ヒト（疫学調査・症例報告など）

- 妊婦への使用に関して，胎児への催奇形性，胎児毒性との関連は認められなかったことを示す疫学調査は報告されていない。一方，ヒトにおける催奇形性，胎児毒性を示す症例報告も疫学調査もない。

参考

- 内服薬の体内動態データ：健康成人男性にオロパタジン塩酸塩5mgおよび10mgを絶食下単回経口投与した場合のC_{max}はそれぞれ107.66±22.01，191.78±42.99ng/mL，$AUC_{0-\infty}$はそれぞれ326±63，638±136ng・h/mLであった[2]。

- 点眼薬の体内動態データ：アレルギー患者（12例）に0.1%オロパタジン点眼液を，両眼に1回2滴，6時間ごとに（1日4回点眼）4日間反復点眼したときのオロパタジン（未変化体）のC_{max}は点眼3日目，4日目でそれぞれ0.610±0.518，0.520±0.418ng/mL，$AUC_{0-\infty}$はそれぞれ2.07±1.46，1.90±1.16ng・h/mLで

あった[3]。

4　相談事例

奇形発生の危険度が最も高い絶対過敏期に本剤を服用した26例中25例は奇形などのない健常児を出産した。1例に認められた異常は，イチゴ状血管腫であった。限られた情報ではあるが，本剤曝露群の児の出産結果は国内における自然奇形発生率を上回る変化とは考えられない。

使用後の対応

内服後の対応
- 妊婦が本剤を服用した場合の安全性については，これを肯定する報告も否定する報告もない。ラット，ウサギで行われた生殖試験では催奇形作用は認められなかった。相談事例では，奇形発生の危険度が最も高い絶対過敏期に本剤を服用した26例中25例は奇形などのない健常児を出産した。限られた情報ではあるが，本剤曝露群の児の出産結果は国内における自然奇形発生率を上回る変化とは考えられない。

点眼後の対応
点眼薬として本剤を使用した妊婦に関しては，胎児への催奇形性，発育毒性を示唆する症例も疫学調査も報告されていない。また，本点眼薬と催奇形性，発育毒性との因果関係を否定する疫学調査も報告されていない。一方，妊婦の局所薬物療法としてオロパタジンの母体全身曝露量ならびに胎児の曝露量は，内服薬と比較して1/100以下とのデータがあり，点眼後の胎児リスクは内服薬使用より低いと評価しうる。

　以上のことから判断して，妊娠初期に本剤を服用したことにより奇形発生の頻度や危険度が上昇したとは考えられないので，心配することはないことを説明する。
- 本剤の服用を理由に妊娠を中断するような，はやまった判断はしないように指導する。
- 今後は，妊娠していることを主治医に告げて相談するように指示する。

使用前の対応

1　医師への疑義照会

以下のことを説明し，患者が妊婦であっても処方通りに調剤してよいかを確認する。
- ヒトでの催奇形性に関しては，疫学調査も症例報告もない。動物の生殖試験では，ラット，ウサギに大量投与しても催奇形作用は認められていない。相談事例では，絶対過敏期に本剤を服用した26例中25例は奇形などのない健常児を出産した。限られた情報ではあるが，本剤曝露群の児の出産結果は国内における自然奇形発生率を上回る変化とは考えられない。
- 点眼薬として本剤を使用した妊婦に関しては，胎児への催奇形性，発育毒性を示唆する症例も疫学調査も報告されていない。また，本点眼薬と催奇形性，発育毒性との因果関係を否定する疫学調査も報告されていない。一方，妊婦の局所薬物療法としてオロパタジンの母体全身曝露量ならびに胎児の曝露量は，内服薬と比較して1/100以下とのデータがあり，点眼後の胎児リスクは内服薬使用より低いと評価しうる。

意見を求められたら
- 症状が軽度で，本剤の投与が不可欠というほどでもないなら，投与しないほうがよい。
- もし他剤に変更しても差し支えないなら，下記の治療薬を紹介する。
- どうしても本剤の投与が必要なら，本剤の服用により奇形児出産の危険性が必ずしも高くなるとは考えられないことを説明する。

他の治療薬
- 常用量での1週間程度の使用であれば，妊婦に使用しても安全と考えられている抗ヒスタミン薬にクロルフェニラミン，ロラタジンがある。
- 患者の症状により，点眼，点鼻，吸入剤などの外用剤での代替も考えられる。

2 患者への説明・指導

以下のことを説明，指導する。

投薬中止の場合
- 処方医と相談の結果，妊娠中の母体と胎児の安全のため，投薬を中止してしばらく様子をみることになった。
- 病状や自覚症状について何か変化があった場合には，すぐに主治医に受診する。
- 妊娠中は，薬局で薬を買うとき，病院にかかるときには，必ず妊娠していることを告げるよう指導する。

処方変更の場合
- 処方医と相談の結果，妊娠中の母体と胎児の安全のため処方が変更になった。
- ◆ 本剤は医師が妊娠を確認したうえで処方した薬で，母体の健康のために有用で，胎児への悪影響が少ないと考えられる薬である。
- ◆ 処方された薬は症状がひどいときだけ服用すればよいのか，継続服用する必要があるのかは，薬の性質だけでなく病状によっても決まるので，今後は医師にあらかじめ確認するようにする。
- ◆ 服薬の調節はあらかじめ医師に相談した範囲で行い，医師の指示と異なった服用をした場合はその状況を医師に報告する。
- ◆ 薬について何か心配なことがあったら，いつでも医師・薬剤師に相談する。

処方変更のない場合
- 前述のことから判断して，本剤の服用により奇形発生の頻度や危険度が上昇するとは考えられない。
- 「処方変更の場合」の◆印について説明する。

文献
1) 協和発酵キリン株式会社：アレロック，インタビューフォーム(第13版)
2) 協和発酵キリン株式会社：アレロック，医療用医薬品添付文書(第12版)
3) 日本アルコン株式会社：パタノール，医療用医薬品添付文書(第4版)

アレルギー疾患治療薬

クロモグリク酸ナトリウム （Sodium cromoglicate）

インタール 細 吸入 点眼液 点鼻液

薬剤危険度 1点

情報量 ++

薬剤データ

1 添付文書

妊婦または妊娠している可能性のある婦人には，治療上の有益性が危険性を上回ると判断される場合にのみ投与する［動物実験（ウサギ，マウス）で母動物に毒性が現れる大量の注射により胎仔毒性（胎仔吸収，体重減少など）の報告がある］．

2 動物（生殖発生毒性試験・変異原性試験など）

- ICR系マウスの妊娠7〜12日まで，およびSD系ラットの妊娠9〜14日までクロモグリク酸二ナトリウム125，250，500mg/kg/日を皮下投与した試験では，胎仔への影響は認められなかった[1]．
- CD-1系マウスに皮下投与した試験およびBenger bred Dutchウサギに静脈内投与した試験でも，催奇形作用は認められていないが，母動物に毒性が現れる大量投与（500mg/kg以上）によりマウスでは胎仔体重の低下が，ウサギでは胎仔吸収がみられている[2]．

3 ヒト（疫学調査・症例報告など）

妊婦への使用について，催奇形性を示唆する症例報告も疫学調査もない．妊婦の本剤使用において，催奇形の危険度を上昇させないことを示唆した以下の報告がある．

- 喘息のため妊娠中を通して本剤を使用した296例の妊婦の報告では，4例（1.35%）の出生児に先天奇形がみられた．この割合は，一般妊婦での予測値2〜3%よりも低かった．4例にみられた奇形はそれぞれ，動脈管開存症，内反足，nonfused septum，口唇裂であった．著者は，本剤と先天奇形との関連はないと結論づけている[3]．
- 喘息あるいはアレルギー性疾患を治療中の妊婦824例と，喘息でない妊婦678例を比較したコホート研究では，妊娠第1三半期に本成分（点眼・点鼻・吸入）を使用した151例，および妊娠中のいずれかの時期に本成分を使用した243例の婦人の児において大奇形の発生率の有意な増加は認められなかった[4]．
- 喘息のため妊娠12週まで本剤を服用していた妊婦の症例報告では，妊娠32.5週に2,020gの男児を帝王切開により出産し，先天奇形はみられなかった[5]．

4 相談事例

奇形発生の危険度が最も高い絶対過敏期に本剤を服用した3例，ならびに相対過敏期に本剤を服用した1例はいずれも奇形などのない健常児を出産した．また，外用剤（点鼻13例，点眼24例，吸入6例）として絶対過敏期に本剤を使用した43例中42例は奇形などのない健常児を出産した．吸入剤使用の1例に認められた異常は左心低形成症候群であった．限られた情報ではあるが，本剤曝露群の児の出産結果は国内における自然奇形発生率を上回る変化とは考えられない．

相対過敏期に外用剤（点鼻1例，吸入2例）として本剤を使用した3例はいずれも奇形などのない健常児を出産した。

服用後の対応

- 妊婦が本剤を服用した場合の安全性については，これを肯定する報告も否定する報告もない。ラット，ウサギで行われた生殖試験では，いずれも催奇形作用は認められなかった。相談事例では，奇形発生の危険度が高い妊娠初期に本剤を服用した4例はいずれも奇形などのない健常児を出産した。また，外用剤（点鼻14例，点眼24例，吸入8例）として妊娠初期に本剤を使用した46例中45例は奇形などのない健常児を出産した。

  以上のことから判断して，妊娠初期に本剤を服用したことにより奇形発生の頻度や危険度が上昇したとは考えられないので，心配することはないことを説明する。
- 本剤の服用を理由に妊娠を中断するような，はやまった判断はしないように指導する。
- 今後は，妊娠していることを主治医に告げて相談するように指示する。

服用前の対応

1　医師への疑義照会

以下のことを説明し，患者が妊婦であっても処方通りに調剤してよいかを確認する。

- ヒトでの催奇形性に関しては，疫学調査も症例報告もない。動物の生殖試験では，ラット，ウサギに大量投与しても催奇形作用は認められていない。相談事例では，絶対過敏期に本剤を服用した3例，ならびに相対過敏期に本剤を服用した1例はいずれも奇形などのない健常児を出産した。また，外用剤（点鼻13例，点眼24例，吸入6例）として絶対過敏期に本薬を使用した43例中42例は奇形などのない健常児を出産した。相対過敏期に外用剤（点鼻1例，吸入2例）として本剤を使用した3例はいずれも奇形などのない健常児を出産した。

意見を求められたら
- 症状が軽度で，本剤の投与が不可欠というほどでもないなら，投与しないほうがよい。
- どうしても本剤の投与が必要なら，本剤の服用により奇形児出産の危険性が必ずしも高くなるとは考えられないことを説明する。

他の治療薬
- 常用量での1週間程度の使用であれば，妊婦に使用しても安全と考えられている抗ヒスタミン薬にクロルフェニラミン，ロラタジンがある。

2　患者への説明・指導

以下のことを説明，指導する。

投薬中止の場合
- 処方医と相談の結果，妊娠中の母体と胎児の安全のため，投薬を中止してしばらく様子をみることになった。
- 病状や自覚症状について何か変化があった場合には，すぐに主治医に受診する。
- 妊娠中は，薬局で薬を買うとき，病院にかかるときには，必ず妊娠していることを告げるよう指導

処方変更の場合
- 処方医と相談の結果,妊娠中の母体と胎児の安全のため処方が変更になった.
- 外用剤の場合:外用剤は内服薬と比較して母体の全身血行に現れる薬剤の量が少ない.したがって,胎児に到達する薬剤も少なく,胎児への影響は少ないと考えられている.
- ◆ 本剤は医師が妊娠を確認したうえで処方した薬で,母体の健康のために有用で,胎児への悪影響が少ないと考えられる薬である.
- ◆ 処方された薬は症状がひどいときだけ服用すればよいのか,継続服用する必要があるのかは,薬の性質だけでなく病状によっても決まるので,今後は医師にあらかじめ確認するようにする.
- ◆ 服薬の調節はあらかじめ医師に相談した範囲で行い,医師の指示と異なった服用をした場合はその状況を医師に報告する.
- ◆ 薬について何か心配なことがあったら,いつでも医師・薬剤師に相談する.

処方変更のない場合
- 前述のことから判断して,本剤の服用により奇形発生の頻度や危険度が上昇するとは考えられない.
- 「処方変更の場合」の◆印について説明する.

文献
1) 渡辺信夫,他:Disodium Cromoglicate の毒性学的研究.基礎と臨床,4(2):189-201,1970
2) サノフィ・アベンティス株式会社:インタール細粒,インタビューフォーム(第4版)
3) Wilson J:Use of sodium cromoglycate during pregnancy;results on 296 asthmatic women. Acta Ther 8(Suppl):45-51,1982
4) Schatz M, et al:The safety of asthma and allergy medications during pregnancy. J Allergy Clin Immunol,100(3):301-306,1997
5) Hernandez E, et al:Asthma in pregnancy;current concepts. Obstet Gynecol,55(6):739-743,1980

ケトチフェンフマル酸塩 （*Ketotifen fumarate*）

ザジテン カ 点眼液 点鼻液

薬剤危険度 1点
情報量 ＋

薬剤データ

1 添付文書

妊婦または妊娠している可能性のある婦人には治療上の有益性が危険性を上回ると判断される場合にのみ投与（使用）する［妊娠中の投与（使用）に関する安全性は確立していない］。

2 動物（生殖発生毒性試験・変異原性試験など）

- 雌雄ラットに 0.1 〜 30mg/kg/日（雄；交配前 9 週間〜交配成立した雌の剖検が終わるまで，雌；交配前 2 週間〜妊娠 7 日目まで）を経口投与した妊娠前および妊娠初期投与試験では，生殖ならびに胎仔の発達への影響はみられなかった[1]。

- ラットの妊娠 7 〜 17 日まで 0.1 〜 30mg/kg/日を経口投与した器官形成期投与試験では，母動物および胎仔や出産仔の発育，発達および生殖能力への影響はないと判断された[1]。

- ラットの妊娠 17 日〜分娩後 21 まで 0.1 〜 30mg/kg/日を経口投与した周産期および授乳期投与試験では，母動物に影響のあった 30mg/kg の投与群で，分娩仔の死亡率の増加，体重の減少がみられたが，10mg/kg 以下の用量では，母動物の分娩，哺育および次世代の発育，発達や生殖機能に与える影響はないと推測された[1]。

3 ヒト（疫学調査・症例報告など）

妊婦への使用について，催奇形性を示唆する症例報告も疫学調査もない。妊婦の本剤服用において，催奇形の危険度を上昇させないことを示唆した以下の報告がある。

- 英国における本剤の市販後調査では，気管支喘息の予防の目的で本剤を服用した症例のうち，1 年間の継続調査が可能であったものが 8,291 例あった。このうち，妊娠中のいずれかの時期に本剤を服用した 40 例は，いずれも健常児を出産した。うち 7 例は，妊娠全期間を通して本剤を服用していた。新生児 40 例中 3 例に黄疸がみられたが，特別な問題なしに消退した。また，母親の疾病が原因と考えられる低出生体重が 1 例にみられた。全妊娠期間を通して服用した 7 例のうち 2 例は，35 週あるいは 36 週の早産であった[2]。

- カベイラクサによる季節性アレルギー性喘息の予防に対するケトチフェンの効果を検討する目的で，妊娠 7 〜 12 週の 15 例の妊婦を対象とした調査が行われた。妊娠 6 〜 13 週の 6 例の妊婦がコントロール群として設定されている。ケトチフェン群は 2mg/日をカベイラクサの授粉期に継続服用し，一方，コントロール群はすべて気管支拡張薬ならびに副腎皮質ステロイド薬による治療が必要であった。すべての妊婦は，正常分娩で健常児を出産した[3]。

体内動態

〈内服薬の Cmax，AUC と点鼻剤の Cmax，AUC のデータ〉

- 健康成人に本剤 2 カプセル（ケトチフェンとして 2mg）を単回経口投与した場合の Cmax は 5.13 ±

- 　健康成人に本剤点鼻液を鼻腔内にケトチフェンとして0.02mg，0.1mgおよび0.2mg噴霧した後，8時間にわたって血漿中濃度を測定した結果，血漿中濃度はいずれも検出限界以下であった。ただし，鼻腔噴霧後8時間までに噴霧量の1〜2%が尿中に排泄されることから，ごくわずかであるが，循環血へ取り込まれることが示されている[5]。

〈動物実験，点眼剤の血中濃度のデータ〉

- 　ラットにおいて^{14}C-ケトチフェンフマル酸塩点眼投与45分後に最高血液中濃度（16.3ng/mL）を示した後，12時間までは比較的速やかに，12時間以後はゆっくりと消失し，120時間後には測定限界（0.45ng/mL）以下となった[6]。
- 　ウサギに^{14}C-ケトチフェンフマル酸塩点眼液50μL（ケトチフェンフマル酸塩として483.5μg）を24時間間隔で連投したとき，血漿中濃度は定常状態において最低濃度は0.001μg/mL以下，平均濃度は0.01〜0.02μg/mLの低値が予測された。結膜では，定常状態において最低濃度は0.15μg/g，平均濃度は1.01μg/gと血漿中濃度の約70倍に達すると予測された[7]。

4　相談事例

　奇形発生の危険度が最も高い絶対過敏期に本剤を服用した45例中44例は奇形などのない健常児を出産した。1例に認められた異常は心室中隔欠損であった。限られた情報ではあるが，本剤曝露群の児の出産結果は国内における自然奇形発生率を上回る変化とは考えられない。

　相対過敏期に本剤を服用した2例はいずれも奇形などのない健常児を出産した。

　また，外用剤（点眼11例，点鼻4例）として絶対過敏期に本薬を使用した15例はいずれも奇形などのない健常児を出産した。

服用後の対応

- 　妊婦の本剤使用について，催奇形性を示唆する症例も疫学調査も報告されていない。一方，英国の市販後調査では妊娠全期間を通して本剤を服用した7例および妊娠中のいずれかの時期に本剤を服用した33例は，いずれも健常児を出産したとの報告がある。ラットで行われた生殖試験では，奇形仔発生の増加は認められなかった。相談事例では，奇形発生の危険度が高い妊娠初期に本剤を服用した47例中46例は奇形などのない健常児を出産している。外用剤（点眼11例，点鼻4例）においても，妊娠初期に本薬を使用した15例はいずれも奇形などのない健常児を出産している。

　以上のことから判断して，妊娠初期に本剤を使用したことにより奇形発生の頻度や危険度が上昇したとは考えられないので，心配することはないことを説明する。

　また，点眼剤，点鼻剤では，血中濃度が検出限界以下，あるいは内服剤と比べて著しく低いので，胎児曝露量はきわめて低く，有害作用を示すとは考えにくい。
- 　本剤の服用（使用）を理由に妊娠を中断するような，はやまった判断はしないように指導する。
- 　今後は，妊娠していることを主治医に告げて相談するように指示する。

服用前の対応

1 医師への疑義照会

以下のことを説明し，患者が妊婦であっても処方通りに調剤してよいかを確認する。

- ヒトでの催奇形性に関しては，疫学調査も症例報告もない。一方，英国の市販後調査では，妊娠全期間を通して本剤を服用した7例および妊娠中のいずれかの時期に本剤を服用した33例は，いずれも健常児を出産したと報告されている。動物の生殖試験では30mg/kg/日を投与しても催奇形作用も胎仔の発達に及ぼす影響もみられなかった。相談事例では，絶対過敏期に本剤を服用した45例中44例は奇形などのない健常児を出産している。また，相対過敏期に本剤を服用した2例はいずれも奇形などのない健常児を出産している。外用剤（点眼11例，点鼻4例）においても，絶対過敏期に本薬を使用した15例はいずれも奇形などのない健常児を出産している。

意見を求められたら

- 症状が軽度で，本剤の投与が不可欠というほどでもないなら，投与しないほうがよい。
- もし他剤に変更しても差し支えないなら，下記の治療薬を紹介する。
- どうしても抗アレルギー薬の投与が必要なら，本剤による治療を継続することにより奇形児出産の危険性が必ずしも高くなるとは考えられないことを説明する。

他の治療薬

- 常用量での1週間程度の服用であれば，妊婦へ使用しても安全と考えられている抗ヒスタミン薬にクロルフェニラミン，ロラタジンがある。
- 患者の症状により，点眼，点鼻，吸入剤などの外用剤での代替も考えられる。

2 患者への説明・指導

以下のことを説明，指導する。

投薬中止の場合

- 処方医と相談の結果，妊娠中の母体と胎児の安全のため，投薬を中止してしばらく様子をみることになった。
- 病状や自覚症状について何か変化があった場合には，すぐに主治医に受診する。
- 妊娠中は，薬局で薬を買うとき，病院にかかるときには，必ず妊娠していることを告げるよう指導する。

処方変更の場合

- 処方医と相談の結果，妊娠中の母体と胎児の安全のため処方が変更になった。
- 外用剤の場合：外用剤は内服薬と比較して母体の全身血行に現れる薬剤の量が少ない。したがって，胎児に到達する薬剤は少なく，胎児への影響も少ないと考えられている。
- 本剤は医師が妊娠を確認したうえで処方した薬で，母体の健康のために有用で，胎児への悪影響が少ないと考えられる。
- 処方された薬は症状がひどいときだけ服用すればよいのか，継続服用する必要があるのかは，薬の性質だけでなく病状によっても決まるので，今後は医師にあらかじめ確認するようにする。
- 服薬の調節はあらかじめ医師に相談した範囲で行い，医師の指示と異なった服用をした場合はその状況を医師に報告する。
- 薬について何か心配なことがあったら，いつでも医師・薬剤師に相談する。

処方変更のない場合
- 前述のことから判断して，本剤の服用により奇形発生の頻度や危険度が上昇するとは考えられない．
- 「処方変更の場合」の◆印について説明する．

文献
1) 中島敏夫, 他：HC20-511 のラットにおける生殖試験. 基礎と臨床, 13（12）：1-13, 1979
2) Maclay WP, et al：Postmarketing surveillance；practical experience with ketotifen. Br Med J, 288（6421）：911, 1984
3) Purello-D' Ambrosio F, et al：L' impiego del Chetotifene (ZADITEN) nel trattamento dell' asma allergico in gravidanza；Ketotifen use for allergic asthma during pregnancy. Arch Med Interna (Parma), 38：277-286, 1986
4) ノバルティス ファーマ株式会社：ザジテンカプセル, インタビューフォーム(第1版)
5) ノバルティス ファーマ株式会社：ザジテン点鼻液, インタビューフォーム(第1版)
6) ノバルティス ファーマ株式会社：ザジテン点眼液, インタビューフォーム(第3版)
7) 太田真一, 他：^{14}C-フマル酸ケトチフェンの点眼投与後のウサギ眼組織移行性. 臨床医薬, 4（11）：211-219, 1988

セチリジン塩酸塩 （*Cetirizine hydrochloride*）

| ジルテック 錠 シロップ用 | 薬剤危険度 1点 | 情報量 ++～+++ |

薬剤データ

1　添付文書

妊婦または妊娠している可能性のある婦人には，治療上の有益性が危険性を上回ると判断される場合にのみ投与する［妊娠中の投与に関する安全性は確立していない］。

2　動物（生殖発生毒性試験・変異原性試験など）

- ラットを用いて，5，30，200mg/kgを経口投与した妊娠前・妊娠初期投与試験では，200mg/kgで雌雄とも親動物に死亡が認められたが，催奇形作用，胎仔致死作用，また，黄体数，交尾率，胎内発育に及ぼす影響は認められなかった[1]。

- ラットを用いて，5，30，200mg/kgを経口投与した器官形成期投与試験では，200mg/kgで親動物の死亡が認められたが，催奇形作用，胎仔致死作用および胎内発育に及ぼす影響は認められなかった[1]。

- JW-KBL ウサギを用いて5，30，180 mg/kgを経口投与した器官形成期投与試験では，180mg/kgで親動物の死亡が認められたが，催奇形作用，胎仔致死作用および胎内発育に及ぼす影響は認められなかった[1]。

- ラットに5，30，180mg/kgを経口投与した周産期・授乳期投与試験では，180mg/kgで親動物の死亡が認められたが，分娩，妊娠期間，出生率および胎仔の発育，生殖能に影響は認められなかった[1]。

3　ヒト（疫学調査・症例報告など）

妊婦への使用について，催奇形性を示唆する症例報告も疫学調査もない。妊婦の本剤服用において，催奇形の危険度を上昇させないことを示唆した以下の報告がある。

- ベルリンの催奇形情報センターによる1992～2006年までのデータにおけるプロスペクティブコホート研究では，妊娠第1三半期に本剤を服用した妊婦196例と催奇形物質に曝露されていない対照群1,686例の妊娠転帰を比較したところ，先天奇形の頻度は増加しなかった［OR：1.07，CI：0.21-3.59］。この報告では，妊娠第1三半期の本剤の成分に対し過敏症の既往歴のある患者使用は比較的安全であると結論づけている。

- 妊娠初期に抗ヒスタミン薬を服用した17,266例の母親の17,776回の出産における，18,197例の出生児に対するレトロスペクティブ調査では，抗ヒスタミン薬使用群の奇形発生率は3.17％で，一般集団の3.16％と比較して増加していなかった。この研究では，本剤は917例の妊婦が服用し，うち774例では本剤を単剤で使用していた。本剤を服用した母親の出生児における奇形発生率は3.95％であった[3]。

- 妊娠第1三半期にセチリジンを使用した144例またはレボセチリジンを使用した6例に関する出産

結果を，コントロール群 542 例（妊娠第 1 三半期に催奇形リスクの高い薬剤に曝露されていない妊婦）と比較したプロスペクティブ調査では，出産に至った 123 例中 7 例（5.7 %）に先天奇形が認められたと報告されている．RR：1.53，95 % CI：0.66-3.56，p=0.43 で，奇形の型も共通性は認められていない．先天奇形のリスクは，コントロール群（19/470 例，4.0 %）と比較して有意差は認められなかった[4]．

- カナダの催奇形情報サービスによる，妊娠中にヒドロキシジンあるいはセチリジンを服用した 120 例の妊婦と，催奇形性のない薬剤に曝露されたコントロール群 120 例の出産結果を比較したプロスペクティブ調査が報告されている．ヒドロキシジン群ならびにセチリジン群では，コントロール群と比較して大奇形や小奇形の発生頻度，児の平均出生体重，分娩週数，帝王切開や新生児ジストレスの割合に差は認められなかった．そのうち 39 例が器官形成期にセチリジンに曝露されており，6 例が自然流産（p=0.11），2 例に小奇形（異所性腎，停留睾丸）（p=1.00）が認められた[5]．
- 英国で新たに上市された 34 の薬剤を妊娠中に処方された 2,511 例を対象とした非介入観察コホート調査では，妊娠第 1 三半期にセチリジンに曝露された妊婦は 20 例であった．4 例は自然流産，1 例は人工妊娠中絶，16 例の児は正常出産であった（1 組双生児）．大奇形は認められなかったが，標準化試験が行われていないことから，小奇形を同定する検出感度が欠落しており，また調査の時期から遅発性の大奇形も検出できていない[6]．

4　相談事例

奇形発生の危険度が最も高い絶対過敏期に本剤を服用した 33 例中 32 例は奇形などのない健常児を出産した．1 例に認められた異常は，右足第 4 趾屈趾症および肺動脈狭窄であった．限られた情報ではあるが，本剤曝露群の児の出産結果は国内における自然奇形発生率を上回る変化とは考えられない．

服用後の対応

- 本剤を含む抗ヒスタミン薬を使用した妊婦の出産結果に関する疫学調査が報告されており，本剤と催奇形性との関連はみられなかった．ラット，ウサギで行われた生殖試験では催奇形作用は認められなかった．相談事例では，奇形発生の危険度が高い妊娠初期に本剤を服用した 33 例中 32 例は奇形などのない健常児を出産した．

　以上のことから判断して，妊娠初期に本剤を服用したことにより奇形発生の頻度や危険度が上昇したとは考えられないので，心配することはないことを説明する．
- 本剤の服用を理由に妊娠を中断するような，はやまった判断はしないように指導する．
- 今後は，妊娠していることを主治医に告げて相談するように指示する．

服用前の対応

1　医師への疑義照会

以下のことを説明し，患者が妊婦であっても処方通りに調剤してよいかを確認する．

- 本剤を含む抗ヒスタミン薬を使用した妊婦の出産結果に関する疫学調査が報告されており，本剤と催奇形との関連はみられなかった．ラット，ウサギで行われた生殖試験では催奇形作用は認められなかった．相談事例では，絶対過敏期に本剤を服用した 33 例中 32 例は奇形などのない健常児を出産し

た．

意見を求められたら
- 症状が軽度で，本剤の投与が不可欠というほどでもないなら，投与しないほうがよい．
- もし他剤に変更しても差し支えないなら，下記の治療薬を紹介する．
- どうしても本剤の投与が必要なら，本剤の服用により奇形児出産の危険性が必ずしも高くなるとは考えられないことを説明する．

他の治療薬
- 常用量での1週間程度の使用であれば，妊婦に使用しても安全と考えられている抗ヒスタミン薬にクロルフェニラミン，ロラタジンがある．
- 患者の症状により，点眼，点鼻，吸入剤などの外用剤での代替も考えられる．

2 患者への説明・指導
以下のことを説明，指導する．

投薬中止の場合
- 処方医と相談の結果，妊娠中の母体と胎児の安全のため，投薬を中止してしばらく様子をみることになった．
- 病状や自覚症状について何か変化があった場合には，すぐに主治医に受診する．
- 妊娠中は，薬局で薬を買うとき，病院にかかるときには，必ず妊娠していることを告げるよう指導する．

処方変更の場合
- 処方医と相談の結果，妊娠中の母体と胎児の安全のため処方が変更になった．
- ◆ 本剤は医師が妊娠を確認したうえで処方した薬で，母体の健康のために有用で，胎児への悪影響が少ないと考えられる薬である．
- ◆ 処方された薬は症状がひどいときだけ服用すればよいのか，継続服用する必要があるのかは，薬の性質だけでなく病状によっても決まるので，今後は医師にあらかじめ確認するようにする．
- ◆ 服薬の調節はあらかじめ医師に相談した範囲で行い，医師の指示と異なった服用をした場合はその状況を医師に報告する．
- ◆ 薬について何か心配なことがあったら，いつでも医師・薬剤師に相談する．

処方変更のない場合
- 前述のことから判断して，本剤の服用により奇形発生の頻度や危険度が上昇するとは考えられない．
- 「処方変更の場合」の◆印について説明する．

文献
1) グラクソ・スミスクライン株式会社：ジルテック，インタビューフォーム(第6版)
2) Corinna Weber-Schoendorfer, et al：The Safety of cetirizine during pregnancy A prospective observational cohort study. Reprod Toxicol, 26(1)：19-23, 2008
3) Källén B：Use of antihistamine drugs in early pregnancy and delivery outcome. J Matern Fetal Neonatal Med, 11(3)：146-152, 2002
4) Paulus Wolfgang, et al：Pregnancy outcome after exposure to cetirizine/levocetirizine in the first trimester-A prospective controlled study. Reproductive Toxicology, 19(2)：258, 2004
5) Einarson A, et al：Prospective controlled study of hydroxyzine and cetirizine in pregnancy. Ann Allergy

Asthma immunol, 78(2): 183-186, 1997
6) Wilton LV, et al : The outcomes of pregnancy in women exposed to newly marketed drugs in general practice in England. Br J Obstet Gynaecol, 105(8): 882-889, 1998

トラニラスト （*Tranilast*）

リザベン 細 カ

薬剤危険度 2点
情報量 ±〜+

薬剤データ

1 添付文書

妊婦（特に3カ月以内）または妊娠している可能性のある婦人には投与しない［マウスに大量投与した実験で，骨格異常例の増加が認められている］。

2 動物（生殖発生毒性試験・変異原性試験など）

マウス，ラットに1日600mg/kg，ウサギに1日750mg/kgまで経口投与して行われた生殖試験では，マウスの高投与量群で骨格異常仔数が増加した。ラット，ウサギおよびマウスの低用量群では催奇形作用は認められず，生殖能力，分娩，新生仔の発育にも影響は示さなかった[1]。

3 ヒト（疫学調査・症例報告など）

- 妊婦への使用に関して，胎児への催奇形性，胎児毒性との関連は認められなかったことを示す疫学調査は報告されていない。一方，ヒトにおける催奇形性，胎児毒性を示す症例報告も疫学調査もない。
- 30歳婦人が，鼻炎とアレルギー性結膜炎の治療を目的として，妊娠17週以降に小青竜湯に加えて本剤を2週間併用し，妊娠37週で3,260gの健常児を出産したとの文献報告がある[2]。

4 相談事例

奇形発生の危険度が最も高い絶対過敏期に本剤を服用した33例はいずれも奇形などのない健常児を出産した。相対過敏期に本剤を服用した2例中1例は奇形などのない健常児を出産し，残る1例の児は口蓋裂が認められた。

服用後の対応

- 妊婦が本剤を服用した場合の安全性について，これを肯定する報告も否定する報告もない。臨床用量をはるかに超える大量を投与したマウスの生殖試験で催奇形作用が報告されている。一方，大量を投与してもラット，ウサギでは異常は認められていない。また，大量投与による成績は，母動物に対する障害の二次的効果とも考えられ，直接にヒトの臨床用量での催奇形性を判断できるものではない。潜在過敏期に本剤を2週間服用した妊婦が健常児を出産したことが報告されている。相談事例では，奇形発生の危険度が高い妊娠初期に本剤を服用した35例中34例は奇形などのない健常児を出産している。

  以上のことから判断して，妊娠初期に本剤を服用したことにより奇形発生の頻度や危険度が上昇したとは考えられないので，心配することはないことを説明する。
- 本剤の服用を理由に妊娠を中断するような，はやまった判断はしないように指導する。

フェキソフェナジン塩酸塩 (Fexofenadine hydrochloride)

アレグラ錠

薬剤危険度 1点

情報量 +

薬剤データ

1 添付文書

妊婦または妊娠している可能性のある婦人には，治療上の有益性が危険性を上回ると判断される場合にのみ投与する［妊娠中の投与に関する安全性は確立していない］。

2 動物（生殖発生毒性試験・変異原性試験など）

マウスを用いた受胎能試験と出生前および出生後発生試験（単一試験）において毒性変化は認められず，無毒性量は，F_0親動物の一般毒性と受胎能，F_0雌親動物の母体機能，F_1胚・胎仔発生および出生仔の発生への影響に対して，混餌で2.5％（雄：4,101〜4,842 mg/kg/日，雌：3,594〜11,587 mg/kg/日）と判断された[1]。平均投与量は3,730mg/kgで，この用量はAUCsの比較をもとにした米国におけるヒト推奨最大経口投与量である本薬180mgの約15倍にあたる[2]。

3 ヒト（疫学調査・症例報告など）

- 妊婦への使用に関して，胎児への催奇形性，胎児毒性との関連は認められなかったことを示す疫学調査は報告されていない。一方，ヒトにおける催奇形性，胎児毒性を示す症例報告も疫学調査もない。
- 英国における非介入市販後コホート観察研究では，妊婦への本剤の投与が47例報告されている。妊娠初期の3カ月間にフェキソフェナジンを処方された30例の内訳は，出産23例，自然流産4例，人工妊娠中絶1例，母体死1例（妊娠11週目に肺塞栓症後による心停止），転帰不明1例であった。出生児の中で3例の転帰に異常が認められたが，フェキソフェナジン処方との関連性が疑われるものはなかった[3]。
- 妊娠初期に抗ヒスタミン薬を服用した17,266例の母親の17,776回の出産における，18,197例の出生児に対するレトロスペクティブ調査では，奇形発生の危険率は増加していなかった。この研究では，本剤は16例の妊婦が服用し，うち14例では本剤を単剤で使用していた。本剤を使用した母親の出生児に催奇形性が認められたとの記載はない[4]。

4 相談事例

奇形発生の危険度が最も高い絶対過敏期に本剤を服用した53例中52例は奇形などのない健常児を出産した。1例に認められた異常は，水腎症であった。限られた情報ではあるが，本剤曝露群の児の出産結果は国内における自然奇形発生率を上回る変化とは考えられない。

服用後の対応

- 妊婦が服用した場合の安全性については，これを肯定する報告も否定する報告もない。本剤を服用

した16例を含め抗ヒスタミン薬を使用した妊婦17,266例の出産結果に関する疫学調査が報告されており，催奇形との関連は認められておらず，本剤に関しても催奇形との関連がみられたとの記載はない。動物の生殖試験では，ラット，ウサギに大量投与しても催奇形作用は認められていない。相談事例では，奇形発生の危険度が高い妊娠初期に本剤を服用した53例中52例は奇形などのない健常児を出産した。

　以上のことから判断して，妊娠初期に本剤を服用したことにより奇形発生の頻度や危険度が上昇したとは考えられないので，心配することはないことを説明する。

- 本剤の服用を理由に妊娠を中断するような，はやまった判断はしないように指導する。
- 今後は，妊娠していることを主治医に告げて相談するように指示する。

服用前の対応

1 医師への疑義照会

以下のことを説明し，患者が妊婦であっても処方通りに調剤してよいかを確認する。

- 本剤を服用した16例を含め抗ヒスタミン薬を使用した妊婦17,266例の出産結果に関する疫学調査が報告されており，催奇形との関連は認められておらず，本剤に関しても催奇形との関連がみられたとの記載はない。動物の生殖試験では，ラット，ウサギに大量投与しても催奇形作用は認められていない。相談事例では，絶対過敏期に本剤を服用した53例中52例は奇形などのない健常児を出産した。

意見を求められたら

- 症状が軽度で，本剤の投与が不可欠というほどでもないなら，投与しないほうがよい。
- もし他剤に変更しても差し支えないなら，下記の治療薬を紹介する。
- どうしても本剤の投与が必要なら，本剤の服用により奇形児出産の危険性が必ずしも高くなるとは考えられないことを説明する。

他の治療薬

- 常用量での1週間程度の使用であれば，妊婦に使用しても安全と考えられている抗ヒスタミン薬にクロルフェニラミン，ロラタジンがある。
- 患者の症状により，点眼，点鼻，吸入剤などの外用剤での代替も考えられる。

2 患者への説明・指導

以下のことを説明，指導する。

投薬中止の場合

- 処方医と相談の結果，妊娠中の母体と胎児の安全のため，投薬を中止してしばらく様子をみることになった。
- 病状や自覚症状について何か変化があった場合には，すぐに主治医に受診する。
- 妊娠中は，薬局で薬を買うとき，病院にかかるときには，必ず妊娠していることを告げるよう指導する。

処方変更の場合

- 処方医と相談の結果，妊娠中の母体と胎児の安全のため処方が変更になった。
- 本剤は医師が妊娠を確認したうえで処方した薬で，母体の健康のために有用で，胎児への悪影響が少ないと考えられる薬である。

- ◆ 処方された薬は症状がひどいときだけ服用すればよいのか，継続服用する必要があるのかは，薬の性質だけでなく病状によっても決まるので，今後は医師にあらかじめ確認するようにする。
- ◆ 調節はあらかじめ医師に相談した範囲で行い，医師の指示と異なった服用をした場合はその状況を医師に報告する。
- ◆ 薬について何か心配なことがあったら，いつでも医師・薬剤師に相談する。

処方変更のない場合

- 前述のことから判断して，本剤の服用により奇形発生の頻度や危険度が上昇するとは考えられない。
- 「処方変更の場合」の◆印について説明する。

文献

1) サノフィ・アベンティス株式会社：アレグラ，インタビューフォーム（第9版）
2) Sanofi-aventis U. S. LLC：Allegra, Product information, 2008
3) Craig-McFeely PM, et al：Evaluation of the safety of fexofenadine from experience gained in general practice use in England in 1997. Eur J Clin Pharmacol, 57（4）：313-320, 2001
4) Källén B：Use of antihistamine drugs in early pregnancy and delivery outcome. J Matern Fetal Neonatal Med, 11（3）：146-152, 2002

プランルカスト水和物 （*Pranlukast hydrate*）

オノン カ

薬剤危険度 1点

情報量 ±

薬剤データ

1 添付文書

妊婦または妊娠している可能性のある婦人には，治療上の有益性が危険性を上回ると判断される場合にのみ投与する［妊娠中の投与に関する安全性は確立していない］。

2 動物（生殖発生毒性試験・変異原性試験など）

- ラットに100，300，1,000mg/kgを経口投与した妊娠前および妊娠初期投与試験，30，100，300，1,000mg/kgを経口投与した器官形成期投与試験，ならびに100，300，1,000mg/kgを経口投与した周産期および授乳期投与試験において，親動物，胎仔，出生仔に影響は認められなかった[1]。
- ウサギに31.25，125，500mg/kgを経口投与した器官形成期投与試験では，母動物，胎仔，出生仔に異常は認められなかった[1]。

3 ヒト（疫学調査・症例報告など）

妊婦への使用に関して，胎児への催奇形性，胎児毒性との関連は認められなかったことを示す疫学調査は報告されていない。一方，ヒトにおける催奇形性，胎児毒性を示す症例報告も疫学調査もない。

4 相談事例

奇形発生の危険度が最も高い絶対過敏期に本剤を服用した27例中26例は奇形などのない健常児を出産した。1例に認められた異常は，心室中隔欠損症であった。限られた情報ではあるが，本剤曝露群の児の出産結果は国内における自然奇形発生率を上回る変化とは考えられない。

服用後の対応

- 妊婦が本剤を服用した場合の安全性については，これを肯定する報告も否定する報告もない。ラット，ウサギで行われた生殖試験では，いずれも催奇形作用は認められなかった。相談事例では，奇形発生の危険度が高い妊娠初期に本剤を服用した27例中26例は奇形などのない健常児を出産した。
  以上のことから判断して，妊娠初期に本剤を服用したことにより奇形発生の頻度や危険度が上昇したとは考えられないので，心配することはないことを説明する。
- 本剤の服用を理由に妊娠を中断するような，はやまった判断はしないように指導する。
- 今後は，妊娠していることを主治医に告げて相談するように指示する。

アレルギー疾患治療薬

服用前の対応

1 医師への疑義照会

以下のことを説明し，患者が妊婦であっても処方通りに調剤してよいかを確認する。

- ヒトでの催奇形性に関しては，疫学調査も症例報告もない。動物の生殖試験では，ラット，ウサギに大量投与しても催奇形作用は認められていない。相談事例では，絶対過敏期に本剤を服用した27例中26例は健常児を出産している。

意見を求められたら

- 症状が軽度で，本剤の投与が不可欠というほどでもないなら，投与しないほうがよい。
- もし他剤に変更しても差し支えないなら，下記の治療薬を紹介する。
- どうしても本剤の投与が必要なら，本剤の服用により奇形児出産の危険性が必ずしも高くなるとは考えられないことを説明する。

他の治療薬

- アレルギー性鼻炎の患者では，常用量での1週間程度の使用であれば，妊婦に使用しても安全と考えられている抗ヒスタミン薬にクロルフェニラミン，ロラタジンがある。
- アレルギー性鼻炎の患者では，患者の症状により，点眼，点鼻，吸入剤などの外用剤での代替も考えられる。
- 米国心臓・肺・血液研究所(NHLBI)と世界保健機関(WHO)により作成された喘息治療ガイドラインGINA2009 (Global Initiative for Asthma)では，適切にモニターされたテオフィリンの使用，吸入の糖質コルチコステロイド，$β_2$作動薬と併せて，ロイコトリエン修飾薬(具体的にはモンテルカスト)は，胎児異常の発生率の増加と関連していないことが示されている[2]。このガイドラインにしたがうと，喘息治療に本剤を用いている場合の代替薬として，モンテルカストが考えられる。

2 患者への説明・指導

以下のことを説明，指導する。

投薬中止の場合

- 処方医と相談の結果，妊娠中の母体と胎児の安全のため，投薬を中止してしばらく様子をみることになった。
- 病状や自覚症状について何か変化があった場合には，すぐに主治医に受診する。
- 妊娠中は，薬局で薬を買うとき，病院にかかるときには，必ず妊娠していることを告げるよう指導する。

処方変更の場合

- 処方医と相談の結果，妊娠中の母体と胎児の安全のため処方が変更になった。
- 本剤は医師が妊娠を確認したうえで処方した薬で，母体の健康のために有用で，胎児への悪影響が少ないと考えられる薬である。
- 処方された薬は症状がひどいときだけ服用すればよいのか，継続服用する必要があるのかは，薬の性質だけでなく病状によっても決まるので，今後は医師にあらかじめ確認するようにする。
- 服薬の調節はあらかじめ医師に相談した範囲で行い，医師の指示と異なった服用をした場合はその状況を医師に報告する。
- 薬について何か心配なことがあったら，いつでも医師・薬剤師に相談する。

処方変更のない場合
- 前述のことから判断して，本剤の服用により奇形発生の頻度や危険度が上昇するとは考えられない。
- 「処方変更の場合」の◆印について説明する。

文献
1) 小野薬品工業株式会社：オノン，インタビューフォーム（第7版）
2) GINA2009（http://www.ginasthma.com/）

アレルギー疾患治療薬

ベポタスチンベシル酸塩 （Bepotastine besilate）

タリオン錠，タリオン OD 口腔内崩壊錠

薬剤危険度 1点
情報量 ±

薬剤データ

1 添付文書

妊婦または妊娠している可能性のある婦人には，投与しないことが望ましいが，やむを得ず投与する場合には，治療上の有益性が危険性を上回ると判断される場合にのみ投与する［妊娠中の投与に関する安全性は確立しておらず，また，動物実験で胎仔への移行が認められている］。

2 動物（生殖発生毒性試験・変異原性試験など）

- 雄ラット（交配前9週間ならびに交配期間中）および雌ラット（交配前2週間，交配期間中ならびに妊娠初期1週間）にそれぞれ8，40，200および1,000mg/kg/日を経口投与した妊娠前および妊娠初期投与試験では，1,000mg/kg/日投与群で受胎率の低下，妊娠黄体数および着床数の減少がみられ，また着床前喪失率が有意に増加し，生存胎仔数の減少傾向がみられた[1]。

- 妊娠7～17日のラットに10，100および1,000mg/kg/日を経口投与した胎仔器官形成期投与試験では，母動物の生殖能，胎仔および出生仔に異常は認められなかった[1]。

- 妊娠6～18日のウサギに20，100および500mg/kg/日を経口投与した胎仔器官形成期投与試験では，母動物の生殖能および胎仔に異常は認められなかった[1]。

- 妊娠17日～分娩後21日のラットに10，100および1,000mg/kg/日を経口投与した周産期および授乳期投与試験では，1,000mg/kg/日投与群で母動物の分娩および哺育障害，出生仔の生存能の低下，発育分化の遅延および機能発達の一部抑制が認められた[1]。

- 妊娠12日のラット（^{14}C-ベポタスチン 3mg/kg を経口投与）において投与後30分および4時間の胎仔全身の放射能濃度は母動物血漿中濃度の1/2～1/3で，羊水中の放射能濃度は投与後30分で母動物血漿中濃度の1/9，4時間で1/3であった[1]。

- 妊娠18日のラット（^{14}C-ベポタスチン 3mg/kg を経口投与）においては，胎仔の放射能は脳を除くすべての組織で投与後30分で最も高く，以後経時的に減少し，投与後24時間では脳および肝臓を除き検出限界以下になった[1]。

3 ヒト（疫学調査・症例報告など）

妊婦への使用に関して，胎児への催奇形性，胎児毒性との関連は認められなかったことを示す疫学調査は報告されていない。一方，ヒトにおける催奇形性，胎児毒性を示す症例報告も疫学調査もない。

4 相談事例

奇形発生の危険度が最も高い絶対過敏期に本剤を服用した12例は，いずれも奇形などのない健常児を出産した。

服用後の対応

- 妊婦が服用した場合の安全性については，これを肯定する報告も否定する報告もない。ラット，ウサギで行われた生殖試験では催奇形作用は認められなかった。相談事例では，奇形発生の危険度が高い妊娠初期に本剤を服用した12例はいずれも奇形などのない健常児を出産した。
  情報は限られているが，以上のことから判断して，妊娠初期に本剤を服用したことにより奇形発生の頻度や危険度が上昇したとは考えられないので，心配することはないことを説明する。
- 本剤の服用を理由に妊娠を中断するような，はやまった判断はしないように指導する。
- 今後は，妊娠していることを主治医に告げて相談するように指示する。

服用前の対応

1 医師への疑義照会

以下のことを説明し，患者が妊婦であっても処方通りに調剤してよいかを確認する。

- ヒトでの催奇形性に関しては，疫学調査も症例報告もない。動物の生殖試験では，ラット，ウサギに大量投与しても催奇形作用は認められていない。相談事例では，絶対過敏期に本剤を服用した12例はいずれも健常児を出産している。

意見を求められたら

- 症状が軽度で，本剤の投与が不可欠というほどでもないなら，投与しないほうがよい。
- もし他剤に変更しても差し支えないなら，下記の治療薬を紹介する。
- どうしても本剤の投与が必要なら，本剤の服用により奇形児出産の危険性が必ずしも高くなるとは考えられないことを説明する。

他の治療薬

- 常用量での1週間程度の使用であれば，妊婦に使用しても安全と考えられている抗ヒスタミン薬にクロルフェニラミン，ロラタジンがある。
- 患者の症状により，点眼，点鼻，吸入剤などの外用剤での代替も考えられる。

2 患者への説明・指導

以下のことを説明，指導する。

投薬中止の場合

- 処方医と相談の結果，妊娠中の母体と胎児の安全のため，投薬を中止してしばらく様子をみることになった。
- 病状や自覚症状について何か変化があった場合には，すぐに主治医に受診する。
- 妊娠中は，薬局で薬を買うとき，病院にかかるときには，必ず妊娠していることを告げるよう指導する。

処方変更の場合

- 処方医と相談の結果，妊娠中の母体と胎児の安全のため処方が変更になった。
- 本剤は医師が妊娠を確認したうえで処方した薬で，母体の健康のために有用で，胎児への悪影響が少ないと考えられる薬である。
- 処方された薬は症状がひどいときだけ服用すればよいのか，継続服用する必要があるのかは，薬の

性質だけでなく病状によっても決まるので，今後は医師にあらかじめ確認するようにする。
◆ 服薬の調節はあらかじめ医師に相談した範囲で行い，医師の指示と異なった服用をした場合はその状況を医師に報告する。
◆ 薬について何か心配なことがあったら，いつでも医師・薬剤師に相談する。

処方変更のない場合
● 前述のことから判断して，本剤の服用により奇形発生の頻度や危険度が上昇するとは考えられない。
● 「処方変更の場合」の◆印について説明する。

文献
1) 田辺三菱製薬株式会社：タリオン，インタビューフォーム（第7版）

ペミロラストカリウム （*Pemirolast potassium*）

アレギサール錠,
ペミラストン錠

薬剤危険度 **1点**　　情報量 **±**

薬剤データ

1　添付文書

妊婦または妊娠している可能性のある婦人には，投与しない［動物試験（ラット）で大量投与により，胎仔発育遅延が報告されている］。

2　動物（生殖発生毒性試験・変異原性試験など）

ラットを用いた妊娠前および妊娠初期投与試験，ラットならびにウサギを用いた器官形成期投与試験，ならびにラットを用いた周産期および授乳期投与試験では，ラットにおける大量投与（250mg/kg 以上）で母動物の中毒症状に起因して胎仔発育遅延が認められたが，生殖能力への影響，催奇形性作用および遺伝的影響は認められなかった[1]。

3　ヒト（疫学調査・症例報告など）

- 妊婦への使用に関して，胎児への催奇形性，胎児毒性との関連は認められなかったことを示す疫学調査は報告されていない。一方，ヒトにおける催奇形性，胎児毒性を示す症例報告も疫学調査もない。
- 妊娠初期に抗ヒスタミン薬を服用した 17,266 例の母親の 17,776 回の出産における，18,197 例の出生児に対するレトロスペクティブ調査では，抗ヒスタミン薬使用群の奇形発生率は 3.17 ％で，一般集団の 3.16 ％と比較して増加していなかった[2]。

4　相談事例

奇形発生の危険度が最も高い絶対過敏期に本剤を服用した 25 例中 24 例は奇形などのない健常児を出産した。異常の認められた 1 例の母親が本剤を服用した時期は妊娠 3 〜 29 日目で，認められた異常は左心低形成症候群であった。症例数が少なく結論することは難しいが国内における自然奇形発生率を大きく上回る変化はみられていない。

服用後の対応

- 妊婦が服用した場合の安全性については，これを肯定する報告も否定する報告もない。妊婦の抗ヒスタミン薬使用に関する疫学調査では，抗ヒスタミン薬を使用した母親の児の奇形発生率は一般的な妊婦と差異はなかった。ラット，ウサギで行われた生殖試験では，いずれも催奇形作用は認められなかった。ラット大量投与でみられた胎仔発育遅延は母動物の薬物中毒に起因すると考えられている。相談事例では，奇形発生の危険度が高い妊娠初期に本剤を服用した 25 例中 24 例が奇形などのない健常児を出産しており催奇形の危険度の増大はみられていない。

　以上のことから判断して，妊娠初期に本剤を服用したことにより奇形発生の頻度や危険度が上昇し

アレルギー疾患治療薬

たとは考えられないので，心配することはないことを説明する。
- 本剤の服用を理由に妊娠を中断するような，はやまった判断はしないように指導する。
- 今後は，妊娠していることを主治医に告げて相談するように指示する。

服用前の対応

1 医師への疑義照会

以下のことを説明し，患者が妊婦であっても処方通りに調剤してよいかを確認する。
- 妊婦が服用した場合の安全性については，これを肯定する報告も否定する報告もない。妊婦の抗ヒスタミン薬使用に関する疫学調査では，抗ヒスタミン薬を使用した母親の児の奇形発生率は一般的な妊婦と差異はなかった。ラット，ウサギで行われた生殖試験では，いずれも催奇形作用は認められなかった。ラット大量投与でみられた胎仔発育遅延は母動物の薬物中毒に起因すると考えられている。相談事例では，絶対過敏期に本剤を服用した25例中24例が奇形などのない健常児を出産しており催奇形の危険度の増大はみられていない。

意見を求められたら
- 症状が軽度で，本剤の投与が不可欠というほどでもないなら，投与しないほうがよい。
- 花粉症では，マスク，ゴーグルなど抗原との接触を最小限にする対策が基本となる。花粉症のみで母体の生命予後に影響することはないが，抗原対策をとっても例年重症化する症例で，著しいQOLの低下が懸念される事例で妊娠した場合，点眼・点鼻剤の使用と併せて，必要に応じて下記の抗ヒスタミン薬の使用を考慮する。
- 喘息とアレルギー性鼻炎を合併した事例では，鼻炎の悪化が喘息の悪化と関連することが知られており，喘息のコントロールとともに鼻炎の管理も適切に行うことが望ましいと考えられている。
- もし他剤に変更しても差し支えないなら，下記の治療薬を紹介する。
- どうしても本剤の投与が必要なら，本剤の服用により奇形児出産の危険性が必ずしも高くなるとは考えられないことを説明する。

他の治療薬
- 常用量の使用であれば，妊婦に使用しても比較的安全と考えられている抗ヒスタミン薬にクロルフェニラミン，ロラタジンがある。
- 患者の症状により，点眼，点鼻，吸入などの外用剤での代替も考えられる。

2 患者への説明・指導

以下のことを説明，指導する。

投薬中止の場合
- 処方医と相談の結果，妊娠中の母体と胎児の安全のため，投薬を中止してしばらく様子をみることになった。
- 病状や自覚症状について何か変化があった場合には，すぐに主治医に受診する。
- 妊娠中は，薬局で薬を買うとき，病院にかかるときには，必ず妊娠していることを告げるよう指導する。

処方変更の場合
- 処方医と相談の結果，妊娠中の母体と胎児の安全のため処方が変更になった。

- 本剤は医師が妊娠を確認したうえで処方した薬で，母体の健康のために有用で胎児への悪影響が少ないと考えられる薬である。
- 処方された薬は症状がひどいときだけ服用すればよいのか，継続服用する必要があるのかは，薬の性質だけでなく病状によっても決まるので，今後は医師にあらかじめ確認するようにする。
- 服薬の調節はあらかじめ医師に相談した範囲で行い，医師の指示と異なった服用をした場合はその状況を医師に報告する。
- 薬について何か心配なことがあったら，いつでも医師・薬剤師に相談する。

処方変更のない場合
- 前述のことから判断して，本剤の服用により奇形発生の頻度や危険度が上昇するとは考えられない。
- 「処方変更の場合」の◆印について説明する。

文献
1) 田辺三菱製薬株式会社：アレギサール，インタビューフォーム（第8版）
2) Källén B：Use of antihistamine drugs in early pregnancy and delivery outcome. J Matern Fetal Neonatal Med, 11（3）：146-152, 2002

モンテルカストナトリウム　（*Montelukast sodium*）

キプレス錠,
シングレア錠

薬剤危険度　1点

情報量　++

薬剤データ

1　添付文書

　妊婦または妊娠している可能性のある婦人には，治療上の有益性が危険性を上回ると判断される場合にのみ投与する［妊娠中の投与に関する安全性は確立していない。海外の市販後において，妊娠中に本剤を服用した患者から出生した新生児に先天性四肢奇形がみられたとの報告がある。これらの妊婦のほとんどは妊娠中，他の喘息治療薬も服用していた。本剤とこれらの事象の因果関係は明らかにされていない］。

2　動物（生殖発生毒性試験・変異原性試験など）

- 繁殖能試験（ラット）：雄繁殖能試験では雄繁殖能に影響は認められなかった。雌繁殖能試験では200mg/kg/日投与群に受胎率の軽度低下が認められた。母動物および出生仔に対する無毒性量は100mg/kg/日で，胎仔の発生に対しては，200mg/kg/日まで影響は認められなかった[1]。
- 発生毒性試験（ラット，ウサギ）：ラットおよびウサギでは催奇形を示唆する所見は認められなかった。ラットおよびウサギの母動物および胎仔に対する無毒性量はそれぞれ400mg/kg/日および100mg/kg/日であった[1]。
- 周産期・授乳期投与試験（ラット）：妊娠ラットを用いた試験において，妊娠期間，出産率，出生率，離乳率および産仔体重に影響はみられなかった。母動物および次世代に対する無毒性は200mg/kg/日であった。なお，ラットにおいて乳汁移行性，ラットおよびウサギにおいて胎盤通過性が100mg/kg/日投与群で認められた[1]。

3　ヒト（疫学調査・症例報告など）

- 妊婦への使用について，催奇形性を示唆する症例報告も疫学調査もない。妊婦の本剤使用において，催奇形の危険度を上昇させないことを示唆した以下の報告がある。
- メルク社のPregnancy Registryでは1998年2月20日から2007年7月31日までに，妊娠中に曝露された352例についてプロスペクティブ調査が報告されている。結果は生児215例，未確定3例，自然流産3例，人工妊娠中絶2例，追跡不能131例であった。生児のうち，179例は妊娠第1三半期に曝露され，そのうち7例に先天奇形が認められた。また，レトロスペクティブ調査で報告され出産結果が判明している54例では，生児44例，自然流産10例であり，8例に先天奇形がみられた[2]。
- スウェーデンのMedical Birth Registryでは，1995年7月から2006年までに，妊娠中に本剤を服用した191例がプロスペクティブ調査として報告され，6例の児に奇形が認められた[2]。
- OTIS（Organization of Teratology Information Specialists）では1998～2003年までの間で妊婦における喘息治療について調査した。ロイコトリエン受容体拮抗薬（LTRAs）服用96例（モンテルカスト10mg/日のみ72例，ザフィルルカスト40mg/日のみ22例，両剤併用2例）と，短時間作用型β_2

アゴニスト服用122例および非喘息対照群346例を比較している。LTRAs群では約90％の妊婦が妊娠第1三半期に使用しており，50％は妊娠中を通して使用していた。対照群（0.3％）と比較してLTRAs群（5.95％）で先天奇形発生率が高い値であったが，対照群での発生率が異常に低かった。β_2アゴニスト群（3.9％）と比較すると有意な差はみられなかった。LTRAsは重大な催奇性物質ではないと結論づけられている[3]。

- 英国の市販後調査では，妊婦服用例が53例報告された。そのうち38例が妊娠第1三半期に曝露されており，21例が出産，死産2例，自然流産7例，人工妊娠中絶4例，追跡不能4例でいずれも奇形は認められなかった[4]。
- 海外治験中に妊娠が判明した20例についての報告では，出産に至った9例はすべて健常児を出産し，その他自然流産3例，人工妊娠中絶6例，人工妊娠中絶または自然流産のどちらか1例，追跡不能1例であった[5]。

参考 米国心臓・肺・血液研究所（NHLBI）と世界保健機関（WHO）により作成された喘息治療ガイドラインGINA（Global Initiative for Asthma）2009：適切にモニターされたテオフィリンの使用，吸入の糖質コルチコステロイド，β_2作動薬と併せて，ロイコトリエン修飾薬（具体的にはモンテルカスト）は，胎児異常の発生率の増加と関連していないことが示されている[6]。

4　相談事例

奇形発生の危険度が最も高い絶対過敏期に本剤を服用した14例，および相対過敏期に本剤を服用した2例はいずれも奇形などのない健常児を出産した。

服用後の対応

- 妊娠中の本剤使用と催奇形との関連を示す報告はない。大規模なコホート調査，ケースコントロール研究はないものの，米国におけるロイコトリエン受容体拮抗薬に関するコホート調査では催奇形との関連はみられていない。また，メルク社あるいはスウェーデンにおけるレジストリ研究では本剤を使用した妊婦が多数健常児を出産していることが報告されている。ラット，ウサギで行われた生殖試験では催奇形作用は認められなかった。相談事例では，奇形発生の危険度が高い妊娠初期に本剤を服用した16例はいずれも奇形などのない健常児を出産した。
  以上のことから判断して，妊娠初期に本剤を服用したことにより奇形発生の頻度や危険度が上昇したとは考えられないので，心配することはないことを説明する。
- 本剤の服用を理由に妊娠を中断するような，はやまった判断はしないように指導する。
- 今後は，妊娠していることを主治医に告げて相談するように指示する。

服用前の対応

1　医師への疑義照会

以下のことを説明し，患者が妊婦であっても処方通りに調剤してよいかを確認する。

- 妊娠中の本剤使用と催奇形との関連を示す報告はない。大規模なコホート調査，ケースコントロール研究はないものの，米国におけるロイコトリエン受容体拮抗薬に関するコホート調査では催奇形と

の関連はみられていない。また，メルク社あるいはスウェーデンにおけるレジストリ研究では本剤を使用した妊婦が多数健常児を出産していることが報告されている。ラット，ウサギで行われた生殖試験では催奇形作用は認められなかった。相談事例では，絶対過敏期に本剤を服用した14例はいずれも奇形などのない健常児を出産した。また，相対過敏期に本剤を服用した2例もいずれも奇形などのない健常児を出産した。

意見を求められたら
- 症状が軽度で，本剤の投与が不可欠というほどでもないなら，投与しないほうがよい。
- どうしても本剤の投与が必要なら，本剤の服用により奇形児出産の危険性が必ずしも高くなるとは考えられないことを説明する。

他の治療薬
- アレルギー性鼻炎の患者では，常用量での1週間程度の使用であれば，妊婦に使用しても安全と考えられている抗ヒスタミン薬にクロルフェニラミン，ロラタジンがある。
- アレルギー性鼻炎の患者では，患者の症状により，点眼，点鼻，吸入剤などの外用剤での代替も考えられる。

2 患者への説明・指導

以下のことを説明，指導する。

投薬中止の場合
- 処方医と相談の結果，妊娠中の母体と胎児の安全のため，投薬を中止してしばらく様子をみることになった。
- 病状や自覚症状について何か変化があった場合には，すぐに主治医に受診する。
- 妊娠中は，薬局で薬を買うとき，病院にかかるときには，必ず妊娠していることを告げるよう指導する。

処方変更の場合
- 処方医と相談の結果，妊娠中の母体と胎児の安全のため処方が変更になった。
- ◆ 本剤は医師が妊娠を確認したうえで処方した薬で，母体の健康のために有用で，胎児への悪影響が少ないと考えられる薬である。
- ◆ 処方された薬は症状がひどいときだけ服用すればよいのか，継続服用する必要があるのかは，薬の性質だけでなく病状によっても決まるので，今後は医師にあらかじめ確認するようにする。
- ◆ 服薬の調節はあらかじめ医師に相談した範囲で行い，医師の指示と異なった服用をした場合はその状況を医師に報告する。
- ◆ 薬について何か心配なことがあったら，いつでも医師・薬剤師に相談する。

処方変更のない場合
- 前述のことから判断して，本剤の服用により奇形発生の頻度や危険度が上昇するとは考えられない。
- 「処方変更の場合」の◆印について説明する。

文献
1) 杏林製薬株式会社，万有製薬株式会社（現：MSD株式会社）：キプレス／シングレア，申請資料概要，pp198-208
2) Merck Pregnancy Registry Program Clinical Risk Management and Safety Surveillance：Ninth Annual

Report on Exposure During Pregnancy from the Merck Pregnancy Registry for SINGULAIR® (montelukast sodium) Covering the period from U.S. approval (February 20, 1998) through July 31, 2007

3) Bakhireva LN, et al : Safety of leukotriene receptor antagonists in pregnancy. J Allergy Clin Immunol, 119(3): 618-625, 2007
4) Biswas P, et al : Pharmacosurveillance and safety of the leukotriene receptor antagonist (LTRA), montelukast, Clinical and Experimental Allergy Reviews, 1(3): 300-304, 2001
5) Storms W, et al : Clinical safety and tolerability of montelukast, a leukotriene receptor antagonist, in controlled clinical trials in patients aged ≧ 6 years. Clin Exp Allergy, 31(1): 77-87, 2001
6) GINA2009 (http://www.ginasthma.com/)

アレルギー疾患治療薬

ロラタジン　(Loratadine)

クラリチン錠 シロップ用，クラリチンレディタブ 口腔内速溶錠

薬剤危険度 1点

情報量 ++ ～ +++

薬剤データ

1　添付文書

　妊婦または妊娠している可能性のある婦人には，投与を避けることが望ましい[妊娠中の投与に関する安全性は確立していない。また，動物試験(ラット，ウサギ)で催奇形性は認められないが，ラットで胎仔への移行が報告されている]。

2　動物(生殖発生毒性試験・変異原性試験など)

- SD系ラットを用いて，2，10，50mg/kg/日を経口投与した妊娠前および妊娠初期投与試験では，50mg/kgで親動物の体重増加抑制・摂餌量減少・交尾確認までの日数の延長，雄の交尾率・授精率の軽度減少が認められたが，胎仔に異常は認められなかった[1]。
- SD系ラットを用いて，2，10，50mg/kg/日を経口投与した器官形成期投与試験では，10mg/kg以上でF_1またはF_2出生仔群に出生時体重減少または生存率減少がみられ，50mg/kgでは母動物で体重増加抑制・摂餌量減少，胎仔で体重減少・骨化遅延が認められた[1]。
- ウサギ(ニュージーランドホワイト種)に16，48，96mg/kg/日を経口投与した器官形成期投与試験では，各群の母動物・胎仔に異常は認められなかった[1]。
- SD系ラットに2，8，32mg/kg/日を経口投与した周産期および授乳期投与試験では，32mg/kgにおいて母動物で体重増加抑制・摂餌量減少・巣作りおよび哺育行動低下がみられ，F_1出生仔で生後0日死亡仔数の増加・体重減少および生後4日生存率の減少・一般状態の変化，毛生の遅延，正向反射および聴覚機能発達の遅延がみられた[1]。
- 妊娠20日目のラットに^{14}C-ロラタジン8mg/kgを単回経口投与したとき，胎仔組織中放射能濃度は肺で最も高く，次いで肝臓，腎臓および消化管で高値を示した。脳を除く各組織内の放射能濃度は，いずれの測定時点においても，対応する母動物の組織内濃度よりはるかに低かった。胎仔における脳内放射能は，胎仔の血漿中放射能と比較して高濃度であったが，これについては，胎仔における血液-脳関門の発達が不完全であるためと推察された[1]。

3　ヒト(疫学調査・症例報告など)

　妊婦への使用について，催奇形性を示唆する症例報告も疫学調査もない。妊婦の本剤服用において，催奇形の危険度を上昇させないことを示唆した以下の報告がある。

- 妊娠初期に抗ヒスタミン薬を服用した17,266例の母親の17,776回の出産における，18,197例の出生児に対するレトロスペクティブ調査では，抗ヒスタミン薬使用群の奇形発生率は3.17％で，一般集団の3.16％と比較して増加していなかった。この研究では，本剤は1,769例の妊婦が服用し，うち1,613例では本剤を単剤で使用していた。本剤を服用した母親の出生児における奇形発生率は3.40％であった[2]。

- イスラエルの催奇形性情報サービスにおけるプロスペクティブコホート調査では，妊娠中にロラタジンに曝露された210例（うち77.9％が妊娠第1三半期曝露）と他の抗ヒスタミン薬（OAH）に曝露された267例（同64.6％），催奇形性のない薬剤に曝露されたコントロール（NTC）群929例の妊娠結果を比較している。3群間で奇形発生率に差は認められなかった（ロラタジン群4/175例（2.3％），OAH群10/247例（4.0％），NTC群25/844例（3.0％），p=0.553；ロラタジン群対NTC群でRR：0.77，95％CI：0.27-2.19；ロラタジン群対OAH群でRR：0.56，95％CI：0.18-1.77）。また，妊娠第1三半期のみでの解析においても，奇形発生率の増加は認められなかった（それぞれ1/126例（0.8％），7/146例（4.8％），25/844例（3.0％），p=0.152；ロラタジン群対NTC群でRR：0.27，95％CI：0.04-1.94；ロラタジン群対OAH群でRR：0.17，95％CI：0.02-1.33）。ロラタジン群では流産の発生率がOAH群と比較して有意に高かったが，ロラタジン群は他の群と比較して母親の年齢が高かった[3]。
- 催奇形性情報サービス4施設（カナダ，イスラエル，イタリア，ブラジル）によるプロスペクティブコホート試験では，妊娠第1三半期にロラタジンに曝露された161例を，催奇形作用が知られている薬剤に曝露されていない161例と比較している。奇形はロラタジン群で5例，非曝露群で6例に観察され，有意差は認められなかった（p=0.9）。同様に，生児出産率，分娩週数，出生時体重も2つの群で差はみられなかった[4]。
- 妊娠中にロラタジンに曝露された49例の婦人の51例の児と，コントロール群である54例の婦人の56例の児を比較したところ，出生時体重，頭囲，身長，Apgar score，胎児合併症について有意な差はみられなかった[5]。
- 1994～2001年にスウェーデンの出生登録所で収集されたデータ解析において，妊娠第1三半期にロラタジンを服用した婦人の児2,780例のうち，15例に尿道下裂が認められ，予想値よりも高かった。しかしこの報告の著者らは後に，2002～2004年にロラタジンに曝露された1,911例の児の研究で，ロラタジンと尿道下裂との関連を否定している[6]。
- 二次あるいは三次の尿道下裂を持つ児563例とコントロール群1,444例を比較したケースコントロール研究において，妊娠1カ月前～妊娠第1三半期の間の母親のロラタジン使用と児の尿道下裂との関連は認められなかった[7]。
- 1989～2002年のデンマークの出生登録所と退院登録所における，227例の尿道下裂の児と2,270例のコントロール群の児のケースコントロール調査では，母親の妊娠30日以内または妊娠第1三半期のロラタジンの使用は，他の抗ヒスタミン薬使用と比較して尿道下裂のリスク増加に関連していなかった[8]。
- 1998年の非介入観察的コホート調査では，18例の妊婦が妊娠第1三半期に本剤を服用していた。2例が人工妊娠中絶したが，その他16例は健常児を出産した[9]。
- FDAでは，妊娠中に本剤に曝露され，出産結果に異常がみられた6例についての報告を受けている（口蓋裂2例，小耳症と小眼球症，難聴，三尖弁の形成不全，横隔膜ヘルニアが各1例）。しかしながら，本剤との関連は明らかでない[10]。

4　相談事例

奇形発生の危険度が最も高い絶対過敏期に本剤を服用した19例，および相対過敏期に本剤を服用した3例はいずれも奇形などのない健常児を出産した。

アレルギー疾患治療薬

服用後の対応

- 本剤に関する複数のコホート調査において，妊娠中の本剤使用と催奇形との関連は認められていない。ラット，ウサギで行われた生殖試験では催奇形作用は認められなかった。相談事例では，奇形発生の危険度が高い妊娠初期に本剤を服用した22例はいずれも奇形などのない健常児を出産した。
  以上のことから判断して，妊娠初期に本剤を服用したことにより奇形発生の頻度や危険度が上昇したとは考えられないので，心配することはないことを説明する。
- 本剤の服用を理由に妊娠を中断するような，はやまった判断はしないように指導する。
- 今後は，妊娠していることを主治医に告げて相談するように指示する。

服用前の対応

1 医師への疑義照会

以下のことを説明し，患者が妊婦であっても処方通りに調剤してよいかを確認する。
- 本剤に関する複数のコホート調査において，妊娠中の本剤使用と催奇形との関連は認められていない。ラット，ウサギで行われた生殖試験では催奇形作用は認められなかった。相談事例では，絶対過敏期に本剤を服用した19例はいずれも奇形などのない健常児を出産した。また，相対過敏期に本剤を服用した3例もいずれも奇形などのない健常児を出産した。

意見を求められたら
- 症状が軽度で，本剤の投与が不可欠というほどでもないなら，投与しないほうがよい。
- どうしても本剤の投与が必要なら，本剤の服用により奇形児出産の危険性が必ずしも高くなるとは考えられないことを説明する。

他の治療薬
- 複数のコホート調査において，妊娠中の本剤使用と催奇形との関連は認められていない。このため，本剤は1週間程度の常用量での使用であれば，妊婦に使用しても安全と考えられている抗ヒスタミン薬である。その他，妊娠中比較的安全に使用可能と考えられている薬剤にクロルフェニラミンがある。
- 患者の症状により，点眼，点鼻，吸入剤などの外用剤での代替も考えられる。

2 患者への説明・指導

以下のことを説明，指導する。

投薬中止の場合
- 処方医と相談の結果，妊娠中の母体と胎児の安全のため，投薬を中止してしばらく様子をみることになった。
- 病状や自覚症状について何か変化があった場合には，すぐに主治医に受診する。
- 妊娠中は，薬局で薬を買うとき，病院にかかるときには，必ず妊娠していることを告げるよう指導する。

処方変更の場合
- 処方医と相談の結果，妊娠中の母体と胎児の安全のため処方が変更になった。
- 本剤は医師が妊娠を確認したうえで処方した薬で，母体の健康のために有用で，胎児への悪影響が少ないと考えられる薬である。

- 処方された薬は症状がひどいときだけ服用すればよいのか，継続服用する必要があるのかは，薬の性質だけでなく病状によっても決まるので，今後は医師にあらかじめ確認するようにする。
- 服薬の調節はあらかじめ医師に相談した範囲で行い，医師の指示と異なった服用をした場合はその状況を医師に報告する。
- 薬について何か心配なことがあったら，いつでも医師・薬剤師に相談する。

処方変更のない場合
- 前述のことから判断して，本剤の服用により奇形発生の頻度や危険度が上昇するとは考えられない。
- 「処方変更の場合」の◆印について説明する。

文献
1) シェリング・プラウ株式会社(現：MSD 株式会社)：クラリチン，インタビューフォーム(第9版)
2) Källén B：Use of antihistamine drugs in early pregnancy and delivery outcome. J Matern Fetal Neonatal Med, 11(3)：146-152, 2002
3) Diav-Citrin O, et al：Pregnancy outcome after gestational exposure to loratadine or antihistamines；a prospective controlled cohort study. J Allergy Clin Immunol, 111(6)：1239-1243, 2003
4) Moretti ME, et al：Fetal safety of loratadine use in the first trimester of pregnancy；a multicenter study. J Allergy Clin Immunol, 111(3)：479-483, 2003
5) Jay E Brown MD, et al：Loratadine and pregnancy：outcomes in 49 pregnancies, Research Abstracts from the 37th Annual Scientific Session of the Western Society of Allergy, Asthma, and Immunology. Allergy Asthma Proc, 20(3)：199, 1999
6) Källén B, et al：No increased risk of infant hypospadias after maternal use of loratadine in early pregnancy. Int J Med Sci, 3(3)：106-107, 2006
7) Werler M, et al：Evaluation of an association between loratadine and hypospadias―United States 1997-2001. MMWR Morb Mortal Wkly Rep, 53(10)：219-221, 2004
8) Pedersen L, et al：Maternal use of Loratadine during pregnancy and risk of hypospadias in offspring. Int J Med Sci, 3(1)：21-25, 2006
9) Wilton LV, et al：The outcomes of pregnancy in women exposed to newly marketed drugs in general practice in England. Br J Obstet Gynaecol, 105(8)：882-889, 1998
10) Rosa F：Personal communication. FDA, 1996

XIII - 1. ペニシリン系抗生物質

アモキシシリン水和物 （*Amoxicillin hydrate*）

サワシリン 細 錠 カ，
パセトシン 細 錠 カ

薬剤危険度　1点
情報量　++

薬剤データ

1　添付文書

　妊婦または妊娠している可能性のある婦人には，治療上の有益性が危険性を上回ると判断される場合にのみ投与する［妊娠中の投与に関する安全性は確立していない。また，臍帯血，羊水へ移行することが報告されている］。

2　動物（生殖発生毒性試験・変異原性試験など）

- アモキシシリン：ICR系マウスおよびWister今道系ラットに器官形成期を通じて7日間（妊娠7〜13日間）アモキシシリン水和物を0.4，1.3，4.0g/kg経口投与した試験では，胎仔，新生仔とも薬物によると考えられる異常は認めず，催奇形性は認められていない[1]。
- アモキシシリン・クラリスロマイシン・ランソプラゾール併用：ラットにおいて，アモキシシリン（500mg/kg/日），クラリスロマイシン（160mg/kg/日），およびランソプラゾール（50mg/kg/日）を併用投与すると母動物での毒性増強とともに胎仔の発育抑制の増強が認められている[2]。

3　ヒト（疫学調査・症例報告など）

疫学調査

- デンマークの先天奇形調査では，妊娠中にアモキシシリンを処方された初産婦401例と，妊娠3カ月前から妊娠終了までまったく薬を処方されなかった妊婦10,237例の出産結果を比較した報告がある。奇形発現はコントロール群で416例（4.1%），妊娠中曝露例で16例（4.0%），そのうち妊娠第1三半期曝露では147例中7例（4.8%）であった。先天奇形発現リスクのORは1.16［95%CI：0.54-2.50］であった。この調査では，妊娠中のアモキシシリン曝露と奇形との関連は示唆されなかったと結論されている[3]。
- カリフォルニアでは児の神経管障害発現と母親の疾患・内服薬との関連を検討したケースコントロール研究が報告されている。1989〜1991年に出産された神経管障害のある児，健常児，各539例中，母親が妊娠中にアモキシシリンまたはアンピシリンを内服していたのはそれぞれ13例，16例でORは0.81［95%CI：0.39-1.68］であった。この結果から，母親のアモキシシリン，アンピシリン内服と児の神経管障害との関連は示唆されなかった[4]。
- アモキシシリン，アンピシリンを妊娠第1三半期に服用した284例，いずれかの時期に服用した

ペニシリン系抗生物質

1,060例で奇形の頻度は上昇しなかったと報告されている[5]。
- 妊娠中に使用した薬物と先天奇形に関する調査が報告されている。妊娠を通じてアモキシシリンを含むペニシリン系薬剤を内服した7,171例の妊婦のうち先天奇形が認められたのは119例（推定128.9例）。そのRRは0.92［95％CI：0.78-1.10］であった。そのうち使用時期を妊娠第1三半期に限定すると3,546例の妊婦のうち244例に先天奇形が認められ、そのRRは1.07であった[6]。
- 無症候性の細菌尿が検出された妊婦50例をアモキシシリンまたはセファレキシンの内服で治療した報告がある。この論文は、児の奇形の有無については言及していないが、治療は安全で効果的と結論付けている[7]。
- 無症候性の細菌尿が検出された妊婦90例をアモキシシリン3g単回またはアンピシリン常用量7日間内服に分け、治療結果を比較した報告がある。児の奇形の有無については言及していないが、アモキシシリン3g単回治療は安全、効果的で妊娠中の細菌尿の治療に好ましいと結論付けられている[8]。

4　相談事例

奇形発生の危険度が最も高い絶対過敏期に本剤を服用した80例中79例は奇形などのない健常児を出産した。1例（併用6剤）に認められた異常は大血管転移・肺動脈閉鎖であった。

また相対過敏期に服用した相談は6例であり、5例は健常児を出産、1例に認められた異常は心室中隔欠損であった。

認められた異常に共通性はなく、国内における自然奇形発生率を大きく上回る変化とは考えられない。

服用後の対応

- 妊娠中の本剤服用に関して、複数のコホート研究、ケースコントロール研究で催奇形性のリスクは示唆されなかったと報告されている。また、ラットとマウスで行われた動物実験でも催奇形性はみられていない。相談事例では、奇形発生の危険度が高い妊娠初期に本剤を服用した86例中84例は奇形などのない健常児を出産した。国内における自然奇形発生率を上回る変化とは考えられない。

　以上のことから判断して、妊娠初期に本剤を服用したことにより、奇形発生の頻度や危険度が上昇したとは考えられないので、心配することはないことを説明する。
- 本剤の服用を理由に妊娠を中断するような、はやまった判断はしないように指導する。
- 今後は、妊娠していることを主治医に告げて相談するように指示する。

服用前の対応

1　医師への疑義照会

以下のことを説明し、患者が妊婦であっても処方通りに調剤してよいかを確認する。
- 妊娠中の本剤服用に関して、複数のコホート研究、ケースコントロール研究で催奇形性のリスクは示唆されなかったと報告されている。また、ラットとマウスで行われた動物実験でも催奇形性はみられていない。相談事例では、絶対過敏期に本剤を服用した80例中79例および相対過敏期に本剤を服用した6例中5例は奇形などのない健常児を出産した。国内における自然奇形発生率を上回る変化とは考えられない。

意見を求められたら
- 本剤の投与が不可欠というほどでもないなら，投与しないほうがよい．
- どうしても本剤の投与が必要なら，本剤の服用により奇形児出産の危険性が必ずしも高くなるとは考えられないことを説明する．
- もし他剤に変更しても差し支えないなら，下記の治療薬を紹介する．

他の治療薬
抗生物質，抗菌薬の中では，本剤は胎児に対する毒性は低いと考えられている．したがって，妊婦に抗生物質，抗菌薬を投与する場合は第一次選択薬と考えられている．その他にセフェム系，エリスロマイシン（エストレートを除く）もすすめられる．

2 患者への説明・指導

以下のことを説明，指導する．

投薬中止の場合
- 処方医と相談の結果，妊娠中の母体と胎児の安全のため，投薬を中止してしばらく様子をみることになった．
- 病状や自覚症状について何か変化があった場合には，すぐに主治医に受診する．
- 妊娠中は，薬局で薬を買うとき，病院にかかるときには，必ず妊娠していることを告げるよう指導する．

処方変更の場合
- 処方医と相談の結果，妊娠中の母体と胎児の安全のため処方が変更になった．
- ◆ 本剤は医師が妊娠を確認したうえで処方した薬で，母体の健康のために有用で，胎児への悪影響が少ないと考えられる薬である．
- ◆ 指示された用法，用量通りに服用し，勝手に服用量の変更をしない．
- ◆ 自分の判断で服薬を中止すると，母体の健康を損ね，胎児にも悪影響を及ぼすことになりかねない．
- ◆ 薬について何か心配なことがあったら，いつでも医師・薬剤師に相談する．

処方変更のない場合
- 前述のことから判断して，本剤の服用により奇形発生の頻度や危険度が上昇するとは考えられない．
- 「処方変更の場合」の◆印について説明する．

文献
1) 協和発酵キリン株式会社：パセトシン，インタビューフォーム（2008.10）
2) 協和発酵キリン株式会社：パセトシン，医療用医薬品添付文書（第13版）
3) Jepsen P, et al：A population-based study of maternal use of amoxicillin and pregnancy outcome in Denmark. Br J Clin Pharmacol, 55(2)：216-221, 2003
4) Shaw GM, et al：Maternal illness, including fever and medication use as risk factors for neural tube defects. Teratology, 57(1)：1-7, 1998
5) Colley DP, et al：Amoxicillin and Ampicillin；a study of their use in pregnancy. Aust J Pharm, 64：107-111, 1983
6) Heinonen OP, et al：Birth defects and Drugs in Pregnancy, Publishing Sciences Group, p297, 435, 1977
7) Jakobi P, et al：Single-dose antimicrobial therapy in the treatment of asymptomatic bacteriuria in pregnanacy. Am J Obstet Gynecol, 156(5)：1148-1152, 1987
8) Masterton RG, et al：Single-dose amoxycillin in the treatment of bacteriuria in pregnancy and the puerperium-a controlled clinical trial. Br J Obstet Gynaecol, 92(5)：498-505, 1985

アモキシシリン水和物・クラブラン酸カリウム
（*Amoxicillin hydrate・Potassium clavulanate*）

オーグメンチン配合錠　　　薬剤危険度 **1点**　　情報量 **++**

薬剤データ

1 添付文書

妊娠中の投与に関する安全性は確立していないので，妊婦または妊娠している可能性のある婦人には，治療上の有益性が危険性を上回ると判断される場合にのみ投与する。

2 動物（生殖発生毒性試験・変異原性試験など）

妊娠前および妊娠初期投与（ラット），胎仔の器官形成期投与（ラット，ブタ），周産期および授乳期投与（ラット）の各試験において，ラットでは30～1,200mg/kg，ブタでは150～600mg/kgをそれぞれ経口投与したが，交尾，受胎能力，分娩，哺育および胎仔の外表，内臓，骨格，新生仔の発育，生殖能などに薬剤によると思われる顕著な異常は認められていない[1]。

3 ヒト（疫学調査・症例報告など）

疫学調査

- ハンガリーの先天奇形ケースコントロール調査では，アモキシシリン・クラブラン酸の催奇形性について検討した報告がある。先天奇形を有する児を出産した母親6,935例のうち，妊娠中いずれかの時期にアモキシシリン・クラブラン酸を服用していたのは52例（0.75％）であった。一方，奇形のない児を出産した母親10,238例のうちアモキシシリン・クラブラン酸を服用していたのは56例（0.5％）であった。ORは1.4［95％CI：0.9-2.0］で，両群に統計学的な差異は認められなかった[2]。
- 早期出産前破水の婦人1,212例に，アモキシシリン・クラブラン酸を10日間または出産まで投与した結果が報告されている。早期出産前破水に対するアモキシシリン・クラブラン酸の内服は妊娠期間を有意に延長するとみられたものの，新生児の壊死性腸炎のリスクを上昇と関連が示唆された。アモキシシリン・クラブラン酸群では1,205例中24例（1.9％）に対して，プラセボ群では1,225例中6例（0.5％）で統計学的に有意差（$p < 0.001$）が認められた[3]。
- 無症候性細菌尿の妊婦を対象に，アモキシシリン・クラブラン酸服用群あるいはセファレキシン服用群の効果と副作用について比較検討した英国の報告がある。この試験に参加した80例の妊婦のうち，アモキシシリン・クラブラン酸で治療された39例の妊婦の児では異常は認められなかった。一方，セファレキシン群では，早産（健常児）と水腎症が1例ずつ認められた[4]。
- デンマークの先天奇形調査では，妊娠中にアモキシシリンを処方された初産婦401例と，妊娠3カ月前から妊娠終了までまったく薬を処方されなかった妊婦10,237例の出産結果を比較した報告がある。奇形発現はコントロール群で416例（4.1％），妊娠中曝露例で16例（4.0％），そのうち妊娠第1三半期曝露では147例中7例（4.8％）であった。先天性奇形発現リスクのORは1.16［95％CI：0.54-2.50］であった。この調査では，妊娠中のアモキシシリン曝露と奇形との関連は示唆されなかった[5]。

- 上記以外のアモキシシリンに関する情報は，アモキシシリンの項参照．

4　相談事例

　アモキシシリン・クラブラン酸では，奇形発生の危険度が最も高い絶対過敏期に本剤を服用した22例はいずれも奇形などのない健常児を出産した．

　アモキシシリンでは，奇形発生の危険度が最も高い絶対過敏期に本剤を服用した相談80例中79例は奇形などのない健常児を出産した．1例（併用6剤）に認められた異常は大血管転移・肺動脈閉鎖であった．

　また相対過敏期に服用した相談は6例であり，5例は健常児を出産，1例に認められた異常は心室中隔欠損であった．

　認められた異常に共通性はなく，国内における自然奇形発生率を大きく上回る変化とは考えられない．

服用後の対応

- 妊娠初期の本剤服用に関して，催奇形性のリスクとの関連はみられなかったと結論したケースコントロール研究が報告されている．一方，妊娠後期の本剤使用に関するランダム化研究では早期出産前破水にアモキシシリン・クラブラン酸を使用すると児の壊死性腸炎のリスク上昇が示唆されている．またラットとブタで行われた動物実験でも奇形仔発生の増加はみられていない．なお，妊婦へのアモキシシリン単剤使用に関しては，複数のコホート研究，ケースコントロール研究で催奇形性のリスクは示唆されなかったと報告されている．相談事例では，奇形発生の危険度が高い妊娠初期に本剤（アモキシシリン・クラブラン酸）を服用した22例はいずれも奇形などのない健常児を出産した．

　以上のことから判断して，妊娠中に本剤を服用したことにより，奇形発生の頻度や危険度が上昇したとは考えられないので，心配することはないことを説明する．
- 本剤の服用を理由に妊娠を中断するような，はやまった判断はしないように指導する．
- 今後は，妊娠していることを主治医に告げて相談するように指示する．

服用前の対応

1　医師への疑義照会

以下のことを説明し，患者が妊婦であっても処方通りに調剤してよいかを確認する．

- 妊娠初期の本剤服用に関して，催奇形性のリスクとの関連はみられなかったと結論したケースコントロール研究が報告されている．一方，妊娠後期の本剤使用に関するランダム化研究では早期出産前破水にアモキシシリン・クラブラン酸を使用すると児の壊死性腸炎のリスク上昇が示唆されている．またラットとブタで行われた動物実験でも奇形仔発生の増加はみられていない．なお，妊婦へのアモキシシリン単剤使用に関しては，複数のコホート研究，ケースコントロール研究で催奇形性のリスクは示唆されなかったと報告されている．相談事例では，絶対過敏期に本剤（アモキシシリン・クラブラン酸）を服用した22例はいずれも奇形などのない健常児を出産した．

意見を求められたら
- 本剤の投与が不可欠というほどでもないなら，投与しないほうがよい．
- どうしても本剤の投与が必要なら，本剤の服用により奇形児出産の危険性が必ずしも高くなるとは

考えられないことを説明する。
- もし他剤に変更しても差し支えないなら，下記の治療薬を紹介する。

他の治療薬

　抗生物質，抗菌薬の中では，本剤は胎児に対する毒性は低いと考えられている。したがって，妊婦に抗生物質，抗菌薬を投与する場合は第一次選択薬と考えられている。その他にセフェム系，エリスロマイシン（エストレートを除く）もすすめられる。

2　患者への説明・指導

　以下のことを説明，指導する。

投薬中止の場合
- 処方医と相談の結果，妊娠中の母体と胎児の安全のため，投薬を中止してしばらく様子をみることになった。
- 病状や自覚症状について何か変化があった場合には，すぐに主治医に受診する。
- 妊娠中は，薬局で薬を買うとき，病院にかかるときには，必ず妊娠していることを告げるよう指導する。

処方変更の場合
- 処方医と相談の結果，妊娠中の母体と胎児の安全のため処方が変更になった。
- ◆本剤は医師が妊娠を確認したうえで処方した薬で，母体の健康のために有用で，胎児への悪影響が少ないと考えられる薬である。
- ◆指示された用法，用量通りに服用し，勝手に服用量の変更をしない。
- ◆自分の判断で服薬を中止すると，母体の健康を損ね，胎児にも悪影響を及ぼすことになりかねない。
- ◆薬について何か心配なことがあったら，いつでも医師・薬剤師に相談する。

処方変更のない場合
- 前述のことから判断して，本剤の服用により奇形発生の頻度や危険度が上昇するとは考えられない。
- 「処方変更の場合」の◆印について説明する。

文献
1) グラクソ・スミスクライン株式会社：オーグメンチン，インタビューフォーム（第4版）
2) Czeizel AE, et al：Augmentin treatment during pregnancy and the prevalence of congenital abnormalities；a population-based case-control teratologic study. Eur J Obstet Gynecol Reprod Biol, 97（2）：188-192, 2001
3) Kenyon SL, et al：Broad-spectrum antibiotics for preterm, prelabour rupture of fetal membranes；the ORACLE I randomized trial. Lancet, 357（9261）：979-988, 2001
4) Pedler SJ, et al：Comparative study of amoxicillin-clavulanic acid and cephalexin in the treatment of bacteriuria during pregnancy. Antimicrob Agents Chemother, 27（4）：508-510, 1985
5) Japsen P, et al：A population-based study of maternal use of amoxicillin and pregnancy outcome in Denmark. Br J Clin Pharmacol, 55（2）：216-221, 2003

アンピシリン （Ampicillin）

ビクシリン カ シロップ用 注射用

薬剤危険度　1点
情報量　++

薬剤データ

1　添付文書

妊婦または妊娠している可能性のある婦人には，治療上の有益性が危険性を上回ると判断される場合にのみ投与する［大量（3,000mg/kg/日）投与でラットに催奇形性が報告されている］。

2　動物（生殖発生毒性試験・変異原性試験など）

妊娠マウスおよびラットを用いて，器官形成期にアンピシリン 500，1,000，3,000，5,000mg/kg を腹腔内投与した試験で，マウスでは催奇形性は認められなかったが，ラットにおいて指異常が認められた。また，マウスおよびラットを用いてそれぞれ 500，4,000mg/kg または 500，2,000mg/kg を皮下投与した試験およびウサギを用いて 400mg/kg を静脈内投与した試験では，本薬による胎仔および新生仔に対する催奇形性は認められなかった[1]。

3　ヒト（疫学調査・症例報告など）

- ハンガリーの先天性奇形ケースコントロール調査では，アンピシリンの催奇形性について検討した報告がある。奇形のない児を出産した母親 38,151 例のうち 2,632 例（6.9%）は妊娠中いずれかの時期にアンピシリンを使用していた。一方，先天性奇形を有する児を出産した母親 22,865 例のうちアンピシリンを使用していたのは 1,643 例（7.5%）で，OR：1.0，95%CI：0.7-1.2 であった。この調査では，妊娠 2〜3 カ月中のアンピシリン服用は口蓋裂についてのみ有意差を示した［OR：4.2，95%CI：1.4-16.3］。本調査では，妊娠中のアンピシリン使用による催奇形性のリスクは示唆されなかった。
  妊娠 2〜3 カ月での使用と口蓋裂の発現率上昇に関しては，動物実験の結果や過去の疫学調査と矛盾がありさらなる調査が必要と結論づけている[2]。
- 妊娠第 1 三半期に使用した薬物と先天奇形に関するレトロスペクティブな症例シリーズ研究が報告されている。妊娠第 1 三半期にアンピシリンを服用した 409 例の妊婦のうち 3 例に先天奇形が認められた。報告の著者らは，先天奇形の発現例が比較的多くみられた薬物を取り上げて考察しているが，これらの薬物であっても先天奇形の発現率が 2 倍に増加するようなことはないと言及している。なお，本剤はこれらの先天異常の発現例が比較的多くみられた薬物には位置づけられていない[3]。
- 2003 年のスウェーデンのケースコントロール研究では，妊娠中の母親の薬剤使用とその児の心奇形との関連を検討している。心奇形のある児を出産した母親（n=5,015）と健常児を出産した母親（n=577,730）のうちアンピシリンを含むペニシリン系抗生物質を服用していたものは，心奇形児を出産した母親で 12,417 例（2.15%），健常児を出産した母親で 103 例（2.05%）で，両群に有意差はなかった［OR：0.97，95%CI：0.79-1.18］[4]。
- 上記以外のアンピシリンに関する情報は，アモキシシリン水和物の項参照。

4　相談事例

奇形発生の危険度が最も高い絶対過敏期に本剤を服用した20例中19例は奇形などのない健常児を出産した。1例に認められた異常は右耳の外耳が小さく，外耳道が閉鎖であった。また相対過敏期に服用した6例はいずれも奇形などのない健常児を出産している。

服用後の対応

- 妊娠中のペニシリン系薬物の使用が奇形発生と関連しなかったことを示す多くの薬剤疫学研究が複数報告されている。また，妊娠中の本剤使用と奇形発生との関連は認められないと結論したケースコントロール研究や症例シリーズ研究が複数ある。ラットを用いた生殖試験では，大量投与により催奇形作用が認められているが，前述の妊婦を対象とした研究により，妊娠中の本剤使用が奇形発生と関連するとは考えられていない。相談事例では，奇形発生の危険度が高い妊娠初期に本剤を服用した26例中25例は奇形などのない健常児を出産している。

  以上のことから判断して，妊娠初期に本剤を服用したことにより，奇形発生の頻度や危険度が上昇したとは考えられないので，心配することはないことを説明する。
- 本剤の服用を理由に妊娠を中断するような，はやまった判断はしないように指導する。
- 今後は，妊娠していることを主治医に告げて相談するように指示する。

服用前の対応

1　医師への疑義照会

以下のことを説明し，患者が妊婦であっても処方通りに調剤してよいかを確認する。
- 妊娠中のペニシリン系薬物の使用が奇形発生と関連しなかったことを示す多くの薬剤疫学的研究が存在している。また，妊娠中の本剤使用と奇形発生との関連は認められないと結論したケースコントロール研究や症例シリーズ研究が複数ある。ラットを用いた生殖試験では，大量投与により催奇形作用が認められているが，前述の妊婦を対象とした研究により，妊娠中の本剤使用が奇形発生と関連するとは考えられていない。相談事例では，絶対過敏期に本剤を服用した20例中19例ならびに相対過敏期に本剤を服用した6例は奇形などのない健常児を出産している。

意見を求められたら
- 本剤の投与が不可欠というほどでもないなら，投与しないほうがよい。
- どうしても本剤の投与が必要なら，本剤の服用により奇形児出産の危険性が必ずしも高くなるとは考えられないことを説明する。

他の治療薬

抗生物質，抗菌薬の中では，本剤は胎児に対する毒性は低いと考えられる。したがって，妊婦に抗生物質，抗菌薬を投与する場合は第一次選択薬と考えられている。その他にセフェム系，エリスロマイシン（エストレートを除く）もすすめられる。

2 患者への説明・指導

以下のことを説明，指導する。

投薬中止の場合

- 処方医と相談の結果，妊娠中の母体と胎児の安全のため，投薬を中止してしばらく様子をみることになった。
- 病状や自覚症状について何か変化があった場合には，すぐに主治医に受診する。
- 妊娠中は，薬局で薬を買うとき，病院にかかるときには，必ず妊娠していることを告げるよう指導する。

処方変更の場合

- 処方医と相談の結果，妊娠中の母体と胎児の安全のため処方が変更になった。
- ◆ 本剤は医師が妊娠を確認したうえで処方した薬で，母体の健康のために有用で，胎児への悪影響が少ないと考えられる薬である。
- ◆ 指示された用法，用量通りに服用し，勝手に服用量の変更をしない。
- ◆ 自分の判断で服薬を中止すると，母体の健康を損ね，胎児にも悪影響を及ぼすことになりかねない。
- ◆ 薬について何か心配なことがあったら，いつでも医師・薬剤師に相談する。

処方変更のない場合

- 前述のことから判断して，本剤の服用により奇形発生の頻度や危険度が上昇するとは考えられない。
- 「処方変更の場合」の◆印について説明する。

文献

1) 明治製菓株式会社：ビクシリン，インタビューフォーム(第3版)
2) Czeizel AE：A population-based case-controlled teratologic study of oral erythromycin treatment during pregnancy. Reprod Toxicol，13(6)：531-536，1999
3) Aselton P：First-trimester drug use and congenital disorder. Obstet Gynecol，65(4)：451-455，1985
4) Källén BA：Maternal drug use in early pregnancy and infant cardiovascular defect. Reprod Toxicol，17(13)：255-261，2003

スルタミシリントシル酸塩水和物 （Sultamicillin tosilate hydrate）

ユナシン錠　　　　　　　　　　　　　薬剤危険度　1点　　　情報量　±〜+

薬剤データ

1　添付文書

アンピシリンの大量（3,000mg/kg/日）投与でラットに催奇形性が報告されているので，妊婦または妊娠している可能性のある婦人には，治療上の有益性が危険性を上回ると判断される場合にのみ投与する．

2　動物（生殖発生毒性試験・変異原性試験など）

ラットの妊娠前および妊娠初期投与試験，胎仔の器官形成期投与試験，周産期および授乳期投与試験では，いずれの場合も特記すべき異常所見は認められていない[1]．

3　ヒト（疫学調査・症例報告など）

- 妊婦への使用に関して，胎児への催奇形性，胎児毒性との関連は認められなかったことを示す疫学調査は報告されていない．一方，ヒトにおける催奇形性，胎児毒性を示す症例報告も疫学調査もない．
- 2003年スウェーデンのケースコントロール研究では，妊娠中の母親の薬剤使用とその児の心奇形との関連を検討している．心奇形のある児を出産した母親（n=5,015）と健常児を出産した母親（n=577,730）のうちアンピシリンを含むペニシリン系抗生物質を服用していたものは，心奇形児を出産した母親で103例（2.05%），健常児を出産した母親で12,417例（2.15%）で両群に有意差はなかった［OR：0.97，95%CI：0.79-1.18］．

4　相談事例

奇形発生の危険度が最も高い絶対過敏期に本剤を服用した18例は，いずれも奇形などのない健常児を出産した．

参考　本剤は，経口投与した際に速やかに吸収され，腸管のエステラーゼにより加水分解され，アンピシリンとスルバクタムになり抗菌活性を示す．

服用後の対応

- 妊婦への本剤使用について胎児への催奇形性，胎児毒性を示唆する症例も疫学調査も報告されていない．また，本剤と催奇形，胎児毒性の因果関係を否定する疫学調査も報告されていない．2003年スウェーデンのケースコントロール研究では，妊娠中の母親の薬剤使用とその児の心奇形との関連を検討している．心奇形のある児を出産した母親（n=5,015）と健常児を出産した母親（n=577,730）のうちアンピシリンを含むペニシリン系抗生物質を服用していたものは，心奇形児を出産した母親で103例（2.05%），健常児を出産した母親で12,417例（2.15%）で両群に有意差はなかった［OR：0.97，95%CI：0.79-1.18］．本剤は経口投与後速やかに吸収されて，エステラーゼにより加水分解されてアン

ピシリンとスルバクタムになる。ラット，マウスで行われた生殖試験では，奇形仔発生の増加は認められなかった。相談事例では，奇形発生の危険度が高い妊娠初期に本剤を服用した18例は，いずれも奇形などのない健常児を出産した。

　以上のことから判断して，妊娠中に本剤を服用したことにより奇形発生の頻度や危険度が上昇したとは考えられないので，心配することはないことを説明する。
- 本剤の服用を理由に妊娠を中断するような，はやまった判断はしないように指導する。
- 今後は，妊娠していることを主治医に告げて相談するように指示する。

服用前の対応

1　医師への疑義照会

以下のことを説明し，患者が妊婦であっても処方通りに調剤してよいかを確認する。
- 妊婦への本剤使用について胎児への催奇形性，胎児毒性を示唆する症例も疫学調査も報告されていない。また，本剤と催奇形，胎児毒性の因果関係を否定する疫学調査も報告されていない。2003年スウェーデンのケースコントロール研究では，妊娠中の母親の薬剤使用とその児の心奇形との関連を検討している。心奇形のある児を出産した母親(n=5,015)と健常児を出産した母親(n=577,730)のうちアンピシリンを含むペニシリン系抗生物質を服用していたものは，心奇形児を出産した母親で103例(2.05%)，健常児を出産した母親で12,417例(2.15%)で両群に有意差はなかった[OR：0.97, 95%CI：0.79-1.18]。本剤は経口投与後速やかに吸収されて，エステラーゼにより加水分解されてアンピシリンとスルバクタムになる。ラット，マウスで行われた生殖試験では，奇形仔発生の上昇は認められなかった。相談事例では，絶対過敏期に本剤を服用した18例は，いずれも奇形などのない健常児を出産した。

意見を求められたら
- 本剤の投与が不可欠というほどでもないなら，投与しないほうがよい。
- どうしても本剤の投与が必要なら，本剤の服用により奇形児出産の危険性が必ずしも高くなるとは考えられないことを説明する。
- もし他剤に変更しても差し支えないなら，下記の治療薬を紹介する。

他の治療薬

　抗生物質，抗菌薬の中では，本剤は胎児に対する毒性は低いと考えられている。したがって，妊婦に抗生物質，抗菌薬を投与する場合は第一選択薬と考えられている。その他にセフェム系，エリスロマイシン(エストレートを除く)もすすめられる。

2　患者への説明・指導

以下のことを説明，指導する。

投薬中止の場合
- 処方医と相談の結果，妊娠中の母体と胎児の安全のため，投薬を中止してしばらく様子をみることになった。
- 病状や自覚症状について何か変化があった場合には，すぐに主治医に受診する。
- 妊娠中は，薬局で薬を買うとき，病院にかかるときには，必ず妊娠していることを告げるよう指導する。

処方変更の場合

- 処方医と相談の結果，妊娠中の母体と胎児の安全のため処方が変更になった。
- ◆ 本剤は医師が妊娠を確認したうえで処方した薬で，母体の健康のために有用で，胎児への悪影響が少ないと考えられる薬である。
- ◆ 指示された用法，用量通りに服用し，勝手に服用量の変更をしない。
- ◆ 自分の判断で服薬を中止すると，母体の健康を損ね，胎児に悪影響を及ぼすことになりかねない。
- ◆ 薬について何か心配なことがあったら，いつでも医師・薬剤師に相談する。

処方変更のない場合

- 前述のことから判断して，本剤の服用により奇形発生の頻度や危険度が上昇するとは考えられない。
- 「処方変更の場合」の◆印について説明する。

文献

1) ファイザー株式会社：ユナシン，インタビューフォーム(第5版)

バカンピシリン塩酸塩 （Bacampicillin hydrochloride）

ペングッド 顆 錠

薬剤危険度 **1点**

情報量 **＋～＋＋**

薬剤データ

1 添付文書

- 妊婦または妊娠している可能性のある婦人には，治療上の有益性が危険性を上回ると判断される場合にのみ投与する［妊娠中の投与に関する安全性は確立していない］．
- 動物実験（ラット）において大量（3,000mg/kg/日）投与による催奇形作用が報告されている．

2 動物（生殖発生毒性試験・変異原性試験など）

- ラットに50，250，1,000，3,000mg/kgを妊娠前および妊娠初期に経口投与した試験では，母体重増加は1,000mg/kg以上で抑制されたが，親動物の生殖機能に影響は認められず，胎仔の発生・発育にも異常はみられていない[1]．
- ラットに50，250，1,000，3,000mg/kgおよびウサギに50，100，250mg/kgを胎仔の器官形成期に経口投与した試験では，ラットの3,000mg/kgで母体重の増加が抑制され，胎仔の体重も小さかったが，催奇形性は認められず，出産仔の発育および生殖機能にも影響は認められていない．また，ウサギの250mg/kgで母動物の死亡および流産が観察されたが，催奇形性は認められていない[1]．
- ラットに50，250，1,000，3,000mg/kgを周産期および授乳期に経口投与した試験では，母体重の増加が抑制される3,000mg/kgで出産直後の哺育仔の死亡率が増加したが，1,000mg/kg以下では母動物，出産仔の発育および生殖機能に影響はみられていない[1]．

3 ヒト（疫学調査・症例報告など）

- 妊婦への使用に関して，胎児への催奇形性，胎児毒性との関連は認められなかったことを示す疫学調査は報告されていない．一方，ヒトにおける催奇形性，胎児毒性を示す症例報告も疫学調査もない．
- 2003年スウェーデンのケースコントロール研究では，妊娠中の母親の薬剤使用とその児の心奇形との関連を検討している．心奇形のある児を出産した母親（n=5,015）と健常児を出産した母親（n=577,730）のうちアンピシリンを含むペニシリン系抗生物質を服用していたものは，心奇形児を出産した母親で103例（2.05%），健常児を出産した母親で12,417例（2.15％）で両群に有意差はなかった［OR：0.97，95％CI：0.79-1.18］．

4 相談事例

奇形発生の危険度が最も高い絶対過敏期に本剤を服用した35例中33例は奇形などのない健常児を出産した．認められた異常は，口唇裂が1例，肛門狭窄が1例であった．口唇裂が認められた児の母親は妊娠20～33日目にかけて8種の併用薬とともに14日間本剤を服用していたが，この服用時期は口唇・口蓋裂の発生臨界期とは一致しない．肛門狭窄がみられた児の母親は妊娠28～29日目にかけて12種の併用薬とともに2日間本剤を服用していた．限られた情報ではあるが，本剤曝露群の児の出産

ペニシリン系抗生物質

結果は国内における自然奇形発生率を上回る変化とは考えられない。

参考 本剤は，経口投与した際に速やかに吸収され，アンピシリンとなり抗菌活性を示す。

服用後の対応

- 妊婦への本剤使用について胎児への催奇形性，胎児毒性を示唆する症例も疫学調査も報告されていない。また，本剤と催奇形，胎児毒性の因果関係を否定する疫学調査も報告されていない。2003年スウェーデンのケースコントロール研究では，妊娠中の母親の薬剤使用とその児の心奇形との関連を検討している。心奇形のある児を出産した母親（n=5,015）と健常児を出産した母親（n=577,730）のうちアンピシリンを含むペニシリン系抗生物質を服用していたものは，心奇形児を出産した母親で103例（2.05%），健常児を出産した母親で12,417例（2.15%）で両群に有意差はなかった［OR：0.97，95%CI：0.79-1.18］。本剤は，経口投与した際に速やかに吸収され，アンピシリンとなり抗菌活性を示す。ラットで行われた動物実験では奇形仔発生の増加はみられなかった。相談事例では，奇形発生の危険度が高い妊娠初期に本剤を服用した35例中33例は奇形などのない健常児を出産した。先天奇形が認められた2例の異常に共通性はなく，異常が認められた部位の発生の臨界期と服薬時期は一致していなかった。限られた情報ではあるが，本剤曝露群の児の出産結果は国内における自然奇形発生率を上回る変化とは考えられない。

    以上のことから判断して，妊娠中に本剤を服用したことにより奇形発生の頻度や危険度が上昇したとは考えられないので，心配することはないことを説明する。
- 本剤の服用を理由に妊娠を中断するような，はやまった判断はしないように指導する。
- 今後は，妊娠していることを主治医に告げて相談するように指示する。

服用前の対応

1 医師への疑義照会

以下のことを説明し，患者が妊婦であっても処方通りに調剤してよいかを確認する。

- 妊婦への本剤使用について胎児への催奇形性，胎児毒性を示唆する症例も疫学調査も報告されていない。また，本剤と催奇形，胎児毒性の因果関係を否定する疫学調査も報告されていない。2003年スウェーデンのケースコントロール研究では，妊娠中の母親の薬剤使用とその児の心奇形との関連を検討している。心奇形のある児を出産した母親（n=5,015）と健常児を出産した母親（n=577,730）のうちアンピシリンを含むペニシリン系抗生物質を服用していたものは，心奇形児を出産した母親で103例（2.05%），健常児を出産した母親で12,417例（2.15%）で両群に有意差はなかった［OR：0.97，95%CI：0.79-1.18］。本剤は，経口投与した際に速やかに吸収され，アンピシリンとなり抗菌活性を示す。ラットで行われた動物実験では奇形仔発生の上昇はみられなかった。相談事例では，絶対過敏期に本剤を服用した35例中33例は奇形などのない健常児を出産した。先天奇形が認められた2例の異常に共通性はなく，異常が認められた部位の発生の臨界期と服薬時期は一致していなかった。限られた情報ではあるが，本剤曝露群の児の出産結果は国内における自然奇形発生率を上回る変化とは考えられない。

意見を求められたら
- 本剤の投与が不可欠というほどでもないなら，投与しないほうがよい。
- どうしても本剤の投与が必要なら，本剤の服用により奇形児出産の危険性が必ずしも高くなるとは考えられないことを説明する。
- もし他剤に変更しても差し支えないなら，下記の治療薬を紹介する。

他の治療薬
抗生物質，抗菌薬の中では，本剤は胎児に対する毒性は低いと考えられている。したがって，妊婦に抗生物質，抗菌薬を投与する場合は第一選択薬と考えられている。その他にセフェム系，エリスロマイシン（エストレートを除く）もすすめられる。

2 患者への説明・指導
以下のことを説明，指導する。

投薬中止の場合
- 処方医と相談の結果，妊娠中の母体と胎児の安全のため，投薬を中止してしばらく様子をみることになった。
- 病状や自覚症状について何か変化があった場合には，すぐに主治医に受診する。
- 妊娠中は薬局で薬を買うとき，病院にかかるときには，必ず妊娠していることを告げるよう指導する。

処方変更の場合
- 処方医と相談の結果，妊娠中の母体と胎児の安全のため処方が変更になった。
- ◆ 本剤は医師が妊娠を確認したうえで処方した薬で，母体の健康のために有用で，胎児への悪影響が少ないと考えられる薬である。
- ◆ 指示された用法，用量通りに服用し，勝手に服用量の変更をしない。
- ◆ 自分の判断で服薬を中止すると，母体の健康を損ね，胎児に悪影響を及ぼすことになりかねない。
- ◆ 薬について何か心配なことがあったら，いつでも医師・薬剤師に相談する。

処方変更のない場合
- 前述のことから判断して，本剤の服用により奇形発生の頻度や危険度が上昇するとは考えられない。
- 「処方変更の場合」の◆印について説明する。

文献
1) 日医工株式会社：ペングッド，インタビューフォーム（第6版）

XIII-2. セフェム系抗生物質

セファクロル （*Cefaclor*）

ケフラール[カ]，L-ケフラール[徐放顆]

薬剤危険度　1点

情報量　＋〜＋＋

1　薬剤データ

1　添付文書

　妊婦または妊娠している可能性のある婦人には，治療上の有益性が危険性を上回ると判断される場合にのみ投与する［妊娠中の投与に関する安全性は確立していない］。

2　動物（生殖発生毒性試験・変異原性試験など）

　ラットに 250〜2,000 mg/kg/日を妊娠前，妊娠初期，器官形成期，周産期，授乳期のそれぞれに投与し，生殖に及ぼす影響を検討したが催奇形作用は認められず，繁殖能，新生仔の生長，発育，生存などにも異常は認められなかった[1]。

3　ヒト（疫学調査・症例報告など）

疫学調査

- ハンガリーの先天奇形ケースコントロール研究に基づき，セフェム系抗生物質の催奇形性に関する検討結果が報告されている。先天奇形を有する児を出産した母親 22,865 例のうち，妊娠中いずれかの時期にセファクロルを服用していたのは 11 例（0.05%）であった。一方，奇形のない児を出産した母親 38,151 例のうちセファクロルを服用していたのは 23 例（0.06%）であった。OR：0.8，95%CI：0.4-1.7 で，両群に統計学的な差異は認められなかった。この報告ではさらに，ダウン症の児を出産した母親 812 例についても比較しており，この群でのセファクロル服用は 1 例（0.12%）で，OR：0.4，95%CI：0.1-2.2 と，統計学的な危険度は認められなかった。本調査報告では，セファクロルを含むセフェム系抗生物質による妊婦の治療は，催奇形性のリスクが存在するとは思われないと報告している[2]。

- Rosa F の 1985〜1992 年の私的調査では，1,325 例の新生児が妊娠第 1 三半期にセファクロル曝露されていた。先天性大奇形は 75 例（5.7%）（予想 56 例）にみられたと報告されている。奇形 6 分類を利用すると，心奇形 19 例（予測 13 例），口蓋裂 8 例（予測 2 例），二分脊椎 1 例（予測 0.7 例），多指症 1 例（予測 4 例），手足欠損 2 例（予測 2 例），尿道下裂 3 例（予測 3 例）であった。全体での奇形発現率と心奇形，口蓋裂の発生頻度はやや高く関連が示唆されるかもしれないが，他の因子についても検討されるべきとされている[3]。

4　相談事例

　奇形発生の危険度が最も高い絶対過敏期に本剤を服用した145例中139例は健常児を出産した。6例に認められた異常は，先天性心臓奇形，十二指腸閉塞・心疾患・上大静脈位置異常，大血管転移・肺動脈閉塞，口蓋裂，肺動脈閉塞（1カ月検診で異常なし），ファロー四徴症，各1例であった。また相対過敏期に服用した相談は9例であり，8例は健常児を出産，1例に認められた異常は母斑であった。認められた異常に共通性はなく，国内における自然奇形発生率を大きく上回る変化とは考えられない。

服用後の対応

- 妊娠中の本剤服用に関して，1件の私的調査で奇形発生との関連が示唆されるかもしれないと報告されている。一方，他のケースコントロール試験では催奇形性のリスクがあるとは示唆されなかったと報告されている。ラットで行われた動物試験では奇形仔発生の増加はみられなかった。相談事例では，奇形発生の危険度が高い妊娠初期に本剤を服用した154例中147例は健常児を出産した。認められた異常に共通性はなく，国内における自然奇形発生率を大きく上回る変化とは考えられない。
　以上のことから判断して，妊娠中に本剤を服用したことにより，奇形発生の頻度や危険度が上昇したとは考えられないので，心配することはないことを説明する。
- 本剤の服用を理由に妊娠を中断するような，はやまった判断はしないように指導する。
- 今後は，妊娠していることを主治医に告げて相談するように指示する。

服用前の対応

1　医師への疑義照会

以下のことを説明し，患者が妊婦であっても処方通りに調剤してよいかを確認する。
- ラットで行われた動物試験では，奇形仔発生の増加はみられなかった。
　妊娠中の本剤服用に関して，1件の私的調査で奇形発生との関連が示唆されるかもしれないと報告されている。一方，他のケースコントロール試験では催奇形性のリスクがあるとは示唆されなかったと報告されている。ラットで行われた動物試験では奇形仔発生の増加はみられなかった。相談事例では，絶対過敏期に本剤を服用した145例中139例，また，相対過敏期に服用した9例中8例は奇形などのない健常児を出産した。認められた異常に共通性はなく，国内における自然奇形発生率を大きく上回る変化とは考えられない。

意見を求められたら
- 本剤の投与が不可欠というほどでもないなら，投与しないほうがよい。
- どうしても本剤の投与が必要なら，本剤の服用により奇形児出産の危険性が必ずしも高くなるとは考えられないことを説明する。
- もし他剤に変更しても差し支えないなら，下記の治療薬を紹介する。

他の治療薬
　抗生物質，抗菌薬の中では，本剤は胎児に対する毒性は低いと考えられている。したがって，妊婦に抗生物質，抗菌薬を投与する場合は第一次選択薬と考えられている。その他にペニシリン系，エリスロマイシン（エストレートを除く）もすすめられる。

2 患者への説明・指導

以下のことを説明，指導する。

投薬中止の場合
- 処方医と相談の結果，妊娠中の母体と胎児の安全のため，投薬を中止してしばらく様子をみることになった。
- 病状や自覚症状について何か変化があった場合には，すぐに主治医に受診する。
- 妊娠中は，薬局で薬を買うとき，病院にかかるときには，必ず妊娠していることを告げるよう指導する。

処方変更の場合
- 処方医と相談の結果，妊娠中の母体と胎児の安全のため処方が変更になった。
- ◆ 本剤は医師が妊娠を確認したうえで処方した薬で，母体の健康のために有用で，胎児への悪影響が少ないと考えられる薬である。
- ◆ 指示された用法，用量通りに服用し，勝手に服用量の変更をしない。
- ◆ 自分の判断で服薬を中止すると，母体の健康を損ね，胎児にも悪影響を及ぼすことになりかねない。
- ◆ 薬について何か心配なことがあったら，いつでも医師・薬剤師に相談する。

処方変更のない場合
- 前述のことから判断して，本剤の服用により奇形発生の頻度や危険度が上昇するとは考えられない。
- 「処方変更の場合」の◆印について説明する。

文献
1) 塩野義製薬株式会社：ケフラール，インタビューフォーム（第20版）
2) Czeizel AE, et al：Use of cephalosporins during pregnancy and in the presence of congenital abnormalities；a population-based, case-control study. Am J Obstet Gynecol, 184（6）：1289-1296, 2001
3) Briggs GG, et al：Drugs in Pregnancy and Lactation；A Reference Guide to Fetal and Neonatal Risk, Lippincott Williams & Wilkins, pp273-274, 2008

セファトリジンプロピレングリコール （*Propylene glycol cefatrizine*）

セフラコール シロップ用	薬剤危険度 1点	情報量 ±

薬剤データ

1 添付文書

妊婦または妊娠している可能性のある婦人には，治療上の有益性が危険性を上回ると判断される場合にのみ投与する［妊娠中の投与に関する安全性は確立していない］。

2 動物（生殖発生毒性試験・変異原性試験など）

妊娠前および妊娠初期投与（ラット），胎仔の器官形成期投与（マウス，ラット，ウサギ），周産期および授乳期投与（ラット）の各試験において 25〜3,200mg/kg を経口投与したが，交尾，受胎能力，分娩状態，胎仔の外形，内臓，骨格および新生仔の発育，機能，内臓，骨格，性成熟などに薬物によると思われる異常は認められなかった[1]。

3 ヒト（疫学調査・症例報告など）

- 妊婦への使用に関して，胎児への催奇形性，胎児毒性との関連は認められなかったことを示す疫学調査は報告されていない。一方，ヒトにおける催奇形性，胎児毒性を示す症例報告も疫学調査もない。
- Schaefer C と Briggs GG らは，それぞれが編纂した書籍において，セフェム系抗生物質は必要であれば，妊婦に対して安全に使うことが可能と評価しており，使用経験が長い薬剤のほうが好ましいと言及している[2,3]。

4 相談事例

奇形発生の危険度が最も高い絶対過敏期に本剤を服用した5例はいずれも奇形などのない健常児を出産した。1例の左足にあざが認められたが詳細，薬剤との関連は明らかでない。絶対過敏期における服用期間は，15日間が1例，9日間が1例，3日間が2例，1日のみが1例であった。

服用後の対応

- 妊婦への使用に関して，胎児への催奇形性，胎児毒性との関連は認められなかったことを示す疫学調査は報告されていない。一方，ヒトにおける催奇形性，胎児毒性を示す症例報告も疫学調査もない。相談事例では，奇形発生の危険度が高い妊娠初期に本剤を服用した5例はいずれも奇形などのない健常児を出産した。

  以上のことから判断して，妊娠初期に本剤を服用したことにより，奇形発生の頻度や危険度が上昇したとは考えられないので，心配することはないことを説明する。
- 本剤の服用を理由に妊娠を中断するような，はやまった判断はしないように指導する。
- 今後は，妊娠していることを主治医に告げて相談するように指示する。

服用前の対応

1 医師への疑義照会

以下のことを説明し，患者が妊婦であっても処方通りに調剤してよいかを確認する。

- 妊婦への使用に関して，胎児への催奇形性，胎児毒性との関連は認められなかったことを示す疫学調査は報告されていない。一方，ヒトにおける催奇形性，胎児毒性を示す症例報告も疫学調査もない。ラット，マウス，ウサギで行われた実験では，催奇形作用は認められなかった。相談事例では，絶対過敏期に服用した5例はいずれも奇形などのない健常児を出産している。

意見を求められたら

- 本剤の投与が不可欠というほどでもないなら，投与しないほうがよい。
- どうしても本剤の投与が必要なら，本剤の服用により奇形児出産の危険性が必ずしも高くなるとは考えられないことを説明する。
- もし他剤に変更しても差し支えないなら，下記の治療薬を紹介する。

他の治療薬

抗生物質，抗菌薬の中では，本剤は胎児に対する毒性は低いと考えられている。したがって，妊婦に抗生物質，抗菌薬を投与する場合は第一選択薬と考えられている。その他にペニシリン系，エリスロマイシン（エストレートを除く）もすすめられる。

2 患者への説明・指導

以下のことを説明，指導する。

投薬中止の場合

- 処方医と相談の結果，妊娠中の母体と胎児の安全のため，投薬を中止してしばらく様子をみることになった。
- 病状や自覚症状について何か変化があった場合には，すぐに主治医に受診する。
- 妊娠中は，薬局で薬を買うとき，病院にかかるときには，必ず妊娠していることを告げるよう指導する。

処方変更の場合

- 処方医と相談の結果，妊娠中の母体と胎児の安全のため処方が変更になった。
- 本剤は医師が妊娠を確認したうえで処方した薬で，母体の健康のために有用で，胎児への悪影響が少ないと考えられる薬である。
- 指示された用法，用量通りに服用し，勝手に服用量の変更をしない。
- 自分の判断で服薬を中止すると，母体の健康を損ね，胎児にも悪影響を及ぼすことになりかねない。
- 薬について何か心配なことがあったら，いつでも医師・薬剤師に相談する。

処方変更のない場合

- 前述のことから判断して，本剤の服用により奇形発生の頻度や危険度が上昇するとは考えられない。
- 「処方変更の場合」の◆印について説明する。

文献

1) 清藤英一・編著：催奇形性等発生毒性に関する薬品情報 第2版，東洋書店，p1342，1986
2) Schaefer C, et al：Drugs during Pregnancy and Lactation；Handbook of prescription drugs and

comparative risk assessment, Elsevier Science, p60, 2001
3) Briggs GG, et al : Drugs in Pregnancy and Lactation ; A Reference Guide to Fetal and Neonatal Risk, Lippincott Williams & Wilkins, pp 299-301, 2005

セファドロキシル （*Cefadroxil*）

ドルセファン㋕

薬剤危険度 **1点**

情報量 **＋〜＋＋**

薬剤データ

1 添付文書

妊婦または妊娠している可能性のある女性には治療上の有益性が危険性を上回ると判断される場合にのみ投与する［妊娠中の投与に関する安全性は確立していない］。

2 動物（生殖発生毒性試験・変異原性試験など）

交配前および妊娠初期投与（ラット），胎仔の器官形成期投与（ラット，ウサギ），周産期および授乳期投与（ラット）の各試験において，ラットでは250，750，2,300mg/kg，ウサギでは15，40，100mg/kgを経口投与したが，雌雄の生殖機能，母動物の妊娠維持，分娩，哺育状態，胎仔の生存，発育，新生仔の成長，学習機能，生殖機能に異常は認められず，催奇形作用も認められなかった[1]。

3 ヒト（疫学調査・症例報告など）

- 妊婦への使用に関して，胎児への催奇形性，胎児毒性との関連は認められなかったことを示す疫学調査は報告されていない。一方，ヒトにおける催奇形性，胎児毒性を示す症例報告も疫学調査もない。
- 妊娠中に無症候性の細菌尿が検出された妊婦12例においてセフォタジジムの腎排泄を調べた報告がある。この妊婦12例はセフォタジジム投与後，セファドロキシル500mg 1日2回 10日間 服用していた。出産結果について言及はされていないが，治療を通じて有害事象は認められなかったとされる[2]。
- Rosa Fの1985〜1992年の私的調査では，722例の新生児が妊娠第1三半期にセファドロキシルに曝露されていた。先天性大奇形は27例（3.7%）（予測30例）にみられたと報告されている。奇形6分類を利用すると，心奇形1例（予測1例），口蓋裂0例（予測1例），二分脊椎0例（予測0.5例），多指症2例（予測2例），手足欠損2例（予測1例），尿道下裂1例（予測2例）であった。このデータは奇形の発現と本剤との関連を示唆するものではないとされている[3]。

4 相談事例

奇形発生の危険度が最も高い絶対過敏期に本剤を服用した32例中31例は奇形などのない健常児を出産した。1例に認められた異常は重複腟，腟と肛門の接近であった。この例の服用時期は36〜38日であり，性器形成期とは時期が異なるため本剤の影響は否定されている。また，相対過敏期に服用した3例はいずれも健常児を出産した。

服用後の対応

- 妊婦への使用に関して，胎児への催奇形性，胎児毒性との関連は認められなかったことを示す疫学

調査は報告されていない。一方，ヒトにおける催奇形性，胎児毒性を示す症例報告も疫学調査もない。妊娠中の本剤処方歴に基づく検討で，本剤を処方された妊婦の児に，自然奇形発生率を上回る異常はみられなかったとの報告がある。ラット，ウサギで行われた動物試験では，奇形仔発生の上昇は認められなかった。相談事例では，奇形発生の危険度が高い妊娠初期に本剤を服用した35例中34例は奇形などのない健常児を出産した。

以上のことから判断して，妊娠初期に本剤を服用したことにより奇形発生の頻度や危険度が上昇したとは考えられないので，心配することはないことを説明する。

- 本剤の服用を理由に妊娠を中断するような，はやまった判断はしないように指導する。
- 今後は，妊娠していることを主治医に告げて相談するように指示する。

服用前の対応

1 医師への疑義照会

以下のことを説明し，患者が妊婦であっても処方通りに調剤してよいかを確認する。

- 妊婦への使用に関して，胎児への催奇形性，胎児毒性との関連は認められなかったことを示す疫学調査は報告されていない。一方，ヒトにおける催奇形性，胎児毒性を示す症例報告も疫学調査もない。妊娠中の本剤服用例の児に，自然奇形発生率を上回る異常はみられなかったとの報告がある。ラット，ウサギで行われた動物試験では，奇形仔発生の増加は認められなかった。相談事例では，絶対過敏期に本剤を服用した32例中31例は奇形などのない健常児を出産した。また相対過敏期に服用した3例はいずれも健常児を出産した。

意見を求められたら

- 本剤の投与が不可欠というほどでもないなら，投与しないほうがよい。
- どうしても本剤の投与が必要なら，本剤の服用により奇形児出産の危険性が必ずしも高くなるとは考えられないことを説明する。
- もし他剤に変更しても差し支えないなら，下記の治療薬を紹介する。

他の治療薬

抗生物質，抗菌薬の中では，本剤は胎児に対する毒性は低いと考えられている。したがって，妊婦に抗生物質，抗菌薬を投与する場合は第一選択薬と考えられている。その他にペニシリン系，エリスロマイシン（エストレートを除く）もすすめられる。

2 患者への説明・指導

以下のことを説明，指導する。

投薬中止の場合

- 処方医と相談の結果，妊娠中の母体と胎児の安全のため，投薬を中止してしばらく様子をみることになった。
- 症状や自覚症状について何か変化があった場合には，すぐに主治医に受診する。
- 妊娠中は，薬局で薬を買うとき，病院にかかるときには，必ず妊娠していることを告げるよう指導する。

処方変更の場合

- 処方医と相談の結果，妊娠中の母体と胎児の安全のため処方が変更になった。

- ◆ 本剤は医師が妊娠を確認したうえで処方した薬で，母体の健康のために有用で，胎児への悪影響が少ないと考えられる薬である．
- ◆ 指示された用法，用量通りに服用し，勝手に服用量の変更をしない．
- ◆ 自分の判断で服薬を中止すると，母体の健康を損ね，胎児にも悪影響を及ぼすことになりかねない．
- ◆ 薬について何か心配なことがあったら，いつでも医師・薬剤師に相談する．

処方変更のない場合
- 前述のことから判断して，本剤の服用により奇形発生の頻度や危険度が上昇するとは考えられない．
- 「処方変更の場合」の◆印について説明する．

文献
1) 清藤英一・編著：催奇形性等発生毒性に関する薬品情報 第2版，東洋書店，p1343，1986
2) Nathorst-Böös J, et al：Renal elimination of ceftazidime during pregnancy. Am J Obstet Gynecol, 172（1 Pt 1）：163-166, 1995
3) Briggs GG, et al：Drugs in Pregnancy and Lactation ; A Reference Guide to Fetal and Neonatal Risk, Lippincott Williams & Wilkins, pp274-275, 2008

セファレキシン　(Cefalexin)

ケフレックス カ，L-ケフレックス 徐放顆

薬剤危険度　1点

情報量　＋〜＋＋

薬剤データ

1　添付文書

妊婦または妊娠している可能性のある婦人には，治療上の有益性が危険性を上回ると判断される場合にのみ投与する［妊娠中の投与に関する安全性は確立していない］。

2　動物（生殖発生毒性試験・変異原性試験など）

本薬をマウスでは200，800，1,600mg/kg/日，ラットでは200，1,000，2,000mg/kg/日を器官形成期の6日間連続経口投与して胎仔および哺乳仔に及ぼす影響を検討した。マウスならびにラットの胎仔および哺乳仔において，本薬によると考えられる催奇形作用は認められなかった[1]。

3　ヒト（疫学調査・症例報告など）

疫学調査

- ハンガリーの先天奇形ケースコントロール研究に基づき，セフェム系抗生物質の催奇形性に関する検討結果が報告されている。先天奇形を有する児を出産した母親22,865例のうち，妊娠中いずれかの時期にセファレキシンを服用していたのは263例（1.15％）であった。一方，奇形のない児を出産した母親38,151例のうちセファレキシンを服用していたのは373例（0.98％）であった。OR：1.2，95％CI：1.0-1.4で，両群に統計学的な差異は認められなかった。この報告ではさらに，ダウン症の児を出産した母親812例についても比較しており，この群でのセファレキシン服用は12例（1.48％）で，OR：0.8，95％CI：0.4-1.4と，統計学的な差異は認められなかった。本調査報告では，セファレキシンを含むセフェム系抗生物質による妊婦の治療は，催奇形性のリスクが存在するとは思われないと報告している[2]。

- Rosa Fの1985〜1992年の調査では，3,613例の新生児が妊娠第1三半期にセファレキシンに曝露されていた。先天性大奇形は176例（4.9％）（予測154例）にみられたと報告されている。みられた奇形と予測値は，心奇形44例（予測36例），口蓋裂11例（予測5例），二分脊椎3例（予測10例），多指症1例（予測6例），手足欠損2例（予測2例），尿道下裂8例（予測9例）であった。全体での奇形発現率と心奇形，口蓋裂の発生頻度はやや高く，関連が示唆されるかもしれないが他の因子についても検討されるべきとされている[3]。

- 妊娠24週以降の急性腎盂腎炎の治療のため，92例の妊婦に対してセフトリアキソンを1g 1日1回筋注にて2日間投与した後，セファレキシン500mg 1日4回10日間内服で治療した報告がある。この報告では92例中84例の出産結果が得られているが児の催奇形性リスクの上昇は認められていない[4]。

4　相談事例

　奇形発生の危険度が最も高い絶対過敏期に本剤を服用した51例中48例は奇形などのない健常児を出産した。3例に認められた異常は，重複腟1例，左眼斜視1例，腹壁破裂1例であった。また相対過敏期に服用した4例はいずれも奇形などのない健常児を出産した。認められた異常に共通性はなく，国内における自然奇形発生率を上回る変化とは考えられない。

服用後の対応

- 　妊婦への使用に関して，本剤が先天奇形や胎児毒性のリスクを増大させたとの疫学調査は報告されていない。妊婦の本剤服用が，奇形の発生と関連しないことを示唆する疫学調査が報告されている。マウスおよびラットで行われた動物試験では，奇形発生の増加は認められなかった。相談事例では，奇形発生の危険度が高い妊娠初期に本剤を服用した55例中52例は奇形などのない健常児を出産した。3例に認められた異常に共通性はなく，国内における自然奇形発生率を上回る変化とは考えられない。
以上のことから判断して，妊娠中に本剤を服用したことにより奇形発生の頻度や危険度が上昇したとは考えられないので，心配することはないことを説明する。
- 　本剤の服用を理由に妊娠を中断するような，はやまった判断はしないように指導する。
- 　今後は，妊娠していることを主治医に告げて相談するように指示する。

服用前の対応

1　医師への疑義照会

以下のことを説明し，患者が妊婦であっても処方通りに調剤してよいかを確認する。
- 　妊婦が本剤を服用した場合，本剤が先天奇形や胎児毒性のリスクを増大させたとの疫学調査は報告されていない。妊婦の本剤服用が，奇形の発生と関連しないことを示唆する疫学調査が報告されている。マウスおよびラットで行われた動物試験では，奇形発生の上昇は認められなかった。相談事例では，絶対過敏期に本剤を服用した51例中48例，相対過敏期に服用した4例は奇形などのない健常児を出産した。絶対過敏期服用の3例に認められた異常に共通性はなく，国内における自然奇形発生率を上回る変化とは考えられない。

意見を求められたら
- 　本剤の投与が不可欠というほどでもないなら，投与しないほうがよい。
- 　どうしても本剤の投与が必要なら，本剤の服用により奇形児出産の危険性が必ずしも高くなるとは考えられないことを説明する。
- 　もし他剤に変更しても差し支えないなら，下記の治療薬を紹介する。

他の治療薬

　抗生物質，抗菌薬の中では，本剤は胎児に対する毒性は低いと考えられている。したがって，妊婦に抗生物質，抗菌薬を投与する場合は第一選択薬と考えられている。その他にペニシンリ系，エリスロマイシン（エストレートを除く）もすすめられる。

2 患者への説明・指導

以下のことを説明，指導する。

投薬中止の場合

- 処方医と相談の結果，妊娠中の母体と胎児の安全のため，投薬を中止してしばらく様子をみることになった。
- 病状や自覚症状について何か変化があった場合，すぐに主治医に受診する。
- 妊娠中は，薬局で薬を買うとき，病院にかかるときには，必ず妊娠していることを告げるよう指導する。

処方変更の場合

- 処方医と相談の結果，妊娠中の母体と胎児の安全のため処方が変更になった。
- 本剤は医師が妊娠を確認したうえで処方した薬で，母体の健康のために有用で，胎児への悪影響が少ないと考えられる薬である。
- 指示された用法，用量通りに服用し，勝手に服用量の変更をしない。
- 自分の判断で服薬を中止すると，母体の健康を損ね，胎児に悪影響を及ぼすことになりかねない。
- 薬について何か心配なことがあったら，いつでも医師・薬剤師に相談する。

処方変更のない場合

- 前述のことから判断して，本剤の服用により奇形発生の頻度や危険度が上昇するとは考えられない。
- 「処方変更の場合」の◆印について説明する。

文献

1) 塩野義製薬株式会社：ケフレックス，インタビューフォーム（第9版）
2) Czeizel AE, et al：Use of cephalosporins during pregnancy and in the presence of congenital abnormalities；a population-based, case-control study. Am J Obstet Gynecol, 184(6)：1289-1296, 2001
3) Briggs GG, et al：Drugs in Pregnancy and Lactation；A Reference Guide to Fetal and Neonatal Risk, Lippincott Williams & Wilkins, pp299-301, 2008
4) Wing DA, et al：Outpatient treatment of acute pyelonephritis in pregnancy after 24 weeks. Obstet Gynecol, 94(5 Pt 1)：683-688, 1999

セフィキシム （*Cefixime*）

セフスパンカ

薬剤危険度 **1点**　情報量 **＋**

薬剤データ

1 添付文書

妊婦または妊娠している可能性のある婦人には，治療上の有益性が危険性を上回ると判断される場合にのみ投与する［妊娠中の投与に関する安全性は確立していない］。

2 動物（生殖発生毒性試験・変異原性試験など）

ラットに100～1,000mg/kgを妊娠前，妊娠初期，320～3,200mg/kgを器官形成期，周産期・授乳期のそれぞれに経口投与して生殖に及ぼす影響を検討したが，繁殖能に影響はみられず，催奇形作用も認められなかった。また，新生仔の生長，発育，生殖能にも異常は認められなかった[1]。

3 ヒト（疫学調査・症例報告など）

- 妊婦への使用に関して，胎児への催奇形性，胎児毒性との関連は認められなかったことを示す疫学調査は報告されていない。一方，ヒトにおける催奇形性，胎児毒性を示す症例報告も疫学調査もない。
- 妊娠中の淋病感染に対するセフィキシム服用とセフトリアキソン筋注の治療効果を比較した試験が報告されている。その中でセフィキシムは妊娠中の淋病治療に有効であると結論づけられている。この中でセフィキシムを服用した母親の出産した児62例で小奇形は7例（11.3％）であった。認められた奇形は（神経系2例，糸状線維腫1例，耳介前方の小窩1例，口蓋裂1例，多指症1例，右胸筋の欠損1例）であった[2]。
- 英国では，妊娠中に新しく発売された薬を処方された妊婦の出産結果を集めた報告がある。この調査では831例の妊婦は妊娠第1三半期に薬剤を服用しており，その出生児557例のうち14例（2.5％）に異常が認められた。セフィキシムを妊娠中に服用していた妊婦は11例で，うち7例が妊娠第1三半期に服用していた。出産結果は，11例中7例が健常児，2例は自然流産，1例が人工妊娠中絶，1例不明というものだった。この研究では，妊娠中の本剤服用は先天奇形の発生率を上昇させることはないだろうと提示している[3]。

4 相談事例

奇形発生の危険度が最も高い絶対過敏期に本剤を服用した18例中17例は奇形などのない健常児を出産した。1例に認められた異常は両側唇裂，口蓋裂，牛眼，左上腕骨遠位部よりの欠損であった。

服用後の対応

- 妊婦への使用に関して，胎児への催奇形性，胎児毒性との関連は認められなかったことを示す疫学調査は報告されていない。一方，ヒトにおける催奇形性，胎児毒性を示す症例報告も疫学調査もない。

セフェム系抗生物質は一般に妊娠中も比較的安全に使用できる薬剤と位置づけられている。本剤を妊娠中に使用した妊婦の出産結果を含む症例集積研究があり先天奇形との関連は指摘されていない。ラットで行われた動物試験では，奇形仔発生の増加は認められなかった。相談事例では，奇形発生の危険度が高い妊娠初期に本剤を服用した 18 例中 17 例は奇形などのない健常児を出産した。

以上のことから判断して，妊娠初期に本剤を服用したことにより奇形発生の頻度や危険度が上昇したとは考えられないので，心配することはないことを説明する。

- 本剤の服用を理由に妊娠を中断するような，はやまった判断はしないように指導する。
- 今後は，妊娠していることを主治医に告げて相談するように指示する。

服用前の対応

1 医師への疑義照会

以下のことを説明し，患者が妊婦であっても処方通りに調剤してよいかを確認する。

- 妊婦への使用に関して，胎児への催奇形性，胎児毒性との関連は認められなかったことを示す疫学調査は報告されていない。一方，ヒトにおける催奇形性，胎児毒性を示す症例報告も疫学調査もない。妊婦が本剤を服用した場合，本剤が先天奇形や胎児毒性を起こしたという報告はない。セフェム系抗生物質は一般に妊娠中も比較的安全に使用できる薬剤と位置づけられている。本剤を妊娠中に使用した妊婦の出産結果を含む症例集積研究があり先天奇形との関連は指摘されていない。ラットで行われた動物試験では，奇形仔発生の増加は認められなかった。相談事例では，絶対過敏期に本剤を服用した 18 例中 17 例は奇形などのない健常児を出産した。

意見を求められたら

- 本剤の投与が不可欠というほどでもないなら，投与しないほうがよい。
- どうしても本剤の投与が必要なら，本剤の服用により奇形児出産の危険性が必ずしも高くなるとは考えられないことを説明する。
- もし他剤に変更しても差し支えないなら，下記の治療薬を紹介する。

他の治療薬

抗生物質，抗菌薬の中では，本剤は胎児に対する毒性は低いと考えられている。したがって，妊婦に抗生物質，抗菌薬を投与する場合は第一選択薬と考えられている。その他にペニシリン系，エリスロマイシン（エストレートを除く）もすすめられる。

2 患者への説明・指導

以下のことを説明，指導する。

投薬中止の場合

- 処方医と相談の結果，妊娠中の母体と胎児の安全のため，投薬を中止してしばらく様子をみることになった。
- 病状や自覚症状について何か変化があった場合には，すぐに主治医に受診する。
- 妊娠中は，薬局で薬を買うとき，病院にかかるときには，必ず妊娠していることを告げるよう指導する。

処方変更の場合

- 処方医と相談の結果，妊娠中の母体と胎児の安全のため処方が変更になった。

- ◆ 本剤は医師が妊娠を確認したうえで処方した薬で，母体の健康のために有用で，胎児への悪影響が少ないと考えられる薬である．
- ◆ 指示された用法，用量通りに服用し，勝手に服用量の変更をしない．
- ◆ 自分の判断で服薬を中止すると，母体の健康を損ね，胎児にも悪影響を及ぼすことになりかねない．
- ◆ 薬について何か心配なことがあったら，いつでも医師・薬剤師に相談する．

処方変更のない場合
- 前述のことから判断して，本剤の服用により奇形発生の頻度や危険度が上昇するとは考えられない．
- 「処方変更の場合」の◆印について説明する．

文献
1) アステラス製薬株式会社：セフスパン，インタビューフォーム（第5版）
2) Ramus RM, et al：A randomized trial that compared oral cefixime and intramuscular ceftriaxone for the treatment of gonorrhea in pregnancy. Am J Obstet Gynecol, 185（3）：629-632, 2001
3) Wilton LV, et al：The outcomes of pregnancy in women exposed to newly marketed drugs in general practice in England. Br J Obstet Gynaecol, 105（8）：882-889, 1998

セフォチアム塩酸塩 （Cefotiam hydrochloride）

ハロスポア[注射用]，
パンスポリン[注射用]

薬剤危険度　1点

情報量　+

薬剤データ

1　添付文書

妊婦または妊娠している可能性のある婦人には治療上の有益性が危険性を上回ると判断される場合にのみ投与する［妊娠中の投与に関する安全性は確立していない］。

2　動物（生殖発生毒性試験・変異原性試験など）

ラットおよびウサギの器官形成期にそれぞれセフォチアムとして0.03，0.1，0.3g/kg/日，および0.01，0.03，0.09g/kg/日 筋注した試験ではウサギの0.09g/kg/日投与群で母動物の体重抑制および死亡が観察された以外，催奇形性含め胎仔所見などに異常は認められていない。また妊娠前および妊娠・哺育期投与試験（ラット），周産期および授乳期投与試験（ラット）では特記すべき異常所見は認められていない[1]。

3　ヒト（疫学調査・症例報告など）

- 妊婦への使用に関して，胎児への催奇形性，胎児毒性との関連は認められなかったことを示す疫学調査は報告されていない。一方，ヒトにおける催奇形性，胎児毒性を示す症例報告も疫学調査もない。
- Schaefer CとBriggs GGらは，それぞれが編纂した書籍において，セフェム系抗生物質は必要であれば，妊婦に対して安全に使うことが可能と評価しており，使用経験が長い薬剤のほうが好ましいと言及している[2,3]。

4　相談事例

- 奇形発生の危険度が最も高い絶対過敏期に本剤を注射した10例は，いずれも奇形などのない健常児を出産した。また，相対過敏期に注射した1例も健常児を出産している。
- 奇形発生の危険度が最も高い絶対過敏期にセフォチアムヘキセチルを服用した39例は，いずれも奇形などのない健常児を出産した。また，相対過敏期に服用した4例も健常児を出産している。

服用後の対応

- 妊婦への使用に関して，胎児への催奇形性，胎児毒性との関連は認められなかったことを示す疫学調査は報告されていない。一方，ヒトにおける催奇形性，胎児毒性を示す症例報告も疫学調査もない。ラット，ウサギで行われた動物試験では，奇形仔発生の増加は認められなかった。相談事例では，奇形発生の危険度が高い妊娠初期に本剤を注射した11例，ならびに本剤と同成分の内服薬を使用した43例は，いずれも奇形などのない健常児を出産した。

　以上のことから判断して，妊娠初期に本剤を服用したことにより奇形発生の頻度や危険度が上昇し

たとは考えられないので，心配することはないことを説明する。
- 本剤の服用を理由に妊娠を中断するような，はやまった判断はしないように指導する。
- 今後は，妊娠していることを主治医に告げて相談するように指示する。

服用前の対応

1 医師への疑義照会

以下のことを説明し，患者が妊婦であっても処方通りに調剤してよいかを確認する。
- 妊婦への使用に関して，胎児への催奇形性，胎児毒性との関連は認められなかったことを示す疫学調査は報告されていない。一方，ヒトにおける催奇形性，胎児毒性を示す症例報告も疫学調査もない。ラット，ウサギで行われた動物試験では，奇形仔発生の上昇は認められなかった。相談事例では，絶対過敏期に本剤を注射した10例，ならびに同成分の内服薬を使用した39例，および相対過敏期に本剤を注射した1例，ならびに同成分の内服薬を服用した4例は，いずれも奇形などのない健常児を出産した。

意見を求められたら
- 本剤の投与が不可欠というほどでもないなら，投与しないほうがよい。
- どうしても本剤の投与が必要なら，本剤の服用により奇形児出産の危険性が必ずしも高くなるとは考えられないことを説明する。
- もし他剤に変更しても差し支えないなら，下記の治療薬を紹介する。

他の治療薬

抗生物質，抗菌薬の中では，本剤は胎児に対する毒性は低いと考えられている。したがって，妊婦に抗生物質，抗菌薬を投与する場合は第一選択薬と考えられている。その他にペニシリン系，エリスロマイシン（エストレートを除く）もすすめられる。

2 患者への説明・指導

以下のことを説明，指導する。

投薬中止の場合
- 処方医と相談の結果，妊娠中の母体と胎児の安全のため，投薬を中止してしばらく様子をみることになった。
- 病状や自覚症状について何か変化があった場合には，すぐに主治医に受診する。
- 妊娠中は，薬局で薬を買うとき，病院にかかるときには，必ず妊娠していることを告げるよう指導する。

処方変更の場合
- 処方医と相談の結果，妊娠中の母体と胎児の安全のため処方が変更になった。
- 本剤は医師が妊娠を確認したうえで処方した薬で，母体の健康のために有用で，胎児への悪影響が少ないと考えられる薬である。
- 指示された用法，用量通りに服用し，勝手に服用量の変更をしない。
- 自分の判断で服薬を中止すると，母体の健康を損ね，胎児にも悪影響を及ぼすことになりかねない。
- 薬について何か心配なことがあったら，いつでも医師・薬剤師に相談する。

処方変更のない場合
- 前述のことから判断して，本剤の服用により奇形発生の頻度や危険度が上昇するとは考えられない。
- 「処方変更の場合」の◆印について説明する。

文献
1) 武田薬品工業株式会社：パンスポリン，インタビューフォーム(第5版)
2) Schaefer C, et al：Drugs during Pregnancy and Lactation；Handbook of prescription drugs and comparative risk assessment, Elsevier Science, p60, 2001
3) Briggs GG, et al：Drugs in Pregnancy and Lactation；A Reference Guide to Fetal and Neonatal Risk, Lippincott Williams & Wilkins, pp299-301, 2008

セフェム系抗生物質

セフォチアム ヘキセチル塩酸塩 （Cefotiam hexetil hydrochloride）

パンスポリンT錠

薬剤危険度 1点　　情報量 ＋

薬剤データ

1 添付文書

妊婦または妊娠している可能性のある婦人には，治療上の有益性が危険性を上回ると判断される場合にのみ投与する［妊娠中の投与に関する安全性は確立していない］。

2 動物（生殖発生毒性試験・変異原性試験など）

ラットおよびサルの器官形成期にそれぞれ0.3，1，3g/kg/日，および0.1，0.3，1g/kg/日を経口投与した試験，ラットの繁殖試験（0.1，0.3，1g/kg/日経口投与）および周産期・授乳期試験（0.3，1，3g/kg/日経口投与）において，親動物では体重増加の軽度な抑制，一過性の摂餌量減少がみられたが，繁殖機能に対する影響は認められていない。胎仔および出生仔については，ラットで胎仔，胎盤重量および出生仔体重の低下あるいは発育遅延が認められた以外，ラットおよびサルとも1g/kg/日までの用量では特記すべき異常所見は認められていない[1]。

3 ヒト（疫学調査・症例報告など）

- 妊婦への使用に関して，胎児への催奇形性，胎児毒性との関連は認められなかったことを示す疫学調査は報告されていない。一方，ヒトにおける催奇形性，胎児毒性を示す症例報告も疫学調査もない。
- Schaefer CとBriggs GGらは，それぞれが編纂した書籍において，セフェム系抗生物質は必要であれば，妊婦に対して安全に使うことが可能と評価しており，使用経験が長い薬剤のほうが好ましいと言及している[2,3]。

4 相談事例

- 奇形発生の危険度が最も高い絶対過敏期に本剤を服用した39例は，いずれも奇形などのない健常児を出産した。また，相対過敏期に服用した4例はいずれも奇形などのない健常児を出産している。
- 奇形発生の危険度が最も高い絶対過敏期に本剤の注射剤を使用した10例は，いずれも奇形などのない健常児を出産した。また，相対過敏期に注射した1例も健常児を出産している。

服用後の対応

- 妊婦への使用に関して，胎児への催奇形性，胎児毒性との関連は認められなかったことを示す疫学調査は報告されていない。一方，ヒトにおける催奇形性，胎児毒性を示す症例報告も疫学調査もない。ラット，サルで行われた動物試験では，奇形仔発生の増加は認められなかった。相談事例では，奇形発生の危険度が高い妊娠初期に本剤を服用した43例，本剤と同成分の注射剤を使用した11例はいずれも奇形などのない健常児を出産した。

以上のことから判断して，妊娠初期に本剤を服用したことにより，奇形発生の頻度や危険度が上昇したとは考えられないので，心配することはないことを説明する。
- 本剤の服用を理由に妊娠を中断するような，はやまった判断はしないように指導する。
- 今後は，妊娠していることを主治医に告げて相談するように指示する。

服用前の対応

1 医師への疑義照会

以下のことを説明し，患者が妊婦であっても処方通りに調剤してよいかを確認する。
- 妊婦への使用に関して，胎児への催奇形性，胎児毒性との関連は認められなかったことを示す疫学調査は報告されていない。一方，ヒトにおける催奇形性，胎児毒性を示す症例報告も疫学調査もない。ラット，サルで行われた動物試験では，奇形仔発生の増加は認められなかった。相談事例では，絶対過敏期に本剤を服用した39例，ならびに同成分の注射剤を使用した10例，および相対過敏期に本剤を服用した4例，ならびに同成分の注射剤を使用した1例はいずれも奇形などのない健常児を出産した。

意見を求められたら
- 本剤の投与が不可欠というほどでないなら，投与しないほうがよい。
- どうしても本剤の投与が必要なら，本剤の服用により奇形児出産の危険性が必ずしも高くなるとは考えられないことを説明する。
- もし他剤に変更しても差し支えないなら，下記の治療薬を紹介する。

他の治療薬

抗生物質，抗菌薬の中では，本剤は胎児に対する毒性は低いと考えられている。したがって，妊婦に抗生物質，抗菌薬を投与する場合は第一選択薬と考えられている。その他にペニシリン系，エリスロマイシン（エストレートを除く）もすすめられる。

2 患者への説明・指導

以下のことを説明，指導する。

投薬中止の場合
- 処方医と相談の結果，妊娠中の母体と胎児の安全のため，投薬を中止してしばらく様子をみることとなった。
- 病状や自覚症状について何か変化があった場合には，すぐに主治医に受診する。
- 妊娠中は，薬局で薬を買うとき，病院にかかるときには，必ず妊娠していることを告げるよう指導する。

処方変更の場合
- 処方医と相談の結果，妊娠中の母体と胎児の安全のため処方が変更になった。
- 本剤は医師が妊娠を確認したうえで処方した薬で，母体の健康のために有用で，胎児への悪影響が少ないと考えられる薬である。
- 指示された用法，用量通りに服用し，勝手に服用量の変更をしない。
- 自分の判断で服薬を中止すると，母体の健康を損ね，胎児にも悪影響を及ぼすことになりかねない。
- 薬について何か心配なことがあったら，いつでも医師・薬剤師に相談する。

処方変更のない場合
- 前述のことから判断して，本剤の服用により奇形発生の頻度や危険度が上昇するとは考えられない。
- 「処方変更の場合」の◆印について説明する。

文献
1) 武田薬品工業株式会社：パンスポリンT錠，インタビューフォーム（第2版）
2) Schaefer C, et al：Drugs during Pregnancy and Lactation；Handbook of prescription drugs and comparative risk assessment, Elsevier Science, p60, 2001
3) Briggs GG, et al：Drugs in Pregnancy and Lactation；A Reference Guide to Fetal and Neonatal Risk, Lippincott Williams & Wilkins, pp299-301, 2008

セフカペン ピボキシル塩酸塩水和物
(*Cefcapene pivoxil hydrochloride hydrate*)

フロモックス 細 錠	薬剤危険度 1点	情報量 ＋

薬剤データ

1 添付文書

妊婦または妊娠している可能性のある婦人には，治療上の有益性が危険性を上回ると判断される場合にのみ投与する［妊娠中の投与に関する安全性は確立していない］。

2 動物（生殖発生毒性試験・変異原性試験など）

ラット（SD系）の妊娠前および妊娠初期（雄：交配66日前〜剖検前日まで，雌：交配16日前〜妊娠7日），胎仔の器官形成期（妊娠7〜17日），周産期および授乳期（妊娠17日〜出産後20日まで）に100, 300, 1,000mg（力価）/kg/日を1日1回経口投与した結果，300mg（力価）/kg/日以上の投与で，胎仔の生存数・発育，出生時の体重などに軽度な影響がみられ，周産期および授乳期投与では，1,000mg（力価）/kg/日投与の一部の母動物で分娩・哺育不良が認められた。しかしながら，すべての投与期において催奇形性は認められず，親動物の交尾・受胎，出生仔の形態分化，反射機能・行動，生殖能などは正常であった[1]。

3 ヒト（疫学調査・症例報告など）

- 妊婦への使用に関して，胎児への催奇形性，胎児毒性との関連は認められなかったことを示す疫学調査は報告されていない。一方，ヒトにおける催奇形性，胎児毒性を示す症例報告も疫学調査もない。
- Schaefer CとBriggs GGらは，それぞれが編纂した書籍において，セフェム系抗生物質は必要であれば，妊婦に対して安全に使うことが可能と評価しており，使用経験が長い薬剤のほうが好ましいと言及している[2,3]。

4 相談事例

奇形発生の危険度が最も高い絶対過敏期に本剤を服用した121例中118例は奇形などのない健常児を出産した。3例に認められた異常は，心室中隔欠損4型，左鼻涙管閉塞，右耳形成不全，各1例であった。また相対過敏期に服用した11例中10例は奇形などのない健常児を出産，1例に認められた異常は卵円孔・心室中隔欠損（その後治癒）であった。認められた異常に共通性はなく，国内における自然奇形発生率を上回る変化とは考えられない。

服用後の対応

- 妊婦への使用に関して，胎児への催奇形性，胎児毒性との関連は認められなかったことを示す疫学調査は報告されていない。一方，ヒトにおける催奇形性，胎児毒性を示す症例報告も疫学調査もない。ラットで行われた動物試験では奇形仔発生の増加はみられなかった。相談事例では，奇形発生の危険

度が高い妊娠初期に本剤を服用した132例中128例は奇形などのない健常児を出産した。4例に認められた異常に共通性はなく，国内における自然奇形発生率を上回る変化とは考えられない。

　以上のことから判断して，妊娠初期に本剤を服用したことにより奇形発生の頻度や危険度が上昇したとは考えられないので，心配することはないことを説明する。
- 本剤の服用を理由に妊娠を中断するような，はやまった判断はしないように指導する。
- 今後は，妊娠していることを主治医に告げて相談するように指示する。

服用前の対応

1 医師への疑義照会

以下のことを説明し，患者が妊婦であっても処方通りに調剤してよいかを確認する。
- 　妊婦への使用に関して，胎児への催奇形性，胎児毒性との関連は認められなかったことを示す疫学調査は報告されていない。一方，ヒトにおける催奇形性，胎児毒性を示す症例報告も疫学調査もない。ラットで行われた動物試験では，奇形仔発生の増加はみられなかった。相談事例では，絶対過敏期に服用した121例中118例，および相対過敏期に服用した11例中10例は奇形などのない健常児を出産した。4例に認められた異常に共通性はなく，国内における自然奇形発生率を上回る変化とは考えられない。

意見を求められたら
- 本剤の投与が不可欠というほどでもないなら，投与しないほうがよい。
- どうしても本剤の投与が必要なら，本剤の服用により奇形児出産の危険性が必ずしも高くなるとは考えられないことを説明する。
- もし他剤に変更しても差し支えないなら，下記の治療薬を紹介する。

他の治療薬

　抗生物質，抗菌薬の中では，本剤は胎児に対する毒性は低いと考えられている。したがって，妊婦に抗生物質，抗菌薬を投与する場合は第一選択薬と考えられている。その他にペニシリン系，エリスロマイシン（エストレートを除く）もすすめられる。

2 患者への説明・指導

以下のことを説明，指導する。

投薬中止の場合
- 　処方医と相談の結果，妊娠中の母体と胎児の安全のため，投薬を中止してしばらく様子をみることになった。
- 　病状や自覚症状について何か変化があった場合には，すぐに主治医に受診する。
- 　妊娠中は，薬局で薬を買うとき，病院にかかるときには，必ず妊娠していることを告げるよう指導する。

処方変更の場合
- 　処方医と相談の結果，妊娠中の母体と胎児の安全のため処方が変更になった。
- 　本剤は医師が妊娠を確認したうえで処方した薬で，母体の健康のために有用で，胎児への悪影響が少ないと考えられる薬である。
- 　指示された用法，用量通りに服用し，勝手に服用量の変更をしない。

- ◆ 自分の判断で服薬を中止すると，母体の健康を損ね，胎児にも悪影響を及ぼすことになりかねない。
- ◆ 薬について何か心配なことがあったら，いつでも医師・薬剤師に相談する。

処方変更のない場合
- 前述のことから判断して，本剤の服用により奇形発生の頻度や危険度が上昇するとは考えられない。
- 「処方変更の場合」の◆印について説明する。

文献
1) 塩野義製薬株式会社：フロモックス，インタビューフォーム（第10版）
2) Schaefer C, et al：Drugs during Pregnancy and Lactation；Handbook of prescription drugs and comparative risk assessment, Elsevier Science, p60, 2001
3) Briggs GG, et al：Drugs in Pregnancy and Lactation；A Reference Guide to Fetal and Neonatal Risk, Lippincott Williams & Wilkins, pp299-301, 2008

セフジトレン ピボキシル （*Cefditoren pivoxil*）

メイアクトMS 細 錠

薬剤危険度 **1点**

情報量 **＋**

薬剤データ

1　添付文書

妊婦または妊娠している可能性のある婦人には，治療上の有益性が危険性を上回ると判断される場合にのみ投与する［妊娠中の投与に関する安全性は確立していない］。

2　動物（生殖発生毒性試験・変異原性試験など）

ラットに125，250，500，1,000mg/kg/日を妊娠前および妊娠初期ならびに胎仔器官形成期に，90，250，750mg/kg/日を周産期および授乳期に，また，ウサギに2，4，7.5，15，30mg/kg/日を胎仔器官形成期にそれぞれ経口投与した（投与量はセフジトレン ピボキシルとして）。その結果，ラットでは親動物の生殖機能に影響はみられなかった。胎仔に対しては，胎仔器官形成期での500mg/kg/日以上の投与群で仙尾椎骨化数の減少がみられたが，催奇形性は認められず，出生仔の成長，行動，生殖機能への影響は認められなかった。ウサギでは7.5mg/kg/日以上の投与群で流産の発現および生存胎仔数の減少がみられたが，催奇形性は認められなかった[1]。

3　ヒト（疫学調査・症例報告など）

- 妊婦への使用に関して，胎児への催奇形性，胎児毒性との関連は認められなかったことを示す疫学調査は報告されていない。一方，ヒトにおける催奇形性，胎児毒性を示す症例報告も疫学調査もない。
- Schaefer CとBriggs GGらは，それぞれが編纂した書籍において，セフェム系抗生物質は必要であれば，妊婦に対して安全に使うことが可能と評価しており，使用経験が長い薬剤のほうが好ましいと言及している[2,3]。

4　相談事例

奇形発生の危険度が最も高い絶対過敏期に本剤を服用した61例中59例は奇形などのない健常児を出産した。2例に認められた異常は，臍ヘルニア，口唇・口蓋裂，各1例であった。また相対過敏期に服用した3例は，いずれも奇形などのない健常児を出産している。認められた異常に共通性はなく，国内における自然奇形発生率を上回る変化とは考えられない。

服用後の対応

- 妊婦への使用に関して，胎児への催奇形性，胎児毒性との関連は認められなかったことを示す疫学調査は報告されていない。一方，ヒトにおける催奇形性，胎児毒性を示す症例報告も疫学調査もない。ラットとウサギで行われた動物試験では奇形仔発生の増加はみられなかった。相談事例では，奇形発生の危険度が高い妊娠初期に本剤を服用した64例中62例は奇形などのない健常児を出産した。2例

に認められた異常に共通性はなく，国内における自然奇形発生率を上回る変化とは考えられない。

　以上のことから判断して，妊娠初期に本剤を服用したことにより，奇形発生の頻度や危険度が上昇したとは考えられないので，心配することはないことを説明する。

- 本剤の服用を理由に妊娠を中断するような，はやまった判断はしないように指導する。
- 今後は，妊娠していることを主治医に告げて相談するように指示する。

服用前の対応

1　医師への疑義照会

以下のことを説明し，患者が妊婦であっても処方通りに調剤してよいかを確認する。

- 妊婦への使用に関して，胎児への催奇形性，胎児毒性との関連は認められなかったことを示す疫学調査は報告されていない。一方，ヒトにおける催奇形性，胎児毒性を示す症例報告も疫学調査もない。ラットとウサギで行われた動物試験では，奇形仔発生の増加はみられなかった。相談事例では，絶対過敏期に服用した61例中59例，および相対過敏期に服用した3例は奇形などのない健常児を出産した。2例に認められた異常に共通性はなく，国内における自然奇形発生率を上回る変化とは考えられない。

意見を求められたら
- 本剤の投与が不可欠というほどでもないなら，投与しないほうがよい。
- どうしても本剤の投与が必要なら，本剤の服用により奇形児出産の危険性が必ずしも高くなるとは考えられないことを説明する。
- もし他剤に変更しても差し支えないなら，下記の治療薬を紹介する。

他の治療薬
　抗生物質，抗菌薬の中では，本剤は胎児に対する毒性は低いと考えられている。したがって，妊婦に抗生物質，抗菌薬を投与する場合は第一選択薬と考えられている。その他にペニシリン系，エリスロマイシン（エストレートを除く）もすすめられる。

2　患者への説明・指導

以下のことを説明，指導する。

投薬中止の場合
- 処方医と相談の結果，妊娠中の母体と胎児の安全のため，投薬を中止してしばらく様子をみることになった。
- 病状や自覚症状について何か変化があった場合には，すぐに主治医に受診する。
- 妊娠中は，薬局で薬を買うとき，病院にかかるときには，必ず妊娠していることを告げるよう指導する。

処方変更の場合
- 処方医と相談の結果，妊娠中の母体と胎児の安全のため処方が変更になった。
- 本剤は医師が妊娠を確認したうえで処方した薬で，母体の健康のために有用で，胎児への悪影響が少ないと考えられる薬である。
- 指示された用法，用量通りに服用し，勝手に服用量の変更をしない。
- 自分の判断で服薬を中止すると，母体の健康を損ね，胎児にも悪影響を及ぼすことになりかねない。

- ◆薬について何か心配なことがあったら，いつでも医師・薬剤師に相談する。

処方変更のない場合

- 前述のことから判断して，本剤の服用により奇形発生の頻度や危険度が上昇するとは考えられない。
- 「処方変更の場合」の◆印について説明する。

文献

1) 明治製菓株式会社：メイアクト MS，インタビューフォーム(第4版)
2) Schaefer C, et al：Drugs during Pregnancy and Lactation；Handbook of prescription drugs and comparative risk assessment, Elsevier Science, p60, 2001
3) Briggs GG, et al：Drugs in Pregnancy and Lactation；A Reference Guide to Fetal and Neonatal Risk, Lippincott Williams & Wilkins, pp299-301, 2008

セフジニル （*Cefdinir*）

セフゾン囲

薬剤危険度 **1点**

情報量 **＋**

薬剤データ

1　添付文書

妊婦または妊娠している可能性のある婦人には，治療上の有益性が危険性を上回ると判断される場合にのみ投与する［妊娠中の投与に関する安全性は確立していない］。

2　動物（生殖発生毒性試験・変異原性試験など）

ラットの妊娠前および妊娠初期，胎仔の器官形成期に100～1,000mg/kgを，周産期および授乳期に32～320mg/kgならびにウサギの胎仔の器官形成期に1～10mg/kgを経口投与して生殖に及ぼす影響を検討したところ，ラットの器官形成期投与試験において，臨床用量6mg/kg/日に対して100mg/kg以上の高用量で胎仔体重の低値がみられたが，新生仔の成長，発育，生殖能などに異常は認められず，また親動物の繁殖能への影響や催奇形性は認められなかった[1]。

3　ヒト（疫学調査・症例報告など）

- 妊婦への使用に関して，胎児への催奇形性，胎児毒性との関連は認められなかったことを示す疫学調査は報告されていない。一方，ヒトにおける催奇形性，胎児毒性を示す症例報告も疫学調査もない。
- Schaefer CとBriggs GGらは，それぞれが編纂した書籍において，セフェム系抗生物質は必要であれば，妊婦に対して安全に使うことが可能と評価しており，使用経験が長い薬剤のほうが好ましいと言及している[2,3]。

4　相談事例

奇形発生の危険度が最も高い絶対過敏期に本剤を服用した120例中118例は奇形などのない健常児を出産した。2例に認められた異常は，鼠径ヘルニア，陰嚢水腫・外耳介左右差，各1例であった。また相対過敏期に服用した9例はいずれも健常児を出産している。認められた異常に共通性はなく，国内における自然奇形発生率を上回る変化とは考えられない。

服用後の対応

- 妊婦への使用に関して，胎児への催奇形性，胎児毒性との関連は認められなかったことを示す疫学調査は報告されていない。一方，ヒトにおける催奇形性，胎児毒性を示す症例報告も疫学調査もない。ラットとウサギで行われた生殖試験では奇形仔発生の増加はみられなかった。相談事例では，奇形発生の危険度が高い妊娠初期に本剤を服用した129例中127例は奇形などのない健常児を出産した。2例に認められた異常に共通性はなく，国内における自然奇形発生率を上回る変化とは考えられない。
以上のことから判断して，妊娠初期に本剤を服用したことにより奇形発生の頻度や危険度が上昇し

たとは考えられないので，心配することはないことを説明する。
- 本剤の服用を理由に妊娠を中断するような，はやまった判断はしないように指導する。
- 今後は，妊娠していることを主治医に告げて相談するように指示する。

服用前の対応

1 医師への疑義照会

以下のことを説明し，患者が妊婦であっても処方通りに調剤してよいかを確認する。
- 妊婦への使用に関して，胎児への催奇形性，胎児毒性との関連は認められなかったことを示す疫学調査は報告されていない。一方，ヒトにおける催奇形性，胎児毒性を示す症例報告も疫学調査もない。ラットとウサギで行われた動物試験では，奇形仔発生の増加はみられなかった。相談事例では，絶対過敏期に本剤を服用した120例中118例，および相対過敏期に服用した9例は奇形などのない健常児を出産した。2例に認められた異常に共通性はなく，国内における自然奇形発生率を上回る変化とは考えられない。

意見を求められたら
- 本剤の投与が不可欠というほどでもないなら，投与しないほうがよい。
- どうしても本剤の投与が必要なら，本剤の服用により奇形児出産の危険性が必ずしも高くなるとは考えられないことを説明する。
- もし他剤に変更しても差し支えないなら，下記の治療薬を紹介する。

他の治療薬

抗生物質，抗菌薬の中では，本剤は胎児に対する毒性は低いと考えられている。したがって，妊婦に抗生物質，抗菌薬を投与する場合は第一次選択薬と考えられている。その他にペニシリン系，エリスロマイシン（エストレートを除く）もすすめられる。

2 患者への説明・指導

以下のことを説明，指導する。

投薬中止の場合
- 処方医と相談の結果，妊娠中の母体と胎児の安全のため，投薬を中止してしばらく様子をみることになった。
- 病状や自覚症状について何か変化があった場合には，すぐに主治医に受診する。
- 妊娠中は，薬局で薬を買うとき，病院にかかるときには，必ず妊娠していることを告げるよう指導する。

処方変更の場合
- 処方医と相談の結果，妊娠中の母体と胎児の安全のため処方が変更になった。
- 本剤は医師が妊娠を確認したうえで処方した薬で，母体の健康のために有用で，胎児への悪影響が少ないと考えられる薬である。
- 指示された用法，用量通りに服用し，勝手に服用量の変更をしない。
- 自分の判断で服薬を中止すると，母体の健康を損ね，胎児にも悪影響を及ぼすことになりかねない。
- 薬について何か心配なことがあったら，いつでも医師・薬剤師に相談する。

処方変更のない場合
- 前述のことから判断して，本剤の服用により奇形発生の頻度や危険度が上昇するとは考えられない。
- 「処方変更の場合」の◆印について説明する。

文献
1) アステラス製薬株式会社：セフゾン，インタビューフォーム(第10版)
2) Schaefer C, et al：Drugs during Pregnancy and Lactation；Handbook of prescription drugs and comparative risk assessment, Elsevier Science, p60, 2001
3) Briggs GG, et al：Drugs in Pregnancy and Lactation；A Reference Guide to Fetal and Neonatal Risk, Lippincott Williams & Wilkins, pp299-301, 2008

セフェム系抗生物質

セフテラム ピボキシル （Cefteram pivoxil）

トミロン 細 錠

薬剤危険度 1点
情報量 ＋

薬剤データ

1　添付文書

妊娠中の投与に関する安全性は確立していないので，妊婦または妊娠している可能性のある婦人には，治療上の有益性が危険性を上回ると判断される場合にのみ投与する。

2　動物（生殖発生毒性試験・変異原性試験など）

ラットの妊娠前および妊娠初期，器官形成期，周産期および授乳期に1,000mg/kgを経口投与した結果，催奇形作用は認められなかった。生殖能，新生仔の状態，成長にも異常は認められなかった[1]。

3　ヒト（疫学調査・症例報告など）

- 妊婦への使用に関して，胎児への催奇形性，胎児毒性との関連は認められなかったことを示す疫学調査は報告されていない。一方，ヒトにおける催奇形性，胎児毒性を示す症例報告も疫学調査もない。
- Schaefer CとBriggs GGは，それぞれが編纂した書籍において，セフェム系抗生物質は必要であれば，妊婦に対して安全に使うことが可能と評価しており，使用経験が長い薬剤のほうが好ましいと言及している[2,3]。

4　相談事例

奇形発生の危険度が最も高い絶対過敏期に本剤を服用した67例はいずれも奇形などのない健常児を出産した。また相対過敏期に服用した5例はいずれも健常児を出産している。

服用後の対応

- 妊婦への使用に関して，胎児への催奇形性，胎児毒性との関連は認められなかったことを示す疫学調査は報告されていない。一方，ヒトにおける催奇形性，胎児毒性を示す症例報告も疫学調査もない。ラットで行われた動物試験では，奇形仔発生の増加は認められなかった。相談事例では，奇形発生の危険度が高い妊娠初期に本剤を服用した72例はいずれも奇形などのない健常児を出産した。
　以上のことから判断して，妊娠初期に本剤を服用したことにより奇形発生の頻度や危険度が上昇したとは考えられないので，心配することはないことを説明する。
- 本剤の服用を理由に妊娠を中断するような，はやまった判断はしないように指導する。
- 今後は，妊娠していることを主治医に告げて相談するように指示する。

服用前の対応

1 医師への疑義照会

以下のことを説明し,患者が妊婦であっても処方通りに調剤してよいかを確認する。

- 妊婦への使用に関して,胎児への催奇形性,胎児毒性との関連は認められなかったことを示す疫学調査は報告されていない。一方,ヒトにおける催奇形性,胎児毒性を示す症例報告も疫学調査もない。ラットで行われた試験では,催奇形作用は認められなかった。相談事例では,絶対過敏期に本剤を服用した67例はいずれも奇形などのない健常児を出産している。

意見を求められたら

- 本剤の投与が不可欠というほどでもないなら,投与しないほうがよい。
- どうしても本剤の投与が必要なら,本剤の服用により奇形児出産の危険性が必ずしも高くなるとは考えられないことを説明する。
- もし他剤に変更しても差し支えないなら,下記の治療薬を紹介する。

他の治療薬

抗生物質,抗菌薬の中では,本剤は胎児に対する毒性は低いと考えられている。したがって,妊婦に抗生物質,抗菌薬を投与する場合は第一選択薬と考えられている。その他にペニシリン系,エリスロマイシン(エストレートを除く)もすすめられる。

2 患者への説明・指導

以下のことを説明,指導する。

投薬中止の場合

- 処方医と相談の結果,妊娠中の母体と胎児の安全のため,投薬を中止してしばらく様子をみることになった。
- 病状や自覚症状について何か変化があった場合には,すぐに主治医に受診する。
- 妊娠中は,薬局で薬を買うとき,病院にかかるときには,必ず妊娠していることを告げるよう指導する。

処方変更の場合

- 処方医と相談の結果,妊娠中の母体と胎児の安全のため処方が変更になった。
- ◆ 本剤は医師が妊娠を確認したうえで処方した薬で,母体の健康のために有用で,胎児への悪影響が少ないと考えられる薬である。
- ◆ 指示された用法,用量通りに服用し,勝手に服用量の変更をしない。
- ◆ 自分の判断で服薬を中止すると,母体の健康を損ね,胎児にも悪影響を及ぼすことになりかねない。
- ◆ 薬について何か心配なことがあったら,いつでも医師・薬剤師に相談する。

処方変更のない場合

- 前述のことから判断して,本剤の服用により奇形発生の頻度や危険度が上昇するとは考えられない。
- 「処方変更の場合」の◆印について説明する。

文献

1) 大正富山医薬品株式会社:トミロン,インタビューフォーム(第8版)
2) Schaefer C, et al:Drugs during Pregnancy and Lactation;Handbook of prescription drugs and

comparative risk assessment, Elsevier Science, p60, 2001
3) Briggs GG, et al : Drugs in Pregnancy and Lactation ; A Reference Guide to Fetal and Neonatal Risk, Lippincott Williams & Wilkins, pp299-301, 2008

セフポドキシム プロキセチル （*Cefpodoxime proxetil*）

バナン錠　　薬剤危険度 1 点　　情報量 ＋

薬剤データ

1 添付文書

妊婦または妊娠している可能性のある婦人には，治療上の有益性が危険性を上回ると判断される場合にのみ投与する［妊娠中の投与に関する安全性は確立していない］。

2 動物（生殖発生毒性試験・変異原性試験など）

- 妊娠前および妊娠初期試験(Segment Ⅰ)：(ラット 20, 100, 500mg/kg/日　雄：5 週齢から 9 週間～交尾成立まで，雌：10 週齢から 2 週間～妊娠 7 日まで 連続経口投与)　親動物：100mg/kg 投与群の雌で摂餌量の減少，500mg/kg 群で妊娠末期の体重増加抑制，雌雄の摂餌量減少，飲水量増加がみられたが，雌雄の生殖機能に異常を招くことはなかった。胎仔：生存性には影響を及ぼさなかった。本試験での親動物に対する一般毒性的な無影響量は 20mg/kg，親動物の生殖ならびに次世代の発生に対する無影響量は 500mg/kg 以上と考えられた[1]。

- 器官形成期投与試験(Segment Ⅱ)：(ラット 20, 100, 500mg/kg/日　妊娠 7～17 日まで 11 日間連続経口投与)　親動物：100mg/kg 以上の投与群で軟便，下痢，摂餌量の減少および体重増加抑制が観察されたが，妊娠の維持，分娩，哺育能に影響は認められなかった。胚・胎仔：500mg/kg 投与群で尾椎化骨核数の減少がみられたが，致死，催奇形作用は認められなかった。出生仔：生後発育に異常は観察されなかった。本試験での親動物に対する一般毒性的な無影響量は 20mg/kg，親動物の生殖に対する無影響量は 500mg/kg より大きく，次世代の発生に対する無影響量は 100mg/kg と考えられた[1]。

- 周産期および授乳期投与試験(Segment Ⅲ)：(ラット 20, 100, 500mg/kg/日　妊娠 17 日～哺育 21 日まで連続経口投与)　親動物：100mg/kg 以上の投与群で妊娠末期の摂餌量減少，哺育期の摂餌・飲水量増加を伴う体重の増加，盲腸の膨大が観察された。分娩および哺育について異常はみられなかった。出生仔(F_1)：離乳時解剖，成長試験，行動，学習機能試験，生殖機能試験のいずれにおいても影響はみられなかった。本試験での親動物に対する一般毒性的な無影響量は 20mg/kg，親動物の生殖および次世代の発生に対する無影響量は 500mg/kg 以上と考えられた[1]。

3 ヒト（疫学調査・症例報告など）

- 妊婦への使用に関して，胎児への催奇形性，胎児毒性との関連は認められなかったことを示す疫学調査は報告されていない。一方，ヒトにおける催奇形性，胎児毒性を示す症例報告も疫学調査もない。

- Schaefer C と Briggs GG は，それぞれが編纂した書籍において，セフェム系抗生物質は必要であれば，妊婦に対して安全に使うことが可能と評価しており，使用経験が長い薬剤のほうが好ましいと言及している[2,3]。

4　相談事例

　奇形発生の危険度が最も高い絶対過敏期に本剤を服用した 85 例中 83 例は奇形などのない健常児を出産した．2 例に認められた異常は，肛門狭窄，陰嚢水腫・外耳介左右差，各 1 例であった．また相対過敏期に服用した 7 例中 6 例は健常児を出産，1 例に認められた異常は心雑音・大動脈弁狭窄であった．認められた異常に共通性はなく，国内における自然奇形発生率を上回る変化とは考えられない．

服用後の対応

- 妊婦への使用に関して，胎児への催奇形性，胎児毒性との関連は認められなかったことを示す疫学調査は報告されていない．一方，ヒトにおける催奇形性，胎児毒性を示す症例報告も疫学調査もない．ラットで行われた生殖試験では奇形仔発生の増加はみられなかった．相談事例では，奇形発生の危険度が高い妊娠初期に本剤を服用した 92 例中 89 例は奇形などのない健常児を出産した．3 例に認められた異常に共通性はなく，国内における自然奇形発生率を上回る変化とは考えられない．
　以上のことから判断して，妊娠初期に本剤を服用したことにより奇形発生の頻度や危険度が上昇したとは考えられないので，心配することはないことを説明する．
- 本剤の服用を理由に妊娠を中断するような，はやまった判断はしないように指導する．
- 今後は，妊娠していることを主治医に告げて相談するように指示する．

服用前の対応

1　医師への疑義照会

　以下のことを説明し，患者が妊婦であっても処方通りに調剤してよいかを確認する．
- 妊婦への使用に関して，胎児への催奇形性，胎児毒性との関連は認められなかったことを示す疫学調査は報告されていない．一方，ヒトにおける催奇形性，胎児毒性を示す症例報告も疫学調査もない．ラットで行われた生殖試験では，奇形仔発生の増加はみられなかった．相談事例では，絶対過敏期に服用した 85 例中 83 例，および相対過敏期に服用した 7 例中 6 例は奇形などのない健常児を出産した．3 例に認められた異常に共通性はなく，国内における自然奇形発生率を上回る変化とは考えられない．

意見を求められたら
- 本剤の投与が不可欠というほどでもないなら，投与しないほうがよい．
- どうしても本剤の投与が必要なら，本剤の服用により奇形児出産の危険性が必ずしも高くなるとは考えられないことを説明する．
- もし他剤に変更しても差し支えないなら，下記の治療薬を紹介する．

他の治療薬

　抗生物質，抗菌薬の中では，本剤は胎児に対する毒性は低いと考えられている．したがって，妊婦に抗生物質，抗菌薬を投与する場合は第一選択薬と考えられている．その他にペニシリン系，エリスロマイシン（エストレートを除く）もすすめられる．

2　患者への説明・指導

　以下のことを説明，指導する．

投薬中止の場合
- 処方医と相談の結果，妊娠中の母体と胎児の安全のため，投薬を中止してしばらく様子をみることになった。
- 病状や自覚症状について何か変化があった場合には，すぐに主治医に受診する。
- 妊娠中は，薬局で薬を買うとき，病院にかかるときには，必ず妊娠していることを告げるよう指導する。

処方変更の場合
- 処方医と相談の結果，妊娠中の母体と胎児の安全のため処方が変更になった。
- ◆ 本剤は医師が妊娠を確認したうえで処方した薬で，母体の健康のために有用で，胎児への悪影響が少ないと考えられる薬である。
- ◆ 指示された用法，用量通りに服用し，勝手に服用量の変更をしない。
- ◆ 自分の判断で服薬を中止すると，母体の健康を損ね，胎児にも悪影響を及ぼすことになりかねない。
- ◆ 薬について何か心配なことがあったら，いつでも医師・薬剤師に相談する。

処方変更のない場合
- 前述のことから判断して，本剤の服用により奇形発生の頻度や危険度が上昇するとは考えられない。
- 「処方変更の場合」の◆印について説明する。

文献
1) 第一三共株式会社：バナン，インタビューフォーム（第5版）
2) Schaefer C, et al：Drugs during Pregnancy and Lactation；Handbook of prescription drugs and comparative risk assessment, Elsevier Science, p60, 2001
3) Briggs GG, et al：Drugs in Pregnancy and Lactation；A Reference Guide to Fetal and Neonatal Risk, Lippincott Williams & Wilkins, pp299-301, 2008

セフロキシム アキセチル　(Cefuroxime axetil)

オラセフ錠

薬剤危険度　**1点**

情報量　**＋〜＋＋**

薬剤データ

1　添付文書

妊婦または妊娠している可能性のある婦人には，治療上の有益性が危険性を上回ると判断される場合にのみ投与する［妊娠中の投与に関する安全性は確立していない］。

2　動物（生殖発生毒性試験・変異原性試験など）

ラットおよびウサギの器官形成期にそれぞれ100，300，1,000mg/kg/日，7.5，15，30mg/kg/日を経口投与した試験では，ウサギの15mg/kg/日以上で帝王切開後の胎仔の24時間生存率の低下傾向，30mg/kg/日で胎仔の発育抑制傾向が認められた以外，特記すべき異常所見はみられず，催奇形作用も認められなかった。また，ラットの妊娠前および妊娠初期，周産期および授乳期投与試験では，後者の試験の1,000mg/kg/日で一時的に出生仔の体重増加抑制が認められた以外，特記すべき異常所見は認められなかった[1]。

3　ヒト（疫学調査・症例報告など）

疫学調査

- イスラエルの3つの奇形情報センターが共同で行ったプロスペクティブ研究では，妊娠第1三半期にセフロキシムを処方された106例の妊婦の出産結果が，催奇形性がないと位置づけられている抗生物質を使用した対照群と比較され報告されている。妊娠歴，出生時体重，分娩週数，出生率，人工妊娠中絶，胎児窮迫などが検討された。セフロキシム曝露群でのメジャーな先天奇形は3例（3.2％）で，コントロール群でのメジャーな先天奇形は2例（2％）［p=0.61, RR：1.56, 95％CI：0.27-9.15］で，有意な違いは認められなかった。セフロキシム曝露群では人工妊娠中絶が多かった[2]。

- ハンガリーの先天奇形ケースコントロール研究に基づき，セフェム系抗生物質の催奇形性に関する検討結果が報告されている。先天奇形を有する児を出産した母親22,865例のうち，妊娠中いずれかの時期にセフロキシムを服用していたのは32例（0.14％）であった。一方，奇形のない児を出産した母親38,151例のうちセフロキシムを服用していたのは45例（0.12％）であった。OR：1.2, 95％CI：0.8-1.9で，両群に統計学的な差異は認められなかった。この報告ではさらに，ダウン症の児を出産した母親812例についても比較しており，この群でのセフロキシム服用は1例（0.12％）で，OR：1.2, 95％CI：0.2-5.9と，統計学的な危険度は認められなかった。本調査報告では，セフロキシムを含むセフェム系抗生物質による妊婦の治療は，催奇形性のリスクが存在するとは思われないと報告している[3]。

- 妊娠中にセフロキシム アキセチルに使用した78例の母親の児80例を18カ月までフォローアップし，その身体的，精神的発達を評価した報告がある。この報告は1996〜1997年にポーランドの一施設で集められたケースレコードのレトロスペクティブ調査で，曝露された出生児に関して，母親のセ

フロキシム アキセチル使用と関連づけられるような異常はみられなかった。母親の使用時期は，妊娠第1三半期13例，妊娠第2三半期19例，妊娠第3三半期46例であった[4]。

4 相談事例

奇形発生の危険度が最も高い絶対過敏期に本剤を服用した23例はいずれも奇形などのない健常児を出産した。また相対過敏期に服用した3例もいずれも健常児を出産している。

服用後の対応

- 妊婦への使用に関して，胎児への催奇形性，胎児毒性との関連は認められなかったことを示す疫学調査が報告されている。奇形発生の危険度が高い妊娠初期に本剤を服用した106例の妊婦の児に関する研究では，奇形発生の危険度の増加はみられていない。一方，ヒトにおける催奇形性，胎児毒性を示す症例報告も疫学調査もない。ラットとウサギで行われた動物試験では，奇形仔発生の増加は認められなかった。相談事例では，奇形発生の危険度が高い妊娠初期に本剤を服用した26例は奇形などのない健常児を出産した。

    以上のことから判断して，妊娠中に本剤を服用したことにより，奇形発生の頻度や危険度が上昇したとは考えられないので，心配することはないことを説明する。
- 本剤の服用を理由に妊娠を中断するような，はやまった判断はしないように指導する。
- 今後は，妊娠していることを主治医に告げて相談するように指示する。

服用前の対応

1 医師への疑義照会

以下のことを説明し，患者が妊婦であっても処方通りに調剤してよいかを確認する。

- 妊婦への使用に関して，胎児への催奇形性，胎児毒性との関連は認められなかったことを示す疫学調査が報告されている。奇形発生の危険度が高い妊娠初期に本剤を服用した106例の妊婦の児に関する研究では，奇形発生の危険度の増加はみられていない。一方，ヒトにおける催奇形性，胎児毒性を示す症例報告も疫学調査もない。相談事例では，絶対過敏期に服用した23例，および相対過敏期に服用した3例はいずれも奇形などのない健常児を出産している。ラットとウサギで行われた試験では，催奇形作用は認められなかった。

意見を求められたら
- 本剤の投与が不可欠というほどでもないなら，投与しないほうがよい。
- どうしても本剤の投与が必要なら，本剤の服用により奇形児出産の危険性が必ずしも高くなるとは考えられないことを説明する。
- もし他剤に変更しても差し支えないなら，下記の治療薬を紹介する。

他の治療薬

抗生物質，抗菌薬の中では，本剤は胎児に対する毒性は低いと考えられている。したがって，妊婦に抗生物質，抗菌薬を投与する場合は第一次選択薬と考えられている。その他にペニシリン系，エリスロマイシン（エストレートを除く）もすすめられる。

セフェム系抗生物質

2　患者への説明・指導

以下のことを説明，指導する。

投薬中止の場合

- 処方医と相談の結果，妊娠中の母体と胎児の安全のため，投薬を中止してしばらく様子をみることになった。
- 病状や自覚症状について何か変化があった場合には，すぐに主治医に受診する。
- 妊娠中は，薬局で薬を買うとき，病院にかかるときには，必ず妊娠していることを告げるよう指導する。

処方変更の場合

- 処方医と相談の結果，妊娠中の母体と胎児の安全のため処方が変更になった。
- ◆ 本剤は医師が妊娠を確認したうえで処方した薬で，母体の健康のために有用で，胎児への悪影響が少ないと考えられる薬である。
- ◆ 指示された用法，用量通りに服用し，勝手に服用量の変更をしない。
- ◆ 自分の判断で服薬を中止すると，母体の健康を損ね，胎児にも悪影響を及ぼすことになりかねない。
- ◆ 薬について何か心配なことがあったら，いつでも医師・薬剤師に相談する。

処方変更のない場合

- 前述のことから判断して，本剤の服用により奇形発生の頻度や危険度が上昇するとは考えられない。
- 「処方変更の場合」の◆印について説明する。

文献

1) グラクソ・スミスクライン株式会社：オラセフ，インタビューフォーム（第4版）
2) Berkovitch M, et al：First trimester exposure to cefuroxime；a prospective cohort study. Br J Clin Pharmacol, 50(2)：161-165, 2000
3) Czeizel AE, et al：Use of cephalosporins during pregnancy and in the presence of congenital abnormalities；a population-based, case-control study. Am J Obstet Gynecol, 184(6)：1289-1296, 2001
4) Manka W, et al：Assessment of infant development during an 18-month follow-up after treatment of infection in pregnancy women with cefuroxime axetil. Drug Saf, 22(1)：83-88, 2000

XIII-3. ペネム系抗生物質

ファロペネムナトリウム水和物 （*Faropenem sodium hydrate*）

ファロム錠

薬剤危険度 1点
情報量 ±

薬剤データ

1　添付文書

妊婦または妊娠している可能性のある婦人には，治療上の有益性が危険性を上回ると判断される場合にのみ投与する［妊娠中の投与に関する安全性は確立していない］。

2　動物（生殖発生毒性試験・変異原性試験など）

- ラットの胎仔器官形成期に320，800および2,000mg/kgを，妊娠前および妊娠初期ならびに周産期および授乳期に80，360および1,620mg/kgを経口投与した結果，摂餌量の軽度な変化が認められたが，一般状態および体重に変化は認められなかった。また，いずれの試験においても親動物の生殖機能，胎仔および出生仔に対する影響はなく，催奇形性も認められなかった[1]。
- ウサギの胎仔器官形成期に50，100および200mg/kgを静脈内投与した結果，100mg/kg以上の投与群で軟便，下痢および流産が，200mg/kg投与群では母動物の死亡，死胚数の増加および胎仔の軽度な発育遅延が認められたが，催奇形性は認められなかった[1]。

3　ヒト（疫学調査・症例報告など）

- 妊婦への使用に関して，胎児への催奇形性，胎児毒性との関連は認められなかったことを示す疫学調査は報告されていない。一方，ヒトにおける催奇形性，胎児毒性を示す症例報告も疫学調査もない。
- 妊娠27週に発熱・左臀部疼痛にて歩行困難となり緊急入院，化膿性仙腸関節炎と診断され本剤を使用した症例の報告がある。この妊婦は，メロペネム1日2gで8日間治療し，1日1gに減量して2日間治療した後，ファロペネム1日600mgで12日間治療し治癒に至っている。妊娠37週に経腟分娩し母児ともに経過良好で退院している[2]。

4　相談事例

奇形発生の危険度が最も高い絶対過敏期に本剤を服用した22例中21例は奇形などのない健常児を出産した。1例に認められた異常は仙骨陥凹であった。また相対過敏期に服用した1例は奇形などのない健常児を出産した。

服用後の対応

- 　妊婦への使用に関して，胎児への催奇形性，胎児毒性との関連は認められなかったことを示す疫学調査は報告されていない。一方，ヒトにおける催奇形性，胎児毒性を示す症例報告も疫学調査もない。動物試験では胎仔毒性，催奇形性はみられなかった。相談事例では，奇形発生の危険度が高い妊娠初期に本剤を服用した23例中22例は奇形などのない健常児を出産している。
　以上のことから判断して，妊娠初期に本剤を服用したことにより，奇形発生の頻度や危険度が上昇したとは考えられないので，心配することはないことを説明する。
- 本剤の服用を理由に妊娠を中断するような，はやまった判断はしないように指導する。
- 今後は，妊娠していることを主治医に告げて相談するように指示する。

服用前の対応

1　医師への疑義照会

以下のことを説明し，患者が妊婦であっても処方通りに調剤してよいかを確認する。

- 　妊婦への使用に関して，胎児への催奇形性，胎児毒性との関連は認められなかったことを示す疫学調査は報告されていない。一方，ヒトにおける催奇形性，胎児毒性を示す症例報告も疫学調査もない。動物試験では胎仔毒性，催奇形性はみられなかった。相談事例では，絶対過敏期に本剤を服用した22例中21例ならびに相対過敏期に本剤を服用した1例は奇形などのない健常児を出産している。

意見を求められたら

- 本剤の投与が不可欠というほどでもないなら，投与しないほうがよい。
- どうしても本剤の投与が必要なら，本剤の服用により奇形児出産の危険性が必ずしも高くなるとは考えられないことを説明する。
- もし他剤に変更しても差し支えないなら，下記の治療薬を紹介する。

他の治療薬

　抗生物質，抗菌薬の中で，本剤が属するカルバペネム系の胎児に対する毒性は低いと考えられる。しかし，妊婦使用に関する情報は限られている。妊婦に抗生物質，抗菌薬を投与する場合の第一選択薬としては，ペニシリン系，セフェム系，エリスロマイシン（エストレートを除く）がすすめられる。

2　患者への説明・指導

以下のことを説明，指導する。

投薬中止の場合

- 　処方医と相談の結果，妊娠中の母体と胎児の安全のため，投薬を中止してしばらく様子をみることになった。
- 病状や自覚症状について何か変化があった場合には，すぐに主治医に受診する。
- 妊娠中は薬局で薬を買うとき，病院にかかるときには，必ず妊娠していることを告げるよう指導する。

処方変更の場合

- 　処方医と相談の結果，妊娠中の母体と胎児の安全のため処方が変更になった。
- ◆　本剤は医師が妊娠を確認したうえで処方した薬で，母体の健康のために有用で，胎児への悪影響が

少ないと考えられる薬である。
- 指示された用法，用量通りに服用し，勝手に服用量の変更をしない。
- 自分の判断で服薬を中止すると，母体の健康を損ね，胎児にも悪影響を及ぼすことになりかねない。
- 薬について何か心配なことがあったら，いつでも医師・薬剤師に相談する。

処方変更のない場合
- 前述のことから判断して，本剤の服用により奇形発生の頻度や危険度が上昇するとは考えられない。
- 「処方変更の場合」の◆印について説明する。

文献
1) マルホ株式会社：ファロム，インタビューフォーム（第15版）
2) 千村哲朗，他：妊娠中における化膿性仙腸関節炎．Jpn J Antibiot, 54（9）：491, 2001

XIII-4. カルバペネム系抗生物質

イミペネム・シラスタチンナトリウム
(Imipenem and cilastatin sodium)

チエナム [注射用][キット]

薬剤危険度 1点　　情報量 ±～+

薬剤データ

1 添付文書

妊婦または妊娠している可能性のある婦人には治療上の有益性が危険性を上回ると判断される場合にのみ投与する［妊娠中の投与に関する安全性は確立していない］。

2 動物（生殖発生毒性試験・変異原性試験など）

- 妊娠前・妊娠初期投与試験：ラットの妊娠前および妊娠初期にイミペネム/シラスタチンの20/20，80/80（静脈内）および320/320（皮下）mg/kg/日投与した試験において、雌雄の生殖能力、胎仔への影響は認められなかった[1]。
- 器官形成期投与試験：ラットの器官形成期にイミペネム/シラスタチンの20/20，80/80（静脈内）および320/320（皮下）mg/kg/日を投与した試験において、胎仔の体重減少（320/320mg/kg/日群）および産仔の精巣下降の遅延（320/320および80/80mg/kg/日群）がみられた以外に母動物および胎仔毒性は認められず、催奇形作用もみられなかった[1]。
- 周産期・授乳期投与試験：ラットの周産期および授乳期にイミペネム/シラスタチンの20/20，80/80（静脈内）および320/320（皮下）mg/kg/日を投与した試験において、分娩後に体重増加の促進がみられた。また320/320（皮下）mg/kg/日群で妊娠期間中に母動物の体重抑制がみられた。それ以外に異常所見は観察されなかった[1]。

3 ヒト（疫学調査・症例報告など）

- 妊婦への使用に関して、胎児への催奇形性、胎児毒性との関連は認められなかったことを示す疫学調査は報告されていない。一方、ヒトにおける催奇形性、胎児毒性を示す症例報告も疫学調査もない。
- 松田らは、本剤を周産期感染症の81例に使用した結果、有効率は96.3％、本剤は周産期領域における有効かつ安全な抗生物質と考えられると報告している。このうち、出産前に本剤を投与された妊婦は8例で、胎児への影響は指摘されていない[2]。
- 千村は、妊娠11～24週の切迫流早産8例、妊娠23～36週のPreterm PROM 9例を、本剤1～2g/日点滴静注と子宮収縮抑制剤（リトドリン塩酸塩、テルブタリン硫酸塩の併用）で治療した臨床効果を報告している。結果、切迫流早産例全例に有効、Preterm PROM例では9例中4例に1週間以上の分娩までの期間延長効果が認められたとしている。この報告では、胎児への影響は指摘されてい

ない[3]。

4　相談事例
奇形発生の危険度が最も高い絶対過敏期に本剤を使用した1例は奇形などのない健常児を出産した。

投与後の対応

- 妊婦への使用に関して，胎児への催奇形性，胎児毒性との関連は認められなかったことを示す疫学調査は報告されていない。一方，ヒトにおける催奇形性，胎児毒性を示す症例報告も疫学調査もない。本剤は周産期感染症に有効であるとされ，切迫流早産，Preterm PROM に対して投与されているが，胎児への影響は指摘されていない。動物試験では胎仔毒性，催奇形性はみられなかった。相談事例では，奇形発生の危険度が高い妊娠初期に本剤を使用した1例は奇形などのない健常児を出産している。
  以上のことから判断して，妊娠初期に本剤を使用したことにより，奇形発生の頻度や危険度が上昇したとは考えられないので，心配することはないことを説明する。
- 本剤の服用を理由に妊娠を中断するような，はやまった判断はしないように指導する。
- 今後は，妊娠していることを主治医に告げて相談するように指示する。

投与前の対応

1　医師への疑義照会
以下のことを説明し，患者が妊婦であっても処方通りに調剤してよいかを確認する。
- 妊婦への使用に関して，胎児への催奇形性，胎児毒性との関連は認められなかったことを示す疫学調査は報告されていない。一方，ヒトにおける催奇形性，胎児毒性を示す症例報告も疫学調査もない。本剤は周産期感染症に有効であるとされ，切迫流早産，Preterm PROM に対して投与されているが，胎児への影響は指摘されていない。動物試験では胎仔毒性，催奇形性はみられなかった。相談事例では，絶対過敏期に本剤を使用した1例は奇形などのない健常児を出産している。

意見を求められたら
- 本剤の投与が不可欠というほどでもないなら，投与しないほうがよい。
- どうしても本剤の投与が必要なら，本剤の服用により奇形児出産の危険性が必ずしも高くなるとは考えられないことを説明する。
- もし他剤に変更しても差し支えないなら，下記の治療薬を紹介する。

他の治療薬
　抗生物質，抗菌薬の中で，本剤が属するカルバペネム系の胎児に対する毒性は低いと考えられる。しかし，妊婦使用に関する情報は限られている。妊婦に抗生物質，抗菌薬を投与する場合の第一選択薬としては，ペニシリン系，セフェム系，エリスロマイシン（エストレートを除く）がすすめられる。

2　患者への説明・指導
以下のことを説明，指導する。

投薬中止の場合
- 処方医と相談の結果，妊娠中の母体と胎児の安全のため，投薬を中止してしばらく様子をみること

になった。
- 病状や自覚症状について何か変化があった場合には，すぐに主治医に受診する。
- 妊娠中は，薬局で薬を買うとき，病院にかかるときには，必ず妊娠していることを告げるよう指導する。

処方変更の場合
- 処方医と相談の結果，妊娠中の母体と胎児の安全のため処方が変更になった。
- ◆ 本剤は医師が妊娠を確認したうえで処方した薬で，母体の健康のために有用で，胎児への悪影響が少ないと考えられる薬である。
- ◆ 薬について何か心配なことがあったら，いつでも医師・薬剤師に相談する。

処方変更のない場合
- 前述のことから判断して，本剤の使用により奇形発生の頻度や危険度が上昇するとは考えられない。
- 「処方変更の場合」の◆印について説明する。

文献
1) 万有製薬株式会社(現：MSD 株式会社)：チエナム，インタビューフォーム(第7版)
2) 松田静治，他：産婦人科領域周産期における Imioenem/Cilastatin sodium の検討，Jpn J Antibiot, 41(11)：1731, 1988
3) 千村哲朗：Preterm PROM, 切迫流早産の初期療法に対する Imipenem/Cilastatin sodium の臨床的検討，Jpn J Antibiot, 45(8)：1023, 1992

メロペネム水和物 (Meropenem hydrate)

メロペン 注射用 キット

薬剤危険度　1点
情報量　±〜＋

薬剤データ

1　添付文書

妊婦または妊娠している可能性のある婦人には治療上の有益性が危険性を上回ると判断される場合にのみ投与する[妊娠中の投与に関する安全性は確立していない]。

2　動物(生殖発生毒性試験・変異原性試験など)

- ラットの妊娠前・妊娠初期にメロペネム240, 500, 1,000mg/kg/日(静脈内)投与した試験において、雌雄の生殖能力、胎仔への影響は認められなかった(無影響量：1,000mg/kg)[1]。
- ラットの器官形成期にメロペネム120, 240, 500, 750mg/kg/日(静脈内)投与した試験において、240mg/kg/日以上投与群では仔の生後体重の低値が認められたが、120mg/kg/日以上群で胚・仔致死作用、催奇形作用は認められなかった(無影響量：120mg/kg)。
  カニクイザルの器官形成期にメロペネム120, 240, 360mg/kg/日(静脈内)投与した試験において、胚・仔致死作用、催奇形作用は認められなかった(無影響量：360mg/kg)[1]。
- ラットの周産期および授乳期にメロペネム240, 500, 1,000mg/kg/日(静脈内)投与した試験において、1,000mg/kg/日投与群では仔の生後体重の低値が認められたが、240mg/kg/日以上投与群で分娩、授乳への影響は認められなかった(無影響量：500mg/kg)[1]。

3　ヒト(疫学調査・症例報告など)

- 妊婦への使用に関して、胎児への催奇形性、胎児毒性との関連は認められなかったことを示す疫学調査は報告されていない。一方、ヒトにおける催奇形性、胎児毒性を示す症例報告も疫学調査もない。
- 千村らは、産婦人科領域感染症をメロペネム1日1〜2gの点滴静注で治療した39例の臨床効果を報告している。有効率は97.4%、自他覚的副作用および臨床検査値異常は認められなかった。このうち出産前にメロペネムを投与された妊婦は13例で、本剤による胎児への影響は指摘されていない[2]。
- 妊娠27週に発熱・左臀部疼痛にて歩行困難となり緊急入院、化膿性仙腸関節炎と診断された症例の報告がある。この妊婦は、メロペネム1日2gで8日間治療し、1日1gに減量して2日間治療した後、ファロペネム1日600mgで12日間治療し治癒に至り、妊娠37週に経腟分娩し、母児ともに経過良好で退院している[3]。
- 妊娠24週のPreterm PROM治療として、メロペネム0.1g/dLを併用した持続羊水補助療法を施行した1例の報告がある。この報告では、治療中に原因不明の胎児心拍数sinusoidal patternが頻回に出現したことと本剤投与との因果関係を示唆しているが、30週に1,264gで出産された女児の出生時検査所見に異常は認められず、経過も良好であった[4]。

投与後の対応

- 妊娠中の本剤投与に関して，催奇形性，胎児毒性との関連を指摘した報告はない。妊婦の感染症に本剤を使用した症例が複数報告されており健常児を出産している。動物試験では胎仔毒性，催奇形性はみられなかった。
  以上のことから判断して，妊娠初期に本剤を使用したことにより，奇形発生の頻度や危険度が上昇したとは考えられないので，心配することはないことを説明する。
- 本剤の使用を理由に妊娠を中断するような，はやまった判断はしないように指導する。
- 今後は，妊娠していることを主治医に告げて相談するように指示する。

投与前の対応

1 医師への疑義照会

以下のことを説明し，患者が妊婦であっても処方通りに調剤してよいかを確認する。

- 妊娠中の本剤投与に関して，催奇形性，胎児毒性との関連を指摘した報告はない。妊婦の感染症に本剤を使用した症例が複数報告されており健常児を出産している。動物試験では胎仔毒性，催奇形性はみられなかった。

意見を求められたら

- 本剤の投与が不可欠というほどでもないなら，投与しないほうがよい。
- どうしても本剤の投与が必要なら，本剤の服用により奇形児出産の危険性が必ずしも高くなるとは考えられないことを説明する。
- もし他剤に変更しても差し支えないなら，下記の治療薬を紹介する。

他の治療薬

抗生物質，抗菌薬の中で，本剤が属するカルバペネム系の胎児に対する毒性は低いと考えられる。しかし，妊婦使用に関する情報は限られている。妊婦に抗生物質，抗菌薬を投与する場合の第一選択薬としては，ペニシリン系，セフェム系，エリスロマイシン（エストレートを除く）がすすめられる。

2 患者への説明・指導

以下のことを説明，指導する。

投薬中止の場合

- 処方医と相談の結果，妊娠中の母体と胎児の安全のため，投薬を中止してしばらく様子をみることになった。
- 病状や自覚症状について何か変化があった場合には，すぐに主治医に受診する。
- 妊娠中は，薬局で薬を買うとき，病院にかかるときには，必ず妊娠していることを告げるよう指導する。

処方変更の場合

- 処方医と相談の結果，妊娠中の母体と胎児の安全のため処方が変更になった。
- 本剤は医師が妊娠を確認したうえで処方した薬で，母体の健康のために有用で，胎児への悪影響が少ないと考えられる薬である。
- 薬について何か心配なことがあったら，いつでも医師・薬剤師に相談する。

処方変更のない場合

- 前述のことから判断して，本剤の使用により奇形発生の頻度や危険度が上昇するとは考えられない。
- 「処方変更の場合」の◆印について説明する。

文献

1) 大日本住友製薬株式会社：メロペン，インタビューフォーム(第7版)
2) 千村哲朗，他：産婦人科領域感染症に対するMeropenemの臨床効果．Jpn J Antibiot，54(1)：1，2001
3) 千村哲朗，他：妊娠中における化膿性仙腸関節炎．Jpn J Antibiot，54(9)：491，2001
4) 小川正樹，他：妊娠24週 Preterm PROMに対する抗生物質を含む持続羊水補充療法中に，原因不明の胎児心拍数 sinusoidal pattern が出現した1例．周産期医学，27(9)：1273，1997

XIII-5. ホスホマイシン系抗生物質

ホスホマイシン （*Fosfomycin*）

ホスミシン錠 シロップ用，
ホスミシンS 耳科用液 注射用 キット

薬剤危険度　1点
情報量　＋

薬剤データ

1　添付文書

錠 シロップ用 注射用 キット 妊婦または妊娠している可能性のある婦人には，投与しないことが望ましい［妊娠中の投与に関する安全性は確立していない］。

2　動物（生殖発生毒性試験・変異原性試験など）

ラット・ウサギを用いて，妊娠前・妊娠初期，胎仔器官形成期，周産期・授乳期に経口投与した試験では，本薬による催奇形性作用，親動物の生殖能および生後発育に及ぼす影響は認められなかった[1]。

3　ヒト（疫学調査・症例報告など）

- 催奇形性，胎児毒性を示す症例報告，疫学調査は報告されていない。
- イタリアにおける多施設試験では153例の細菌尿が検出された妊婦をホスホマイシン3g，1回内服で治療し，有効性，安全性を他の薬剤と比較し報告している。胎児への悪影響は認められなかったと報告している[2]。
- デンマークでは細菌尿が検出された妊婦250例にホスホマイシン3g，1回内服させ，除菌率が77〜94％と報告している。この報告で胎児への影響については言及されていない[3]。
- 腎盂腎炎，または急性気管支炎で妊娠25，29，33週目にホスホマイシンの点滴治療を受けた3例の妊婦の報告がある。出産した児は，いずれも奇形など異常所見は認められなかった[4]。

4　相談事例

奇形発生の危険度が最も高い絶対過敏期に本剤を使用した妊婦が40例確認されている。そのうち全身投与した38例中36例（注射17例，内服19例）は奇形などのない健常児を出産した。2例に認められた異常は，左鼻涙管閉塞症，卵円孔開存が各1例であった。絶対過敏期に局所投与（吸入1例，点耳1例）製剤を使用した2例はいずれも奇形などのない健常児を出産した。相対過敏期に全身投与した11例（注射5例，内服6例），局所投与した1例（点耳1例）はいずれも奇形などのない健常児を出産した。

参考　The Infectious Diseases Society of America（IDSA）の女性における急性膀胱炎の経験的治療に関するガイドラインでは，ホスホマイシンは治療経験が限られているものの安全と位置づけて治療選択肢の1つとして挙

げている[5])。

服用後の対応

- 催奇形性,胎児毒性を示す症例報告,疫学調査は報告されていない。細菌尿が検出された妊婦に対して本剤を投与し,その治療効果と安全性を検討した複数の報告がある。これらの報告では,胎児の催奇形性リスク上昇はみられていない。
  ラット,ウサギで行われた動物試験では,奇形仔発生の増加は認められなかった。相談事例では,奇形発生の危険度が高い妊娠初期に本剤を使用した52例中50例は奇形などのない健常児を出産している。
  以上のことから判断して,妊娠初期に本剤を服用したことにより,奇形発生の頻度や危険度が上昇したとは考えられないので,心配することはないことを説明する。
- 本剤の服用を理由に妊娠を中断するような,はやまった判断はしないように指導する。
- 今後は,妊娠していることを主治医に告げて相談するように指示する。

服用前の対応

1 医師への疑義照会

以下のことを説明し,患者が妊婦であっても処方通りに調剤してよいかを確認する。
- 催奇形性,胎児毒性を示す症例報告,疫学調査は報告されていない。細菌尿が検出された妊婦に対して本剤を投与し,その治療効果と安全性を検討した複数の報告がある。これらの報告では,胎児の催奇形性リスク上昇はみられていない。
  ラット,ウサギで行われた動物試験では,奇形仔発生の増加は認められなかった。相談事例では,絶対過敏期に本剤を使用した40例中38例,相対過敏期に使用した12例は奇形などのない健常児を出産している。

意見を求められたら
- 本剤の投与が不可欠というほどでもないなら,投与しないほうがよい。
- どうしても本剤の投与が必要なら,本剤の使用により奇形児出産の危険性が必ずしも高くなるとは考えられないことを説明する。
- もし他剤に変更しても差し支えないなら,下記の治療薬を紹介する。

他の治療薬
  これまでの使用経験から安全性が高いと考えられているセフェム系,ペニシリン系,エリスロマイシン(エストレートを除く)などを紹介する。

2 患者への説明・指導

以下のことを説明,指導する。

投薬中止の場合
- 処方医と相談の結果,妊娠中の母体と胎児の安全のため,投薬を中止してしばらく様子をみることになった。
- 病状や自覚症状について何か変化があった場合には,すぐに主治医に受診する。

- 妊娠中は，薬局で薬を買うとき，病院にかかるときには，必ず妊娠していることを告げるよう指導する。

処方変更の場合
- 処方医と相談の結果，妊娠中の母体と胎児の安全のため処方が変更になった。
- ◆ 本剤は医師が妊娠を確認したうえで処方した薬で，母体の健康のために有用で，胎児への悪影響が少ないと考えられる薬である。
- ◆ 指示された用法，用量通りに使用し，勝手に使用量の変更をしない。
- ◆ 自分の判断で使用を中止すると，母体の健康を損ね，胎児にも悪影響を及ぼすことになりかねない。
- ◆ 薬について何か心配なことがあったら，いつでも医師・薬剤師に相談する。

処方変更のない場合
- 前述のことから判断して，本剤の使用により奇形発生の頻度や危険度が上昇するとは考えられない。
- 「処方変更の場合」の◆印について説明する。

文献
1) 明治製菓株式会社：ホスミシン，インタビューフォーム(第8版)
2) Zinner S：Fosfomycin trometamol versus pipemidic acid in the treatment of bacteriuria in pregnancy. Chemotherapy, 36 (Suppl 1)：50-52, 1990
3) Reeves DS：Treatment of bacteriuria in pregnancy with single dose fosfomycin trometamol；a review. Infection, 20 (Suppl 4)：313-316, 1992
4) 山本政太郎，他：産婦人科領域における静注用 Fosfomycin の使用経験. Chemotherapy, 23 (11)：3528-3531, 1975
5) Nicolle LE：Empirical treatment of acute cystitis in women. Int J Antimicrob Agents, 22 (1)：1-6, 2003

XIII-6. テトラサイクリン系抗生物質

ミノサイクリン塩酸塩 （Minocycline hydrochloride）

ミノマイシン 顆 錠 カ 注射用 ,
ペリオクリン 歯科用

薬剤危険度*
妊娠初期：1点
妊娠中期以降：3点
歯科用：1点

情報量
＋～＋＋

薬剤データ

1　添付文書

顆 錠 カ 注射用 妊婦または妊娠している可能性のある婦人には治療上の有益性が危険性を上回ると判断される場合にのみ投与する［胎児に一過性の骨発育不全，歯牙の着色・エナメル質形成不全を起こすことがある。また，動物実験（ラット）で胎仔毒性が認められている］。

歯科用 治療上の有益性が危険性を上回ると判断される場合にのみ投与する［妊婦または，妊娠している可能性のある婦人への投与に関する安全性は確立していない］。

2　動物（生殖発生毒性試験・変異原性試験など）

マウス，ラット，ウサギの器官形成期に経口投与した実験では，催奇形作用は認められていないが，ラットの50mg/kg以上の投与で胎仔体重減少，発育遅延が認められている[1]。

3　ヒト（疫学調査・症例報告など）

- 妊婦への使用に関して，胎児への催奇形性，胎児毒性との関連は認められなかったことを示す疫学調査は報告されていない。一方，ヒトにおける催奇形性，胎児毒性を示す症例報告も疫学調査もない。
- 50,282組の母児の調査では，妊娠第1三半期に546例，妊娠全期間で1,944例がテトラサイクリン，クロルテトラサイクリン，オキシテトラサイクリンに曝露されたが，大奇形と小奇形の発生頻度に有意な差はなかった[2]。
- 妊娠中期以降にテトラサイクリン系抗生物質を服用した妊婦の児では，乳歯の着色とエナメル質の形成不全が生じる可能性がある。投与量，投与期間，投与総量との関連が指摘されている。薬剤の歯や骨への沈着は，キレート形成やテトラサイクリン—正リン酸カルシウム複合体の形成によると考えられている[3]。

4　相談事例

奇形発生の危険度が最も高い絶対過敏期に本剤を使用（内服100例，注射2例）した102例中100例は

---

*妊娠後半期に投与すると，歯牙に沈着し着色したり，胎児の一過性骨発育不全を起こすことがあるので，妊娠後半期の投与時は3点，前半期の投与は1点と評価している。ただし，こうした報告は1～1.5g/日の用量で使用する第1世代のテトラサイクリン類に関するもので，ミノサイクリンに関する情報はない。

奇形などのない健常児を出産した。認められた先天異常は心室中隔欠損1例と内反足1例で共通性はなかった。限られた情報ではあるが，本剤曝露群の児の出産結果は国内における自然奇形発生率を上回る変化とは考えられない。

　奇形発生の危険度が最も高い絶対過敏期に歯科用ミノサイクリンを使用した2例はいずれも奇形などのない健常児を出産した。

服用後の対応

- 　妊娠中期以降にテトラサイクリン系抗生物質を服用すると児の歯の着色，エナメル質形成不全や，動物実験では胎仔の一過性骨発育不全を起こすことが報告されている。マウス，ラット，ウサギの妊娠初期に経口投与した実験では，ラットの50mg/kg以上の投与で胎仔体重減少，発育遅延が認められているが，催奇形作用は認められていない。一方，妊婦のミノサイクリン使用に関して，胎児への催奇形性，胎児毒性との関連は認められなかったことを示す疫学調査は報告されていない。また，催奇形性を示唆する症例報告も疫学調査もない。テトラサイクリン系抗生物質による乳歯の着色とエナメル質の形成不全は，投与量，投与期間，投与総量との関連が指摘されている。報告例が実在する古い世代のテトラサイクリン類の1日使用量はミノサイクリンの5～10倍であった。相談事例では，奇形発生の危険度が高い妊娠初期に本剤を使用した102例中100例は奇形などのない健常児を出産した。認められた先天異常に共通性はなく，発現頻度も国内における自然奇形発生率を上回る変化とは考えられない。
　以上のことから判断して，妊娠初期に本剤を服用したことにより奇形発生の頻度や危険度が上昇したとは考えられない。
- 　本剤の服用を理由に，妊娠を中断するようなはやまった判断はしないように指導する。
- 　今後は，妊娠していることを主治医に告げて相談するように指示する。

服用前の対応

1　医師への疑義照会

以下のことを説明し，患者が妊婦であっても処方通りに調剤してよいかを確認する。
- 　妊娠中期以降にテトラサイクリン類を服用すると，歯の着色，エナメル質形成不全や胎児の一過性の骨発育不全を起こすことがある。
- 　動物の生殖試験では，ラットの50mg/kg以上の投与で胎仔体重減少，発育遅延が認められているが，催奇形作用は認められていない。相談事例では，絶対過敏期に本剤を使用した102例中100例は奇形などのない健常児を出産した。

意見を求められたら

　本剤の胎児への影響は妊娠後期に現れるので，妊娠後期の投与は避ける。妊娠初期ならば本剤の投与が不可欠なのかを問い合わせ，もし他の抗生物質の投与が可能なら処方変更するようにすすめる。

他の治療薬

　生殖試験で催奇形作用および胎児毒性が認められず，これまでの使用経験から安全性が高いと考えられているペニシリン系，セフェム系，エリスロマイシン（エストレートを除く）などの抗生物質を紹介する。

2 患者への説明・指導

以下のことを説明，指導する。

投薬中止の場合

- 処方医と相談の結果，妊娠中の母体と胎児の安全のため，投薬を中止してしばらく様子をみることになった。
- 病状や自覚症状について何か変化があった場合には，すぐに主治医に受診する。
- 妊娠中は，薬局で薬を買うとき，病院にかかるときには，必ず妊娠していることを告げるよう指導する。

処方変更の場合

- 処方医と相談の結果，妊娠中の母体と胎児の安全のため処方が変更になった。
- ◆ 本剤は医師が妊娠を確認をしたうえで処方した薬で，母体の健康のために有用で，胎児への悪影響が少ないと考えられる薬である。
- ◆ 指示された用法，用量通りに服用し，勝手に服用量の変更をしない。
- ◆ 自分の判断で服薬を中止すると，母体の健康を損ね，胎児にも悪影響を及ぼすことになりかねない。
- ◆ 薬について何か心配なことがあったら，いつでも医師・薬剤師に相談する。

処方変更のない場合

- 妊娠中にテトラサイクリンを服用すると，歯の着色・エナメル質形成不全や胎児が一過性の骨発育不全を起こすことがあるが，これらは妊娠中期以降に服用した場合に起きており，妊娠の初期に服用したとしても影響はないと考えられる。その他の奇形発生の頻度が増加するとは考えられない。
- 「処方変更の場合」の◆印について説明する。

文献

1) ファイザー株式会社：ミノマイシン，インタビューフォーム（第11版）
2) Heinonen OP, et al：Birth Defects and Drugs in Pregnancy, Publishing Sciences Group, pp296-313, 435, 1977
3) Joel G, et al：Goodman & Gilman's the Pharmacological Basis of Therapeutics 10th ed., Mcgraw-Hill, p1245, 2001

XIII-7. マクロライド系抗生物質

アジスロマイシン水和物 （*Azithromycin hydrate*）

ジスロマック 錠 シロップ用

薬剤危険度 1点

情報量 ++

薬剤データ

1 添付文書

妊娠中の投与に関する安全性は確立していないので，妊婦または妊娠している可能性のある婦人には，治療上の有益性が危険性を上回ると判断される場合にのみ投与する。

2 動物（生殖発生毒性試験・変異原性試験など）

- ラット受胎能および一般生殖能試験：Long-Evans系ラット（雌雄）にアジスロマイシン10，20，30mg/kgを経口投与し，親動物，胎仔および出生仔に及ぼす影響について検討した結果，20および30mg/kgで受胎率の軽度低下がみられたが，交尾率などには影響は認められなかった。胎仔および出生仔ではいずれの群にも薬物投与による影響はみられなかった。無毒性量は親動物で10mg/kg/日，胎仔および出生仔では20mg/kg/日と推定された[1]。

- ラット受胎能および一般生殖能試験（追加試験）：受胎率の軽度低下が親ラットの雌雄どちらへの影響が反映しているかについてLong-Evans系ラットにアジスロマイシン30mg/kgを，雄または雌の片方に経口投与した群を設けて比較検討した結果，雄または雌の一方に投与した群の受胎率に差はみられず，雌雄ともに投与した場合のみに受胎率の低下が認められた[1]。

- 胎仔の器官形成期投与試験：胎仔器官形成期投与試験において，SD系妊娠ラットおよびICR系妊娠マウスでは50，100，200mg/kg，日本白色種妊娠ウサギでは10，20，40mg/kgを経口投与した結果，ラットでは100mg/kg以上の群で母動物体重の軽度増加抑制，胎仔の軽度化骨遅延がみられたが，催奇形作用および胎仔致死作用はみられなかった。マウスでは高用量の200mg/kgにおいても母動物および胎仔に対して薬物投与による影響は認められなかった。ウサギでは10mg/kg以上の群で母動物体重の軽度増加抑制，摂餌量減少がみられたが，催奇形作用など胎仔への影響は認められなかった。胎仔での無毒性量はラット50mg/kg/日，マウス200mg/kg/日，ウサギ40mg/kg/日とみなされた[1]。

- ラット周産期および授乳期投与試験：SD系妊娠ラットにアジスロマイシン50，100，200mg/kgを経口投与し，母動物および出生仔に及ぼす影響について検討した結果，100mg/kg以上で出生仔に軽度の発育遅延がみられたが，母動物には薬物投与による影響は認められなかった。無毒性量は母動物200mg/kg/日，出生仔50mg/kg/日とみなされた[1]。

- ラット胎仔器官形成期，周産期および授乳期投与試験：SD系妊娠ラット胎仔器官形成期，周産期

および授乳期投与試験(ICH Study2)では 50, 200mg/kg を経口投与した結果, 200mg/kg で母動物の軽度な体重増加抑制, 摂餌量減少, 出生仔の生存率低下, 体重低下, 軽度な発育遅延が認められた。母動物, 出生仔とも無毒性量は 50mg/kg/日とみなされた[1]。

3　ヒト（疫学調査・症例報告など）

- 1985〜2000 年の間にテネシー州の医療機関で生まれた 33,456 例の児についてレトロスペクティブコホート研究を行ったところ, アジスロマイシンを服用した 1,620 例の母親の児において奇形の RR は 1.00 で 95%CI は 0.72-1.39 とリスクは上昇しなかったことが報告されている[2]。
- カナダの催奇形情報サービスの報告では, 本剤服用群, 同様の疾患で催奇形作用のない抗生物質を服用した群, 催奇形作用のない薬剤服用群, それぞれ 123 例で構成される 3 群を比較している。本剤服用群では 88 例（71.6%）が妊娠第 1 三半期服用であった。大奇形の発生頻度は, 本剤服用群 3.4％, 催奇形作用のない抗生物質服用群 2.3％, 催奇形作用のない薬剤服用群 3.4％で差異はなかった。妊娠期間, 胎児窮迫, 早産の割合, 平均出生時体重にも差は認められなかった。妊娠中の本剤の曝露は大奇形発生頻度を上昇させないと結論している[3]。
- 妊娠中の性器クラミジア感染症の治療において, 本剤の有効性と安全性をエリスロマイシン, アモキシシリンと比較したレトロスペクティブコホート研究が報告されている。妊娠中本剤を使用した妊婦は 221 例で, 本剤を単剤で使用した母親は 178 例, その出生児は 179 例確認されている。奇形発生, 早産の割合, 児の出生体重, 5 分の Apgar score に差はなく, 本剤は妊婦の性器クラミジア感染症の治療において有効に使用可能で, 母体や胎児に対して安全に使用できると報告している[4]。

4　相談事例

奇形発生の危険度が最も高い絶対過敏期に本剤を服用した 30 例, 相対過敏期に服用した 2 例はいずれも奇形などのない健常児を出産している。

参考　米国の CDC ガイドラインでも妊婦の性器クラミジア感染症に対する推奨療法の一つとして本剤があげられている[5]。

服用後の対応

- 妊婦の本剤服用と奇形の発生に関連は認められなかったとの疫学調査が複数報告されている。また, クラミジア感染症によるリスクが高い妊婦に対しては妊娠後期のアジスロマイシン服用により新生児への経産道感染, 流早産などが予防できるとの報告が複数あり, 児への本剤の影響は指摘されていない。動物の生殖試験でも奇形発生の増加は認められなかった。相談事例では, 奇形発生の危険度が高い妊娠初期に本剤を服用した 32 例はいずれも奇形などのない健常児を出産している。
  以上のことから判断して, 妊娠初期に本剤を服用したことにより, 奇形発生の頻度や危険度が上昇したとは考えられないので, 心配することはないことを説明する。
- 本剤の服用を理由に妊娠を中断するような, はやまった判断はしないように指導する。
- 今後は, 妊娠していることを主治医に告げて相談するように指示する。

服用前の対応

1　医師への疑義照会

以下のことを説明し，患者が妊婦であっても処方通りに調剤してよいかを確認する。

- 妊婦の本剤服用と奇形の発生に関連は認められなかったとの疫学調査が複数報告されている。また，クラミジア感染症によるリスクが高い妊婦に対しては妊娠後期のアジスロマイシン服用により新生児への経産道感染，流早産などが予防できるとの報告が複数あり，児への本剤の影響は指摘されていない。動物の生殖試験でも奇形発生の増加は認められなかった。相談事例では，絶対過敏期に本剤を服用した30例，相対過敏期に服用した2例はいずれも奇形などのない健常児を出産している。

意見を求められたら

- 本剤の投与が不可欠というほどでもないなら，投与しないほうがよい。
- どうしても本剤の投与が必要なら，本剤の服用により奇形児出産の危険性が必ずしも高くなるとは考えられないことを説明する。
- 性器クラミジア感染症治療が目的であれば，本剤の投与により流早産，新生児の経産道感染を予防できると考えられている。
- もし他剤に変更しても差し支えないなら，下記の治療薬を紹介する。

他の治療薬

これまでの使用経験から安全性が高いと考えられているセフェム系，ペニシリン系，エリスロマイシン（エストレートを除く）などを紹介する。

2　患者への説明・指導

以下のことを説明，指導する。

投薬中止の場合

- 処方医と相談の結果，妊娠中の母体と胎児の安全のため，投薬を中止してしばらく様子をみることになった。
- 病状や自覚症状について何か変化があった場合には，すぐに主治医に受診する。
- 妊娠中は薬局で薬を買うとき，病院にかかるときには，必ず妊娠していることを告げるよう指導する。

処方変更の場合

- 処方医と相談の結果，妊娠中の母体と胎児の安全のため処方が変更になった。
- ◆本剤は医師が妊娠を確認したうえで処方した薬で，母体の健康のために有用で，胎児への悪影響が少ないと考えられる薬である。
- ◆指示された用法，用量通りに服用し，勝手に服用量の変更をしないこと。
- ◆自分の判断で服薬を中止すると，母体の健康を損ね，胎児にも悪影響を及ぼすことになりかねない。
- ◆薬について何か心配なことがあったら，いつでも医師・薬剤師に相談する。

処方変更のない場合

- 前述のことから判断して，本剤の服用による奇形発生の頻度や危険度が上昇するとは考えられない。
- 「処方変更の場合」の◆印について説明する。

文献

1) ファイザー株式会社：ジスロマック，インタビューフォーム(第12版)
2) Cooper WO：Antibiotics potentially used in response to bioterrorism and major congenital malformations. Pharmacoepidemiol Drug Saf，15（1）：S6-S7，2006
3) Sarkar M，et al：Pregnancy outcome following gestational exposure to azithoromycin，BMC Pregnancy Childbirth，6（18）：doi：10.1186/1471-2393-6-18，2006
4) Rahangdale L，et al：An observational cohort study of *Chlamydia trachomatis* Treatment in pregnancy. Sex Transm Dis，33（2）：106-110，2006
5) Karl E，et al：Diagnosis and treatment of *Chlamydia trachomatis* Infention．Am Fam Physician，73（8）：1411-1416，2006

マクロライド系抗生物質

エリスロマイシン （Erythromycin）

エリスロシン シロップ用 錠，
エリスロシンW 顆

薬剤危険度　1点
情報量　++

薬剤データ

1　添付文書

妊婦または妊娠している可能性のある婦人には，治療上の有益性が危険性を上回ると判断される場合にのみ投与する［妊娠中の投与に関する安全性は確立していない］。

2　動物（生殖発生毒性試験・変異原性試験など）

マウスの妊娠第7日から第12日までおよびラットの妊娠第9日から第14日までに，エリスロマイシンエチルコハク酸エステル200および2,000mg/kg/日を経口投与した実験において，いずれも催奇形作用は認められなかった[1]。

3　ヒト（疫学調査・症例報告など）

疫学調査

- 本剤を妊娠第1三半期に服用した79例，妊娠中，時期に関係なく服用した230例の調査では，奇形と薬剤との因果関係は認められなかった[2]。
- 妊娠第1三半期に使用した薬物と先天奇形に関する調査が報告されている。報告の著者らは，先天奇形の発現率が2倍に増加するような薬物はみられなかったと報告している。妊娠第1三半期にエリスロマイシンを使用した260例の妊婦のうち6例に先天奇形が認められたと報告されている[3]。
- 妊娠中のエリスロマイシンによるクラミジア治療の効果と児への影響を検討した調査が報告されている。エリスロマイシンによりクラミジアが陰性化した244例の出産結果を，エリスロマイシン治療後もクラミジアが陽性であった79例，あるいはクラミジアに感染していない244例（エリスロマイシン無治療群）の出産結果と比較している。

    本報告では，エリスロマイシンによりクラミジア治療が成功した群では，治療後もクラミジアが陽性であった群より早産，切迫早産，出産時低体重が有意に少なかったと報告されている。一方，エリスロマイシンによる治療成功群とクラミジアに感染していない無治療群との比較では，早産，切迫早産，出産時低体重に関して有意な差はみられなかったと報告されている[4]。

- 出産結果へのクラミジア感染の影響と治療効果を検討した試験が報告されている。本試験では，妊娠初回の検診において培養でクラミジア陽性であった妊婦2,433例を治療群1,323例と無治療群1,110例とに分け，さらにクラミジア感染陰性であった妊婦9,111例と比較している。その結果，切迫早産の頻度は，治療群2.9％，無治療群5.2％，クラミジア感染陰性の妊婦2.7％。出産時体重が2,500g以下の児の割合は，治療群11.0％，無治療群19.6％，クラミジア感染陰性の妊婦11.7％。新生児生存率は，治療群99.4％，無治療群97.6％，クラミジア感染陰性の妊婦98.5％であり，切迫早産の頻度は治療群で無治療群より有意に少なかったと報告されている[5]。
- RosaFの1985～1992年の私的調査では，6,972例の新生児が妊娠第1三半期に本剤に曝露され

ていたが，先天性大奇形は，320例（4.6%）（予想値297例）にみられた。この数字は本剤と先天奇形の関連を裏づけるものではない，また奇形の多様さからも発現奇形と本剤との因果関係は否定的と結論している[6]。

- ハンガリーの先天奇形ケースコントロール調査では，エリスロマイシンの催奇形性について検討した報告がある。奇形のない児を出産した母親38,151例のうち172例（0.5％）は妊娠中いずれかの時期にエリスロマイシンを服用していた。一方，先天奇形をもつ児を出産した母親22,865例のうちエリスロマイシンを服用していたのは113例（0.5％）で，OR：1.1，95％CI：0.9-1.4であった。本調査ではエリスロマイシンの服用に催奇形性のリスクは示唆されなかったと報告されている[7]。

- 生後1～2週目のエリスロマイシン投与は新生児の幽門狭窄発症と関連があると示唆されている[8]。そこで妊娠後期のエリスロマイシン使用の影響を検討する目的でデータベースを用いたケースコントロール研究が行われた。幽門狭窄のあった児1,044例に対して，コントロール群を健常児1,704例，幽門狭窄以外の奇形があった児15,356例に関して，その母親の妊娠後期8週間のエリスロマイシン服用有無が調べられている。

  その結果，母親のエリスロマイシン服用がその児の幽門狭窄発現のリスクを上昇させることは示唆されなかったと報告している[9]。また，同様の試験がtennessee Medicade/ TennCareの1985～1997年のデータを用いて報告されている。その結果においても母親の妊娠中のエリスロマイシン服用とその児の幽門狭窄とには関連が示唆されなかったと報告している[10]。

- 2003年のスウェーデンのケースコントロール研究では，妊娠中の母親の薬剤使用とその児の心奇形との関連を検討している。心奇形のある児を出産した母親（n=5,015）と健常児を出産した母親（n=577,730）のうちエリスロマイシンの服用があったのは，心奇形児を出産した母親で27例（0.54％），健常児を出産した母親で1,588例（0.27%）であった［OR：1.91, 95％CI：1.30-2.80］。本報告では，エリスロマイシンの他，インスリンやナプロキセンなど複数の薬物で関連がみられているが，薬物の影響の他検査の問題，原疾患などの交絡因子の関連も考えられ，さらなる調査が必要と結論している[11]。

4　相談事例

奇形発生の危険度が最も高い絶対過敏期に本剤を服用した25例中24例は奇形などのない健常児を出産した。1例に認められた異常は心室中隔欠損であった。また相対過敏期に本剤を服用した3例はいずれも奇形などのない健常児を出産している。

服用後の対応

- 妊婦の服用が，奇形の発生と関連しないことを示唆する報告が複数ある。また，クラミジア感染症によるリスクが高い妊婦に対しては妊娠後期のエリスロマイシン服用により新生児への経産道感染，流早産などが予防できるとの報告が複数あり，児への本剤の影響は指摘されていない。相談事例では，奇形発生の危険度が高い妊娠初期に本剤を服用した28例中27例は奇形などのない健常児を出産している。ラットとウサギで行われた生殖試験では奇形発生の増加は認められなかった。

  以上のことから判断して，妊娠初期に本剤を服用したことにより，奇形発生の頻度や危険度が上昇したとは考えられないので，心配することはないことを説明する。

- 本剤の服用を理由に妊娠を中断するような，はやまった判断はしないように指導する。

- 今後は，妊娠していることを主治医に告げて相談するように指示する。

服用前の対応

1 医師への疑義照会

以下のことを説明し，患者が妊婦であっても処方通りに調剤してよいかを確認する。
- 妊婦の服用が，奇形の発生と関連しないことを示唆する報告が複数ある。また，クラミジア感染症によるリスクが高い妊婦に対しては妊娠後期のエリスロマイシン服用により新生児への経産道感染，流早産などが予防できるとの報告が複数あり，児への本剤の影響は指摘されていない。相談事例では，絶対過敏期に本剤を服用した25例中24例および相対過敏期に本剤を服用した3例は奇形などのない健常児を出産している。ラットとウサギで行われた生殖試験では奇形発生の増加は認められなかった。
- エリスロマイシンエストレートは妊婦に胆汁うっ滞性黄疸を起こすことがあるので投与を避ける。

意見を求められたら
- 本剤の投与が不可欠というほどでもないなら，投与しないほうがよい。
- どうしても本剤の投与が必要なら，本剤の服用により奇形児出産の危険性が必ずしも高くなるとは考えられないことを説明する。
- 性器クラミジア感染症治療が目的であれば，本剤の投与により流早産，新生児の経産道感染を予防できると考えられている。
- もし他剤に変更しても差し支えないなら，下記の治療薬を紹介する。

他の治療薬

本剤は，抗生物質，抗菌薬の中で，胎児に対する毒性が低いと考えられている。したがって，妊婦に抗生物質，抗菌薬を投与する場合は第一次選択薬と考えられている。その他であればペニシリン系，セフェム系もすすめられる。

2 患者への説明・指導

以下のことを説明，指導する。

投薬中止の場合
- 処方医と相談の結果，妊娠中の母体と胎児の安全のため，投薬を中止してしばらく様子をみることになった。
- 病状や自覚症状について何か変化があった場合には，すぐに主治医に受診する。
- 妊娠中は薬局で薬を買うとき，病院にかかるときには，必ず妊娠していることを告げるよう指導する。

処方変更の場合
- 処方医と相談の結果，妊娠中の母体と胎児の安全のため処方が変更になった。
- 変更になった薬は，医師が妊娠を確認したうえで処方した薬で，母体の治療のために有用で，胎児への悪影響が少ないと考えられる薬である。
- 指示された用法，用量通りに服用し，勝手に服用量の変更をしない。
- 自分の判断で服薬を中止すると，母体の健康を損ね，胎児にも悪影響を及ぼすことになりかねない。
- 薬について何か心配なことがあったら，いつでも医師・薬剤師に相談する。

処方変更のない場合

- 前述のことから判断して，本剤の服用による奇形発生の頻度や危険度が上昇するとは考えられない。
- 「処方変更の場合」の◆印について説明する。

文献

1) アボットジャパン株式会社：エリスロシン，インタビューフォーム（第2版）
2) Heinonen OP, et al：Birth Defects and Drugs in Pregnancy, Publishing Sciences Group, pp301, 435, 1977
3) Jick H, et al：First-trimester drug use and congenital disorders. JAMA, 246（4）：343-346, 1981
4) Cohen I, et al：Improved pregnancy outcome following successful treatment of chlamydial infection. JAMA, 263：3160-3163, 1990
5) Ryan GM Jr, et al：Chlamydia trachomatis infection in pregnancy and effect of treatment on outcome. Am J Obstet Gynecol, 162：34-39, 1990
6) Briggs GG, et al：Drugs in Pregnancy and Lactation；A Reference Guide to Fetal and Neonatal Risk, Lippincott Williams & Wilkins, p657-659, 2008
7) Czeizel AE, et al：A population-based case-controlled teratologic study of oral erythromycin treatment during pregnancy. Reprod Toxicol, 13（6）：531-536, 1999
8) Mahon BE, et al：Maternal and infant use of erythromycin and other macrolide antibiotics as risk factors for infantile hypertrophic pyloric stenosis. J Pediatr, 139（3）：380-384, 2001
9) Louik C, et al：Erythromycin use during pregnancy in relation to pyloric stenosis. Am J Obstet Gynecol, 186（2）：288-290, 2002
10) Cooper WO, et al：Prenatal prescription of macrolide antibiotics and infantile hypertrophic pyloric stenosis. Obstet Gynecol, 100：101-106, 2002
11) Källén BAJ, et al：Maternal drug use in early pregnancy and infant cardiovascular defect. Reprod Toxicol, 17（3）：255-261, 2003

マクロライド系抗生物質

クラリスロマイシン （*Clarithromycin*）

| クラリシッド錠, クラリス錠 | 薬剤危険度 1点 | 情報量 ++ |

薬剤データ

1 添付文書

　動物試験で，母動物に毒性が現れる高用量において，胎仔毒性（心血管系の異常，口蓋裂，発育遅延など）が報告されているので，妊婦または妊娠している可能性のある婦人には，治療上の有益性が危険性を上回ると判断される場合にのみ投与する。なお，国外における試験で次のような報告がある。SD系ラット（15〜150mg/kg/日）およびCD-1系マウス（15〜1,000mg/kg/日）において，それぞれ母動物に毒性が現れる最高用量でラット胎仔に心血管系異常ならびにマウス胎仔に口蓋裂が認められた。また，サル（35〜70mg/kg/日）において，母動物に毒性が現れる70mg/kg/日で9例中1例に低体重の胎仔がみられたが，外表，内臓，骨格には異常は認められなかった。また，ラットに本剤（160mg/kg/日），ランソプラゾール（50mg/kg/日）およびアモキシシリン水和物（500mg/kg/日）を併用投与した試験において，母動物での毒性の増強とともに胎仔の発育抑制の増強が認められている。さらに，ラットにクラリスロマイシン（50mg/kg/日以上），ラベプラゾールナトリウム（25mg/kg/日）およびアモキシシリン水和物（400mg/kg/日以上）を4週間併用投与した試験で，雌で栄養状態の悪化が認められている。

2 動物（生殖発生毒性試験・変異原性試験など）

- ラットでは器官形成期にIVまたは経口で160mg/kgまで投与したところ胎仔死亡の頻度上昇はみられたが催奇形性は認められなかった[1]。
- ウサギでは妊娠6〜18日に経口で125mg/kgまで与えたところ，胎仔毒性，催奇形性は認められなかった[1]。

3 ヒト（疫学調査・症例報告など）

疫学調査

- 1998年のプロスペクティブ多施設比較試験では，妊娠中クラリスロマイシンを服用した母親157例（このうち122例が妊娠第1三半期曝露）の出産結果を背景の一致した同数のコントロール群と比較した。結果は，大奇形3例（2.3％）vs 2例（1.4％）でp=0.86，小奇形7例（5.4％）vs 7例（4.9％）でp=0.96であった。この結果，妊娠中のクラリスロマイシンの服用と胎児奇形発現頻度上昇との関連は認められなかった。一方で，自然流産は22例（14％）vs 11例（7％）と曝露群で有意に多かった。曝露群の自然流産率も一般に推定される自然流産の発生率範囲内ではあったが，これについては今後さらなる検討が必要だろうと結論づけられている[2]。
- 1991〜1996年の5年間に行われたレトロスペクティブ調査では，妊娠第1三半期にクラリスロマイシンに曝露した143例の妊婦が特定された。その出産結果は，6組の双生児を含む149例のうち大奇形5例，小奇形3例とその後改善した停留睾丸が特定された。大奇形の発現頻度は3.4％［95％CI

：0.5-6.3］であった。この値は国内のデータより推定された 2.8 % と比較しても統計上有意な差はなかった[3]。

症例報告

- 1996 年までに FDA には母親の妊娠中にクラリスロマイシンに曝露した先天奇形児 6 例の報告があった。報告された異常のパターンには一貫性がなく，著者らはクラリスロマイシンとの因果関係は低いだろうと考察している[4]。
- 1996 年の会議にて，催奇形情報サービス（TIS）は妊娠第 1 または第 2 三半期中に上気道感染症に対してクラリスロマイシンを使用した 34 例の出産結果を報告した。出産結果が判明した 29 例（5 例は不明）において 8 例（28 %）は流産（4 例自然流産，4 例人工妊娠中絶），20 例（69 %）には先天奇形は認められなかったが，1 例（3 %）は側頭に 0.5cm ほどのあざがあった。先天異常のみられなかった児のうち 1 例は妊娠 26 週目に出産され，その後，未熟児合併症により死亡した[5]。
- 妊娠第 2 三半期にヘリコバクターピロリ除菌を目的にクラリスロマイシンをアモキシシリンとファモチジンまたはオメプラゾールまたはラニチジンとの併用で 2 週間服用した 3 例の妊婦の報告があった。しかしこの中に妊娠結果に対する有害事象の記録はない[6]。

4　相談事例

奇形発生の危険度が最も高い絶対過敏期に本剤を服用した 176 例の出産結果は奇形 5 例，健常児 171 例であった。発現した奇形の詳細は内斜視，鼠径ヘルニア，肺動脈閉鎖・エプスタイン奇形，母斑，舌の帯が通常よりくっついていた（病院にて切開）であった。相対過敏期に本剤を服用した 10 例の出産結果では奇形 1 例，健常児 9 例であった。奇形は左鼻液管閉塞症であり，その後手術にて治癒している。

服用後の対応

- 妊娠初期の妊婦の本剤使用に関して，催奇形性，胎児毒性を示唆する疫学調査は報告されていない。また，本剤と催奇形性，胎児毒性の関連は認められなかったとの疫学調査が 2 件報告されている。クラリスロマイシンは動物の生殖試験において母動物に毒性が認められる高用量で胎仔への催奇形性が認められたとする報告，また胎仔への催奇形性は認められなかったとする報告の両方がある。相談事例では，奇形発生の危険度が高い妊娠初期に本剤を服用した 186 例中 180 例は奇形などのない健常児を出産している。
   以上のことから判断して，妊娠初期に本剤を服用したことにより，奇形発生の頻度や危険度が上昇したとは考えられないので，心配することはないことを説明する。
- 本剤の服用を理由に妊娠を中断するような，はやまった判断はしないように指導する。
- 今後は，妊娠していることを主治医に告げて相談するように指示する。

服用前の対応

1　医師への疑義照会

以下のことを説明し，患者が妊婦であっても処方通りに調剤してよいかを確認する。

- 妊娠初期の妊婦の本剤使用に関して，催奇形性，胎児毒性を示唆する疫学調査は報告されていない。また，本剤と催奇形性，胎児毒性の関連は認められなかったとの疫学調査が 2 件報告されている。ク

クラリスロマイシンは動物の生殖試験において母動物に毒性が認められる高用量で胎仔への催奇形性が認められたとする報告，また胎仔への催奇形性は認められなかったとする報告の両方がある．相談事例では，絶対過敏期に本剤を服用した176例中171例および相対過敏期に本剤を服用した10例中9例は奇形などのない健常児を出産している．

意見を求められたら
- 本剤の投与が不可欠というほどでもないなら，投与しないほうがよい．
- どうしても本剤の投与が必要なら，本剤の服用により奇形児出産の危険性が必ずしも高くなるとは考えられないことを説明する．
- もし他剤に変更しても差し支えないなら，下記の治療薬を紹介する．

他の治療薬
産道感染の治療を目的としている場合，エリスロマイシン（エストレートを除く）が妊娠中も安全に投与できると考えられるので紹介する．その他，一般的上気道感染などの場合は，セフェム系，ペニシリン系が安全に投与できると考えられているのでこれらを紹介する．

2　患者への説明・指導

以下のことを説明，指導する．

投薬中止の場合
- 処方医と相談の結果，妊娠中の母体と胎児の安全のため，投薬を中止してしばらく様子をみることになった．
- 病状や自覚症状について何か変化があった場合には，すぐに主治医に受診する．
- 妊娠中は，薬局で薬を買うとき，病院にかかるときには，必ず妊娠していることを告げるよう指導する．

処方変更の場合
- 処方医と相談の結果，妊娠中の母体と胎児の安全のため処方が変更になった．
- ◆ 本剤は，医師が妊娠を確認したうえで処方した薬で，母体の健康のために有用で，胎児への悪影響が少ないと考えられる薬である．
- ◆ 新生児への経産道感染を回避する目的で使用する場合，薬剤服用によって新生児に及ぶリスクの可能性よりも，治療の有益性が上回る．
- ◆ 指示された用法，用量通りに服用し，勝手に服用量の変更をしない．
- ◆ 自分の判断で服薬を中止すると，母体の健康を損ね，胎児にも悪影響を及ぼすことになりかねない．
- ◆ 薬について何か心配なことがあったら，いつでも医師・薬剤師に相談する．

処方変更のない場合
- 前述のことから判断して，本剤の服用により奇形発生の頻度や危険度が上昇するとは考えられない．
- 「処方変更の場合」の◆印について説明する．

文献
1) Corporate Author：AHFS Drug Information2010, Amer soc of Health System Revised edition. p272, 2010
2) Einarson A, et al：A prospective controled multicentre study of clarithromycin in pregnancy. Am J Perinatol, 15（9）：523-525, 1998

3) Drinkard CR, et al：Postmarketing surveillance of medications and pregnancy outcome；clarithromycin and birth malformations. Pharmacoepidemiol Drug Saf, 9(7)：549-556, 2000
4) Briggs GG, et al：Drugs in Pregnancy and Lactation；A Reference Guide to Fetal and Neonatal Risk, Lipponcott Williams & Wolkins, pp379-380, 2008
5) Schick B：Abstracts of the Ninth International Conference of the Organization of Teratology Information Services, May 2-4, 1996, Salt Lake City, Utah. Reprod Toxicol, 10：162, 1996
6) Jacoby EB, et al：*Helicobacter pylori* infection and persistent hyperemesis gravidarum. Am J Perinatol, 16(2)：85-88, 1999

マクロライド系抗生物質

ジョサマイシン （*Josamycin*）

| ジョサマイシン錠 | 薬剤危険度 1点 | 情報量 ＋ |

薬剤データ

1 添付文書

妊婦または妊娠している可能性のある婦人には，治療上の有益性が危険性を上回ると判断される場合にのみ投与する［妊娠中の投与に関する安全性は確立していない］。

2 動物（生殖発生毒性試験・変異原性試験など）

マウスおよびラットに対する器官形成期投与試験において，マウスの高投与量群（3.0g/kg）で，若干の胎仔死亡率上昇と発育遅延が認められたほかは，母動物の体重，1母動物あたり平均出産仔数，生存率，離乳時までの出産仔の体重増加などに対照群との差は認められなかった。また，催奇形作用はマウス，ラットともに認められなかった[1]。

3 ヒト（疫学調査・症例報告など）

妊婦への使用に関して，胎児への催奇形性，胎児毒性との関連は認められなかったことを示す疫学調査は報告されていない。一方，ヒトにおける催奇形性，胎児毒性を示す症例報告も疫学調査もない。

症例報告

- 妊娠28週時の発熱と急性気管支炎症状に対しジョサマイシンを1週間投与し軽快した妊婦が，その後37週目に3,260gの児を正常出産した[2]。
- *C. trachomatis* 陽性妊婦の妊娠後期経過中にジョサマイシン通常量（1日1,200mg）を最大15日間投与した10例の報告がある。新生児のうち肺炎0/10例，眼結膜炎1/10例との報告がされているが，先天性異常がみられたとの記載はない[3]。
- ジョサマイシンの胎児移行性について調査した報告がある。ジョサマイシン1gまたは500mgを分娩予定の妊婦に経口投与し，母体血と臍帯血，胎盤，羊水，胎児末梢血中濃度を測定している。投与から分娩，新生児末梢血採取までの時間について記載はないが，新生児末梢血にてジョサマイシンが検出された例はなかった[4]。

4 相談事例

奇形発生の危険度が最も高い絶対過敏期に本剤を服用した21例，相対過敏期に服用した1例はいずれも奇形などのない健常児を出産した。

服用後の対応

- 妊婦が本剤を服用した場合，本剤が先天奇形や胎児毒性を起こしたという報告はない。ラット，マウスで行われた動物試験では，奇形仔発生の増加は認められなかった。相談事例では，奇形発生の危

険度が高い妊娠初期に本剤を服用した 22 例はいずれも奇形などのない健常児を出産した。
　以上のことから判断して，妊娠初期に本剤を服用したことにより，奇形発生の頻度や危険度が上昇したとは考えられないので，心配することはないことを説明する。
- 本剤の服用を理由に妊娠を中断するような，はやまった判断はしないように指導する。
- 今後は，妊娠していることを主治医に告げて相談するように指示する。

服用前の対応

1　医師への疑義照会

以下のことを説明し，患者が妊婦であっても処方通りに調剤してよいかを確認する。
- ラット，マウスで行われた試験では，催奇形作用は認められなかった。ヒトでも本剤が先天奇形や胎児毒性を起こしたという報告はない。相談事例では，絶対過敏期に服用した 21 例ならびに相対過敏期に服用した 1 例はいずれも奇形などのない健常児を出産している。

意見を求められたら
- 本剤の投与が不可欠というほどでもないなら，投与しないほうがよい。
- どうしても本剤の投与が必要なら，本剤の服用により，奇形児出産の危険性が必ずしも高くなるとは考えられないことを説明する。
- もし他剤に変更しても差し支えないなら，下記の治療薬を紹介する。

他の治療薬
　産道感染の治療を目的としている場合，エリスロマイシン（エストレートを除く）が妊娠中も安全に投与できると考えられるので紹介する。その他，一般的上気道感染などの場合は，セフェム系，ペニシリン系が安全に投与できると考えられているのでこれらを紹介する。

2　患者への説明・指導

以下のことを説明，指導する。

投薬中止の場合
- 処方医と相談の結果，妊娠中の母体と胎児の安全のため，投薬を中止してしばらく様子をみることになった。
- 病状や自覚症状について何か変化があった場合には，すぐに主治医に受診する。
- 妊娠中は，薬局で薬を買うとき，病院にかかるときには必ず妊娠していることを告げるよう指導する。

処方変更の場合
- 処方医と相談の結果，妊娠中の母体と胎児の安全のために処方が変更になった。
- 本剤は医師が妊娠を確認したうえで処方した薬で，母体の健康のために有用で，胎児への悪影響が少ないと考えられる薬である。
- 新生児への経産道感染を回避する目的で使用する場合，薬剤服用によって新生児に及ぶリスクの可能性よりも，治療の有益性が上回る。
- 指示された用法，用量通りに服用し，勝手に服用量の変更をしない。
- 自分の判断で服薬を中止すると，母体の健康を損ね，胎児にも悪影響を及ぼすことになりかねない。
- 薬について何か心配なことがあったら，いつでも医師・薬剤師に相談する。

処方変更のない場合
- 前述のことから判断して，本剤の服用により奇形発生の頻度や危険度が上昇するとは考えられない。
- 「処方変更の場合」の◆印について説明する。

文献
1) アステラス製薬株式会社：ジョサマイシン，インタビューフォーム(第9版)
2) 辺見謙治：臨床治験レポート；妊婦と花粉症についての1例．日常診療に役立つ「漢方診療」，10(2)：71-73, 1991
3) 本村龍太郎：*Chlamydia trachomatis* 感染症；本邦の産婦人科領域における現況と展望．臨床と微生物，18(6)：759-766, 1991
4) 高田道夫：Josamycin の産婦人科領域における基礎的・臨床的研究．Chemotherapy, 17(4)：709-716, 1969

XIII-8. アミノグリコシド系抗生物質

ストレプトマイシン硫酸塩 （*Streptomycin sulfate*）

硫酸ストレプトマイシン [注射用]

薬剤危険度 3〜4点　情報量 ++

薬剤データ

1　添付文書

妊婦または妊娠している可能性のある婦人には，治療上の有益性が危険性を上回ると判断される場合にのみ投与する［新生児に第8脳神経障害が現れるおそれがある］。

2　動物（生殖発生毒性試験・変異原性試験など）

- ラット妊娠第5〜19日目までの15日間ストレプトマイシンを50，200，300および500mg/kgの4段階を投与し，出産後30日目に産仔の聴機能検査を行った結果，50mg/kg投与群では異常は認められなかったが，200mg/kgおよび300mg/kg投与群では20％に，500mg/kg投与群では100％に聴覚障害を認めた。聴覚障害を起こしたラット産仔では内耳に異常は認めないが，中耳で耳小骨周辺に粘液性物質が認められた[1]。
- ストレプトマイシンの鶏胚に及ぼす影響，特に骨奇形について検討しているが，ストレプトマイシンでは奇形を認めていない[1]。
- ストレプトマイシンの催奇形性は認められていないが，高投与量の場合に胎仔に聴覚障害が起きる可能性があると思われる[1]。

3　ヒト（疫学調査・症例報告など）

- 米国のThe Collaborative Perinatal Projectの報告では，妊娠中いずれかの時期にストレプトマイシンを使用した355例の妊婦の出産結果では先天奇形が認められた児は7例（2.0％），妊娠第1三半期にストレプトマイシンを使用した135例の妊婦の出産結果では先天奇形が認められた児は6例（4.4％）であり，先天奇形発生頻度の上昇は認められていない[2]。本報告では，聴覚障害に関しては調査されていない。
- ハンガリーの先天奇形ケースコントロール調査では，ストレプトマイシンの催奇形性について検討した報告がある。奇形のない児を出産した母親38,151例のうち5例（0.01％）は妊娠中いずれかの時期にストレプトマイシンを使用していた。一方，先天奇形をもつ児を出産した母親22,865例のうちストレプトマイシンを使用していたのは4例（0.02％）であった[3]。本報告では，聴覚障害に関しては調査されていない。
- 妊娠中に抗結核薬を服用した妊婦に関する多くの論文からデータを集積した報告では，ストレプト

マイシンを使用した203例の妊婦の出産した児のうち35例に異常の記録があり，34例は聴覚障害を伴っていた。この報告では，ストレプトマイシンの聴覚毒性は他の催奇形性物質とは異なり，妊娠初期に限らず妊娠のいずれの時期であっても影響しうると考察されている[4]。本報告は，症例報告を含む複数の文献報告の集積調査であり，コホート研究やケースコントロール研究のように発現頻度を考察できるものではない。

4　相談事例

本剤を使用していた妊婦の出産結果は確認されていない。

参考　ATS（米国胸部学会）によるガイドライン，米国CDC（疾病予防管理センター）勧告では，ストレプトマイシンは先天性の聴覚障害を引き起こすとの報告があるので妊婦の結核治療には使用するべきでないとしている[5]。

使用後の対応

- 本剤使用による代表的な副作用に第8脳神経障害が報告されている。本剤を使用していた妊婦の児に聴覚障害が認められたとの報告がある。妊婦の本剤使用が，奇形の発生と関連しなかったとの報告もあるが，その報告では聴覚障害に関して調査していない。妊娠中の結核感染はそれ自体が母児のリスクとなり，流産の頻度上昇や新生児への先天的な結核感染が報告されている。そのため，米国CDC勧告やATSのガイドラインでは妊娠中の結核感染は積極的に治療することがすすめられているが，本剤は聴覚障害を引き起こすとの報告があることから使用するべきでないとされている。
    以上のことから判断して，妊娠初期に本剤を使用したことにより，奇形の発現頻度が上昇することは考えられないが，児に聴覚障害が発現するリスクが上昇する可能性がある。
- 本剤の使用を理由に妊娠を中断するような，はやまった判断はしないように指導する。
- 今後は，妊娠していることを主治医に告げて相談するように指示する。

使用前の対応

1　医師への疑義照会

以下のことを説明し，患者が妊婦であっても処方通りに調剤してよいかを確認する。
- 本剤服用による代表的な副作用に第8脳神経障害が報告されている。本剤を使用していた妊婦の児に聴覚障害が認められたとの報告がある。妊婦の本剤使用が，奇形の発生と関連しなかったとの報告もあるがその報告では聴覚障害に関して調査していない。妊娠中の結核感染はそれ自体が母児のリスクとなり，流産の頻度上昇や新生児への先天的な結核感染が報告されている。そのため，米国CDC勧告やATSのガイドラインでは妊娠中の結核感染は積極的に治療することがすすめられているが，本剤は聴覚障害を引き起こすとの報告があることから使用するべきでないとされている。

意見を求められたら
- 妊娠中の結核治療に使用しうる他の薬剤があり，児の聴覚障害のリスクが指摘されていることより，妊婦に本剤を投与しないほうがよい。
- 多剤耐性の結核など母体の健康のためにどうしても投与しなければならないならば，本剤投与により胎児への聴覚障害の危険性はあるが，他の奇形に関する危険性は高くならないと説明する。

他の治療薬

　抗結核薬の中でも本剤は，胎児に対する聴覚毒性が懸念されるため，妊婦に投与するべきではないとされている．学会あるいは公的なガイドラインは，妊婦の結核治療において，リファンピシン，イスコチン，エタンブトールの併用を推奨している．

2　患者への説明・指導

以下のことを説明，指導する．

投薬中止の場合

- 処方医と相談の結果，妊娠中の母体と胎児の安全のため，投薬を中止してしばらく様子をみることになった．
- ◆ 病状や自覚症状について何か変化があった場合には，すぐに主治医に受診する．
- ◆ 妊娠中は，薬局で薬を買うとき，病院にかかるときには，必ず妊娠していることを告げるよう指導する．

処方変更の場合

- 処方医と相談の結果，妊娠中の母体と胎児の安全のため処方が変更になった．
- ◆ 本剤は医師が妊娠を確認したうえで処方した薬で，母体の健康のために有用で，胎児への悪影響が少ないと考えられる薬である．
- ◆ 薬について何か心配なことがあったら，いつでも医師・薬剤師に相談する．

処方変更のない場合

- 本剤は医師が妊娠を確認したうえで処方した薬（多剤耐性の結核など母体の健康に必須の場合）で，本剤投与により胎児への聴覚障害の危険性はあるが，他の奇形に関する危険性は高くならないと説明する．
- 「投薬中止の場合」の◆印について説明する．

文献

1) 明治製菓株式会社：硫酸ストレプトマイシン，インタビューフォーム（第4版）
2) Heinonen OP, et al：Birth Defects and Drugs in Pregnancy, Publishing Sciences Group, p297, 435, 1977
3) Czeizel AE, et al：A teratological study of aminoglycoside antibiotic treatment during pregnancy. Scand J Infect Dis, 32（3）：309-313, 2000
4) Snider DE Jr, et al：Treatment of tuberculosis during pregnancy. Am Rev Respir Dis, 122（1）：65-79, 1980
5) American thoracic Society, CDC, Infectious Diseases Society of America：Treatment of tuberculosis. MMWR Recomm Rep, 52（RR-11）：62-63, 2003

XIII-9. リンコマイシン系抗生物質

クリンダマイシン（Clindamycin）

ダラシン [カ], ダラシンS [注], ダラシンT [外用ゲル]

薬剤危険度 1点
情報量 ＋〜＋＋

薬剤データ

1 添付文書

妊婦または妊娠している可能性のある婦人には投与（使用）しないことが望ましい［妊娠中の投与に関する安全性は確立していない］。

2 動物（生殖発生毒性試験・変異原性試験など）

- 妊娠マウスに少量投与群200mg/kg，大量投与群600mg/kg，妊娠ラットに少量投与群100mg/kg，大量投与群300mg/kgの2群につきそれぞれ6日間経口投与した結果，対照群との間に有意の所見は認められなかった[1]。

- 妊娠マウスおよびラットを用いた腹腔内および皮下投与での胎仔試験（いずれの試験も100および200mg/kg/日）を行った。
腹腔内投与のラットにおいてクリンダマイシンリン酸エステル（以下，本薬）投与群の胎生期死亡が多い傾向がみられた。しかし，マウス，ラットとも本薬投与によると考えられる胎仔の発達遅延は認められなかった。また，胎仔の外形異常はマウス，ラットとも少数例観察されたが，本薬投与によって出現したと考えられる異常は認められなかった。マウスは生後3週齢，ラットは生後4週齢まで観察を行ったが，マウス，ラットとも正常に発育し，本薬の投与によって出現したと思われる外形異常および内臓の形態的異常は認められず，催奇形性も認められなかった[2]。

3 ヒト（疫学調査・症例報告など）

内服

- 自然流産の既往がある妊婦の妊娠第1三半期初期の切迫流産に対する抗生物質治療についての研究では，16例の妊婦にアモキシシリン500mg＋クリンダマイシン300mg 1日3回を服用させており，結果，特定できた新生児の異常はなかったと報告している[3]。

- 腟培養にて細菌が検出された妊婦に対する抗生物質の投与は出生時低体重の予防になるのではないかとの仮説から，妊娠第2，3三半期の妊婦にエリスロマイシン，クリンダマイシン，またはプラセボを投与した試験が報告されている。この研究では104例の妊婦がクリンダマイシン150mgを1日4回6日間服用した。クリンダマイシンの服用は出生時低体重には効果がみられなかったが奇形発生率の上昇もみられていない[4]。

- 妊娠が判明した初回の受診時に細菌性腟炎がみつかった妊婦をクリンダマイシン300mg 1日2回5日間服用群とプラセボ服用群の2群に分けて，流早産の頻度を比較した試験がある。この研究では244例の妊婦がクリンダマイシンを服用しており，流早産の頻度はクリンダマイシン服用群で有意に低かったと報告している。この試験において治療群で胎児異常，奇形発生率の上昇があったとは指摘されていない[5]。

外用

- 細菌性腟炎に対する2%クリンダマイシン腟クリームの効果をプラセボと比較した臨床試験では，178例の妊婦が妊娠第2三半期に2%クリンダマイシン腟クリームを使用している。結果，新生児死亡（1.5% vs 1.5%），重大な有害事象（5.6% vs 5.0%）の頻度はプラセボ群と差がなく，薬剤に関連する有害事象はなかったと報告している[6]。
- 9,025例の妊婦をスクリーニングし，細菌性腟炎と指摘された妊婦819例を，クリンダマイシン腟クリーム治療群408例（55例治療拒否）と無治療群411例の2群に分けて，流早産の頻度を比較した試験がある。結果，治療群では33週以前の早産頻度，出生時体重が2,500g以下の割合が有意に低かったと報告している。この試験において治療群で胎児異常，奇形発生率の上昇があったとは指摘されていない[7]。

内服＋外用

　Rosa Fの1985〜1992年の私的調査では，647例の新生児が妊娠第1三半期にクリンダマイシンに曝露されていた（全身投与，非全身投与の両方を含む）。先天性大奇形は31例（4.8%）（予想28例）にみられたと報告されている。奇形6分類を利用すると，心奇形5例（予測6例），口蓋裂0例（予測1例），二分脊椎1例（予測0.5例），多指症1例（予測2例），手足欠損0例（予測1例），尿道下裂3例（予測2例）であった。これらのデータは先天奇形と薬剤との関連を示唆しないだろうとしている[8]。

4　相談事例

　奇形発生の危険度が最も高い絶対過敏期に本剤を服用した14例はいずれも奇形などのない健常児を出産した。また，相対過敏期に服用した1例も奇形などのない健常児を出産した。

使用後の対応

- 妊婦への本剤使用について胎児への催奇形性，発育毒性を示唆する疫学調査は報告されていない。また，妊婦が本剤を使用した報告は複数あるが，本剤が先天奇形や発育毒性のリスクを上昇させたとの報告はない。マウス，ラットで行われた動物試験では奇形仔発生の増加はみられなかった。相談事例では，奇形発生の危険度が高い妊娠初期に本剤を服用した15例はいずれも奇形などのない健常児を出産している。
　以上のことから判断して，妊娠初期に本剤を使用したことにより，奇形発生の頻度や危険度が上昇したとは考えられないので，心配することはないことを説明する。
- 本剤の服用を理由に妊娠を中断するような，はやまった判断はしないように指導する。
- 今後は，妊娠していることを主治医に告げて相談するように指示する。

使用前の対応

1 医師への疑義照会

以下のことを説明し，患者が妊婦であっても処方通りに調剤してよいかを確認する。

- 妊婦への本剤使用について胎児への催奇形性，発育毒性を示唆する疫学調査は報告されていない。また，妊婦が本剤を使用した報告は複数あるが，本剤が先天奇形や発育毒性のリスクを上昇させたとの報告はない。マウス，ラットで行われた動物試験では奇形仔発生の増加はみられなかった。相談事例では，絶対過敏期に本剤を服用した14例，相対過敏期に服用した1例はいずれも奇形などのない健常児を出産している。

意見を求められたら

- 本剤の投与が不可欠というほどでもないなら，投与しないほうがよい。
- どうしても本剤の投与が必要なら，本剤の使用により奇形児出産の危険性が必ずしも高くなるとは考えられないことを説明する。
- もし他剤に変更しても差し支えないなら，下記の治療薬を紹介する。

他の治療薬

本剤は胎児に対する毒性が低いと考えられている。その他，ペニシリン系，セフェム系，エリスロマイシン（エストレートを除く）が妊娠中も安全に投与できると考えられている。

2 患者への説明・指導

以下のことを説明，指導する。

投薬中止の場合

- 処方医と相談の結果，妊娠中の母体と胎児の安全のため，投薬を中止してしばらく様子をみることになった。
- 病状や自覚症状について何か変化があった場合には，すぐに主治医に受診する。
- 妊娠中は，薬局で薬を買うとき，病院にかかるときには，必ず妊娠していることを告げるよう指導する。

処方変更の場合

- 処方医と相談の結果，妊娠中の母体と胎児の安全のため処方が変更になった。
- ◆ 本剤は医師が妊娠を確認したうえで処方した薬で，母体の健康のために有用で，胎児への悪影響が少ないと考えられる薬である。
- ◆ 指示された用法，用量通りに使用し，勝手に使用量の変更をしない。
- ◆ 自分の判断で服薬を中止すると，母体の健康を損ね，胎児にも悪影響を及ぼすことになりかねない。
- ◆ 薬について何か心配なことがあったら，いつでも医師・薬剤師に相談する。

処方変更のない場合

- 前述のことから判断して，本剤の使用により奇形発生の頻度や危険度が上昇するとは考えられない。
- 「処方変更の場合」の◆印について説明する。

文献

1) 清藤英一・編著：催奇形性等発生毒性に関する薬品情報 第2版，東洋書店，p471，1986
2) ファイザー株式会社：ダラシンS，インタビューフォーム（第4版），佐藤製薬株式会社：ダラシンT，イン

タビューフォーム(第4版)
3) Ou MC, et al：Antibiotic treatment for threatened abortion during the early first trimester in women with previous spontaneous aborton. Acta Obstet Gynecol Scand, 80(8)：753-756, 2001
4) McCormack WM, et al： Effect on birth weight of erythromycin treatment of pregnant women. Obstet Gynecol, 69(2)：202-207, 1987
5) Ugwumadu A, et al：Effect of early oral clindamycin on late miscarriage and preterm delivery in asymptomatic women with abnormal vaginal flora and bacterial vaginosis：a randomized controlled trial. Lancet, 361(9362)：983-988, 2003
6) Lamont RF, et al：The efficacy of vaginal clindamycin for the treatment of abnormal genital tract flora in pregnancy. Infect Dis Obstet Gynecol, 11(4)：181-189, 2003
7) Larsson PG, et al：Late miscarriage and preterm birth after treatment with clindamycin：a randomized consent design study according to Zelen. BJOG, 113(6)：629-637, 2006
8) Briggs GG, et al：Drugs in Pregnancy and Lactation；A Reference Guide to Fetal and Neonatal Risk, Lippincott Williams & Wilkins, pp383-384, 2008

リンコマイシン塩酸塩水和物 （*Lincomycin hydrochloride hydrate*）

リンコシン 力 注　　　　　　　薬剤危険度　1点　　　情報量　＋～＋＋

薬剤データ

1　添付文書

妊婦または妊娠している可能性のある婦人には投与しないことが望ましい［妊娠中の投与に関する安全性は確立していない］。

2　動物（生殖発生毒性試験・変異原性試験など）

ICR系初妊マウスにリンコマイシン300，3,000mg/kgを経口，また300，450，600mg/kgを腹腔内投与した結果，死胚仔率，生仔の奇形率，平均体重および性比に関して薬物の影響は認められなかった。生後22日における哺育率，生後42日における生存率，体重増加の状態，感覚，運動性成熟および胸腹部内臓の異常に関して薬物の影響を示す所見は認められなかった[1]。

3　ヒト（疫学調査・症例報告など）

- 妊娠中に，経口で本剤1日2gを7日間投与された母親302例（妊娠第1，2，3三半期の妊婦それぞれ約100例ずつ）の出産結果を同時期，同院で出産した母親559例と比較した報告がある。対照群と比較して奇形発生の増加はみられず，出産した児について7歳まで追跡調査したが，追跡可能な事例の中に発育不全の増加はみられなかった[2]。
- ハンガリーの先天奇形ケースコントロール調査では，クリンダマイシン，リンコマイシンの催奇形性について検討した報告がある。奇形のない児を出産した母親38,151例のうち，妊娠中いずれかの時期にリンコマイシンを服用していたのは4例であった。一方，先天奇形を有する児を出産した母親22,865例のうちリンコマイシンを服用していたのは3例で，OR：1.3，95％CI：0.3-5.1であった。本調査では適切な分析をするには症例数が十分でないものの，クリンダマイシン，リンコマイシンの服用による催奇形性のリスクの上昇は示唆されなかったと報告している[3]。

4　相談事例

奇形発生の危険度が最も高い絶対過敏期に本剤を投与された12例はいずれも奇形などのない健常児を出産した（12例中8例が注射）。

また，相対過敏期に服用した2例中1例が健常児を出産，1例に認められた異常は口蓋裂であった。

服用後の対応

- 妊婦が本剤を使用した場合の児への影響に関して，本剤と奇形発生の関連を示唆する報告はない。米国では妊娠中のいずれかの時期に本剤を服用した母親302例の児に異常の増加はみられなかったとの報告がある。マウスで行われた動物試験では奇形仔発生の増加はみられなかった。相談事例では，

奇形発生の危険度が高い妊娠初期に本剤を投与された14例中13例は奇形などのない健常児を出産している。

以上のことから判断して，妊娠初期に本剤を服用したことにより，奇形発生の頻度や危険度が上昇したとは考えられないので，心配することはないことを説明する。

- 本剤の服用を理由に妊娠を中断するような，はやまった判断はしないように指導する。
- 今後は，妊娠していることを主治医に告げて相談するように指示する。

服用前の対応

1 医師への疑義照会

以下のことを説明し，患者が妊婦であっても処方通りに調剤してよいかを確認する。

- 妊婦が本剤を使用した場合の児への影響に関して，本剤と奇形発生の関連を示唆する報告はない。米国では妊娠中のいずれかの時期に本剤を服用した母親302例の児に異常の増加はみられなかったとの報告がある。マウスで行われた動物試験では奇形仔発生の増加はみられなかった。相談事例では，絶対過敏期に本剤を投与された12例および相対過敏期に本剤を投与された2例中1例は，奇形などのない健常児を出産している。

意見を求められたら

- 本剤の投与が不可欠というほどでもないなら，投与しないほうがよい。
- どうしても本剤の投与が必要なら，本剤の服用により奇形児出産の危険性が必ずしも高くなるとは考えられないことを説明する。
- もし他剤に変更しても差し支えないなら，下記の治療薬を紹介する。

他の治療薬

本剤は胎児に対する毒性が低いと考えられている。その他，ペニシリン系，セフェム系，エリスロマイシン（エストレートを除く）が妊娠中も安全に投与できると考えられている。

2 患者への説明・指導

以下のことを説明，指導する。

投薬中止の場合

- 処方医と相談の結果，妊娠中の母体と胎児の安全のため，投薬を中止してしばらく様子をみることになった。
- 病状や自覚症状について何か変化があった場合には，すぐに主治医に受診する。
- 妊娠中は，薬局で薬を買うとき，病院にかかるときには，必ず妊娠していることを告げるよう指導する。

処方変更の場合

- 処方医と相談の結果，妊娠中の母体と胎児の安全のため処方が変更になった。
- 本剤は医師が妊娠を確認したうえで処方した薬で，母体の健康のために有用で，胎児への悪影響が少ないと考えられる薬である。
- 指示された用法，用量通りに服用し，勝手に服用量の変更をしない。
- 自分の判断で服薬を中止すると，母体の健康を損ね，胎児にも悪影響を及ぼすことになりかねない。
- 薬について何か心配なことがあったら，いつでも医師・薬剤師に相談する。

処方変更のない場合

- 前述のことから判断して，本剤の服用により奇形発生の頻度や危険度が上昇するとは考えられない。
- 「処方変更の場合」の◆印について説明する。

文献

1) ファイザー株式会社：リンコシン，インタビューフォーム(第2版)
2) Mickal A, et al：The safety of lincomycin in pregnancy. Am J Obstet Gynecol, 121(8)：1071-1074, 1975
3) Czeizel AE, et al：A teratological study of lincosamides. Scand J Infect Dis, 32(5)：579-580, 2000

XIII-10. キノロン系合成抗菌薬

ナリジクス酸 （Nalidixic acid）

| ウイントマイロン 錠 シ | 薬剤危険度 2点 | 情報量 ＋〜＋＋ |

薬剤データ

1 添付文書

妊婦または妊娠している可能性のある婦人には，治療上の有益性が危険性を上回ると判断される場合にのみ投与する［妊娠中の投与に関する安全性は確立していない］。

2 動物（生殖発生毒性試験・変異原性試験など）

- マウスを用いて1日1回ナリジクス酸を160，280mg/kgを妊娠7日目より6日間連続経口投与した器官形成期投与試験では，妊娠19日目に開腹し胎仔検査を行ったが，胎仔数，吸収胚数，外形，骨格に関して対照群との間に有意の差は認められていない。同上の処置を施した母動物から出産した仔についても，感覚ならびに神経系の機能の発達に悪影響を与えると思われる所見は認められていない[1]。

- ラットを用いて1日1回ナリジクス酸を160，280mg/kgを妊娠9日目より6日間連続経口投与した器官形成期投与試験では，妊娠19日目に開腹し胎仔検査を行ったが，胎仔数，吸収胚数，外形，骨格に関して対照群との間に有意の差は認められていない。同上の処置を施した母動物から出産した仔についても，感覚ならびに神経系の機能の発達に悪影響を与えると思われる所見は認められていない[1]。

- マウス，ウサギ，サルなどを用いナリジクス酸を高用量投与した生殖試験では，胎仔異常は認められていないと報告されている。しかし，ラットにおいて，300mg/kgの高用量を経口投与した場合，母動物への毒性発現とともに胎仔に異常が認められたと報告されている[1]。

3 ヒト（疫学調査・症例報告など）

- ハンガリーでは，妊婦の感染症治療にナリジクス酸が汎用されていたことより，1980〜1996年に登録された先天奇形を有する児の母親22,865例と健常児の母親38,151例によるケースコントロール研究が実施されている。ケース群では242例（1.1％），コントロール群では377例（1.0％）がナリジクス酸を服用していた。
  ケース群に認められた異常のうち7例の児は幽門狭窄症で，うち5例は妊娠最後の2カ月に本剤を服用していた。ORは11.0で，95％ CIは1.3-91.4と報告されている。報告の著者らは，妊娠末期のナリジクス酸投与と幽門狭窄症のリスク増加の関連が示唆されるが，根拠となったのは7例と症例数

- 　妊娠後期のナリジクス酸による母体の尿路感染症治療は，低用量であっても水頭症を惹起するリスクがあり投与は避けるべきであると記載した総説論文がある[3]。一方，ナリジクス酸で治療した妊婦63例の児に先天奇形あるいは髄液圧低下との関連がみられたものはなかったと結論した報告がある。この報告では，6例が妊娠第1三半期，26例が妊娠第2三半期，31例が妊娠第3三半期にナリジクス酸による治療を行っていた[4]。
- 　胎児への移行性：分娩時女性（11例）にナリジクス酸を1g単回投与した時の臍帯血中濃度は2時間未満では検出限界以下で，2〜4時間値は母体血の1/4前後が認められ，また羊水内移行についてはある程度の時間経過後，微量検出されている[1]。

参考　ヨーロッパの奇形情報センター（ENTIS）が行ったプロスペクティブ研究では，ニューキノロン系薬剤を使用した549例の妊婦が調査報告されている。この研究では，ニューキノロン系薬剤を使用した母親の出産児の4.8％に奇形がみられたが，これは自然発生率を上回るものではないと結論している。
　この結果をもとに，報告の著者らはニューキノロン系薬剤の妊娠中曝露が人工妊娠中絶の理由にはならないと考察している。一方，尿路感染症，呼吸器感染症の治療にはペニシリン系，セフェム系，エリスロマイシンなどの選択が可能であり，妊娠中の上記疾患の治療にキノロン系薬剤が必要不可欠ではないので，妊婦または妊娠している可能性がある場合には引き続き禁忌として扱うべきと述べている[5]。

4　相談事例

　奇形発生の危険度が最も高い絶対過敏期に本剤を服用した13例はいずれも奇形などのない健常児を出産した。
　相対過敏期に本剤を服用した1例は奇形などのない健常児を出産した。

服用後の対応

- 　妊婦が本剤を服用した場合の安全性について，催奇形性を示唆する疫学調査は報告されていない。ケースコントロール研究では，奇形を有する児の母親22,865例中本剤服用242例（1.1％），健常児を出産した母親38,151例中本剤服用377例（1.0％）で，妊娠初期の本剤使用と催奇形の関連は認められていない。ラットで母動物毒性が発現する高用量を投与した場合にのみ胎仔の異常が報告されているが，類似の投与量でも催奇形性を認めなかったとの報告もある。また，マウス，ウサギ，サルなどを用いた生殖試験では，胎仔異常は認められていないと報告されている。相談事例では，奇形発生の危険度が高い妊娠初期に本剤を服用した14例はいずれも奇形などのない健常児を出産している。
　以上のことから判断して，妊娠中に本剤を服用したことにより，奇形発生の頻度や危険度が上昇したとは考えられないので，心配することはないことを説明する。
- 　本剤の服用を理由に妊娠を中断するような，はやまった判断はしないように指導する。
- 　今後は，妊娠していることを主治医に告げて相談するように指示する。

服用前の対応

1　医師への疑義照会

　以下のことを説明し，患者が妊婦であっても処方通りに調剤してよいかを確認する。

- 妊婦が本剤を服用した場合の安全性について，催奇形性を示唆する疫学調査は報告されていない。ケースコントロール研究では，奇形を有する児の母親22,865例中本剤服用242例（1.1％），健常児を出産した母親38,151例中本剤服用377例（1.0％）で，妊娠初期の本剤使用と催奇形の関連は認められていない。ラットで母動物毒性が発現する高用量を投与した場合にのみ胎仔の異常が報告されているが，類似の投与量でも催奇形性を認めなかったとの報告もある。また，マウス，ウサギ，サルなどを用いた生殖試験では，胎仔異常は認められていないと報告されている。相談事例では，絶対過敏期に本剤を服用した13例，相対過敏期に服用した1例はいずれも奇形などのない健常児を出産している。
- 妊娠末期の本剤投与について，幽門狭窄症のリスク増加の関連を示唆したケースコントロール研究が報告されているが，その報告の著者自身が症例数が少なく，偶発因子の関与も否定できないと結論づけている。また，妊娠後期の本剤投与は，水頭症のリスクと関連する可能性があり投与は避けるべきと記載した総説論文がある。しかし，妊娠後期に本剤で治療した妊婦の児に先天奇形あるいは髄液圧低下との関連がみられたものはなかったと結論づけした報告もある。

意見を求められたら

長年の使用経験において胎児への有害作用を示さないことより，オーストラリア，ハンガリーなどでは妊婦の尿路感染症の治療選択肢と考えられているが，国内では本剤に対する耐性菌の発現頻度が高いこと，胎児に対する毒性が低く，他に安全性が高いと考えられる薬剤が存在するため，抗菌薬を必要とし本剤以外のものでも代替できる症例については，下記の抗生物質を投与するようにすすめる。

他の治療薬

これまでの使用経験から安全性が高いと考えられているペニシリン系，セフェム系，エリスロマイシン（エストレートは除く）などの抗生物質を紹介する。

2　患者への説明・指導

以下のことを説明，指導する。

投薬中止の場合

- 処方医と相談の結果，妊娠中の母体と胎児の安全のため，投薬を中止してしばらく様子をみることになった。
- 病状や自覚症状について何か変化があった場合には，すぐに主治医に受診する。
- 妊娠中は，薬局で薬を買うとき，病院でかかるときには，必ず妊娠していることを告げるよう指導する。

処方変更の場合

- 処方医と相談の結果，妊娠中の母体と胎児の安全のため処方が変更になった。
- ◆ 本剤は医師が妊娠を確認したうえで処方した薬で，母体の治療のために有用で，胎児への悪影響が少ないと考えられる薬である。
- ◆ 指示された用法，用量通りに服用し，勝手に服用量の変更をしない。
- ◆ 自分の判断で服薬を中止すると，母体の健康を損ね，胎児にも悪影響を及ぼすことになりかねない。
- ◆ 薬について何か心配なことがあったら，いつでも医師・薬剤師に相談する。

処方変更のない場合

- 前述のことから判断して，本剤の服用により奇形発生の頻度や危険度が上昇するとは考えられない。
- 「処方変更の場合」の◆印について説明する。

文献

1) 第一三共株式会社：ウイントマイロン，インタビューフォーム（第5版）
2) Czeizel AE, et al：A population-based case-control teratologic study of nalidixic acid. Int J Gynaecol Obstet, 73（3）：221-228, 2001
3) Asscher AW：Diseases of the urinary system. Urinary tract infections. Br Med J, 1：1332, 1977
4) Murray ED：Nalidixic acid in pregnancy. Br Med J, 282：224, 1981
5) Schaefer C, et al：Pregnancy outcome after prenatal quinolone exposure. Evaluation of a case registry of the European Network of Teratology Information Services (ENTIS). Eur J Obstet Gynecol Reprod Biol, 69（2）：83-89, 1996

XIII-11. ニューキノロン系合成抗菌薬

オフロキサシン　（Ofloxacin）

タリビッド錠

薬剤危険度　1点
情報量　++

薬剤データ

1　添付文書

妊婦または妊娠している可能性のある婦人には投与しない[妊娠中の投与に関する安全性は確立していない]。

2　動物（生殖発生毒性試験・変異原性試験など）

- ラットの妊娠前，妊娠初期投与試験において，経口で360mg/kgまでの用量で雌雄生殖能力，胎仔への影響は認められない[1]。
- ラットの器官形成期投与試験において，経口で90mg/kg以上の用量で発育抑制が，810mg/kgの用量で胎仔に骨格変異の出現がみられたが，810mg/kgまでの用量で催奇形作用は認められていない。ウサギ経口投与でも160mg/kgまでの用量で催奇形作用は認められていない[1]。
- ラットの周産期，授乳期試験において経口で360mg/kgまでの用量で雌の分娩，出生後の仔への影響は認められていない[1]。
- 幼若ラットまたは幼若イヌに経口投与した場合，ラットでは300mg/kg以上，イヌでは10mg/kg以上の用量で関節軟骨の水疱またはびらん形成がみられたが，投与中止により悪化することなく徐々に修復する傾向がみられた[1]。

3　ヒト（疫学調査・症例報告など）

- 1998年の多施設プロスペクティブコントロール研究において，ニューキノロン系薬剤曝露群200例と対照群200例との出産結果が比較され報告されている。個々の薬剤に関して，使用妊婦数，投与量は以下の通りであった。シプロフロキサシン105例，投与量500〜1,000mg/日，ノルフロキサシン93例，投与量400〜800mg/日，オフロキサシン2例，投与量200〜400mg/日であった。ニューキノロン系薬剤曝露群と対照群でそれぞれ出生児は173例と188例，自然流産は18例と10例，人工妊娠中絶は9例と2例だった。大奇形は器官形成期にニューキノロン系薬剤に曝露された133例中3例の児に，対照群188例中5例の児にみられ，両群に頻度の違いはみられなかった。薬剤曝露群に認められた奇形は心室中隔欠損症2例，動脈管開存1例，対照群では心室中隔欠損症2例，肺動脈弁狭窄を伴う心房中隔欠損症1例，尿道下裂1例，股関節位置異常1例だった。また，Denver発育測定法による運動神経発達の評価（骨格筋機能：持ち上げる，座る，腹ばいで進む，立つ，歩く）において，

両群の児に違いはみられなかった[2]。

- ヨーロッパの奇形情報センター(ENTIS)が行ったプロスペクティブ研究では，ニューキノロン系薬剤を使用した549例の妊婦が調査報告されている。オフロキサシンを使用した93例中61例が出産に至った。結果は満期健常児48例，早産4例，子宮内発育遅延1例，出生後異常が1例であった。12例は自然流産，20例は人工妊娠中絶をした。出生児のうち先天奇形は7例にみられたが，特徴的な奇形のパターンはなかった。

  この報告の著者らは，ニューキノロン系薬剤の妊娠中曝露が人工妊娠中絶の理由にはならないと考察している。一方，尿路感染症，呼吸器感染症の治療にはペニシリン系，セフェム系，エリスロマイシンなどの選択が可能であり，妊娠中の上記疾患の治療にニューキノロン系薬剤が必要不可欠ではないので，妊婦または妊娠している可能性がある場合には引き続き禁忌として扱うべきと述べている[3]。

- 英国の医薬品安全性調査ユニットは，観察的コホート研究として85例のオフロキサシンを服用した婦人について1998年に報告している。74例は最終月経までに服用を中止，10例は妊娠第1三半期に服用，1例は服用時期不明だった。妊娠第1三半期に服用していた10例のうち8例は奇形のない児を出産，1例は自然流産，1例は人工妊娠中絶を選択した。オフロキサシンを妊娠第1三半期に服用した妊婦の出生児に先天異常が認められる可能性は英国の通常の妊婦にみられる率と類似してると述べている[4]。

- 地中海貧血のために19〜25週(平均22.2週)で人工妊娠中絶した妊婦20例を対象に，中絶前にオフロキサシンを12時間ごとに400mg静注し，妊婦・授乳婦の体内動態を検討した研究が報告されている。母体血清と羊水中の濃度は投与後6，10，12時間後に測定されている。母親の血清中濃度の平均はそれぞれ0.68，0.21，0.07μg/mLで，羊水中濃度の平均はそれぞれ0.25，0.15，0.13μg/mLであったと報告されている[5]。

4　相談事例

奇形発生の危険度が最も高い絶対過敏期に本剤を服用した89例中87例は奇形などのない健常児を出産した。2例に認められた異常は，先天性耳瘻孔1例，母斑1例であった。2例に認められた異常に共通性はなく，国内における自然奇形発生率を上回る変化とは考えられない。

相対過敏期に本剤を服用した6例はいずれも奇形などのない健常児を出産した。

服用後の対応

- 妊娠中に本剤を服用した群の出生児について，奇形の発生などの先天異常が発生する頻度は，健常妊婦の出生児と差異がないことが，複数の疫学研究により報告されている。ラットの器官形成期の試験で810mg/kgの大量を投与したとき骨格へ軽度の影響がみられている。しかし，催奇形作用は認められなかった。ウサギの試験では120mg/kgまで投与したが催奇形作用は認められていない。相談事例では，奇形発生の危険度が高い妊娠初期に本剤を服用した95例中93例は奇形などのない健常児を出産している。

  以上のことから判断して，妊娠中に本剤を服用したことにより，奇形発生の頻度や危険度が上昇したとは考えられないので，心配することはないことを説明する。

- 本剤の服用を理由に妊娠を中断するような，はやまった判断はしないように指導する。

- 今後は，妊娠していることを主治医に告げて相談するように指示する。

服用前の対応

1　医師への疑義照会

以下のことを説明し，患者が妊婦であっても処方通りに調剤してよいかを確認する。

- 添付文書では，「妊婦または妊娠している可能性のある婦人には投与しない」と記載されている。妊娠中にニューキノロン系抗菌薬を服用した群の出生児について，奇形の発生などの先天異常が発生する頻度は，健常妊婦の出生児と差異がないことが，複数の疫学研究により報告されている。ラットの器官形成期の試験で810mg/kgと大量に投与したとき骨格変異がみられているが，これ未満の量およびウサギでは催奇形作用は認められていない。相談事例では，絶対過敏期に本剤を服用した89例中87例，および相対過敏期に服用した6例は奇形などのない健常児を出産している。

意見を求められたら

ラットへの大量投与により骨格異常がみられ，添付文書には投与しないことと記載されている。抗菌薬を必要とし，本剤以外のものでも代替できる症例については，胎児に対する毒性が低く，安全性が高いと考えられる下記の抗生物質を投与するようにすすめる。

他の治療薬

これまでの使用経験から安全性が高いと考えられているペニシリン系，セフェム系，エリスロマイシン（エストレートは除く）などの抗生物質を紹介する。

2　患者への説明・指導

以下のことを説明，指導する。

投薬中止の場合

- 処方医と相談の結果，妊娠中の母体と胎児の安全のため，投薬を中止してしばらく様子をみることになった。
- 病状や自覚症状について何か変化があった場合には，すぐに主治医に受診する。
- 妊娠中は，薬局で薬を買うとき，病院にかかるときには，必ず妊娠していることを告げるよう指導する。

処方変更の場合

- 処方医と相談の結果，妊娠中の母体と胎児の安全のため処方が変更になった。
- 本剤は医師が妊娠を確認したうえで処方した薬で，母体の健康のために有用で，胎児への悪影響が少ないと考えられる薬である。
- 指示された用法，用量通りに服用し，勝手に服用量の変更をしない。
- 自分の判断で服薬を中止すると，母体の健康を損ね，胎児にも悪影響を及ぼすことになりかねない。
- 薬について何か心配なことがあったら，いつでも医師・薬剤師に相談する。

文献

1) 第一三共株式会社：タリビッド，インタビューフォーム（第9版）
2) Loebstein R, et al：Pregnancy outcome following gestational exposure to fluoroquinolones ; a multicenter prospective controlled study. Antimicrob Agents Chemother, 42(6)：1336-1339, 1998
3) Schaefer C, et al：Pregnancy outcome after prenatal quinolone exposure. Evaluation of a case registry of the European Network of Teratology Information Services (ENTIS). Eur J Obstet Gynecol Reprod Biol, 69(2)：83-89, 1996

4) Wilton LV, et al : The outcomes of pregnancy in women exposed to newly marketed drugs in general practice in England. Br J Obstet Gynaecol, 105 (8) : 882-889, 1998
5) Giamarellou H, et al : Pharmacokinetics of three newer quinolones in pregnant and lactating women. Am J Med, 87 (Suppl 5A) : 49S-51S, 1989

シプロフロキサシン （*Ciprofloxacin*）

シプロキサン錠注

薬剤危険度 1点
情報量 ++

薬剤データ

1 添付文書

妊婦または妊娠している可能性のある婦人には投与しない［妊娠中の投与に関する安全性は確立していない］。

2 動物（生殖発生毒性試験・変異原性試験など）

- マウス，ラット，ウサギの器官形成期に経口投与した実験では，ラットの100mg/kg/日，ウサギの30mg/kg/日で親動物の体重増加抑制およびウサギの100mg/kg/日で胎仔発育抑制がみられた。催奇形作用は認められていない。また，妊娠前および妊娠初期投与試験（ラット），周産期および授乳期投与（ラット）でも異常は認められていない[1]。
- 幼若ラットに10日間反復経口投与した場合，500mg/kg/日で関節軟骨への影響が認められた。また，幼若イヌに4週間反復経口投与した場合，30mg/kg/日以上で関節軟骨への影響が認められた。成熟動物（サル）を用いた反復静脈内投与では関節毒性は認められなかった[1,2]。

3 ヒト（疫学調査・症例報告など）

- 1998年の多施設プロスペクティブコントロール研究において，ニューキノロン系薬剤曝露群200例と対照群200例との出産結果が比較され報告されている。個々の薬剤に関して，使用妊婦数，投与量は以下の通りであった。シプロフロキサシン105例，投与量500～1,000mg/日，ノルフロキサシン93例，投与量400～800mg/日，オフロキサシン2例，投与量200～400mg/日であった。ニューキノロン系薬剤曝露群と対照群でそれぞれ出生児は173例と188例，自然流産は18例と10例，人工妊娠中絶は9例と2例だった。大奇形は器官形成期にニューキノロン系薬剤に曝露された133例中3例の児に，対照群188例中5例の児にみられ，両群に頻度の違いはみられなかった。薬剤曝露群に認められた奇形は心室中隔欠損症2例，動脈管開存1例，対照群では心室中隔欠損症2例，肺動脈弁狭窄を伴う心房中隔欠損症1例，尿道下裂1例，股関節位置異常1例だった。また，Denver発育測定法による運動神経発達の評価（骨格筋機能：持ち上げる，座る，腹ばいで進む，立つ，歩く）において，両群の児に違いはみられなかった[3]。
- ヨーロッパの奇形情報センター（ENTIS）が行ったプロスペクティブ研究では，ニューキノロン系薬剤を使用した549例の妊婦が調査報告されている。シプロキサシンを使用した70例中49例が出産に至った。結果は満期健常児42例（双子1組を含む），早産2例，子宮内発育遅延1例，出生後異常が3例であった。6例は自然流産，15例は人工妊娠中絶をした。出生児のうち先天奇形は2例にみられたが，特徴的な奇形のパターンはなかった。

また，この論文では製薬企業のレジストリから得たシプロフロキサシンを使用したプロスペクティブ116例についても検討されている。このうち91例は出産，15例は人工妊娠中絶，10例は自然流

産だった．出産児のうち妊娠第1三半期曝露の6例に奇形がみられたと報告されている．
　この報告の著者らはニューキノロン系薬剤の妊娠中曝露が人工妊娠中絶の理由にはならないと考察している．一方，尿路感染症，呼吸器感染症の治療にはペニシリン系，セフェム系，エリスロマイシンなどの選択が可能であり，妊娠中の上記疾患の治療にニューキノロン系薬剤が必要不可欠ではないので，妊婦または妊娠している可能性がある場合には引き続き禁忌として扱うべきと述べている[4]．

- 　トロントのMotherisk Programは，ニューキノロン系薬剤を妊娠中に使用した妊婦に関する比較研究を報告している．この比較研究において，妊娠結果が判明した134例中61例がノルフロキサシン，68例がシプロフロキサシン，5例が両薬剤を使用していた．ほとんどの妊婦が13週までの使用例であった．ニューキノロン系薬剤を使用した母親の児は対照群の児と比較して，出生児(87 % vs 86 %)，人工妊娠中絶(3 % vs 5 %)，自然流産(10 % vs 9 %)，奇形(7 % vs 4 %)，帝王切開の割合(12 % vs 22 %)，胎児障害(15 % vs 15 %)，妊婦の体重増加(15kg vs 16kg)に違いはみられなかった．曝露された児の出生時体重の平均値はコントロール群に比べ162g多く，妊娠期間は1週間長かったと報告されている[5]．

- 　英国の医薬品安全性調査ユニットは，観察的コホート研究として40例のシプロフロキサシンを服用した婦人について1998年に報告している．28例は最終月経までに服用を中止，9例は妊娠第1三半期に服用，3例が妊娠第2または第3三半期に服用していた．妊娠第1三半期に服用していた9例のうち5例は奇形のない児を出産，1例は子宮外妊娠，1例は自然流産，2例は人工妊娠中絶を選択した．シプロフロキサシンを妊娠第1三半期に服用した妊婦の出生児に先天異常が認められる可能性は英国の通常の妊婦にみられる率と類似していると述べている[6]．

- 　本剤を使用した妊婦103例のデータが製薬企業により公表された．63例は健常児を出産(52例が妊娠第1三半期，7例が妊娠第2または第3三半期，4例は曝露時期不明)，18例が人工妊娠中絶，10例が自然流産だった．子宮内での胎児死亡は4例に報告され，うち2例はアンピシリンまたはメトロニダゾールを併用していた．先天奇形を有する児は8例に報告され，うち3例は他剤も併用していた．服用時期は，7例は月経後の2～12週，1例は最終月経中の1日のみであった[7]．

- 　主に尿路感染症の治療のため妊娠中にシプロフロキサシン(n=10)あるいはノルフロキサシン(n=28)を使用した38例(うち35例は妊娠第1三半期)の婦人の児に先天奇形はみられなかった．対照群と比較して，ニューキノロン系薬剤曝露群の妊婦は胎児窮迫のため帝王切開となる割合が有意に高く，新生児の体重は有意に重かったと報告されている．新生児の発達あるいは筋骨格系に両群間の違いは認められなかった[8]．

- 　地中海貧血のために19～25週(平均21.16週)で人工妊娠中絶した妊婦20例を対象に，中絶前にシプロフロキサシンを12時間ごとに200mg静注し，妊婦・授乳婦の体内動態を検討した研究が報告されている．母体血清と羊水中の濃度は投与後4，8，12時間後に測定されている．母親の血清中濃度の平均はそれぞれ0.28，0.09，0.01 $\mu g/mL$ で，羊水中濃度の平均はそれぞれ0.12，0.13，0.10 $\mu g/mL$ であったと報告されている[9]．

4　相談事例

　奇形発生の危険度が最も高い絶対過敏期に本剤を服用した40例はいずれも奇形などのない健常児を出産した．

　相対過敏期に本剤を服用した1例は奇形などのない健常児を出産した．

服用後の対応

- 妊娠中に本剤を服用した群の出生児について，奇形の発生などの先天異常が発生する頻度は，健常妊婦の出生児と差異がないことが，複数の疫学研究により報告されている。マウス，ラット，ウサギの器官形成期に経口投与した実験では，ラットの100mg/kg/日，ウサギの30mg/kg/日で親動物の体重増加抑制およびウサギの100mg/kg/日で胎仔発育抑制がみられるが，催奇形作用は認められていない。相談事例では，奇形発生の危険度が高い妊娠初期に本剤を服用した41例はいずれも奇形などのない健常児を出産している。
  以上のことから判断して，妊娠中に本剤を服用したことにより，奇形発生の頻度や危険度が上昇したとは考えられないので，心配することはないことを説明する。
- 本剤の服用を理由に妊娠を中断するような，はやまった判断はしないように指導する。
- 今後は，妊娠していることを主治医に告げて相談するように指示する。

服用前の対応

1 医師への疑義照会

以下のことを説明し，患者が妊婦であっても処方通りに調剤してよいかを確認する。

- 添付文書では，「妊婦または妊娠している可能性のある婦人には投与しない」と記載されている。妊娠中にニューキノロン系抗菌薬を服用した群の出生児について，奇形の発生などの先天異常が発生する頻度は，健常妊婦の出生児と差異がないことが，複数の疫学研究により報告されている。マウス，ラット，ウサギの器官形成期に経口投与した実験では，ラットの100mg/kg/日，ウサギの30mg/kg/日で親動物の体重増加抑制およびウサギの100mg/kg/日で胎仔発育抑制がみられる以外，催奇形作用は認められていない。相談事例では，絶対過敏期に本剤を服用した40例と相対過敏期に服用した1例はいずれも奇形などのない健常児を出産している。

意見を求められたら

ラット，ウサギの器官形成期投与試験で，親動物の体重増加抑制と胎仔発育抑制がみられ，添付文書には投与しないことと記載されている。抗菌薬を必要とし，本剤以外のものでも代替できる症例については，胎児に対する毒性が低く，安全性が高いと考えられる下記の抗生物質を投与するようにすすめる。

他の治療薬

これまでの使用経験から安全性が高いと考えられているペニシリン系，セフェム系，エリスロマイシン（エストレートは除く）などの抗生物質を紹介する。

2 患者への説明・指導

以下のことを説明，指導する。

投薬中止の場合

- 処方医と相談の結果，妊娠中の母体と胎児の安全のため，投薬を中止してしばらく様子をみることになった。
- 病状や自覚症状について何か変化があった場合には，すぐに主治医に受診する。
- 妊娠中は，薬局で薬を買うとき，病院にかかるときには，必ず妊娠していることを告げるよう指導する。

処方変更の場合

- 処方医と相談の結果，妊娠中の母体と胎児の安全のため処方が変更になった。
- 本剤は医師が妊娠を確認したうえで処方した薬で，母体の健康のために有用で，胎児への悪影響が少ないと考えられる薬である。
- 指示された用法，用量通りに服用し，勝手に服用量の変更をしない。
- 自分の判断で服薬を中止すると，母体の健康を損ね，胎児にも悪影響を及ぼすことになりかねない。
- 薬について何か心配なことがあったら，いつでも医師・薬剤師に相談する。

文献

1) バイエル薬品株式会社：シプロキサン，インタビューフォーム(第28版)
2) バイエル薬品株式会社：シプロキサン注，医療用医薬品添付文書(第21版)
3) Loebstein R, et al：Pregnancy outcome following gestational exposure to fluoroquinolones ; a multicenter prospective controlled study. Antimicrob Agents Chemother, 42(6)：1336-1339, 1998
4) Schaefer C, et al：Pregnancy outcome after prenatal quinolone exposure. Evaluation of a case registry of the European Network of Teratology Information Services (ENTIS). Eur J Obstet Gynecol Reprod Biol, 69(2)：83-89, 1996
5) Pastuszak A, et al：New postmarketing surveillance data supports a lack of association between quinolone use in pregnancy and fetal and neonatal complications. Reprod Toxicol, 9(6)：584, 1995
6) Wilton LV, et al：The outcomes of pregnancy in women exposed to newly marketed drugs in general practice in England. Br J Obstet Gynaecol, 105(8)：882-889, 1998
7) Bomford JAL, et al：Ciprofloxacin use during pregnancy. Drugs, 45(Suppl 3)：461-462, 1993
8) Berkovitch M, et al：Safety of the new quinolones in pregnancy. Obstet Gynecol, 84(4 Pt 1)：535-538, 1994
9) Giamarellou H, et al：Pharmacokinetics of three newer quinolones in pregnant and lactating women. Am J Med, 87(Suppl 5A)：49S-51S, 1989

スパルフロキサシン（*Sparfloxacin*）

スパラ錠

薬剤危険度 1点

情報量 ±〜+

薬剤データ

1 添付文書

妊婦または妊娠している可能性のある婦人には投与しない［妊娠中の投与に関する安全性は確立していない］。

2 動物（生殖発生毒性試験・変異原性試験など）

ラット20，100，500mg/kgを経口投与した妊娠前および妊娠初期投与試験で親動物の毒性量500mg/kgで生殖能力および胎仔の発生に影響はみられなかった。ラットに12，60，300mg/kg，ウサギに6，20，60mg/kgを経口投与した器官形成期投与試験で，ラットの妊娠，分娩，哺育に異常は認められなかった。ラットの母動物に対する毒性量の300mg/kgでは胎仔と出生仔の体重が軽く，胎仔で軽度な心室中隔欠損例数のわずかな増加がみられたが，これは生後まもなく修復された。ウサギの母動物に対する毒性量60mg/kgでは妊娠および胎仔体重への影響はみられず，催奇形作用も認められなかった。ラットに12，60，300mg/kgを経口投与した周産期および授乳期投与試験で，妊娠，分娩，哺育および出生仔の成長，発達に影響はみられなかった[1]。

3 ヒト（疫学調査・症例報告など）

妊婦への使用に関して，胎児への催奇形性，胎児毒性との関連は認められなかったことを示す疫学調査は報告されていない。一方，ヒトにおける催奇形性，胎児毒性を示す症例報告も疫学調査もない。

参考

- ヨーロッパの奇形情報センター（ENTIS）が行ったプロスペクティブ研究では，ニューキノロン系薬剤を使用した549例の妊婦が調査報告されている。この研究では，ニューキノロン系薬剤を使用した母親の出産児の4.8%に奇形がみられたが，これは自然奇形発生率を上回るものではないと結論づけている。
  この結果をもとに，報告の著者らはニューキノロン系薬剤の妊娠中曝露が人工妊娠中絶の理由にはならないと考察している。一方，尿路感染症，呼吸器感染症の治療にはペニシリン系，セフェム系，エリスロマイシンなどの選択が可能であり，妊娠中の上記疾患の治療にキノロン系薬剤が必要不可欠ではないので，妊婦または妊娠している可能性がある場合には引き続き禁忌として扱うべきと述べている[2]。
- 1998年の多施設プロスペクティブコントロール研究において，ニューキノロン系薬剤曝露群200例と対照群200例との出産結果が比較され報告されている。個々の薬剤に関して，使用妊婦数，投与量は以下の通りであった。シプロフロキサシン105例，投与量500〜1,000mg/日，ノルフロキサシン93例，投与量400〜800mg/日，オフロキサシン2例，投与量200〜400mg/日であった。ニューキノロン系薬剤曝露群と対照群でそれぞれ出生児は173例と188例，自然流産は18例と10例，人工妊娠中絶は9例と2例だった。大奇形は器官形成期にニューキノロン系薬剤に曝露された133例中3例の児に，対照群188例中5例の児にみられ，両群に頻度の違いはみられなかった。薬剤曝露群に認められた奇形は心室中隔欠損症2例，動脈管開存1例，対照群では心室中隔欠損症2例，肺動脈弁狭窄を伴う心房中隔欠損症1例，尿道下裂1例，股関節位置異常1

例だった。また，Denver 発育測定法による運動神経発達の評価（骨格筋機能：持ち上げる，座る，腹ばいで進む，立つ，歩く）において，両群の児に違いはみられなかった[3]。

4　相談事例

　奇形発生の危険度が最も高い絶対過敏期に本剤を服用した 17 例中 16 例は奇形などのない健常児を出産した。1 例に認められた異常は，肺動脈弁閉鎖・エプスタイン奇形であった。
　相対過敏期に本剤を服用した 3 例はいずれも奇形などのない健常児を出産した。

服用後の対応

- 　妊婦が本剤を服用した場合の児への安全性については，これを肯定する報告も否定する報告もない。本剤類似のニューキノロン系抗菌薬に関して，妊婦使用と児の先天奇形の関連は認められなかったとのコホート調査が報告されている。ラットの器官形成期投与試験では，母動物に対する毒性量の 300mg/kg では胎仔と出生仔の体重が軽く，胎仔で軽度な心室中隔欠損例数のわずかな増加がみられたが，これは生後まもなく修復された。ウサギの器官形成期投与試験で，母動物に対する毒性量 60mg/kg では妊娠および胎仔体重への影響はみられず，催奇形作用も認められなかった。相談事例では奇形発生の危険度が高い妊娠初期に本剤を服用した 20 例中 19 例は奇形などのない健常児を出産している。
　以上のことから判断して，妊娠中に本剤を服用したことにより，奇形発生の頻度や危険度が上昇したとは考えられないので，心配することはないことを説明する。
- 本剤の服用を理由に妊娠を中断するような，はやまった判断はしないように指導する。
- 今後は，妊娠していることを主治医に告げて相談するように指示する。

服用前の対応

1　医師への疑義照会

以下のことを説明し，患者が妊婦であっても処方通りに調剤してよいかを確認する。
- 　添付文書では「妊婦または妊娠している可能性のある婦人には投与しない」と記載されている。妊婦がニューキノロン系抗菌薬を服用した場合の児への安全性については，これを肯定する報告も否定する報告もない。ラットの器官形成期投与試験で，母動物に対する毒性量の 300mg/kg では胎仔と出生仔の体重が軽く，胎仔で軽度な心室中隔欠損例数のわずかな増加がみられたが，これ未満の量およびウサギでは催奇形作用は認められていない。相談事例では，絶対過敏期に本剤を服用した 17 例中 16 例，相対過敏期に服用した 3 例は奇形などのない健常児を出産している。

意見を求められたら
　安全性が未確立のため，添付文書には投与しないことと記載されている。抗菌薬を必要とし，本剤以外のものでも代替できる症例については，胎児に対する毒性が低く，安全性が高いと考えられる下記の抗生物質を投与するようにすすめる。

他の治療薬
　これまでの使用経験から安全性が高いと考えられているペニシリン系，セフェム系，エリスロマイシン（エストレートは除く）などの抗生物質を紹介する。

2 患者への説明・指導

以下のことを説明，指導する。

投薬中止の場合

- 処方医と相談の結果，妊娠中の母体と胎児の安全のため，投薬を中止してしばらく様子をみることになった。
- 病状や自覚症状について何か変化があった場合には，すぐに主治医に受診する。
- 妊娠中は，薬局で薬を買うとき，病院にかかるときには，必ず妊娠していることを告げるよう指導する。

処方変更の場合

- 処方医と相談の結果，妊娠中の母体と胎児の安全のため処方が変更になった。
- 本剤は医師が妊娠を確認したうえで処方した薬で，母体の健康のために有用で，胎児への悪影響が少ないと考えられる薬である。
- 指示された用法，用量通りに服用し，勝手に服用量の変更をしない。
- 自分の判断で服薬を中止すると，母体の健康を損ね，胎児にも悪影響を及ぼすことになりかねない。
- 薬について何か心配なことがあったら，いつでも医師・薬剤師に相談する。

文献

1) 大日本住友製薬株式会社：スパラ，インタビューフォーム（第11版）
2) Schaefer C, et al：Pregnancy outcome after prenatal quinolone exposure. Evaluation of a case registry of the European Network of Teratology Information Services (ENTIS). Eur J Obstet Gynecol Reprod Biol, 69(2)：83-89, 1996
3) Loebstein R, et al：Pregnancy outcome following gestational exposure to fluoroquinolones；a multicenter prospective controlled study. Antimicrob Agents Chemother, 42(6)：1336-1339, 1998

トスフロキサシントシル酸塩水和物 （Tosufloxacin tosilate hydrate）

オゼックス錠, トスキサシン錠

薬剤危険度　1点

情報量　＋

薬剤データ

1　添付文書

妊婦または妊娠している可能性のある婦人には投与しない[妊娠中の投与に関する安全性は確立していない]。

2　動物（生殖発生毒性試験・変異原性試験など）

- ラットに80〜3,000mg/kgを経口投与した妊娠前および妊娠初期投与試験では生殖能への影響は認められなかった[1]。
- ラットに80〜3,000mg/kg，カニクイザルに250〜1,000mg/kgを経口投与した器官形成期投与試験では，ラット2,000, 3,000mg/kg投与群で13肋骨の短小がみられたが，カニクイザルでは，母動物，胎仔ともに特に異常は認められなかった[1]。
- ラットに80〜3,000mg/kgを経口投与した周産期および授乳期投与試験では，4日齢仔に脛骨に変形が観察されたが，この変形は17〜18週齢仔ではみられなかった[1]。

3　ヒト（疫学調査・症例報告など）

妊婦への使用に関して，胎児への催奇形性，胎児毒性との関連は認められなかったことを示す疫学調査は報告されていない。一方，ヒトにおける催奇形性，胎児毒性を示す症例報告も疫学調査もない。

参考

- ヨーロッパの奇形情報センター（ENTIS）が行ったプロスペクティブ研究では，ニューキノロン系薬剤を使用した549例の妊婦が調査報告されている。この研究では，ニューキノロン系薬剤を使用した母親の出産児の4.8%に奇形がみられたが，これは自然奇形発生率を上回るものではないと結論づけている。
　この結果をもとに，報告の著者らはニューキノロン系薬剤の妊娠中曝露が人工妊娠中絶の理由にはならないと考察している。一方，尿路感染症，呼吸器感染症の治療にはペニシリン系，セフェム系，エリスロマイシンなどの選択が可能であり，妊娠中の上記疾患の治療にキノロン系薬剤が必要不可欠ではないので，妊婦または妊娠している可能性がある場合には引き続き禁忌として扱うべきと述べている[2]。
- 1998年の多施設プロスペクティブコントロール研究において，ニューキノロン系薬剤曝露群200例と対照群200例との出産結果が比較され報告されている。個々の薬剤に関して，使用妊婦数，投与量は以下の通りであった。シプロフロキサシン105例，投与量500〜1,000mg/日，ノルフロキサシン93例，投与量400〜800mg/日，オフロキサシン2例，投与量200〜400mg/日であった。ニューキノロン系薬剤曝露群と対照群でそれぞれ出生児は173例と188例，自然流産は18例と10例，人工妊娠中絶は9例と2例だった。大奇形は器官形成期にニューキノロン系薬剤に曝露された133例中3例の児に，対照群188例中5例の児にみられ，両群に頻度の違いはみられなかった。薬剤曝露群に認められた奇形は心室中隔欠損症2例，動脈管開存1例，対照群では心室中隔欠損症2例，肺動脈弁狭窄を伴う心房中隔欠損症1例，尿道下裂1例，股関節位置異常1例だった。また，Denver発育測定法による運動神経発達の評価（骨格筋機能：持ち上げる，座る，腹ばいで進む，立つ，歩く）において，両群の児に違いはみられなかった[3]。

4 相談事例

奇形発生の危険度が最も高い絶対過敏期に本剤を服用した 48 例はいずれも奇形などのない健常児を出産した。

相対過敏期に本剤を服用した 2 例はいずれも奇形などのない健常児を出産した。

服用後の対応

- 妊婦が本剤を服用した場合の児への安全性については，これを肯定する報告も否定する報告もない。本剤類似のニューキノロン系抗菌薬に関して，妊婦使用と児の先天奇形の関連は認められなかったとのコホート調査が報告されている。ラットに経口投与した器官形成期投与試験では，2,000，3,000mg/kg 投与群で 13 肋骨の短小がみられたが，これ未満の量およびカニクイザルでは催奇形作用は認められていない。相談事例では奇形発生の危険度が高い妊娠初期に本剤を服用した 50 例はいずれも奇形などのない健常児を出産している。

以上のことから判断して，妊娠中に本剤を服用したことにより，奇形発生の頻度や危険度が上昇したとは考えられないので，心配することはないことを説明する。
- 本剤の服用を理由に妊娠を中断するような，はやまった判断はしないように指導する。
- 今後は，妊娠していることを主治医に告げて相談するように指示する。

服用前の対応

1 医師への疑義照会

以下のことを説明し，患者が妊婦であっても処方通りに調剤してよいかを確認する。
- 添付文書では「妊婦または妊娠している可能性のある婦人には投与しない」と記載されている。妊婦がニューキノロン系抗菌薬を服用した場合の児への安全性については，これを肯定する報告も否定する報告もない。ラットに経口投与した器官形成期投与試験では，2,000，3,000mg/kg 投与群で 13 肋骨の短小がみられたが，これ未満の量およびカニクイザルでは催奇形作用は認められていない。相談事例では，絶対過敏期に本剤を服用した 48 例，相対過敏期に服用した 2 例はいずれも奇形などのない健常児を出産している。

意見を求められたら

安全性が未確立のため，添付文書には投与しないことと記載されている。抗菌薬を必要とし，本剤以外のものでも代替できる症例については，胎児に対する毒性が低く，安全性が高いと考えられる下記の抗生物質を投与するようにすすめる。

他の治療薬

これまでの使用経験から安全性が高いと考えられているペニシリン系，セフェム系，エリスロマイシン（エストレートは除く）などの抗生物質を紹介する。

2 患者への説明・指導

以下のことを説明，指導する。

投薬中止の場合

- 処方医と相談の結果，妊娠中の母体と胎児の安全のため，投薬を中止してしばらく様子をみることになった．
- 病状や自覚症状について何か変化があった場合には，すぐに主治医に受診する．
- 妊娠中は，薬局で薬を買うとき，病院にかかるときには，必ず妊娠していることを告げるよう指導する．

処方変更の場合

- 処方医と相談の結果，妊娠中の母体と胎児の安全のため処方が変更になった．
- 本剤は医師が妊娠を確認したうえで処方した薬で，母体の健康のために有用で，胎児への悪影響が少ないと考えられる薬である．
- 指示された用法，用量通りに服用し，勝手に服用量の変更をしない．
- 自分の判断で服薬を中止すると，母体の健康を損ね，胎児にも悪影響を及ぼすことになりかねない．
- 薬について何か心配なことがあったら，いつでも医師・薬剤師に相談する．

文献

1) アボット ジャパン株式会社：トスキサシン，インタビューフォーム（第6版）
2) Schaefer C, et al：Pregnancy outcome after prenatal quinolone exposure. Evaluation of a case registry of the European Network of Teratology Information Services (ENTIS). Eur J Obstet Gynecol Reprod Biol, 69(2)：83-89, 1996
3) Loebstein R, et al：Pregnancy outcome following gestational exposure to fluoroquinolones；a multicenter prospective controlled study. Antimicrob Agents Chemother, 42(6)：1336-1339, 1998

ノルフロキサシン （*Norfloxacin*）

バクシダール錠

薬剤危険度	情報量
1点	++

薬剤データ

1 添付文書

妊婦または妊娠している可能性のある婦人には投与しない。ただし，妊婦または妊娠している可能性のある婦人に対しては，炭疽および野兎病に限り，治療上の有益性を考慮して投与する［妊婦または妊娠中の投与に関する安全性は確立していない］。

2 動物（生殖発生毒性試験・変異原性試験など）

- 妊娠前および妊娠初期投与試験（マウス），器官形成期投与試験（マウス，ラットおよびウサギに500mg/kg/日まで経口投与），周産期および授乳期投与試験（マウス）のいずれの試験においても本薬によると考えられる異常は認められなかった[1]。

- 3カ月齢の幼若犬にノルフロキサシン20，50および200mg/kg/日を連続経口投与した結果，50mg/kg/日以上で関節に滑液の増量，関節軟骨表面に水疱の形成またはびらんがみられ，200mg/kg/日で3日目より歩行異常がみられた。しかし，このような異常は成熟犬ではみられなかった。一方，4週齢の幼若ラット，10〜13カ月齢の幼若サルに，それぞれノルフロキサシン900mg/kg/日，500mg/kg/日を連続経口投与しても，幼若犬でみられたような関節に対する影響はみられなかった[1]。

- 動物試験（イヌ，ラット）で，大量投与によりイヌの精巣および精巣上体の萎縮，ラットの精細管の萎縮が認められている[1]。

3 ヒト（疫学調査・症例報告など）

- 1998年の多施設プロスペクティブコントロール研究において，ニューキノロン系薬剤曝露群200例と対照群200例との出産結果が比較され報告されている。個々の薬剤に関して，使用妊婦数，投与量は以下の通りであった。シプロフロキサシン105例，投与量500〜1,000mg/日，ノルフロキサシン93例，投与量400〜800mg/日，オフロキサシン2例，投与量200〜400mg/日であった。ニューキノロン系薬剤曝露群と対照群でそれぞれ出生児は173例と188例，自然流産は18例と10例，人工妊娠中絶は9例と2例だった。大奇形は器官形成期にニューキノロン系薬剤に曝露された133例中3例の児に，対照群188例中5例の児にみられ，両群に頻度の違いはみられなかった。薬剤曝露群に認められた奇形は心室中隔欠損症2例，動脈管開存1例，対照群では心室中隔欠損症2例，肺動脈弁狭窄を伴う心房中隔欠損症1例，尿道下裂1例，股関節位置異常1例だった。また，Denver発育測定法による運動神経発達の評価（骨格筋機能：持ち上げる，座る，腹ばいで進む，立つ，歩く）において，両群の児に違いはみられなかった[2]。

- ヨーロッパの奇形情報センター（ENTIS）が行ったプロスペクティブ研究では，ニューキノロン系薬剤を使用した549例の妊婦が調査報告されている。ノルフロキサシンを使用した318例中251例が出産に至った。結果は満期健常児225例，早産4例，子宮内発育遅延3例，出生後異常が10例であ

った。32例は自然流産，35例は人工妊娠中絶をした。出生児のうち先天奇形は9例にみられたが，特徴的な奇形のパターンはなかった。

　この報告の著者らはニューキノロン系薬剤の妊娠中曝露が人工妊娠中絶の理由にはならないと考察している。一方，尿路感染症，呼吸器感染症の治療にはペニシリン系，セフェム系，エリスロマイシンなどの選択が可能であり，妊娠中の上記疾患の治療にニューキノロン系薬剤が必要不可欠ではないので，妊婦または妊娠している可能性がある場合には引き続き禁忌として扱うべきと述べている[3]。

- 　トロントのMotherisk Programは，ニューキノロン系薬剤を妊娠中に使用した妊婦に関する比較研究を報告している。この比較研究において，妊娠結果が判明した134例中61例がノルフロキサシン，68例がシプロフロキサシン，5例が両薬剤を使用していた。ほとんどの妊婦が13週までの使用例であった。ニューキノロン系薬剤を使用した母親の児は対照群の児と比較して，出生児（87％ vs 86％），人工妊娠中絶（3％ vs 5％），自然流産（10％ vs 9％），奇形（7％ vs 4％），帝王切開（12％ vs 22％），胎児障害（15％ vs 15％），妊婦の体重増加（15kg vs 16kg）に違いはみられなかった。曝露された児の出生時体重の平均値はコントロール群に比べ162g多く，妊娠期間は1週間長かったと報告されている[4]。

- 　英国の医薬品安全性調査ユニットは，観察的コホート研究として115例のノルフロキサシンを服用した婦人について1998年に報告している。90例は最終月経までに服用を中止，13例は妊娠第1三半期に服用，3例が妊娠第2または第3三半期に服用，9例は服用時期が不明だった。妊娠第1三半期に服用していた13例のうち8例は奇形のない児を出産，2例は自然流産，2例は人工妊娠中絶を選択した（1例は結果不明）。ノルフロキサシンを妊娠第1三半期に服用した妊婦の出生児に先天異常が認められる可能性は，英国の通常の妊婦にみられる率と類似していると述べている[5]。

- 　主に尿路感染症の治療のため妊娠中にシプロフロキサシン（n=10）あるいはノルフロキサシン（n=28）を使用した38例（うち35例は妊娠第1三半期）の女性の児に先天奇形はみられなかった。対照群と比較して，ニューキノロン系薬剤曝露群の妊婦は胎児窮迫のため帝王切開となる割合が有意に高く，新生児の体重は有意に重かったと報告されている。新生児の発達あるいは筋骨格系に両群間の違いは認められなかった[6]。

- 　スウェーデンのMedical Birth Registryによる調査において，妊娠第1三半期にノルフロキサシンで治療した母親の児730例中25例（3.4％；予測値は3.5％）に先天性大奇形がみられた。この調査は概要しか公表されていない[7]。

4　相談事例

　奇形発生の危険度が最も高い絶対過敏期に本剤を服用した59例中57例は奇形などのない健常児を出産した。2例に認められた異常は，口蓋裂1例，左水腎病・多嚢胞性異形成腎1例であった。

　相対過敏期に本剤を服用した2例中1例は，奇形などのない健常児を出産した。1例に認められた異常は，口蓋裂であった。

服用後の対応

- 　妊娠中に本剤を服用した群の出生児について，奇形の発生などの先天異常が発生する頻度は，健常妊婦の出生児と差異がないことが，複数の疫学研究により報告されている。マウス，ラット，ウサギの器官形成期の試験で500mg/kgまで投与したが，催奇形作用は認められていない。相談事例では，

奇形発生の危険度が高い妊娠初期に本剤を服用した61例中58例は奇形などのない健常児を出産している。

　以上のことから判断して，妊娠中に本剤を服用したことにより，奇形発生の頻度や危険度が上昇したとは考えられないので，心配することはないことを説明する。
- 本剤の服用を理由に妊娠を中断するような，はやまった判断はしないように指導する。
- 今後は，妊娠していることを主治医に告げて相談するように指示する。

服用前の対応

1　医師への疑義照会

以下のことを説明し，患者が妊婦であっても処方通りに調剤してよいかを確認する。
- 添付文書では「妊婦または妊娠している可能性のある婦人には投与しない」と記載されている。妊娠中にニューキノロン系抗菌薬を服用した群の出生児について，奇形の発生などの先天異常が発生する頻度は，健常妊婦の出生児と差異がないことが，複数の疫学研究により報告されている。マウス，ラット，ウサギの器官形成期の試験で500mg/kgまで投与したが，催奇形作用は認められていない。相談事例では，絶対過敏期に本剤を服用した59例中57例，相対過敏期に服用した2例中1例は奇形などのない健常児を出産している。

意見を求められたら

添付文書には投与しないことと記載されている。抗菌薬を必要とし，本剤以外のものでも代替できる症例については，胎児に対する毒性が低く，安全性が高いと考えられる下記の抗生物質を投与するようにすすめる。

他の治療薬

　これまでの使用経験から安全性が高いと考えられているペニシリン系，セフェム系，エリスロマイシン（エストレートは除く）を紹介する。

2　患者への説明・指導

以下のことを説明，指導する。

投薬中止の場合
- 処方医と相談の結果，妊娠中の母体と胎児の安全のため，投薬を中止してしばらく様子をみることになった。
- 病状や自覚症状について何か変化があった場合には，すぐに主治医に受診する。
- 妊娠中は，薬局で薬を買うとき，病院にかかるときには，必ず妊娠していることを告げるよう指導する。

処方変更の場合
- 処方医と相談の結果，妊娠中の母体と胎児の安全のため処方が変更になった。
- 本剤は医師が妊娠を確認したうえで処方した薬で，母体の健康のために有用で，胎児への悪影響が少ないと考えられる薬である。
- 指示された用法，用量通りに服用し，勝手に服用量の変更をしない。
- 自分の判断で服薬を中止すると，母体の健康を損ね，胎児にも悪影響を及ぼすことになりかねない。
- 薬について何か心配なことがあったら，いつでも医師・薬剤師に相談する。

処方変更のない場合

- 前述のことから判断して，本剤の使用により奇形発生の頻度や危険度が上昇するとは考えられない。
- 「処方変更の場合」の◆印について説明する。

文献

1) 杏林製薬株式会社：バクシダール，インタビューフォーム（第8版）
2) Loebstein R, et al：Pregnancy outcome following gestational exposure to fluoroquinolones；a multicenter prospective controlled study. Antimicrob Agents Chemother, 42(6)：1336-1339, 1998
3) Schaefer C, et al：Pregnancy outcome after prenatal quinolone exposure. Evaluation of a case registry of the European Network of Teratology Information Services (ENTIS). Eur J Obstet Gynecol Reprod Biol, 69(2)：83-89, 1996
4) Pastuszak A, et al：New postmarketing surveillance data supports a lack of association between quinolone use in pregnancy and fetal and neoneatal complications. Reprod Toxicol, 9(6)：584, 1995
5) Wilton LV, et al：The outcomes of pregnancy in women exposed to newly marketed drugs in general practice in England. Br J Obstet Gynaecol, 105(8)：882-889, 1998
6) Berkovitch M, et al：Safety of the new quinolones in pregnancy. Obstet Gynecol, 84(4)：535-538, 1994
7) Galea SA, et al：An evaluation of norfloxacin use during pregnancy. Pharmacoepidemiol Drug Saf, 13(Suppl 1)：S206, 2004

レボフロキサシン水和物 (Levofloxacin hydrate)

クラビット 細 錠

薬剤危険度 **1点**

情報量 **++**

薬剤データ

1 添付文書

妊婦または妊娠している可能性のある婦人には投与しない[妊娠中の投与に関する安全性は確立していない]。

2 動物(生殖発生毒性試験・変異原性試験など)

妊娠前・妊娠初期試験において、ラット経口投与では10, 60, 360mg/kgの用量で雌雄の生殖能力、胎仔への影響は認められなかった[1]。

器官形成期試験において、ラット経口投与で10, 90mg/kgの用量で胎仔に対する影響は認められなかったが、810mg/kgの用量で胎仔に発育抑制および骨格変異の出現率の増加が認められた。しかし、いずれの用量においても催奇形作用は認められなかった。母動物において10, 90, 810mg/kgの用量で分娩、哺育に対する影響は認められなかった。また、ウサギ経口投与でも5, 16, 50mg/kgで胚・胎仔致死作用、胎仔に対する発育抑制作用および催奇形作用は認められなかった[1]。

3 ヒト(疫学調査・症例報告など)

妊婦への使用に関して、胎児への催奇形性、胎児毒性との関連は認められなかったことを示す疫学調査は報告されていない。一方、ヒトにおける催奇形性、胎児毒性を示す症例報告も疫学調査もない。

参考

- ヨーロッパの奇形情報センター(ENTIS)が行ったプロスペクティブ研究では、ニューキノロン系薬剤を使用した549例の妊婦が調査報告されている。この研究では、ニューキノロン系薬剤を使用した母親の出産児の4.8%に奇形がみられたが、これは自然奇形発生率を上回るものではないと結論づけている。
  この結果をもとに、報告の著者らはニューキノロン系薬剤の妊娠中曝露が人工妊娠中絶の理由にはならないと考察している。一方、尿路感染症、呼吸器感染症の治療にはペニシリン系、セフェム系、エリスロマイシンなどの選択が可能であり、妊娠中の上記疾患の治療にキノロン系薬剤が必要不可欠ではないので、妊婦または妊娠している可能性がある場合には引き続き禁忌として扱うべきと述べている[2]。
- 1998年の多施設プロスペクティブコントロール研究において、ニューキノロン系薬剤曝露群200例と対照群200例との出産結果が比較され報告されている。個々の薬剤に関して、使用妊婦数、投与量は以下の通りであった。シプロフロキサシン105例、投与量500〜1,000mg/日、ノルフロキサシン93例、投与量400〜800mg/日、オフロキサシン2例、投与量200〜400mg/日であった。ニューキノロン系薬剤曝露群と対照群でそれぞれ出生児は173例と188例、自然流産は18例と10例、人工妊娠中絶は9例と2例だった。大奇形は器官形成期にニューキノロン系薬剤に曝露された133例中3例の児に、対照群188例中5例の児にみられ、両群に頻度の違いはみられなかった。薬剤曝露群に認められた奇形は心室中隔欠損症2例、動脈管開存1例、対照群では心室中隔欠損症2例、肺動脈弁狭窄を伴う心房中隔欠損症1例、尿道下裂1例、股関節位置異常1例だった。また、Denver発育測定法による運動神経発達の評価(骨格筋機能:持ち上げる、座る、腹ばいで進む、立つ、歩く)において、両群の児に違いはみられなかった[3]。

4　相談事例

奇形発生の危険度が最も高い絶対過敏期に本剤を服用した148例中146例は奇形などのない健常児を出産した。2例に認められた異常は，総肺静脈還流異常症1例，母斑1例であった。2例に認められた異常に共通性はなく，国内における自然奇形発生率を上回る変化とは考えられない。

相対過敏期に本剤を服用した9例はいずれも奇形などのない健常児を出産した。

参考　本剤は，オフロキサシンに含まれる2つの光学活性$S(-)$体，$R(+)$体の一方の光学活性体$S(-)$体である。

服用後の対応

- 妊婦が本剤を服用した場合の安全性については，これを肯定する報告も否定する報告もない。ただし，本剤はラセミ体であるオフロキサシンを構成する一方の光学活性体$S(-)$体であり，オフロキサシンを使用した妊婦の児に関する疫学調査は本剤曝露例の研究とみなすことができる。妊娠中にオフロキサシンを服用した群の出生児について，奇形の発生などの先天異常が発生する頻度は，健常妊婦の出生児と差異がないことが，複数の疫学研究により報告されている。ラット，ウサギに経口投与した器官形成期投与試験では，いずれの用量においても催奇形作用は認められていない。相談事例では，奇形発生の危険度が高い妊娠初期に本剤を服用した157例中155例は奇形などのない健常児を出産した。

　以上のことから判断して，妊娠中に本剤を服用したことにより，奇形発生の頻度や危険度が上昇したとは考えられないので，心配することはないことを説明する。
- 本剤の服用を理由に妊娠を中断するような，はやまった判断はしないように指導する。
- 今後は，妊娠していることを主治医に告げて相談するように指示する。

服用前の対応

1　医師への疑義照会

以下のことを説明し，患者が妊婦であっても処方通りに調剤してよいかを確認する。

- 添付文書では「妊婦または妊娠している可能性のある婦人には投与しない」と記載されている。妊婦がニューキノロン系抗菌薬を服用した場合の安全性については，これを肯定する報告も否定する報告もない。ラット，ウサギに経口投与した器官形成期投与試験では，いずれの用量においても催奇形作用は認められていない。相談事例では，絶対過敏期に本剤を服用した148例中146例，相対過敏期に服用した9例は奇形などのない健常児を出産している。2例に認められた異常に共通性はなく，国内における自然奇形発生率を上回るものではない。

意見を求められたら

安全性が未確立のため，添付文書には投与しないことと記載されている。抗菌薬を必要とし，本剤以外のものでも代替できる症例については，胎児に対する毒性が低く，安全性が高いと考えられる下記の抗生物質を投与するようにすすめる。

他の治療薬

これまでの使用経験から安全性が高いと考えられているペニシリン系，セフェム系，エリスロマイシ

ン(エストレートは除く)などの抗生物質を紹介する。

2 患者への説明・指導

以下のことを説明，指導する。

投薬中止の場合

- 処方医と相談の結果，妊娠中の母体と胎児の安全のため，投薬を中止してしばらく様子をみることになった。
- 病状や自覚症状について何か変化があった場合には，すぐに主治医に受診する。
- 妊娠中は，薬局で薬を買うとき，病院にかかるときには，必ず妊娠していることを告げるよう指導する。

処方変更の場合

- 処方医と相談の結果，妊娠中の母体と胎児の安全のため処方が変更になった。
- 本剤は医師が妊娠を確認したうえで処方した薬で，母体の健康のために有用で，胎児への悪影響が少ないと考えられる薬である。
- 指示された用法，用量通りに服用し，勝手に服用量の変更をしない。
- 自分の判断で服薬を中止すると，母体の健康を損ね，胎児にも悪影響を及ぼすことになりかねない。
- 薬について何か心配なことがあったら，いつでも医師・薬剤師に相談する。

文献

1) 第一三共株式会社：クラビット，インタビューフォーム(第3版)
2) Schaefer C, et al：Pregnancy outcome after prenatal quinolone exposure. Evaluation of a case registry of the European Network of Teratology Information Services (ENTIS). Eur J Obstet Gynecol Reprod Biol, 69(2)：83-89，1996
3) Loebstein R, et al：Pregnancy outcome following gestational exposure to fluoroquinolones；a multicenter prospective controlled study. Antimicrob Agents Chemother, 42(6)：1336-1339，1998

塩酸ロメフロキサシン (*Lomefloxacin hydrochloride*)

バレオン錠カ,
ロメバクトカ

薬剤危険度 **1点**

情報量 **±〜＋**

薬剤データ

1 添付文書

妊婦または妊娠している可能性のある婦人には投与しない［妊娠中の投与に関する安全性は確立していない］。

2 動物（生殖発生毒性試験・変異原性試験など）

- 妊娠前および妊娠初期投与試験：ラットに30，100および300mg/kg/日を経口投与した結果，親動物の交尾能および受胎能への影響はいずれの用量でも認められなかった。また，胎仔の生存性および発育に対しても何ら影響は認められなかった[1]。

- 胎仔の器官形成期投与試験：ラットに30，100および300mg/kg/日を経口投与した結果，300mg/kg/日群でF_1胎仔の体重減少とこれに伴う化骨遅延が認められた。しかし，いずれの用量でも催奇形性は認められず，F_1出生仔の生存性，発育，発達および生殖能に異常は認められなかった[1]。
  ウサギに6.25，12.5，25，50および100mg/kg/日を経口投与した結果，母動物では腸内細菌叢への影響に伴うと考えられる摂餌量の減少および衰弱が著しかったが，胎仔の催奇形性は認められなかった[1]。

- 周産期および授乳期投与試験：ラットに30，100および300mg/kg/日を経口投与した結果，100mg/kg/日以上の群で妊娠期間の軽度な延長が認められたが，分娩に異常はなかった。F_1出生仔の生存性，発育，発達および生殖能にも何ら影響は認められなかった。またF_2胎仔の発育，発達にも何ら影響は認められなかった[1]。

- 幼若，若齢および成熟のラット（30，100，200，300あるいは1,000mg/kg/日）またはイヌ（2.5，5，10，20あるいは40mg/kg/日）に7日間連続経口投与した結果，ラットおよびイヌとも類似のキノロン系抗菌薬と同様，関節軟骨障害（関節軟骨に水疱）が認められたが，その変化は加齢に伴い明らかに減弱し，成熟ラットでは認められなかった[1]。

3 ヒト（疫学調査・症例報告など）

妊婦への使用に関して，胎児への催奇形性，胎児毒性との関連は認められなかったことを示す疫学調査は報告されていない。一方，ヒトにおける催奇形性，胎児毒性を示す症例報告も疫学調査もない。

参考
- ヨーロッパの奇形情報センター（ENTIS）が行ったプロスペクティブ研究では，ニューキノロン系薬剤を使用した549例の妊婦が調査報告されている。この研究では，ニューキノロン系薬剤を使用した母親の出産児の4.8％に奇形がみられたが，これは自然奇形発生率を上回るものではないと結論づけている。
  この結果をもとに，報告の著者らはニューキノロン系薬剤の妊娠中曝露が人工妊娠中絶の理由にはならない

と考察している。一方，尿路感染症，呼吸器感染症の治療にはペニシリン系，セフェム系，エリスロマイシンなどの選択が可能であり，妊娠中の上記疾患の治療にキノロン系薬剤が必要不可欠ではないので，妊婦または妊娠している可能性がある場合には引き続き禁忌として扱うべきと述べている[2]。

- 1998年の多施設プロスペクティブコントロール研究において，ニューキノロン系薬剤曝露群200例と対照群200例との出産結果が比較され報告されている。個々の薬剤に関して，使用妊婦数，投与量は以下の通りであった。シプロフロキサシン105例，投与量500〜1,000mg/日，ノルフロキサシン93例，投与量400〜800mg/日，オフロキサシン2例，投与量200〜400mg/日であった。ニューキノロン系薬剤曝露群と対照群でそれぞれ出生児は173例と188例，自然流産は18例と10例，人工妊娠中絶は9例と2例だった。大奇形は器官形成期にニューキノロン系薬剤に曝露された133例中3例の児に，対照群188例中5例の児にみられ，両群に頻度の違いはみられなかった。薬剤曝露群に認められた奇形は心室中隔欠損症2例，動脈管開存1例，対照群では心室中隔欠損症2例，肺動脈弁狭窄を伴う心房中隔欠損症1例，尿道下裂1例，股関節位置異常1例だった。また，Denver発育測定法による運動神経発達の評価（骨格筋機能：持ち上げる，座る，腹ばいで進む，立つ，歩く）において，両群の児に違いはみられなかった[3]。

4　相談事例

奇形発生の危険度が最も高い絶対過敏期に本剤を服用した20例はいずれも奇形などのない健常児を出産した。

相対過敏期に本剤を服用した1例は奇形などのない健常児を出産した。

服用後の対応

- 妊婦が本剤を服用した場合の安全性については，これを肯定する報告も否定する報告もない。本剤類似のニューキノロン系抗菌薬に関して，妊婦使用と児の先天奇形の関連は認められなかったとのコホート調査が報告されている。ラット，ウサギで行われた動物試験では奇形発生の増加は認められなかった。相談事例では奇形発生の危険度が高い妊娠初期に本剤を服用した21例は，いずれも奇形などのない健常児を出産している。

  以上のことから判断して，妊娠中に本剤を服用したことにより，奇形発生の頻度や危険度が上昇したとは考えられないので，心配することはないことを説明する。

- 本剤の服用を理由に妊娠を中断するような，はやまった判断はしないように指導する。
- 今後は，妊娠していることを主治医に告げて相談するように指示する。

服用前の対応

1　医師への疑義照会

以下のことを説明し，患者が妊婦であっても処方通りに調剤してよいかを確認する。

- 添付文書では「妊婦または妊娠している可能性のある婦人には投与しない」と記載されている。妊婦がニューキノロン系抗菌薬を服用した場合の安全性については，これを肯定する報告も否定する報告もない。ラット，ウサギで行われた動物試験では奇形発生の増加は認められなかった。相談事例では，絶対過敏期に本剤を服用した20例，相対過敏期に服用した1例はいずれも奇形などのない健常児を出産している。

意見を求められたら

ラットの生殖試験で，親動物の体重増加抑制がみられ，添付文書には投与しないことと記載されてい

る。抗菌薬を必要とし，本剤以外のものでも代替できる症例については，胎児に対する毒性が低く，安全性が高いと考えられる下記の抗生物質を投与するようにすすめる。

他の治療薬

これまでの使用経験から安全性が高いと考えられているペニシリン系，セフェム系，エリスロマイシン（エストレートは除く）などの抗生物質を紹介する。

2 患者への説明・指導

以下のことを説明，指導する。

投薬中止の場合

- 処方医と相談の結果，妊娠中の母体と胎児の安全のため，投薬を中止してしばらく様子をみることになった。
- 病状や自覚症状について何か変化があった場合には，すぐに主治医に受診する。
- 妊娠中は，薬局で薬を買うとき，病院にかかるときには，必ず妊娠していることを告げるよう指導する。

処方変更の場合

- 処方医と相談の結果，妊娠中の母体と胎児の安全のため処方が変更になった。
- 本剤は医師が妊娠を確認したうえで処方した薬で，母体の健康のために有用で，胎児への悪影響が少ないと考えられる薬である。
- 指示された用法，用量通りに服用し，勝手に服用量の変更をしない。
- 自分の判断で服薬を中止すると，母体の健康を損ね，胎児にも悪影響を及ぼすことになりかねない。
- 薬について何か心配なことがあったら，いつでも医師・薬剤師に相談する。

文献

1) アボット ジャパン株式会社：バレオン，インタビューフォーム（第7版）
2) Schaefer C, et al：Pregnancy outcome after prenatal quinolone exposure. Evaluation of a case registry of the European Network of Teratology Information Services (ENTIS). Eur J Obstet Gynecol Reprod Biol, 69（2）：83-89，1996
3) Loebstein R, et al：Pregnancy outcome following gestational exposure to fluoroquinolones；a multicenter prospective controlled study. Antimicrob Agents Chemother, 42（6）：1336-1339，1998

XIII-12. 抗結核薬

イソニアジド (*Isoniazid*)

イスコチン[末][錠]

薬剤危険度　1点
情報量　++

薬剤データ

1　添付文書

妊婦または妊娠している可能性のある婦人には投与しないことが望ましい［動物試験（マウス）で胎仔の発育障害作用が報告されている。また，アミノサリチル酸製剤を併用投与されている患者で，奇形を有する児の出現率が高いとする疫学的調査結果がある］。

2　動物（生殖発生毒性試験・変異原性試験など）

- マウスに対して母体毒性量となるヒト臨床量の60倍投与で奇形発生率の上昇は認められなかった[1]。
- ウサギに対してヒト臨床量で奇形発生率の上昇は認められなかった[2]。
- 妊娠マウスへの150mg/kg経口投与で，胎仔死亡が認められた[3]。

3　ヒト（疫学調査・症例報告など）

- 本剤を妊娠第1三半期に服用した85例，妊娠中いずれかの時期に服用した146例の調査では，奇形と薬剤との関連は認められなかった[4]。
- ハンガリーの先天奇形ケースコントロール調査では，イソニアジドの催奇形性について検討した報告がある。奇形のない児を出産した母親38,151例のうち29例（0.076％）は妊娠中いずれかの時期にイソニアジドを服用していた。一方，先天奇形をもつ児を出産した母親22,865例のうちイソニアジドを服用していたのは11例（0.048％）であった。先天奇形をもつ児を出産した母親22,865例のうち，妊娠第1三半期にイソニアジドを服用していたのは4例（0.017％）であった。妊娠2，3カ月の本剤の服用と奇形との関連は認められなかったと報告されている[5]。
- 妊娠中に抗結核薬を服用した妊婦のデータをまとめた報告の中で，イソニアジドを服用した1,480例の妊婦の出産結果では先天奇形が認められた児は16例（1.08％）であり，通常の妊婦の児における予測値（1.4-6.0）と同等であったと報告されている[6]。

勧告

米国CDC（疾病管理予防センター）と，ATS米国胸部学会，米国感染症学会では，妊娠中の結核治療について，イソニアジド，リファンピシン，エタンブトールの3剤併用を推奨している。これらは胎盤を通過するが，催奇形作用はないと考えられている。イソニアジド服用の際は胎児神経障害防止の目的でピリドキシン（25mg/日）

を併用するべきとされている[7]。

4 相談事例

　奇形発生の危険度が最も高い絶対過敏期に本剤を服用した13例はいずれも奇形などのない健常児を出産している。このうち6例は，全妊娠期間にわたって，本剤を含む抗結核薬を服用していた。

服用後の対応

- 　妊婦の本剤服用が，奇形の発生と関連しなかったとの疫学調査が複数報告されている。妊娠中の結核感染はそれ自体が母児のリスクとなり，流産の頻度上昇や新生児への先天的な結核感染が報告されている。そのため，米国CDC勧告やATSのガイドラインでは妊娠中の結核感染は積極的に治療することがすすめられており，本剤はその治療の第一選択薬の一つと位置づけられている。相談事例では，奇形発生の危険度が最も高い妊娠初期に本剤を服用した13例はいずれも奇形などのない健常児を出産している。このうち6例は治療上の必要性から，全妊娠期間にわたり本剤を含む抗結核薬を服用していた。マウスとウサギで行われた生殖試験では奇形発生の増加は認められなかった。
　以上のことから判断して，妊娠初期に本剤を服用したことにより，奇形発生の頻度や危険度が上昇したとは考えられないので，心配することはないことを説明する。
　また，妊娠中の結核感染は母児の健康のために治療する必要があり，医師の指示通り正しく継続服用するよう指導する。
- 本剤の服用を理由に妊娠を中断するような，はやまった判断はしないように指導する。
- 今後は，妊娠していることを主治医に告げて相談するように指示する。

服用前の対応

1 医師への疑義照会

以下のことを説明し，患者が妊婦であっても処方通りに調剤してよいかを確認する。
- 　妊婦の本剤服用が，奇形の発生と関連しなかったとの報告が複数ある。妊娠中の結核感染はそれ自体が母児のリスクとなり，流産の頻度上昇や新生児への先天的な結核感染が報告されている。そのため，米国CDC勧告やATSのガイドラインでは妊娠中の結核感染は積極的に治療することがすすめられており，本剤はその治療の第一選択薬の一つと位置づけられている。相談事例では，絶対過敏期に本剤を服用した13例はいずれも奇形のない健常児を出産している。このうち6例は治療上の必要性から，全妊娠期間にわたり本剤を含む抗結核薬を服用していた。マウスとウサギで行われた生殖試験では奇形発生の増加は認められなかった。

意見を求められたら
- 本剤の投与が不可欠というほどでもないなら，投与しないほうがよい。
- どうしても本剤の投与が必要なら，本剤の服用により奇形児出産の危険性が必ずしも高くなるとは考えられないことを説明する。
- 結核治療が目的であれば，本剤の投与により流産の頻度上昇や新生児への先天的な結核感染を予防できると考えられている。その場合，胎児への神経障害を予防するためピリドキシン25 mg/日も併用することがすすめられる。

他の治療薬

　本剤は，抗結核薬の中で，胎児に対する毒性が低いと考えられ，妊婦に投与する場合の第一選択薬と考えられている．学会あるいは公的なガイドラインでは，本剤とリファンピシン，エタンブトールの併用がすすめられている．

2　患者への説明・指導

　以下のことを説明，指導する．

投薬中止の場合

- 処方医と相談の結果，妊娠中の母体と胎児の安全のため，投薬を中止してしばらく様子をみることになった．
- 病状や自覚症状について何か変化があった場合には，すぐに主治医に受診する．
- 妊娠中は，薬局で薬を買うとき，病院にかかるときには，必ず妊娠していることを告げるよう指導する．

処方変更のない場合

　妊娠中に本剤による治療を受けることにより，奇形発生の頻度や危険度が上昇するとは考えられないので，心配することはないことを説明する．併せて，結核の治療は極めて重要で，母児の健康のためには本剤を含む治療が不可欠であることを説明する．

文献

1) Kalter H：Nonteratogenicity of isoniazid in mice. Teratology, 5：259, 1972
2) Dluzniewski A：The search for teratogenic activity of some tuberculostatic drugs. Diss Pharm Pharmacol, 23：383-392, 1971
3) 第一三共株式会社：イスコチン，インタビューフォーム（第8版）
4) Heinonen OP, et al：Birth Defects and Drugs in Pregnancy, Publishing Sciences Group (Littleton, Mass), pp301, 435, 1977
5) Czeizel AE, et al：A population-based case-control study of the safety of oral anti-tuberculosis drug treatment during pregnancy. Int J Tuberc Lung Dis, 5(6)：564-568, 2001
6) Snider DE Jr, et al：Treatment of tuberculosis during pregnancy. Am Rev Respir Dis, 122：65-79, 1980
7) American Thoracic Society, CDC, Infections Diseases Society of America：Treatment of tuberculosis. MMWR Recomm Rep, 52(RR-11)：62-63, 2003

エタンブトール塩酸塩 （Ethambutol hydrochloride）

エサンブトール錠，
エブトール錠

薬剤危険度 **1点**　　情報量 **++**

薬剤データ

1　添付文書
　妊婦または妊娠している可能性のある婦人には，治療上の有益性が危険性を上回ると判断される場合にのみ投与する［妊娠中の投与に関する安全性は確立していない］。

2　動物（生殖発生毒性試験・変異原性試験など）
　胎仔試験：エタンブトール塩酸塩の200，2,000mg/kg/日を妊娠ラットの器官形成期に経口投与した試験では，催奇形性を含む胎仔毒性は認められていない[1]。

3　ヒト（疫学調査・症例報告など）
- 妊娠中に抗結核薬を服用した妊婦のデータを再解析した報告の中で，エタンブトールを服用した655例の妊婦の出産結果では，先天奇形が認められた児は14例（2.19%）であり，通常の妊婦の児における予測値（1.4-6.0）と同等であったと報告されている[2]。
- ハンガリーの先天奇形ケースコントロール調査では，エタンブトールの催奇形性について検討した報告がある。奇形のない児を出産した母親38,151例のうち6例（0.016%）は妊娠中いずれかの時期にエタンブトールを服用していた。一方，先天奇形をもつ児を出産した母親22,865例のうちエタンブトールを服用していたのは4例（0.017%）であった[3]。
- インドの報告では妊娠中にイソニアジド，リファンピシンとともにエタンブトールを服用していた母親より出産された児の眼に奇形があったとの報告がある（右無眼球症，左の脈絡膜，虹彩の欠損がある小眼球，小角膜症）[4]。

勧告
　米国CDC（疾病管理予防センター）と，ATS米国胸部学会，米国感染症学会では，妊娠中の結核治療について，イソニアジド，リファンピシン，エタンブトールの3剤併用を推奨している。これらは胎盤を通過するが，催奇形作用はないと考えられている。イソニアジド服用の際は胎児神経障害防止の目的でピリドキシン（25mg/日）を併用するべきとされている[5]。

4　相談事例
　奇形発生の危険度が最も高い絶対過敏期に本剤を服用した5例はいずれも奇形などのない健常児を出産している。このうち2例は，全妊娠期間にわたって本剤を含む抗結核薬を服用していた。

服用後の対応
- 妊婦の抗結核薬服用論文の再解析により，エタンブトールを服用した655例の妊婦の出産結果は，

通常の妊婦の児における出産結果と差異がないことが報告されている。妊娠中の結核感染はそれ自体が母児のリスクとなり，流産の頻度上昇や新生児への先天的な結核感染が報告されている。そのため，米国 CDC 勧告や ATS のガイドラインでは妊娠中の結核感染は積極的に治療することがすすめられており，本剤はその治療の第一選択薬の一つと位置づけられている。相談事例では，奇形発生の危険度が高い妊娠初期に本剤を服用した5例はいずれも奇形などのない健常児を出産している。このうち2例は治療上の必要性から，全妊娠期間にわたり本剤を含む抗結核薬を服用していた。

　以上のことから判断して，妊娠初期に本剤を服用したことにより，奇形発生の頻度や危険度が上昇したとは考えられないので，心配することはないことを説明する。

　また，妊娠中の結核感染は母児の健康のために治療する必要があり，医師の指示通り正しく継続服用するよう指導する。

- 本剤の服用を理由に妊娠を中断するような，はやまった判断はしないように指導する。
- 今後は，妊娠していることを主治医に告げて相談するように指示する。

服用前の対応

1　医師への疑義照会

以下のことを説明し，患者が妊婦であっても処方通りに調剤してよいかを確認する。

- 　妊婦の抗結核薬服用論文の再解析により，エタンブトールを服用した655例の妊婦の出産結果は，通常の妊婦の児における出産結果と差異がないことが報告されている。妊娠中の結核感染はそれ自体が母児のリスクとなり，流産の頻度上昇や新生児への先天的な結核感染が報告されている。そのため，米国 CDC 勧告や ATS のガイドラインでは妊娠中の結核感染は積極的に治療することがすすめられており，本剤はその治療の第一選択薬の一つと位置づけられている。相談事例では，絶対過敏期に本剤を服用した5例はいずれも奇形などのない健常児を出産している。

意見を求められたら

- 本剤の投与が不可欠というほどでもないなら，投与しないほうがよい。
- 　どうしても本剤の投与が必要なら，本剤の服用により奇形児出産の危険性が必ずしも高くなるとは考えられないことを説明する。
- 　結核治療が目的であれば，本剤の投与により流産の頻度上昇や新生児への先天的な結核感染を予防できると考えられている。なお，本剤とイソニアジドを併用している事例では，併用薬イソニアジドの胎児への神経障害を予防するためピリドキシン 25 mg/日も併用することがすすめられる。

他の治療薬

　本剤は，抗結核薬の中で，胎児に対する毒性が低いと考えられ，妊婦に投与する場合の第一選択薬と考えられている。学会あるいは公的なガイドラインでは，本剤とリファンピシン，イソニアジドとの併用がすすめられている。

2　患者への説明・指導

以下のことを説明，指導する。

投薬中止の場合

- 　処方医と相談の結果，妊娠中の母体と胎児の安全のため，投薬を中止してしばらく様子をみることになった。

- 病状や自覚症状について何か変化があった場合には，すぐに主治医に受診する。
- 妊娠中は，薬局で薬を買うとき，病院にかかるときには，必ず妊娠していることを告げるよう指導する。

処方変更のない場合

妊娠中に本剤による治療を受けることにより，奇形発生の頻度や危険度が上昇するとは考えられないので，心配することはないことを説明する。併せて，結核の治療は極めて重要で，母児の健康のためには本剤を含む治療が不可欠であることを説明する。

文献

1) サンド株式会社：エサンブトール，インタビューフォーム（第10版）
2) Snider DE Jr, et al：Treatment of tuberculosis during pregnancy. Am Rev Respir Dis, 122（1）：65-79, 1980
3) Czeizel AE, et al：A population-based case-control teratologic study of oral erythromycin treatment during pregnancy. Reprod Toxicol, 13（6）：531-536, 1999
4) Roy AS：Ocular malformation following ethambutol, rifampicin, isoniazide in the first trimester of pregnancy. Indian J Pediatr, 57（5）：730-731, 1990
5) American Thoracic Society, CDC, Infections Diseases Society of America：Treatment of tuberculosis. MMWR Recomm Rep, 52（RR-11）：62-63, 2003

リファンピシン （*Rifampicin*）

リファジン㋕,
リマクタン㋕

薬剤危険度 **2点**

情報量 **++**

薬剤データ

1 添付文書

妊婦または妊娠している可能性のある婦人には，投与しないことが望ましい［動物試験（ラット，マウス）で催奇形作用が報告されている］。

2 動物（生殖発生毒性試験・変異原性試験など）

妊娠前・妊娠初期：妊娠マウスおよびラットの胎仔器官形成期にリファンピシン150あるいは200mg/kgをそれぞれ経口投与したところ，二分脊椎，無脳症，口蓋裂などの奇形の発現が認められたが，妊娠ウサギに75または150mg/kgを投与した場合には，催奇形作用は認められなかった[1]。

3 ヒト（疫学調査・症例報告など）

- 妊娠中にリファンピシン単独または他の抗結核薬との併用により治療を受けた442例の報告がある。この報告では本剤を含む薬物使用による先天奇形の頻度の上昇はみられなかったと報告されている。このうち，109例の児は妊娠第1三半期にリファンピシンに曝露されていた[2]。
- 妊娠中にリファンピシンを服用していた母親の児202例に関する調査が報告されている。出産結果で奇形がみられた新生児は9例と報告されている。奇形の詳細は，水頭症，尿性器異常，腰脱臼，Skeletal reductionで一定の傾向は認められていない[3]。
- リファンピシンをハンセン氏病の治療に使用した妊婦13例，ブルセラ感染で使用した妊婦16例に関する報告がある。この報告ではいずれの妊婦も健常児を出産しており異常のみられた児はいなかったと報告されている[4]。

その他

リファンピシンはビタミンKの代謝を促進するため，ビタミンK欠乏に関連する凝血障害を起こすことがある。リファンピシンを服用していた妊婦2例で出産後の出血性障害，母親が出産前にリファンピシンを服用していた児の1例で頭皮出血，貧血，ショックの報告がある。著者は妊娠中リファンピシンが投与される妊婦または新生児に対して予防的なビタミンK投与を推奨している[5]。

勧告

米国CDC（疾病管理予防センター）と，ATS米国胸部学会，米感染症学会では，妊娠中の結核治療について，イソニアジド，リファンピシン，エタンブトールの3剤併用を推奨している。これらは胎盤を通過するが，催奇形作用はないと考えられている。イソニアジド服用の際は胎児神経障害防止の目的でピリドキシン（25mg/日）を併用するべきとされている[6]。

抗結核薬

4　相談事例

　奇形発生の危険度が最も高い絶対過敏期に本剤を服用した9例はいずれも奇形などのない健常児を出産している。

服用後の対応

- 　妊娠中に本剤単独または他の抗結核薬との併用により治療を受けた442例の妊婦では先天奇形の頻度上昇はみられなかった。妊娠中の結核感染はそれ自体が母児のリスクとなり，流産の頻度上昇や新生児への先天的な結核感染が報告されている。そのため米国CDC勧告やATSのガイドラインでは妊娠中の結核感染は積極的に治療することがすすめられており，本剤はその治療の第一選択薬の一つと位置づけられている。相談事例では，奇形発生の危険度が高い妊娠初期に本剤を服用した9例はいずれも奇形などのない健常児を出産している。

　以上のことから判断して，妊娠初期に本剤による治療を受けたことにより奇形の発生頻度や危険度が上昇したとは考えられないので，心配することはないと説明する。

　また，妊娠中の結核感染は母児の健康のために治療する必要があり，医師の指示通り正しく継続服用するよう指導する。

- 　本剤の服用を理由に妊娠を中断するような，はやまった判断はしないように指導する。
- 　今後は，妊娠していることを主治医に告げて相談するように指示する。

服用前の対応

1　医師への疑義照会

以下のことを説明し，患者が妊婦であっても処方通りに調剤してよいかを確認する。

- 　妊娠中に本剤単独または他の抗結核薬との併用により治療を受けた442例の妊婦では先天奇形の頻度上昇はみられなかった。妊娠中の結核感染はそれ自体が母児のリスクとなり，流産の頻度上昇や新生児への先天的な結核感染が報告されている。そのため米国CDC勧告やATSのガイドラインでは妊娠中の結核感染は積極的に治療することがすすめられており，本剤はその治療の第一選択薬の一つと位置づけられている。相談事例では，絶対過敏期に本剤を服用した9例はいずれも奇形などのない健常児を出産している。

意見を求められたら

- 　本剤の投与が必要なら，本剤の服用により奇形児出産の危険性が高くなるとは考えられないことを説明する。
- 　結核治療が目的であれば，本剤の投与により流産の頻度上昇や新生児への先天的な結核感染を予防できると考えられている。

他の治療薬

　本剤は抗結核薬の中で，胎児に対する毒性が低いと考えられ，妊婦に投与する場合の第一選択薬と考えられている。学会あるいは公的なガイドラインでは，本剤とイソニアジド，エタンブトールの併用がすすめられている。

2　患者への説明・指導

以下のことを説明，指導する。

投薬中止の場合

- 処方医と相談の結果，妊娠中の母体と胎児の安全のため，投薬を中止してしばらく様子をみることになった。
- 病状や自覚症状について何か変化があった場合には，すぐに主治医に受診する。
- 妊娠中は，薬局で薬を買うとき，病院にかかるときには，必ず妊娠していることを告げるよう指導する。

処方変更のない場合

妊娠中に本剤による治療を受けることにより，奇形発生の頻度や危険度が上昇するとは考えられないので，心配することはないことを説明する。併せて，結核の治療は極めて重要で，母児の健康のためには本剤を含む治療が不可欠であることを説明する。

文献

1) 第一三共株式会社：リファジン，インタビューフォーム（第7版）
2) Snider DE Jr, et al：Treatment of tuberculosis during pregnancy. Am Rev Respir Dis, 122（1）：65-79, 1980
3) Steen JS, et al：Rifampicin in Pregnancy. Lancet, 2（8038）：604-605, 1977
4) Bhargava P, et al：Antileprosy drugs, pregnancy and fetal outcome. Int J Lepr Other Mycobact Dis, 64（4）：457-458, 1996
5) Chouraqui JP：Hemorragie par avitaminose K chez la femme enceinte et le nouveau-ne：role eventual de la rifampicine, a propos de 2 observations. Therapie, 37（4）：447-450, 1982
6) Treatment of tuberculosis：American Thoracic Society, CDC, and Infections Diseases Society of America MMWR Recomm Rep, 52（RR-11）：62-63, 2003

XIV-1. 抗真菌薬

イトラコナゾール （*Itraconazole*）

イトリゾール カ 内用液 注

薬剤危険度 2点
情報量 ++

薬剤データ

1 添付文書

妊婦または妊娠している可能性のある婦人には投与しない［動物試験（ラット，マウス）で催奇形性が報告されている］。

2 動物（生殖発生毒性試験・変異原性試験など）

- 妊娠前および妊娠初期投与試験（ラット 10, 40, 160mg/kg/日経口）では，160mg/kg で受精率の低下が認められ，また吸収胚数の増加，胎仔の低体重などが認められた[1]。
- 胎仔の器官形成期投与試験（ラット 10, 40, 160mg/kg/日経口，ウサギ 25, 50, 100mg/kg/日経口）では，ラット 160mg/kg で吸収胚数の増加，生存仔数の減少および催奇形性が認められた。ウサギではいずれの用量とも催奇形作用は認められなかった。
- 周産期および授乳期投与試験（ラット 5, 20, 80mg/kg/日経口）では，80mg/kg で出生仔の体重増加抑制が認められたが，胎仔（F_2）への影響は認められなかった。

3 ヒト（疫学調査・症例報告など）

- 妊娠第 1 三半期にイトラコナゾールに曝露された婦人（n=206）と催奇形物質に曝露されていないコントロール群（n=207）を比較したプロスペクティブコホート研究では，先天奇形の頻度に有意な差はみられなかった（それぞれ 1.8 %（n=3/163）vs2.1 %（n=4/190））。この研究はイタリアの催奇形性情報サービスを利用した婦人を登録し，構造化した質問票を用いて，産後 1 カ月の時点でデータが集められた。曝露群の婦人は，イトラコナゾール 1 日投与量は平均 182.33 ± 62.58mg で，主な使用目的は腟真菌症であった。曝露群での先天奇形に特定の型は認められず，先天性の大奇形の発現頻度の増加は認められなかった。
- 妊娠第 1 三半期にイトラコナゾールを服用した 199 例の妊婦の出産結果がプロスペクティブコホート研究で評価されている。治療期間の中央値は 8.5 日（範囲 1〜90 日），イトラコナゾール用量の中央値は 200mg（範囲 50〜800mg）であった。妊娠の転帰は，自然流産 25 例，人工妊娠中絶 15 例，胎児死亡 3 例，出生児出産 156 例であった。背景をマッチさせた対照群（n=198）は，トロントの催奇形情報サービス（Motherisk Program）に連絡をした妊娠女性から選定された。妊娠結果において，分娩方法，満期産，早産，過期産の割合，1 分後と 5 分後の Apgar score，性比，新生児合併症の率に

おいて有意な群間差は認められなかった。人工妊娠中絶，自然流産，胎児死亡と出生児の率に，両群間で有意な差がみられた。報告の著者は，これらの差をイトラコナゾール曝露の影響よりも，むしろ真菌感染症の有無を含む両群間の差による可能性があると考察している。また，平均出生体重は薬剤曝露群で統計学的に有意に低かったが，これは臨床的には重要な問題ではない程度であった。先天性大奇形の発現率において，両群間に統計学的差はみられなかった。イトラコナゾール群の出生児156例中5例（3.2％），対照群の出生児187例中9例（4.8％）に大奇形が報告された[3]。

- 英国の医薬品安全性調査ユニットは，観察的コホート研究として339例のイトラコナゾールを服用した女性について1998年に報告している。286例は最終月経までに服用を中止，41例は妊娠第1三半期に服用，6例が第2または第3三半期に服用，6例は服用時期不明であった。妊娠第1三半期に服用していた41例のうち30例は奇形のない児を出産，2例は自然流産，6例は人工妊娠中絶を選択，1例は子宮外妊娠であった（2例は結果不明）。イトラコナゾールを妊娠第1三半期に服用した妊婦の出生児に先天異常が認められる可能性は英国の通常の妊婦にみられる率と類似していると述べている[4]。
- ボストンのデータベースをもとに行われたコホート研究では，妊娠第1三半期にイトラコナゾールを処方された婦人の児88例において，先天異常の頻度に関して有意な増加はみられなかった。また本研究において異常がみとめられた児3例は，それぞれ異なる先天異常であり共通性は認められなかった[5]。

4　相談事例

奇形発生の危険度が最も高い絶対過敏期に本剤を服用した9例はいずれも奇形などのない健常児を出産した。

服用後の対応

- 妊娠中に本剤を服用した群の出生児について，奇形の発生などの先天異常が発生する頻度は，健常妊婦の出生児と差異がないことが，いくつかのコホート研究で示されている。器官形成期投与試験において，ラットで吸収胚数の増加，生存仔数の減少および催奇形性が認められているが，ウサギでは催奇形作用は認められなかった。相談事例では奇形発生の危険度が高い妊娠初期に本剤を服用した9例は，いずれも奇形などのない健常児を出産している。

  以上のことから判断して，妊娠中に本剤を服用したことにより，奇形発生の頻度や危険度が上昇したとは考えられないので，心配することはないことを説明する。
- 本剤の服用を理由に妊娠を中断するような，はやまった判断はしないように指導する。
- 今後は，妊娠していることを主治医に告げて相談するように指示する。

服用前の対応

1　医師への疑義照会

以下のことを説明し，患者が妊婦であっても処方通りに調剤してよいかを確認する。

- 妊娠中に本剤を服用した群の出生児について，奇形の発生などの先天異常が発生する頻度は，健常妊婦の出生児と差異がないことが，いくつかのコホート研究で示されている。器官形成期投与試験において，ラットで吸収胚数の増加，生存仔数の減少および催奇形性が認められているが，ウサギでは

催奇形作用は認められなかった．相談事例では絶対過敏期に本剤を服用した9例は，いずれも奇形などのない健常児を出産している．

意見を求められたら
- 症状が軽度・限局的で，外用剤による治療効果が期待できるなど，本剤の投与が不可欠というほどでもないなら，投与しないほうがよい．
- どうしても本剤の投与が必要なら，本剤の服用により奇形児出産の危険性が高くなるとは考えられないことを説明する．

他の治療薬
クロトリマゾールの外用剤は使用実績が長い外用抗真菌薬で，妊婦の腟カンジダ治療により早産や低出生体重の頻度が減少したこと，胎児の異常と関連しないことの疫学調査が報告されており，治療上の必要性に応じて妊娠中も選択可能な薬剤と考えられている．

2　患者への説明・指導

以下のことを説明，指導する．

投薬中止の場合
- 処方医と相談の結果，妊娠中の母体と胎児の安全のため，投薬を中止してしばらく様子をみることになった．
- 再発または症状が悪化した場合は，すぐに主治医に受診する．
- 妊娠中は，薬局で薬を買うとき，病院にかかるときには，必ず妊娠していることを告げるよう指導する．

処方変更の場合
- 処方医と相談の結果，妊娠中の母体と胎児の安全のため処方が変更になった．
- ◆ 本剤は医師が妊娠を確認したうえで処方した薬で，母体の健康のため有用で，胎児への悪影響が少ないと考えられる薬である．
- ◆ 指示された用法，用量通りに服用し，勝手に服用量の変更をしない．
- ◆ 自分の判断で服薬を中止すると，母体の健康を損ね，胎児にも悪影響を及ぼすことになりかねない．
- ◆ 薬について何か心配なことがあったら，いつでも医師・薬剤師に相談する．

処方変更のない場合
- 前述のことから判断して，本剤の服用により奇形発生の頻度や危険度が上昇するとは考えられない．
- 「処方変更の場合」の◆印について説明する．

文献
1) ヤンセンファーマ株式会社：イトリゾール，インタビューフォーム(第9版)
2) De Santis M, et al：First-trimester itraconazole exposure and pregnancy outcome；a prospective cohort study of women contacting teratology information services in Italy. Drug Saf, 32(3)：239-244, 2009
3) Bar-Oz B, et al：Pregnancy outcome after in utero exposure to itraconazole；a prospective cohort study. Am J Obstet Gynecol, 183(3)：617-620, 2000
4) Wilton LV, et al：The outcomes of pregnancy in women exposed to newly marketed drugs in general practice in England. Br J Obstet Gynaecol, 105(8)：882-889, 1998
5) Jick SS：Pregnancy outcomes after maternal exposure to fluconazole. Pharmacotherapy, 19(2)：221-222, 1999

抗真菌薬

テルビナフィン塩酸塩 （Terbinafine hydrochloride）

ラミシール 錠 クリーム 外用液 噴

薬剤危険度 **1点**

情報量 **±〜＋**

薬剤データ

1 添付文書

　妊婦または妊娠している可能性のある婦人には，治療上の有益性が危険性を上回ると判断される場合にのみ投与（使用）する［妊娠中の投与（使用）に関する安全性は確立していない。ウサギの器官形成期の大量投与（200mg/kg）により母動物の摂餌量の減少，体重増加の抑制が観察されている］。

2 動物（生殖発生毒性試験・変異原性試験など）

- 交配前，妊娠期および授乳期経口投与試験：雄ラット（10，50，250mg/kg，交配前9週〜相手母動物の分娩，経口），雌ラット（10，50，250mg/kg，交配前2週〜分娩後20日，経口）
　雄の交尾能力および受胎能力に異常は認められなかった。出生前試験では黄体数，着床数，吸収胚数，生存胎仔数のいずれにも影響はみられなかった。出生後試験では250mg/kg群に着床痕数の減少および出生仔数の軽度の減少がみられた[1]。

- 器官形成期経口投与試験：雌ラット（40，120，360mg/kg，妊娠7〜17日，経口），雌ウサギ（20，60，200mg/kg，妊娠6〜18日，経口）
　ラット妊娠母動物360mg/kg投与群で立毛，脱力，体重増加抑制および摂餌量の低下がみられたが，生存胎仔数，胎仔体重などの生殖パラメータに影響はみられず，胚致死性および催奇形性も認められなかった。
　ウサギ妊娠母動物200mg/kg投与群で体重の減少および摂餌量の低下に起因したと考えられる3例の流産がみられたが，いずれの投与群においても生殖パラメータに影響はみられず，胚致死性および催奇形性も認められなかった[1]。

- 周産期および授乳期経口投与試験：ラット（30，100，300mg/kg，妊娠15日〜分娩後20日，経口）
　母動物に関して妊娠および哺育中の体重推移，妊娠期間，分娩，出産率などに本剤の影響はみられなかった。出生仔体重，出生後の身体的・機能的発育ならびに次世代の繁殖試験において，いずれも本薬の影響はみられなかった[1]。

3 ヒト（疫学調査・症例報告など）

- 妊婦への使用に関して，胎児への催奇形性，胎児毒性との関連は認められなかったことを示す疫学調査は報告されていない。一方，ヒトにおける催奇形性，胎児毒性を示す症例報告も疫学調査もない。

- 妊娠中に本剤を使用してトロントのMotherisk Programを利用した54例の妊婦の出産結果が追跡調査された。54例のうち24例は妊娠第1三半期の使用であった。妊娠中に本剤を使用した妊婦のうち，26例は経口剤を23例は外用剤を使用していた。本剤の平均使用期間は32±9.0日であった。本剤曝露群の出産結果は，生存児出産が50例，自然流産が3例，人工妊娠中絶が1例であった。生存出生児のうち1例に大奇形が認められた。継続実施中の研究だが，ヒトにおける先天異常の自然発

生率のベースラインである 1～3％ を上昇させる所見は認められなかったと報告している[2]。

- 妊娠初期にテルビナフィン(TH)を内服した妊婦の出産結果に関する症例集積研究が報告されている。18 例の妊婦が TH を服薬した時期は，無影響期 3 例，絶対過敏期 15 例であった。絶対過敏期に TH に暴露された 15 例の児はすべて健常児であった。15 例の妊婦の平均年齢は 31.6 ± 4.8 歳で，先天異常に関連して特記すべき家族歴，既往歴はなかった。

本剤を単独で服薬していた妊婦は 8 例 53.3％ で，残る妊婦は 1 剤から 6 剤の範囲で外用の抗真菌薬を含め何らかの薬剤を併用していた。併用薬の中に催奇形物質は含まれていなかった。1 日服用量は，絶対過敏期に服薬し妊娠転帰を得た 15 例全員が 1 回 125mg，1 日 1 回であった。総服薬日数は，4 週間以上が 12 例で 80.0％ を占めていた。2 週間以上 3 週間未満が 1 例，1 週間以上 2 週間未満が 2 例であった。一方，胎児の器官形成期にあたる絶対過敏期における服薬日数は，7 日間以内が 6 例で 40.0％，8 日間以上 14 日間以内が 7 例で 46.7％，15 日間以上が 2 例であった。

絶対過敏期に TH を服薬し妊娠転帰に関する情報を得た妊婦の分娩週数は，37～41 週の範囲でいずれも正期産児であり早産傾向は認められなかった。

TH を絶対過敏期に服薬した妊婦が出産した 15 例の児の出生時体重は，2,060～3,444g と個人差がみられた。出生時の体重が 2,500g 未満の児が 4 例みられたが，39 週で出生し 2,488g であった 1 例と 41 週で出生し 2,460g であった 1 例は，ほぼ 2,500g に近い体重であった。また，37 週で 2,060g の児を出産した婦人は，妊娠中毒症を合併し早期胎盤剥離のため帝王切開にて分娩していた。4,000g 以上の巨大児は認められなかった[3]。

4　相談事例

奇形発生の危険度が最も高い絶対過敏期に本剤を服用した 15 例はいずれも奇形などのない健常児を出産した。また，絶対過敏期に本剤を主成分とする軟膏剤を使用した 2 例も奇形などのない健常児を出産した。

参考

- 単回投与試験(内服)：健康成人 10 例にテルビナフィン 125mg を空腹時または食後に単回経口投与した結果では，食後投与における未変化体の最高血漿中濃度 725 ± 103ng/mL は，空腹時投与時の 472 ± 80ng/mL と比較して約 1.5 倍と有意な増加を示した[1]。
- 連続投与試験(内服)：健康成人 6 例にテルビナフィン 125mg を朝・夕，12 時間間隔で 1 日 2 回，14 日間連続経口投与し，投与開始日，7 日目および 14 日目に血漿中濃度を測定した。最高血漿中濃度は，投与開始日が 563 ± 86ng/mL，7 日目が 703 ± 98ng/mL，14 日目が 873 ± 71ng/mL と，14 日目でも上昇傾向がみられたが，統計的に有意差は認められなかった[1]。
- 単回塗布試験(クリーム)：健康成人 5 例の背部皮膚にテルビナフィン 1％ クリーム 5g (テルビナフィンとして 50mg)を単回塗布し，24 時間にわたって血漿中濃度を測定したところ，いずれの測定時点においても検出限界(1ng/mL)以下であり，血漿中に未変化体は認められなかった[4]。
- 連続塗布試験(クリーム)〈参考(外国人データ)〉：健康成人 16 例を正常皮膚群および損傷皮膚群の各 8 例に分け，テルビナフィン 1％ クリームを初日 1 回，その後 3～6 日目は 1 日 2 回塗布した結果，正常皮膚群で 7 例，損傷皮膚群で 6 例の血漿中に未変化体または N-脱メチル体が認められた。投与期間中に認められた未変化体の最高血漿中濃度は正常皮膚群で 11.4ng/mL，損傷皮膚群で 5.3ng/mL であったが多くの時点で測定感度以下であり，連続投与による蓄積は認められなかった[4]。

抗真菌薬

服用後の対応

- 妊婦が服用した場合の安全性については，これを肯定する報告も否定する報告もない．本剤を服用した26例ではヒトにおける先天異常の自然発生率のベースラインである1〜3％を上昇させる所見は認められなかったと報告している．動物の生殖試験では，ラット，ウサギに催奇形作用は認められていない．相談事例では，奇形発生の危険度が高い妊娠初期に本剤を服用した15例はいずれも奇形などのない健常児を出産した．
　以上のことから判断して，妊娠初期に本剤を服用したことにより，奇形発生の頻度や危険度が上昇したとは考えられないので，心配することはないことを説明する．
- 本剤の服用を理由に妊娠を中断するような，はやまった判断はしないように指導する．
- 今後は，妊娠していることを主治医に告げて相談するように指示する．

服用前の対応

1 医師への疑義照会

以下のことを説明し，患者が妊婦であっても処方通り調剤してよいかを確認する．

- 妊婦が服用した場合の安全性については，これを肯定する報告も否定する報告もない．本剤を服用した26例ではヒトにおける先天異常の自然発生率のベースラインである1〜3％を上昇させる所見は認められなかったと報告している．動物の生殖試験では，ラット，ウサギに催奇形作用は認められていない．相談事例では，絶対過敏期に本剤を服用した15例はいずれも奇形などのない健常児を出産した．

意見を求められたら

- 妊娠を考慮すると治療を急ぐ必要がない，あるいは症状が軽度で，本剤の投与が不可欠というほどでもないなら，投与しないほうがよい．
- もし他剤に変更しても差し支えないなら，下記の治療薬を紹介する．
- どうしても本剤による治療が必要なら，本剤の服用により奇形児出産の危険性が必ずしも高くなるとは考えられないことを説明する．

他の治療薬

　連用塗布した場合でも，本剤の血中濃度が内服と比較して$1/10$程度となる本剤の外用剤，またはクロトリマゾール，イソコナゾール，ミコナゾールなどの外用の抗真菌薬の使用をすすめる．

2 患者への説明・指導

以下のことを説明，指導する．

投薬中止の場合

- 処方医と相談の結果，妊娠中に水虫の治療を中断しても母体の命を脅かすことはないので，胎児への影響を考慮して投薬を中止し，治療は出産後に再開することとなった．
- 病状や自覚症状について何か変化があった場合には，すぐに主治医に受診する．
- 妊娠中は，薬局で薬を買うとき，病院にかかるときには，必ず妊娠していることを告げるよう指導する．

処方変更の場合
- 処方医と相談の結果，妊娠中の母体と胎児の安全のため処方が変更になった。
- 本剤は医師が妊娠を確認したうえで処方した薬で，母体の健康のために有用で，胎児への悪影響が少ないと考えられる薬である。
- 指示された用法，用量通りに服用し，勝手に服用量の変更をしない。
- 自分の判断で服薬を中止すると，母体の健康を損ね，胎児にも悪影響を及ぼすことにもなりかねない。
- 薬について何か心配なことがあったら，いつでも医師・薬剤師に相談する。

処方変更のない場合
- 前述のことから判断して，本剤の服用により奇形発生の頻度や危険度が上昇するとは考えられない。
- 「処方変更の場合」の◆印について説明する。

文献
1) ノバルティス ファーマ株式会社：ラミシール錠，インタビューフォーム（第4版）
2) Sarkar MS, et al：Pregnancy outcome following gestational exposure to terbinafine；A prospective comparative study. Birth Defects Res A Clin Mol Teratol, 67：390, 2003
3) 林昌洋，他：塩酸テルビナフィン服薬妊婦の妊娠転帰に関する症例集積調査．医薬品情報学，11（1）：31-34，2009
4) ノバルティス ファーマ株式会社：ラミシールクリーム・液・スプレー，インタビューフォーム（第2版）

XV-1. 抗ウイルス薬

アシクロビル （*Aciclovir*）

ゾビラックス 顆 錠 注射用

薬剤危険度　2点

情報量　++ 〜 +++

薬剤データ

1 添付文書

妊婦または妊娠している可能性のある婦人には，治療上の有益性が危険性を上回ると判断される場合にのみ投与する［動物試験（ラット）の妊娠10日目に母動物に腎障害の現れる大量（200mg/kg/日以上）を皮下投与した試験では，胎仔に頭部および尾の異常が認められたと報告されている］。

2 動物（生殖発生毒性試験・変異原性試験など）

- マウスの交配前から，交配および妊娠期間中，さらに分娩後の期間にわたり，50，150，450mg/kg/日を経口投与した試験では，親動物の生殖能，胎仔および新生仔の発育分化，およびF_2の発育分化に影響は認められなかった[1]。
- 非標準的手法でラットの器官形成期（妊娠10日目）に，母動物に腎障害の現れる大量（200mg/kg/日以上）を皮下投与した試験では，胎仔に頭部および尾の異常が認められた[1]。
- ヒト最大量の1〜3倍のアシクロビルを静注した妊娠マーモセット（キヌザル）の仔19例，あるいはヒト治療範囲内の血中濃度になる十分な経口量で治療した妊娠マーモセットの仔8例において，肉眼でみえる構造上の奇形はみられなかった[2,3]。静注した動物のうち3例と経口投与したうちの1例に流産が起こった。胎仔発育遅延が静注での最高用量でみられた。

3 ヒト（疫学調査・症例報告など）

- 1996〜2008年の期間にデンマークで行われた出生児837,795例のヒストリカルコホート研究では，抗ウイルス薬の曝露による生後1年までに診断された先天異常の発生率ORが検討された。アシクロビル，バラシクロビル，ファムシクロビルに妊娠第1三半期に曝露された1,804例中，先天異常（大奇形）は40例の児（2.2％）であった。それに対して非曝露群では，19,920例（2.4％）であった［調整後OR：0.89，95％CI：0.65-1.22］。

個々の薬剤については，妊娠第1三半期のアシクロビル曝露では1,561例中，先天異常は32例（2.0％）［調整後OR：0.82，95％CI：0.57-1.17］，同様にバラシクロビルでは229例中7例（3.1％）［調整後OR：1.21，95％CI：0.56-2.62］であった。アシクロビル，バラシクロビルに対する妊娠第1三半期の曝露は，先天性の大奇形のリスク上昇と関係していなかった[4]。

- 2004年，製薬企業とCDCの支援によるグループにより，APR（The Acyclovir in Pregnancy

Registry）の 1984～1999 年に集められたデータでは，プロスペクティブに追跡され結果のわかっている妊婦 1,234 例と 1,246 例の児について公表されている。妊娠第 1 三半期に曝露されたものが 756 例（双子 7 組），妊娠第 2 三半期に曝露されたものが 197 例（双子 2 組），妊娠第 3 三半期に曝露されたものが 291 例（双子 3 組），曝露時期不明が 2 例であった。妊娠第 1 三半期曝露のうち自然流産 76 例，死産 1 例，人工妊娠中絶 83 例，新生児異常（birth defects）あり 19 例，577 例が問題なく出産した。また，妊娠第 2 三半期曝露では人工妊娠中絶 1 例，出生異常あり 2 例，194 例が問題なく出産，妊娠第 3 三半期曝露では死産 2 例，出生異常あり 7 例，282 例が問題なく出産，曝露時期不明の 1 例は人工妊娠中絶，1 例が問題なく出産した。妊娠第 1 三半期曝露において，出生異常の割合は 3.2 ％（596 例中 19 例），全妊娠例における割合は 2.6 ％（1,082 例中 28 例）であった。本剤に曝露されていない通常の妊婦における割合と有意な違いはないと結論している[5]。

- 1998 年，妊娠 36 週以下の再発性性器ヘルペスの婦人の帝王切開率がアシクロビル経口投与（800mg/日）によって低下するかを確認するためにプラセボコントロール無作為試験（アシクロビル n=31，プラセボ n=32）が行われた。臨床的な再発の減少において有意差がみられた［OR：0.10，95 ％ CI：0.00-0.86］。なお，帝王切開［OR：0.44，95 ％ CI：0.09-1.59］，再発もしくは無症候性の排出［OR：0.32，95 ％ CI：0.05-1.56］に関しては，統計学的な有意差は認められなかった。単純ヘルペスウイルスに感染した新生児はなく，1 年後の調査が可能であった 19 例の児に異常はみられなかった。報告者は，妊娠中の再発性性器ヘルペスの治療として，アシクロビルを使用すべきと結論している[6]。

水痘肺炎

- 妊婦の水痘肺炎 21 例に関して，アシクロビル静注の母児への有益性と危険性がレトロスペクティブに評価された。妊婦が治療した時期は妊娠第 2 三半期が 12 例，妊娠第 3 三半期が 9 例であった。水痘肺炎に罹患した妊娠週数と分娩週数の平均はそれぞれ 27 週と 36 週であった。12 例の患者は人工呼吸管理を必要とした。治療期間の平均は 7 日間であった。明らかな副作用は記録されていない。3 例の女性（14 ％）は感染あるいは合併症がコントロールできず死亡した。2 例の児が死亡したことが確認されており，1 例は妊娠 34 週で死産，残りは 26 週に出産後まもなく早産のため死亡した。先天性の水痘症候群の特徴をもつ出生児はなく，周産期水痘感染が陽性だったものもいなかった。妊娠第 3 三半期の肺炎罹患が母親の致死的結果と関連のある危険因子であった。妊娠中に起こる水痘肺炎と死亡率には関連が認められ，アシクロビル静注は母親の死亡率を減少させる可能性が示唆されるとともに，妊娠後期の治療では胎児の発育に安全とみられると報告されている[7]。

- 英国の医薬品安全性調査ユニットは，観察的コホート研究として 103 例のアシクロビルを使用した婦人について 1998 年に報告している。63 例は最終月経までに使用を中止，24 例は妊娠第 1 三半期に使用，8 例が妊娠第 2 または第 3 三半期に使用，8 例は使用時期不明だった。第 1 三半期に使用していた 24 例のうち 18 例は奇形のない児を出産，1 例は流産，5 例は人工妊娠中絶を選択した。アシクロビルを妊娠第 1 三半期に使用した妊婦の出生児に先天異常が認められる可能性は英国の通常の妊婦にみられる率と類似していると述べている[8]。

薬物動態関連

- 妊娠 28 週目の妊婦 1 例にヘルペス性脳炎治療のため，高用量のアシクロビル 15mg/kg を 8 時間ごとに 10 日間点滴静注し，最終投与 26 時間後に帝王切開を行った。母体の血清中濃度，新生児の血清中，髄液中および尿中濃度を測定した結果，新生児尿中にアシクロビルが検出され，アシクロビルの胎児移行性が認められた。この新生児は 3 カ月齢まで観察できたが，発育および発達状況は正常で

あった[9]。

4　相談事例

　奇形発生の危険度が最も高い絶対過敏期に本剤を使用した31例はいずれも奇形などのない健常児を出産した。相対過敏期に本剤を使用した4例はいずれも奇形などのない健常児を出産した。

参考

- 　妊婦に対するアシクロビル，バラシクロビルなどの全身投与の安全性は確定的に確立されるには至っていない。それでも，入手可能なすべてのデータによれば，妊娠第1三半期にアシクロビルにより治療された女性において，自然発生的に起こる出生児異常のリスク上昇を示したものはない。これらの知見は，妊娠中にアシクロビルに曝露された女性に関する安全性について何らかの保証を提供している。バラシクロビルやファムシクロビルの出生前曝露の経験は，妊娠結果に有用な情報を与えるにはさらに限りがある。アシクロビルは初発の性器ヘルペスには経口で，重篤な再発性の性器ヘルペスあるいは重篤なHSV感染を有する妊娠女性には経静脈的に投与されるべきである。妊娠後期のアシクロビル治療は，分娩へ向けた再発頻度を減らすことによって，再発性性器ヘルペスをもつ女性の帝王切開の頻度を減少させるので，多くの専門家がこのような治療を推奨している。性器ヘルペスの既往のない血清反応HSV陽性の女性に抗ウイルス薬療法の使用をサポートするデータはない。妊娠後期に性器HSVに罹患した女性の児にヘルペスのリスクが高い。このような女性は感染症の専門家の診察を受けるべきである。専門家の中には，この状況下で新生児ヘルペスのリスク減少のために，アシクロビル治療を推奨するものもいるし，ルーチンの帝王切開を推奨するものもいるし，どちらも推奨するものもいる[10]。
- 　米国産科婦人科学会では，妊娠中の性器ヘルペス感染症が胎児および新生児のリスクと関連するため，臨床的管理に関するガイドラインを公表している。妊娠中の性器ヘルペス感染症の管理として，アシクロビルかバラシクロビルの投与法を示している。原発または初回感染時の本剤投与法として経口投与にて1回400mg，1日3回，7〜10日間，症候性再発性感染時には経口投与にて1回400mg，1日3回，5日間もしくは1回800mg，1日2回，5日間，妊娠末期の再発予防では妊娠36週から分娩までの間経口投与にて1回400mg，1日3回，重篤あるいは播種性疾患については静脈内投与にて5〜10mg/kg，8時間ごとに2〜7日間，これに続けて原発感染時の投与法にて10日間が推奨されている[11]。

服用後の対応

- 　妊娠初期を含む本剤妊婦使用に関して，胎児の危険度が自然奇形発生率を上回らないことを示唆する疫学調査が複数報告されている。また，ラット，マウス，ウサギの生殖試験では催奇形作用は認められなかった。相談事例では，奇形発生の危険度が高い妊娠初期に本剤を使用した35例は，いずれも奇形などのない健常児を出産している。

　一方，性器ヘルペスを有する妊婦では，本剤による治療が産道感染の予防につながり，帝王切開率の低下にもつながると考えられている。また，水痘肺炎などの重篤な感染症では，明らかな胎児への有害作用なしに母体の死亡率低下に寄与する治療であることが報告されている。

　以上のことから判断して，妊娠中に本剤を使用したことにより，奇形発生の頻度や危険度が上昇したとは考えられないので，心配することはないことを説明する。

- 　本剤の使用を理由に妊娠を中断するような，はやまった判断はしないように指導する。
- 　今後は，妊娠していることを主治医に告げて相談するように指示する。

抗ウイルス薬

服用前の対応

- 妊娠初期を含む本剤妊婦使用に関して，胎児の危険度が自然奇形発生率を上回らないことを示唆する疫学調査が複数報告されている。また，ラット，マウス，ウサギの生殖試験では催奇形作用は認められなかった。相談事例では，絶対過敏期に本剤を使用した31例，相対過敏期に使用した4例は，いずれも奇形などのない健常児を出産している。

  一方，性器ヘルペスを有する妊婦では，本剤による治療が産道感染の予防につながり，帝王切開率の低下にもつながると考えられている。また，水痘肺炎などの重篤な感染症では，明らかな胎児への有害作用なしに母体の死亡率低下に寄与する治療であることが報告されている。

  以上のことから判断して，妊娠中に本剤を服用したことにより奇形発生の頻度や危険度が上昇したとは考えられないので，心配することはないことを説明する。

1 医師への疑義照会

以下のことを説明し，患者が妊婦であっても処方通りに調剤してよいかを確認する。

- 妊娠初期を含む本剤妊婦使用に関して，胎児の危険度が自然奇形発生率を上回らないことを示唆する調査結果が複数報告されている。また，ラット，マウス，ウサギの生殖試験では催奇形作用は認められなかった。相談事例では，絶対過敏期に本剤を使用した31例，および相対過敏期に使用した4例はいずれも奇形などのない健常児を出産している。

  一方，性器ヘルペスを有する妊婦では，本剤による治療が産道感染の予防につながり，帝王切開率の低下にもつながると考えられている。また，水痘肺炎などの重篤な感染症では，明らかな胎児への有害作用なしに母体の死亡率低下に寄与する治療であることが報告されている。

意見を求められたら

- 症状が軽度・限局的で，外用剤による治療効果が期待できるなど，本剤の投与が不可欠というほどでもないなら，投与しないほうがよい。
- 性器ヘルペスの治療，水痘肺炎などの治療に本剤の投与が必要ならば，本剤による治療の継続により奇形児出産の危険度が高くなるとは考えられないことを説明する。
- 米国産科婦人科学会では，妊娠中の性器ヘルペス感染症が胎児および新生児のリスクと関連するため，本剤あるいはバラシクロビルの投与を推奨している。

2 患者への説明・指導

以下のことを説明，指導する。

投薬中止の場合

- 処方医と相談の結果，妊娠中の母体と胎児の安全のため，投薬を中止してしばらく様子をみることになった。
- 再発が疑われる症状を感じた場合は，すぐに主治医に受診する。
- 妊娠中は，薬局で薬を買うとき，病院にかかるときには，必ず妊娠していることを告げるよう指導する。

処方変更の場合

- 処方医と相談の結果，妊娠中の母体と胎児の安全のため処方が変更になった。
- ◆ 本剤は医師が妊娠を確認したうえで処方した薬で，母体の健康のために有用で，胎児への悪影響が

少ないと考えられる薬である。
◆ 指示された用法，用量通りに服用し，勝手に服用量の変更をしない。
◆ 自分の判断で服薬を中止すると，母体の感染症の治療が不十分となり，ひいては胎児への感染リスクを軽減できないおそれがある。
◆ 薬について何か心配なことがあったら，いつでも医師・薬剤師に相談する。

処方変更のない場合
● 前述のことから判断して，本剤の使用により奇形発生の頻度や危険度が上昇するとは考えられない。
● 「処方変更の場合」の◆印について説明する。

文献
1) グラクソ・スミスクライン株式会社：ゾビラックス，インタビューフォーム（第4版）
2) Klug S, et al：Aciclovir in pregnant marmoset monkeys；oral treatment. Teratology, 45 (5)：472, 1992
3) Stahlmann R, et al：Aciclovir in pregnant marmoset monkeys；intravenous treatment. Teratology, 45 (5)：453, 1992a
4) Björn P, et al：Use of Acyclovir, Valacyclovir, and Famciclovir in the First Trimester of Pregnancy and the Risk of Birth Defects. JAMA, 304 (8)：859, 2010
5) Stone KM, et al：Pregnancy outcomes following systemic prenatal acyclovir exposure；Conclusions from the international acyclovir pregnancy registry, 1984-1999. Birth Defects Res A Clin Mol Teratol, 70 (4)：201-207, 2004
6) Brocklehurst P, et al：A randomised placebo controlled trial of suppressive acyclovir in late pregnancy in women with recurrent genital herpes infection. Br J Obstet Gynaecol, 105 (3)：275-280, 1998
7) Smego RA Jr, et al：Use of acyclovir for varicella pneumonia during pregnancy. Obstet Gynecol, 78 (6)：1112-1116, 1991
8) Wilton LV, et al：The outcomes of pregnancy in women exposed to newly marketed drugs in general practice in England. Br J Obstet Gynaecol, 105 (8)：882-889, 1998
9) ゾビラックス製品概要
10) Workowski KA, et al：Sexually Transmitted Diseases Treatment Guidelines 2006. MMWR Recomm Rep, 55 (RR-11)：1-94, 2006
11) ACOG Committee on Practice Bulletins：ACOG Practice Bulletin. Clinical management guidelines for obstetrician-gynecologists. No. 82 June 2007. Management of herpes in pregnancy. Obstet Gynecol, 109 (6)：1489-1498, 2007.

期に服用した妊婦43例に関する妊娠転帰が報告されている．1例は稽留流産となり，出産に至った42例中41例は健常児を出産し，一般集団を大きく上回る流産，先天異常の好発はみられなかったと報告されている．妊娠第1三半期にオセルタミビルを使用した90例の妊婦のうち1例(1.1%)に先天異常が認められたが，一般妊婦の児に先天異常がみられる頻度の範囲内であったと報告されている．2つの論文には共通する症例が含まれている．胚・胎仔発生に関する試験おいて，ラットの試験では1,500mg/kg/日群の母動物に投与期間中の体重増加量抑制，摂餌量減少がみられたが，催奇形性作用は認められていない．ウサギの試験では，胎仔について500mg/kg/日群では左総頸動脈起始異常の増加，150mg/kg/日以上群で骨格変異(胸椎の増加，尾椎の減少など)の頻度増加がみられたが，これらは母動物毒性に関連するもので，催奇形性作用はないものと判断されている．相談事例では，絶対過敏期に本剤を服用した50例中48例および相対過敏期に服用した3例は奇形などのない健常児を出産した．

意見を求められたら
- 妊婦のインフルエンザ感染症は重症化するリスクがあり，CDCあるいは日本産科医会，日本産科婦人科学会は本剤を含むノイラミニダーゼ阻害薬による適切な治療を行うよう勧告している．
- もし他剤に変更しても差し支えないなら，下記の治療薬を考慮する．
- どうしても本剤の投与が必要なら，本剤による治療を継続することにより奇形児出産の危険性が高くなるとは考えられないことを説明する．

他の治療薬
母体の全身曝露量が少ないと考えられるノイラミニダーゼ阻害薬として，ザナミビルの吸入がある．ただし，妊婦使用例における妊娠転帰に関する情報は本剤のほうが多い．

2 患者への説明・指導
以下のことを説明，指導する．

投薬中止の場合
- 処方医と相談の結果，妊娠中の母体と胎児の安全のため，投薬を中止してしばらく様子をみることになった．
- 症状が悪化した場合はすぐに主治医に受診する．
- 妊娠中は，薬局で薬を買うとき，病院にかかるときには，必ず妊娠していることを告げるよう指導する．

処方変更の場合
- 処方医と相談の結果，妊娠中の母体と胎児の安全のため処方が変更になった．
- ◆ 本剤は医師が妊娠を確認したうえで処方した薬で，母体の治療のため有用で，胎児への悪影響が少ないと考えられる薬である．
- ◆ 指示された用法，用量通りに服用し，勝手に服用量の変更をしない．
- ◆ 自分の判断で服薬を中止すると，母体の健康を損ね，胎児にも悪影響を及ぼすことになりかねない．
- ◆ 薬について何か心配なことがあったら，いつでも医師・薬剤師に相談する．

処方変更のない場合
- 前述のことから判断して，本剤の服用により奇形発生の頻度や危険度が上昇するとは考えられない．
- 「処方変更の場合」の◆印について説明する．

文献

1) 中外製薬株式会社:タミフル,インタビューフォーム(第23版)
2) 林昌洋,他:リン酸オセルタミビル服薬妊婦の妊娠転帰に関する症例集積調査.日本病院薬剤師会雑誌,45(4):547-550,2009
3) Tanaka T, et al:Safety of neuraminidase inhibitors against novel influenza A(H1N1) in pregnant and breastfeeding women. CMAJ, 181:55-58, 2009

抗ウイルス薬

バラシクロビル塩酸塩（*Valaciclovir hydrochloride*）

バルトレックス 顆 錠

薬剤危険度 **2点**

情報量 **＋～＋＋**

薬剤データ

1 添付文書

- 妊婦または妊娠している可能性のある婦人には，治療上の有益性が危険性を上回ると判断される場合にのみ投与する［活性代謝物のアシクロビルにおいて，動物試験（ラット）の妊娠10日目に，母動物に腎障害の現れる大量（200mg/kg/日以上）を皮下投与した試験では，胎仔に頭部および尾の異常が認められたと報告されている］。
- 本剤による性器ヘルペス再発抑制療法中に妊娠し，その後も本療法を続けた場合の安全性は確立していない。

2 動物（生殖発生毒性試験・変異原性試験など）

- 受胎能および一般生殖能試験：ラットを用いて，50，100，200mg/kg/日を，雄については，交配前74日から雌の妊娠19日目まで，雌については交配前14日から妊娠19日目まで経口投与した。その結果，200mg/kg/日で雄親動物の体重増加抑制，胎仔の体重減少および骨格変異の発現頻度の上昇が認められたが，出生仔の骨格検査に異常はなく，親動物の生殖能および出生仔の形態分化・行動機能検査・生殖能にバラシクロビルの影響は認められなかった。親動物および胎仔に対する無毒性量はともに100mg/kg/日，出生仔では200mg/kg/日以上と考えられた[1]。
- 胎仔の器官形成期投与試験

  ラットにおける試験：ラットに100，200，400mg/kg/日を妊娠5～15日目まで経口投与した。その結果，400mg/kg/日で母動物の体重増加抑制，着床後死胚数の増加，胎仔の体重減少および骨格変異の発現頻度の上昇が認められたが，奇形の発生頻度に上昇は認められなかった。母動物および胎仔に対する無毒性量はともに200mg/kg/日と考えられた。

  ウサギにおける試験：ウサギに100，200，400mg/kg/日を妊娠6～18日目まで経口投与した。その結果，母動物では200mg/kg/日以上で体重増加抑制が認められたが，胎仔に対する影響は認められなかった。母動物に対する無毒性量は100mg/kg/日，胎仔では400mg/kg/日以上と考えられた[1]。

- 周産期および授乳期投与試験：ラットに50，100，200mg/kg/日を妊娠15日目から哺育20日目まで経口投与した。その結果，母動物では100mg/kg/日以上で体重増加抑制が認められたが，分娩・哺育に対する影響，出生仔に対する影響は認められなかった。母動物に対する無毒性量は50mg/kg/日，胎仔では200mg/kg/日以上と考えられた[1]。

3 ヒト（疫学調査・症例報告など）

- The Valacyclovir Pregnancy Registry には，1995年1月1日～1999年4月30日までの期間において，妊娠中にバラシクロビルを服用した婦人157例のプロスペクティブ報告が登録されている。

うち47例(30％)は追跡調査ができなかった。出産報告のあった111例(双子1組)中29例は妊娠第1三半期に服用し，それらの結果は自然流産5例，人工妊娠中絶2例，奇形1例(弯足)，21例(双子含む)が異常なく出産した。妊娠第2三半期に服用した31例は，死産2例，奇形2例(指趾癒合・水かき，前歯茎の小裂)，27例が異常のない健常児を出産した。妊娠第3三半期に服用した50例は異常のない健常児を出産した。1例の児に認められた異常はdermal sinus tract(皮膚洞路)であった。

　一方，妊娠中にバラシクロビルを服用した34例のレトロスペクティブ報告がレジストリに登録されている。14例は妊娠第1三半期に服用していた。これらの妊娠結果は自然流産3例，人工妊娠中絶8例，3例が異常のない児だった。2例は曝露時期不明だが，どちらも異常のない生存児だった。妊娠第2三半期に服用した4例と妊娠第3三半期に服用した14例の妊娠結果は，奇形1例(妊娠第2三半期)，17例は異常のない健常児を出産した[2]。

- 単純ヘルペスウイルス感染のため，妊娠20週からアシクロビル静注を約2週間，これに続けて妊娠期間を通してバラシクロビルで治療した女性が満期で健常女児を出産したことが報告されている。女児は感染予防のため経口アシクロビルを1回100mg，1日4回の投与を1カ月間受けた。生後8カ月の時点で実施した神経学的検査では，いかなる異常も見いだされなかった[3]。

- バラシクロビルが，分娩時のHSV垂直感染リスクに及ぼす低減効果を調査する目的で，プロスペクティブ二重盲検プラセボ対照試験が行われた。バラシクロビル群(n=170)は1回500mgを1日2回とし，プラセボ群(n=168)との比較が妊娠36週から分娩まで投与して行われた。対照群と比較して，バラシクロビル群は有意にHSV排出と帝王切開の必要性を減らした。分娩と新生児結果に関して両群間差は認められなかった[4]。

4　相談事例

　奇形発生の危険度が最も高い絶対過敏期に本剤を服用した12例ならびに相対過敏期に本剤を服用した1例は，いずれも奇形などのない健常児を出産した。

参考

- バラシクロビルは経口投与後，主に肝初回通過効果によりアシクロビルに加水分解され，アシクロビルとして抗ウイルス作用を発現する。
- CDCのガイドラインではバラシクロビルは未だ妊娠中の使用は推奨されていない。
　妊婦に対するアシクロビル，バラシクロビルなどの全身投与の安全性は確定的に確立されるには至っていない。それでも，入手可能なすべてのデータによれば，妊娠第1三半期にアシクロビルにより治療された女性において，自然発生的に起こる出生児異常のリスク上昇を示したものはない。これらの知見は，妊娠中にアシクロビルに曝露された女性に関する安全性について何らかの保証を提供している。バラシクロビルやファムシクロビルの出生前曝露の経験は，妊娠結果に有用な情報を与えるにはさらに限りがある。アシクロビルは初発の性器ヘルペスには経口で，重篤な再発性の性器ヘルペスあるいは重篤なHSV感染を有する妊娠女性には経静脈的に投与されるべきである。妊娠後期のアシクロビル治療は，分娩へ向けた再発頻度を減らすことによって，再発性性器ヘルペスをもつ女性の帝王切開の頻度を減少させるので，多くの専門家がこのような治療を推奨している。性器ヘルペスの既往のない血清反応HSV陽性の女性に抗ウイルス薬療法の使用を支持するデータはない。妊娠後期に性器HSVに罹患した女性の児にヘルペスのリスクが高い。このような女性は感染症の専門家の診察を受けるべきである。専門家の中には，この状況下で新生児ヘルペスのリスク減少のために，アシクロビル治療を推奨するものもいるし，ルーチンの帝王切開を推奨するものもいるし，どちらも推奨するものもいる[5]。
- 米国産科婦人科学会では，妊娠中の性器ヘルペス感染症が胎児および新生児のリスクと関連するため，臨床的管理に関するガイドラインを公表している。妊娠中の性器ヘルペス感染症の管理として，バラシクロビルか

アシクロビルの投与法を示している。原発または初回感染時の本剤投与法として1回1g，1日2回，7〜10日間，症候性再発性感染時には1回500mg，1日2回，3日間もしくは1回1g，1日1回，5日間，妊娠末期の再発予防では妊娠36週から分娩までの間1回500mg，1日2回が推奨されている。ただし，重篤あるいは播種性疾患についてはアシクロビルのみが推奨薬剤として明示されている[6]。

服用後の対応

- 妊婦への使用について胎児への催奇形性，発育毒性を示唆する疫学調査は報告されていない。また，本剤と催奇形，発育毒性の因果関係を否定する疫学調査も報告されていない。

  製薬企業のPregnancy Registryでは，29例が妊娠第1三半期に服用し，出産に至った22例中21例が異常なく出産したと報告されている。バラシクロビルは経口投与後，主に肝初回通過効果によりアシクロビルに加水分解され，アシクロビルとして抗ウイルス作用を発現する。妊娠中のアシクロビル使用例に関する調査では，自然奇形発生率を上回らないことが確認されている。ラットの器官形成期に経口投与した試験では，ラットに400mg/kg/日で母動物の体重増加抑制，着床後死胚数の増加，胎仔の体重減少および骨格変異の発現頻度の上昇が認められたが，奇形の発生頻度に上昇は認められていない。ウサギの器官形成期に経口投与した試験では，母動物では200mg/kg/日以上で体重増加抑制が認められたが，胎仔に対する影響は認められていない。相談事例では，奇形発生の危険度が高い妊娠初期に本剤を服用した13例はいずれも奇形などのない健常児を出産している。

  以上のことから判断して，妊娠初期に本剤を服用したことにより，奇形発生の頻度や危険度が上昇したとは考えられないので，心配することはないことを説明する。
- 本剤の服用を理由に妊娠を中断するような，はやまった判断はしないように指導する。
- 今後は，妊娠していることを主治医に告げて相談するように指示する。

服用前の対応

1　医師への疑義照会

以下のことを説明し，患者が妊婦であっても処方通りに調剤してよいかを確認する。

- 製薬企業のPregnancy Registryでは，29例が妊娠第1三半期に服用し，出産に至った22例中21例が異常なく出産したと報告されている。バラシクロビルは経口投与後，主に肝初回通過効果によりアシクロビルに加水分解され，アシクロビルとして抗ウイルス作用を発現する。妊娠中のアシクロビル使用例に関する調査では，自然奇形発生率を上回らないことが確認されている。ラットの器官形成期に経口投与した試験では，ラットに400mg/kg/日で母動物の体重増加抑制，着床後死胚数の増加，胎仔の体重減少および骨格変異の発現頻度の上昇が認められたが，奇形の発生頻度に上昇は認められていない。ウサギの器官形成期に経口投与した試験では，母動物では200mg/kg/日以上で体重増加抑制が認められたが，胎仔に対する影響は認められていない。相談事例では，絶対過敏期に本剤を服用した12例，相対過敏期に服用した1例はいずれも奇形などのない健常児を出産している。

意見を求められたら

- 症状が軽度・限局的で，外用剤による治療効果が期待できるなど，本剤の投与が不可欠というほどでもないなら，投与しないほうがよい。
- 米国産科婦人科学会では，妊娠中の性器ヘルペス感染症が胎児および新生児のリスクと関連するた

め，アシクロビルあるいは本剤の投与を推奨している。

他の治療薬
妊娠中のヘルペスの治療において，比較的安全に使用できると考えられる情報が存在する薬剤にアシクロビルがある。

2 患者への説明・指導
以下のことを説明，指導する。

投薬中止の場合
- 処方医と相談の結果，妊娠中の母体と胎児の安全のため，投薬を中止してしばらく様子をみることになった。
- 再発が疑われる症状を感じた場合は，すぐに主治医に受診する。
- 妊娠中は，薬局で薬を買うとき，病院にかかるときには，必ず妊娠していることを告げるよう指導する。

処方変更の場合
- 処方医と相談の結果，妊娠中の母体と胎児の安全のため処方が変更になった。
- ◆ 本剤は医師が妊娠を確認をしたうえで処方した薬で，母体の健康のために有用で，胎児への悪影響が少ないと考えられる薬である。
- ◆ 指示された用法，用量通りに服用し，勝手に服用量の変更をしない。
- ◆ 自分の判断で服薬を中止すると，母体の感染症の治療が不十分となり，ひいては胎児への感染のリスクを軽減できないおそれがある。
- ◆ 薬について何か心配なことがあったら，いつでも医師・薬剤師に相談する。

処方変更のない場合
- 前述のことから判断して，本剤の服用により奇形発生の頻度や危険度が上昇するとは考えられない。
- 「処方変更の場合」の◆印について説明する。

文献
1) グラクソ・スミスクライン株式会社：バルトレックス，インタビューフォーム（第10版）
2) Briggs GG, et al：Drugs in Pregnancy and Lactation；A Reference Guide to Fetal and Neonatal Risk, Lippincott Williams & Wilkins, pp1922-1924, 2008
3) Anderson R, et al：Successful treatment of generalized primary herpes simplex type 2 infection during pregnancy. Scand J Infect Dis, 31(2)：201-202, 1999
4) Sheffield JS, et al：Valacyclovir prophylaxis to prevent recurrent herpes at delivery；a randomized clinical trial. Obstet Gynecol, 108(1)：141-147, 2006
5) Workowski KA, et al：Sexually Transmitted Diseases Treatment Guidelines 2006. MMWR Recomm Rep, 55(RR-11)：1-94, 2006
6) ACOG Committee on Practice Bulletins：ACOG Practice Bulletin. Clinical management guidelines for obstetrician-gynecologists. No. 82 June 2007. Management of herpes in pregnancy. Obstet Gynecol, 109(6)：1489-1498, 2007.

XVI - 1. ワクチン

インフルエンザ HA ワクチン （*Influenza HA vaccine*）

| インフルエンザ HA ワクチン[注]，
Flu-シリンジ[キット] | 薬剤危険度
1点 | 情報量
++ 〜 +++ |

薬剤データ

1　添付文書（妊産婦などへの接種）

　妊娠中の接種に関する安全性は確立していないので，妊婦または妊娠している可能性のある婦人には予防接種上の有益性が危険性を上回ると判断される場合にのみ接種する。なお，小規模ながら，接種により先天異常の発生率は自然発生率より高くならないとする報告がある。

2　動物（生殖発生毒性試験・変異原性試験など）

　該当資料なし。

3　ヒト（疫学調査・症例報告など）

- 　CDC (Centers for Disease Control & Prevention) の「妊娠女性へのワクチン接種のガイドライン」では，ACIP (Advisory Committee on Immunization Practices) が，妊娠する可能性のある女性へのインフルエンザワクチンの接種を推奨している。併せて，妊娠中の接種に関する安全性を考慮しうる情報を提示している。約 2,000 例の妊婦を対象とした調査では，インフルエンザワクチン接種と関連した胎児への有害な影響は認められなかった。同様に，分娩前 6 カ月以内に不活化インフルエンザワクチンの接種を受けた 252 例の妊婦においても，接種と関連した胎児への有害な影響は認められなかった[1]。
- 　共同の周産期プロジェクトにおいて，妊娠初期の 4 カ月間にインフルエンザ不活化ワクチンを接種した 650 例の婦人の児に一般的な先天奇形，大奇形，小奇形，主要な分類の奇形の頻度は上昇しなかった。同様に，この試験で妊娠時期にかかわらずインフルエンザ不活化ワクチンを接種した 2,283 例の婦人の児において，先天奇形の頻度は予想を上回らなかった[2]。
- 　妊娠直前あるいは妊娠中にインフルエンザワクチンを接種した 189 例の婦人とインフルエンザワクチンを接種していない 517 例のコントロール群とを比較した縦断的，プロスペクティブ調査において，ワクチン接種と母体，周産期，児の合併症に関連はみられなかった。接種時期は，妊娠直前 13 例，妊娠第 1 三半期 41 例，妊娠第 2 三半期 58 例，妊娠第 3 三半期 77 例であった。催奇形性はみられず，生後 8 週時点における身体的あるいは神経学的評価に両群で違いはみられなかったと報告されている[3]。
- 　妊娠第 2，3 三半期にインフルエンザ不活化ワクチンを接種した 56 例の女性において，即時型反

- 応あるいは胎児合併症の上昇とワクチン接種に有意な関連はみられなかったと報告されている[4]。
- ACIPは，2007年のMMWRにおいて，妊婦はインフルエンザ合併症のリスクを有しているので，インフルエンザウイルスの流行期におけるすべての妊娠女性あるいは妊娠を予定している女性はワクチンを接種すべきと勧告している[5]。

4 相談事例

　奇形発生の危険度が最も高い絶対過敏期にインフルエンザHAワクチンを接種した16例はいずれも奇形などのない健常児を出産した。相対過敏期に本剤を接種した2例は，いずれも奇形などのない健常児を出産した。

接種後の対応

- 妊娠中に不活化インフルエンザワクチンを接種した群の出生児について，非接種妊婦の出生児と差異がないことが複数の疫学調査で報告されている。ACIPは，妊婦はインフルエンザ合併症のリスクを有しているためインフルエンザウイルスの流行期におけるすべての妊娠女性あるいは妊娠を予定している女性はワクチンを接種すべきと勧告している。相談事例では，奇形発生の危険度が高い妊娠初期にインフルエンザHAワクチンを接種した18例はいずれも奇形などのない健常児を出産している。
　以上のことから判断して，妊娠初期に本剤を接種したことにより奇形発生の頻度や危険度が上昇したとは考えられないので，心配することはないことを説明する。
- 本剤の接種を理由に妊娠を中断するような，はやまった判断はしないように指導する。
- 今後は，妊娠していることを主治医に告げて相談するように指示する。

接種前の対応

1 医師への疑義照会

意見を求められたら
　妊娠中に不活化インフルエンザワクチンを接種した群の出生児について，非接種妊婦の出生児と差異がないことが複数の疫学調査で報告されている。ACIPは，妊婦はインフルエンザ合併症のリスクを有しているためインフルエンザウイルスの流行期におけるすべての妊娠女性あるいは妊娠を予定している女性はワクチンを接種すべきと勧告している。相談事例では，絶対過敏期にインフルエンザHAワクチンを接種した16例と相対過敏期に接種した2例はいずれも奇形などのない健常児を出産している。

2 患者への説明・指導

　以下のことを説明，指導する。
接種中止の場合
- このワクチンの添付文書には，妊娠中の接種に関する安全性は確立していないので，妊婦または妊娠している可能性のある婦人には予防接種上の有益性が危険性を上回ると判断される場合にのみ接種することと記載されており，主治医がワクチンの接種を見合わせることとなった。
- 妊娠中にインフルエンザウイルスに罹患した場合，合併症のリスクが高いので，外出を控えるとともに外出後は手洗い・うがいを励行するよう指導する。

接種する場合
- 海外では，妊娠中に不活化インフルエンザワクチンを接種した群の出生児について，ワクチンを接種しなかった妊婦の出生児と差異がないことが複数の調査で報告されている。また，米国の公的な保険機関の専門家は，妊婦はインフルエンザ合併症のリスクを有しているためインフルエンザウイルスの流行期におけるすべての妊娠女性あるいは妊娠を予定している女性はワクチンを接種すべきと勧告している。国内でも，奇形発生の危険度が高い妊娠初期にインフルエンザHAワクチンを接種した18例はいずれも奇形などのない健常児を出産している。
  以上のことから判断して，本剤の接種により奇形発生の頻度や危険度が上昇するとは考えられない。
- 薬について何か心配なことがあったら，いつでも医師・薬剤師に相談する。

文献
1) Harper SA, et al：Prevention and Control of Influenza；Recommendations of the Advisory Committee on Immunization Practices (ACIP). MMWR, 53 (RR6)：1-40, 2004
2) Heinonen OP, et al：Birth Defects and Drugs in Pregnancy, Publishing Sciences Group, pp314-316, 318-319, 436, 474, 488, 1977
3) Deinard AS, et al：A/NJ/8/76 influenza vaccination program；effects on maternal health and pregnancy outcome. Am J Obstet Gynecol, 140 (3)：240-245, 1981
4) Sumaya CV, et al：Immunization of pregnant women with influenza A/New Jersey/76 virus vaccine；reactogenicity and immunogenicity in mother and infant. J Infect Dis, 140 (2)：141-146, 1979
5) Fiore AE, et al：Prevention and Control of Influenza；Recommendations of the Advisory Committee on Immunization Practices (ACIP). MMWR, 56 (RR6)：1-54, 2007

乾燥弱毒生おたふくかぜワクチン
(Freeze-dried live attenuated mumps vaccine)

| 乾燥弱毒生おたふくかぜワクチン 注射用 | 薬剤危険度 2点 | 情報量 ＋ |

薬剤データ

1 添付文書

接種不適当者：妊娠していることが明らかな者。

2 動物（生殖発生毒性試験・変異原性試験など）

該当資料なし。

3 ヒト（疫学調査・症例報告など）

最終月経の17日後に，生おたふくかぜワクチン接種をした母親から生まれた女児が，膀胱外反，外性器変形，2つの直腸開口部をもつ下行結腸重複，直腸腟瘻とT7-T11の半脊柱をもって生まれた。先天奇形の家族歴がなく，妊娠中に服用された他の薬物は鉄剤とビタミン剤のみであった[1]。

4 相談事例

妊娠0週2日から妊娠4週3日の間に本剤を接種した6例の妊婦は，いずれも奇形などのない健常児を出産した。接種日は，妊娠0週2日2例，妊娠0週6日1例，妊娠2週1日が1例，妊娠2週2日が1例，妊娠4週3日が1例であった。

参考

CDCガイドライン

- MMRワクチンとその構成ワクチン（麻疹，おたふくかぜ，風しん）は妊娠がわかっている女性に接種すべきでない。これらの生ワクチン接種による胎児への危険性は理論上の根拠を考慮しないことはできないので，女性は麻疹，ムンプス，MMRもしくは他の風しんワクチンを含むワクチン接種後28日間は妊娠を避けるようすすめられるべきである[2]。
- 妊娠女性が妊娠と気づかずにワクチン接種してしまった，あるいはMMRもしくは他の風しんワクチンを含むワクチン接種後4週間以内に妊娠した場合，胎児に対する理論上の懸念について忠告されるべきである。しかし，妊娠中のMMRもしくは他の風しんワクチンを含むワクチン接種を人工妊娠中絶の理由とすべきではない[3]。

米国産科婦人科学会の産科実務委員会の見解

妊娠中の弱毒生おたふくかぜワクチン接種については，「禁忌」と位置づけている[4]。なお，妊娠第1三半期のおたふくかぜ罹患による胎児への危険性について，流産率上昇の可能性があるとしている[4]。

海外添付文書

- 妊婦への接種について胎児に危害を生じる可能性があるか，生殖能力に影響を及ぼす可能性があるかはわかっていないので，ムンプスワクチンは妊娠している人に接種してはならない。さらに，予防接種後3カ月間は妊娠を回避されなければならない[5]。
- 妊娠中に不注意にもワクチンを接種した，または，予防接種後3カ月以内に妊娠した女性に助言する際に，医師は妊娠第1三半期のムンプスウイルス感染が自然流産の率を上昇させる可能性があることを認識してい

- ムンプスワクチンウイルスが胎盤と胎児を感染させることが示されたにもかかわらず，それがヒトで先天奇形を引き起こすという証拠はない。

その他
- 妊娠中にムンプス罹病歴のある117例の婦人の児に関するコホート研究では，奇形発生の頻度は一般集団と比較して増加していなかった。この研究では，妊娠11週までにムンプスに罹患した24例の母親の児に先天性の大奇形はみられなかったことが報告されている[6]。
- 妊娠中のムンプスウイルス感染と児の心内膜線維弾性症との関連を指摘した報告がある[7]。一方，血清診断でムンプスウイルス感染がみられた母親の児に心内膜線維弾性症はみられなかったとの報告がある[8]。
- 妊娠第1三半期のムンプスウイルス感染と流産の関連性を指摘した報告がある[7]。

接種後の対応

- 妊婦への使用に関して，胎児への催奇形性，胎児毒性との関連は認められなかったことを示す疫学調査は報告されていない。妊娠中のおたふくかぜ罹患は，児の先天奇形と関連しなかったとの疫学調査が報告されている。妊娠初期の生おたふくかぜワクチン接種で膀胱外反の奇形をもつ児が生まれたとの海外報告がある。妊娠第1三半期のおたふくかぜ罹患による胎児への危険性について類似症例は示されていないことより偶発例の可能性があり，ワクチン接種と児の異常との関連は明らかでない。CDCは，妊娠女性が妊娠と気づかずにワクチン接種してしまった場合，ワクチン接種を人工妊娠中絶の理由とみなすべきではないと勧告している。相談事例では，弱毒生おたふくかぜワクチンの危険度が高い時期に本剤を接種した6例はいずれも奇形などのない健常児を出産している。

  以上のことから判断して，妊娠前3カ月以内あるいは妊娠初期に本剤を接種したことにより，奇形発生の頻度や危険度が上昇したとは考えられないので，心配することはないことを説明する。
- 本剤の接種を理由に妊娠を中断するような，はやまった判断はしないように指導する。
- 今後は，妊娠していることを主治医に告げて相談するように指示する。

接種前の対応

1 医師への疑義照会

弱毒生おたふくかぜワクチンは理論的なリスクを排除できないため，国内外の添付文書において妊娠中は接種されるべきではないと，注意喚起されていることを伝えて疑義照会する。

意見を求められたら
- 妊婦への使用に関して，胎児への催奇形性，胎児毒性との関連は認められなかったことを示す疫学調査は報告されていない。妊娠中のおたふくかぜ罹患は，児の先天奇形と関連しなかったとの疫学調査が報告されている。妊娠初期の生おたふくかぜワクチン接種で膀胱外反の奇形をもつ児が生まれたとの海外報告がある。妊娠第1三半期のおたふくかぜ罹患による胎児への危険性について類似症例は示されていないことより偶発例の可能性があり，ワクチン接種と児の異常との関連は明らかでない。CDCは，妊娠女性が妊娠と気づかずにワクチン接種してしまった場合，ワクチン接種を人工妊娠中絶の理由とみなすべきではないと勧告している。相談事例では，弱毒生おたふくかぜワクチンの危険度が高い時期に本剤を接種した6例はいずれも奇形などのない健常児を出産している。

  以上のことから判断して，妊娠前3カ月以内あるいは妊娠初期に本剤を接種したことにより，奇形発生の頻度や危険度が上昇したとは考えられないので，心配することはないことを説明する。

2 患者への説明・指導

以下のことを説明，指導する。

接種中止の場合

このワクチンの添付文書では，妊娠中の接種は不適当者に該当するので，主治医と協議し，本ワクチンの接種を見合わせることになった。

文献

1) Emanuel I, et al：Congenital abnormalities after mumps vaccination in pregnancy. Lancet, 2(7716)：156-157, 1971
2) CDC：Revised ACIP recommendation for avoiding pregnancy after receiving a rubella-containing vaccine. MMWR Morb Mortal Wkly Rep, 50(49)：1117, 2001
3) Kroger AT, et al：General recommendations on immunization；Recommendations of the Advisory Committee on Immunization Practices (ACIP). MMWR, 55(RR15)：1-48, 2006
4) American College of Obstetricians and Gynecologists：Immunization during pregnancy. Committee Opinion. No. 282, January 2003
5) Product information. Mumpsvax. Merck, 2002
6) Siegel M：Congenital malformations following chickenpox, measles, mumps, and hepatitis. Results of a cohort study. JAMA, 226(13)：1521-1524, 1973
7) Ornoy A, et al：Pregnancy outcome following infections by coxsackie, echo, measles, mumps, hepatitis, polio and encephalitis viruses. Reprod Toxicol, 21(4)：446-457, 2006
8) Korones SB, et al：Maternal virus infection after the first trimester of pregnancy and status of offspring to 4 years of age in a predominantry Negro population. J Pediatr, 77(2)：245-251, 1970

乾燥弱毒生水痘ワクチン （*Freeze-dried live attenuated varicella vaccine*）

乾燥弱毒生水痘ワクチン 注射用　　薬剤危険度 1点　　情報量 +〜++

薬剤データ

1　添付文書

- 接種不適当者：妊娠していることが明らかな者。
- 妊娠可能な婦人においては，あらかじめ約1カ月間避妊した後接種すること，およびワクチン接種後約2カ月間は妊娠しないように注意させる。

2　動物（生殖発生毒性試験・変異原性試験など）

該当資料なし。

3　ヒト（疫学調査・症例報告など）

　米国ではCDCとの協力のもとワクチン製造販売元の企業が市販後調査の一環として実施した妊婦レジストリ研究がある。11回目の年次報告では1995年3月17日〜2006年3月16日までの集計結果が報告されている。登録された女性は妊娠前3カ月もしくは妊娠のいずれかの時期にワクチン接種をしており，964例がプロスペクティブな症例で，53例がレトロスペクティブな症例であった。プロスペクティブな症例のうち303例（31％）は追跡できなかった。プロスペクティブの45例とレトロスペクティブの4例は人工妊娠中絶をした。プロスペクティブの残りの616例のうち曝露時期のわかっているのは583例（95％）であった。

　妊娠前の曝露例として，最終月経の30日前より以前の接種症例では出産73例，自然流産12例，最終月経の30日前以降の接種症例では，出産104例，自然流産11例であった。妊娠後の接種例として，妊娠第1三半期の曝露例では出産311例，自然流産41例，胎児死亡1例，妊娠第2三半期では出産27例，妊娠第3三半期では出産3例との出産結果が登録されている。

　出生児，自然流産例もしくは人工妊娠中絶例の児においても，先天性水痘症候群の証拠はみられなかった。プロスペクティブの出産報告のあった556例では，妊娠20週以降の妊娠結果において10例（1.8％）に先天異常が報告された。これらの結果は，先天性水痘症候群あるいは他の先天異常と妊娠中の本ワクチン接種との関連を示唆するものではないと結論づけている。ただし，そのレジストリ研究は，非常に低い危険性をも除外する統計学的な検出力を有するものではない[1]。

4　相談事例

　水痘ワクチンウイルスが胎児に対して危険度が高いと考えられる受精前および絶対過敏期に本剤を接種した6例はいずれも奇形などのない健常児を出産した。

　接種時期は，妊娠2日目1例，妊娠13日目1例，妊娠14日目1例，妊娠15日目1例，妊娠25日目1例，妊娠31日目1例であった。

参考　CDC ガイドライン

- 妊娠したのを知らずにワクチン接種した，もしくは水痘ワクチン接種後4週以内に妊娠したら，胎児に関する理論上の基本的なことについて忠告すべきである。しかし，妊娠中の水痘ワクチン接種が人口妊娠中絶の理由とされるべきではない[2]。
- 胎児に対する水痘ウイルスワクチンの影響はわかっていない。したがって，妊娠女性はワクチン接種をすべきでない。ワクチン接種をした非妊娠女性は，接種してから1カ月間は妊娠を避けるべきである。罹患しやすい人に対し，妊婦のいる家族の一員はワクチン接種は禁忌でない[3]。
- ワクチン使用による弱毒化ウイルスの発病力は野生ウイルスより小さいので，たとえあったとしても，胎児への危険性はさらに低いであろう[3]。
- 水痘帯状疱疹免疫グロブリンは曝露された妊娠女性に使用できるとされる[3]。
- 水痘ワクチンを接種した児の母親へのウイルス移行について検討した症例が報告されている。12カ月の男児が水痘ワクチンを接種し，約3週間後に発熱あるいは全身状態の悪化はみられないものの，約30箇所の皮膚病変がみられた。その病変は中程度の水痘と考えられた。30歳の母親は血清学的に水痘の抗体価陰性であり，その時点では尿による妊娠判定は陰性であった。検査結果では母児ともに免疫不全の証拠はなかった。16日後に彼女は丘疹小水疱が認められ水痘と診断された。再度の尿検査で妊娠5～6週と推定された。5日後，母親に約100の病巣を数えるに至ったが発熱はなかった。母親の3つの病巣から単離したウイルスは，ポリメラーゼ連鎖反応試験によってOka菌株の水痘－帯状疱疹ウイルスと確認され，児に接種したワクチン由来であると示された。胎児への懸念のため，彼女は妊娠7週で人工妊娠中絶を選択した。水痘－帯状疱疹ウイルスDNAは胎児の組織からは分離されなかった[4]。

接種後の対応

- 米国CDCとワクチン製造販売元の企業が実施した妊婦レジストリ研究では，出生児，流産例もしくは人工妊娠中絶例の児においても，先天性水痘症候群の証拠はみられなかった。プロスペクティブの出産報告のあった556例では，1.8％に先天異常が報告されたが，先天性水痘症候群あるいは他の先天異常と妊娠中の本ワクチン接種との関連を示唆するものではないと結論づけている。相談事例では，本ワクチンの危険度が高い時期に本剤を接種した6例はいずれも奇形などのない健常児を出産している。

    以上のことから判断して，妊娠前3カ月以内あるいは妊娠初期に本剤を接種したことにより，奇形発生の頻度や危険度が上昇したとは考えられないので，心配することはないことを説明する。
- 本剤の接種を理由に妊娠を中断するような，はやまった判断はしないように指導する。
- 今後は，妊娠していることを主治医に告げてよく相談するように指示する。

接種前の対応

1　医師への疑義照会

添付文書では，接種不適当者の項に「妊娠していることが明らかな者」の記載があり，妊娠可能な婦人においては，あらかじめ約1カ月間避妊した後接種すること，およびワクチン接種後約2カ月間は妊娠しないように注意させることと注意喚起されていることを伝えて疑義照会する。

意見を求められたら

米国CDCとワクチン製造販売元の企業が実施した妊婦レジストリ研究では，出生児，自然流産例もしくは人工妊娠中絶例の児においても，先天性水痘症候群の証拠はみられなかった。プロスペクティブの出産報告のあった556例では，1.8％に先天異常が報告されたが，先天性水痘症候群あるいは他の先天異常と妊娠中の本ワクチン接種との関連を示唆するものではないと結論している。相談事例では，本

学上の問題点や合併症は認められず，妊娠40週で3,450gの健康な男児を出産した。生後23週ではIgM，PCR，ウイルス分離はいずれも末梢血において陰性であった。児の成長や発達は14カ月まで正常であったと報告されている。他の5例の妊婦では，ワクチンウイルスの移行はなかったようである[4]。

- 妊娠直前あるいは妊娠中に風しんワクチンを接種した19例の母親とその児に関する報告がある。19例中10例が分娩に至ったが9例は流産で，このうち8例は人工妊娠中絶であった。ワクチン接種後の出生例の1例に，風しんワクチンウイルス感染と児の白内障がみられた[5]。

4 相談事例

風しんワクチンウイルスが胎児に対して接触しうると考えられる妊娠前および絶対過敏期に本剤を接種した18例中14例は奇形などのない健常児を出産した。1例に認められた異常は，腹壁破裂で，CRSとして知られている異常とは関連しなかった。

3例の妊娠転帰が流産となっているが，流産の自然発生頻度を大きく上回るものではないと考えられた。

参考
CDCガイドライン

- MMRワクチンとその構成ワクチン（麻疹，おたふくかぜ，風しん）は妊娠がわかっている女性に接種すべきでない。これらの生ワクチン接種による胎児への危険性は理論上の根拠を考慮しないことはできないので，女性は麻疹，ムンプス，MMRもしくは他の風しんワクチンを含むワクチン接種後28日間は妊娠を避けるようすすめられるべきである[3]。
- 妊娠女性が妊娠と気づかずにワクチン接種してしまった，あるいはMMRもしくは他の風しんワクチンを含むワクチン接種後4週間以内に妊娠した場合，胎児に対する理論上の懸念について忠告されるべきである。しかし，妊娠中のMMRもしくは他の風しんワクチンを含むワクチン接種を人工妊娠中絶の理由とみなすべきではない[6]。
- 妊娠しているあるいは妊娠の可能性があるにもかかわらずワクチン接種をしない風しんウイルスに免疫のない女性は，児にCRSの危険の可能性があること，近々妊娠する可能があるのならただちにワクチン接種の必要性があることを忠告されるべきである[7]。
- 受胎3カ月前後の間に風しんワクチンを接種した感受性のある女性のレジストリ"VIPレジストリ"が1971〜1989年に続けられた。RA27/3風しんワクチンを受け，満期まで妊娠を継続した女性226例においてCRSが生じた児はいなかった[7]。

米国産科婦人科学会の産科実務委員会の見解[8]

妊娠中の風しんワクチン接種については，「禁忌」と位置づけている。ただし，ワクチン接種後の胎児風しん症候群に関しては，一切報告例がないと補足説明している。

接種後の対応

- 妊婦前3カ月から妊娠中にワクチン接種した94例のコホート研究では胎児への影響はみられていない。また，米国CDCの集計では，妊婦前3カ月から妊娠中に風しんワクチンを接種された女性から生まれた児680例に，CRSは認められなかった。風しんワクチンウイルス株は弱毒化されていて，胎児へ到達しているものの，胎児に催奇形性を含む障害を引き起こしたとの証拠は認められていない。相談事例では，風しんワクチンの危険度が高い時期に本剤を接種した14例はいずれも奇形などのない健常児を出産している。

以上のことから判断して，妊娠前3カ月以内あるいは妊娠初期に本剤を接種したことにより，CRS

を含む奇形発生の頻度や危険度が上昇したとは考えられないので，心配することはないことを説明する．
- 本剤の接種を理由に妊娠を中断するような，はやまった判断はしないように指導する．
- 今後は，妊娠していることを主治医に告げて相談するように指示する．

接種前の対応

1 医師への疑義照会

風しんワクチンは理論的なリスクを排除できないため，国内外の添付文書において妊娠中は接種されるべきではないと，注意喚起されており，わが国の添付文書では「あらかじめ約1カ月間避妊したあと接種すること，およびワクチン接種後約2カ月間は妊娠しないように注意させること」と記載されていることを伝えて疑義照会する．

意見を求められたら

妊婦前3カ月から妊娠中にワクチン接種した94例のコホート研究では胎児への影響はみられていない．また，米国CDCの集計では，妊娠前3カ月から妊娠中に風しんワクチンを接種された女性から生まれた児680例に，CRSは認められなかった．風しんワクチンウイルス株は弱毒化されていて，胎児へ到達しているものの，胎児に催奇形性を含む障害を引き起こしたとの証拠は認められていない．相談事例では，風しんワクチンの危険度が高い時期に本剤を接種した14例はいずれも奇形などのない健常児を出産している．

以上のことから判断して，妊娠前3カ月以内あるいは妊娠初期に本剤を接種したとしても，CRSを含む奇形発生の頻度や危険度が増加するとは考えられないが，理論上のリスクを完全には排除できないと考えられていることを説明する．

2 患者への説明・指導

以下のことを説明，指導する．

接種中止の場合

このワクチンの添付文書では，妊娠中の接種は不適当者に該当するので，主治医と協議し，本ワクチンの接種を見合わせることとなった．

文献

1) Cohen SM, et al：Transplacental transmission of rubella virus infection in rabbits. Appl Microbiol 21(1)：76-78，1971
2) Bar-Oz B, et al：Pregnancy outcome following rubella vaccination；a prospective controlled study. Am J Med Genet，130 A(1)：52-54，2004
3) CDC：Notice to readers：revised ACIP recommendation for avoiding pregnancy after receiving a rubella-containing vaccine. MMWR，50(49)：1117，2001
4) Hofmann J, et al：Persistent fetal rubella vaccine virus infection following inadvertent vaccination during early pregnancy. J Med Virol，61：155-158，2000
5) Fleet WF, et al：Fetal consequences of maternal rubella immunization. JAMA，227：621-627，1974
6) CDC：General recommendations on immunization；recommendations of the Advisory Committee on Immunization Practices (ACIP). MMWR，55(15)：32-33，2006
7) CDC：Measles, mumps, and rubella-vaccine use and strategies for elimination of measles, rubella, and

congenital rubella syndrome and control of mumps ; recommendations of the Advisory Committee on Immunization Practices (ACIP). MMWR, 47 (8) : 18, 32-33, 1998
8) American College of Obstetricians and Gynecologists. Immunization during pregnancy. Committee Opinion. Number 282, January 2003

和名索引

欧文

d- クロルフェニラミンマレイン酸塩・
　ベタメタゾン……………………………… 675
Flu- シリンジ→インフルエンザ HA ワクチン … 981
L- カルボシステイン ……………………… 516
L- グルタミン・アズレンスルホン酸ナトリウム… 550
PL 配合→
　サリチルアミド・アセトアミノフェン・
　無水カフェイン・プロメタジンメチレンジ
　サリチル酸塩…………………………… 380
SG 配合→イソプロピルアンチピリン・
　アセトアミノフェン・アリルイソプロピル
　アセチル尿素・無水カフェイン ………… 363

ア

アイロミール→サルブタモール硫酸塩…………… 460
アキネトン→ビペリデン……………………………… 227
アサコール→メサラジン…………………………… 643
アザルフィジン EN →サラゾスルファピリジン… 639
アシクロビル（外用薬）………………………… 703
アシクロビル（内服薬）………………………… 967
アジスロマイシン水和物…………………………… 896
アシノン→ニザチジン……………………………… 538
アストミン→ジメモルファンリン酸塩…………… 502
アスピリン………………………………………… 285
アスベリン→チペピジンヒベンズ酸塩………… 504
アズレンスルホン酸ナトリウム・L- グルタミン … 550
アセチルサリチル酸→アスピリン………………… 285
アセトアミノフェン………………………………… 290
アセトアミノフェン・イソプロピルアンチピリン・
　アリルイソプロピルアセチル尿素・無水カフェイン… 363
アセトアミノフェン・サリチルアミド・
　無水カフェイン・クロルフェニラミン
　マレイン酸塩…………………………………… 375
アセトアミノフェン・サリチルアミド・
　無水カフェイン・プロメタジンメチレンジ
　サリチル酸塩…………………………………… 380
アゼプチン→アゼラスチン塩酸塩……………… 774
アゼラスチン塩酸塩……………………………… 774
アタラックス→ヒドロキシジン………………… 762

アタラックス-P →ヒドロキシジン ……………… 762
アダラート CR →ニフェジピン………………… 441
アダラート L →ニフェジピン ………………… 441
アーテン→トリヘキシフェニジル塩酸塩……… 225
アドエア→
　サルメテロールキシナホ酸塩………………… 464
　フルチカゾンプロピオン酸エステル………… 487
アトック→ホルモテロールフマル酸塩水和物…… 478
アドナ→
　カルバゾクロムスルホン酸ナトリウム水和物… 743
アナフラニール→クロミプラミン塩酸塩……… 165
アプレース→トロキシピド……………………… 572
アプレゾリン→ヒドララジン塩酸塩…………… 446
アフロクアロン…………………………………… 421
アマンタジン塩酸塩……………………………… 222
アミトリプチリン塩酸塩………………………… 154
アムロジピンベシル酸塩………………………… 437
アムロジン→アムロジピンベシル酸塩………… 437
アムロジン OD →アムロジピンベシル酸塩 … 437
アメジニウムメチル硫酸塩……………………… 454
アモキサピン……………………………………… 158
アモキサン→アモキサピン……………………… 158
アモキシシリン水和物…………………………… 827
アモキシシリン水和物・クラブラン酸カリウム… 830
アモバン→ゾピクロン…………………………… 62
アランタ SP →アルジオキサ…………………… 553
アリピプラゾール………………………………… 198
アリメジン→アリメマジン酒石酸塩…………… 749
アリメマジン酒石酸塩…………………………… 749
アリルイソプロピルアセチル尿素・
　イソプロピルアンチピリン・アセトアミノフェン・
　無水カフェイン………………………………… 363
アルサルミン→スクラルファート水和物……… 560
アルジオキサ……………………………………… 553
アルタット→ロキサチジン酢酸エステル塩酸塩… 547
アルデシン AQ →
　ベクロメタゾンプロピオン酸エステル……… 492
アルドメット→メチルドパ水和物……………… 450
アルファカルシドール→ビタミン D…………… 734
アルファロール→ビタミン D…………………… 734
アルブテロール硫酸塩→サルブタモール硫酸塩… 460
アルプラゾラム…………………………………… 87

995

アルボ→オキサプロジン 311
アレギサール→ペミロラストカリウム 815
アレグラ→フェキソフェナジン塩酸塩 806
アレジオン→エピナスチン塩酸塩 780
アレビアチン→フェニトイン 267
アレロック→オロパタジン塩酸塩 789
アローゼン→センナ・センナ実 624
アロフト→アフロクアロン 421
アンテベート→ベタメタゾン酪酸エステル
　プロピオン酸エステル 721
アンピシリン 833
アンピロキシカム 294
アンブロキソール塩酸塩 513

イ

イサロン→アルジオキサ 553
イスコチン→イソニアジド 949
イソニアジド 949
イソプロピルアンチピリン 297
イソプロピルアンチピリン・アセトアミノフェン・
　アリルイソプロピルアセチル尿素・無水カフェイン 363
イソプロピルアンチピリン・エルゴタミン酒石酸塩・
　無水カフェイン 385
イトプリド塩酸塩 608
イトラコナゾール 959
イトリゾール→イトラコナゾール 959
イブプロフェン 300
イミグラン→スマトリプタン 396
イミプラミン塩酸塩 161
イミペネム・シラスタチンナトリウム 884
インタール→クロモグリク酸ナトリウム 792
インテバン→インドメタシン 304
インテバンSP→インドメタシン 304
インドメタシン 304
インフルエンザHAワクチン 981
インプロメン→ブロムペリドール 189

ウ

ウインタミン→クロルプロマジン 178
ウイントマイロン→ナリジクス酸 921
ウルソ→ウルソデオキシコール酸 635
ウルソデオキシコール酸 635

エ

エカベトナトリウム水和物 555

エクセグラン→ゾニサミド 249
エサンブトール→エタンブトール塩酸塩 952
エスクロシド・ヒドロコルチゾン・フラジオマイシン・
　ジブカイン塩酸塩配合剤 650
SG配合→
　イソプロピルアンチピリン・
　アセトアミノフェン・アリルイソプロピル
　アセチル尿素・無水カフェイン 363
エスタゾラム 54
エタンブトール塩酸塩 952
エチゾラム 93
エトドラク 308
エバスチン 777
エバステル→エバスチン 777
エバステルOD→エバスチン 777
エパテック→ケトプロフェン 314
エピナスチン塩酸塩 780
エビリファイ→アリピプラゾール 198
Flu-シリンジ→インフルエンザHAワクチン 981
エブトール→エタンブトール塩酸塩 952
エペリゾン塩酸塩 423
エメダスチンフマル酸塩 783
エリスパン→
　オキサゾラム・フルジアゼパム・フルタゾラム 97
エリスロシン→エリスロマイシン 900
エリスロシンW→エリスロマイシン 900
エリスロマイシン 900
L-カルボシステイン 516
L-グルタミン・アズレンスルホン酸ナトリウム 550
エルゴカルシフェロール→ビタミンD 734
エルゴタミン酒石酸塩・無水カフェイン・
　イソプロピルアンチピリン 385
エレトリプタン臭化水素酸塩 390
塩酸セルトラリン 136
塩酸ロペラミド 621
塩酸ロメフロキサシン 946
エンピナース・P→プロナーゼ 522
エンペシド→クロトリマゾール 693

オ

黄体・卵胞ホルモン配合剤 683
オキサゾラム 97
オキサトミド 786
オキサプロジン 311
オキシブチニン塩酸塩 696
オキセサゼイン 611

オキセタカイン→オキセサゼイン ……………… 611
オーグメンチン配合→
　アモキシシリン水和物・クラブラン酸カリウム … 830
オステラック→エトドラク ……………………… 308
オゼックス→トスフロキサシントシル酸塩水和物 … 936
オセルタミビルリン酸塩 ………………………… 972
おたふくかぜワクチン〔乾燥弱毒生〕 …………… 984
オノン→プランルカスト水和物 ………………… 809
オフロキサシン …………………………………… 925
オメプラゾール …………………………………… 527
オメプラゾン→オメプラゾール ………………… 527
オメプラール→オメプラゾール ………………… 527
オラセフ→セフロキシム アキセチル …………… 878
オランザピン ……………………………………… 201
オリザノール〔ガンマ〕 …………………………… 410
オロパタジン塩酸塩 ……………………………… 789

カ

ガスター→ファモチジン ………………………… 541
ガスターD→ファモチジン ……………………… 541
ガストロゼピン→ピレンゼピン塩酸塩水和物 …… 575
ガストローム→エカベトナトリウム水和物 …… 555
ガスモチン→モサプリドクエン酸塩水和物 …… 618
カトレップ→インドメタシン …………………… 304
ガナトン→イトプリド塩酸塩 …………………… 608
カピステン→ケトプロフェン …………………… 314
カフェイン→カフェイン水和物 ………………… 406
カフェイン水和物 ………………………………… 406
カフェイン〔無水〕・イソプロピルアンチピリン・
　アセトアミノフェン・アリルイソプロピル
　アセチル尿素 …………………………………… 363
カフェイン〔無水〕・エルゴタミン酒石酸塩・
　イソプロピルアンチピリン …………………… 385
カフェイン〔無水〕・サリチルアミド・
　アセトアミノフェン・クロルフェニラミン
　マレイン酸塩 …………………………………… 375
カフェイン〔無水〕・サリチルアミド・
　アセトアミノフェン・プロメタジンメチレンジ
　サリチル酸塩 …………………………………… 380
カフェイン〔無水〕・シメトリド ………………… 367
カルシトリオール→ビタミンD ………………… 734
カルバゾクロムスルホン酸ナトリウム水和物 …… 743
カルバマゼピン …………………………………… 229
カルボシステイン〔L-〕 ………………………… 516
カロナール→アセトアミノフェン ……………… 290
乾燥弱毒生おたふくかぜワクチン ……………… 984
乾燥弱毒生水痘ワクチン ………………………… 987
乾燥弱毒生風しんワクチン ……………………… 990
ガンマオリザノール ……………………………… 410

キ

キサラタン→ラタノプロスト …………………… 427
キシロカイン→リドカイン ……………………… 52
キプレス→モンテルカストナトリウム ………… 818
キュバール→
　ベクロメタゾンプロピオン酸エステル ……… 492
強力ポステリザン→
　大腸菌死菌・ヒドロコルチゾン ……………… 646
強力レスタミンコーチゾンコーワ→
　ヒドロコルチゾン酢酸エステル・フラジオマイシン
　硫酸塩・ジフェンヒドラミン塩酸塩 ………… 712
キョーリンAP2→シメトリド・無水カフェイン … 367

ク

クアゼパム ………………………………………… 58
クエチアピンフマル酸塩 ………………………… 205
クエン酸カルベタペンテン→
　ペントキシベリンクエン酸塩 ………………… 509
クラビット→レボフロキサシン水和物 ………… 943
クラブラン酸カリウム・アモキシシリン水和物 … 830
クラリシッド→クラリスロマイシン …………… 904
クラリス→クラリスロマイシン ………………… 904
クラリスロマイシン ……………………………… 904
クラリチン→ロラタジン ………………………… 822
クラリチンレディタブ→ロラタジン …………… 822
グランダキシン→トフィソパム ………………… 412
クリアミン配合A→エルゴタミン酒石酸塩・
　無水カフェイン・イソプロピルアンチピリン … 385
クリアミン配合S→エルゴタミン酒石酸塩・
　無水カフェイン・イソプロピルアンチピリン … 385
クリノリル→スリンダク ………………………… 325
クリンダマイシン ………………………………… 914
グルタミン〔L-〕・アズレンスルホン酸ナトリウム … 550
クレマスチンフマル酸塩 ………………………… 752
クレンブテロール塩酸塩 ………………………… 457
クロキサゾラム …………………………………… 101
クロチアゼパム …………………………………… 105
クロトリマゾール ………………………………… 693
クロナゼパム ……………………………………… 237
クロバザム ………………………………………… 243
クロミッド→クロミフェンクエン酸塩 ………… 689

クロミフェンクエン酸塩…………………… 689
クロミプラミン塩酸塩………………………… 165
クロモグリク酸ナトリウム…………………… 792
クロルジアゼポキシド………………………… 109
クロルフェニラミンマレイン酸塩…………… 755
クロルフェニラミンマレイン酸塩・サリチルアミド・
　アセトアミノフェン・無水カフェイン…… 375
クロルフェニラミンマレイン酸塩〔d-〕・
　ベタメタゾン………………………………… 675
クロルプロマジン……………………………… 178

ケ

ケトチフェンフマル酸塩……………………… 795
ケトプロフェン………………………………… 314
ゲファニール→ゲファルナート……………… 558
ゲファルナート………………………………… 558
ケフラール→セファクロル…………………… 842
L-ケフラール→セファクロル………………… 842
ケフレックス→セファレキシン……………… 851
L-ケフレックス→セファレキシン…………… 851
ケルナック→プラウノトール………………… 577
ゲンタシン→ゲンタマイシン硫酸塩………… 706
ゲンタマイシン硫酸塩………………………… 706
ゲンタロール→ゲンタマイシン硫酸塩……… 706

コ

コカール→アセトアミノフェン……………… 290
コデインリン酸塩→コデインリン酸塩水和物…… 498
コデインリン酸塩水和物……………………… 498
コリオパン→ブトロピウム臭化物…………… 601
コレミナール→
　オキサゾラム・フルジアゼパム・フルタゾラム… 97
コロネル→ポリカルボフィルカルシウム…… 616
コンサータ→メチルフェニデート塩酸塩…… 418
コンスタン→アルプラゾラム………………… 87
コントミン→クロルプロマジン……………… 178
コントール→クロルジアゼポキシド………… 109

サ

サイレース→フルニトラゼパム……………… 78
ザジテン→ケトチフェンフマル酸塩………… 795
ザーネ→ビタミンA…………………………… 725
サノレックス→マジンドール………………… 415
サラゾスルファピリジン……………………… 639

サラゾピリン→サラゾスルファピリジン…… 639
サリチゾン→アスピリン……………………… 285
サリチルアミド・アセトアミノフェン・
　無水カフェイン・クロルフェニラミン
　マレイン酸塩………………………………… 375
サリチルアミド・アセトアミノフェン・
　無水カフェイン・プロメタジンメチレンジ
　サリチル酸塩………………………………… 380
サルコート→
　ベクロメタゾンプロピオン酸エステル…… 492
サルタノール→サルブタモール硫酸塩……… 460
ザルトプロフェン……………………………… 318
サルブタモール硫酸塩………………………… 460
サルメテロールキシナホ酸塩………………… 464
サワシリン→アモキシシリン水和物………… 827
ザンタック→ラニチジン塩酸塩……………… 544

シ

ジアゼパム……………………………………… 115
ジェイゾロフト→塩酸セルトラリン………… 136
ジクロフェナクナトリウム…………………… 321
ジスロマック→アジスロマイシン水和物…… 896
ジソペイン→モフェゾラク…………………… 354
ジドロゲステロン……………………………… 686
ジヒデルゴット→
　ジヒドロエルゴタミンメシル酸塩………… 393
ジヒドロエルゴタミンメシル酸塩…………… 393
ジフェニドール塩酸塩………………………… 430
ジフェニルヒダントイン→フェニトイン…… 267
ジフェンヒドラミン(外用薬)………………… 709
ジフェンヒドラミン塩酸塩(内服薬)………… 758
ジフェンヒドラミン塩酸塩・ヒドロコルチゾン
　酢酸エステル・フラジオマイシン硫酸塩… 712
ジブカイン塩酸塩・ヒドロコルチゾン・
　フラジオマイシン・エスクロシド配合剤… 650
ジプレキサ→オランザピン…………………… 201
ジプレキサザイディス→オランザピン……… 201
シプロキサン→シプロフロキサシン………… 929
シプロフロキサシン…………………………… 929
シムビコート→
　ブデソニド…………………………………… 482
　ホルモテロールフマル酸塩水和物………… 478
シメチジン……………………………………… 534
シメトリド・無水カフェイン………………… 367
ジメモルファンリン酸塩……………………… 502
ジョサマイシン………………………………… 908

シラスタチンナトリウム・イミペネム………… 884
ジルテック→セチリジン塩酸塩……………… 799
シングレア→モンテルカストナトリウム……… 818
シンメトレル→アマンタジン塩酸塩…………… 222

ス

水痘ワクチン〔乾燥弱毒生〕…………………… 987
スクラルファート水和物………………………… 560
スコポラミン臭化水素酸塩水和物……………… 590
ストレプトマイシン硫酸塩……………………… 911
ストロカイン→オキセサゼイン………………… 611
スパラ→スパルフロキサシン…………………… 933
スパルフロキサシン……………………………… 933
スピロペント→クレンブテロール塩酸塩……… 457
スマトリプタン…………………………………… 396
スリンダク………………………………………… 325
スルガム→チアプロフェン酸…………………… 331
スルタミシリントシル酸塩水和物……………… 836
スルピリド………………………………………… 215
スルピリン→スルピリン水和物………………… 328
スルピリン水和物………………………………… 328
スルファサラジン→サラゾスルファピリジン… 639
スローピッド→テオフィリン…………………… 471

セ

セスデン→チメピジウム臭化物水和物………… 596
ゼスラン→メキタジン…………………………… 771
セチリジン塩酸塩………………………………… 799
セトラキサート塩酸塩…………………………… 563
セパゾン→クロキサゾラム……………………… 101
セファクロル……………………………………… 842
セファトリジンプロピレングリコール………… 845
セファドール→ジフェニドール塩酸塩………… 430
セファドロキシル………………………………… 848
セファレキシン…………………………………… 851
セフィキシム……………………………………… 854
セフォチアム塩酸塩……………………………… 857
セフォチアム ヘキセチル塩酸塩……………… 860
セフカペン ピボキシル塩酸塩水和物………… 863
セフジトレン ピボキシル……………………… 866
セフジニル………………………………………… 869
セフスパン→セフィキシム……………………… 854
セフゾン→セフジニル…………………………… 869
セフテラム ピボキシル………………………… 872
セフポドキシム プロキセチル………………… 875

セフラコール→
　セファトリジンプロピレングリコール……… 845
セフロキシム アキセチル……………………… 878
セラチオペプチダーゼ→セラペプターゼ……… 520
セラペプターゼ…………………………………… 520
セルシン→ジアゼパム…………………………… 115
セルテクト→オキサトミド……………………… 786
セルトラリン〔塩酸〕…………………………… 136
セルベックス→テプレノン……………………… 569
セレキノン→トリメブチンマレイン酸塩……… 613
セレスタミン配合→ベタメタゾン・
　d-クロルフェニラミンマレイン酸塩 ……… 675
セレナール→
　オキサゾラム・フルジアゼパム・フルタゾラム… 97
セレネース→ハロペリドール…………………… 182
セレベント→サルメテロールキシナホ酸塩…… 464
セロクエル→クエチアピンフマル酸塩………… 205
センナ・センナ実………………………………… 624
センノシド………………………………………… 627

ソ

ゾニサミド………………………………………… 249
ゾピクロン………………………………………… 62
ゾビラックス→アシクロビル(外用薬)………… 703
ゾビラックス→アシクロビル(内服薬)………… 967
ソファルコン……………………………………… 566
ソフィア-A→卵胞・黄体ホルモン配合剤 …… 683
ソフィア-C→卵胞・黄体ホルモン配合剤 …… 683
ゾーミッグ→ゾルミトリプタン………………… 400
ゾーミッグRM→ゾルミトリプタン …………… 400
ソラナックス→アルプラゾラム………………… 87
ソラントール→チアラミド塩酸塩……………… 370
ゾルピデム酒石酸塩……………………………… 65
ゾルミトリプタン………………………………… 400
ソレトン→ザルトプロフェン…………………… 318
ソロン→ソファルコン…………………………… 566

タ

大腸菌死菌・ヒドロコルチゾン………………… 646
タガメット→シメチジン………………………… 534
タケプロン→ランソプラゾール………………… 531
タケプロンOD→ランソプラゾール …………… 531
ダーゼン→セラペプターゼ……………………… 520
タベジール→クレマスチンフマル酸塩………… 752
タミフル→オセルタミビルリン酸塩…………… 972

ダラシン→クリンダマイシン	914
ダラシン S →クリンダマイシン	914
ダラシン T →クリンダマイシン	914
タリオン→ベポタスチンベシル酸塩	812
タリオン OD →ベポタスチンベシル酸塩	812
タリビッド→オフロキサシン	925
ダレン→エメダスチンフマル酸塩	783
炭酸リチウム	218

チ

チアトン→チキジウム臭化物	593
チアプロフェン酸	331
チアマゾール	655
チアラミド塩酸塩	370
チエナム→イミペネム・シラスタチンナトリウム	884
チキジウム臭化物	593
チザニジン塩酸塩	425
チペピジンヒベンズ酸塩	504
チメピジウム臭化物水和物	596
チョコラ A →ビタミン A	725
チラーヂン S →レボチロキシンナトリウム水和物	665

ツ

ツロブテロール	468

テ

d- クロルフェニラミンマレイン酸塩・ベタメタゾン	675
ディプリバン→プロポフォール	49
テオドリップ→テオフィリン	471
テオドール→テオフィリン	471
テオフィリン	471
テオロング→テオフィリン	471
デキストロメトルファン臭化水素酸塩水和物	506
テグレトール→カルバマゼピン	229
デジレル→トラゾドン塩酸塩	169
デパケン→バルプロ酸ナトリウム	258
デパケン R →バルプロ酸ナトリウム	258
デパス→エチゾラム	93
テプレノン	569
デプロメール→フルボキサミンマレイン酸塩	147
デュファストン→ジドロゲステロン	686
テルネリン→チザニジン塩酸塩	425
テルビナフィン塩酸塩	962
テレミンソフト→ビサコジル	633

ト

トクダーム→ベタメタゾン吉草酸エステル	718
ドグマチール→スルピリド	215
トクレススパンスール→ペントキシベリンクエン酸塩	509
トコフェロール酢酸エステル	739
トスキサシン→トスフロキサシントシル酸塩水和物	936
トスフロキサシントシル酸塩水和物	936
トフィソパム	412
トフラニール→イミプラミン塩酸塩	161
トミロン→セフテラム ピボキシル	872
トラゾドン塩酸塩	169
トラニラスト	803
トラネキサム酸	746
ドラール→クアゼパム	58
トランコロン→メペンゾラート臭化物	603
トランサミン→トラネキサム酸	746
トリアゾラム	69
トリプタノール→アミトリプチリン塩酸塩	154
トリヘキシフェニジル塩酸塩	225
トリメタジオン	254
トリメブチンマレイン酸塩	613
ドルセファン→セファドロキシル	848
トレドミン→ミルナシプラン塩酸塩	151
トロキシピド	572
ドンペリドン	582

ナ

ナイキサン→ナプロキセン	334
ナウゼリン→ドンペリドン	582
ナプロキセン	334
ナリジクス酸	921

ニ

ニザチジン	538
ニトラゼパム	73
ニフェジピン	441
ニフラン→プラノプロフェン	341
ニポラジン→メキタジン	771

ネ

ネオアムノール→
　サリチルアミド・アセトアミノフェン・
　無水カフェイン・クロルフェニラミン
　マレイン酸塩 ………………………………… 375
ネルボン→ニトラゼパム ……………………… 73

ノ

ノイエル→セトラキサート塩酸塩 …………… 563
ノイチーム→リゾチーム塩酸塩 ……………… 524
ノイロトロピン→
　ワクシニアウイルス接種家兎炎症皮膚抽出液 … 373
ノリトレン→ノルトリプチリン塩酸塩 ……… 172
ノルトリプチリン塩酸塩 ……………………… 172
ノルバスク→アムロジピンベシル酸塩 ……… 437
ノルバスクOD→アムロジピンベシル酸塩 … 437
ノルフロキサシン ……………………………… 939

ハ

バイアスピリン→アスピリン ………………… 285
ハイスコ→スコポラミン臭化水素酸塩水和物 …… 590
ハイゼット→ガンマオリザノール …………… 410
ハイペン→エトドラク ………………………… 308
バカンピシリン塩酸塩 ………………………… 839
パキシル→パロキセチン塩酸塩水和物 ……… 141
バキソ→ピロキシカム ………………………… 338
バクシダール→ノルフロキサシン …………… 939
パセトシン→アモキシシリン水和物 ………… 827
パタノール→オロパタジン塩酸塩 …………… 789
バナン→セフポドキシム プロキセチル …… 875
バラシクロビル塩酸塩 ………………………… 976
パラセタモール→アセトアミノフェン ……… 290
バランス→クロルジアゼポキシド …………… 109
ハルシオン→トリアゾラム …………………… 69
バルトレックス→バラシクロビル塩酸塩 …… 976
バルプロ酸ナトリウム ………………………… 258
パルミコート→ブデソニド …………………… 482
バレオン→塩酸ロメフロキサシン …………… 946
パロキセチン塩酸塩水和物 …………………… 141
ハロスポア→セフォチアム塩酸塩 …………… 857
パーロデル→ブロモクリプチンメシル酸塩 … 680
ハロペリドール ………………………………… 182
パンスポリン→セフォチアム塩酸塩 ………… 857
パンスポリンT→
　セフォチアム ヘキセチル塩酸塩 ………… 860

ヒ

ピーエイ→サリチルアミド・アセトアミノフェン・
　無水カフェイン・プロメタジンメチレンジ
　サリチル酸塩 ………………………………… 380
PL配合→サリチルアミド・アセトアミノフェン・
　無水カフェイン・プロメタジンメチレンジ
　サリチル酸塩 ………………………………… 380
ビクシリン→アンピシリン …………………… 833
ピコスルファートナトリウム水和物 ………… 630
ビサコジル ……………………………………… 633
ピーゼットシー→ペルフェナジン …………… 192
ビソルボン→ブロムヘキシン塩酸塩 ………… 518
ビタミンA ……………………………………… 725
ビタミンD
　（アルファカルシドール，カルシトリオール，
　　エルゴカルシフェロール） ……………… 734
ビタミンE酢酸エステル→
　トコフェロール酢酸エステル ……………… 739
ヒダントール→フェニトイン ………………… 267
ヒドララジン塩酸塩 …………………………… 446
ヒドロキシジン ………………………………… 762
ヒドロコルチゾン酢酸エステル・
　フラジオマイシン硫酸塩・ジフェンヒドラミン
　塩酸塩 ………………………………………… 712
ヒドロコルチゾン・大腸菌死菌 ……………… 646
ヒドロコルチゾン・フラジオマイシン・
　ジブカイン塩酸塩・エスクロシド配合剤 …… 650
ビペリデン ……………………………………… 227
ヒベルナ→プロメタジン ……………………… 766
ビホープA→卵胞・黄体ホルモン配合剤 …… 683
ピリナジン→アセトアミノフェン …………… 290
ヒルナミン→レボメプロマジン ……………… 195
ピレチア→プロメタジン ……………………… 766
ピレンゼピン塩酸塩水和物 …………………… 575
ピロキシカム …………………………………… 338

フ

ファモチジン …………………………………… 541
ファロペネムナトリウム水和物 ……………… 881
ファロム→ファロペネムナトリウム水和物 … 881
風しんワクチン〔乾燥弱毒生〕 ……………… 990
フェキソフェナジン塩酸塩 …………………… 806
フェニトイン …………………………………… 267

フェノバール→フェノバルビタール	274
フェノバルビタール	274
フェルデン→ピロキシカム	338
ブスコパン→ブチルスコポラミン臭化物	598
ブチルスコポラミン臭化物	598
ブデソニド	482
ブトロピウム臭化物	601
プラウノトール	577
フラジオマイシン・ヒドロコルチゾン・ジブカイン塩酸塩・エスクロシド配合剤	650
フラジオマイシン硫酸塩・ヒドロコルチゾン酢酸エステル・ジフェンヒドラミン塩酸塩	712
ブラダロン→フラボキサート塩酸塩	699
プラノバール→卵胞・黄体ホルモン配合剤	683
プラノプロフェン	341
フラベリック→ベンプロペリンリン酸塩	511
フラボキサート塩酸塩	699
プランルカスト水和物	809
プリミドン	280
プリンペラン→メトクロプラミド	586
フルカム→アンピロキシカム	294
フルジアゼパム	97
プルゼニド→センノシド	627
フルタイド→フルチカゾンプロピオン酸エステル	487
フルタゾラム	97
フルチカゾンプロピオン酸エステル	487
フルデカシン→フルフェナジン	186
フルナーゼ→フルチカゾンプロピオン酸エステル	487
フルニトラゼパム	78
フルフェナジン	186
ブルフェン→イブプロフェン	300
フルボキサミンマレイン酸塩	147
フルメジン→フルフェナジン	186
フルルビプロフェン	344
プレドニゾロン	668
プレドニゾロン吉草酸エステル酢酸エステル	715
プレドニン→プレドニゾロン	668
プロカテロール塩酸塩水和物	475
プロクトセディル→ヒドロコルチゾン・フラジオマイシン・ジブカイン塩酸塩・エスクロシド配合剤	650
プロスタグランジン F_2a→ラタノプロスト	427
ブロチゾラム	83
プロナーゼ	522
プロパジール→プロピルチオウラシル	661
プロピルチオウラシル	661
フロベン→フルルビプロフェン	344
プロポフォール	49
ブロマゼパム	122
ブロムヘキシン塩酸塩	518
ブロムペリドール	189
プロメタジン	766
プロメタジンメチレンジサリチル酸塩・サリチルアミド・アセトアミノフェン・無水カフェイン	380
ブロモクリプチンメシル酸塩	680
フロモックス→セフカペン ピボキシル塩酸塩水和物	863

ヘ

ペオン→ザルトプロフェン	318
ベクロメタゾンプロピオン酸エステル	492
ベタヒスチンメシル酸塩	433
ベタメタゾン	671
ベタメタゾン吉草酸エステル	718
ベタメタゾン・d-クロルフェニラミンマレイン酸塩	675
ベタメタゾン酪酸エステルプロピオン酸エステル	721
ベトネベート→ベタメタゾン吉草酸エステル	718
ベナ→ジフェンヒドラミン塩酸塩(内服薬)	758
ベナパスタ→ジフェンヒドラミン(外用薬)	709
ベネトリン→サルブタモール硫酸塩	460
ベポタスチンベシル酸塩	812
ペミラストン→ペミロラストカリウム	815
ペミロラストカリウム	815
ベラチン→ツロブテロール	468
ペリオクリン→ミノサイクリン塩酸塩	893
ペルフェナジン	192
ペレックス→サリチルアミド・アセトアミノフェン・無水カフェイン・クロルフェニラミンマレイン酸塩	375
ペロスピロン塩酸塩水和物	209
ペングッド→バカンピシリン塩酸塩	839
ベンザリン→ニトラゼパム	73
ペンタサ→メサラジン	643
ペントキシベリンクエン酸塩	509
ベンプロペリンリン酸塩	511
ペンレス→リドカイン	52

ホ

ホクナリン→ツロブテロール	468
ポステリザン→大腸菌死菌・ヒドロコルチゾン	646

ポステリザン F →
　大腸菌死菌・ヒドロコルチゾン………… 646
ホスホマイシン……………………………… 890
ホスミシン→ホスホマイシン……………… 890
ホスミシン S →ホスホマイシン 　　　　 890
ホモクロミン→ホモクロルシクリジン塩酸塩…… 769
ホモクロルシクリジン塩酸塩……………… 769
ポラキス→オキシブチニン塩酸塩………… 696
ポララミン→クロルフェニラミンマレイン酸塩… 755
ポリカルボフィルカルシウム……………… 616
ホリゾン→ジアゼパム……………………… 115
ポリフル→ポリカルボフィルカルシウム…… 616
ボルタレン→ジクロフェナクナトリウム…… 321
ホルモテロールフマル酸塩水和物………… 478
ポンタール→メフェナム酸………………… 347

マ

マイスタン→クロバザム…………………… 243
マイスリー→ゾルピデム酒石酸塩　　　　　65
マクサルト→リザトリプタン安息香酸塩…… 403
マクサルト RPD →リザトリプタン安息香酸塩… 403
マジンドール………………………………… 415
マーズレン S →アズレンスルホン酸ナトリウム・
　L- グルタミン ………………………… 550
マーズレン配合 ES →
　アズレンスルホン酸ナトリウム・L- グルタミン…… 550
マプロチリン塩酸塩………………………… 175

ミ

ミオナール→エペリゾン塩酸塩…………… 423
ミノアレ→トリメタジオン………………… 254
ミノサイクリン塩酸塩……………………… 893
ミノマイシン→ミノサイクリン塩酸塩…… 893
ミルタックス→ケトプロフェン…………… 314
ミルナシプラン塩酸塩……………………… 151

ム

ムコスタ→レバミピド……………………… 579
ムコソルバン→アンブロキソール塩酸塩…… 513
ムコソルバン L →アンブロキソール塩酸塩 …… 513
ムコダイン→ L- カルボシステイン ……… 516
無水カフェイン・イソプロピルアンチピリン・
　アセトアミノフェン・アリルイソプロピル
　アセチル尿素……………………………… 363
無水カフェイン・エルゴタミン酒石酸塩・
　イソプロピルアンチピリン……………… 385
無水カフェイン・サリチルアミド・
　アセトアミノフェン・クロルフェニラミン
　マレイン酸塩……………………………… 375
無水カフェイン・サリチルアミド・
　アセトアミノフェン・プロメタジンメチレンジ
　サリチル酸塩……………………………… 380
無水カフェイン・シメトリド……………… 367

メ

メイアクト MS →セフジトレン ピボキシル …… 866
メイラックス→ロフラゼプ酸エチル……… 126
メキタジン…………………………………… 771
メサラジン…………………………………… 643
メジコン→
　デキストロメトルファン臭化水素酸塩水和物… 506
メタミゾールナトリウム→スルピリン水和物…… 639
メチルドパ水和物…………………………… 450
メチルフェニデート塩酸塩………………… 418
メチロン→スルピリン水和物……………… 328
メトクロプラミド…………………………… 586
メフェナム酸………………………………… 347
メプチン→プロカテロール塩酸塩水和物…… 475
メペンゾラート臭化物……………………… 603
メリスロン→ベタヒスチンメシル酸塩…… 433
メルカゾール→チアマゾール……………… 655
メロキシカム………………………………… 350
メロペネム水和物…………………………… 887
メロペン→メロペネム水和物……………… 887

モ

モサプリドクエン酸塩水和物……………… 618
モービック→メロキシカム………………… 350
モフェゾラク………………………………… 354
モーラス→ケトプロフェン………………… 314
モンテルカストナトリウム………………… 818

ユ

ユナシン→スルタミシリントシル酸塩水和物…… 836
ユベラ→トコフェロール酢酸エステル…… 739
ユーロジン→エスタゾラム………………… 54

ヨ

ヨシピリン→イソプロピルアンチピリン………… 297

ラ

ラキソベロン→
　ピコスルファートナトリウム水和物………… 630
ラタノプロスト………………………………… 427
ラニチジン塩酸塩……………………………… 544
ラミシール→テルビナフィン塩酸塩………… 962
ランソプラゾール……………………………… 531
ランドセン→クロナゼパム…………………… 237
卵胞・黄体ホルモン配合剤…………………… 683

リ

リザトリプタン安息香酸塩…………………… 403
リザベン→トラニラスト……………………… 803
リスパダール→リスペリドン………………… 212
リスパダールOD→リスペリドン…………… 212
リスペリドン…………………………………… 212
リズミック→アメジニウムメチル硫酸塩…… 454
リーゼ→クロチアゼパム……………………… 105
リゾチーム塩酸塩……………………………… 524
リタリン→メチルフェニデート塩酸塩……… 418
リチウム〔炭酸〕……………………………… 218
リドカイン(局所麻酔用)……………………… 52
リドメックスコーワ→
　プレドニゾロン吉草酸エステル酢酸エステル… 715
リノコート→
　ベクロメタゾンプロピオン酸エステル…… 492
リファジン→リファンピシン………………… 955
リファンピシン………………………………… 955
リボトリール→クロナゼパム………………… 237
リマクタン→リファンピシン………………… 955
リーマス→炭酸リチウム……………………… 218
硫酸ストレプトマイシン→
　ストレプトマイシン硫酸塩………………… 911
リンコシン→リンコマイシン塩酸塩水和物… 918
リンコマイシン塩酸塩水和物………………… 918
リンデロン→ベタメタゾン…………………… 671
リンデロンV→ベタメタゾン吉草酸エステル … 718

ル

ルジオミール→マプロチリン塩酸塩………… 175
ルボックス→フルボキサミンマレイン酸塩… 147
ルーラン→ペロスピロン塩酸塩水和物……… 209

レ

レキソタン→ブロマゼパム…………………… 122
レスタミンコーワ→
　ジフェンヒドラミン(外用薬)……………… 709
レスリン→トラゾドン塩酸塩………………… 169
レバミピド……………………………………… 579
レボチロキシンナトリウム水和物…………… 665
レボトミン→レボメプロマジン……………… 195
レボフロキサシン水和物……………………… 943
レボメプロマジン……………………………… 195
レミカット→エメダスチンフマル酸塩……… 783
レルパックス→エレトリプタン臭化水素酸塩… 390
レンドルミン→ブロチゾラム………………… 83
レンドルミンD→ブロチゾラム……………… 83

ロ

ロカルトロール→ビタミンD………………… 734
ロキサチジン酢酸エステル塩酸塩…………… 547
ロキソニン→ロキソプロフェンナトリウム水和物… 357
ロキソプロフェンナトリウム水和物………… 357
ロートエキス…………………………………… 605
ロヒプノール→フルニトラゼパム…………… 78
ロフラゼプ酸エチル…………………………… 126
ロペミン→塩酸ロペラミド…………………… 621
ロペラミド〔塩酸〕…………………………… 621
ロメバクト→塩酸ロメフロキサシン………… 946
ロメフロキサシン〔塩酸〕…………………… 946
ロラゼパム……………………………………… 131
ロラタジン……………………………………… 822
ロルカム→ロルノキシカム…………………… 360
ロルノキシカム………………………………… 360

ワ

ワイパックス→ロラゼパム…………………… 131
ワクシニアウイルス接種家兎炎症皮膚抽出液…… 373

欧名索引

A

Acetaminophen ……………………………… 290
Acetaminophen・Isopropylantipyrine・Allylisopropyl-
　acetylurea・Anhydrous caffeine …………… 363
Acetaminophen・Salicylamide・Anhydrous
　caffeine・Chlorpheniramine maleate ……… 375
Acetaminophen・Salicylamide・Anhydrous
　caffeine・Promethazine methylenedisalicylate … 380
Acetylsalicylic acid → Aspirin ………………… 285
Aciclovir（oral）………………………………… 703
Aciclovir（topical）……………………………… 967
Afloqualone …………………………………… 421
Albuterol sulfate → Salbutamol sulfate ……… 460
Aldioxa ………………………………………… 553
Alfacalcidol → Vitamin D ……………………… 734
Alimemazine tartrate ………………………… 749
Allylisopropylacetylurea・Isopropylantipyrine・
　Acetaminophen・Anhydrous caffeine ……… 363
Alprazolam ……………………………………… 87
Amantadine hydrochloride …………………… 222
Ambroxol hydrochloride ……………………… 513
Amezinium metilsulfate ……………………… 454
Amitriptyline hydrochloride …………………… 154
Amlodipine besilate …………………………… 437
Amoxapine …………………………………… 158
Amoxicillin hydrate …………………………… 827
Amoxicillin hydrate・Potassium clavulanate … 830
Ampicillin ……………………………………… 833
Ampiroxicam ………………………………… 294
An extract from inflammatory rabbit skin
　inoculated by vaccinia virus ………………… 373
Anhydrous caffeine・Ergotamine tartrate・
　Isopropylantipyrine ………………………… 385
Anhydrous caffeine・Isopropylantipyrine・
　Acetaminophen・Allylisopropylacetylurea …… 363
Anhydrous caffeine・Salicylamide・
　Acetaminophen・Chlorpheniramine maleate … 375
Anhydrous caffeine・Salicylamide・Acetami-
　nophen・Promethazine methylenedisalicylate … 380
Anhydrous caffeine・Simetride ……………… 367
Aripiprazole …………………………………… 198
Aspirin ………………………………………… 285

Azelastine hydrochloride ……………………… 774
Azithromycin hydrate ………………………… 896
Azulene sulfonate sodium・L-glutamine …… 550

B

Bacampicillin hydrochloride ………………… 839
Beclometasone dipropionate ………………… 492
Benproperine phosphate ……………………… 511
Bepotastine besilate ………………………… 812
Betahistine mesilate ………………………… 433
Betamethasone ……………………………… 671
Betamethasone butyrate propionate ………… 721
Betamethasone valerate ……………………… 718
Betamethasone・d-Chlorpheniramine maleate … 675
Biperiden ……………………………………… 227
Bisacodyl ……………………………………… 633
Bromazepam ………………………………… 122
Bromhexine hydrochloride …………………… 518
Bromocriptine mesilate ……………………… 680
Bromperidol …………………………………… 189
Brotizolam ……………………………………… 83
Budesonide …………………………………… 482
Butropium bromide …………………………… 601

C

Caffeine hydrate ……………………………… 406
Caffeine〔anhydrous〕・Ergotamine tartrate・
　Isopropylantipyrine ………………………… 385
Caffeine〔anhydrous〕・Isopropylantipyrine・
　Acetaminophen・Allylisopropylacetylurea …… 363
Caffeine〔anhydrous〕・Salicylamide・
　Acetaminophen・Chlorpheniramine maleate … 375
Caffeine〔anhydrous〕・Salicylamide・Acetami-
　nophen・Promethazine methylenedisalicylate … 380
Caffeine〔anhydrous〕・Simetride …………… 367
Calcitriol → Vitamin D ………………………… 734
Carbamazepine ……………………………… 229
Carbazochrome sodium sulfonate hydrate …… 743
Carbocisteine〔L〕……………………………… 516
Cefaclor ……………………………………… 842
Cefadroxil ……………………………………… 848

Cefalexin 851
Cefcapene pivoxil hydrochloride hydrate 863
Cefdinir 869
Cefditoren pivoxil 866
Cefixime 854
Cefotiam hexetil hydrochloride 860
Cefotiam hydrochloride 857
Cefpodoxime proxetil 875
Cefteram pivoxil 872
Cefuroxime axetil 878
Cetirizine hydrochloride 799
Cetraxate hydrochloride 563
Chlordiazepoxide 109
Chlorpheniramine maleate 755
Chlorpheniramine maleate · Salicylamide ·
　Acetaminophen · Anhydrous caffeine 375
Chlorpheniramine maleate〔d-〕· Betamethasone 675
Chlorpromazine 178
Cilastatin sodium and imipenem 884
Cimetidine 534
Ciprofloxacin 929
Clarithromycin 904
Clavulanate〔potassium〕· Amoxicillin hydrate 830
Clemastine fumarate 752
Clenbuterol hydrochloride 457
Clindamycin 914
Clobazam 243
Clomifene citrate 689
Clomipramine hydrochloride 165
Clonazepam 237
Clotiazepam 105
Clotrimazole 693
Cloxazolam 101
Codeine phosphate hydrate 498
Combination of progesterone and estrogen 683

D

d-Chlorpheniramine maleate · Betamethasone 675
Dextromethorphan hydrobromide hydrate 506
Diazepam 115
Diclofenac sodium 321
Difenidol hydrochloride 430
Dihydroergotamine mesilate 393
Dimemorfan phosphate 502
Diphenhydramine 709
Diphenhydramine hydrochloride 758
Diphenhydramine hydrochloride · Hydrocortisone
　acetate · Fradiomycin sulfate 712
Diphenylhydantoin → Phenytoin 267
Domperidone 582
Dydrogesterone 686

E

Ebastine 777
Ecabet sodium hydrate 555
Eletriptan hydrobromide 390
Emedastine difumarate 783
Eperisone hydrochloride 423
Epinastine hydrochloride 780
Ergocalciferol → Vitamin D 734
Ergotamine tartrate · Anhydrous caffeine ·
　Isopropylantipyrine 385
Erythromycin 900
Estazolam 54
Ethambutol hydrochloride 952
Ethyl loflazepate 126
Etizolam 93
Etodolac 308

F

Famotidine 541
Faropenem sodium hydrate 881
Fexofenadine hydrochloride 806
Flavoxate hydrochloride 699
Fludiazepam 97
Flunitrazepam 78
Fluphenazine 186
Flurbiprofen 344
Flutazolam 97
Fluticasone propionate 487
Fluvoxamine maleate 147
Formoterol fumarate hydrate 478
Fosfomycin 890
Fradiomycin sulfate · Hydrocortisone acetate ·
　Diphenhydramine hydrochloride 712
Freeze-dried live attenuated mumps vaccine 984
Freeze-dried live attenuated rubella vaccine 990
Freeze-dried live attenuated varicella vaccine 987

G

Gamma oryzanol 410
Gefarnate 558

Gentamicin sulfate ·· 706
Glutamine 〔L-〕・Azulene sulfonate sodium ········· 550

H

Haloperidol ··· 182
Homochlorcyclizine hydrochloride ······················ 769
Hydralazine hydrochloride ··································· 446
Hydrocortisone acetate・Fradiomycin sulfate・
　Diphenhydramine hydrochloride ······················ 712
Hydroxyzine ··· 762

I

Ibuprofen ··· 300
Imipenem and cilastatin sodium ·························· 884
Imipramine hydrochloride ··································· 161
Indometacin ··· 304
Influenza HA vaccine ·· 981
Isoniazid ·· 949
Isopropylantipyrine ·· 297
Isopropylantipyrine・Acetaminophen・Allyliso-
　propylacetylurea・Anhydrous caffeine ············· 363
Isopropylantipyrine・Ergotamine tartrate・
　Anhydrous caffeine ·· 385
Itopride hydrochloride ··· 608
Itraconazole ··· 959

J

Josamycin ·· 908

K

Karubetapenten citrate → Pentoxyverine citrate ··· 509
Ketoprofen ··· 314
Ketotifen fumarate ··· 795

L

L-carbocisteine ·· 516
L-glutamine・Azulene sulfonate sodium ············· 550
Lansoprazole ·· 531
Latanoprost ·· 427
Levofloxacin hydrate·· 943
Levomepromazine·· 195
Levothyroxine sodium hydrate ···························· 665
Lidocaine ··· 52

Lincomycin hydrochloride hydrate ······················ 918
Lithium carbonate ·· 218
Lomefloxacin hydrochloride ································ 946
Loperamide hydrochloride ·································· 621
Loratadine ·· 822
Lorazepam ··· 131
Lornoxicam ·· 360
Loxoprofen sodium hydrate ································· 357
Lysozyme hydrochloride ····································· 524

M

Maprotiline hydrochloride ··································· 175
Mazindol ·· 415
Mefenamic acid ··· 347
Meloxicam ··· 350
Mepenzolate bromide ·· 603
Mequitazine ··· 771
Meropenem hydrate ··· 887
Mesalazine ··· 643
Metamizole sodium → Sulpyrine hydrate ············ 639
Methyldopa hydrate ··· 450
Methylphenidate hydrochloride ··························· 418
Metoclopramide ··· 586
Milnacipran hydrochloride ··································· 151
Minocycline hydrochloride ·································· 893
Mofezolac ·· 354
Montelukast sodium ·· 818
Mosapride citrate hydrate ···································· 618
Mumps vaccine〔freeze-dried live attenuated〕······ 984

N

Nalidixic acid ··· 921
Naproxen ·· 334
Nifedipine ·· 441
Nitrazepam··· 73
Nizatidine ··· 538
Norfloxacin ·· 939
Nortriptyline hydrochloride·································· 172

O

Ofloxacin ··· 925
Olanzapine ··· 201
Olopatadine hydrochloride ·································· 789
Omeprazole ··· 527
Oseltamivir phosphate ··· 972

Oxaprozin ·· 311
Oxatomide ··· 786
Oxazolam ··· 97
Oxetacaine → Oxethazaine ························ 611
Oxethazaine ·· 611
Oxybutynin hydrochloride ························· 696

P

Paracetamol → Acetaminophen ··················· 290
Paroxetine hydrochloride hydrate ················ 141
Pemirolast potassium ······························· 815
Pentoxyverine citrate ······························· 509
Perospirone hydrochloride hydrate ·············· 209
Perphenazine·· 192
Phenobarbital ·· 274
Phenytoin ··· 267
Pirenzepine hydrochloride hydrate ··············· 575
Piroxicam ··· 338
Plaunotol ·· 577
Polycarbophil calcium ······························ 616
Potassium clavulanate · Amoxicillin hydrate········ 830
Pranlukast hydrate ·································· 809
Pranoprofen ·· 341
Prednisolone ··· 668
Prednisolone valerate acetate ····················· 715
Primidone ·· 280
Procaterol hydrochloride hydrate ················ 475
Promethazine··· 766
Promethazine methylenedisalicylate · Salicyl-
  amide · Acetaminophen · Anhydrous caffeine ··· 380
Pronase ··· 522
Propofol ·· 49
Propylene glycol cefatrizine······················· 845
Propylthiouracil······································ 661
Prostaglandin $F_2\alpha$ → Latanoprost ················ 427

Q

Quazepam ··· 58
Quetiapine fumarate ································ 205

R

Ranitidine hydrochloride ··························· 544
Rebamipide ·· 579
Rifampicin ··· 955
Risperidone ·· 212
Rizatriptan benzoate ································ 403
Roxatidine acetate hydrochloride ················· 547
Rubella vaccine〔freeze-dried live attenuated〕······ 990

S

Salazosulfapyridine ································· 639
Salbutamol sulfate··································· 460
Salicylamide · Acetaminophen · Anhydrous
  caffeine · Chlorpheniramine maleate············· 375
Salicylamide · Acetaminophen · Anhydrous
  caffeine · Promethazine methylenedisalicylate··· 380
Salmeterol xinafoate ································ 464
Scopolamine butylbromide ························· 598
Scopolamine hydrobromide hydrate ·············· 590
Scopolia extract ····································· 605
Senna leaf · Senna pod ····························· 624
Sennoside ·· 627
Serrapeptase ··· 520
Serratio peptidase → Serrapeptase ··············· 520
Sertraline hydrochloride ··························· 136
Simetride · Anhydrous caffeine ··················· 367
Sodium cromoglicate ······························· 792
Sodium picosulfate hydrate ······················· 630
Sodium valproate ··································· 258
Sofalcone ·· 566
Sparfloxacin ··· 933
Streptomycin sulfate ······························· 911
Sucralfate hydrate ·································· 560
Sulfasalazine → Salazosulfapyridine ·············· 639
Sulindac ·· 325
Sulpiride··· 215
Sulpyrine hydrate ··································· 328
Sultamicillin tosilate hydrate ····················· 836
Sumatriptan ··· 396

T

Teprenone ··· 569
Terbinafine hydrochloride ························· 962
Theophylline ·· 471
Thiamazole··· 655
Tiaprofenic acid····································· 331
Tiaramide hydrochloride ··························· 370
Timepidium bromide hydrate ····················· 596
Tipepidine hibenzate ······························· 504
Tiquizium bromide ································· 593
Tizanidine hydrochloride··························· 425

Tocopherol acetate ……………………… 739
Tofisopam ……………………………… 412
Tosufloxacin tosilate hydrate …………… 936
Tranexamic acid ………………………… 746
Tranilast ………………………………… 803
Trazodone hydrochloride………………… 169
Triazolam ………………………………… 69
Trihexyphenidyl hydrochloride ………… 225
Trimebutine maleate…………………… 613
Trimethadione ………………………… 254
Troxipide ……………………………… 572
Tulobuterol …………………………… 468

U

Ursodeoxycholic acid …………………… 635

V

Valaciclovir hydrochloride ……………… 976
Varicella vaccine〔freeze-dried live attenuated〕… 987
Vitamin A ……………………………… 725
Vitamin D ……………………………… 734
Vitamin E acetate → Tocopherol acetate ………… 739

Z

Zaltoprofen …………………………… 318
Zolmitriptan …………………………… 400
Zolpidem tartrate ………………………… 65
Zonisamide …………………………… 249
Zopiclone ……………………………… 62

読者アンケートのご案内

本書に関するご意見・ご感想をお聞かせください。

下記QRコードもしくは下記URLから
アンケートページにアクセスしてご回答ください
https://form.jiho.jp/questionnaire/book.html

※本アンケートの回答はパソコン・スマートフォン等からとなります。
稀に機種によってはご利用いただけない場合がございます。
※インターネット接続料、および通信料はお客様のご負担となります。

10,000例の相談事例とその情報

実践　妊娠と薬　第2版

定価　本体13,000円（税別）

1992年12月25日	初版発行	2015年10月30日	第2版第5刷発行
2010年12月15日	第2版発行	2017年 4月30日	第2版第6刷発行
2011年 3月10日	第2版第2刷発行	2019年10月30日	第2版第7刷発行
2011年 9月10日	第2版第3刷発行	2024年 3月31日	第2版第8刷発行
2013年12月20日	第2版第4刷発行		

編　集　　林　昌洋　　佐藤　孝道　　北川　浩明
　　　　　はやし まさひろ　さとう こうどう　きたがわ ひろあき

発行人　　武田　信

発行所　　株式会社じほう

　　　　　101-8421　東京都千代田区神田猿楽町1-5-15（猿楽町SSビル）
　　　　　振替　00190-0-900481
　　　　　＜大阪支局＞
　　　　　541-0044　大阪市中央区伏見町2-1-1（三井住友銀行高麗橋ビル）
　　　　　お問い合わせ　https://www.jiho.co.jp/contact/

©2010　　　　装丁　（株）ビーコム　　印刷　図書印刷（株）
Printed in Japan

本書の複写にかかる複製，上映，譲渡，公衆送信（送信可能化を含む）の各権利は株式会社じほうが管理の委託を受けています。

JCOPY ＜出版者著作権管理機構　委託出版物＞
本書の無断複製は著作権法上での例外を除き禁じられています。
複製される場合は，そのつど事前に，出版者著作権管理機構（電話 03-5244-5088, FAX 03-5244-5089, e-mail：info@jcopy.or.jp）の許諾を得てください。

万一落丁，乱丁の場合は，お取替えいたします。
ISBN 978-4-8407-4133-0